# AFFECTIONS CHIRURGICALES

# DES REINS, DES URETÈRES

ET

## DES CAPSULES SURRÉNALES

PAR

## A. LE DENTU

Professeur agrégé à la Faculté de Médecine de Paris
Chirurgien des hôpitaux
Membre de la Société de Chirurgie

AVEC 34 FIGURES DANS LE TEXTE

PARIS

G. MASSON, ÉDITEUR

LIBRAIRE DE L'ACADÉMIE DE MÉDECINE

120, BOULEVARD SAINT-GERMAIN

1889

# AFFECTIONS CHIRURGICALES

## DES REINS, DES URETÈRES

ET

## DES CAPSULES SURRÉNALES

# AFFECTIONS CHIRURGICALES

# DES REINS, DES URETÈRES

ET

## DES CAPSULES SURRÉNALES

PAR

## A. LE DENTU

Professeur agrégé à la Faculté de Médecine de Paris
Chirurgien des hôpitaux
Membre de la Société de Chirurgie

AVEC 34 FIGURES DANS LE TEXTE



PARIS

G. MASSON, ÉDITEUR

LIBRAIRE DE L'ACADÉMIE DE MÉDECINE

120, BOULEVARD SAINT-GERMAIN

1889

# PRÉFACE

La prodigieuse éclosion de documents relatifs à la chirurgie des reins et des uretères qu'ont vue ces vingt dernières années, rendait nécessaire un livre où tous les matériaux éparpillés dans les recueils périodiques des deux mondes fussent condensés et synthétisés. L'essai d'ouvrage didactique de Simon, interrompu par sa mort, venait trop tôt; les faits n'étaient encore ni assez nombreux ni assez probants. Plusieurs années après paraissait le manuel de Morris, recommandable à certains égards, mais auquel on peut reprocher un manque de proportion dans le développement de ses diverses parties. Presque à la même époque, Brodeur réunissait dans sa thèse de doctorat toutes les observations se rattachant à l'intervention chirurgicale dans les maladies des reins. Le véritable caractère de cette œuvre, dont l'utilité est incontestable, est d'être une sorte de statistique analysée et commentée. Je me contenterai de mentionner l'opuscule de Bruce Clarke. Quant aux intéressantes études expérimentales de Tuffier, elles n'embrassent qu'un côté du sujet.

Tout en tirant profit des matériaux réunis dans les ouvrages que je viens de citer, j'ai suivi, dans la conception et dans la rédaction du livre que voici, un plan très différent de celui de mes prédécesseurs. Attribuant une égale importance à la patho-

logie proprement dite et à la médecine opératoire, je me suis
attaché tout autant à l'étude clinique des affections rénales qu'à
celle des méthodes curatives dans lesquelles l'intervention
directe du chirurgien a la plus large place. En un mot, je me
suis efforcé de réaliser le type traditionnel de l'ouvrage didactique, en équilibrant de mon mieux les groupes morbides et
les chapitres, conformément à l'importance respective des sujets
traités.

Comme point de départ et comme base, il me fallait une définition des affections chirurgicales des reins et des uretères. Ce
sont toutes celles, à mon sens, dont le traitement peut, à un
moment donné, aboutir à une action chirurgicale ou, pour
mieux dire, opératoire. Je me suis vite aperçu que bien peu des
affections rénales connues restaient en dehors de mon cadre.
Celles mêmes que je n'ai pas cru devoir y faire entrer, sont
souvent en corrélation si intime avec certaines lésions de la
vessie et de l'urèthre que, par un de leurs côtés au moins, elles
peuvent également être considérées comme chirurgicales.

La conséquence naturelle de ma définition a donc été un très
large empiètement sur un domaine qu'on s'était habitué à regarder comme appartenant à la médecine proprement dite, empiètement imposé par les circonstances et dont certains chirurgiens
avaient donné le signal il y a déjà bien longtemps ; mais, en
dépit des efforts isolés de quelques hommes, la prétention de la
chirurgie de ramener à elle le groupe important des affections
rénales n'est devenue légitime qu'à partir du moment où le
traitement de ces affections a pris un caractère essentiellement
chirurgical. Or cette transformation extraordinairement rapide
date de vingt ans à peine, presque d'hier.

Les nombreux ouvrages sur les maladies des reins, dont les
auteurs sont des médecins, renferment de si bonnes descrip-

tions de la plupart d'entre elles, qu'on pourrait se demander pourquoi je ne me suis pas borné à écrire un court traité de médecine opératoire qui aurait ajouté à ces ouvrages ce qui leur manque forcément, à savoir l'étude du traitement chirurgical de ces maladies. A cette question que, moi aussi, je me suis posée, je répondrai par les considérations suivantes.

Outre que certains sujets, tels que les traumatismes des reins, sont du domaine de la chirurgie pure, il n'est pas possible qu'un chirurgien voie les choses du même point de vue qu'un médecin. Il n'est pas possible que l'homme qui connaît l'efficacité de l'intervention dans certaines circonstances, et dont le principal souci doit être d'en préciser nettement les indications, ne mette pas dans ses descriptions quelque chose de cette préoccupation spéciale.

De là des nuances dont l'auteur peut n'avoir pas toujours pleinement conscience, mais que le lecteur saisit sans peine; or ce qu'on peut appeler le cachet chirurgical d'une œuvre est tout entier dans ces nuances. Ce sont elles qui justifieront, je l'espère, la refonte à laquelle j'ai soumis des questions déjà plus d'une fois traitées et bien traitées.

Quoique bon nombre des affections de l'uretère soient dans une étroite dépendance à l'égard de celles du rein, il m'a semblé que, contrairement à la tradition suivie par mes prédécesseurs, ces affections devaient constituer un groupe distinct. Il suffira, je pense, d'un coup d'œil sur cette partie de l'ouvrage pour se convaincre que cette séparation n'est nullement artificielle. Un peu d'attention et de méthode m'a empêché de tomber dans les redites auxquelles devait m'exposer cette innovation.

Quant aux quelques pages que j'ai consacrées aux affections des capsules surrénales, quoiqu'elles représentent surtout un tribut payé à la vieille tradition qui fait de ces organes des annexes anatomiques des reins, elles sont motivées par la solidarité embryogénique et même pathologique que des recherches récentes ont révélées entre les unes et les autres. Elles le sont encore par cette considération que des erreurs de diagnostic pourraient naître du développement, au voisinage immédiat des reins, de productions liquides ou solides dont la rareté n'exclut pas la possibilité, aujourd'hui nettement établie.

Deux mots encore relativement à la manière dont j'ai disposé les indications bibliographiques. Mes recherches préliminaires avaient accumulé entre mes mains une telle masse de documents que leur impression à part et sans en omettre aucun eût absorbé un nombre de pages en disproportion avec l'étendue déjà considérable du texte lui-même. J'ai dû me résoudre à faire un choix et je suis resté fidèle à la citation au bas des pages, à laquelle je reconnais d'ailleurs plus d'un avantage. Si, dans cette sélection délicate, j'ai commis quelques graves oublis, le lecteur voudra bien les excuser en considération de l'énormité de la tâche et du nombre infini des faits isolés.

Je ne doute pas que, malgré mes efforts pour le rendre complet, ce livre ne présente quelques lacunes. Il y en a une que je signalerai moi-même. Le côté bactériologique des néphrites infectieuses n'a été abordé que d'une façon vague, sans désignation des espèces de micro-organismes découverts dans les reins. C'est que, en réalité, cette intéressante question était à peine ébauchée au moment où j'ai eu à m'en occuper; les recherches les plus importantes sur ce point spécial sont nées d'hier et les conclusions qu'on en a tirées ne peuvent pas encore être considérées comme définitives. Il y a là, pour l'avenir, un terrain fécond à exploiter.

Il ne me reste plus qu'à invoquer la bienveillance du public médical en faveur de ce livre où j'ai mis, à côté des richesses puisées aux sources étrangères, la plupart des documents représentant le bagage de mon expérience personnelle, parmi lesquels beaucoup sont inédits.

C'est un essai sur des bases nouvelles, répondant à un besoin incontestable. Puisse cette circonstance lui assurer l'indulgence du lecteur!

Je me fais un plaisir de remercier mon excellent ami M. Masson de l'intérêt et du soin avec lesquels il s'est occupé de la publication de cet ouvrage.

A. Le Dentu.

Paris, 51 mars 1889.

# AFFECTIONS CHIRURGICALES
## DES REINS, DES URETÈRES

### ET DES CAPSULES SURRÉNALES

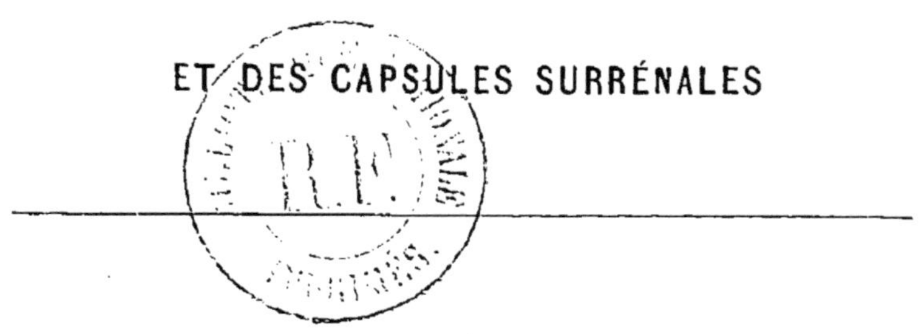

I

## AFFECTIONS DES REINS

---

### CHAPITRE PREMIER

#### LÉSIONS TRAUMATIQUES

Les lésions traumatiques des reins se partagent en deux classes : les plaies proprement dites et les contusions. A ces dernières se rattachent les déchirures ou ruptures sous-cutanées. Quoique certains auteurs modernes aient cru devoir comprendre toutes ces lésions d'ordre si divers dans une description commune, il me semble préférable d'en faire l'étude séparément. Les différences nombreuses que l'on constate dans leur étiologie et dans leurs suites justifient amplement cette manière de voir.

**Historique.** — Rayer[1], dans son admirable ouvrage, mine

---

1. Rayer, *Traité des maladies des reins*, 1839, t. I, p. 248.

précieuse de documents antérieurs à son époque et d'observations personnelles, commence le chapitre consacré aux traumatismes des reins par un historique intéressant. On y voit que Celse est le premier auteur qui mentionne les blessures de ces organes. Après Celse il faut arriver à Jean de Vigo, à P. Foreest, à Fallope, à Dodoens, pour trouver des faits nettement indiqués. Heister, Haller, Garengeot, Dumont fils, Morgagni fournissent successivement leur contingent de cas nouveaux. Plus récemment, Pascal Monard, Dupuytren, Sanson, Voisin, Eisner publient des observations qui élargissent le sujet et le font mieux connaître.

Depuis Rayer, la question est reprise par plusieurs auteurs; parmi les travaux les plus modernes, bon nombre voient le jour en France. Sans compter tous les faits épars dans les bulletins de la Société anatomique et dans les publications périodiques, on doit une mention particulière aux thèses de Ravel [1], de Bloch [2], de Gargam [3], de Véret [4], toutes les quatre très importantes, à des points de vue divers. Elles offrent un tableau très complet de la marche clinique des lésions traumatiques des reins.

Avec l'apparition de la néphrectomie dans le cadre des opérations reconnues légitimes, la question entre dans une autre phase. G. Simon [5], dans sa Chirurgie des reins, cherche pour la première fois à fixer la thérapeutique opératoire de ces lésions. Dans tous les travaux ultérieurs on retrouve la même préoccupation.

Après le chapitre de Simon, les publications les plus étendues

1. Ravel, *Lésions traumatiques des reins.* Th. de Paris, 1870.
2. Bloch, *Contusion du rein.* Th. de Paris, 1875.
3. Gargam, *Contusion du rein.* Th. de Paris, 1881.
4. Véret, *Des troubles de la sécrétion urinaire consécutifs aux contusions lombaires et abdominales.* Th. de Paris, 1882.
5. G. Simon, *Chirurgie der Nieren*, II Theil, p. 1.

parues à l'étranger sont dues à Maas[1] et à Clement Lucas[2]. Le premier, en ajoutant aux faits relevés par les auteurs français cités plus haut des observations postérieures en date, dont plusieurs inédites, a pu rassembler 71 cas de contusions et de déchirures sous-cutanées et en tirer une étude analytique d'un grand intérêt. Le second a envisagé le sujet d'une façon plus synthétique et beaucoup moins complète; mais son travail a l'avantage incontestable d'être plus récent de six ans. Aussi les conclusions thérapeutiques qu'il renferme s'appuient-elles sur une plus vaste expérience des résultats de l'intervention chirurgicale.

Si je ne puis citer ici tous les ouvrages et tous les travaux où il est question des blessures des reins, je dois du moins une mention aux articles du Dictionnaire encyclopédique des sciences médicales et du nouveau Dictionnaire de médecine et de chirurgie pratiques. L'un et l'autre, sans omettre la partie bibliographique, pourront être consultés avec fruit. Enfin on trouvera la question traitée avec de grands développements dans l'ouvrage de Morris, intéressant à plus d'un titre, quoique passible du reproche d'avoir été écrit un peu trop exclusivement avec des matériaux anglo-américains[3].

## I. — PLAIES

Parmi les plaies des reins, les unes sont produites par des instruments piquants, tranchants et contondants, les autres par des projectiles de guerre. Cette division, conforme à la

---

1. Maas, *Klinische und experimentelle Untersuchungen über die subcutanen Quetschungen und Zerreissungen der Nieren.* Deutsche Zeitschr. für Chir. Bd. X, 1878.

2. Cl. Lucas, *On the traumatic lesions of the kidneys.* The Lancet, 19 avril 1884.

3. Morris, *Surgical diseases of the kidneys.* London 1886.

tradition classique, a sa raison d'être dans les particularités anatomiques et cliniques qui impriment à chacune de ces espèces de lésions son caractère spécial.

## A. — PLAIES PAR INSTRUMENTS PIQUANTS, TRANCHANTS ET CONTONDANTS.

Les armes mentionnées le plus souvent par les auteurs sont le couteau et l'épée, et cela se comprend sans peine si l'on songe à la profondeur à laquelle sont placés les reins. Ce sont surtout les instruments agissant par la pointe qui les atteignent. Cette circonstance explique suffisamment pourquoi les plaies de ces organes produites par des armes tranchantes sont relativement rares. Les faits cités par Garengeot, par Dumont fils, par Boyer[1] entre autres, sont de la première catégorie, sans compter ceux que mentionne Rayer. Dans l'observation de Fallope nous voyons intervenir le poignard; dans celle de Bourienne il s'agit d'un coup de baïonnette. Le malade d'Ackerly[2] avait été frappé avec des ciseaux, celui de Johnston[3] avec un grand couteau de table de huit pouces et demi de long, qui avait agi surtout comme instrument tranchant.

En 1870, G. Simon a donné des soins à un soldat français blessé par une lance.

Plus récemment, Sebileau a publié un cas de plaie compliquée du rein gauche par un instrument tranchant, qui avait agi surtout par sa pointe; car la blessure superficielle du flanc n'avait que deux centimètres de long[4].

1. Boyer, *Traité des mal. chirurg.*, 4ᵉ éd., t. VIII, p. 465.
2. Ackerly, *Observations on wounds of the abdomen*. London med. gaz., vol. XXI, 1837, p. 549.
3. J. Johnston, *Brit. med. journ.* April 1857, p. 275.
4. Sebileau, *Trois cas de plaie ou de contusion du rein*. Journ. de méd. de Bordeaux, 7 août 1881.

On trouvera plus loin l'observation d'un homme qui est dans mon service actuellement, et qui a eu le rein droit atteint par un petit couteau-poignard.

On connaît aussi plusieurs cas de blessure des reins par coups de sabre. Alors l'arme agit par sa pointe seule, par sa pointe et par son tranchant à la fois, ou par son tranchant seul.

Il résulte de ces différents modes d'action une largeur plus ou moins grande de la plaie des parties molles superficielles, circonstance qui n'est pas sans importance, non seulement eu égard à l'abondance de l'hémorrhagie et à la formation des caillots, mais aussi par rapport à une complication dont on connaît plusieurs exemples. Je veux parler de la procidence du rein, intact ou lésé, entre les lèvres de la solution de continuité. A propos des complications je rapporterai plusieurs cas de ce genre.

Les plaies par instruments contondants sont encore plus rares que les précédentes. Vu l'épaisseur des parties molles, on comprend qu'il n'y ait guère qu'un corps pointu en même temps que volumineux qui soit capable de blesser le rein, après avoir traversé les parties molles extérieures; par exemple, la corne d'un taureau, la dent d'une fourche. Autrement la lésion consisterait dans une contusion sous-cutanée et rentrerait dans les cas qui seront étudiés plus loin.

Rayer rapporte un fait de blessure par une fourche, observé par Murphy, fait curieux en ce que l'instrument n'a atteint le rein qu'après avoir pénétré par l'anus et déchiré le rectum. Ici la lésion se rapproche de celles que déterminent les contusions profondes. A l'autopsie on constata que le rein gauche était dilacéré dans son tiers supérieur. Cette portion de l'organe ne tenait plus au reste que par le tiers de son épaisseur.

**Complications immédiates.** — Suivant la direction qu'a suivie l'instrument vulnérant, suivant son volume, suivant l'étendue et la profondeur des désordres, la plaie du rein doit être considérée comme *simple* ou *compliquée.*

Elle est simple lorsque le trajet est étroit et extra-péritonéal, lorsque c'est le corps même de l'organe, et non le hile, qui est atteint. Elle est compliquée lorsque les gros vaisseaux ou l'uretère sont lésés en même temps que le rein, lorsqu'elle présente de l'analogie, relativement à son mécanisme, avec les déchirures dues aux violentes contusions, et surtout lorsque le corps vulnérant n'a touché le rein qu'après avoir traversé le péritoine. En ce cas, il se peut à la rigueur que les organes intra-péritonéaux ne soient pas blessés, mais presque toujours on peut compter qu'il y aura perforation ou section de l'intestin. du foie, de la rate ou du pancréas, en un mot de l'un des nombreux viscères abdominaux situés en avant ou sur les côtés des reins. J'ajouterai que, par suite des rapports de ces organes avec le diaphragme, les plèvres et les poumons, la pénétration d'un instrument ou d'un corps aigu par derrière, à travers l'un des derniers espaces intercostaux, donnera lieu à une plaie complexe, aussi bien thoracique qu'abdominale, de même que les contusions portant sur la partie inférieure du dos agissent profondément sur les reins, après avoir plus ou moins violenté les côtes inférieures, les plèvres et les poumons[1]. Dans l'observation de Sebileau mentionnée plus haut, on voit que l'instrument. après avoir pénétré sous le rebord des fausses côtes du côté gauche, un peu en arrière de la ligne axillaire, avait ouvert largement le côlon descendant et le péritoine, puis traversé la partie inférieure du rein vers son bord externe. A l'autopsie on trouva des matières fécales répandues dans l'hypochondre gauche.

On a vu également l'instrument vulnérant pénétrer entre les fausses côtes, par devant. Témoin le fait de Dupuy[2]. Il s'agit d'un coup de fleuret aiguisé et tranchant, qui dut passer au tra-

---

1. Demons, *Bull. et mém. de la Soc. de chir.*, 1886, p. 450.
2. Rayer, *Loc. cit.*, p. 259.

vers du foie avant de toucher le rein droit, attendu que le point d'entrée correspondait à l'intervalle de la première et de la deuxième fausse côte.

La *providence* partielle ou totale du rein entre les lèvres d'une plaie de la région lombaire est une complication rare dont on ne pourrait guère citer actuellement plus de quatre exemples. Le malade de Schelldorf avait fait une chute en arrière sur le tranchant d'une faux qui lui avait ouvert la région lombaire dans l'étendue de quatre pouces et demi [1]. Celui de Vernon était tombé d'une hauteur de quarante pieds et s'était déchiré les parties molles immédiatement au-dessus de la crête iliaque, sans doute par suite de la rencontre d'un corps saillant [2]. Les sujets observés par Brandt [3] et par Marvaud [4] avaient reçu un coup de couteau dans la région lombaire.

Sauf dans le cas de Brandt, la blessure siégeait à droite. Le rein non lésé faisait hernie à travers la plaie des parties molles. Chez le malade de Schelldorf la lésion du rein était légère, chez la jeune Arabe soignée par Marvaud elle semble avoir été plus sérieuse. Au contraire, chez le sujet dont Vernon a rapporté l'histoire curieuse, une portion de la substance rénale avait été détachée, et une brèche, admettant l'extrémité du doigt, faisait communiquer la cavité du bassinet avec la plaie extérieure. La providence du rein était incomplète et l'extrémité inférieure de cet organe se présentait seule entre les lèvres de la solution de continuité [5].

**Anatomie et physiologie pathologiques.** — Les plaies des reins sont complètes ou incomplètes ; elles affectent soit

1. Beck, *Chirurgie der Schussverletzungen.* Fribourg, 1872, p. 544 (Observation communiquée par Schelldorf).

2. Vernon, *St-Bartholomew's hospital Reports,* 1866, p. 124.

3. Brandt, *Wiener med. Wochenschr.* Nov. 1873, p. 1079.

4. Marvaud, *Recueil de méd. et de chirurg. militaires.* Vol. XXXI, p. 502, 1875.

5. Voyez aussi Cartwright, *Hernie du rein par une plaie lombaire,* The Lancet, 1880, vol. I, p. 465.

une partie seulement de leur épaisseur soit leur épaisseur totale. L'organe lésé peut être séparé en deux fragments, comme l'a observé Haneken à la suite d'un coup de sabre. Il peut être traversé de part en part, et alors la perforation est plus ou moins large, suivant les dimensions de l'instrument. La lésion atteint soit la substance corticale seule, soit la substance médullaire en même temps que la substance corticale. Elle peut intéresser le hile, les calices, le bassinet, les gros vaisseaux. Garengeot et Dumont ont observé la blessure de la veine rénale. De chacune de ces particularités résultent des conséquences cliniques spéciales qu'il n'est pas oiseux de mentionner. On verra, à propos du pronostic, encore plus que des symptômes, de quelle importance sont ces divisions.

Toute plaie du rein donne lieu à un écoulement sanguin. Admettons que le sujet n'ait pas succombé immédiatement, il se passera du côté de la blessure une série de phénomènes reproduisant le processus de réparation qu'on observe partout ailleurs, et consistant dans la résorption du sang, dans l'épanchement et l'organisation de ce qu'on aurait appelé jadis la lymphe plastique.

Récemment, certains expérimentateurs ont cherché à pénétrer plus avant dans l'étude de cette évolution réparatrice. Disons d'abord que, suivant la gravité de la blessure, suivant les dimensions de la plaie superficielle, le sang pourra s'écouler pour la plus grande part à l'extérieur, infiltrer les couches de parties molles qui entourent le rein, et cela jusqu'à une grande distance de la région lombaire, ou se collecter en thrombus plus ou moins volumineux, soit dans le tissu cellulo-graisseux périnéphrétique, soit au-dessous du péritoine, soit le long de l'uretère et dans la fosse iliaque, si la capsule cellulo-graisseuse a été largement déchirée.

Ce sang est mélangé d'urine dans des proportions variables, dépendant de certaines conditions qui seront déterminées à propos des symptômes. Cette circonstance doit influer naturellement sur la marche du processus de guérison ; mais elle ne le modifie pas sensiblement dans son essence.

Voici ce qu'ont observé les expérimentateurs auxquels je viens de faire allusion :

Comme les expériences de Maas ont eu pour but à peu près exclusif l'étude des lésions dues à la contusion, je me borne à les mentionner pour le moment et j'en renvoie l'analyse au chapitre relatif aux ruptures et aux déchirures sous-cutanées. Notons cependant que, dans ces expériences, qui ont porté sur des lapins, des chats et aussi sur des chiens, l'auteur n'a jamais constaté la mort par hémorrhagie, même à la suite d'incisions profondes. Bien loin d'admettre à cet égard une analogie complète entre ces blessures expérimentales chez des animaux et celles qu'on observe chez l'homme, je rappellerai au contraire que, particulièrement chez le chien, les plaies artérielles les plus graves ont une tendance extraordinaire à la guérison, que le sang de ces animaux a une puissance plastique tout à fait spéciale, puisqu'on n'a pu arriver à provoquer chez eux la formation d'un anévrysme par voie expérimentale.

Il y aurait donc danger et inconséquence à appliquer à l'homme les conclusions optimistes déduites des vivisections, et d'ailleurs la clinique leur donne un démenti formel, en montrant la gravité qu'offrent les blessures des reins, avec ou sans plaie extérieure, lorsqu'elles sont profondes et qu'elles dépassent la substance corticale.

Relativement au danger des hémorrhagies primitives, Tillmanns est arrivé aux mêmes conclusions. Aucun des vingt et un animaux sur lesquels il a expérimenté, pour étudier les plaies des reins et du foie, n'a succombé à la perte de sang[1].

----

1. H. Tillmanns, *Experimentelle Untersuchungen über Wunden der Leber, Nieren und Lungen*. Berliner klin. Wöchenschr., 11 août 1879, n° 52, p. 490.

Cet auteur a voulu surtout se rendre compte du mode de réparation des plaies de ces deux organes, ainsi que des poumons et de la rate. Je ne veux lui emprunter que ce qui concerne les lésions des reins. Il a cherché à élucider la question de savoir si c'est le parenchyme lui-même qui fait les frais de la cicatrisation. C'est par une voie détournée qu'il est arrivé à conclure d'une façon négative.

L'expérience consiste à séparer du rein des fragments d'un centimètre de long, à faire macérer ces fragments dans de l'alcool absolu, afin d'en déterminer la nécrobiose, à leur faire subir des pertes de substance en forme de coin ou de trous quadrangulaires, et à les placer ensuite dans le péritoine d'un lapin, en prenant les plus grandes précautions antiseptiques.

En multipliant ces expériences et en sacrifiant les animaux à des époques qui ont varié entre vingt-quatre heures et six semaines, Tillmanns a constaté que les pertes de substance étaient comblées par un travail de cicatrisation dont le parenchyme nécrobiosé n'avait pu faire les frais, et il en a conclu que cette réparation ne pouvait s'expliquer que par la migration des cellules venues des tissus voisins. Ce processus de migration détermine rapidement des adhérences au sein desquelles apparaissent des vaisseaux. Déjà au bout de cinq à six jours le microscope révèle l'existence d'un tissu conjonctif jeune dans la masse de nouvelle formation.

Si cette migration est trop active, elle donne lieu à l'atrophie des fragments dans toute leur épaisseur, voire même à leur résorption. Tillmanns a vu ainsi disparaître des reins tout entiers.

Le résultat de ses expériences l'a conduit à penser que les choses se passent de la même façon chez l'homme à la suite d'une plaie du rein. Le parenchyme serait incapable de faire les frais de la réparation. Celle-ci devrait être entièrement attribuée à la migration des cellules nées des tissus ambiants.

Cette conclusion n'est peut-être pas inattaquable. Est-on en droit de comparer les parties saines de l'organe blessé à ces fragments nécrobiosés d'où la vie et tous les phénomènes qui en découlent ont entièrement disparu? Non certes. Leur refuser toute participation à la réparation, n'est-ce pas aller trop loin? A peine est-on autorisé à affirmer qu'elles partagent ce rôle avec les tissus qui enveloppent le rein.

Et cependant la vérité est peut-être dans cette opinion en apparence trop exclusive. Lorsqu'on a eu l'occasion de constater le peu de tendance qu'offre le parenchyme rénal à se couvrir de bourgeons charnus, à se cicatriser, après les suppurations qui l'ont transformé en un tissu en grande partie scléreux, lorsqu'on a vu les moyens modificateurs les plus énergiques échouer dans le traitement des fistules simples, non entretenues par la présence d'un calcul (caustiques chimiques, fer rouge, thermo ou galvano-cautère, raclage), on se sent disposé à admettre les conclusions de l'auteur allemand et à se dire que, si le traitement des fistules du rein offre de grandes difficultés, cela dépend de ce que le tissu conjonctif ambiant a subi, lui aussi, de profondes transformations et n'est plus apte à donner naissance à ces cellules migratrices dont l'intervention semble indispensable.

J'aurai à revenir plus tard à cette intéressante question de physiologie pathologique, sur laquelle je ne puis insister davantage pour le moment.

**Symptômes.** — Les symptômes des plaies du rein peuvent être divisés en symptômes *locaux*, symptômes *à distance* et symptômes *généraux*.

Les *symptômes locaux* sont : la douleur, l'hémorrhagie, l'écoulement d'urine. La *douleur* est, contre toute attente, un symptôme inconstant. Elle peut manquer entièrement, ou bien être légère, ou présenter tous les degrés de l'acuité. Elle se confond souvent si étroitement avec celle que causent les lésions des parties molles superficielles, qu'il n'est pas toujours facile de faire la part de ce qui revient au traumatisme rénal. Aussi les auteurs ont-ils eu de la tendance à accorder une très grande importance à ce fait, qu'elle s'étend ordinairement vers la région épigastrique, vers l'aine, vers la cuisse et parfois jusqu'au testicule correspondant, qui se rétracte vers l'anneau inguinal. On a noté également le ténesme vésical, mais la valeur de ces signes, admis par Rayer, est mise en doute par Simon. D'après ce dernier auteur, les *irradiations* seraient loin d'être constantes. Il ne les a observées que dans le cas d'hématurie, et comme elles n'étaient pas continues, il croit qu'elles se rattachaient au passage de caillots dans les uretères et à leur présence dans la vessie.

Quel que soit le degré de constance de ce signe, il n'en est pas moins vrai que, dans les cas où on l'observe, il est l'indice d'une plaie du parenchyme rénal et qu'il a une valeur diagnostique incontestable.

L'*hémorrhagie*, ordinairement immédiate, est en rapport, comme abondance, avec l'étendue de la perte de substance et encore plus avec le siège de cette dernière. Faible, lorsque la substance corticale du bord convexe a été seule atteinte, elle acquiert une gravité considérable si l'instrument vulnérant a pénétré dans un point voisin du hile, et à plus forte raison s'il a atteint les gros vaisseaux immédiatement avant leur pénétration dans le rein.

Si le sang s'accumule et se coagule dans le tissu péninéphrétique ou entre les couches musculaires de la région, il se peut que son écoulement au dehors s'arrête rapidement, pour recommencer quelques heures ou même quelques jours plus tard. Il peut même n'apparaître pour la première fois que plusieurs jours après la blessure (Simon).

En même temps le sang se montre dans l'urine, et cela ordinairement dès la première miction qui suit la blessure. Si la vessie est vide au moment où le sang y parvient, il est évacué à l'état de pureté presque absolue, et souvent tout de suite après le traumatisme.

Cependant le passage du sang dans la vessie peut ne pas avoir lieu, même lorsque le bassinet et l'uretère sont restés intacts. Ainsi, dans le cas de Sebileau, il existait sur le bord externe du rein une blessure à deux orifices séparés par un petit pont de substance corticale, dont la partie superficielle avait seule été rompue. L'hémorrhagie fournie par cette blessure avait été abondante, car une infiltration étendue s'était faite le long de l'uretère, dans la gaine du psoas, dans le tissu cellulaire sous-péritonéal et dans l'atmosphère graisseuse. Or, à aucun moment, pendant les deux jours et demi qui suivirent l'accident, l'urine n'avait été seulement teintée de sang. La substance corticale seule avait été atteinte.

Au contraire, chez le malade que j'ai observé tout récemment et qui a guéri, la plaie, quoique certainement plus petite, avait occasionné une hémorrhagie inquiétante.

L'*hématurie* est, elle aussi, en proportion avec l'importance de la blessure. Insignifiante parfois, elle peut être assez abondante pour que de grandes quantités de sang plus ou moins coagulé emplissent et distendent la vessie, avant d'être évacuées au dehors. Que les caillots obstruent le col, ou que ce dernier soit le siège d'une contracture violente, il peut arriver que la miction soit difficile ou tout à fait impossible et que la vessie distendue remonte peu à peu vers l'ombilic, en formant un globe dur et douloureux au palper. Il est bon de savoir que, outre la *rétention d'urine* due à l'oblitération du col par des caillots et à la contracture du sphincter, on peut observer la suspension de la miction par suite d'une *oligurie* ou d'une *anurie* vraie. Ces troubles de la sécrétion urinaire se rattachent à une action sympathique sur le rein non lésé. Nous en parlerons plus longuement à l'occasion des ruptures du rein, car c'est surtout dans cette circonstance qu'on les a bien observés.

Chaque fois que de nouveaux caillots parcourent l'uretère, il se produit une recrudescence dans les souffrances; celles-ci offrent tous les caractères des coliques néphrétiques et particulièrement l'irradiation vers l'aine et le testicule.

Comme conséquence éloignée de l'hémorrhagie rénale, on voit souvent apparaître, au bout de quelques jours, une *ecchymose* ordinairement diffuse, aux environs de la plaie, et principalement à la partie latérale de l'abdomen.

*L'écoulement de l'urine* par la plaie ne serait guère observé, au dire de Rayer, que lorsque l'instrument vulnérant a atteint les calices ou le bassinet. Des faits suffisamment probants ont montré que cette opinion, exacte au fond, était trop absolue. Simon a constaté un écoulement d'urine abondant sur un sujet blessé au rein d'un coup de feu et chez qui le projectile fut trouvé dans la substance corticale, à la base des pyramides. Ce qui est vrai d'une blessure par projectile de guerre doit l'être à plus forte raison d'une plaie par instrument piquant ou tranchant. Néanmoins on peut répéter avec le chirurgien allemand que l'importance de l'écoulement urineux, pour le diagnostic des plaies des différentes parties du rein, n'est pas bien déterminée. Cet écoulement peut être assez insignifiant pour ne se révéler que par l'odeur urineuse communiquée au sang. Il est avéré qu'il manque parfois entièrement. L'observation de Sebileau et la mienne en fournissent une nouvelle preuve. En tout cas, « il doit être considéré comme l'exception plutôt que comme la règle, dans le stade d'hémorrhagie » (Simon).

C'est donc un symptôme inconstant et plutôt tardif, sauf dans le cas de blessure des calices ou du bassinet.

En même temps que les symptômes locaux et les symptômes à distance, apparaissent des *symptômes généraux* auxquels Simon, après Rayer, reconnaît une importance réelle. Ce sont : une angoisse considérable, des nausées, des vomissements, la petitesse, l'accélération, l'irrégularité du pouls, la pâleur de la

face, la syncope, signes ordinaires d'un choc traumatique violent,
et surtout des hémorrhagies abondantes. Nous verrons plus
tard qu'ils s'observent particulièrement dans les contusions suivies de déchirure.

Ils n'auraient pas, d'après Maas, une valeur aussi grande que
d'après Rayer et Simon ; cet expérimentateur les ayant souvent
vus manquer, après des écrasements limités du rein chez les
animaux, en a conclu qu'ils devaient être l'indice d'un traumatisme plus complexe qu'une plaie ou qu'une rupture, et qu'il
fallait les rattacher plutôt aux complications de ces traumatismes, telles que contusions et déchirures simultanées du foie,
de la rate, du péritoine.

Cette réserve est peut-être motivée en partie en ce qui concerne les variations du pouls, la pâleur de la face, la syncope,
qui sont sans doute ordinairement la conséquence de l'hémorrhagie ; mais les phénomènes gastriques (nausées, vomissements) sont notés dans un assez grand nombre d'observations
pour être acceptés comme dénotant la lésion du rein lui-même.

On sait d'ailleurs avec quelle constance ces signes se montrent
dans les affections douloureuses de cet organe et de l'uretère.
On peut en plus objecter aux expériences de Maas qu'il supprime
un élément important, à savoir : la violence du choc, en agissant
par simple pression sur la région rénale, et que l'ébranlement
du plexus nerveux du rein, qu'on peut considérer comme constant en clinique, est peut-être indispensable pour la production
des phénomènes réflexes précités (nausées, vomissements, etc.).

**Terminaisons. Complications secondaires.** — Dans des
conditions convenables de milieu, avec des soins bien réglés,
une plaie étroite du rein, non compliquée, doit marcher rapidement vers la cicatrisation. La *suppuration* est loin d'être inévitable. Des caillots obturent la solution de continuité du parenchyme et des parties molles extérieures, la sérosité du sang
épanché se résorbe, l'hématurie cesse et, en quelques jours,

la blessure extérieure est entièrement fermée. Tel est le cas le plus simple, mais il n'en est pas toujours de même.

On a souvent noté la suppuration du trajet de la blessure, dans le rein et en dehors du rein, suppuration qui peut apparaître dès le troisième jour et qui est souvent accompagnée d'un *écoulement urineux* plus ou moins abondant.

Ici encore, et malgré cette complication fréquente, la *guérison* est possible au bout d'un temps qui varie de vingt jours à deux mois. Passé ce délai, on peut se considérer comme étant aux prises avec une *fistule urinaire* ou simplement purulente. On a vu cette fistule s'oblitérer spontanément au bout de plusieurs mois, mais c'est ordinairement lorsqu'elle a succédé à une plaie simple. Cette question sera reprise et traitée comme elle le mérite au chapitre IV de cet ouvrage.

En résumé, la guérison spontanée peut avoir lieu avec ou sans suppuration, et malgré la persistance d'un écoulement urineux pendant plusieurs jours, plusieurs semaines ou plusieurs mois.

La guérison est encore possible, en dépit des complications qu'il me reste à mentionner, mais ces dernières l'entravent ou la retardent singulièrement. Trop souvent elles occasionnent la mort des blessés.

*L'infiltration d'urine*, qu'on n'observe guère qu'en cas de blessure des calices et du bassinet, est en fait un accident fort rare. S'il est vrai que cela tient à ce que souvent la substance corticale est seule intéressée, certains auteurs ont pu penser que l'ébranlement du rein blessé causait un spasme des artérioles et des capillaires, une anémie subite, voire même des thromboses artérielles, et, par suite une suspension plus ou moins durable de la sécrétion urinaire. A l'autopsie d'un malade de Poland, Morris constata que l'anurie presque absolue qu'avait présentée le sujet pendant les six jours qui avaient précédé la mort, était due « à une thrombose des vaisseaux de l'un des reins, à la rupture du bassinet de l'autre rein et à l'extravasation de l'urine dans les parties voisines[1]. » Comme preuve de la possibilité des oblitérations vasculaires chez les sujets ayant subi quelque violence du côté des régions lombaires ou de la colonne vertébrale, l'auteur anglais cite l'exemple typique d'obstruction presque complète des vaisseaux des deux reins observé par Moxon chez un homme âgé de vingt-deux ans, qui avait été frappé dans le dos par une machine. D'après cette théorie, au moment où l'écoulement de l'urine commencerait à se faire par la plaie, les tissus voisins seraient protégés contre l'infiltration par les caillots et les exsudats étalés sur les parois du trajet.

La *pyélite*, la *néphrite diffuse* ou *localisée*, la *périnéphrite* avec ou sans infiltration d'urine, l'*urétérite* et la *cystite* sont toujours à craindre. Comme des chapitres spéciaux seront consacrés à chacune de ces affections, je me bornerai à les mentionner pour le moment.

Quant à la *péritonite*, elle est ordinairement la conséquence d'une blessure simultanée de la séreuse abdominale, du foie, de la rate, du pancréas et surtout de l'intestin, aggravée dans certaines circonstances par un épanchement de bile, d'urine ou de matières stercorales. Les exemples fournis par Ackerly (hernie de l'épiploon, écoulement d'urine) et par Johnston (ouverture du péritoine) prouvent d'une façon péremptoire que la blessure du péritoine n'entraîne pas forcément la mort.

**Pronostic.** — On comprend à quel point le pronostic des plaies des reins doit être variable, mais, tout compte fait, et en dehors des complications possibles, il est moins grave dans le cas de blessure par un instrument piquant ou tranchant que dans celui de blessure par une arme de guerre et surtout de large déchirure sous-cutanée. Il est vrai que la gravité du pronostic dépend d'éléments multiples. C'est ainsi qu'une déchirure

---

1. Morris, *loc. cit.*, p. 156.

sous-cutanée, quand elle est superficielle et peu étendue, est certainement moins à redouter qu'une large plaie par instrument tranchant, de même que la blessure par instrument piquant, la plus simple en apparence, peut entraîner des conséquences aussi funestes qu'une plaie par arme à feu ou qu'une large rupture sous-cutanée[1].

L'existence ou la non-existence d'une plaie des parties molles superficielles ne doit donc pas être prise comme base exclusive du pronostic. Il y a à tenir compte de bien d'autres facteurs de gravité que j'analyserai chemin faisant. Le pronostic ne paraît pas beaucoup aggravé par le prolapsus du rein intact ou blessé. Dans les cas de Schelldorf et de Vernon, où la réduction a été pratiquée, la guérison a eu lieu assez rapidement, en dépit de la large ouverture de la capsule cellulo-adipeuse.

**Diagnostic.** — Tout entier basé sur les signes que je viens d'analyser longuement, le diagnostic des plaies par instruments piquants, tranchants et contondants n'offre pas une très grande difficulté à un observateur attentif. Outre les éléments fournis par la direction et la profondeur de la blessure (direction et profondeur qu'il ne faut pas chercher à déterminer par l'exploration du trajet, mais simplement par les apparences de la solution de continuité des téguments, par sa forme, par la disposition de ses lèvres, par les commémoratifs, par l'examen de l'arme ou de l'instrument vulnérant si les circonstances le permettent), la combinaison de l'hématurie ou seulement du ténesme vésical avec des douleurs irradiant vers l'aine et vers le testicule permettra un diagnostic certain.

Quant aux autres signes (nausées, vomissements, tendance à la syncope, hémorrhagie par la plaie) ils n'ont qu'une valeur relative. Cependant un écoulement de sang abondant et persistant devrait être pris en sérieuse considération, même en l'ab-

---

1. La statistique de Edler (*Arch., f. Klin. Chir.*, 54ᵉ vol., 1887, p. 758), basée sur un relevé incomplet, donne une proportion de 5 morts sur 12 cas.

sence de l'hématurie, surtout si ce liquide avait une coloration rouge vif.

Le signe pathognomonique par excellence, le seul dont la valeur soit supérieure à celle de l'hématurie, est l'écoulement de l'urine par la plaie. Mais on a vu qu'il peut manquer tout à fait, qu'il peut être tardif et que, dans certaines circonstances, il est si peu accentué qu'on pourrait aisément le méconnaître.

Il arrive quelquefois que la présence de l'urine n'est révélée que par son odeur caractéristique, et encore cette odeur est parfois si faible qu'il peut y avoir doute. En ce cas la détermination de la réaction du sang peut avoir une certaine signification, ce dernier étant alcalin, tandis que l'urine normale est acide. Il ne faudra donc pas oublier de faire usage du papier de tournesol. On aura recours aussi à l'administration de l'iodure de potassium et à l'application d'un papier amidonné à la surface de la plaie au bout de quelques heures. La teinte bleue de l'iodure d'amidon apparaissant sur ce papier trancherait la question.

Quoi qu'il en soit, il est bon de rappeler que, si la présence de l'urine dans les liquides qui s'échappent de la plaie a une valeur irréfutable, son absence ne peut être regardée comme un signe négatif sérieux. Elle indique seulement que la blessure n'a atteint ni le bassinet, ni les calices, ni les gros tubes droits, mais, suivant toute probabilité, la substance corticale seule.

L'observation suivante, qu'on peut présenter comme un exemple de diagnostic facile, aura pour le lecteur un véritable intérêt d'actualité :

Observation I. — *Blessure du rein droit par un petit couteau-poignard. — Hématurie. — Guérison.*

Le nommé E... (Louis), âgé de 27 ans, menuisier, est admis dans mon service, salle Cloquet n° 15, hôpital Saint-Louis, dans la nuit du

18 au 19 avril 1887. Vers une heure du matin il a été frappé par deux femmes de plusieurs coups de couteau-poignard, au bras gauche et à l'abdomen.

Il a pu arrêter lui-même une de ces femmes, tandis qu'on poursuivait l'autre, et ce n'est que quelques minutes après qu'il a éprouvé un peu de faiblesse, sans pourtant perdre connaissance.

Ayant senti l'*envie d'uriner* tout de suite après, il dit avoir remarqué que la miction était douloureuse, mais il n'a pas fait attention à la couleur de l'urine, de sorte qu'il est impossible de savoir s'il y a eu immédiatement hématurie.

Trois quarts d'heure après l'agression, le blessé était à l'hôpital. A ce moment il a *vomi* deux fois. Les matières rendues étaient composées d'une petite quantité d'aliments et de mucosités ; pas de sang.

A neuf heures du matin on constate l'état suivant :

Au niveau du coude (bras gauche) il existe deux plaies, l'une longue de 3 à 4 centimètres a mis à nu les muscles épicondyliens ; l'autre, située en dehors de l'olécrâne, n'intéresse que la peau. On les suture toutes deux.

A 5 centimètres à droite de l'appendice xyphoïde, vers le rebord des fausses côtes, se voit une petite plaie d'un centimètre.

Une autre existe à la partie antérieure du dixième espace intercostal, juste sur le prolongement de la ligne axillaire, à 20 centimètres en avant et en dehors des apophyses épineuses des vertèbres lombaires, à 5 centimètres au-dessus de la crête iliaque.

Pas d'hémorrhagie extérieure, un point de suture suffit pour chacune de ces deux petites plaies.

Il n'y a pas de tuméfaction dans la région du rein droit, mais la pression réveille dans la profondeur une certaine sensibilité. Le trajet des blessures n'est pas très douloureux.

Le malade éprouve nettement des *douleurs le long de l'uretère et des vaisseaux spermatiques*, jusqu'à l'aine et au testicule ; mais à aucun moment il n'y a eu de rétraction de cet organe. Au moment même de l'examen la pression sur les régions sensibles ne provoque pas de contractions du crémaster.

Pas de douleurs au côté gauche du ventre. Pas de signes de dépression générale, visage simplement un peu pâle.

Température normale.

L'urine, rendue dans la matinée avec une certaine abondance, *offre une teinte rouge noirâtre très accentuée.* Elle laisse déposer des caillots noirs sans forme précise, plutôt mous. Le malade se plaint d'un peu de ténesme.

La situation des deux plaies abdominales soulève les questions suivantes :

1° La blessure antérieure a-t-elle dépassé les parties molles et atteint l'estomac ou le foie? La plaie du foie est peu probable, car la blessure est dans un point qu'atteint rarement le bord antérieur du lobe gauche. Comme le malade n'a pas vomi de sang et que la palpation de l'estomac ne paraît pas douloureuse, rien ne permet de diagnostiquer une blessure de cet organe. Néanmoins je fais quelques réserves.

2° L'instrument vulnérant, avant d'atteindre le rein droit, a-t-il blessé le diaphragme, la plèvre, le foie, le côlon ascendant ou le péritoine? Comme l'hématurie a suivi presque immédiatement la blessure et que le malade présente plusieurs des signes classiques de la blessure du rein (vomissements, irradiations de la douleur profonde vers l'aine et le testicule correspondant), le diagnostic n'offre aucun doute. Il n'en est pas de même des complications possibles.

Si le siège de la blessure permet de craindre que tous les organes mentionnés à l'instant n'aient été touchés, aucun signe ne corrobore cette crainte. Le foie n'est pas sensible à la percussion, on ne perçoit aucun bruit anormal à l'auscultation du côté de la plèvre, le malade n'a pas eu de selles sanguinolentes, le facies n'est pas non plus celui des plaies péritonéales ou intestinales. Il faut donc conclure que, si quelque organe autre que le rein a été atteint, la blessure est trop étroite pour donner lieu à des signes caractéristiques, ou bien que la situation de la plaie superficielle ne répond pas fidèlement à son trajet profond, sans doute parce que, au moment de l'attaque, les parties molles ont été d'abord refoulées en arrière, avant que la pointe de l'instrument atteignît le rein du côté de son bord externe.

Prescriptions : Diète absolue, extrait thébaïque à la dose de 0 gr. 05 cent. Injections sous-cutanées de la solution d'ergotine d'Yvon (1 gr. matin et soir). Glace en cas de retour des vomissements.

20 avril. — Douleurs hypogastriques, ténesme vésical. Urine toujours très colorée en rouge noirâtre, contenant des caillots cruoriques. Quantité depuis hier matin : 1200 cent. cubes.

Région de l'hypochondre droit sensible à la pression. Aucun phénomène nouveau depuis hier. Température normale.

Prescriptions : Très petite quantité de bouillon glacé. Lavement laudanisé. Extrait thébaïque, injections d'ergotine à la même dose.

21 avril. — Il s'est développé de la douleur vers la partie latérale droite de la vessie, sans doute au niveau de l'uretère. L'exploration profonde est difficile.

Sur 700 cent. cubes d'urine rendus depuis hier matin, il y a 100 cent. cubes de caillots cruoriques. Le ténesme est un peu calmé. L'urine de ce matin est déjà presque claire; elle n'a plus qu'une teinte légèrement brune.

22 avril. — Légère élévation de température hier soir : 58°,4. La douleur au niveau du détroit supérieur du petit bassin est plus forte.

Ce matin température : 58°,2.

Mêmes prescriptions.

23 avril. — La douleur n'a pas cédé, mais l'urine ne renferme ni sang ni caillots. Un de mes internes prescrit 6 sangsues dans la région du flanc.

Température du soir : 58°,8.

24 avril. — A peu près même état. Urine très claire. Pas de cystite. Toujours aucun signe des complications redoutées. La douleur de la fosse iliaque siège au niveau d'un empâtement profond un peu plus net. Température : 58°,4.

Les jours suivants l'état du blessé s'améliore sensiblement. Au fur et à mesure que le ballonnement du ventre diminue, l'exploration de la fosse iliaque devient plus facile. On arrive à sentir nettement une tumeur dure, du volume d'une demi-mandarine, au-dessus du muscle iliaque, à peu de distance de la crête iliaque. Cette tumeur est l'indice d'un commencement de phlegmon développé autour d'un épanchement de sang.

On constate en outre l'existence d'un cordon induré, presque vertical, correspondant parfaitement au trajet de l'uretère. Il n'est pas douteux que ce conduit n'ait participé à la phlegmasie des parties voisines, mais il n'est presque plus douloureux à la pression.

L'urine, examinée à plusieurs reprises, ne contient plus trace d'albumine. La guérison est complète environ trois semaines après l'entrée du malade.


Ainsi, aucune des complications que devait faire craindre le trajet de la blessure ne s'est produite. Les incidents, qui ont à un moment légèrement aggravé la situation, n'ont pas empêché l'évolution de la plaie vers une guérison assez rapidement obtenue.

**Traitement.** — Les indications du traitement sont tirées des symptômes immédiats, des complications immédiates et éloignées. Certaines règles de conduite qui en découlent sont applicables à tous les traumatismes, qu'il s'agisse des plaies proprement dites ou des divers degrés de la contusion. Il suffira de les rappeler plus loin pour éviter des redites inutiles.

Les symptômes immédiats sont *généraux* et *locaux*. Aux premiers (concentration et rapidité du pouls, pâleur de la face, sueurs froides, tendance au refroidissement et aux lipothymies) il faut opposer le repos absolu au lit, le réchauffement du corps par les moyens ordinaires, les frictions sèches et excitantes, les applications de sinapismes, les stimulants à l'intérieur (alcool, acétate d'ammoniaque), associés aux injections sous-cutanées d'éther répétées toutes les deux heures, toutes les heures et même plus fréquemment pendant les deux ou trois premières heures, chaque fois à la dose d'une seringue de Pravaz. La médication stimulante serait cependant contre-indiquée par une hémorrhagie externe ou une hématurie abondante. Il serait préférable de laisser la réaction se faire lentement.

S'il y a des *vomissements*, on les combattra de manière différente, suivant qu'ils seront ou non associés à la douleur. Celle-ci est-elle médiocre, il faut recourir aux boissons gazeuses et glacées en petite quantité à la fois, à la glace pure en petits fragments, au champagne frappé. La douleur est-elle violente, il y a des chances pour qu'en la calmant on arrête les vomissements, surtout lorsqu'ils se produisent au moment des exacerbations. Les injections sous-cutanées de morphine occupent la première place parmi les moyens à recommander. Il ne faudra cependant pas perdre de vue que les plaies des reins peuvent causer une anurie absolue momentanée ou une oligurie très caractérisée. De là pourrait résulter une élimination insuffisante de la morphine et une intoxication inquiétante si l'on avait employé d'emblée de fortes doses. Donc ici la prudence est de mise. Mieux vaudrait procurer le calme plus lentement, soit par de petites doses répétées, soit par des préparations moins actives d'opium prises à l'intérieur[1].

Si la plaie est simple, il faut bien se garder de la sonder avec un instrument ou avec le doigt, pour s'assurer de sa profondeur, même en prenant des précautions antiseptiques. On s'exposerait ainsi à déplacer des caillots dejà solides. Un peu d'incertitude du diagnostic aurait moins d'inconvénients dans l'espèce qu'une exploration intempestive. Toute injection, même antiseptique, devra être rigoureusement évitée. Il faut se contenter de savonner la peau tout autour de la plaie. On désinfectera ensuite celle-ci superficiellement avec une solution d'acide phénique au 1/20e, ou avec du sublimé au 1/1000e, et on la recouvrira d'un pansement antiseptique, qui sera soigneusement maintenu avec un bandage de flanelle, ou mieux, avec des bandes de mousseline légèrement mouillées.

L'*infiltration d'urine* et l'*hémorrhagie* sont les complications les plus redoutables. On a vu que la première n'est guère possible que si les calices ou le bassinet ont été atteints. Si l'écoulement d'une certaine quantité d'urine se révélait dès les premières heures, il faudrait se hâter de débrider la plaie profondément, afin de prévenir l'infiltration de ce liquide entre les muscles abdominaux ou au-dessous du péritoine. Une seule considération pourrait jusqu'à un certain point contre-indiquer cette pratique, ce serait la crainte de provoquer de nouveau une hémorrhagie arrêtée pour le moment. Mais de deux choses l'une, ou bien les caillots laisseraient passer l'urine, et on pourrait en

1. L'antipyrine en injections sous-cutanées ou par l'estomac mérite aussi d'être recommandée.

conclure que l'écoulement de sang a fort peu de tendance à se renouveler, ou bien il s'échapperait en même temps du sang et de l'urine en quantité considérable, et alors le débridement serait doublement nécessaire, aussi bien pour combattre l'hémorrhagie que pour prévenir l'infiltration d'urine.

Le traitement de l'*hémorrhagie* comporte des indications multiples suivant le siège de la plaie et l'abondance de l'écoulement. Une plaie de la face antérieure du rein doit faire craindre une hémorrhagie interne, dans le péritoine. Il est vrai que c'est là une blessure complexe et que je veux m'occuper tout d'abord des plaies simples, latérales ou postérieures.

L'hémorrhagie peut se faire par la plaie extérieure ou par la vessie, ou encore par les deux voies à la fois, lorsque les couches superficielles ont été largement entamées.

L'hémorrhagie par la plaie extérieure sera combattue de la manière suivante :

Si la plaie est étroite, la compression aura bien des chances de suffire, mais il est aussi important de l'exercer *par devant* que par derrière sur la plaie elle-même, afin d'empêcher l'accumulation du sang entre le rein et le trajet superficiel de la blessure. On placera donc au-dessous des fausses côtes un tampon d'ouate qui refoulera le rein en arrière, médiatement, par l'intermédiaire des organes intra-abdominaux.

L'action du froid, *intus et extra*, sera utilisée largement, mais il faudra s'arranger pour en combiner l'emploi avec la compression. Il suffira, pour y arriver, de maintenir des vessies pleines d'eau glacée, ou mieux encore des tubes de caoutchouc traversés constamment par un courant d'eau froide, sur les parties les moins épaisses de l'appareil compresseur et directement sur les portions restées découvertes de la paroi abdominale.

A la compression et au froid viendront en aide les hémostatiques internes (eau de Pagliari ou de Léchelle, astringents tels

que l'acétate de plomb, l'alun, le tannin, le perchlorure de fer),
mais ces moyens sont bien moins dignes de confiance que les
instillations sous-cutanées d'ergotine ou d'ergotinine. La digitale sera aussi administrée avec profit.

Si la plaie est large et si l'hémorrhagie acquiert une certaine
intensité, la compression simple, aidée des moyens généraux,
devra encore être essayée, mais à la condition d'y renoncer dès
qu'on s'apercevra qu'elle est inefficace.

En pareil cas, l'hésitation serait funeste au blessé. Il faudrait
débrider rapidement la plaie, enlever avec les doigts tous les
caillots et les remplacer momentanément par une grosse éponge
légèrement imbibée d'une solution forte d'acide phénique. Au
bout de quelques instants l'éponge serait remplacée par un
tamponnement méthodique. Le choix de la substance dont on
ferait les tampons ne serait pas sans importance, l'antisepsie
étant plus nécessaire que jamais là où il y a des caillots. Aussi,
lorsque l'hémorrhagie ne sera pas trop inquiétante, les tampons
de gaze iodoformée, de gaze phéniquée, et mieux encore d'étoupe
antiseptique, de coton salicylé, devront mériter la préférence.
On n'aurait recours au perchlorure de fer, pour imbiber les
tampons, qu'en cas d'insuccès des autres moyens. On l'étendrait
d'eau pour éviter la réaction inflammatoire violente que provoque l'emploi immodéré de cet agent hémostatique. Le fer
rouge rendrait aussi de grands services dans certains cas.

Si l'on juge d'emblée l'hémorrhagie trop grave pour céder
aux moyens précédents, une conduite plus hardie s'impose, sous
peine de laisser mourir le blessé. On peut parer à cette complication de deux façons, par la forcipressure ou par la néphrectomie. La première n'est guère possible que dans le cas où le rein
aurait été largement incisé par l'instrument tranchant et où l'on
parviendrait à placer convenablement de longues pinces à mors
courbe sur les lèvres saignantes de la solution de continuité.
L'emploi de larges pinces à faux germe, aux mors recouverts de

caoutchouc, embrassant le rein entier dans le point lésé, peut
être recommandé, mais il serait bien difficile de prévoir jusqu'à
quel point ce moyen serait digne de confiance.

Les pinces, en admettant qu'on les plaçât convenablement,
seraient laissées à demeure au moins quarante-huit heures ou
même jusqu'à leur chute spontanée.

On pourrait se trouver amené par les circonstances à saisir le
pédicule tout entier, après avoir suffisamment décollé la face
postérieure du rein; mais, il ne faut pas l'oublier, c'est un
acheminement forcé à l'extirpation immédiate du rein entier.
On peut prévoir le cas où cette pratique, préconisée par Simon,
s'imposerait d'une façon inéluctable. Alors le pincement préalable du pédicule, avant la décortication, doit être considéré
comme un procédé de nécessité, attendu qu'il arrête tout
d'abord l'hémorrhagie et donne le temps de faire la néphrectomie avec toute aisance. Une fois le rein séparé, il pourra y
avoir avantage à laisser les pinces en place jusqu'à leur chute
spontanée, si la ligature du pédicule offrait de trop grandes
difficultés.

Ainsi, en résumé, aux hémorrhagies peu abondantes conviennent les moyens généraux associés aux réfrigérants et à la
compression; aux hémorrhagies assez fortes, les mêmes moyens
avec le tamponnement en plus; aux grandes hémorrhagies, la
forcipressure partielle ou totale, et surtout la néphrectomie. Au
chirurgien à juger où commence le danger, le danger grave, la
menace de mort rapide; mais, pour ce qui est du fond de cette
pratique, je la considère comme inattaquable, quoique la
néphrectomie inflige au blessé la perte d'un organe sain dans sa
plus grande étendue et capable de contribuer encore pour une
large part à la sécrétion urinaire.

Quant à ce qui concerne l'*hématurie*, j'en remets l'exposé
au chapitre où je m'occuperai du traitement des lésions sous-
cutanées des reins.

Il me reste à dire quelques mots d'une complication rare dont j'ai rapporté plus haut quatre exemples. Le *prolapsus* complet ou incomplet du rein comporte des indications variées, basées principalement sur l'état de cet organe et sur le moment où l'on est appelé auprès du blessé. Elles peuvent se résumer en trois préceptes très précis :

1° Plaie très récente, rein intact : réduction, suture ou tamponnement selon les cas, après lavage antiseptique de l'organe et de sa loge cellulo-fibreuse.

2° Plaie datant d'un certain nombre d'heures, rein blessé ou même intact : extirpation immédiate.

3° Plaie récente ou non récente, rein largement divisé : néphrectomie immédiate.

Ces préceptes demandent à être légitimés par quelques considérations. Mais auparavant jetons un coup d'œil sur les cas rapportés plus haut et voyons quelle a été la conduite des chirurgiens.

Schelldorf observe un cas de prolapsus total après une blessure par le tranchant d'une faux. Il se hâte de réduire l'organe déplacé et applique de la glace. La guérison a lieu sans incidents.

Vernon en présence d'un prolapsus partiel, compliqué d'une blessure profonde du rein, se borne à l'expectation, et son malade guérit en huit semaines.

Le sujet soigné par Brandt se présente à lui avec un prolapsus complet datant de *vingt-quatre heures;* chose curieuse, le blessé garde assez de forces pour aller jusqu'à une galerie où on le photographie. Le chirurgien allemand ne réduit pas, et il fait bien, mais il attend plus de trois jours avant de lier le pédicule et de détacher le rein. Pourquoi ne le fait-il pas de suite? Est-ce dans l'espoir qu'une réduction plus tardive sera rendue possible par la conservation de la vie dans l'organe hernié? c'est possible. Quoi qu'il en soit, son malade guérit et quitte l'hôpital au bout de *vingt* jours.

Marvaud donne des soins à une jeunefille arabe présentant la même complication. Il étreint le pédicule avec une ligature qu'il resserre de temps en temps, jusqu'à ce qu'il n'y ait plus qu'un mince tractus de tissus mortifiés à sectionner. Ce traitement demande six semaines, plus quelques jours pour la cicatrisation complète de la plaie. Marvaud ne réduit pas, sans doute parce que le prolapsus datait d'un temps déjà trop long; mais pourquoi n'a-t-il pas détaché le rein de suite? On ne saurait lui faire un reproche d'avoir mis autant de prudence dans son traitement, car, à l'époque où ce fait se produisit, aucun précédent ne traçait une règle fixe. Aujourd'hui il me semble qu'il n'y aurait pas à hésiter. Il y aurait tout avantage à lier le pédicule et à le sectionner séance tenante.

Ainsi, par les faits acquis, nous savons que la réduction d'un rein fraîchement prolabé peut être suivie d'une guérison rapide; nous savons aussi que la section tardive du pédicule n'entraîne pas de conséquences fâcheuses; mais, je le répète, la thérapeutique de cette complication très rare peut être réglée d'une façon plus avantageuse pour les malades, si l'on ne perd pas de vue ces deux principes fondamentaux :

1° Conserver par tous les moyens possibles et raisonnables un rein capable de fonctionner encore.

2° Si le sacrifice du rein doit être fait, hâter la guérison par la section immédiate du pédicule.

C'est donc le temps écoulé depuis la blessure qui doit guider le chirurgien autant que l'état du rein lui-même. Ici une formule plus précise est difficile à donner, et je préfère rester un peu dans le vague en disant simplement :

La réduction devra être tentée, si l'on considère que la vitalité du rein n'est pas encore sérieusement compromise et que cette réduction n'expose pas le malade à une suppuration septique infiniment plus grave que l'extirpation dans des conditions particulièrement simples, puisque toute l'opération se réduit à la ligature du pédicule d'un rein déjà décortiqué.

Je ne dirai rien des *lésions concomitantes* des organes voisins du rein (plaies du péritoine, de l'intestin, du foie, de la rate, de la plèvre, du poumon, du diaphragme), ni des complications éloignées dont l'étude sera faite dans des chapitres spéciaux (néphrite, pyélite, périnéphrite, fistules, hématonéphrose, hydronéphrose). Il va de soi que des indications spéciales surgissent de chacun de ces cas. Qu'il me suffise de signaler la nécessité de porter son attention sur chacune des particularités capables de modifier le traitement ou d'en étendre le champ.

### B. — PLAIES PAR ARMES A FEU.

Les plaies des reins par projectiles de guerre ne doivent pas être rares. Tous les auteurs qui ont écrit sur la chirurgie d'armée les mentionnent, mais on a beau consulter les écrits de Percy, de Larrey, de Dupuytren, de Legouest, on en trouve peu d'observations. Rayer en cite trois[1].

La première, empruntée à Henner, est très curieuse en ce sens que le blessé, un officier anglais, après avoir reçu dans l'hypochondre droit un coup de feu qui détermina de graves accidents (hématurie, deux abcès urineux, fistule lombaire), rendit huit mois après, par l'urèthre, un morceau de drap « ayant une longueur de trois quarts de pouce, de la forme et des dimensions d'une crevette, encroûté d'une matière noirâtre très dure » formée sans doute de caillots anciens adhérents. Cette expulsion fut suivie d'une guérison complète.

La seconde observation, due au même auteur, est également pleine d'intérêt. Une balle, après avoir pénétré dans l'hypochon-

---

1. Rayer, *Traité des maladies des reins*, t. I.

dre gauche, blessa le rein et l'intestin. Il s'ensuivit une fistule urinaire et stercorale et une émission abondante de gaz par l'urèthre, qui n'empêchèrent pas le blessé de guérir entièrement; mais la plaie lombaire se rouvrit et le passage de gaz par l'urèthre se produisit de nouveau. Le blessé n'ayant pas été suivi jusqu'à la fin de son traitement par le même chirurgien, Henner n'a pu faire savoir si finalement il avait guéri.

La troisième observation, rapportée par Rayer, est due à Kopetski. Il s'agit d'une ancienne blessure qui datait de vingt ans et causait de temps à autre des phénomènes inflammatoires suivis d'émission de pus par l'urèthre.

Rayer cite encore des cas empruntés à Monard, Dupuytren, Sanson, Voisin. Baudens dit avoir vu plusieurs cas de plaies des reins par armes à feu, mais il n'en rapporte que deux. Dans l'un la rétraction du testicule fait défaut. Malgré une blessure simultanée du poumon, la guérison eut lieu. Dans le second la rétraction du testicule fut notée; il y eut une hémorrhagie abondante à l'extérieur, mais l'hématurie manqua. Deux mois furent nécessaires pour la guérison[1].

C'est dans l'histoire chirurgicale de la guerre de la Sécession qu'on trouve l'étude la plus étendue des plaies des reins par armes à feu. Elle est basée sur 78 faits plus ou moins complètement analysés. Dans 26 la guérison eut lieu.

Dans ce relevé les plaies des reins seuls sont rares. Ordinairement les projectiles avaient atteint en même temps l'estomac, le foie, la rate, le diaphragme, les intestins, la colonne vertébrale, sans compter les plèvres, les poumons et le péritoine. Les fractures de côtes ont été aussi notées dans plusieurs circonstances[2].

Outre deux faits observés par Stromeyer et par Demme,

<hr>

1. Baudens. *Clinique des plaies d'armes à feu*, 1836, p. 556.
2. *Med. and surg. history of American war of rebellion*, vol. II, p. 20.

G. Simon apporte dans la question un contingent nouveau de
six cas, dont deux lui sont propres et quatre ont été fournis par
Lossen, Bergmann, Socin et Bruns.

Beck[1] fait allusion à quelques cas de lésions rénales compliquées, suivies de mort. Il cite en outre trois cas à terminaison
fatale. Dans le premier, le projectile, qui était un éclat d'obus,
avait dilacéré le duodénum et le psoas et sectionné le hile; dans
le second il y avait en même temps fracture de la colonne vertébrale.

Deux cas de guérison sont rapportés par le même auteur. Le
premier est remarquable par la formation d'une fistule consécutive à une vaste suppuration périnéphrétique, qui finit par se
cicatriser au bout de neuf mois. Le deuxième cas est resté un
peu douteux au point de vue du diagnostic.

En 1876 Cummings publie un cas de plaie du rein gauche[2]
par balle de revolver, suivie de guérison; en 1879 C. Nauwerk[3]
observe une blessure du même genre du foie et du rein
droit. Ce fait présente beaucoup d'analogie avec le suivant,
qui m'est personnel et qui date de la campagne de 1870-
1871[4].


Obs. II. — Aubin (Jules), 21 ans, né à Uzelles (Côtes-du-Nord), appartenant au 75ᵉ de ligne, entré le 3 décembre 1870 à l'ambulance du
château de Blois (salle des États).

Il a reçu le 2 décembre, près d'Orléans, un coup de feu dans l'hypochondre droit. L'orifice d'entrée se trouve un peu au-dessus du rebord
des fausses côtes, à environ 5 centimètres de la ligne médiane; l'orifice


1. Beck, *Chirurgie der Schussverletzungen*, Friburg, 1872, p. 541.

2. Cummings, *The Boston med. and surg. Journal*, 15 juin 1876, p. 681.

3. C. Nauwerk, *Correspondenzblatt f. Schweizer Aerzte*, 1ᵉʳ octobre 1878, n° 19,
p. 600.

4. Voyez encore : Elder, *Die traumatischen Verletzungen der parenchymatösen
Unterleibsorgane*. Arch. f. Klin. Chir., 54ᵉ vol., 4ᵉ fasc., 1887, p. 780.

Vilpelle, *Plaie du rein et du côlon par arme à feu*. Bull. de la Soc. anat., séance
du 7 oct. 1887.

de sortie est dans la région lombaire, juste au côté externe de la masse sacro-lombaire.

La douleur n'a pas été vive sur le moment, mais une hémorrhagie immédiate abondante a causé un commencement de syncope et obligé le blessé à se coucher. Le 5 il est transporté à l'ambulance de la gare de Blois et le 7 dans la salle des États. L'hypochondre est fortement soulevé par une tuméfaction profonde ; cependant le foie ne déborde guère les fausses côtes que d'un centimètre. Il y a peu de sensibilité en arrière, à la pression.

Face grippée. Pas de vomissements, quoique le ventre soit un peu ballonné. Il ne s'en est produit qu'un à Orléans, après l'ingestion d'une soupe.

Je fais appliquer 15 sangsues sur la région hépatique.

8 décembre. — Teinte subictérique des conjonctives. Tympanite plus considérable sans douleurs abdominales. La matité hépatique dépasse manifestement sa limite supérieure normale ; cependant la tuméfaction est moindre. Pouls à 110.

9. — Face toujours grippée. Vésicatoire sur le foie.

10. — Fièvre et agitation, mais état local meilleur.

11. — Jusqu'à ce jour il s'est écoulé par la plaie postérieure une sanie d'un jaune ocreux, d'une couleur semblable à celle de la substance hépatique broyée. A ce moment, la suppuration devient plus abondante et une odeur urineuse manifeste apparaît. Cette particularité coïncide avec la diminution des phénomènes inflammatoires et l'amélioration graduelle de l'état du blessé.

15. — Mieux encore plus sensible. Le gonflement de l'hypochondre est bien moindre. La suppuration de la plaie d'entrée n'a jamais été que superficielle. Elle est cicatrisée. — Langue bonne, appétit; 96 pulsations. L'écoulement de l'urine continue ; l'établissement d'une fistule définitive paraît menaçante.

Cependant peu à peu celle-ci se rétrécit ; l'urine passe en quantité plus faible, et la guérison a lieu en un temps relativement peu considérable, qui n'excède pas cinq semaines.

**Anatomie pathologique.** — Les désordres sont plus ou moins grands, selon la nature du projectile. Les éclats d'obus ou de bombe produisent naturellement des dilacérations beaucoup plus graves en étendue et en profondeur que les balles,

Celles-ci agissent de leur côté d'une façon bien différente, suivant les cas.

Tantôt elles s'implantent dans le tissu rénal et y restent fixées, tantôt elles font éclater ce tissu en plusieurs fragments séparés par des rayons divergents. D'autres fois elles semblent fouiller la substance rénale et la convertissent en une pulpe noirâtre imprégnée de sang. Ces différences sont en rapport avec des conditions de vitesse qui n'ont ici rien de spécial.

D'autre part, quand une balle est déviée de sa direction par la rencontre d'une partie du squelette (colonne vertébrale ou côtes) et qu'elle a épuisé dans cette rencontre une partie de sa force initiale, son action doit être avant tout contusive. Elle écrase et déchire le tissu rénal, mais ne le coupe plus nettement, comme dans le cas de pénétration très rapide à distance moyenne. Il se peut même qu'elle pousse devant elle des fragments osseux, particulièrement des fragments de côtes, et alors la blessure du rein se complique de la présence d'esquilles en nombre variable.

Tous les degrés de blessures ont été observés, depuis la plus superficielle jusqu'à la dilacération profonde d'une portion de l'organe. Plusieurs des planches annexées au texte dans l'*Histoire de la guerre américaine* confirment d'une façon précise ce qui pouvait être prévu ou ce qui avait été indiqué un peu vaguement par des auteurs plus anciens.

Quand la balle a traversé le rein de part en part, la paroi du trajet est tapissée par une couche de tissu noirâtre imbibé de sang; l'orifice de sortie est ordinairement plus grand, moins régulier que l'orifice d'entrée. J'ai parlé plus haut de rayons divergents qui partent des orifices d'entrée ou de sortie et qui indiquent un véritable éclatement de la substance rénale. Cette particularité, qui doit être fréquente, a été notée dans une autopsie faite par Legouest.

Un soldat russe, ayant été blessé au genou et aux lombes

pendant le combat d'Inkermann, mourut au bout de quelque temps. On constata que l'un de ses reins, qui avait été traversé d'avant en arrière par une balle, vers le milieu de sa hauteur, « avait beaucoup diminué de volume et présentait au centre, sur ses deux faces, une cicatrice déprimée, fibreuse et solide, à laquelle venaient se joindre, comme les rayons d'une étoile, cinq autres cicatrices irrégulières [1] ».

L'observation 525 de l'ouvrage américain déjà cité est relative à une déchirure irrégulière de l'extrémité supérieure du rein. Celui-ci offrait une couleur œillet pâle ; il était granuleux, ramolli, flasque. Les pyramides étaient presque entièrement effacées, excepté l'une d'elles, située dans l'extrémité supérieure, qui était d'une couleur brun sombre. Le bassinet offrait une teinte verdâtre ; les veines étaient très distendues par du sang.

L'observation 550 est un exemple de séparation complète de l'extrémité supérieure du rein par une balle (fig. 1). Dans l'observation 554 on voit que le rein gauche était déplacé et presque transformé en une masse pulpeuse.

Dans le cas 557 la blessure était réduite à une déchirure transversale qui entamait la face postérieure. Le

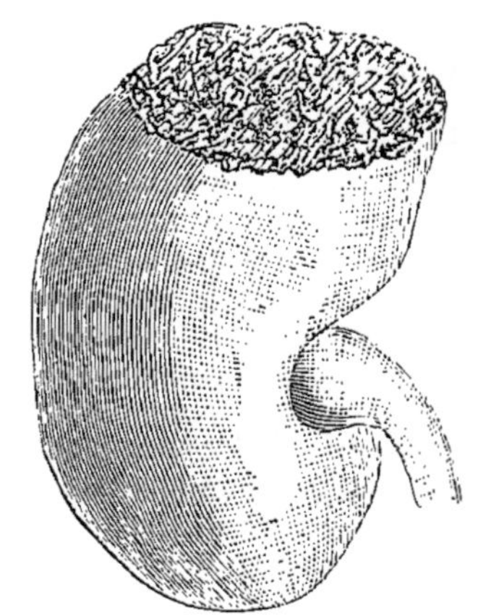

Fig. 1. — Extrémité supérieure du rein enlevée par une balle.

rein lésé, très aminci, pesant cinq onces et demie, contrastait avec le rein droit qui était partiellement congestionné et dont le poids atteignait sept onces et demie.

Les blessures des reins par armes à feu sont rarement isolées. Quelquefois doubles, elles sont plus ordinairement associées à une lésion des organes voisins, à moins que le projectile n'ait

1. Legouest. *Chirurgie d'armée.* Paris, 1864, p. 556.

pénétré directement par derrière ou latéralement à travers les muscles de la région sacro-lombaire ou ceux de la région abdominale postéro-latérale.

C'est ce qui avait eu lieu dans le fait suivant, qui m'a été obligeamment communiqué par M. le baron Larrey.

Obs. III. — *Plaie du rein gauche par une balle.*

Lallemand (Jules), deuxième servant au 1er d'artillerie, de bonne constitution, mais sérieusement éprouvé par les souffrances qu'il a endurées depuis quelque temps. Il a été atteint le 7 juin 1855, devant Sébastopol, par une balle qui a pénétré par la région dorso-lombaire à quelques centimètres au-dessus de l'épine iliaque postérieure et supérieure, un peu à gauche des apophyses épineuses des vertèbres lombaires. Le blessé n'est pas tombé; il a pu se transporter à une ambulance située à une petite distance.

On commença par sonder la plaie afin d'extraire le projectile, mais ce fut en vain. Une deuxième tentative permit de faire sortir des morceaux de drap. On avait pu introduire une sonde presque à dix centimètres de profondeur, dans une direction transversale, oblique en dehors.

Le premier jour le blessé avait uriné du sang, mais il ne s'écoula pas d'urine par la plaie. Quatre jours après la blessure, Lallemand fut évacué sur Constantinople, et le lendemain de son départ on s'aperçut qu'il s'échappait de la plaie avec le pus un liquide roussâtre, irritant, déterminant une sensation de vive brûlure. On soupçonna ce liquide d'être de l'urine, et cette supposition fut confirmée par l'observation de ce qui se passa les jours suivants :

Le blessé urinait trois ou quatre fois par jour, mais peu à la fois, tandis qu'une quantité notablement plus grande d'urine s'échappait par la plaie. Cette différence dans l'évacuation par les deux voies s'accentua beaucoup, jusqu'à ce que la plaie commençât à se déterger, à se couvrir de bourgeons charnus qui l'obstruèrent en grande partie. Au bout d'un mois environ la miction se faisait assez régulièrement par l'urèthre.

Le 9 juillet le blessé fut évacué sur Marseille. L'écoulement d'urine par la plaie ne consistait plus qu'en un léger suintement. A l'entrée de Lallemand au Val-de-Grâce on ne constatait plus qu'un peu de suppuration et d'empâtement dans la région lombaire. Point de douleurs ni dans la vessie ni dans la verge, mais le blessé se plaint d'un peu de faiblesse des deux membres inférieurs. Il ne paraît pas y avoir de modification réelle dans la sensibilité, quoique celle-ci soit, au dire du malade, plus vive dans la jambe gauche.

Jamais il n'a eu d'incontinence d'urine, mais le décubitus dorsal cause des sensations pénibles et la miction est difficile quand le malade a usé un peu plus qu'à l'ordinaire de boissons alcooliques.

On peut se demander si cette blessure si voisine de la colonne vertébrale n'a pas retenti sur la moelle d'une façon analogue à ce qu'on a décrit sous la dénomination de paraplégie urinaire.

M. le professeur Larrey, au moment où il fit une leçon clinique sur ce cas, ne doutait pas que ce blessé ne dût guérir entièrement. (Clinique du 27 février 1856, recueillie par M. Ernest Martin.)

Le foie est très souvent traversé avant le rein droit. Les six cas de guérison relatés dans l'*Histoire de la guerre américaine* montrent que cette blessure complexe est loin d'être certainement mortelle. Mon observation personnelle ajoute un appoint à cette petite série. Au contraire les blessures simultanées de la rate et du rein gauche se sont montrées mortelles dans les six cas rapportés dans la publication américaine. Dans l'un d'eux cependant la terminaison malheureuse n'a eu lieu qu'au bout de cinq semaines.

Ordinairement les blessures simultanées du péritoine, de l'intestin, de la colonne vertébrale et de l'un des reins entraînent la mort. Celles des côtes, des poumons, des plèvres et du diaphragme, quoique fort graves, sont susceptibles de guérison.

Il se peut qu'une plaie pénétrante de l'abdomen et d'un rein ne soit pas suivie de péritonite ni d'aucun accident très grave ; c'est à la condition que le projectile ait cheminé entre les anses intestinales sans les léser, et par conséquent sans causer une perforation primitive ou consécutive. La possibilité de ce fait, déjà affirmé par les chirurgiens militaires du siècle dernier, a été mise hors de doute par les vérifications des chirurgiens américains. J'ai eu pour mon compte l'occasion de m'en assurer deux fois, et quoiqu'il ne s'agît pas d'une blessure du rein, je crois qu'il y a intérêt à reproduire ici un résumé de mes observations[1] :

Obs. IV. — *Plaie pénétrante de l'abdomen et du sacrum sans lésion de l'intestin.*

Le nommé D., âgé de 20 ans, mobile de la Sarthe, blessé à Villarceau le 7 décembre 1870, est transporté à l'ambulance du château de Blois.

Une balle, après avoir pénétré dans l'abdomen un peu à droite de l'ombilic, a fracassé la partie latérale droite du sacrum et s'est ouvert une issue au dehors au voisinage de l'articulation sacro-iliaque droite.

La plaie antérieure se cicatrise rapidement sans suppurer ; au contraire une suppuration sanieuse se développe dans le foyer osseux et s'échappe par l'orifice postérieur. Tous les signes de la septicémie aiguë apparaissent rapidement : fièvre à exacerbations vespérines, inappétence, langue fuligineuse, sèche, cornée à la pointe et sur les bords, amaigrissement, sécheresse des téguments, affaissement graduel, subdélirium nocturne. La mort survient au bout d'une douzaine de jours.

Autopsie pratiquée au sommet de la tour de Catherine de Médicis. Le sacrum est divisé en plusieurs fragments qui baignent dans un pus noirâtre. Pas d'abcès métastatiques dans les viscères, en un mot pas de pyohémie vraie.

Du côté de l'abdomen il n'y a pas de traces de péritonite même légère, pas une seule fausse membrane même très mince, pas d'injection vasculaire à la surface de l'intestin. Ce dernier, détaché d'un bout à l'autre, est injecté et insufflé. Cette double exploration ne révèle aucune perforation.

Il existe seulement par places de très petites ecchymoses qui seules dénotent les points où le projectile a passé.

*Le péritoine et la cavité abdominale ont été traversés de part en part, sans que l'intestin ni aucun autre organe aient été lésés.*

La mort était due exclusivement à la septicémie.

1. Cette observation et la suivante ont été déjà publiées dans un travail intitulé : « De l'opportunité de la suture dans le cas de plaies de l'intestin par armes à feu. » *Gaz. méd.*, 1887, p. 25.)

Obs. V. — *Plaie pénétrante de l'abdomen. — Hémorrhagie interne. Péritonite. — Mort.*

Un homme d'une cinquantaine d'années, d'un embonpoint notable, reçoit dans le ventre la balle d'un revolver de calibre moyen. On le porte dans mon service, à l'hôpital Saint-Louis (ceci se passait en 1880 ou 1881). La pâleur de la face indique que le sujet a perdu beaucoup de sang. Pas de signes de perforation intestinale. Applications de glace sur le ventre, opium. Le lendemain il survient du ballonnement et de la douleur ; pas d'entérorrhagie.

Malgré l'anémie assez caractérisée, je fais appliquer quelques sangsues autour de l'orifice d'entrée.

Les signes de péritonite vont s'accentuant, mais le malade vomit très peu. Il succombe au cinquième jour.

Autopsie. — *Il est impossible de trouver une perforation intestinale.* Sur la paroi de l'intestin, on voit seulement quelques traces de contusions. La mort a été causée : 1° par la section d'une artère importante de l'épiploon ; 2° par une péritonite partielle suppurée développée dans le foyer de l'hémorrhagie.

Le projectile s'est perdu dans les parties molles voisines du sacrum, à droite.

Sauf ces cas complexes, les blessures des reins par armes à feu, surtout les blessures par balle, tendent naturellement vers la guérison, lorsqu'elles atteignent le rein proprement dit, principalement dans ses couches les plus superficielles. Celles des calices et du bassinet sont loin de se comporter aussi favorablement.

Ici, comme dans toutes les plaies par armes à feu, la réunion par première intention pourrait avoir lieu, mais je ne sache pas qu'elle ait été notée par les observateurs. Ordinairement, sans doute à cause de la friabilité assez grande de l'organe, qui se rapproche, sans l'égaler, de celle du foie, les parties touchées par le projectile suppurent et s'éliminent par l'orifice cutané, et une réunion secondaire se produit au bout de quelques jours. Ce processus de réparation peut avoir une marche très simple, malgré un état général grave et de mauvaises conditions de milieu. Le cas de Legouest, avec autopsie, relaté plus haut, démontre anatomiquement la possibilité et la simplicité de la guérison dans un laps de temps assez court. Mon observation prouve que, dans un milieu éminemment mauvais, où la septicémie sévissait avec une violence déplorable, la cicatrisation d'une blessure simultanée du rein et du foie peut encore se faire régulièrement.

La guérison pourrait encore avoir lieu, même si le projectile était resté implanté dans le tissu rénal. Un fait dû à Socin permet de le penser.

Un soldat allemand avait reçu le 16 août 1870 un coup de feu dans la région du rein droit. Il succomba après plus de six mois à des accidents du côté de la plèvre et du péricarde. A l'autopsie, faite par Simon et Bergmann, on trouva dans la partie supérieure du rein un morceau de drap et une balle complètement isolés de la substance rénale restée saine par une capsule de tissu conjonctif[1].

Certaines complications de la blessure du rein lui-même, notées par les auteurs et vérifiées anatomiquement, impriment à la lésion un caractère de gravité exceptionnelle : telles sont les blessures des gros vaisseaux et du bassinet.

Une hémorrhagie formidable est la conséquence ordinaire des premières, et le plus souvent la mort survient sur le champ de bataille même ; une infiltration d'urine étendue succède aux secondes.

En cas d'hémorrhagie grave, toutes les variétés d'extravasation sanguine, intra ou extrapéritonéale, peuvent s'observer. Je ne reviens pas sur leur description. Quant à l'infiltration d'urine, elle se fait en nappe ou suivant le trajet de la balle.

---

1. Voy. Socin, *Kriegschirurgische Erfahrungen*, Leipzig, 1872, p. 96 et G. Simon, *Chir. der Nieren*, p. 48, pl. II.

Elle provoque dans le premier cas les désordres ordinaires en pareille circonstance, et si la mort ne s'ensuit pas, il y a beaucoup de chances pour qu'il persiste une fistule urinaire lombaire.

Cette particularité est l'indice à peu près certain d'une lésion du bassinet, car il est démontré que les blessures de la substance rénale n'exposent que temporairement à cette terminaison fâcheuse ou ne donnent même pas lieu à un écoulement d'urine, lorsqu'elles n'atteignent que la substance corticale et sont superficielles.

**Symptômes.** — Les détails dans lesquels je suis entré à propos des blessures par instruments piquants et tranchants me permettront d'être bref. Je m'attacherai surtout à mettre en relief les différences qui existent entre ces dernières et les plaies par armes à feu.

Les *symptômes locaux* sont : la douleur, l'hémorrhagie extérieure, l'écoulement d'urine.

La *douleur* peut ne pas se produire immédiatement, à cause de la stupeur qui suit ordinairement les plaies par armes à feu. Quand elle survient, elle donne lieu aux mêmes irradiations que les blessures par armes blanches, dans le flanc, l'aine, la face antéro-interne de la cuisse, le pli inguinal, parfois la face latérale de la cuisse ou même sa face postérieure, suivant le trajet du nerf sciatique.

Ces irradiations ne sont pas constantes; il en est de même de la rétraction du testicule, qui manque assez souvent.

Elle n'est notée qu'une fois sur les 14 cas rapportés avec quelques détails dans l'histoire de la guerre américaine. Un seul des blessés éprouva une douleur aiguë dans le testicule.

Les douleurs lombaires sont ordinairement accompagnées de contracture des muscles voisins.

*L'hémorrhagie*, peu importante lorsque le rein n'a été qu'écorné, est abondante en cas de blessure des gros troncs artériels et veineux. Elle est même, en pareille circonstance, rapidement mortelle. D'une manière générale elle est moins abondante que celle des plaies par armes blanches, ce qui se comprend sans peine. On a cependant noté dans quelques cas des hémorrhagies secondaires d'une gravité variable, se produisant au moment de la chute des parties escharifiées. Parfois même l'hémorrhagie secondaire est beaucoup plus tardive[1].

A moins de blessure des gros vaisseaux, la formation d'un hématome périnéphrétique est exceptionnelle ; il en est de même de l'épanchement sanguin intrapéritonéal.

L'*écoulement d'urine* par la plaie est signalé comme rare par tous les auteurs. Ordinairement il n'est possible que si l'uretère ou les calices ont été traversés par le projectile. Le cas déjà cité de Simon met cependant hors de doute la possibilité de cet écoulement, lorsque le projectile a porté en plein sur le tissu rénal. L'écoulement d'urine peut ne se montrer qu'après plusieurs jours ; il est secondaire. C'est ce que j'ai obesrvé chez le blessé dont j'ai parlé plus haut. Ce qu'il y a de remarquable, c'est que cet écoulement a une grande tendance à se tarir de lui-même, si bien que la persistance d'une fistule urinaire n'est guère à craindre. On n'en pourrait pas citer un seul exemple.

Parmi les *symptômes à distance* l'hématurie occupe le premier rang. Elle s'est montrée 7 fois sur les 14 cas dont on trouve des extraits dans l'histoire de la guerre américaine, mais il ne faut pas oublier qu'il s'agit de 14 blessés *guéris*, et que par conséquent cette proportion de moitié ne doit nullement être considérée comme applicable à l'ensemble des cas, pris en bloc, de morts et de guérisons.

---

1. Un soldat français, frappé d'un coup de lance qui avait atteint le rein, eut une hémorrhagie secondaire au quarante-huitième jour. Quoiqu'il ne s'agisse pas d'une blessure par arme à feu, je profite de l'occasion pour rappeler ce cas qui a été omis dans le chapitre précédent. (Voy. Socin, *loc. cit.*, p. 96).

L'*hématurie* est primitive ou secondaire; celle-ci apparaît au moment où les eschares se détachent. Elle peut être mortelle comme l'hémorrhagie primitive.

Les diverses formes de *dysurie*, ainsi que la *rétention d'urine*, ont été observées quelquefois et ne présentent rien de spécial, à moins qu'elles ne soient causées par la présence d'un corps étranger dans la vessie. Hennen, Demme ont observé chacun un cas d'élimination d'un morceau de drap par l'urèthre, à la suite d'une plaie du rein; dans le premier ce fut au bout de *sept mois*, et après des péripéties de toute sorte. Stromeyer a vu une concrétion sanguine passer par l'urèthre, deux mois après la blessure, chez un officier danois.

Comme *symptômes de voisinage*, on a cité des paralysies partielles des muscles de la cuisse ou des muscles spinaux. Les conditions dans lesquelles ces paralysies sont survenues n'ont pas été déterminées d'une manière assez précise pour qu'on puisse savoir si elles étaient dues à des lésions de nerfs ou si elles étaient de nature réflexe.

Les *symptômes généraux* sont les mêmes que dans le cas de plaies par armes blanches, sauf que le choc est ici prédominant. Vomissements, pâleur de la face, sueurs froides, faiblesse et concentration du pouls, tendance à la syncope, tout cela a été noté, mais sans distinction suffisante entre ce qui revient à l'hémorrhagie et ce qui est du fait de la blessure seule.

**Complications.** — On a vu qu'elles sont très fréquentes, et de quelle nature. L'observation 513 de la guerre américaine est une des plus curieuses qu'on puisse citer à cet égard. Une balle entrée au-dessus de la clavicule gauche, chez un soldat qui se baissait en avant, traversa le poumon et vint se fixer au voisinage du rein, après avoir blessé cet organe et fracturé une côte.

Inutile de revenir sur les conséquences de ces blessures complexes qui atteignent les régions et les organes voisins : foie, rate, poumons, diaphragme, intestins, etc. Il en sera question de nouveau à propos du pronostic.

**Diagnostic.** — Il n'est difficile que lorsque l'hématurie fait défaut et que la direction du trajet de la balle n'indique pas clairement que le rein a dû être forcément touché. Il est difficile également lorsque la blessure est unique et qu'il n'y a pas d'orifice de sortie. S'il ne se produit ni hématurie, ni écoulement d'urine au dehors, on doit se demander si le projectile a pénétré jusqu'au rein ou s'il s'est arrêté plus superficiellement. Si au contraire les signes positifs ordinaires se montrent d'emblée ou secondairement, rien ne sera plus simple que de faire un diagnostic précis. Il en sera de même des diverses complications possibles.

Les anomalies des reins donneraient facilement le change, mais elles sont relativement si rares qu'il n'y a lieu d'en parler ici que pour mémoire.

**Pronostic.** — D'une manière générale le pronostic des plaies par armes à feu des reins est grave. Les blessures par des grains de plomb ou par des projectiles de très petit calibre, peuvent être bénignes, mais ce qui fait la gravité des autres, c'est qu'elles sont presque toujours compliquées. Si une balle vient se loger dans la substance rénale, sa présence y est ordinairement mal tolérée. L'enkystement constaté par Socin doit être considéré comme une heureuse exception. Ordinairement il s'ensuivra une néphrite suppurée, accompagnée de la formation d'une collection périnéphrétique. Et cependant, avec l'écornement du rein par une balle qui aurait pénétré latéralement et aurait simplement creusé un sillon sur la face postérieure de l'organe, c'est le cas le plus simple.

Le plus souvent la présence de débris de vêtements dans le foyer de la blessure, le refoulement d'esquilles provenant des côtes, les lésions du péritoine seul ou de la séreuse avec un ou plusieurs des organes abdominaux, des plèvres, du diaphragme, des poumons, les fractures de la colonne vertébrale, en un mot la possibilité de toutes les blessures qu'on peut imaginer, aggrave terriblement le pronostic.

Sans compter la lésion des gros vaisseaux de l'abdomen et des reins, qui cause la mort immédiatement, le choc traumatique, la périnéphrite, la cystite, la péritonite, les perforations intestinales sont des complications inquiétantes, dont plusieurs sont ordinairement mortelles. Si les plaies concomitantes du foie laissent vivre un certain nombre de blessés, peut-être la moitié ou du moins le tiers de ceux qui ne meurent pas sur le coup, on a vu que celles de la rate se sont montrées jusqu'ici infailliblement fatales.

J'ajouterai que, parmi les blessés qui guérissent, un certain nombre gardent des infirmités qui leur rendent la vie bien pénible. L'histoire de la guerre américaine aura beaucoup contribué à établir ce côté du pronostic. Sur les 26 blessés guéris dont il y est question, 15 reçurent une pension nécessitée par la persistance de certains symptômes fâcheux, tels que dépôts purulents et phosphatiques de l'urine, dysurie, douleurs lombaires, contractures ou paralysies partielles des muscles de la cuisse ou de la colonne vertébrale, obligation de marcher courbés en avant, impossibilité de se redresser par suite de douleurs profondes ou simplement de faiblesse des muscles extenseurs du tronc. Seulement 11 blessés eurent une guérison franche, ce qui représente une fraction de 2,5 environ des 26 qui ne succombèrent pas, et ce chiffre de 26, qui englobe des cas à terminaison peu favorable, représente lui-même à peu près le tiers des faits relevés par les chirurgiens américains, indépendamment de ceux dont le diagnostic n'a pu être fait.

On doit donc dire que, d'une manière générale, les plaies par armes à feu des reins sont très graves. Leur gravité est en rapport avec la nature des complications immédiates, avec le volume, la forme et la force de pénétration du projectile, mais cette conclusion est subordonnée à une foule de considérations relatives au degré de profondeur de la blessure, à la nature des organes lésés et aux circonstances qui ont suivi la blessure. Enfin les conditions de milieu, l'absence des soins, ou au contraire la rapidité et la bonne entente des secours, exerceront sur le pronostic une influence très notable. On pourrait cependant citer des guérisons survenues en dépit des circonstances les plus défavorables. Le blessé dont j'ai rapporté plus haut l'histoire se trouvait dans une salle où sévissaient les diverses formes de la septicémie avec une intensité désespérante. Un blessé de la guerre américaine resté sans soins pendant six jours, épuisé par une hémorrhagie abondante, transporté d'étape en étape, atteint plus tard de fièvre typhoïde, puis d'un abcès rénal qui s'ouvrit à l'extérieur et donna lieu à une fistule dont la cicatrisation se fit attendre longtemps, triompha finalement de toutes ces complications et se rétablit entièrement.

Comme le fait remarquer judicieusement Morris, de pareilles exceptions sont encourageantes. Elles permettent de ne pas désespérer du sort des blessés que, dans un premier examen, on serait porté à considérer comme perdus.

**Traitement.** — Après tous les développements dans lesquels je suis entré à propos des plaies simples, il me reste peu de chose à dire. Les mêmes moyens sont ici applicables contre les phénomènes généraux, la douleur l'hémorrhagie externe. Il sera question plus loin de l'hématurie. Ce qu'il y a de particulier aux blessures du rein par armes à feu, c'est que la perte de sang et l'infiltration d'urine sont moins à craindre, pour des raisons dont l'expérience a montré toute la valeur, et que par suite on aura moins souvent à lutter contre ces deux complications que dans le cas de plaies par armes blanches.

Rien à dire non plus de la lésion des organes voisins. A ces cas complexes convient une thérapeutique complexe dont les indications sont tirées de chaque cas particulier.

Quant à ce qui est de l'extraction des projectiles, il y a certaines règles précises à tracer. S'il s'agit d'un éclat d'obus, l'hésitation n'est pas permise, il faut de suite aller à la recherche du corps étranger. Si la plaie du rein est accompagnée d'une plaie du côlon ou du péritoine, l'extraction doit être suivie de la suture de l'un et de l'autre.

Si le tissu du rein est très dilacéré, mais qu'il n'y ait pas une hémorrhagie sérieuse, il faut laisser largement ouverte la plaie extérieure et attendre. En cas de dilacération étendue avec hémorrhagie abondante, l'ablation des fragments du rein et la ligature du pédicule sont indispensables et doivent être pratiquées sans retard.

Lorsque le projectile est une balle, il ne faut pas chercher à s'assurer d'emblée si elle se trouve simplement fichée par sa pointe dans la couche superficielle du rein, si elle est entièrement englobée dans cet organe ou si, après l'avoir traversé de part en part, elle a atteint le péritoine. La possibilité de ce dernier cas doit rendre très circonspect dans la première période du traitement. Les phénomènes ultérieurs dicteraient la conduite à suivre.

La chute du projectile dans la cavité abdominale, avec ou sans blessure de l'intestin, donnera lieu à peu près infailliblement à une péritonite; la recherche du projectile et de la blessure intestinale, avec laparotomie préalable, peut à peine être recommandée, étant donnée la gravité extrême d'une péritonite développée dans de telles conditions, étant donné surtout le trajet de la balle. Il s'agirait alors d'une blessure d'arrière en avant; de là des difficultés, encore plus grandes que dans aucun autre cas, à trouver les lésions intestinales.

On ne peut prévoir si pareille pratique, en admettant que certaines circonstances favorables pussent la légitimer, serait suivie de succès.

Si une balle se logeait dans l'épaisseur du rein ou dans sa

couche superficielle, il se produirait presque à coup sûr une suppuration d'origine rénale ou périnéphrétique. Le seul cas connu d'enkystement, publié par Socin, ne peut laisser espérer pareille solution pour la majorité des cas. Or une suppuration due à la présence d'un corps étranger, projectile ou fragment de vêtement, donne lieu à une fistule. Dans la persistance de cette dernière gît l'indication qui doit conduire à la néphrotomie secondaire.

Donc, en résumé, l'intervention immédiate ne serait justifiée qu'en cas de projectile volumineux ou irrégulier. L'intervention tardive, sauf le cas déjà prévu d'hémorrhagie grave, serait bien préférable, si le projectile était arrêté dans le tissu rénal ou à sa surface.

En cas de doute, il y aurait un grand avantage à employer le petit appareil électrique explorateur de Trouvé, soit qu'on se bornât à suivre le trajet de la fistule jusqu'au fond, soit que, après débridement de la portion superficielle du trajet, on fît dans le rein lui-même des ponctions exploratrices.

Les préceptes qui précèdent sont encore tout théoriques, car je ne connais pas un seul cas où ils aient déjà été mis en pratique.


### C. — DÉCHIRURES ET RUPTURES SOUS-CUTANÉES.

Les traumatismes des reins, qu'il me reste à étudier, sont d'un ordre tout spécial. Ici, plus de plaie extérieure. Les parties molles qui recouvrent le rein peuvent offrir les lésions de la contusion à ses divers degrés, mais la peau est intacte dans sa continuité. Cette particularité est suffisante pour motiver une description à part de ces lésions, quoique sous certains rapports leur marche clinique et leurs symptômes les rapprochent des plaies proprement dites.

Le traumatisme, qui donne lieu aux déchirures et aux ruptures sous-cutanées, peut être indirect ou direct. Rayer, Aran ont admis la possibilité de déchirures interstitielles produites par l'équitation prolongée. D'autres auteurs ont donné, selon moi, une interprétation plus exacte des hématuries qu'on peut observer en pareille circonstance, en supposant qu'il s'agissait de reins atteints de lithiase. On pourrait peut-être émettre une opinion semblable pour les cas où une violente contraction des muscles abdominaux a déterminé l'hémorrhagie.

L'exemple, rapporté par Morgagni, d'une déchirure du rein par suite d'un coup de pointe de bâton sur le ventre, me semble en dehors de toute contestation.

Les chutes à califourchon sur une barre de fer (Bloch, obs. VII). sur une vergue (Bloch, obs. XV), représentent des traumatismes indirects par excellence, et la rupture du rein ne peut plus s'expliquer que par l'effet de la vitesse acquise, qui continue à agir sur cet organe, alors que le corps est arrêté dans son déplacement par la rencontre du sol ou d'un objet quelconque.

Les traumatismes directs les plus ordinaires sont des coups de pied, de bâton, de pierre, des ruades de cheval, des attritions par une roue de voiture ou de charrette, des chutes en travers sur une vergue, une poutre, un bloc de granit. Les nombreuses observations rapportées par Rayer, Ravel, Bloch, Gargam, Maas, en font foi. Gargam cite un cas où un simple heurt contre un comptoir a causé la rupture[1].

---

1. Outre les travaux déjà mentionnés pages 2 et 5, ou qui le seront dans le cours de cet article, on peut encore citer :

G. F. Novaro, *Contusion de la région lombaire droite. Hématurie. Guérison.* Gazzetta delle Cliniche. Déc. 1875.

J. Ward, *Rupture du rein consécutive à une chute. Hématurie. Guérison.* Brit. med. Journ. 1er sept. 1877, p. 292.

Anden, *Cas de déchirure des reins.* St-Petersburg med. Wochenschr., 1878, n° 50.

Dubrueil, *Déchirure du rein. Hémorrhagie périrénale.* Gaz. hebd. de Montpellier, 1881, n° 11.

Guillet, *Contusion violente de la région rénale gauche. Trois hématuries. Guérison.* Journ. de méd. de l'Ouest, août 1882.

James Spence, *Rupture of the kidney.* Med. Times, 2 janv. 1885, p. 9.

Les ruptures sous-cutanées sont ordinairement unilatérales. Cependant elles se produisent quelquefois des deux côtés. Ziembicki en a décrit un cas [1].

**Anatomie pathologique et mécanisme.** — Ravel admet trois degrés de la lésion. Dans le premier, la contusion ne se révèle que par une congestion ecchymotique sans déchirure proprement dite. Dans le second, il y a une ou plusieurs fissures d'une profondeur variable, n'atteignant qu'une partie de l'épaisseur du rein, à peine la moitié. Le troisième degré est caractérisé par des déchirures très profondes et par des ruptures totales, uniques ou multiples.

Comme cette dernière catégorie renferme des lésions assez dissemblables pour être envisagées séparément, on comprend que Gargam ait ajouté un degré à la classification de Ravel. Pour mon compte je suivrai cet exemple et je décrirai : 1ʳ la congestion capillaire avec ecchymose; 2° la fissure ne dépassant pas la substance corticale; 5° la déchirure atteignant la substance médullaire; 4° la rupture complète.

A cette classification, sans doute un peu trop absolue, comme beaucoup d'autres, on pourrait objecter qu'il se produit parfois une déchirure interstitielle sans lésion apparente de la surface (Ravel, Bloch); mais dans le cas très spécial et très exceptionnel où le parenchyme serait atteint de déchirure sous la capsule fibreuse restée intacte, la lésion ne serait sans doute pas assez importante pour être placée ailleurs que dans la deuxième catégorie (déchirures ne dépassant pas la substance corticale), et quand même elle porterait un peu sur la substance médullaire, on mettrait facilement la clinique d'accord avec la théorie en reconnaissant à la lésion un caractère mixte.

Rayer, Bloch pensent que la friabilité plus grande de la sub-

---

1. Ziembicki, *Déchirure traumatique du foie, de la rate et des deux reins.* Bull. de la Soc. anat., 1872, p. 595.

stance corticale permet de la comparer sous ce rapport au foie. Outre cette raison de la plus grande fréquence de ses déchirures, il faut reconnaître qu'elle est exposée plus directement à l'action des causes vulnérantes.

. Plus ordinairement placées à la face postérieure du rein, les déchirures occupent aussi son bord convexe, le hile et la face antérieure. Dans une observation due à Robert Moutard-Martin, il existait des déchirures transversales multiples, dont une sur la face antérieure, profonde de deux millimètres, qui la partageait en deux moitié égales[1].

Les déchirures profondes ont généralement une direction transversale; ceci a été noté par tous les observateurs. Dans l'histoire de la guerre de Sécession on trouve un cas de déchirure longitudinale par le passage d'une roue de fourgon[2]. Plus superficielles, elles ont une direction variable. Rarement verticales, elles sont souvent obliques ou étoilées et se prolongent sur une plus ou moins grande étendue de la surface rénale. On les voit parfois contourner l'organe et passer d'une face à l'autre.

J'ai constaté une fois la disposition étoilée de la déchirure sur un sujet auquel j'ai donné des soins à l'Hôtel-Dieu il y a une dizaine d'années.


Obs. VI. — Un homme d'une cinquantaine d'années, ayant fait une chute d'un lieu élevé, avait présenté des signes indubitables de déchirure rénale (douleurs profondes dans la région lombaire droite, hématuries). Une application de sangsues avait rapidement amélioré son état, mais un érysipèle développé autour des piqûres amena la mort au bout de quelques jours.

A l'autopsie je trouvai une déchirure à trois branches profonde d'environ 4 à 5 millimètres siégeant à la face postérieure du rein.

---

1. Robert Moutard-Martin, *Bull. de la Soc. anat.*, 1876, p. 33.
2. War of the rebellion, *Ruptures of the Kidney*, t. I, p. 20.

Une petite quantité de pus s'était produite autour de cette déchirure. Un abcès périnéphrétique se serait développé, suivant toute probabilité, si la mort n'était survenue aussi rapidement.

Lorsque la force vulnérante a agi particulièrement sur la région du hile, il arrive quelquefois que les déchirures se présentent sous la forme d'irradiations multiples qui semblent suivre la direction des tubes de Bellini.

Les bords de ces déchirures paraissent dans quelques cas aussi nets que s'il s'agissait d'une plaie par instrument tranchant. Ordinairement ils sont irréguliers, dentelés, mâchés, infiltrés de sang, ramollis, pulpeux. Lorsqu'elles dépassent la couche corticale, on ne distingue pas toujours nettement le point où s'arrête cette dernière.

Les ruptures complètes présentent, suivant les cas, des surfaces nettes ou déchiquetées. Il peut même arriver qu'on reconnaisse difficilement, au milieu du sang, des caillots et des lambeaux de tissus broyés, les fragments du rein appendus à des branches de l'artère ou de la veine rénale.

Dans une observation de Marjolin, on voit que presque toute la moitié supérieure du rein gauche était comme écrasée, et une portion assez considérable de cet organe était complètement détachée[1].

Par exception la lésion du rein s'est montrée sous la forme d'un trou assez grand pour recevoir l'extrémité de deux doigts (Laubius). Elle était assez comparable à celle que produisait Maas par la pression des doigts au travers des parties molles extérieures, dans ses expériences sur les animaux auxquelles j'ai déjà fait allusion plus haut.

La déchirure du bassinet accompagnant celle du rein n'est pas extrêmement rare (Championnière, Gargam). On a vu aussi

1. Marjolin, *Déchirure du rein gauche et de la rate. Fracture de côtes.* Bull. de la Soc. de Chir., 2ᵉ série, 1867, p. 365.

l'uretère entièrement séparé du bassinet. (*Voy. plus loin aux Affections des uretères.*)

Les vaisseaux sont souvent rompus peu après leur pénétration dans le parenchyme. Si la rupture porte sur l'artère avant sa division, l'hémorrhagie qui en résulte est telle qu'il peut se produire un véritable anévrysme faux primitif affectant les caractères d'un simple hématome. Rouppa[1] et Reeves[2] ont rapporté des faits de cette nature[3].

**Complications immédiates.** — Dans les cas les moins graves, on a vu la solution de continuité du rein ne donner issue qu'à une petite quantité de sang qui infiltre le tissu graisseux extérieur à cet organe. Il est même permis de penser que, sous l'influence du traumatisme, une certaine quantité de sang peut s'épancher sous la capsule cellulo-graisseuse sans que le rein soit en même temps déchiré. C'est ce qui paraît s'être produit dans le cas suivant :

Obs. VII. — Un jeune homme de 17 ans est admis à l'hôpital Saint-Louis le 29 juillet 1880 à la suite d'une violente contusion du tronc (compression par un bloc de pierre). Il succombe au bout de quelques jours à une pleuro-pneumonie. L'autopsie révèle en outre une rupture verticale de la rate de 4 à 5 centimètres de long sur 1 de large, déjà cicatrisée. Le rein gauche est difficile à décortiquer. La couche cellulo-graisseuse qui l'entoure est infiltrée, dans sa partie supérieure, de pigment sanguin rouge noirâtre. *Le parenchyme rénal est intact.* Il n'y a pas de cicatrice visible sur la face externe.

Il se peut que la membrane fibreuse qui limite extérieurement l'atmosphère graisseuse du rein résiste à la distension. Elle est alors excentriquement refoulée par le sang, d'où la formation d'un hématome capable d'acquérir des proportions considérables. Ordinairement la rupture de la capsule cellulo-

---

1. Rouppa, *Nova acta physico-medica*, t. IV, p. 67, 1770.
2. Reeves, *Du traitement des traumatismes des reins*, The Lancet, Oct. 1884.
3. Voir aussi Bloch, *loc. cit.*, observ. II.

adipeuse accompagne celle du rein. En cas d'hémorrhagie abondante le sang fait irruption dans les régions voisines; il s'infiltre plus ou moins loin le long des vaisseaux spermatiques, de l'uretère et du côlon, jusque dans la fosse iliaque, il refoule en dehors et en arrière les muscles de la paroi abdominale, en avant le péritoine, en haut le diaphragme, jusqu'au niveau de la neuvième et même de la huitième côte. A droite il soulève le foie. L'infiltration sous-péritonéale peut même être générale.

Lorsque, à l'autopsie, on cherche le rein au milieu de ces vastes collections, on le trouve ordinairement divisé en plusieurs fragments dissociés, appendus aux branches de l'artère rénale, et occupant ordinairement la partie supérieure du foyer. Quelquefois l'attrition a été telle que les fragments du rein, réduits en une pulpe noirâtre, flottaient librement au milieu du sang coagulé.

Outre les faits de ce genre rapportés par Ravel, Bloch, Maas, je rappellerai celui de Barth. Chez une femme de 70 ans on trouva une infiltration sanguine sous-péritonéale étendue jusqu'à la fosse iliaque, et dans la région du rein un énorme épanchement limité par du tissu conjonctif épaissi et fongueux sur sa face interne. Les deux moitiés du rein, entièrement séparées l'une de l'autre, réduites en pulpe, occupaient la partie supérieure et la partie inférieure du foyer.

Le bassinet, intact, était aplati. On ne voyait pas de prime abord par où il communiquait avec l'épanchement sanguin. Cependant huit jours après l'accident l'urine avait une couleur chocolat due à son mélange avec du sang et du pus[1].

Dans des cas aussi graves, il est rare qu'il n'existe pas quelque autre lésion concomitante portant sur les régions ou les organes voisins. Il y a sous ce rapport une distinction importante à établir entre les ruptures de cause indirecte et les ruptures de

______

1. Barth, *Bull. Soc. anat.*, déc. 1876, p. 659.

cause directe. Dans ces dernières la contusion des parties molles extérieures au rein est inévitable. Ce n'est plus qu'une question de degré, et l'on trouve dans les muscles toutes les gradations de lésions, depuis la simple ecchymose jusqu'à la meurtrissure la plus profonde. Quoiqu'elle résiste au choc, la peau ne peut pas être considérée comme indemne. Toutes les colorations propres à l'infiltration sanguine récente peuvent s'y montrer, depuis le rouge jusqu'au violet brun. Elle présente souvent des excoriations entamant le derme dans sa couche superficielle.

La déchirure du péritoine a été observée un certain nombre de fois. Elle est d'autant plus probable que le blessé est plus jeune. En effet la couche graisseuse, qui chez l'adulte sépare cette membrane de la face antérieure du rein, ne commence à se développer que vers l'âge de huit à dix ans. Jusque-là il y a contact entre la séreuse et cet organe, et une rupture atteignant ce dernier a bien des chances de porter en même temps sur la première. En tout cas l'événement l'a prouvé, et Poireault, s'appuyant sur les faits publiés, a pu aller jusqu'à dire que la lésion péritonéale était inévitable jusqu'à l'âge de dix ans. Mais comme les déchirures se voient plus souvent sur la face postérieure du rein, peut-être y a-t-il quelque exagération dans une affirmation aussi catégorique. Quoique la fréquence de cette complication chez l'enfant n'ait pas échappé à Bloch, par l'analyse des quarante observations sur lesquelles est basé son travail, il a été amené à conclure que, d'une manière générale et indépendamment de la question d'âge, elle est rare.

Les autres complications les plus fréquentes sont les ruptures de la rate et du foie, les fractures de côtes. Maas, sur les 71 cas relevés dans son consciencieux mémoire, a noté quatre ruptures de la rate, deux ruptures du foie, dont l'une en même temps que des fractures de côtes, deux ruptures simultanées de la rate et du foie, et dans l'un de ces cas une fracture compliquée de l'avant-bras et une fracture du crâne. On a noté également la rupture de la vessie, ainsi que la luxation de la première vertèbre cervicale[1].

Quant aux complications tardives, elles seront étudiées plus loin.

**Physiologie pathologique.** — Le mécanisme des déchirures et des ruptures rénales ne peut être le même dans tous les cas. J'ai déjà dit incidemment plus haut que, dans le cas d'une chute sur les pieds, ou sur les ischions, ou à califourchon, la vitesse acquise était la seule force dont on pût admettre l'action. Alors la partie inférieure du rein, peu soutenue par les parties molles sur lesquelles elle repose normalement, a de la tendance à se détacher de la supérieure, laquelle est retenue en place par ses adhérences à la capsule cellulo-adipeuse. Suivant l'intensité d'action de cette force, on comprend que la rupture puisse être incomplète ou complète et qu'elle présente souvent une direction transversale.

S'agit-il d'une rupture par application directe, mais médiate, d'une force quelconque (coup de bâton, par la pointe, sur l'abdomen, chute et choc quelconque sur l'abdomen, par devant ou par derrière), on ne peut guère admettre que les viscères abdominaux puissent transmettre l'ébranlement assez directement au rein pour que l'attrition soit le résultat exclusif du choc lui-même. S'il en était ainsi, c'est toujours en avant qu'on la trouverait. Or les autopsies démontrent que c'est surtout la face postérieure

---

1. Entre autres cas compliqués, on peut mentionner :

Moutard-Martin. Obs. citée.

Züblin, *Rupture de la rate et du rein gauche.* Correspondenzblatt für schweizer Aertzte, 1874, 1ᵉʳ nov.

Maunoury, *Fract. de côte compliquée de plaie contuse du rein.* Bull. de la Soc. anat., juin 1876.

Marjolin, Obs. citée.

W. Thornely, *Déchirure étendue du foie et du rein droit.* Dublin journ. of the med. Sc., janv. 1880, p. 61.

Havage, *Rupture complète du rein gauche et déchirure de la rate.* Progrès méd., 1881, p. 44.

qui est lésée. Il faut donc faire intervenir un facteur de plus, et ce facteur, c'est la rencontre du rein refoulé avec le plan résistant situé en arrière, avec la onzième et la douzième côte. Il vient se heurter, on peut même dire se couper sur ces os, absolument comme les téguments du crâne se coupent sur le bord tranchant d'un trottoir. Voilà pourquoi la rupture est souvent, et même ordinairement, transversale, surtout quand elle est profonde ou complète. En tout cas, sa direction se rapproche de celle de l'axe transversal du rein, et j'ajouterai qu'une légère obliquité de dedans en dehors et de haut en bas confirmerait d'autant mieux cette explication que les côtes offrent elles-mêmes une direction semblable.

Lorsque la rupture, tout en étant transversale, occupe la face antérieure, une autre explication doit être donnée. On doit admettre avec Morris, qui se montre très chaud partisan de cette interprétation, que le rein, trouvant un point d'appui sur les deux dernières côtes, se rompt par suite de la flexion exagérée du corps en arrière. Il en résulterait un véritable éclatement de sa face antérieure. Clement Lucas avait émis la même idée, après Roberts, mais sans indiquer nettement si l'inflexion du corps en arrière a pour conséquence de faire éclater le rein du côté de sa face antérieure ou d'en appliquer vigoureusement la face postérieure sur la douzième côte, sur laquelle il se couperait[1].

Si j'ai insisté sur ce mécanisme, c'est que les auteurs, tout en mettant en relief la particularité anatomique qui le révèle, ont à peine cherché à s'en rendre compte.

Les cas les plus faciles à expliquer sont ceux où la cause vulnérante s'applique sur la région lombaire elle-même. Le rein, insuffisamment protégé par les parties molles de la paroi abdominale postérieure, est atteint presque directement. La minceur

1. Clement Lucas, *Des traumatismes du rein*. Lancet, 19 avril 1884, p. 698.

de cette paroi chez les sujets maigres et chez les enfants est une condition désavantageuse. Les uns et les autres sont dans le cas des animaux (lapins, chiens), sur qui Maas a pu produire des ruptures par la simple pression des doigts à travers la paroi abdominale.

L'action directe rend bien compte des ruptures du parenchyme sans lésion de la tunique propre; mais quand cette dernière est déchirée, c'est par un véritable éclatement, et l'on peut même admettre que cet éclatement puisse se faire de dedans en dehors, dans le cas d'ébranlement considérable ou de flexion forcée du rein du côté de l'une de ses faces.

Le processus de réparation des déchirures du rein a été étudié récemment par Maas au moyen d'expériences, que j'ai déjà mentionnées plus haut, à l'occasion des plaies par instruments piquants et tranchants. Déjà Recklinghausen avait constaté, dans une autopsie pratiquée huit jours après l'accident, que la plaie rénale était comblée par un thrombus décoloré et compact. Un cas de Simon avait montré que la guérison se fait par la production d'une véritable cicatrice de tissu conjonctif. Dans une autopsie pratiquée cinq ans après l'accident, on trouva, au milieu d'une étroite cicatrice, des vaisseaux remarquablement volumineux, à parois proportionnellement minces. Enfin un fait dû à Holmes est remarquable en ce que, après un an et demi, les traces de la rupture étaient à peine visibles, tandis que les résidus de l'extravasation sanguine autour des reins, sous la capsule et dans les parties voisines, étaient encore facilement constatables[1].

Il est intéressant de rapprocher de ces faits les expériences de Maas. L'auteur allemand a sacrifié des animaux trois jours après la blessure, et il a trouvé celle-ci comblée par un caillot déjà en partie décoloré. De nombreux globules blancs infiltraient

1. Maas, *loc. cit.*

ce caillot et occupaient surtout les limites des parties saines et des tissus déchirés. Il a vu ce caillot presque complètement résorbé six jours après le traumatisme, et à sa place existait un tissu cicatriciel jeune, très vasculaire.

Dans ce premier stade de réparation le rein est augmenté de volume, et ce n'est que par la suite que la rétraction du tissu cicatriciel amène la diminution de volume constatée chez des animaux sacrifiés au vingtième et au vingt-deuxième jour.

A cette période, la rétraction cicatricielle s'accuse encore par la dépression des parties correspondantes du rein. La tunique propre est adhérente dans ces points. De la cicatrice principale partent des prolongements multiples qui traversent le tissu sain, constitués comme elle par des fibres fines. Elle est en outre parsemée de petits kystes, dont quelques-uns visibles à l'œil nu, à bords pigmentés, à contour jaunâtre adhérent, sans éléments figurés. De ces kystes, les uns sont d'origine apoplectique, les autres sont constitués par des canalicules dilatés, ainsi que permet d'en juger la desquamation de l'épithélium de leur face interne.

Ici l'auteur note, comme dans les trois faits cliniques relatés plus haut, la présence dans la cicatrice de gros capillaires à parois relativement minces, et il se demande si cette circonstance anatomique ne peut pas rendre compte de la persistance des hématuries secondaires et à répétition, comme dans le cas curieux de Johnston.

Enfin, dans une autre série de traumatismes poussés plus loin, l'auteur a noté comme conséquences possibles l'atrophie et la disparition absolue du tissu rénal (ainsi que dans le cas de Hilton), la [formation d'un kyste à bosselures multiples, limité par la capsule épaissie et pénétrant jusqu'au cœur du tissu cicatriciel, kyste de nature manifestement apoplectique, enfin l'apparition d'une hydronéphrose ou de grands abcès urineux enkystés, avec nécrose d'une grande partie de la substance rénale. Comme j'aurai à revenir ailleurs sur ces lésions secondaires, je me borne à les mentionner pour le moment.

Quant à ce que l'auteur appelle *nécrose du rein*, voici la description qu'il en donne : « Dans la cavité de l'hydronéphrose produite par voie expérimentale, on voyait les restes du liquide séro-purulent décrit, et, en outre, une quantité de corps de couleur argileuse, de consistance sèche, sans éclat, plus durs que le tissu normal du rein. Leur grosseur oscillait entre celle d'un haricot et celle d'une toute petite tête d'épingle. » Maas fait remarquer que le processus nécrosique, sous forme de grands séquestres, dans les traumatismes des reins, n'est pas décrit. Il croit devoir l'attribuer à des lésions vasculaires et l'assimile à ce que Bartels, Conheim, Taylor, Wiederhold ont observé consécutivement aux thromboses, aux embolies des artères du rein et aux inflammations disséminées de sa substance.

**Symptomatologie.** — Les symptômes des déchirures sous-cutanées des reins rappellent beaucoup ceux des plaies proprement dites. J'aurais pu, à la rigueur, les réunir dans une description commune, tout en indiquant chemin faisant les différences qui les séparent; mais cette manière de procéder, adoptée par plusieurs de mes prédécesseurs, expose à des confusions perpétuelles. Par moments il est absolument impossible de savoir à quelle espèce de traumatisme s'appliquent les remarques de l'auteur. C'est pourquoi, dussé-je tomber dans quelques redites inévitables, j'ai mieux aimé traiter tout à fait séparément de ce qui concerne les ruptures sous-cutanées.

Je rappellerai ici ma division en *symptômes généraux, symptômes locaux* et *symptômes à distance*. Dans la première catégorie nous retrouvons les nausées, les hoquets, les vomissements, ceux-ci quelquefois persistants ou incoercibles, sans qu'il y ait péritonite. A ces symptômes, que la comparaison avec d'autres affections rénales (calculs, certaines néphrites) permet de considérer comme se rattachant à la lésion de cet organe, s'ajoutent ordinairement ceux qui révèlent un ébranlement considérable du système nerveux (choc traumatique) ou des hémorrhagies graves, c'est-à-dire la pâleur de la face, le pouls rapide et concentré, les lipothymies ou les syncopes complètes. On a noté également de l'agitation, une anxiété extrême, du délire, des convulsions, de la somnolence, de la stupeur.

Comment ne pas se demander si des lésions des autres viscères et du cerveau n'ont pas imprimé dans ces cas au tableau symptomatique leur caractère prédominant? J'ai déjà signalé la contradiction flagrante qui existe, relativement aux symptômes généraux, entre les résultats des expériences de Maas et ceux de l'observation clinique. Il est vrai qu'en réalité, dans les deux cas, il n'y a pas similitude absolue du mode de production des lésions. Dans les expériences il y a pression directe, écrasement sans choc, par l'extrémité des doigts à travers la paroi abdominale, tandis que la plaie la plus simple du rein, et à plus forte raison sa rupture sous-cutanée, impliquent toujours un ébranlement de cet organe, et, si limité que soit cet ébranlement, il est peut-être plus apte à provoquer des réactions d'ordre réflexe qu'une pression même violente exercée avec une certaine lenteur. Il ne faudrait donc peut-être pas prendre trop à la lettre le résultat de ces expériences.

Comme *symptômes locaux* on a noté également la douleur et l'ecchymose. Mais ici, quoique interne et profonde, la *douleur* peut se confondre avec celle de la meurtrissure des couches sous-cutanées. Elle affecte chez certains sujets un caractère poignant qui n'est pas sans valeur, lorsque cette sensation est nettement perçue et nettement définie. Le malade de la troisième observation de Bloch la comparait à une sensation de déchirure.

Parfois le décubitus ventral la soulage. Pour certains blessés le décubitus latéral sur le côté affecté est le seul possible (obs. II de Ravel).

Les *irradiations* de la douleur vers l'aine, la cuisse et le testicule, avec rétraction de ce dernier, déjà mentionnées et interprétées plus haut, ont été admises par Rayer et plusieurs autres
auteurs; mais il n'est pas douteux qu'elles ne puissent faire
défaut. Des observations de Notta, de Bloch, de Gargam, de
G. Simon, en font foi. Il est donc logique de les attribuer, non
plus à la lésion du parenchyme rénal lui-même, mais à l'irritation de l'uretère par les caillots qui s'y engagent.

On peut en dire autant des exacerbations de la douleur, qui
rappellent tous les caractères des *coliques néphrétiques*. Un fait
qui prouve bien que cette interprétation est exacte, c'est que,
dans le cours de ces coliques, on a pu voir l'urine dépourvue de
toute teinte sanguinolente. L'uretère du côté blessé était donc
réellement oblitéré, et après la cessation de la douleur, par
suite du passage des caillots dans la vessie, la teinte rouge caractéristique de l'urine se montrait de nouveau (obs. de Pollok).

Ces sortes de coliques ne sont pas constantes; elles sont ordinairement la conséquence des traumatismes graves, à moins que
le sang ne pénètre pas dans l'uretère. Quelquefois leur apparition est tardive.

Certains sujets en éprouvent une seule crise, chez d'autres
elles se reproduisent avec une fréquence extrême pendant les
jours qui suivent immédiatement l'accident, et lorsque la guérison doit avoir lieu, elles s'éteignent peu à peu ou brusquement,
suivant que l'hémorrhagie rénale a de la tendance à s'arrêter
d'emblée ou qu'elle se reproduit de temps à autre.

Sans être liées positivement aux variétés de l'hématurie, elles
lui sont souvent associées.

La durée de la douleur locale est ordinairement en rapport
avec la violence de la contusion. Au début elle est facilement
exaspérée par les mouvements et par les explorations, et il s'y
joint une contraction permanente ou intermittente des muscles
contus qui peut être, là comme ailleurs, excessivement pénible.

Ordinairement la sensibilité anormale ne va guère au delà d'une quinzaine ou d'une vingtaine de jours, dans les cas simples ; mais elle peut durer beaucoup moins ou beaucoup plus, et les complications que j'aurai à étudier l'entretiennent à des degrés divers.

La persistance pendant deux, trois mois et au delà, alors que le traumatisme n'a pas laissé de traces apparentes, signalée dans un petit nombre d'observations, doit faire naître le soupçon d'une affection calculeuse préexistante ou commençante.

L'*ecchymose* a ici une autre signification que dans le cas de plaie proprement dite. Qu'elle apparaisse dans la région meurtrie, hâtivement ou tardivement, elle indique simplement des contusions sous-cutanées plus ou moins profondes, plus ou moins étendues, mais elle n'implique que vraisemblablement et non certainement une déchirure du rein, même lorsqu'on ne la voit se montrer qu'au bout de plusieurs jours. Elle acquiert un peu plus de valeur lorsqu'elle apparaît sur la partie latérale du tronc et résulte de l'infiltration du sang entre les muscles et les aponévroses de l'abdomen.

Sebileau a publié une observation dans laquelle on voit que l'ecchymose symptomatique d'une rupture rénale n'apparut dans l'hypochondre droit que trois semaines après l'accident [1].

En revanche l'ecchymose devrait être regardée comme un signe pathognomonique, lorsqu'on la découvre dans l'aine vers l'orifice superficiel du canal inguinal. C'est à Duménil (de Rouen) qu'on doit la connaissance de cette particularité. Elle est démontrée nettement, en tant que signe de certitude, par plusieurs observations de la thèse de Gargam. Une autopsie faite postérieurement par Letulle en a donné la démonstration anatomique [2]. Cet observateur a trouvé sur un sujet une infiltration

---

1. Sebileau, *Journal de médecine de Bordeaux*, 7 août 1881.
2. Letulle, *Bull. de la Soc. anat.*, 1876, p. 256.

descendant le long des vaisseaux spermatiques dans le canal inguinal et jusqu'au scrotum.

On a noté aussi l'infiltration œdémateuse du scrotum, due sans doute à la gêne de la circulation en retour dans le plexus veineux comprimé par le sang coagulé. C'est ordinairement vers le septième ou huitième jour que la tache ecchymotique apparaît à l'aine.

Les *irradiations douloureuses* et les *ecchymoses à siège éloigné* constituent avec l'*hématurie* le groupe des symptômes à distance.

Comme les ecchymoses à distance, l'*hématurie* a une valeur considérable, mais il est démontré qu'elle n'est pas constante, et il ne faudrait pas croire que c'est toujours dans le cas de déchirures très superficielles de la substance corticale qu'elle fait défaut. Erichsen, Bloch, Havage[1] ont rapporté des cas où elle a manqué, malgré une rupture complète du rein, parce que l'orifice de l'uretère et le bassinet étaient obstrués par des caillots et n'étaient pas favorablement placés pour recevoir le sang provenant du foyer hémorrhagique. Clement Lucas, Morris, pensent que l'oblitération des artères du rein par thrombose, dans les graves traumatismes, doit suffire pour supprimer l'hémorrhagie.

Un cas de Moxon, remarquable par l'oblitération presque complète des vaisseaux dans les deux reins, peut être cité à l'appui de cette opinion[2].

On peut ajouter que la rupture de l'artère rénale avant son entrée dans le rein, ou simplement la rupture complète du bassinet et surtout de l'uretère, doit supprimer le passage du sang vers la vessie.

Maas a noté l'absence de l'hématurie six fois sur ses 71 obser-

---

1. Havage, *Bull. de la Soc. anat.*, 7 mai 1880, et *Progrès médical*, 1881, p. 44.
2. Moxon, *Guy's hospital Reports*, série III, vol. XIV.

vations. En général elle est immédiate, quelquefois secondaire. Elle n'est survenue qu'au septième jour dans l'observation si curieuse de Mounier (th. de Bloch). Il est rare que dans le cours des cas même à terminaison favorable, on n'en observe pas plusieurs. C'est ce que j'ai vu au moins deux ou trois fois sur les quatre ou cinq sujets que j'ai soignés pour des déchirures du rein.

Dans les cas légers, ce n'est parfois qu'après quelques heures que l'urine offre une teinte noirâtre, rougeâtre, ou franchement rouge. L'hémorrhagie, restée bénigne, décline rapidement, et il se peut qu'au bout de deux ou trois jours l'urine ait repris sa coloration normale, avec ou sans retour de la teinte sanguine par moments.

Dans les cas moyens accompagnés d'hématurie, celle-ci se prolonge le plus souvent jusqu'au dixième ou douzième jour, quelquefois jusqu'au dix-huitième jour, et encore n'est-elle pas toujours due à de nouvelles hémorrhagies, mais à l'évacuation du sang contenu dans les canalicules du rein. L'hématurie peut être également secondaire. Laurent en a vu apparaître une au quarante-sixième jour.

De nombreuses observations prouvent que ce symptôme peut se suspendre par moments et réapparaître à des intervalles variables[1].

Quoique la quantité de sang puisse s'élever jusqu'à plusieurs livres, il est remarquable que la formation ou l'accumulation de caillots abondants dans la vessie soit exceptionnelle. C'est pour cette raison que la rétention d'urine n'est notée que dans un très petit nombre de cas. Lorsqu'elle est due simplement à un spasme du col vésical, en corrélation avec la douleur lombaire, elle cède facilement au cathétérisme et ne se montre pas très tenace. Si elle reconnaît pour cause l'oblitération du col par des

---

1. Voy. : Rayer, *loc. cit.* — Marduel, *Nouv. Dict. de méd. et de chir. pratiques,* art. Reins, t. XXX, p. 649.

caillots, elle offre.une bien plus grande gravité et exige des moyens de traitement spéciaux qui seront indiqués plus loin.

La dysurie au contraire est fréquente, mais ici il faut établir une distinction entre le ténesme vésical, phénomène réflexe, et la dysurie proprement dite d'origine mécanique. Le ténesme sera étudié à propos des troubles de la miction; la dysurie proprement dite est causée par la présence dans la vessie de caillots petits ou gros. Leur présence entretient et développe la contracture vésicale; les efforts répétés du réservoir urinaire, impuissants à engager le sang coagulé dans le col, ne cessent qu'après l'évacuation des concrétions. Leur fréquence et leur durée sont donc en rapport avec la quantité et le volume de ces dernières. Par leur répétition elles fatiguent et énervent le blessé, et lorsqu'elles restent infructueuses, la vessie se distend, le sujet est en proie à d'horribles souffrances, accompagnées de pâleur, de sueurs froides, de vomissements, de hoquets, de lipothymies ou d'une agitation extrême.

Tous ces symptômes de l'hématurie avec distension vésicale ont été décrits dans l'article que j'ai consacré ailleurs à ce symptôme[1].

**Suites prochaines et éloignées des contusions, déchirures et ruptures sous-cutanées des reins.** — Ces complications sont trop dissemblables pour ne pas être étudiées dans autant de paragraphes distincts.

A. *Cystite et pyélo-néphrite suppurée.* — La cystite n'est pas rare, lorsque la dysurie a eu quelque intensité. De là les urines purulentes avec dépôts phosphatiques que les observateurs ont notées chez quelques-uns de leurs malades. Mais cette complication a souvent une autre origine, et l'on peut dire que la présence des leucocytes dans l'urine indique bien plus ordinairement la suppuration du rein, du bassinet ou de l'uretère

---

1. Voillemier et Le Dentu, *Mal. des voies urinaires*, t. II, p. 755.

que celle de la vessie. Elle représente une des phases ordinaires de l'évolution des déchirures dont le foyer est en communication directe avec les voies d'excrétion de l'urine.

Sa durée, souvent fort courte, se prolonge quelquefois indéfiniment. C'est lorsqu'une inflammation catarrhale du bassinet et de l'uretère succède à la lésion rénale et survit à sa guérison.

Je ne fais que signaler pour le moment cette forme de pyélonéphrite; car elle sera étudiée plus loin dans le chapitre consacré aux suppurations rénales.

Les déchirures superficielles des reins peuvent aussi donner lieu à un abcès périnéphrétique. Cette relation étiologique trouvera, elle aussi, sa place dans un chapitre ultérieur. Dans la grande majorité des cas le sang épanché se résorbe, lorsque la déchirure n'est pas considérable, et celle-ci se cicatrise rapidement. Pour que la suppuration ait lieu, il est vraisemblablement nécessaire que le sujet se trouve dans une des deux conditions suivantes : ou bien la déchirure du rein est en communication avec le bassinet et l'uretère, et alors on peut admettre que des germes venus de la vessie sont arrivés jusqu'au foyer de la déchirure et l'ont infecté, ou bien le sang du sujet contenait des microbes pyogènes, et ces microbes introduits dans le foyer avec le sang extravasé y ont provoqué la suppuration. Ces hypthèsoes, discutées dans la thèse d'agrégation de M. Barette, seront examinées plus loin[1]. Il y a évidemment des cas où l'influence des germes contenus dans le sang ne peut être mise en doute. L'observation, citée plus haut, d'un blessé qui succomba à un érysipèle et chez qui je trouvai un commencement de suppuration périnéphrétique, doit être, ce me semble, interprétée dans ce sens.

B. *Troubles de la sécrétion urinaire.* — Certains troubles de la sécrétion urinaire tels que l'oligurie, la polyurie et l'albuminu-

---

1. Barette, *Des néphrites infectieuses.* Th. d'agrég. Paris, 1886.

rie ont été observés à la suite des traumatismes des reins. La diminution de quantité de l'urine se manifeste ordinairement tout de suite ou peu de temps après l'accident. L'observation suivante, due à Maunoury, est un exemple[1] d'oligurie succédant à de la rétention d'urine :

Un jeune homme de 27 ans est tamponné par un wagon. Un des premiers effets de l'accident est une rétention d'urine complète. Par le cathétérisme on tire de la vessie, dans les vingt-quatre premières heures, un litre d'urine, mais à partir du deuxième jour la quantité quotidienne est de 550 gr., au troisième jour de 500 gr., au quatrième de 600 gr., enfin de 900 gr. au sixième jour.

Ici l'oligurie est indubitable, et elle est d'autant plus facile à interpréter que ce blessé, qui avait en même temps des fractures de côtes compliquées, succomba, et qu'à l'autopsie on trouva, outre un hémothorax abondant, une déchirure transversale du rein droit, d'un centimètre de profondeur, allant du hile au bord externe. Le bassinet et les calices étaient tout à fait intacts, ainsi que le rein gauche.

La plus grande partie de la substance rénale du côté blessé était donc en état de fonctionner normalement. Il ne pouvait guère y avoir de thrombose dans les gros vaisseaux. La lésion était de celles qui ne donnent même pas toujours lieu à l'hématurie. Aussi, quoiqu'on ait pu produire expérimentalement l'obstruction des vaisseaux, quoiqu'elle ait été observée dans l'autopsie due à Moxon que j'ai rapportée plus haut, elle ne peut être considérée d'une manière générale comme la cause unique de l'oligurie traumatique.

On a voulu encore l'expliquer par la persistance de la sécrétion dans le rein intact, tandis que le rein blessé cesse de fonc-

---

1. Maunoury, *Fractures de côtes compliquées. Plaie contuse du rein.* Bull. de la Soc. anat. 1876, p. 465.

tionner. Mais il suffit de faire remarquer que la quantité d'urine sécrétée en vingt-quatre heures est inférieure dans la première période de l'oligurie à la moitié de la quantité totale considérée comme physiologique, puisqu'elle n'est souvent que de 500 à 500 grammes. C'est exactement ce qu'on observe à la suite de la plupart des néphrectomies. Le chiffre de l'excrétion atteint ou dépasse à peine 500 grammes pendant les trois ou quatre premiers jours [1].

Cette réflexion est applicable aux deux observations communiquées jadis par Nepveu au congrès de Clermont-Ferrand. La première n'est autre que celle de Maunoury, rapportée à l'instant, avec quelques variantes dans les quantités d'urine évacuées quotidiennement.

La seconde est un exemple rare de section de l'uretère gauche à cinq centimètres au-dessus de son extrémité vésicale. Un homme de 54 ans s'était empalé sur une tige de fer aiguë, qui avait pénétré dans le pli fémoro-périnéal, avait dilacéré la prostate, les vésicules séminales, la veine illiaque primitive gauche. Cette dernière lésion avait été la cause principale de la mort. Ce blessé, en proie à une dysurie continuelle et douloureuse, avait eu, quelque temps après l'accident, deux mictions, l'une de 100 grammes, l'autre de 125 grammes d'urine, espacées de plusieurs heures [2].

Il s'agit donc, en réalité, d'un trouble purement nerveux dont le point de départ est unilatéral, dont le siège est bilatéral. Quant à ce qui est de sa nature intime, il doit consister dans une excitation réflexe du grand splanchnique et des nerfs vaso-constricteurs des reins, comparable par ses effets à l'excitation électrique de cette branche importante du grand sympathique (Vulpian).

---

1. Voy. Ultzmann. *Ueber Polyurie, Anurie und Oligurie*, Wien, 1887, p. 54.
2. Nepveu, *Oligurie et anurie traumatiques*. Mém. de chir., 1880, p. 377.

Si l'oligurie est possible, la polyurie semble beaucoup plus fréquente. Outre les cas déjà rapportés par Lancereaux, on en trouve plusieurs et de très nets dans la thèse de Véret[1]. Ordinairement accompagnée d'albuminurie, elle s'est montrée seule deux fois. Elle survient ordinairement du deuxième au cinquième jour. La quantité d'urine émise varie de deux à dix litres par vingt-quatre heures. Isolée, elle ne dure que quelques jours ; liée à l'albuminurie, elle se prolonge souvent plusieurs semaines ou plusieurs mois.

L'albuminurie succède parfois à l'hématurie, ou survient sans hématurie préalable, mais on l'a vue anssi une fois précéder l'hématurie[2]. Déjà signalée par Billroth dans deux cas de contusion du rein, dont l'un avec hématurie, elle a été constatée par plusieurs chirurgiens, entr'autres Verneuil[3] et étudiée tout particulièrement par Potain.

Quelle en est la pathogénie? Est-ce un simple trouble de sécrétion dû à la mise en jeu des nerfs vaso-dilatateurs? Mais la présence de cylindres épithéliaux et granuleux dans l'urine semble indiquer que l'inflammation des tubes urinifères en est bien le point de-départ. D'un autre côté, la polyurie qui accompagne cette sorte de néphrite parenchymateuse évoque plutôt l'idée d'une néphrite interstitielle, mais comme l'albuminurie abondante n'est pas un symptôme ordinaire de cette dernière, cette association de signes en apparence contradictoires n'est pas beaucoup plus facile à interpréter dans une hypothèse que dans l'autre.

Quoi qu'il en soit, si l'albuminurie est parfois passagère, on l'a vue dans plusieurs cas persister longtemps après la cessation de l'hématurie et donner lieu à tous les accidents de la maladie

1. Véret, *Des troubles de la sécrétion urinaire consécutifs aux contusions lombaires et abdominales*. Th. inaug. Paris, 1882.
2. Véret, *Th. citée*. Obs. X, due à Hallopeau.
3. Ravel, *Th. citée*.

de Bright : œdèmes partiels ou anasarque, céphalalgie, amblyopie, vomissements. Elle devient alors une complication grave, et l'on peut dire avec Verneuil que, lorsque sa durée dépasse quinze jours, il faut se montrer très réservé dans le pronostic.

L'observation suivante, due à Boissard, est un type d'anasarque bilatérale consécutive à un traumatisme du rein [1] :

Obs. VIII. — Un homme de 64 ans, ni rhumatisant ni alcoolique, fait le 51 décembre 1881 une chute sur les reins, de la hauteur d'un premier étage. Il s'ensuit une douleur extrêmement vive dans la région du rein gauche, qui a été violemment heurtée par un madrier. Pendant les dix jours qui suivent l'accident il ne se produit aucun trouble de la sécrétion urinaire ; il n'y a pas du tout de sang dans l'urine.

Au douzième jour, alors que le malade allait reprendre son travail, apparaît une anasarque généralisée : bouffissure de la face, œdème des membres inférieurs très marqué. Ni gonflement ni ecchymose de la région lombaire, mais douleur par la compression du rein gauche. La quantité d'urine des vingt-quatre heures est de 1880 grammes ; l'urine est rougeâtre, elle renferme beaucoup d'hématies et une grande proportion d'albumine. Rien au cœur.

Huit jours après, l'anasarque a presque disparu, mais la teinte rouge de l'urine persiste et l'albumine est toujours abondante. Régime lacté, ventouses scarifiées sur la région lombaire.

Jusqu'au 24 février, l'albuminurie persiste, tout en diminuant progressivement. La quantité d'urine était de 2200 à 2500 grammes par vingt-quatre heures. Ce liquide ne contenait plus d'hématies depuis longtemps.

Dans les premiers jours de mars 1882 la guérison paraît complète à tous les points de vue. Il n'y a plus ni œdème ni albuminurie et la quantité d'urine quotidienne est normale.

Ce cas et plusieurs autres démontrent donc qu'en pareille circonstance, l'albuminurie se rattache à une néphrite aiguë développée très peu de temps après le traumatisme.

---

1. Boissard, *Anasarque et albuminurie consécutives à la contusion du rein gauche*, France méd., 25 sept. 1882.

Ce qu'il y a de très curieux dans l'histoire de cette sorte de néphrite, c'est qu'elle peut donner lieu à une anasarque unilatérale ou prédominante d'un côté. Le professeur Potain a bien mis ce fait en lumière dans une clinique où l'on trouve résumés cinq cas de cette nature[1]. Trois fois il a vu l'œdème limité au côté lésé, deux fois l'œdème était généralisé, mais il y avait prédominance du côté du traumatisme. Il est bien vraisemblable, comme l'admet M. Potain, que l'unilatéralité du signe œdème doit être attribuée à ce que la moitié seulement du grand sympathique a subi le contre-coup de la lésion rénale; mais pourquoi l'acte réflexe resté-t-il limité à une moitié du système ganglionnaire? La physiologie pathologique ne fournit pas de réponse satisfaisante à cette question.

Quant à la lésion rénale, point de départ de l'anasarque, M. Potain en fait une néphrite catarrhale et non une néphrite interstitielle. Cette interprétation est mieux que toute autre en rapport avec l'ensemble des symptômes présentés par ces malades.

.C. *Hématome périnéphrétique et hématonéphrose.* — L'épanchement de sang résultant de la rupture sous-cutanée du rein se montre sous des formes multiples. Tantôt c'est une simple infiltration dans les espaces occupés par du tissu conjonctif, tantôt c'est une collection véritable, assez bien limitée, mais située en dehors de l'organe déchiré, tantôt cet épanchement se fait dans le rein lui-même, dans les calices et le bassinet. Dans ce dernier cas il mérite le nom d'hématonéphrose sous lequel l'ont désigné plusieurs auteurs.

L'infiltration proprement dite implique la rupture de la capsule cellulo-adipeuse. Du point où s'est produite cette rupture le sang se répand dans diverses directions qui ont été déjà indi-

---

1. Potain, *Anasarque unilatérale suite de contusion du rein.* Gaz. des hôp., 17 février 1885.

quées à l'occasion des symptômes. Si l'hémorrhagie est abondante, une véritable collection, un hématome se forme, soit dans la région lombaire, soit dans le flanc et l'hypochondre, soit dans la fosse iliaque jusqu'au voisinage de l'arcade de Fallope, et même en arrière de la vessie[1]. Dans ce dernier cas c'est l'uretère qui sert de guide au sang, tandis que, si la collection apparaît dans la fosse iliaque, ce liquide suit la gaine du psoas, le côlon ou les vaisseaux spermatiques.

Le plus ordinairement c'est autour du rein ou de ses fragments, comme dans la très intéressante observation de Reeves, dans l'intérieur de la capsule adipeuse ou en dehors de cette dernière, que le sang se collecte. L'hématome ainsi constitué acquiert parfois des dimensions considérables. Diffus, lorsqu'il apparaît rapidement, il reste circonscrit et prend la forme globuleuse, lorsque sa formation est lente; mais cette lenteur d'apparition est relative et ne dépasse guère quelques jours, tandis que l'hématonéphrose proprement dite peut mettre plusieurs semaines à atteindre son maximum de développement.

Ces épanchements de sang collectés soulèvent la région lombaire, refoulent en haut le diaphragme, bombent en avant et au-dessous des fausses côtes et deviennent ainsi parfaitement perceptibles par la palpation de la paroi abdominale antérieure. Tout d'abord leur consistance est pâteuse ou ferme, leur surface, souvent bosselée, est irrégulière. Si le sang a de la tendance à se résorber, les parties solides de ce liquide, mélangées de lymphe plastique, acquièrent une dureté de plus en plus grande, à mesure que la tumeur se rétracte. Si au contraire l'hématome se transforme en kyste, il continue à augmenter de volume, il devient plus franchement globuleux, refoule en avant les viscères, envahit l'abdomen et offre à la main la sensation de rénitence élastique ou de fluctuation propre aux tumeurs liquides.

1. Gargam, *Thèse citée*. Paris, 1881.

Sans vouloir empiéter sur le chapitre des kystes traumatiques des reins ou de la région périnéphrétique, je tiens à faire connaître dès maintenant un fait très intéressant de ce genre, que j'ai observé il y a déjà plusieurs années :

Obs. IX. — *Kyste hématique de la région périnéphrétique gauche.* — *Ponctions multiples. — Incision ; guérison.*

Une petite fille de neuf ans est admise le 9 octobre 1876 à l'Hôtel-Dieu, dans le service du professeur Richet que je suppléais à cette époque. Une tumeur sphérique, logée principalement dans l'hypochondre gauche, occupe la plus grande partie de l'abdomen. En arrière, elle se confond avec les tissus de la région lombaire profonde; en avant et en dedans, elle s'avance jusqu'au delà de la ligne blanche. Elle refoule le diaphragme et les fausses côtes en haut et descend vers le tiers inférieur de la fosse iliaque.

Cette tumeur est manifestement fluctuante. Ses parois offrent une consistance uniforme dans tous les points. La pression des doigts ne provoque pas de douleur vive.

Les parents de la petite malade affirment que cette tumeur s'est développée à la suite d'un coup violent reçu par l'enfant quelques mois auparavant. Cette étiologie paraît parfaitement admissible, quoiqu'il ne se soit pas produit tout de suite après l'accident de symptômes certains de rupture du rein gauche. Étant donné le siège de la tumeur, il est assez difficile de se rendre compte de sa formation par une autre hypothèse.

Je m'arrête donc au diagnostic suivant : *kyste hématique du rein gauche,* ou, plus vraisemblablement encore, de la région périnéphrétique, consécutif à une déchirure du rein.

Trois ponctions ont déjà été faites par M. Richet dans la première moitié de l'année 1876, la dernière au mois de juin. Chaque fois le liquide s'est reproduit.

Je pratique à mon tour une première ponction le 14 octobre 1876, et j'extrais de la poche une grande quantité d'un liquide noirâtre assez franchement séreux. Dans la pensée que l'incision d'un kyste aussi volumineux, peu adhérent à la paroi abdominale, pourrait occasionner de la péritonite ou des accidents septiques, je donne la préférence à une injection iodée (un cinquième de teinture d'iode iodurée pour quatre cinquièmes d'eau). Une réaction modérée suit cette injection, mais celle-ci n'empêche pas le liquide de se reproduire.

Le 14 novembre, je fais une nouvelle ponction et j'injecte une solution de teinture d'iode au tiers, cette fois avec le désir de faire suppurer la poche et de la transformer en un véritable abcès.

Une fièvre continue, oscillant entre 39 et 40 degrés, un état gastrique caractérisé par la sécheresse de la langue et par une inappétence croissante, un amaigrissement graduel, indiquent que le but a été atteint. En même temps, la tumeur prend des proportions énormes et envahit les deux tiers de l'abdomen.

Le 25 décembre 1876, j'ouvre largement le kyste par une incision au thermocautère dans la région lombaire. Il s'écoule une quantité considérable d'un pus épais mélangé de caillots et de grumeaux.

A partir de ce moment, l'état de l'enfant s'améliore rapidement. La fièvre tombe, l'appétit renaît, les forces reviennent, grâce à des injections d'une solution phéniquée au 1/300$^e$ faites trois fois par jour dans deux drains qui plongent jusqu'au fond du foyer. L'un des tubes est enlevé le 12 janvier. La circonférence de l'abdomen, mesurée au niveau de l'ombilic, est encore de $0^m,67$. Ces proportions exagérées sont dues à une certaine quantité de liquide ascitique contenue dans le péritoine. Je cherche à provoquer la diurèse au moyen d'une dose quotidienne de 60 grammes de vin diurétique et de 15 centigrammes de feuilles de digitale en infusion.

Le 19 février, l'ascite a disparu et la circonférence du ventre n'est plus que de 56 centimètres. Le 22, la cicatrisation de la plaie est complète et l'état général de l'enfant excellent. Elle n'éprouve plus du tout de douleurs ni dans la région lombaire profonde, ni dans le reste de l'abdomen. J'ai eu plusieurs fois de ses nouvelles depuis sa guérison. Celle-ci s'est parfaitement maintenue.

Une fois constitué, l'hématome périnéphrétique primitif est sujet à des accroissements successifs dus à de nouvelles hémorrhagies, qui ne coïncident pas toujours avec une aggravation de l'hématurie. Ils sont ordinairement accompagnés des signes ordinaires des hémorrhagies internes. D'augmentation en augmentation la tumeur peut devenir énorme, mais ordinairement une mort rapide est la conséquence de ces pertes de sang rapprochées.

Au contraire les sujets résistent mieux à l'augmentation graduelle et lente de l'épanchement.

Si l'hématome périnéphrétique est la forme de collection sanguine ordinairement observée, l'hématonéphrose proprement dite est rare. On n'en pourrait citer que bien peu d'exemples. Rayer n'en mentionne qu'un, qui lui avait été communiqué par Danyau. Ce cas mérite d'être rapporté en entier :

OBS. X. — Un jeune homme de quinze ans, porté à l'Hôtel-Dieu en octobre 1835, après s'être heurté la partie antérieure de la région rénale gauche contre un comptoir, urina du sang en grande quantité. Six semaines après on découvrait chez lui une tumeur qui soulevait l'épigastre et le flanc gauche et qui semblait allongée dans la direction de l'uretère. La mort survint peu de jours après.

L'autopsie montra que la tumeur était formée par le rein ; le bassinet et le commencement de l'uretère étaient remplis et distendus par un volumineux caillot noir qui commençait à se désagréger.

La substance propre du rein avait entièrement disparu. La tunique fibreuse constituait les parois du sac, avec les couches condensées du tissu conjonctif périnéphrétique. Une branche de l'artère rénale fut trouvée oblitérée par un caillot, au point où elle avait été rompue. La mort avait été occasionnée par la perte de sang et par une pleurésie.

Bloch mentionne un ou deux autres cas d'hématonéphrose. La thèse de Poireault en renferme un autre observé dans le service de M. Richet, mais auquel il manque le contrôle de l'autopsie. S'il en existe d'autres, ils sont excessivement rares ou contestables. Rayer a donc eu raison de dire que l'hématonéphrose proprement dite était très exceptionnelle.

Outre les kystes périnéphrétiques, on a vu qu'il pouvait se produire des dégénérescences kystiques du rein lui-même, sous forme de kystes uniloculaires ou de kystes multiples. Les expériences de Maas ont permis de suivre cette évolution à ses diverses périodes.

A côté des kystes de la substance rénale, l'hydronéphrose

traumatique occupe une place importante. La dilatation du bassinet et des calices implique naturellement l'oblitération de l'uretère par suite de rupture ou d'obstruction par un caillot (Voy. au chapitre *Hydronéphrose*).

D. *Inflammation des collections sanguines extrarénales. Pyélite et pyélonéphrite.* — La suppuration des collections sanguines extra ou intrarénales est loin d'être rare. Je l'ai observée, pour mon compte, dans des conditions intéressantes, car c'est dans la fosse iliaque que j'ai eu à inciser un vaste abcès qui provenait certainement de la région périnéphrétique. L'observation sera insérée plus loin, au chapitre des *Phlegmasies rénales et périnéphrétiques.*

E. *Calculs.* — Je signalerai également, pour mémoire, ou plutôt par anticipation, la formation de calculs dans le rein après un traumatisme. Ce fait, qui me semble incontestable et facile à expliquer, d'après les exemples connus, sera discuté à propos de l'étiologie de la lithiase rénale.

F. *Élimination de corps étrangers par l'urèthre.* — La possibilité de ce fait est établie par plusieurs exemples, outre celui de Rayer, déjà mentionné. Le malade de Hennen avait rendu une petite esquille provenant d'une côte. ceux de Guthrie, de Demme, de Rayer, éliminèrent un morceau de drap, l'un d'eux sept mois après la blessure. Penna a observé l'émission d'un fragment de balle de revolver qui n'avait atteint le rein droit qu'après avoir traversé le foie[1].

**Diagnostic.** — Le long exposé clinique qui précède me dispensera de bien des redites à propos du diagnostic. La première question à résoudre est celle-ci : Peut-on toujours faire le diagnostic d'une rupture partielle ou totale du rein ? Non, parce que les signes les plus importants et les plus significatifs (transmission de la douleur vers la région inguinale et le testicule,

---

1. Edler, *loc. cit.*

hématurie) peuvent manquer. Par contre, lorsque ces signes existent, ils ont une très grande valeur, qu'ils soient isolés ou associés dans un même cas. Quant aux signes accessoires, tels que la douleur, l'ecchymose dans le voisinage de la région lombaire, ils n'ont qu'une signification relative. Ils acquièrent de l'importance par leur association avec l'un ou plusieurs de ceux qui sont considérés à juste titre comme presque pathognomoniques. Il est indispensable de bien établir la valeur séméiotique des uns et des autres, avant de les envisager suivant les groupements que l'observation clinique a fait connaître.

La douleur dans la région lombaire peut être tout aussi bien le résultat de la contusion des parties molles superficielles. Si elle est plus profonde, si elle est comparée par le malade à une sensation de déchirure, elle peut jusqu'à un certain point être rapportée à une rupture du rein, mais on n'est jamais autorisé à aller, dans ses conclusions, au delà des limites d'une simple présomption. Il y a cependant une manière d'examiner le malade, qui peut fournir des indices de quelque importance. Elle consiste à exercer une compression médiate sur le rein, en plaçant la main dans un point où n'a pas porté la contusion superficielle. Par exemple, le blessé a-t-il été frappé en avant par l'extrémité d'un bâton ou par un corps saillant quelconque, c'est par derrière qu'il faut explorer le rein. Au contraire, y a-t-il eu rencontre du tronc avec le sol ou un objet quelconque par derrière ou par le côté, c'est en avant, dans la région de l'hypochondre, ou même de l'épigastre, qu'il faut déprimer la paroi abdominale.

Les irradiations de la douleur vers la région inguinale et le testicule, avec rétraction de cet organe, auraient une grande valeur, si elles étaient constantes; en tout cas, lorsque le blessé s'en plaint nettement, il faut en tenir grand compte.

Les ecchymoses immédiates superficielles, outre qu'elles font assez souvent défaut, ne prouvent rien relativement à un traumatisme rénal; mais les ecchymoses tardives, apparaissant du troisième au quinzième jour, doivent être prises en grande considération, surtout lorsqu'elles se montrent à l'orifice superficiel du canal inguinal.

On serait tenté de regarder l'hématurie comme pathognomonique, lorsqu'elle ne fait pas défaut; mais on a vu que c'est quelquefois dans les ruptures complètes du rein qu'elle n'a pas lieu, parce qu'alors le moindre caillot engagé dans la partie supérieure de l'uretère refoule le sang dans la région périnéphrétique, où il ne rencontre aucun obstacle sérieux à son épanchement (Rayer).

Qu'on se rappelle en plus que l'hématurie peut ne se montrer qu'après trois jours et même plus tardivement encore. Jusque-là le diagnostic pourra rester hésitant.

À défaut de l'hématurie, la formation rapide d'un hématome autour du rein ou dans la fosse iliaque fournit un indice précieux et ne doit guère laisser de doute dans l'esprit, lorsque quelque autre signe, tel que des vomissements, ou un état nauséeux très accentué, ou la douleur testiculaire, vient le corroborer.

Lorsque le malade a des mictions sanguinolentes, il ne serait pas permis, d'après certains auteurs, de conclure d'emblée à la rupture du rein. Il se peut, en effet, que la secousse d'une chute ou le heurt d'un objet saillant, portant sur un rein malade, préalablement atteint de lithiase, détermine un pissement de sang, par simple ébranlement, par déchirure superficielle de la muqueuse du bassinet, sans qu'il y ait rupture proprement dite. Morris admet même qu'un choc violent peut provoquer une exsudation sanguine sur un point quelconque de la muqueuse des voies urinaires, calices, bassinet, uretère ou vessie. Il emploie, pour différencier la lésion qui cause cette hémorrhagie très superficielle, le mot « contusion », synonyme d'ébranlement dans la pensée de cet auteur, tandis que les auteurs français font rentrer tous les degrés de la déchirure ou de la rupture dans le cadre de la contusion et établissent un certain nombre de degrés, correspondant à la profondeur variable des désordres.

En admettant que le simple ébranlement du rein y détermine un appel de sang capable de donner lieu à de l'hématurie, le fait doit être tellement exceptionnel, en dehors de la présence de calculs dans les calices, qu'on ne doit accepter qu'avec beaucoup de réserve l'affirmation de l'auteur anglais, et encore est-on en droit d'ajouter qu'elle émane d'une conception plus théorique que clinique.

L'hématurie, même considérée indépendamment des autres signes capables d'en corroborer la signification, reste donc à mes yeux le signe pathognomonique par excellence des ruptures du rein, et dans beaucoup de cas on peut tirer de son intensité, de sa répétition, de sa persistance, des déductions importantes relativement à la gravité de la lésion.

Quant aux signes généraux, ils ne sont pas absolument dénués de valeur. Sans doute tout traumatisme grave peut causer des lipothymies, des syncopes, la concentration et l'accélération du pouls, des nausées et des vomissements. La pâleur des téguments, les sueurs froides sont l'accompagnement ordinaire de ces troubles fonctionnels. Mais si, après les premiers moments, on voit persister les signes d'une hémorrhagie interne grave, si surtout les vomissements se prolongent, l'attention doit se porter sur le rein du côté où a eu lieu le choc, si bien qu'en l'absence des signes presque pathognomoniques (hématurie, irradiations de la douleur, hématome immédiat), la douleur locale associée aux vomissements, à l'oligurie ou à la rétention d'urine (autres troubles fonctionnels d'une signification incontestable dans quelques circonstances), fera naître dans l'esprit une présomption raisonnée, en attendant qu'un diagnostic précis devienne possible.

**Pronostic.** — Maas est certainement l'auteur qui a le mieux établi le pronostic des déchirures sous-cutanées des reins. Il l'a fait en prenant pour base les 71 observations résumées dans son consciencieux travail ; 37 blessés ont guéri, 34 ont succombé, soit à peu près la moitié.

Le laps de temps nécessaire pour la guérison varie de quelques jours à plusieurs semaines. Dans les cas particulièrement graves, compliqués primitivement ou secondairement, ce temps peut être beaucoup plus long et échappe à toute approximation de quelque rigueur.

Les 34 cas suivis de mort se subdivisent de la manière suivante :

15 fois la mort a été causée par la lésion simultanée de divers organes.

2 fois elle a dû être rapportée à l'absence de l'autre rein.

19 fois elle est survenue dans un délai plus ou moins long, par suite de complications de plusieurs sortes.

L'hémorrhagie primitive s'est montrée rarement mortelle ; des hémorrhagies secondaires ont quatre fois fait succomber les blessés.

La néphro-pyélite, les suppurations périnéphrétiques diffuses ou limitées ont été souvent funestes. Enfin un certain nombre de malades ont été emportés par les conséquences des complications immédiates (blessures du péritoine, des poumons, des plèvres, du foie, de la rate, des intestins).

Relativement à l'âge, il est à noter, d'après l'analyse des 53 cas où il a été indiqué, que dans l'enfance, et particulièrement avant dix ans, les ruptures du rein offrent une gravité exceptionnelle. En effet sur 7 sujets n'ayant pas atteint cet âge, 6 sont morts. On se rappelle que Gargam attribue cette gravité excessive à l'absence de la couche graisseuse qui, chez les adolescents et chez les adultes, enveloppe le rein, et à la rupture du péritoine qui accompagnerait alors, à peu près fatalement, celle de cet organe. Cette remarque est corroborée par l'analyse des cas où la séreuse abdominale a été lésée. D'après Maas la mort s'ensuivrait inévitablement.

Dans un travail tout récent, déjà cité à l'occasion des plaies par armes à feu, Edler ajoute 19 cas de rupture sous-cutanée aux 71 rapportés par Maas. Dans ce nombre figurent un certain nombre des observations françaises que j'ai mentionnées. D'après cette nouvelle statistique, la léthalité serait de 50 pour 100, soit 45 morts sur 90 cas, se décomposant ainsi :

> Cas simples. . . . . . . . 54,6 p. 100
> Cas compliqués. . . . . . . 75,8 p. 100

Je suis assez porté à penser que ces statistiques (celles de Maas et de Edler) sont un peu pessimistes, non certes pour les cas compliqués (ceux-là n'échappent guère à l'observation), mais pour les cas simples. J'ai vu au moins six fois de petites hématuries survenir à la suite d'un traumatisme abdominal et, sauf le cas compliqué relaté plus haut, sauf aussi celui où un érysipèle a causé la mort, j'ai vu guérir tous ces malades[1].

**Traitement.** — En beaucoup de points les moyens propres à combattre les accidents des plaies rénales sont applicables aux contusions et aux ruptures sous-cutanées. Au *collapsus* on opposera les stimulants sous leurs diverses formes. A cette médication il n'y aurait qu'une contre-indication, ce serait l'abondance de l'hématurie. Il pourrait être dangereux alors de trop activer la circulation du sang.

Contre la *douleur* et l'*agitation* on emploiera les calmants, l'opium, la morphine, suivant les règles tracées plus haut.

---

1. Voici la statistique de Edler pour les autres variétés de traumatismes des reins :

Plaies par instruments piquants et tranchants, 12; morts : 5, soit, 44 p. 100.
Plaies par armes à feu, 50; morts : 22, soit, 44 p. 100.

Même dans les cas légers, le séjour au lit sera indispensable. Cette précaution pourra suffire pour calmer les souffrances. Il faudra en outre immobiliser autant que possible la région contuse et l'abdomen tout entier, en exerçant une compression méthodique au moyen d'une épaisse couche d'ouate maintenue par un bandage de corps serré. Le meilleur de tous les bandages de corps serait peut-être une large bande de sparadrap de diachylon appliquée directement sur la peau, comme dans le cas de fracture de côtes. La toile et la flanelle seraient préférables, si l'on jugeait convenable de faire usage d'un topique quelconque, résolutif ou sédadif, ou d'appliquer sur le ventre une vessie pleine de glace.

Une diète sévère est nécessaire. L'alimentation se composera dans les premiers jours de bouillon, de potages, de lait. En cas de *vomissements*, la diète absolue serait sans doute le meilleur des remèdes. La glace, les boissons gazeuses, la morphine en injections sous-cutanées et à dose très modérée, et d'une manière générale tous les moyens reconnus capables de combattre ce symptôme, devraient être employés.

Le traitement de l'*hématurie* occupera la première place dans les préoccupations du chirurgien. Ici l'intégrité des parties molles extérieures crée une situation toute spéciale. Il en résulte que l'opportunité d'une intervention directe, s'adressant au rein lui-même, est beaucoup plus discutable que dans le cas où il existe une plaie faisant communiquer le foyer de l'hémorrhagie avec l'extérieur. Comme on doit autant que possible éviter d'établir cette communication, il ne faudra rien négliger pour arrêter l'hématurie. L'exposé des moyens, par lesquels on pourra y arriver, trouve donc ici sa place encore plus que dans les chapitres précédents.

On combattra l'hématurie de plusieurs façons, en ralentissant la circulation, en faisant pénétrer dans le sang des substances astringentes ou hémostatiques, en agissant sur l'élément contractile des vaisseaux. De ces indications découle l'utilité de la digitale, des agents astringents déjà énumérés plus haut, de l'ergotine et de l'ergotinine par l'estomac et bien mieux en injections sous-cutanées du sulfate de quinine, de la glace appliquée directement sur la région contuse et prise par la bouche. Il se pourrait que de l'eau très chaude, contenue dans un ballon de caoutchouc qui serait placé sous les lombes, réussît mieux parfois que la glace.

Morris insiste avec raison sur la nécessité d'une alimentation légère et sur les inconvénients très sérieux de la réplétion du gros intestin par des matières fécales. Il cite à l'appui de son opinion l'exemple d'un malade à qui il avait fait la néphrolithotomie et qui eut une hématurie abondante au bout de quelques jours, par suite d'une constipation opiniâtre. Le calme le plus absolu, le décubitus dorsal sur un lit plutôt dur, la compression de l'abdomen compléteront la série des moyens les plus recommandables.

Quand la quantité de sang mêlée à l'urine est médiocre, il ne se dépose pas de caillots, ou il ne s'en dépose que de petits qui sont rapidement et facilement évacués par la miction; mais la situation s'aggrave lorsque surviennent une dysurie pénible, la rétention d'urine, la distension de la vessie. Ici commencent les véritables difficultés.

La rétention d'urine simple, d'origine réflexe, est combattue sans peine par le cathétérisme. Si la dysurie est due à quelques petits caillots, il n'y a rien à faire qu'à calmer les souffrances et à modérer les contractions vésicales par des lavements au laudanum ou au chloral et par des suppositoires.

Si des caillots volumineux s'accumulent dans la vessie et la distendent, il y a divers moyens de les en faire sortir. Le premier consiste à les morceler, à les broyer avec le bec d'une grosse sonde métallique, qu'on fera tourner tout autour du col. On pourrait se servir également d'un brise-pierre dont on écarterait et rapprocherait les branches un certain nombre de fois dans des directions diverses. Si le morcellement des caillots ne suffisait pas pour en faciliter l'évacuation, l'aspiration avec une grosse sonde et un des appareils employés dans la lithotritie rapide offrirait peut-être quelques avantages, mais je suis loin de partager à cet égard la confiance de Morris.

Je rappelle que les injections d'une solution d'acide gallique au cinquantième ont parfois pour résultat de rendre les caillots friables et d'en faciliter la désagrégation ; mais comment faire dans la vessie une injection de quelque importance, quand elle est déjà distendue ?

Comme les caillots occupent ordinairement la partie inférieure de cet organe, et que l'urine qui s'y accumule peu à peu, ainsi que le sérum du sang, se loge tout naturellement dans la partie supérieure, l'aspiration au moyen de l'appareil Dieulafoy ou de l'appareil Potain pourrait être faite par la région hypogastrique aussi souvent qu'on le jugerait nécessaire, en attendant l'évacuation spontanée des masses coagulées. En ayant soin d'enfoncer aussi peu que possible la pointe de l'instrument, on réussirait peut-être à éviter l'engagement des caillots dans la canule du trocart capillaire. Espoir bien précaire, il faut le reconnaître, dont la réalisation n'est pourtant pas impossible. Il serait à souhaiter qu'elle fût fréquente, car elle rendrait inutiles les moyens héroïques dont il me reste à parler.

Rawdon (de Liverpool) avait pratiqué la néphrectomie à un enfant de douze ans atteint de rupture sous-cutanée du rein droit et d'hématurie grave persistante[1]. Cette première opération avait eu lieu dix-sept jours après l'accident. Comme la cystite purulente engendrée par la présence des caillots continuait à menacer les jours du jeune malade, Rawdon lui fit la

---

1. Henry G. Rawdon. *Royal med. and chirurg. Soc.* et *Med. Times*, 2 juin 1883, p. 624.

taille latérale, vida et lava la vessie; cette deuxième opération suivit *de quatre jours* seulement la première. L'opéré eut la chance de les supporter toutes deux, mais il succomba au quarante et unième jour à une néphrite purulente de l'autre rein.

L'opérateur paraît avoir eu pour principale préoccupation d'arrêter la cystite aiguë que l'arrivée incessante et sans doute aussi la putréfaction des caillots dans la vessie avaient engendrée. Il pensa que le meilleur moyen était d'extirper l'organe d'où partaient ces caillots. Approuvé pleinement par Morris, le chirurgien de Liverpool est combattu par son autre compatriote Clement Lucas[1]. Morris exprime seulement le regret que l'intervention ait été trop tardive. De quel côté se trouve la vérité?

Déjà depuis longtemps G. Simon avait conseillé l'extirpation du rein en cas d'hématurie intense et persistante. Je ne vois pas d'objection sérieuse à faire à ce conseil, à condition que l'hémorrhagie devienne très inquiétante et compromette l'existence. Mais il ne faudra pas perdre de vue les gros risques de l'intervention. Personne ne pourra se flatter de se rendre maître immédiatement de l'hémorrhagie, surtout si elle était due à la rupture d'une grosse branche de l'artère rénale et si le foyer devait être considéré comme un sac d'anévrysme faux diffus primitif, ainsi que cela s'est vu dans le cas de Reeves entre autres.

On comprend que le chirurgien exprime le regret de n'être pas intervenu, puisque son malade a succombé, mais rien ne prouve que ce dernier eût supporté l'opération.

Néanmoins, en principe, j'approuve le précepte, sous les réserves qui seront formulées plus bas. Reeves conseille de plus,

---

1. Clément Lucas, *On surgical diseases of the kidney and the operations for their relief.* Brit. med. journ., 29 septembre 1885, p. 611.

en cas d'intervention, de débarrasser la vessie des caillots qui l'obstruent, au moyen de la boutonnière périnéale ou de la taille latérale faite dans la même séance, et il ajoute que la combinaison de la néphrectomie avec l'une de ces deux opérations suivie du drainage vésical, doit faire courir au blessé moins de risques que l'expectative pure et simple. J'avoue que le fait de Rawdon donne une grande force à cette manière de voir. Voilà un enfant à qui on enlève au bout de dix-sept jours un rein rompu presque entièrement en travers. Malgré cette opération la cystite continue. *Quatre jours* après la néphrectomie on lui fait subir l'opération de la cystotomie latérale ; malgré cette double intervention le rein opposé suppure et l'enfant meurt au bout de quarante jours.

Ce qui frappe d'abord, c'est que le sujet, privé d'un rein depuis quatre jours, ait supporté la taille ; mais il avait douze ans ! Il présentait donc des conditions de résistance sur lesquelles il n'y aurait pas à compter dans la moyenne des cas. Je désapprouve donc absolument ces interventions répétées à courts intervalles et je préférerais de beaucoup pratiquer dans la même séance les deux opérations, si j'en avais reconnu l'utilité. Je pense comme Reeves et comme Morris que la boutonnière ou la section latérale de la prostate dans une faible étendue ne peut guère aggraver le pronostic de la néphrectomie chez un sujet offrant, d'autre part, des conditions au moins moyennes de résistance.

Ainsi, d'un manière générale, je ne suis nullement opposé à l'idée de l'intervention active, mais c'est à condition que le moment soit bien choisi. Tout dépend de l'importance de l'hématurie, et bien plus encore de sa persistance.

Une hématurie grave arrêtée n'est pas une indication suffisante, même si la vessie est pleine de caillots. Des hématuries moyennes, répétées au point de compromettre la vie, deviennent une indication pressante. Donc autant l'intervention trop tardive doit être évitée, autant l'intervention trop hâtive risque d'être inutile. Il faut gagner du temps. Il n'est pas douteux que chaque jour d'attente ne puisse exercer une influence heureuse sur la transformation du foyer, sur l'organisation des surfaces déchirées. Comme le faisait observer Maunoury dans une communication au Congrès de chirurgie de 1885, mieux vaut avoir à inciser une vieille collection sanguine ou purulente qu'à faire d'emblée unenéphrectomie, dans des conditions particulièrement périlleuse.

Maunoury avait été appelé le 51 août 1884 auprès d'un sujet dont l'un des reins avait été rompu le 26 juin. Plus de deux mois s'étaient écoulés depuis l'accident. L'opération consista dans l'incision d'un vaste foyer de suppuration et dans l'extirpation successive de plusieurs fragments de l'organe déchiré. Elle fut suivie de succès.

Il ne faut cependant pas trop compter sur l'expectation, et quoiqu'on ne connaisse actuellement aucun cas d'intervention immédiate, le raisonnement, à défaut de l'expérience, légitime le plaidoyer convaincu de Morris en faveur de l'action hâtive, en présence d'un danger réel.

Un cas encore très récent prouve que malheureusement la guérison est loin d'être assurée par la néphrectomie, même retardée. Un homme soigné par Arx à la suite d'une chute sur la région lombaire, avait eu des hématuries répétées pendant dix jours. Après quatre jours de suspension, comme elles avaient recommencé, ce chirurgien fit l'extirpation du rein. L'opéré mourut quand même. A l'autopsie on trouva une déchirure du hile. Un caillot gros comme un œuf de poule adhérait au bord convexe du rein. On peut se demander si cette fois l'intervention n'avait pas été trop tardive [1].

Mais là n'est pas le seul côté de la question à envisager. Il se peut que l'accumulation des caillots dans la vessie entretienne

---

1. Von Arx, *Correspondenzblatt für Schweizer Aerzte.* 1ᵉʳ mai 1886.

une dysurie et engendre une cystites capable de compromettre les jours du malade. Si d'autre part l'hématurie est arrêtée ou ne continue que dans de faibles proportions et que l'évacuation des caillots n'ait pu être obtenue, n'est-il pas indiqué d'ouvrir la vessie et de procéder à son nettoyage ? Pour mon compte, je n'hésiterais pas à le faire, et quoique la boutonnière ou la taille latérale puisse assurer un drainage suffisant, je me demande s'il n'y aurait pas avantage à faire la taille sus-pubienne. Cette opération permettrait de débarrasser entièrement le réservoir urinaire et d'en laver les parois avec une solution désinfectante.

Les réflexions précédentes peuvent être résumées ainsi qu'il suit :

1° Eviter autant que possible l'intervention immédiate, à moins d'accidents urgents.

2° Ne pas reculer devant l'extirpation des fragments du rein, quelque difficile qu'elle puisse être, si l'hématurie persiste dans des proportions dangereuses.

3° Combiner au besoin la cystotomie périnéale ou sus-pubienne avec la néphrectomie extrapéritonéale, si la vessie est pleine de caillots ou si une cystite intense, à laquelle ne serait pas applicable le traitement par les injections, crée une situation grave.

4° Si la néphrectomie semble inutile, et que les caillots ne puissent être extraits de la vessie par les moyens ordinaires, il faut pratiquer la taille, de préférence la sus-pubienne, et drainer le réservoir urinaire.

**Traitement des complications tardives.** — Comme complications tardives j'entends la suppuration du rein et du foyer extra-rénal, l'hématome périnéphrétique et l'hématonéphrose proprement dite, les kystes hématiques et l'hydronéphrose.

Dans tous ces cas la ponction exploratrice ou évacuatrice sera

le prélude de l'intervention qui presque toujours aboutira à
l'incision du foyer. Chacun des cas particuliers énoncés à
l'instant sera envisagé plus tard à sa place. Je dirai seulement
pour le moment que West (de Birmingham) a fait la néphrectomie lombaire à un enfant de quinze ans, chez qui le traumatisme rénal remontait à quatre mois. Cette opération avait été
précédée par deux ponctions et par la néphrotomie avec drainage. L'opéré mourut.

Je rappellerai que Barker a traité de même un enfant de
trois ans et huit mois, cette fois avec succès; que Bennett May
a guéri par des aspirations réitérées un homme qui avait reçu
un coup de pied de cheval dans la région du rein ; que Marshall
a employé dans une circonstance analogue le drainage après
une petite incision [1].

Les faits qui précèdent sont très probablement des exemples
d'abcès périnéphrétiques causés par un épanchement de sang et
d'urine.

Celui de Weir paraît avoir été un cas de néphrite ou de
néphro-pyélite suppurée.

Enfin je crois pouvoir rapprocher l'observation d'hydronéphrose traumatique suppurée de Croft du fait que j'ai communiqué plus haut sous le nom de kyste hématique périnéphrétique. Dans les deux l'étiologie doit avoir été la même.

Tous ces faits seront repris et commentés comme il convient
dans divers chapitres de cet ouvrage.

## D. — DÉCHIRURE DU REIN PENDANT L'EXTIRPATION D'UNE TUMEUR ABDOMINALE.

Pour terminer ce qui concerne les lésions traumatiques du
rein, il me reste à dire quelques mots d'un accident déjà

1. Les indications bibliographiques de ces différents cas se trouveront plus loin.
(V. les *pyélo-néphrites traumatiques*).

observé et auquel il importe de savoir porter remède, c'est la déchirure de cet organe pendant l'extirpation d'une tumeur abdominale. Il ne peut avoir lieu que dans le cas d'adhérence avec la production anormale. C'est ainsi qu'une fois Spencer Wells enleva par mégarde un rein en même temps qu'une tumeur fibro-cystique de l'utérus. L'artère rénale fut tordue, et, si la malade succomba trois jours après, ce fut, non à une hémorrhagie, mais à la septicémie[1].

Une autre fois le même chirurgien, pendant l'extirpation de deux énormes tumeurs pararénales, qui étaient des fibro-lipômes, enleva avec l'une d'elles le tiers du rein gauche[2]. Je copie textuellement dans l'ouvrrge de Morris un fragment d'une lettre qui lui fut adressée à ce sujet par sir Spencer Wells[3] :

« Deux tiers du rein gauche furent laissés en place; il n'y eut pas d'infiltration d'urine. La seule précaution prise pendant l'opération contre une *fuite* fut l'apposition attentive de l'enveloppe péritonéale du rein que sa distension avait convertie en une grande poche capsulaire semblable à un kyste. Naturellement je m'attendais à des urines sanguinolentes et à un trouble quelconque, mais rien ne vint me causer la moindre inquiétude. Les suites de l'opération furent absolument les mêmes que celles d'une ovariotomie ordinaire. »

L'éminent chirurgien anglais ajoute :

« Mon opinion est que, en présence d'un pareil accident, lemieux serait d'enlever le reste du rein et de lier l'uretère. »

C'est ce que fit Archer[4], et ce fut une hémorrhagie abondante qui lui força la main. C'est en effet dans cet accident que gît la

1. Spencer Wells, *Med. Times and Gazette.* January 1870.
2. *Id, British med. journ.* 19 April 1884, t. I, p. 758.
3. Morris, *loc. cit.*, p. 151.
4. Archer, *The Lancet*, 1882, vol. I, p. 1070.

principale indication ; mais, sans vouloir être plus optimiste que Spencer Wells, je pense qu'on peut prévoir le cas où la déchirure, peu étendue, comporterait une suture à fils perdus, ou une légère cautérisation avec le thermo-cautère.

Dans le cas de lésion profonde atteignant les tubes droits et un point même limité d'un calice, il serait prudent de suivre le conseil de Spencer Wells. La blessure du bassinet ou une hémorrhagie abondante devraient faire cesser immédiatement toute hésitation.

# CHAPITRE II



Les principes salins contenus dans l'urine constituent, en se déposant sous forme pulvérulente ou en s'agrégeant sous un volume variable, les sédiments, les concrétions et les pierres proprement dites que l'on rencontre dans les diverses parties de l'appareil urinaire. Pendant longtemps on a pu considérer la lithiase rénale comme une affection d'ordre purement médical ; mais du jour où la néphrotomie[1] a pris place parmi les opérations classiques, cette question a commencé à devenir aussi bien chirurgicale que médicale.

L'extirpation du rein a marqué un nouveau pas dans cette voie, en étendant considérablement le champ de l'intervention opératoire.

Ce n'est pas seulement contre les calculs volumineux que la néphrotomie peut être toute puissante; ce n'est pas seulement lorsque les concrétions sont trop grosses pour s'engager dans l'uretère qu'elle est indiquée. C'est aussi lorsque la lithiase, même constituée par de simples graviers, développe dans l'organe affecté un état douloureux contre lequel la thérapeutique purement médicale est insuffisante. La chirurgie peut encore se montrer efficace dans ces circonstances exceptionnelles. Un

---

1. Dans le cours de cet ouvrage, le mot *néphrotomie* désignera toujours l'incision, la taille du rein, le mot *néphrectomie* sera seul appliqué à l'extirpation de cet organe.

exemple personnel me permettra de revenir avec insistance sur ce point dans une autre partie de ce chapitre.

**Historique.** — La connaissance de la lithiase rénale, malgré des symptômes bien capables d'attirer l'attention des observateurs, est restée incomplète jusque dans les temps modernes. On peut diviser en deux périodes principales l'historique de la question : une *période médicale* qui s'étend jusqu'au dix-huitième siècle, qui, sous certains rapports, se prolonge jusqu'à nos jours, et sur laquelle tranchent un certain nombre de tentatives hardies où se révèle le génie entreprenant de plusieurs chirurgiens français; une période franchement *chirurgicale*, dont l'épanouissement date à peine de quelques années et que signalent déjà de nombreux et de glorieux succès. C'est l'étape du grand progrès représenté par l'intervention opératoire dans des cas considérés jusque-là comme étant au-dessus des ressources de l'art. A vrai dire, il serait encore plus exact d'appeler mixte cette deuxième période. La médecine y garde sa place dans la thérapeutique de la gravelle et des graviers peu volumineux ; le rôle de la chirurgie ne commence légitimement que là où la médication interne est reconnue impuissante.

La période médicale comprend quatre phases :

1° Depuis Hippocrate jusqu'à Morgagni les connaissances sont vagues sur la plupart des points de la question, fausses sur quelques autres.

2° De Morgagni à Scheele la symptomatologie des concrétions urinaires acquiert de la précision ; la clinique en trace les lignes principales.

3° Avec Scheele naît l'ère chimique, dont les recherches de Bigelow marquent une des dernières et des plus importantes étapes.

4° Enfin Civiale et Rayer, par l'esprit de synthèse qui préside à leurs descriptions, par l'adjonction de nombreuses observations personnelles aux matériaux laissés par leurs prédécesseurs, ouvrent l'ère moderne qui se prolonge jusqu'à nos jours.

Hippocrate[1] s'était déjà préoccupé de l'influence qu'exercent sur le développement des calculs urinaires les boissons, l'inflammation de l'appareil urinaire et la stagnation de l'urine. Il esquisse la symptomatologie de cette affection et le diagnostic entre l'hématurie vésicale et l'hématurie rénale.

Galien[2] donne une description relativement bonne des symptômes de la gravelle, des calculs rénaux et des abcès consécutifs. Il parle de la purulence de l'urine et compare les concrétions urinaires à celles des goutteux. La relation qui existe entre les calculs du rein et ceux de la vessie n'échappe pas non plus à sa sagacité. Il étudie la coloration des concrétions et recommande la diète aqueuse dans le traitement de l'urolithiase.

Arétée[3] nous dit que les calculs se développent avec lenteur, qu'ils naissent dans le rein et jamais dans l'uretère, mais qu'ils peuvent se fixer, augmenter de volume dans un point quelconque de l'appareil urinaire, après qu'ils ont quitté le rein. Il insiste sur la gravité des tumeurs qui ont pour cause les calculs des reins et signale l'influence des lithontriptiques. Ils agiraient sur les petites concrétions, mais nullement sur les calculs d'un certain volume.

Paul d'Égine[4] cherche à diagnostiquer le sang et le pus qui viennent du rein, de l'hématurie et des urines purulentes d'origine vésicale.

Les Arabistes se contentent de commenter Galien. Eustachi[5],

1. Hippocrate, App. 74, section IV. App. 77-79-80, section IV.
2. Galien, *De locis affectis*, classe IV, lib. IV, cap. 3 ; classes VII, lib. 4, cap. 7.
3. Arétée, *De causis et signis morborum*, lib. II, cap. 3. — *De renum affectionibus*, lib. III, cap. 8, lib. 11, cap. 4.
4. Paul d'Égine, *Opus de re medica*.
5. Eustachi, *De renibus*, cap. 457.

Ferrand[1] et Le Dran[2] pensent que certains calculs se développent dans le parenchyme même du rein, fait réel mais non susceptible de généralisation, devant plutôt être considéré comme une exception, ainsi que l'a démontré Rayer.

La description exacte et vraiment clinique de la lithiase rénale ne remonte réellement qu'à Morgagni, à Sydenham, à van Swieten. Le premier[3], dans ses quarantième et quarante-deuxième lettres, signale les calculs latents qui n'ont pas de symptomatologie, et parle de la possibilité d'accidents dus à des affections du bassinet ou de la vessie, qui simulent la lithiase et peuvent facilement donner le change.

Sydenham[4] établit définitivement les liens étroits qui unissent la goutte à la gravelle.

Van Swieten[5], le premier, émet l'hypothèse que les calculs peuvent se former sous l'influence de la stagnation de l'urine, et assure que la maladie n'est pas aussi rare dans les classes pauvres qu'on le croit ordinairement.

Des horizons nouveaux s'ouvrent devant ceux qui poursuivent la guérison des calculs par une thérapeutique chimique. C'est Scheele qui donne l'impulsion à ce genre de recherches en découvrant que les concrétions sont constituées par un acide inconnu jusque-là, auquel il donne le nom d'acide lithique. Ce n'est que cinquante ans plus tard que ce dernier reçut définitivement de Pearson la désignation d'acide urique.

Plus tard, Wollaston[6] démontre que certaines pierres sont formées de phosphate ammoniaco-magnésien, d'autres d'oxalate de chaux, un petit nombre d'oxyde cystique.

---

1. Ferrand, *De nephresi et lithiasi*, 1601.
2. Le Dran, *Traité des op. de chir.*, p. 265.
3. Morgagni, *De sedib et caus. morb.*
4. Sydenham, *OEuvres de médecine pratique.* Trad. Jault, t. II. *Traité de la goutte.*
5. Van Swieten, *Commente*, in-4°, t. V, p. 250-141.
6. Wollaston, *On gouty and urinary concretions*, London 1796.

Fourcroy [1] et Vauquelin [2] confirment par de patientes recherches les découvertes de Scheele et de Wollaston ; en outre, ils révèlent l'existence, dans certaines pierres, de l'urate d'ammoniaque et de la silice.

En 1817, Marcet [3] publie un bon traité sur l'histoire chimique des calculs. Il découvre l'oxyde xanthique et décrit les calculs fibrineux. Peu de temps après, la science s'enrichit du recueil de faits de Brugnatelli [4], paru à Pavie en 1819. Prout [5] signale les dépôts pulvérulents de l'urine.

Magendie, dans son remarquable article *Gravelle* du *Dictionnaire de médecine et de chirurgie pratiques*, résume la question. Par ses recherches spéciales, publiées un peu auparavant, il est un des derniers représentants de l'ère chimique [6]. En effet, la plupart des auteurs qui ont écrit après lui sur la lithiase urinaire, ont largement puisé dans son travail. Celui-ci était encore le plus complet lorsque Bigelow [7] fit paraître en France sa remarquable thèse inaugurale, qui a justement fait époque et dont les conclusions ont été tout entières adoptées par le professeur Ch. Robin [8].

Peu d'années après l'article de Magendie, les œuvres magistrales de Rayer [9], de Civiale [10], avaient vu le jour. Le plus grand éloge qu'on en puisse faire est de dire que ces auteurs ont laissé bien peu à glaner après eux sur le terrain de la clinique. On consultera cependant avec fruit les publications plus récentes,

1. Fourcroy, *Obs. de calculs urinaires*, 1799.
2. Vauquelin. *Mémoire sur l'analyse des corps urinaires*, 1809.
3. Marcet, *Essai sur l'histoire clinique des calculs*. Traduit de l'anglais par Riffault, Paris, 1823.
4. Brugnatelli, *Lithologia umana*, Pavia, 1819, in-fol.
5. Prout, *Traité de la gravelle*, trad. franç., 1882.
6. Magendie, *Rech. physiol. et méd. sur les causes de la gravelle*, Paris, 1827.
7. Bigelow, *Rech. sur les calculs de la vessie*, Th. de doct. Paris, 1852.
8. Ch. Robin, *Traité des humeurs*, p. 880-1874.
9. Rayer, *Mal. des reins*, t. III.
10. Civiale, *Traité de l'aff. calculeuse*, 1838.

d'un caractère plus ou moins personnel, qui ont contribué au développement de la question depuis une trentaine d'années. Sans compter les traités de Leroy (d'Étiolles)[1], de Mercier[2], de Durand-Fardel[3], ceux de Roberts[4], de Lecorché[5], de Rosenstein[6], de Ralfe[7], je citerai encore les articles de Monneret[8], de Lancereaux[9], de L. Desnos[10], la consciencieuse thèse de Melchor Torres[11] et les intéressantes recherches de Ebstein[12].

Le nombre des travaux modernes relatifs à la lithiase urinaire, en général, et spécialement, à la lithiase rénale, est si grand, qu'il m'a semblé inutile d'en faire une longue énumération dans cet historique où ne devaient trouver place que les plus importants d'entre eux. Ceux qui en vaudront la peine seront mentionnés en temps opportun dans le cours de ce chapitre. Conformément à l'idée émise dans l'avant-propos de cet ouvrage, l'abondance des documents impose ici un choix rigoureux entre toutes les publications qui encombrent actuellement la science.

Ainsi qu'on a pu le constater, les considérations historiques qui précèdent s'appliquent presque autant à la lithiase en général qu'à la lithiase rénale. Cela tient à ce qu'il est très difficile d'isoler entièrement l'une de l'autre. Les différences

1. Leroy (d'Étiolles), *Traité de la gravelle*, 1865.
2. Mercier. *Traitement des sédiments, de la gravelle et de la pierre urinaires*, 1872.
3. Durand-Fardel. *Traité des maladies chroniques*, 1868, t. I.
4. Roberts. *A practical treaty on rinary and renalu diseases.* 5e édit., 1876.
5. Lecorché. *Traité des maladies des reins.* 1875.
6. Rosenstein. *Traité pratique des maladies des reins.* Trad. de Bottentuit et Labadie-Lagrave, Paris, 1874.
7. Ralfe. *Traité pratique des maladies des reins et des troubles urinaires.* Londres, 1885.
8. Monneret, art. *Gravelle* du Compendium de médecine pratique, t. IV.
9. Lancereaux, art. *Reins. Dict. encyclop. des Sc. médicales.*
10. L. Desnos, *Nouv. dict. de méd. et de chir. pratiques*, art. *Gravelle.*
11. Melchor Torres, *Des calculs du rein et de la néphrotomie*, Th. de doct., Paris 1878.
12. Ehstein, *Die Natur und Behandlung der Harnsteine*, Wiesbaden, 1884.

qui les séparent surgiront d'elles-mêmes des détails concernant l'anatomie et la physiologie pathologiques des concrétions. et des pierres du rein.

**Classification.** — Jusqu'ici je n'ai pas cherché à déterminer d'une façon rigoureuse le sens qu'il faut donner au mot *lithiase*. C'est que, malgré les divergences qui existent à cet égard entre les auteurs, il ne saurait y avoir de doute à mes yeux. Ce terme doit s'appliquer à toutes les variétés de concrétions salines qui se forment dans les reins, aussi bien aux petites qu'aux grosses. Ces dernières ne sont en effet qu'une agglomération des premières, ou, si l'on aime mieux, elles en sont une simple amplification. S'il est vrai qu'elles sont souvent plus complexes, comme les moins volumineuses sont loin d'être toujours simples, l'unicité de composition ne peut être prise comme base pour leur désignation respective.

Donc, selon moi, le mot *lithiase* doit désigner les graviers les plus fins aussi bien que les calculs et les pierres. Cela ne m'empêchera pas de continuer à employer les dénominations diverses, qui correspondent aux principaux états sous lesquels se présentent les concrétions. Il sera même nécessaire de préciser les limites de leur application, afin d'éviter toute équivoque.

Civiale appelle *sable* les concrétions se présentant sous l'aspect d'une poudre fine, de paillettes délicates ou de grains constitués par l'agglomération de petits cristaux; *gravelle*, les concrétions granuleuses dont le volume atteint au maximum celui d'une tête d'épingle; *graviers*, les concrétions dont les dimensions n'excèdent pas celles de l'uretère; *calculs*, celles que l'uretère ne laisserait pas passer; *pierres*, les plus considérables des calculs.

Je ne vois pour mon compte aucune objection sérieuse à élever contre cette classification, et je ne m'arrêterai pas à discuter si un gravier devient calcul parce que l'uretère, un peu rétréci, ne peut plus lui livrer passage, ou si un calcul redevient gravier, parce que l'urétère dilaté a pu s'ouvrir devant lui et le laisser tomber dans la vessie.

Lorsque Naumann[1] prenait pour base de sa division le siège de formation primitive d'une concrétion et admettait la néphrolithiasis, l'urétérolithiasis, la prostatolithiasis, l'urocystolithiasis et l'uréthrolithiasis, il ouvrait la porte à de continuelles difficultés d'interprétation. Il est évidemment beaucoup plus simple de décrire un calcul là où on le trouve, quitte à rechercher après son point de départ.

S'attacher avant tout, avec Durand-Fardel, à l'indication de l'intervention chirurgicale pour séparer les calculs de la gravelle, ce serait oublier que l'intervention peut être nécessaire dans des cas de concrétions peu volumineuses. Et puis de quelle intervention s'agit-il? A l'époque où Durand-Fardel publiait son traité, il ne pouvait être question que de la néphrotomie et non de la néphrectomie, qui n'avait pas encore été pratiquée.

Quant aux classifications purement chimiques, elles s'éloignent trop de la clinique. Si les recherches de laboratoire ont éclairé d'un jour éclatant la constitution des concrétions urinaires, si elles ont permis de les diviser en un certain nombre d'espèces bien déterminées, simples ou complexes, elles n'ont pas révélé de corrélations assez étroites entre certains symptômes de la lithiase et telle ou telle variété de gravelle, de graviers ou de calculs, pour qu'on ait le droit d'enlever toute valeur aux caractères grossiers, macroscopiques, dont se sont contentés jusqu'ici les cliniciens.

**Anatomie et physiologie pathologiques.** — Ce paragraphe comprendra, d'une part, l'étude des concrétions envisagées en elles-mêmes; d'autre part, celle des lésions qu'elles causent dans les parties avec lesquelles elles sont en contact.

---

1. Naumann, *Handbuch der medic. Klinik*. t. VI, p. 598.

Comme la gravelle reste, en dépit des envahissements récents de la chirurgie, une affection essentiellement médicale, ce qui va suivre s'appliquera particulièrement aux concrétions d'un volume supérieur à celui des graviers proprement dits, à savoir aux calculs et aux pierres.

Avant tout il y a un point important à élucider, c'est celui du siège réel des concrétions dans le rein. L'infiltration des *tubuli* par du sable urique chez les enfants nouveau-nés et chez certains adultes est un fait vulgaire, qui permet de comprendre comment dans certaines circonstances c'est dans la substance rénale elle-même et non dans les calices ou le bassinet que se développent les graviers. Le rétrécissement le moins caractérisé de la portion des tubes droits voisine de leur embouchure suffirait pour en causer l'obstruction dans une grande partie de leur longueur. Une fois retenues en amont de la coarctation, les concrétions pourraient sur place acquérir des

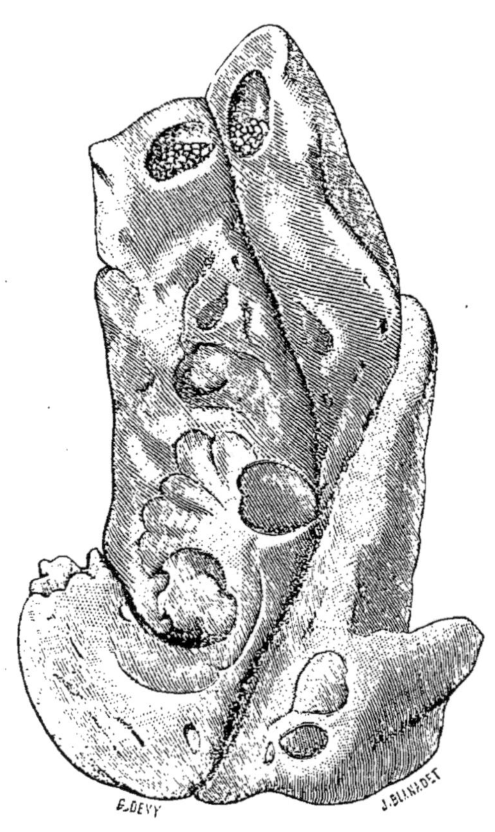

Fig. 2. — Rein extirpé le 14 mars 1885. Un calcul, qui sera représenté plus loin, occupait le bassinet. Une section faite du bord concave vers le bord convexe, du hile vers la grande circonférence, montre le parenchyme parsemé de poches kystiques; dans l'une d'elles, située vers l'extrémité supérieure et tout à fait isolée des calices, on aperçoit un certain nombre de petites concrétions.

dimensions plus considérables, devenir des graviers, voire même de vrais calculs. Il n'est même pas besoin de cette théorie mécanique pour expliquer la formation des sédiments dans les tubes droits. L'adhérence seule des concrétions, dont la surface est rugueuse dès leur formation, empêche leur migration vers les calices.

A côté des cas où l'on a trouvé dans la substance rénale elle-même des formations multiples qui l'infiltrent totalement ou partiellement, il y en a où ce sont de véritables calculs, multiples ou solitaires, qu'on y a rencontrés. Ils occupent alors le centre d'une sorte d'alvéole à parois fibreuses, parfaitement isolée du reste de l'organe, représentant vraisemblablement un canalicule urinaire dilaté, non pas un des canalicules de la substance corticale, mais un tube droit (fig. 2). Ici il est bien évident qu'une concrétion, d'abord grosse comme un grain de sable, s'est recouverte peu à peu des sels charriés par l'urine et que, à mesure que des couches nouvelles se déposaient à sa surface, elle a refoulé autour d'elle le tissu rénal et s'est creusé une loge où elle s'est trouvée enkystée au bout d'un certain temps.

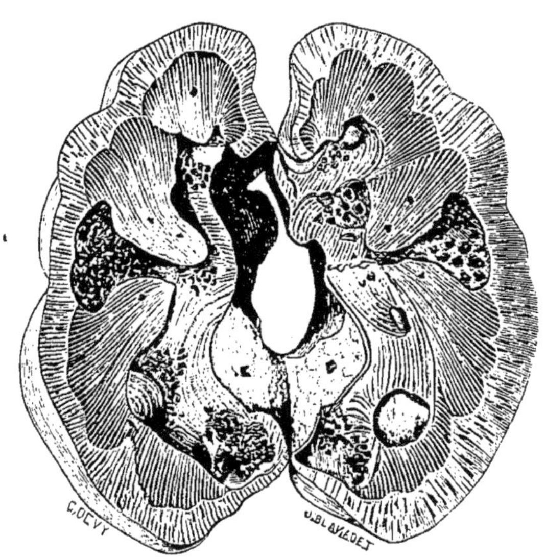

Fig. 3 (empruntée à G. Simon). — Concrétions multiples; dilatation des calices.

Étant donnée la quantité relativement faible d'urine qui traverse chacun des tubes de Bellini, le développement des concrétions intrarénales doit être beaucoup plus lent que celui des graviers arrêtés dans les calices et surtout dans le bassinet. Ainsi s'explique comment on trouve souvent un ou plusieurs gros calculs dans les réservoirs urinaires, en même temps qu'un certain nombre de petits graviers dans le parenchyme. Mais cette coïncidence n'est pas une règle absolue, car, chez certains sujets, la substance rénale est le siège exclusif des formations lithiques.

La vérité, révélée par un nombre énorme d'observations, est que les calices et le bassinet en sont le siège ordinaire (fig. 3). Il ne saurait y avoir de doute à cet égard, même lorsque, autour d'une ou de plusieurs pierres volumineuses, on ne voit plus qu'une mince couche de tissu rénal. Le refoulement excentrique que subit ce dernier, l'atrophie qui est la conséquence fatale de ce refoulement, rendent parfaitement compte de cet amincissement parfois extrême.

L'existence de concrétions dans les deux reins est loin d'être chose rare; ceci est d'une grande importance relativement aux conséquences de la néphrectomie. La statistique n'a malheureusement pas encore établi le degré de fréquence de la lithiase bilatérale. On a rencontré rarement un gros calcul dans chaque rein, et exceptionnellement plusieurs pierres volumineuses des deux côtés. Les cas d'envahissement double relèvent plutôt de la gravelle sablonneuse ou à gros grains[1].

Illimité, lorsque ce sont des sables qui infiltrent le rein, le *nombre* des concrétions d'un volume appréciable varie de un à plusieurs centaines. Un des cas les plus curieux à cet égard est celui du Lyonnais que mentionnent Chopart et J.-L. Petit, et dont les deux reins ressemblaient à deux sacs pleins de pierres de la grosseur d'un grain de millet, d'un grain d'orge, d'un pois, d'une fève. On peut citer encore ceux de Civiale (100 concrétions), de Heurnius (80 calculs dans un rein, 70 dans l'autre), de Plater[2] (70, des dimensions d'un grain de mil à celles

---

1. Voy. plus loin la statistique des coliques néphrétiques tirée de l'ouvrage de Durand-Fardel.

2. Plater, *Observ. lib.*, III, p. 858.

d'un pois), de Lieutaud[1] (36 pierres dans un rein, en même temps, 6 volumineuses dans la vessie), de Morgagni[2] (11 pierres grosses et rameuses dans un rein, 1 dans l'autre).

Cependant l'observation a démontré que, dans la moitié des cas environ, il n'y a qu'un calcul dans le rein affecté de lithiase, et ce calcul est déjà d'un volume notable. Il est bon d'ajouter que certaines pierres, en apparence uniques, sont formées par la fusion de plusieurs. Cette fusion doit être favorisée par l'enclavement de concrétions volumineuses dans des cavités qu'elles ne peuvent dilater que par refoulement excentrique, et par la pression réciproque de surfaces souvent grenues, très disposées à l'engrènement. Civiale a depuis longtemps fait cette remarque[3].

Le *volume* des calculs est ordinairement en raison inverse de leur nombre, mais il s'en faut qu'il y ait toujours égalité entre eux, lorsqu'il en existe plusieurs. Il n'est pas rare de rencontrer une grosse pierre accompagnée de plusieurs petites. On a remarqué aussi que l'on trouve plus souvent dans un rein deux grosses pierres que trois, ce qui d'ailleurs est facile à comprendre, si l'on tient compte de la fusion possible de deux formations lithiques en une seule.

Si le *poids* des concrétions rénales est en rapport, avant tout, avec leur composition chimique, il l'est aussi avec leur volume. Ce dernier, inférieur d'une manière générale à celui des pierres vésicales, peut atteindre et dépasser beaucoup les dimensions d'un œuf de poule.

Le poids le plus ordinaire des concrétions d'un volume moyen serait, d'après Civiale, de 1 à 4 gros, autrement dit, de 4 à 16 grammes environ. J'ai extrait d'un rein suppuré une pierre

1. Lieutaud, *Anat. med.*, obs., 1168.
2. Morgagni, *De sedibus et causis....*, ep. V, art. 10.
3. Civiale, *Traité de l'aff. calc.*, p. 143.

de 52 grammes, qui avait à peu près le volume d'un œuf de
poule. Dans le cours de deux autres néphrotomies, dont il sera
parlé plus loin, j'ai trouvé, au milieu d'un grand foyer purulent, plusieurs calculs dont le poids total était de 15 grammes
et de 45 grammes, sans compter les fragments perdus pendant
l'opération. Voici quelques exemples de poids exceptionnels
rapportés par divers auteurs :

On en a vu de 40 grammes (Lancisi[1]), de 60 grammes (Harming[2]), de 155 grammes et de 225 grammes (Slare[3]). Les dimensions de celui de 155 grammes étaient de 10 centimètres
sur 9 ; la circonférence du dernier dépassait 18 centimètres.
Dans les mémoires de l'Académie des sciences pour l'année 1750,
il est question d'un calcul rénal de 195 grammes. On pourrait
citer quelques autres cas aussi remarquables. Ce qu'il y a de
plus extraordinaire, c'est que des pierres aussi volumineuses
aient pu séjourner pendant des années dans les reins sans
révéler leur présence par les symptômes ordinaires de la
lithiase[4].

Le cas récent de Evrain est venu s'ajouter à plusieurs autres
enregistrés par les anciens auteurs[5].

Parmi les plus célèbres exemples de calculs volumineux,
celui du pape Innocent XI mérite une mention spéciale. Le rein
droit renfermait une pierre de 180 grammes ; dans le gauche
il y en avait une de 270 grammes. On peut citer encore un cas
récent extrait des bulletins de la Société anatomique (dans le
rein droit, douze calculs du poids total de 122 grammes ; dans
le gauche, trois calculs pesant ensemble 478 grammes[6]). Rogeau a rencontré, il y a peu de temps, dans un rein, outre trois

1. Lancisi, *Eph. nat. cur.*, ant. 3 et 4, append., p. 9.
2. Harming, *Cista med.*, ep. 236, p. 427.
3. Slare, *Philosoph. transactions*, 1684, n° 157, art. 6.
4. *Miscell. nat. curios.* Dec. I, ann. 4 et 5, obs. 32, p. 33.
5. Evrain, *Union méd. du Nord-Est*, juin 1882, p. 197.
6. *Bull. de la Soc. anat.*, 1868, p, 568.

pierres des dimensions d'un œuf de pigeon, une autre énorme, formée de deux parties soudées à angle droit et ne pesant pas moins de 350 grammes [1].

Ici nous touchons à l'invraisemblable, mais il s'agit d'abord d'une observation toute récente et offrant des garanties suffisantes.

On trouve dans la *Revue des Sciences médicales* de 1875 la mention d'une pierre de 1015 grammes qui était accompagnée d'un millier de petites concrétions atteignant ensemble environ 60 grammes [2]. Enfin, il y a plus fort encore, si l'on en croit Pohl, qui affirme avoir vu une pierre rénale, on pourrait presque dire un rocher, du poids de 5 livres [3]!

Sans empiéter sur l'étiologie des concrétions urinaires, en ce qui concerne l'influence des âges, qu'il me soit permis de dire dès maintenant que le volume, et par conséquent le poids des calculs, n'est pas toujours en rapport avec l'âge des sujets qui les portent.

Ruysch [4] rappelle l'histoire d'une enfant de trois ans qui en rendit par l'urèthre plus de cinquante. A son autopsie, il trouva dans l'un des reins, une énorme pierre dont il nous a laissé la figuration. Reichel [5] mentionne un enfant de neuf ans dont l'un des reins contenait deux calculs, de 4 centimètres et de 5 centimètres et demi.

La *forme* des petites concrétions est très variable; il y en a d'oblongues, de piriformes, de prismatiques, de cylindriques, etc. Au contraire les calculs volumineux offrent généralement des formes plus caractéristiques. On peut dire qu'ils tendent à devenir rameux, ce qui s'explique facilement par

1. Rogeau, *Bull. méd. du Nord*, janvier 1881, p. 59.
2. *Revue des sciences médicales*, t. V, p. 499, 1875.
3. Pohl, *De prost. calcul.* 57.
4. Ruysch. *Op. omnia anatomico-medico-chirurgica*, Amsterdam, 1721. *Obs. anat.–chirurgicæ*, p. 55, obs. LVII.
5. J. van Reichel, *De calculis renalibus*, Lipsiæ.

les dispositions normales du milieu où ils se développent. Le bassinet et les calices représentent en effet un réservoir très irrégulier, à prolongements multiples séparés par les pyramides. D'une part les calculs s'aplatissent sur ces dernières, d'autre part ils refoulent la membrane limitante des calices et les déforment suivant les hasards des stratifications qui en augmentent peu à peu le volume. De là résultent des particularités qui ont frappé tous les observateurs.

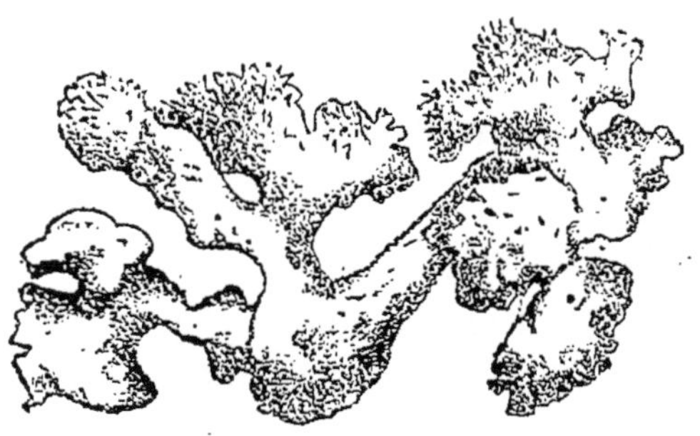

Fig. 5 (empruntée à Melchor Torres). — Calcul madréporique.

Les calculs ainsi développés sont formés d'une partie fondamentale logée dans le bassinet, de laquelle partent un certain nombre de prolongements qu'on a pu comparer avec raison à des madrépores. C'est pour ce motif que Leroy (d'Étiolles) les a appelés coraliformes[1]. Ces prolongements n'ont pas toujours la délicatesse remarquable qu'on a quelquefois observée et dont les figures ci-jointes peuvent donner une idée (fig. 4 et 5). Fré-

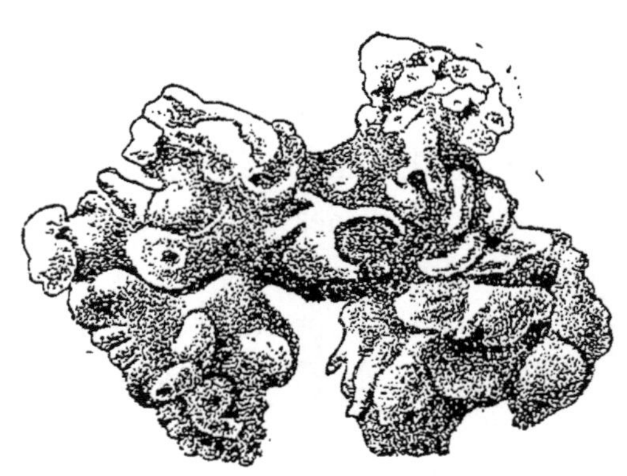

Fig. 5 (empruntée à Melchor Torres). — Autre type de calcul madréporique.

quemment ils sont larges et épais comme le corps du calcul; ils peuvent même se réduire à une sorte de protubérance surajoutée à ce dernier en un ou plusieurs points.

<hr>

1. Leroy (d'Étiolles) fils, *Traité pratique de la gravelle*, 1863.

Les ramifications, quand elles existent, sont loin d'affecter les mêmes dispositions, leur variété est telle que les auteurs ont pu donner libre cours à leur imagination dans des comparaisons d'une exactitude souvent discutable. On leur a trouvé la forme de certains animaux (chien, chat, souris, oiseau, éléphant, zoophytes) (fig. 6), de certaines racines (gingembre) ; quelques-unes rappelleraient une dent molaire.

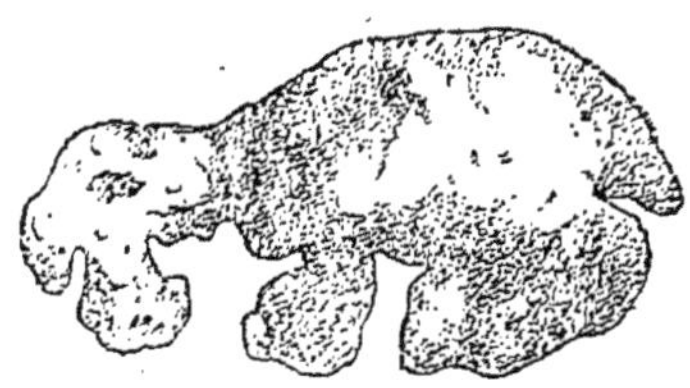

Fig. 6 (empruntée à Melchor Torrès). — Calcul rappelant vaguement une forme animale.

Outre les prolongements qui envahissent les calices, certains calculs en présentent du côté de l'uretère ; ce conduit est alors obstrué dans une certaine longueur. On comprend sans peine qu'un pareil enchevêtrement des ramifications multiples d'une pierre avec les prolongements naturels du bassinet constituent un obstacle sérieux à leur désenclavement. Chopart dit n'avoir pu dégager une de ces pierres rameuses trouvées dans une autopsie qu'en sectionnant la substance rénale dans plusieurs directions. Si l'on tient compte, en plus, de ce que la surface de ces calculs est loin d'être toujours polie, que très souvent, au contraire, elle est grenue et s'incruste dans la membrane limitante des cavités qu'ils occupent, au point de devenir réellement adhérents, on peut prévoir combien il serait difficile d'extraire certaines de ces productions dans le cours d'une néphrolithotomie. Le morcellement lui-même pourrait rester inefficace. Mieux vaudrait alors, surtout si la pierre était très volumineuse, extirper le rein entier (fig. 7).

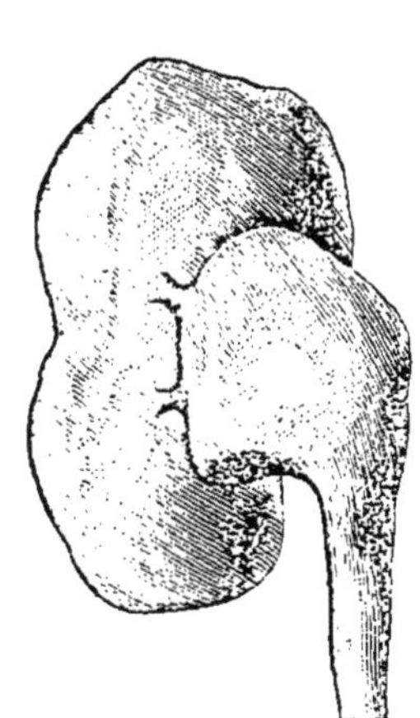

Fig. 7 (empruntée à Melchor Torrès). — Calcul à prolongement volumineux vers l'uretère.

L'indication ne serait plus aussi pressante dans le cas de pierre moyenne ou petite, adhérente. Le désenclavement offrirait alors beaucoup plus de chances de succès. Je reviendrai sur ce point au paragraphe consacré à la néphrotomie ou taille rénale.

Ainsi, l'état rugueux de la surface, l'irrégularité de forme due à des prolongements courts ou longs, épais ou grêles, ou à des facettes multiples, tels sont les caractères fondamentaux du calcul rénal type; mais il s'en faut que ces caractères soient constants. Les petits calculs des calices sont ordinairement arrondis ou ovoïdes. Certaines pierres du bassinet sont franchement oviformes; telle est celle qui est figurée dans l'ouvrage de Morris et qu'il a trouvée dans un rein extirpé.

Il y en a qui, sans être rameuses, ont des formes singulières : cylindre plus ou moins contourné, disque percé d'un trou pour le passage de l'urine[1], bouteille munie de son col[2]. Le calcul que j'ai fait représenter ci-contre (fig. 8) et que j'ai trouvé dans la partie du bassinet la plus voisine de l'extrémité supérieure de l'uretère, est remarquable par sa forme. On dirait d'un croissant ou d'une sorte d'ergot; mais ce qu'il y a de plus curieux, c'est qu'il était creusé en gouttière du côté de sa concavité. Cette gouttière était remplie d'une matière d'un jaune clair, molle et facile à écraser, non mélangée de dépôts calcaires, constituée par des débris épithéliaux et de la graisse.

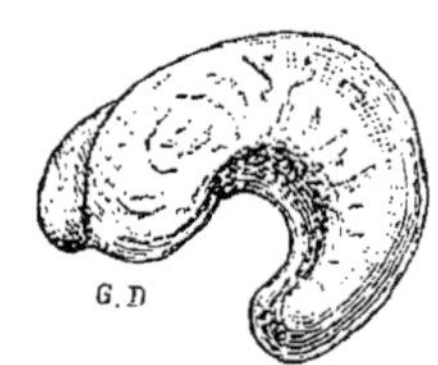

Fig. 8. — Calcul en forme d'ergot recourbé trouvé dans le bassinet au cours d'une néphrotomie ( V. Obs. *Paquet*, à la fin de ce chapitre).

La même particularité est signalée dans l'observation VII de la thèse de Bloch. Il y est question d'un calcul renfermant une matière jaune, aréolaire.

La face externe de ce calcul, grenue dans toute son étendue,

1. Civiale, *loc. cit.*, p, 168.
2. Van Swieten, *Comment.*, t. V, p. 224, et Leroy (d'Étiolles) fils, *loc. cit.*, p. 112, fig. 28.

adhérait si intimement à la muqueuse du bassinet que j'eus quelque peine à l'en détacher, même après l'extirpation du rein et de la portion du pédicule où il était inclus.

Quand plusieurs concrétions ou calculs sont juxtaposés dans le bassinet ou les calices, ils sont comme articulés les uns avec les autres et présentent au niveau de leurs points de contact des facettes lisses qui se correspondent rigoureusement par des détails inverses de conformation. Ainsi une surface convexe d'un côté est en rapport avec une petite excavation de mêmes dimensions creusée dans le calcul voisin. On a même vu une pierre présentant une véritable tête sphérique analogue à celle du fémur et reçue dans une sorte de cavité cotyloïde creusée dans une autre, disposition qui permettait des mouvements en tous sens de l'une de ces pierres sur sa voisine[1].

L'existence des facettes indique donc ordinairement qu'il y a eu juxtaposition et rapport intime de deux concrétions, mais non cependant d'une façon absolue. Quelquefois la partie de la surface qui correspond à une pyramide offre plusieurs petites facettes séparées par des arêtes mousses. « L'extrémité du calcul « appliquée contre le mamelon », dit Rayer[2], « est aplatie et « présente quelquefois plusieurs facettes qui forment les unes « avec les autres des angles obtus. Ces facettes sont souvent en- « tourées par une sorte de rebord, ou au moins elles offrent une « circonférence nettement dessinée, supportée par un rétrécis- « sement ou col qui correspond à l'extrémité du calice. »

Il me reste à traiter de la *composition chimique* des concré- tions rénales et de deux autres caractères qui sont ordinaire- ment en connexion avec elle ; je veux parler de leur *couleur* et de leur *consistance*. Les diverses variétés de gravelle admises par les auteurs se ramènent facilement à trois ou quatre types fondamentaux.

1. *Bull. de la Soc. anat.*, 29 février 1877.
2. Rayer, *loc. cit.*, t. III, p. 15.

Magendie décrivait : 1° la gravelle rouge ou d'acide urique ; 2° la gravelle blanche, formée par du phosphate et quelquefois par du carbonate de chaux ; 5° la gravelle pileuse, qui ne devrait pas figurer dans cette classification ; 4° la gravelle grise ou de phosphate ammoniaco-magnésien ; 5° la gravelle jaune ou d'oxalate de chaux ; 6° la gravelle transparente ou d'acide cystique ; 7° la gravelle multiple.

Raoul Leroy (d'Étiolles) admet trois types principaux : 1° la gravelle urique ; 2° la gravelle oxalique ; 5° la gravelle phosphatique, et il propose même de les réduire à deux dans la pratique : 1° la gravelle avec urine acide (gravelle urique et oxalique), à laquelle il rattache la gravelle cystique ; 2° la gravelle avec urine alcaline (gravelle de phosphate et de carbonate de chaux).

Lecorché décrit : 1° la lithiase acide (urique ou oxalique) ; 2° la lithiase alcaline (calcaire ou ammoniacale) ; 5° la lithiase indifférente (xanthique ou cystique). L. Desnos envisage séparément les gravelles urique, oxalique, phosphatique et cystique.

Déjà Durand-Fardel, préoccupé de la pathogénie de la gravelle, avait fait deux classes des cas où la maladie est d'origine diathésique et de ceux où elle dépend d'un état catarrhal des premiers réservoirs urinaires. Reprenant la même idée, Bouchard[1] a écrit ce qui suit :

« La gravelle qui est due à un état morbide général, c'est la « gravelle urique, puis, avec un moindre degré de fréquence, la « gravelle oxalique. Elles peuvent coïncider, se substituer l'une « à l'autre.

« La gravelle phosphatique ou terreuse est le plus souvent « liée à une affection locale des voies urinaires. Elle peut dépen- « dre de la fermentation de l'urine ou de l'inflammation catar- « rhale ou ulcéreuse du bassinet ou de la vessie. Toutefois elle

---

1. Bouchard, *Maladies par ralentissement de la nutrition*, 1882, p. 248.

« peut dépendre d'un trouble nutritif général; elle exige en
« effet pour se produire que les urines soient alcalines, et cet
« excès d'alcalinité de l'urine peut dépendre d'un excès d'alca-
« linité du sang[1] ».

En résumé, il y a deux formes fondamentales qui sont : la gravelle acide (urique le plus souvent et oxalique), la gravelle alcaline (phosphatique, ammoniacale et carbonatique), et des formes
plus rares ou exceptionnelles : la gravelle cystique et la xanthique. Je ne parle pas de la gravelle appelée pileuse par Magendie.
Elle répond à la pilimiction, qui n'a rien à faire avec le sujet
actuel, quoique parfois les poils rendus avec l'urine puissent être
enveloppés d'une gangue phosphatique.

Je ne crois pas non plus nécessaire de revenir longuement
sur ce que j'ai écrit sur la composition chimique des calculs de
la vessie. Ce qui a été dit à cet égard est exact aussi en ce qui
touche les reins. Ici également les calculs sont simples ou composés. Ils sont constitués par de l'acide urique pur ou par des
urates, par de l'oxalate de chaux, par des phosphates de chaux
ou ammoniaco-magnésiens, par du carbonate de chaux, par de
la cystine ou de l'acide xanthique, mais pour ces deux dernières variétés il y a une différence en faveur des reins par
rapport à la vessie.

Les calculs peuvent être homogènes ou constitués par un
noyau recouvert de stratifications souvent d'une autre nature;
mais à cause de la bizarrerie fréquente de leur forme, les dépôts surajoutés à la partie centrale se font avec une bien moins
grande régularité que dans la vessie.

Au milieu de la première pierre rénale que j'ai extraite, il y
avait un petit noyau des dimensions d'une graine d'olive, mais
un peu moins allongé.

On trouvera dans l'ouvrage de Ebstein des détails intéressants sur la constitution
et la pathogenèse des calculs, et spécialement sur le rôle de la matière organique
(Voy. p. 109 et suiv. ainsi que les planches explicatives).

Comme variétés exceptionnelles je citerai les pierres contenant de l'indigo, du fer, de la fibrine, de la graisse, de la cholestérine. Dans le cas de Ord, la matière colorante bleue formait une croûte autour d'un calcul composé de fibrine et de phosphate de chaux; dans celui de Ultzmann, elle était infiltrée dans une pierre uratique. La présence de l'indigo dans les calculs s'explique par une transformation de l'indicane[1].

Les concrétions fibrineuses, dont l'histoire a été tracée par Marcet, Brodie, English, Prout, Willis, proviendraient de caillots sanguins.

On les voit parfois servir de noyau à des concrétions lithiques. Il a été déjà question de ce fait au chapitre des lésions traumatiques. Les exemples fournis par Rayer[2] Hinton, Morgan, ne peuvent guère laisser subsister de doute à cet égard. La gravelle ordinaire serait, elle aussi, une conséquence possible du traumatisme, d'après Bazile[3]. Néanmoins si, chez un sujet ayant subi antérieurement un traumatisme du rein, suivi d'hématurie, on voyait survenir des symptômes de lithiase, il ne faudrait admettre l'influence de ce traumatisme qu'après s'être assuré qu'auparavant l'état de l'appareil urinaire du blessé était rigoureusement bon. Il faudrait en plus que la gravelle ou que les symptômes de lithiase sans gravelle fussent apparus quelques semaines ou, à la rigueur, quelques mois après le traumatisme. Dans ces conditions seulement je me croirais autorisé à incriminer la contusion rénale, et encore toute cause d'erreur ne serait pas écartée, puisqu'on devrait toujours se demander si le traumatisme n'a pas seulement provoqué l'apparition des symptômes d'une lithiase restée latente jusque là. Il est vrai que, dans ce dernier cas, ces symptômes se révèleraient, suivant toute probabilité, tout de suite ou fort peu de temps après l'accident.

1. Ebstein. *Loc. cit.*, p. 15.
2. Rayer. *Loc. cit.*, t. I, p. 540 et 541.
3. Maas. *Loc. cit.*, p. 156.

Aux différences de composition correspondent des différences bien connues d'*aspect extérieur*, de *couleur* et de *consistance*. Les plus grenus, les plus mamelonnés des calculs sont ordinairement constitués par de l'oxalate de chaux ; les plus lisses, les plus polis, par de l'acide urique ou des urates.

Quant à la *couleur* il n'y a rien de fixe. Aux concrétions d'acide urique ou d'urate appartient la teinte rouge ou fauve qui est la plus fréquente dans la gravelle. La couleur gris cendré ou gris mêlé de blanc ou de brun est fréquente dans les calculs phosphatiques. Le blanc caractérise les concrétions carbonatiques ou phosphatiques de petit volume, surtout lorsque leur production est rapide. La teinte brune, brun rouge, est plutôt celle des pierres d'oxalate de chaux ; mais le pigment sanguin qui les infiltre donne à certaines d'entre elles, quelle que soit leur composition, la couleur et l'aspect d'une truffe. J'en ai extrait une semblable tout récemment.

Par exception on a signalé des concrétions vertes, roses, bleues. En un mot, presque toutes les couleurs fondamentales peuvent se retrouver dans les calculs des reins, comme dans ceux de la vessie, avec cette particularité que les teintes brunes ou noires représentent pour les premiers un caractère, sinon général, du moins d'une assez grande fréquence.

Quant à la *consistance*, je rappellerai que l'acide urique, les urates et l'oxalate de chaux donnent généralement aux pierres qu'ils constituent une dureté considérable, parfois même telle que le marteau est nécessaire pour les briser. Au contraire, les calculs de phosphate sont quelquefois mous comme du plâtre à peine sec. Par contre leur cohésion est parfois assez grande pour qu'ils ne se fragmentent que sous une pression de quelque intensité. Leur friabilité n'en est pas moins un caractère ordinaire qu'on a l'occasion de constater presque chaque fois qu'on procède à l'extraction de pierres rénales par la néphrotomie. Sur quatre opérations de ce genre que j'ai faites jusqu'ici, en aucun cas je n'ai pu ramener au dehors les calculs tout à fait intacts, malgré les précautions que je prenais dès l'abord pour en éviter la fragmentation.

Les *lésions du rein calculeux* s'expliquent facilement par la présence de corps étrangers capables, soit d'irriter les parties avec lesquelles ils sont en contact, soit de gêner ou d'empêcher absolument le cours de l'urine. Elles se rattachent donc exclusivement à la pyélite ou à la rétention de l'urine. Les lésions inflammatoires seront étudiées dans le chapitre suivant.

L'hydronéphrose par obstruction calculeuse de l'uretère trouvera aussi sa place plus loin.

Ce qu'il importe de déterminer dès à présent, ce sont les lésions intermédiaires conduisant à l'une ou à l'autre de ces graves complications, mais non inévitablement, ce sont les altérations du tissu rénal apparues sous l'influence du double processus d'inflammation et de rétention.

Un travail récemment publié par Jardet, sous l'inspiration du professeur Cornil, a fait faire un grand pas à cette question[1].

Je m'attacherai particulièrement dans ce paragraphe à l'anatomie pathologique du rein contenant des graviers volumineux ou des calculs proprement dits, et je me contenterai de renvoyer, pour tout ce qui concerne la gravelle, les infarctus uratiques et le rein goutteux, aux intéressants travaux parus dans ces dernières années[2].

« L'anatomie pathologique du rein calculeux est d'une complexité extrême », dit Jardet, « car, sans parler des lésions ordinaires d'inflammation et de rétention, on peut rencontrer toute espèce d'altérations »

---

1. Jardet. *Des lésions rénales consécutives à la lithiase urinaire*, Th. de doct., Paris 1885.

2. Parrot. *Bull. de la Soc. méd. des hôp.*, 24 novembre 1871, p. 101 et *Arch. gén. de méd.*, 1872, t. II, p. 169.

Il s'en faut que la présence des calculs détermine toujours des lésions macroscopiques. Cependant, au bout d'un temps variable, il se produit une obstruction plus ou moins complète d'une ou de plusieurs voies d'excrétion, dont la conséquence immédiate est une rétention d'urine particlle ou complète. En fait la situation se rapproche singulièrement de celle que crée expérimentalement la ligature de l'uretère[1].

Il survient tout d'abord dans le département rénal correspondant à l'obstruction une tuméfaction à laquelle succède un certain degré d'anémie. À une période plus avancée deux ordres de lésions vont apparaître : d'une part, la *dilatation* des calices et du bassinet et, comme conséquence, l'*atrophie* de la substance tubuleuse ; d'autre part, l'irritation, l'inflammation des tissus avec lesquels la concrétion est en contact.

Le rein qui renferme un calcul peut donc subir une augmentation de volume, si la dilatation des cavités normales l'emporte sur l'atrophie du parenchyme ; au contraire il y aura diminution de volume, si cette dernière est prépondérante par rapport à la dilatation. Cette règle ne peut cependant pas être prise tout à fait à la lettre, si j'en crois mes observations personnelles. Il y a des reins calculeux réellement hypertrophiés, sans que l'augmentation de leurs dimensions normales puisse être uniquement attribuée à l'ampliation des calices et du bassinet. Le rein que représente la figure 2, que j'ai enlevé en mars 1885, avait 16 centimètres de longueur. Les cavités naturelles étaient dilatées dans une certaine mesure, mais il est bien certain que la substance propre offrait une véritable hypertrophie, sans laquelle il eût été difficile de se rendre compte de cet accroissement de 4 centimètres du diamètre longitudinal.

<hr>

1. Voy. Aufrecht, *Die diffuse Nephritis*, Berlin 1879.
Charcot et Gombault, *Progrès méd.* 1878 et *Arch. de phys. norm. et path.* 1881.
Straus et Germond, *Des lésions histologiques des reins produites par la ligature de l'uretère*, Arch. de phys. norm. et path. 1882.
Ebstein, *Loc. cit.*, p. 62.

La dilatation rénale peut atteindre un degré invraisemblable. Cruveilhier[1], Boyer[2] mentionnent des cas où les dimensions de l'organe malade pouvaient être comparées à celles d'une tête d'enfant de deux ans.

Il est même question dans Boyer d'une tumeur rénale par distension qui pesait 68 livres, sans préjudice de son contenu liquide qui s'était répandu pendant qu'on l'incisait! Ces observateurs se sont trouvés évidemment en présence de faits tout à fait exceptionnels, tandis qu'une augmentation du double ou du triple doit être considérée comme fréquente.

Ces cas confinent de si près à l'hydronéphrose et à la pyélite suppurée qu'il serait inopportun d'aborder ici l'étude des conditions mécaniques qui les expliquent. Je signalerai seulement l'atrophie extrêmement marquée du parenchyme rénal qui, dans les cas de distension excessive, peut aller jusqu'à la disparition presque complète ou complète de ses éléments constitutifs (fig. 9). Mais ce qu'il y a d'intéressant à noter dès maintenant, c'est que si une circonstance

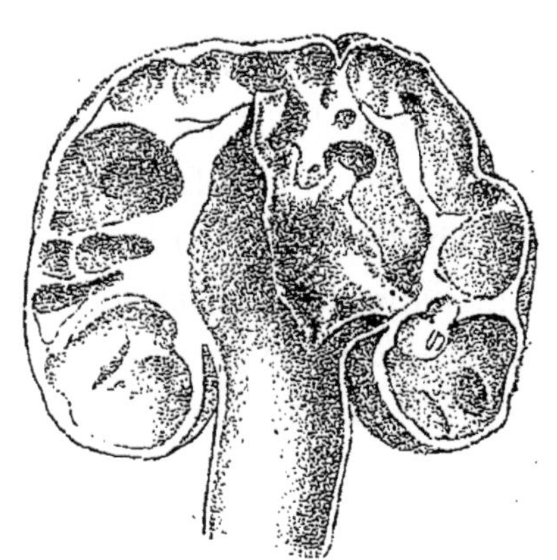

Fig. 9 (empruntée à Melchor Torres). — Rein désorganisé et converti en poches multiples contenant des calculs; dilatation considérable de l'uretère.

quelconque arrête la distension, si le liquide contenu dans le bassinet et les calices vient à disparaître, ces cavités reviennent sur elles-mêmes et le parenchyme, déjà frappé d'atrophie, se rétracte au point de ne plus constituer qu'une petite masse très inférieure en volume au rein normal.

On comprend du reste aussi bien que cette rétraction puisse se produire par le seul fait d'une néphrite interstitielle, sans

1. Cruveilhier, *Atlas d'anat. path.*, XXXVIe livraison, pl. iii, iv, p. 6.
2. Boyer, *Tr. des mal. chirug.*, t. VIII, p. 486 et 489.

qu'il y ait eu d'abord distension. On est alors en présence d'un petit rein brightique absolument semblable à celui auquel donne lieu la néphrite spontanée. Seulement, lorsque la distension a précédé la rétraction, la désorganisation va encore plus loin, et dans cet organe réduit à des débris quelquefois méconnaissables, on trouverait à peine des traces de ses éléments constitutifs normaux.

Des modifications de la forme du rein surviennent au fur et à mesure que les calculs grossissent ou que la dilatation des cavités avance ; mais on aurait tort de beaucoup compter sur ces déformations pour la recherche des pierres, dans le cours d'une néphrotomie. Un calcul déjà assez volumineux, comme celui qu'a trouvé Morris dans un rein enlevé, peut ne se révéler extérieurement par aucun soulèvement appréciable. C'est surtout lorsque la lithiase est généralisée à l'organe entier, comme dans le cas de G. Simon, qu'on a quelques chances de sentir à la palpation des bosselures multiples qui dénivellent la substance corticale. Je ne parle pas des sujets qui portent d'énormes pierres. En pareille circonstance le plus souvent ces dernières sont plongées dans une vaste collection

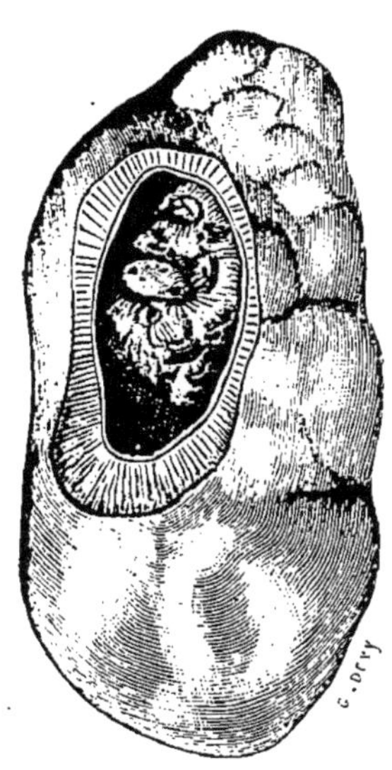

Fig. 10 (empruntée à Simon). — Rein de la fig. 5 incisé dans un point de sa face externe pour laisser voir les calculs qu'il renferme.

purulente et ne sont perceptibles qu'après l'ouverture de cette dernière. Il arrive cependant que, même dans ce cas, la distension n'est pas régulière et que le calcul logé dans un point de la poche peut faire une saillie considérable sur la face externe de la paroi. C'est ainsi que, chez un malade dont l'histoire sera rapportée au paragraphe consacré à la néphrotomie. j'avais senti très nettement *dans la région épigastrique* un lobe très dur et très résistant à la pression. Je me rendis compte pendant l'opération que c'était un calcul de la grosseur d'un œuf de poule qui formait ce relief.

En résumé, d'une manière générale, quand la pierre est petite ou moyenne et qu'il ne s'est produit ni hydronéphrose ni pyonéphrose, le rein peut conserver sa forme et ses dimensions normales; mais, dans beaucoup de cas, sans déformation concomitante, il se produit une augmentation de volume qui correspond ordinairement aux lésions qu'il me reste à signaler.

A la coupe, la couleur de tout le parenchyme se montre uniforme; la consistance, l'aspect général paraissent semblables dans toute l'étendue. Les deux substances sont difficiles à distinguer ou tout à fait confondues; à un examen plus attentif on constate une atrophie beaucoup plus accusée de la substance corticale. Enfin toute cette surface est parsemée de cavités kystiques dont quelques-unes ne sont que des diverticulums plus ou moins séparés des calices dilatés; d'autres en sont entièrement isolés par des ponts de substance rénale. Il se peut que ces derniers aient communiqué pendant un temps avec la partie la plus profonde d'un calice; mais il est plus vraisemblable qu'il s'agisse de véritable kystes par dilatation des canaux urinifères. Dans les unes et les autres on trouve assez souvent de petites concrétions emprisonnées. La figure 2 offre un exemple bien net de cette particularité. On remarquera que l'une des cavités occupe la partie la plus élevée de l'organe malade.

La muqueuse du bassinet, des calices et de leurs prolongements pseudo-kystiques est blanche, épaissie et lisse lorsqu'il n'y a point de pyélite. Dans ce dernier cas elle est beaucoup plus profondément modifiée, ainsi qu'on le verra plus loin. (Voyez au chapitre des *lésions inflammatoires*.)

Le travail de Jardet, auquel il sera fait par la suite plus d'un emprunt, renferme une *étude histologique* très complète des lésions macroscopiques déjà signalées. Cet auteur partage en trois étapes la marche des altérations qui doivent aboutir finalement à l'atrophie rénale.

La *première* est caractérisée par la stase de l'urine. Les glomérules de Malpighi, avec leur capsule, sont augmentés de volume ; mais la partie centrale, qui correspond aux vaisseaux, est atrophiée, de sorte que l'espace qui sépare le glomérule proprement dit de sa capsule est plus considérable que dans l'état normal.

La dilatation des tubes contournés est manifeste ; leur épithélium s'aplatit, devient cubique et n'offre plus de striation ; parfois même les cellules épithéliales ont disparu. Quant aux tubes droits, ils sont, eux aussi, dilatés, mais à un moindre degré et d'une façon moins constante. Ils contiennent des cylindres hyalins.

Si les altérations sont de date plus ancienne, on constate la diminution de la saillie des papilles, l'état flexueux et l'irrégularité des tubes droits. Leurs parois finissent par s'aplatir par pression réciproque.

Les vaisseaux de la zone corticale sont peu apparents, tandis que dans la zone moyenne les artères montantes sont volumineuses et gorgées de sang. Ces altérations vasculaires sont surtout remarquables dans la substance médullaire où l'on trouve des dilatations énormes simulant des foyers d'apoplexie, quoique les parois semblent peu altérées. Les artères de la zone vasculaire sont atteintes ordinairement d'endartérite et de périartérite. Il y a en plus une prolifération peu accusée du tissu conjonctif.

Les parois du bassinet, irritées par le contact des calculs, sont le plus souvent épaissies. Les cellules épithéliales de leur face interne se multiplient, deviennent irrégulières et volumineuses. Si l'inflammation a été vive, cette face se recouvre d'une fausse membrane. C'est cet état que Rayer a décrit sous le nom de pyélite diphthéritique. Dans la couche profonde on voit une multiplication des cellules embryonnaires et des amas considérables de leucocytes. Au bout d'un temps variable ce travail inflammatoire se caractérise par l'apparition de fibres conjonctives. De là un épaississement de la paroi entière auquel contribue pour sa part l'hypertrophie des fibres musculaires lisses.

A la *deuxième étape* des lésions la coupe du rein présente trois zones : une interne correspondant à la pyramide de Malpighi, une externe à la substance corticale, une intermédiaire formée par des vaisseaux très apparents. Les parois de ces derniers sont très épaissies. Autour de chacun d'eux existe un manchon de leucocytes ou de cellules embryonnaires ; mais c'est la tunique interne qui est surtout atteinte. Son épaississement peut être double ou triple de celui de la tunique moyenne. Il peut en résulter une oblitération complète du vaisseau, et alors on trouve dans celui-ci des coagulations sanguines.

Au niveau des vaisseaux qui forment le réseau vasculaire de la base de la pyramide, Jardet a trouvé des faisceaux musculaires très épais qui n'en sont séparés que par une couche conjonctive et qui les enlacent étroitement.

La zone qui correspond à la pyramide de Malpighi est sclérosée, et, de plus, les tubes droits, inclinés le long de la substance corticale, sont aplatis les uns sur les autres. Ils ont perdu leur revêtement épithélial.

Dans la zone corticale on constate des lésions très caractérisées de néphrite diffuse.

En certain points ce qui domine, c'est la dilatation des *tubuli contorti* avec chute de leur épithélium. En d'autres endroits, la lésion la plus marquée est l'hyperplasie du tissu conjonctif qui enserre le tube et fait disparaître sa lumière. Dans l'intérieur des tubes contournés se trouvent des cylindres hyalins.

Quant aux glomérules, ils sont atrophiés et comme perdus

dans leur capsule, ou bien ils remplissent complètement celle-ci. Généralement les glomérules ont à peu près le quart de leur volume normal et l'on remarque des traces d'inflammation dans l'intérieur de la capsule. Elle présente à sa partie interne une multiplication nucléaire, tandis que sa paroi propre est épaissie.

Le tissu conjonctif a proliféré d'une façon irrégulière, soit autour de certains tubes, soit autour de quelques glomérules. Ici il y a un amas de cellules embryonnaires ou de leucocytes, là une trame nouvelle de fibres conjonctives.

Quand il y a eu suppuration rénale et pyélite, l'hyperplasie et l'hypertrophie du tissu conjonctif sont beaucoup plus marquées. C'est autour des tubes urinifères que la prolifération conjonctive est la plus intense.

L'épithélium des tubes contournés et des tubes droits subit la dégénérescence graisseuse, et en quelques points se voient des abcès. Ceux-ci se présentent ordinairement au milieu des tubes droits sous forme de zones arrondies, constituées par des cellules embryonnaires. Au centre de ces cellules, qui masquent les éléments du rein, se trouvent des gouttelettes de graisse. Le tissu rénal est frappé de nécrobiose.

Du côté du bassinet l'hyperplasie qui multiplie les fibres conjonctives, jointe à l'hypertrophie des fibres musculaires, amène graduellement une augmentation d'épaisseur de la paroi qui atteint le double ou le triple de l'état normal.

La *troisième étape* est caractérisée par l'atrophie du rein.

De deux choses l'une, ou bien cet organe a conservé sa forme ordinaire, et alors il possède encore une épaisseur notable, parfois même exagérée, ou bien il a été le siège d'une dilatation considérable, et, dans ce cas, il est réduit à une simple coque fibreuse. A-t-il conservé sa forme, il y a atrophie de la substance médullaire, la paroi du bassinet se rapproche de la zone vasculaire ; les tubes droits sont toujours déviés et aplatis ; la prolifération conjonctive existe encore et l'on constate de l'endardérite. La substance corticale est un peu moins épaisse, mais les lésions y sont intenses.

Perdus dans une masse compacte de tissu conjonctif qui les étreint, les tubes contournés sont difficilement reconnus. Par contre, les glomérules se voient très bien et semblent avoir subi la dégénérescence colloïde ou amyloïde. Ils sont transformés en petits blocs de tissu conjonctif dense.

Le rein, dans ces circonstances, est dur et scléreux. Jardet pense, vraisemblablement avec raison, que le parenchyme rénal doit être atrophié alors avant que le calcul n'oblitère l'uretère. Autrement l'hydronéphrose serait plus fréquente. Le tissu cirrhosé et résistant ne peut plus céder à la poussée de l'urine retenue. J'ajouterai, comme argument à l'appui de cette manière de voir, que les mêmes lésions peuvent s'observer dans les cas où le calcul est bien loin d'obstruer entièrement l'uretère.

Quand le rein a été largement distendu, on reconnaît dans les régions les plus aplaties trois couches : une interne représentant le bassinet, une moyenne correspondant à la pyramide, et une troisième à la substance corticale. Le bassinet présente à sa surface interne des cellules cylindriques ; sa paroi renferme des fibres conjonctives et musculaires hypertrophiées. La couche externe est remarquable par l'atrophie de ses tubes et de ses glomérules. Quant à la couche moyenne, elle se continue en quelques points avec la couche interne. Les tubes sont aplatis, mais ils ont conservé par places leur revêtement épithélial. Les vaisseaux épaissis sont entourés de distance en distance par des fibres musculaires.

En résumé, les calculs déterminent dans le rein deux ordres de lésions : les unes dues à la néphrite, les autres à la distension. Quand le processus irritatif tend à la suppuration, il modifie aussi bien l'épithélium que le tissu conjonctif. Lorsqu'il est lent et tend vers la sclérose, il n'affecte que le tissu conjonctif.

Outre les *lésions fondamentales* qui viennent d'être exposées avec les détails qu'elles méritent, il reste à signaler, pour compléter cette étude anatomo-pathologique, certaines particularités relatives aux altérations causées par les calculs des reins, soit dans le voisinage de ces organes, soit à distance, dans d'autres organes. Par exemple, l'atmosphère graisseuse ne reste pas étrangère au processus pathologique décrit plus haut. Les procès-verbaux d'autopsies signalent fréquemment l'hypertrophie du tissu adipeux qui la constitue[1]. Rayer avait déjà été frappé de cette particularité. C'est surtout au niveau du hile qu'elle atteint des proportions remarquables. Dans deux ou trois cas on a même trouvé de petits reins très atrophiés ou réduits à quelques débris, noyés au milieu d'une masse de graisse. Tel est le fait observé par Hartmann[2].

Dans d'autres circonstances, au lieu de l'hyperplasie adipeuse, c'est une transformation sclérosique que l'on constate, dont la première conséquence est d'amener des adhérences entre l'enveloppe graisseuse et la capsule propre du rein. Cette induration, lorsqu'elle est accompagnée d'un épaississement considérable, donne même lieu à toutes les apparences d'une production de nature squirrheuse. Cette masse est alors constituée par du tissu fibreux très dense.

Comme *lésions à distance*, il y a lieu de signaler celles dont le second rein peut être le siège, et l'hypertrophie du cœur que certains auteurs croient pouvoir admettre.

J'ai déjà dit que l'autre rein pouvait, dans une proportion certainement inférieure à la moitié des cas, contenir lui aussi des calculs. Alors tout ce qui précède lui est simplement appli-

---

1. *Bull. de la Soc. anat.*, 1868, p. 568, 1877, p. 59, et Melchor Torres, *loc. cit.*, p. 184 et 310.
2. Hartmann, *Th. de Jardet*, p. 105.

cable. Ce que j'ai voulu désigner en parlant de lésions à distance, c'est d'abord l'*hypertrophie compensatrice* du rein sain, conséquence fatale de l'atrophie de celui qui contient des calculs. Ceci est une loi générale que confirme toute la pathologie rénale, quelle que soit la cause qui supprime la fonction de l'un des organes de l'excrétion urinaire. Cette hypertrophie se développe ici dans des conditions essentiellement favorables, puisque les lésions qui la causent indirectement ont toujours une évolution lente. On peut dire qu'elle prépare le succès de la néphrectomie, si celle-ci devient nécessaire, en assurant à l'avance une excrétion suffisante de l'urine par un seul rein. Mais ce n'est pas tout, et il paraît hors de doute que le rein malade peut exercer sur son congénère une influence cette fois fâcheuse, de même qu'un œil lésé peut déterminer dans le second, sain jusque-là, l'apparition des accidents qu'on décrit sous le nom d'ophtalmie sympathique. A en croire un certain nombre d'observateurs, entre autres G. Simon, la *néphrite réflexe* serait une réalité. Il est positif que dans un certain nombre d'autopsies de néphrectomies faites soit pour des calculs, soit pour des lésions d'un autre genre, on trouve notée la néphrite interstitielle de l'autre rein. Tout en admettant que parfois la même influence pathogénique a pu agir d'emblée sur les deux organes, lorsque dans les antécédents du sujet on ne peut découvrir ni une influence diathésique évidente, ni les conditions nécessaires au développement d'une néphrite ascendante, force est bien d'admettre au moins la possibilité de la néphrite réflexe. Ce point intéressant mériterait d'être établi sur des bases plus sérieuses. On sortirait ainsi d'une hypothèse plausible pour entrer dans la réalité précise.

Je ne dirai qu'un mot de la corrélation que certains observateurs ont admise entre la lithiase rénale et l'*hypertrophie du cœur*. On sait très bien aujourd'hui que tout sujet atteint de néphrite interstitielle n'est pas fatalement voué à cette complication. Comme chez les calculeux la coïncidence des deux états pathologiques n'a pas été ordinairement constatée, il reste très douteux que la loi de Traube puisse trouver son application dans ces cas spéciaux. Il n'y a donc pas lieu d'insister davantage sur ce point.

**Pathogénie. Étiologie.** — Ce serait sortir des limites dans lesquelles j'ai cru devoir m'enfermer que de traiter ces deux côtés de la question avec tous les développements qui leur ont été donnés dans les ouvrages d'ordre purement médical. Cette réflexion vise particulièrement la pathogénie de la lithiase [1].

On a vu que presque tous les cliniciens ont été amenés par une observation attentive des faits à reconnaître deux causes principales à la lithiase de l'appareil urinaire : un état particulier de l'organisme caractérisé par un excès de production de certains principes salins et un état inflammatoire des réservoirs destinés à collecter l'urine aussitôt après son excrétion. A la première de ces causes se rattacherait, d'après le plus grand nombre des auteurs, la *gravelle acide*, à la seconde la *gravelle alcaline*. Quelques voix seulement se sont élevées contre cette division. Crozant[2] entre autres s'est fait l'avocat de l'unicité étiologique de la gravelle, en soutenant que celle-ci exigeait toujours comme condition préalable un état catarrhal des voies d'excrétion. Les mucosités sécrétées par les surfaces muqueuses constitueraient un obstacle à l'écoulement de l'urine et donneraient lieu à la précipitation de ses sels. Cette opinion ne pouvait prévaloir, l'observation clinique ayant mis en évidence depuis longtemps les connexions qui relient étroitement les gravelles acides à la diathèse urique, à l'uricémie[3].

Une nouvelle théorie née d'hier est une émanation du mouve-

---

1. Voyez Ch. Robin, *Traité des humeurs*, 1867, p. 455-455.
2. Crozant, *Coliques néphrétiques et gravelle*. Union méd., juillet 1851.
3. Ebstein, *loc. cit.*, p. 167.

ment bactériologique qui nous entraîne. Galippe, ayant trouvé des micro-organismes dans les calculs, et spécialement dans les calculs urinaires, leur attribue un rôle prépondérant dans la formation de ces derniers, non pas seulement un rôle mécanique, mais une sorte d'action catalytique qui consisterait à provoquer le dédoublement et la précipitation des sels contenus normalement à l'état soluble dans l'urine[1].

Cette théorie trouve un point d'appui dans les constatations faites par un certain nombre d'observateurs, relativement au rôle des parasites contenus dans la vessie. On n'ignore pas que l'extrême fréquence des calculs en Égypte et dans certaines autres contrées a été attribuée à l'envahissement de l'organisme humain par la *filaria Bilharzia* et à l'abondance de ce parasite dans le réservoir urinaire. Il y a quelques années (1882) Zancarol, médecin d'Alexandrie (Égypte), a montré à la Société de chirurgie des préparations qui ne pouvaient laisser de doute sur la présence de nombreuses filaires au milieu de concrétions même volumineuses ! S'il est vrai que dans la vessie les parasites peuvent constituer le noyau d'une formation lithique, en est-il de même dans le rein? Est-on suffisamment fondé à attribuer le même rôle à des micro-organismes de dimensions bien inférieures à celles de la filaire ou de ses œufs ?

Il y a peu de circonstances où les voies urinaires soient parcourues par un nombre aussi considérable d'éléments microbiens que dans les néphrites infectieuses, et cependant voit-on jamais ces migrations en masses compactes occasionner à bref délai une apparition de gravelle quelconque, phosphatique ou urique?

Il serait prématuré d'accumuler les objections. En attendant qu'il soit démontré que les micro-organismes contenus dans les concrétions n'y ont pas été simplement emprisonnés au mo-

---

1. Galippe, *Bull. de la Soc. de biologie,* 6 mars 1886 et *Sem. méd.,* 1886, p. 98.

ment de leur formation, on doit se tenir dans une grande réserve à l'égard de cette théorie, comme à l'égard de beaucoup de celles que la bactériologie a charge de vérifier.

Ce n'est pas seulement la gravelle urique qu'on a pu rattacher à l'uricémie. Les concrétions de *cystine* proviendraient de la même origine ; cette opinion s'autorise des conclusions de Frémy et de Pelouze pour qui cette substance serait un dérivé de l'acide urique. Elle a pour elle l'observation clinique, d'où résulte que les conditions d'apparition de ces deux formes seraient identiques. On peut encore citer en sa faveur leur coïncidence ou leur alternance sur un même sujet, mise en évidence par plusieurs auteurs, parmi lesquels je citerai particulièrement L. Desnos et Debout d'Estrées[1].

L'obscurité est plus grande relativement à la *gravelle oxalique*, quoique la majorité des cliniciens en fasse encore une émanation de la diathèse urique. Y a-t-il seulement élimination de l'acide oxalique ingéré avec certaines substances qui en contiennent une grande quantité, telles que l'oseille, les tomates, le cresson, les haricots verts, les groseilles rouges, les oranges, la pulpe de pomme, les raisins, le gingembre, l'écorce de cannelle, et bien d'autres d'un emploi moins usuel ? Au contraire la production en excès de l'acide oxalique doit-elle être attribuée aux transformations que subissent dans l'économie diverses substances animales ou végétales ? Les principaux défenseurs de cette dernière opinion, du moins parmi les plus modernes, Owen Rees, Golding Bird, Gallois, Debout, considèrent l'acide oxalique comme un dérivé de l'acide urique et comme un produit d'oxydation plus avancée.

Ne sait-on pas en plus qu'il peut exister en même temps de la gravelle oxalique et de la gravelle urique, et que celle-ci a des connexions certaines avec la goutte ? Quel que soit le se-

---

1. Debout (d'Estrées), *Observations de gravelles rares recueillies à Contrexéville*, Ann. de la Soc., d'hydrol. méd. de Paris, 1871-1872, t. XVII.

cret des mutations chimiques dont le dernier terme est la formation de l'oxalate de chaux éliminé à l'état de sable ou de concrétions, la signification clinique de ce fait paraît suffisamment
révélée. Qu'on me permette de m'en tenir là et de renvoyer,
pour l'étude de cette question intéressante, aux travaux déjà
cités de Lancereaux, de Lecorché, de Debout, de Ebstein.

S'il est vrai que la *gravelle phosphatique* reconnaisse pour
cause ordinaire l'état inflammatoire des premières voies urinaires, il y a lieu de faire une petite place dans sa pathogénie à
l'élimination en excès des sels phosphatiques, sous l'influence
d'une modification générale de l'organisme correspondant à ce
que Bouchardat avait jadis nommé la *phosphiostase*, et dont
l'expression finale serait la *phosphaturie*. Que dans ces conditions il y ait précipitation des sels en excès, rien de surprenant, surtout si cette élimination détermine un peu d'irritation
de la face interne des tubuli, des calices et du bassinet. Il est
donc aisé de comprendre que plusieurs auteurs, tels que Bence
Jones, R. Leroy (d'Étiolles), Mialhe et Debout aient reconnu
l'existence d'une gravelle phosphatique primitive, à côté de la
gravelle phosphatique secondaire.

Contre celle-ci nulle objection à élever; elle rallie l'unanimité des observateurs et s'explique par la fermentation ammoniacale de l'urine. Que cette dernière soit due exclusivement à
l'action des micro-organismes ou qu'elle se rattache à quelque
autre influence, peu importe. Ce qui est bien positivement
connu, c'est que les phénomènes chimiques qui y aboutissent
commencent par la décomposition de l'urée en eau et en carbonate d'ammoniaque; puis vient la formation du phosphate
ammoniaco-magnésien insoluble, par l'adjonction au phosphate
de magnésie soluble de la base du carbonate d'ammoniaque.
De plus, dans l'urine devenue alcaline le phosphate de chaux
perd sa solubilité et se précipite à son tour. Les mêmes
conditions déterminent la formation ou la précipitation du

carbonate de chaux, mais avec une fréquence et une abondance moindres.

Pour de plus amples détails on fera bien de consulter les ouvrages déjà signalés.

Après ce résumé de la pathogénie de la lithiase urinaire, l'étude de l'*étiologie* proprement dite ne m'arrêtera également que peu de temps. Elle offre à examiner successivement l'influence de l'hérédité, de l'âge, du sexe, des causes hygiéniques. Les causes accidentelles, telles que les traumatismes, ne seront pas oubliées dans cette revue.

L'*hérédité*, affirmée par Fernel, Frank, Prout, n'était pas admise sans réserve par Civiale. Cependant il semble que ce soit un des points les mieux établis de l'histoire de la lithiase. Marest, Desnos, ont cité des cas de gravelle cystique atteignant des frères ou des sœurs. Multiplier les exemples est inutile. La transmission directe, la coexistence chez des collatéraux, n'ont pas lieu de surprendre plus dans l'espèce que pour l'arthritisme. Or la gravelle n'est elle pas une des manifestations de cette diathèse?

La statistique de Debout mérite cependant une mention. Sur 585 cas, il a noté très nettement 191 fois l'influence héréditaire. Que dire contre cette proportion de plus d'un tiers?

Les considérations auxquelles je me suis livré ailleurs, à l'occasion de l'influence de l'*âge*, trouveraient peut-être encore mieux leur place dans cet ouvrage. Il s'agit cependant, dans la statistique de Civiale, prise comme base principale de mes appréciations, de la lithiase vésicale encore plus que de la lithiase rénale. Malheureusement on manque de documents pour établir la fréquence relative de la gravelle, fine ou grosse, et des calculs proprement dits, aussi bien dans la vessie que dans les reins, autrement dit, des concrétions éliminées et des concrétions retenues dans les réservoirs urinaires. En dépit de cette lacune regrettable, il y a un fait qui ressort de l'observation clinique, c'est que, par opposition à ce qu'on voit pour les calculs de la vessie, la fréquence absolue des diverses formes de la gravelle et de la lithiase rénale à grosses concrétions est certainement plus grande chez les adultes que chez les enfants, à condition toutefois de laisser de côté l'infiltration uratique des reins chez les nouveau-nés et de ne la considérer que comme un phénomène passager, presque physiologique[1].

Il faut cependant se garer d'une fausse interprétation à laquelle on serait exposé, si l'on tenait compte exclusivement de l'époque de la vie où l'on observe les gros calculs des reins, où surtout on peut être appelé à y porter remède. C'est ordinairement dans les autopsies d'adultes ou de vieillards qu'on rencontre ces pierres; c'est presque toujours sur des sujets arrivés à leur développement complet qu'on a pratiqué jusqu'ici la néphrolithotomie. Il n'en est pas moins vrai que souvent sans doute il s'agissait de calculs dont la première formation remontait à l'enfance. Dans trois cas, sur quatre opérations de ce genre que j'ai faites, j'en ai acquis la certitude, et je ne doute pas qu'en procédant à la recherche minutieuse des antécédents on n'arrive fréquemment à reconnaître que les premiers signes révélateurs de la lithiase rénale dataient d'une époque très éloignée. La proposition émise plus haut, relativement à la fréquence des concrétions et des calculs des reins dans la première période de la vie, est donc sujette à revision. Il ne serait même pas impossible qu'une étude plus attentive des faits ne la modifiât dans une large mesure.

Cependant il n'est pas permis de négliger l'opinion de Civiale et de Durand-Fardel qui ont affirmé la rareté de la gravelle et des coliques néphrétiques dans nos climats, du moins chez les enfants. La statistique de Durand-Fardel, qui porte sur 280 graveleux de la classe aisée, est un document d'une réelle valeur. Les âges se répartissent de la manière suivante :

1. Voillemier et Le Dentu, *loc. cit.*, p. 476.

Au dessous de 20 ans. . . . . . . . . .     3 cas
De 20 à 29. . . . . . . . . . . . . . . .     9 —
De 30 à 39. . . . . . . . . . . . . . .    40 —
De 40 à 49. . . . . . . . . . . . . .    38 —
De 50 à 59. . . . . . . . . . . . . .    71 —
De 60 à 69. . . . . . . . . . . . . .    17 —
De 70 à 79. . . . . . . . . . . . . .    12 —

Douze cas seulement au-dessous de trente ans, trois au-dessous de vingt ans ; voilà certes des chiffres dont la signification
ne peut être niée. La seule réserve possible porterait sur ceci,
que la gravelle seule est en cause dans cette statistique, et qu'il
n'est pas absolument certain *a priori* que la fréquence relative
des vrais calculs des reins, suivant les âges, soit identiquement
la même. Il est permis de supposer que l'étroitesse des voies
d'élimination chez les enfants peut s'opposer au passage d'une
concrétion qui parcourrait sans peine l'uretère d'un adulte.
Une fois retenue dans le bassinet, elle s'y développe lentement,
sans donner lieu à des symptômes très accusés (le cas est, on le
verra, loin d'être rare). Puis, lorsque des complications sont
survenues, lorsque l'hydronéphrose ou la pyélite ont attiré l'attention, l'enfant est devenu un jeune homme ou un adulte, et
si aucune circonstance ne permet de faire remonter le début
des accidents à l'enfance, on reste dans le doute ou l'on suppose que ce début ne date que de deux ou trois ans, tandis
qu'en réalité il est beaucoup plus ancien.

Voilà ce qui doit se passer fréquemment. La facilité de l'erreur s'expliquerait par l'excessive lenteur de l'accroissement des
calculs dans bon nombre de cas et encore davantage par l'absence totale ou presque totale de signes capables d'en révéler
l'existence, du moins pendant une grande partie de leur développement.

Il est incontestable que le *sexe masculin* est plus exposé à la
lithiase rénale que le sexe féminin, ceci dans une proportion

que la statistique de Durand-Fardel précise suffisamment. Sur 326 graveleux il a noté 65 femmes, soit environ un cinquième.

L'influence d'une mauvaise *hygiène* est trop connue pour qu'il y ait lieu d'insister. Par mauvaise hygiène il faut entendre aussi bien certaines habitudes, ou certaines conditions professionnelles, qu'une alimentation mal réglée, trop succulente, trop riche en substances contenant beaucoup de sels. La vie sédentaire, le défaut d'exercice, ont été de tout temps considérés à juste titre comme favorables au développement de la lithiase. Pour éviter des redites, je remets au paragraphe *Traitement* l'énumération des aliments solides ou liquides dont l'expérience a révélé l'action nuisible et qu'il faut exclure de l'alimentation. Parmi ces derniers on sait que les boissons alcooliques occupent une place importante, surtout lorsqu'elles sont prises avec excès.

Peut-être faudrait-il admettre également avec certains auteurs que l'abus de certains médicaments, tels que les bicarbonates de soude et de potasse, les sels de soude et de potasse dont l'acide est organique, favorisent le dépôt des phosphates. Bouchardat avait à cet égard une conviction très nette. Tout récemment Arnozan a publié l'observation d'un enfant à qui on avait fait prendre pendant six mois consécutifs deux grammes de chlorhydro-phosphate de chaux par jour et qui, à la suite de trois coliques néphrétiques, rendit une concrétion de phosphate de chaux. A partir du moment où la médication fut arrêtée, il ne se produisit plus d'accidents de cette nature[1]. J'ai moi-même observé dans le courant de l'année 1886 un enfant de quatorze ans, atteint de coxalgie depuis plusieurs années, qui souffrait fréquemment de coliques néphrétiques. Sa mère attribuait ces dernières à l'usage prolongé des préparations phosphatiques. Je n'ai pas cru devoir contredire nette-

1. Arnozan, *Journ. de méd. de Bordeaux*, 19 sept. 1886.

ment à cette assertion. J'ai vu tout récemment une jeune fille de quinze ans, chez qui une coxalgie s'est développée il y a plusieurs années. Il va sans dire qu'elle a été aussi soumise avec prodigalité à la même thérapeutique. A plusieurs reprises elle a eu des crises de coliques néphrétiques, et maintenant elle a le rein droit volumineux et très sensible. Comme l'administration en grand de toutes sortes d'agents de la médication phosphatée aurait pu fournir depuis quelques années mainte occasion d'observer la lithiase artificielle chez les enfants et que cette dernière ne paraît pas avoir été une conséquence fréquente de la saturation de l'organisme par les différents sels de cette série, il serait peut-être plus logique d'attribuer l'apparition de la gravelle, chez ces malades condamnés au repos, à la stase de l'urine dans ses premiers réservoirs ou à un commencement de pyélite tuberculeuse.

L'influence de la *position horizontale* prolongée a du reste été mise en cause par van Swieten, par Ségalas; mais, en comparaison du nombre des individus condamnés au lit, qui n'éprouvent jamais de coliques néphrétiques et ne rendent jamais de graviers, celui des rares sujets, chez qui se sont produits des accidents de ce genre, est si restreint, qu'on ne saurait affirmer la réalité de cette cause de lithiase. L'expérience de chaque jour permet même de dire que la position horizontale n'est pas beaucoup à redouter.

Il n'en est pas de même des *traumatismes*, et quoique les faits cités et acceptés par Rayer soient en très petit nombre, ils me paraissent mériter créance. Il a déjà été question plus haut des concrétions fibrineuses. Si la fibrine du sang, coagulée et rétractée en petites masses arrondies qu'infiltrent des cristallisations uratiques ou phosphatiques, s'enveloppe peu à peu de couches régulières, il en résulte une ou plusieurs concrétions dont le noyau est constitué par un élément organique. Quoi d'étonnant si un traumatisme du rein est suivi au bout de peu de temps, soit d'une gravelle bien caractérisée à gros graviers, soit des symptômes des calculs ?

Le traumatisme peut encore avoir une action nuisible, en créant un état inflammatoire des voies supérieures d'excrétion, capable de provoquer le dépôt des sels urinaires. Pour peu que le sujet soit prédisposé à la gravelle, il y aura concours de deux influences dans la détermination de la lithiase.

Pour terminer cette étude étiologique, il reste à rappeler qu'on a dans de rares occasions trouvé le centre des calculs occupé par un *corps étranger*: Outre l'exemple cité dans le *Compendium de médecine*, on doit à Cullingworth la relation d'un fait bien curieux[1]. Un fragment de la deuxième vertèbre lombaire, atteinte de carie, avait ulcéré le parenchyme rénal et pénétré à son centre. Un revêtement calcaire l'enveloppait d'une écorce complète. Des cas du même genre ont été observés du côté de la vessie, mais on ne pourrait en mentionner qu'un petit nombre. Il a été question de ces calculs à noyau osseux dans le chapitre que j'ai consacré aux corps étrangers de la vessie. Enfin on a vu l'affection calculeuse se développer secondairement dans un rein atteint de cancer ou de kyste hydatique[1].

**Symptomatologie.** — Ce n'est pas sans un certain embarras que l'on aborde ce côté de la lithiase rénale. Cet embarras reconnaît plusieurs causes. D'abord il semble illogique de réunir dans une même description les signes de la gravelle et ceux des calculs de dimensions diverses. Cela implique, en effet, dès l'abord que l'élimination de sables fins ou de petites concrétions donne lieu à la même symptomatologie que la présence dans les reins de corps étrangers beaucoup plus volumineux et capables de provoquer de graves complications.

En second lieu, l'inconstance, la mobilité de certains symptômes, le caractère d'accident qu'imprime aux uns leur exagé-

1. Cullingworth, *The Lancet*, 1880, vol. I, p. 14.
2. Wickham Legge, *St-Bartholomew's hospital Reports*, vol. XII, p. 256.

ration temporaire, et à certains autres leur rareté, c'est plus qu'il n'en faut pour rendre difficile un exposé méthodique; et comme d'autre part cette inconstance, cette mobilité, cette exagération temporaire ou cette rareté s'observent aussi bien dans la lithiase *graveleuse* que dans la lithiase *calculeuse*, la logique impose une description commune pour les symptômes de l'une ou de l'autre. On ne peut même pas dire que la première soit caractérisée exclusivement par l'émission avec l'urine de sables ou de concrétions fines, car cette émission est ordinairement précédée ou suivie (et cela pendant un temps souvent long) de certains signes qu'on peut et qu'on doit reconnaître, lorsqu'on a fait de cette affection une étude suffisamment approfondie. Il y a en effet une gravelle latente, comme il existe des calculs sans symptômes. C'est à propos du diagnostic qu'il y aura lieu de rechercher les caractères différentiels des deux formes de l'affection, si tant est qu'il soit possible de les distinguer toujours à coup sûr l'une de l'autre.

Tout bien considéré, voici le plan qui me semble le meilleur pour l'étude symptomatologique de la lithiase :

Une première partie sera consacrée aux *cas sans symptômes* ou à symptômes insignifiants. On y trouvera l'énumération des faits les plus démonstratifs à cet égard. La deuxième partie sera consacrée à l'étude des *symptômes habituels* de la lithiase ; la troisième aux *accidents* de la lithiase, à savoir l'*hématurie*, les *coliques néphrétiques*, l'*urémie* liée à l'anurie.

A. *Cas sans symptômes.* — Voyons d'abord ce qui concerne les calculs. Il a déjà été fait mention de ces concrétions d'énorme volume, parfois en nombre considérable, qui avaient pu parcourir toutes les étapes de leur développement sans donner lieu à aucun signe. Cette affirmation, si invraisemblable au premier abord, a besoin d'être appuyée par des exemples indiscutables.

Baglivi avait déjà signalé cette particularité : « Sunt qui calculum habent in renibus, nec ullum iisdem dolorem parit, quod

in duobus observavi, Boloniæ scilicet et Patavii, quorum cada-
veribus dissectis ingentes calculos in renibus vidimus, nec ulli
ante vexati fuerant renum doloribus...[1] ». Bonet cite le cas
d'un individu qui portait dans l'un de ses reins une pierre de
trois onces et demie, accompagnée d'une centaine au moins de
petites concrétions, et cependant cet homme n'avait jamais
souffert ; jamais il n'avait présenté aucun trouble du côté des
urines, ni de la miction. Il en fut de même chez le sujet dont
parle Heurnius, et qui, lui non plus, n'avait éprouvé aucune
manifestation symptomatique, quoique l'un de ses reins ren-
fermât 80 calculs et l'autre 70. Crassius, Borelli, van Swieten,
Howship, Veirac, Houstet[2], Crosse, Marcet[3], ont observé des
faits semblables. A cette liste d'auteurs on peut ajouter Morgagni[4], A. Pozzi[5], à qui l'on doit deux cas de calculs latents.
Les *Bulletins* de l'Académie de médecine[6] et de la Société
anatomique[7] en renferment d'autres. Un de mes internes a
trouvé l'année dernière, en faisant l'autopsie d'un sujet mort
d'une maladie autre qu'une lésion des reins, l'un de ces organes
occupé par un calcul rameux, à branches courtes bien séparées
de la masse principale; aucun symptôme n'en avait révélé
l'existence, du moins pendant le séjour de cet homme à l'ho-
pital. Sur 24 cas de pierres rénales relevés par Bruce Clarke
sur les registres de St-Bartholomew's hospital[8], pour une
période de onze années, 13 avaient passé inaperçus, 11 avaient
occasionné des symptômes bien accusés.

Civiale s'exprime ainsi à cet égard : « Chez quelques personnes
la formation et l'expulsion des graviers ont lieu sans qu'on s'en

1. Baglivi, *Praxeos medica*, liv. I, p. 118.
2. Rayer, *loc. cit.*, p. 35.
3. Marcet, *Hist. chim. des calculs*, p. 12.
4. Morgagni, *De Sed. et causis*, Epist. XL, n° 15
5. A. Pozzi, *Miscell. nat. curios.* Déc. I, an. IV.
6. *Bull. de l'Ac. de méd.*, Paris, 1840, p. 552.
7. *Bull. de la Soc. anat.*, 1875, p. 360, 570.
8. Bruce Clarcke, *Surgery of the Kidney*. London, 1886, p. 85.

aperçoive pour ainsi dire ; tout au plus avertissent-ils de leur sortie, quand ils ont un certain volume, par le bruit qu'ils font entendre en tombant dans le vase destiné à recevoir l'urine[1]. » Cette citation servira de transition entre les cas de calculs volumineux retenus, n'ayant point de symptomatologie, ne pouvant par conséquent pas être soupçonnés, et ceux de concrétions moins considérables, restées latentes dès leur formation ou seulement depuis un certain temps, et éliminées sans effort à un moment donné, sans que cette élimination ait été annoncée ou accompagnée par des accidents ou des symptômes très nets ; mais comme leur expulsion est par elle-même un symptôme positif, pathognomonique, de lithiase, je me contenterai d'avoir signalé ici ces faits. Leur étude sera abordée plus logiquement, lorsqu'il sera question des variétés et des formes du symptôme *douleur*.

En revanche, il y a intérêt à parler de suite des gravelles qu'on peut appeler latentes, quoiqu'on puisse les supposer ou les reconnaître d'une façon précise, à certains caractères de l'urine ; mais comme ces caractères ne peuvent être décelés que par une analyse chimique ou un examen microscopique, et que, par cela même, dans beaucoup de circonstances, ils ne sauraient attirer l'attention ni du malade ni du médecin, il faut un hasard ou un indice étranger par sa nature à la symptomatologie habituelle de la lithiase, pour en provoquer la recherche.

Par exemple, un homme d'une cinquantaine d'années, chez qui plusieurs attaques de rhumatisme avaient laissé comme suite un état douloureux de plusieurs articulations, était sur le point d'aller, sur mon conseil, faire une saison à Aix-les-Bains. Ayant eu l'idée de m'assurer avant son départ de l'état de l'urine, sans qu'aucune circonstance spéciale m'y poussât, je constatai qu'elle renfermait quelques centigrammes d'albumine par litre.

1. Civiale, *loc. cit.*, p. 587.

S'agissait-il d'une simple néphrite rhumatismale à son début, ou d'un engorgement uratique des tubes urinifères? Pour en avoir le cœur net, je changeai la destination de mon malade et je l'envoyai à Pougues. Peu de jours après j'apprenais que, sous l'influence des eaux, il éliminait chaque jour une quantité énorme de sable rouge dont l'existence dans les reins n'avait été signalée jusque-là par aucun symptôme. A son retour, la quantité d'albumine était tombée de 80 centigrammes à environ 50 par litre et l'urine entraînait encore une petite quantité de sable; puis, celui-ci ayant tout à fait disparu, l'albuminurie continua, mais sans s'aggraver.

Dans d'autres circonstances, ce n'est pas ce dernier caractère qui met sur la voie, mais bien les résultats de l'examen microscopique ou chimique de l'urine, lequel y dénote la présence de l'acide urique en excès ou de cristaux divers.

Si l'excès d'acide urique en dissolution ne peut pas être donné comme un signe de gravelle actuelle, il doit être au moins considéré comme une menace sérieuse ou comme un indice d'imminence. Sans préjudice des recherches chimiques qui seules, en pareil cas, fournissent une donnée précise, les caractères objectifs ou physiques de l'urine ont aussi de la valeur; sa coloration foncée, sa densité supérieure à 1020, son acidité excessive, sont déjà dignes d'attention. Pousse-t-on l'examen plus loin au moyen du microscope ou des réactifs chimiques, on arrive à des résultats que les caractères mentionnés à l'instant peuvent déjà faire prévoir. Le passage suivant, extrait de l'ouvrage de Rosenstein, présente un tableau très précis des modifications ordinaires de l'urine [1] :

« Quoique d'une quantité et d'une densité normales, l'urine forme, après quelque temps de repos, un sédiment qui ne contient que quelques rares corpuscules sanguins, quelques

---

1. Rosenstein, *loc. cit.*

caillots fibrineux, couverts parfois de petits cristaux, qui indiquent des hémorrhagies capillaires ; la quantité d'albumine est
relativement faible. En outre, on peut trouver, immédiatement
après l'émission, une riche collection de cristaux d'acide urique,
quand ils forment, par leur prédominance, des concrétions, ou
bien quelques cristaux d'oxalate de chaux, et, en plus petit
nombre, d'urate d'ammoniaque. Au milieu d'eux on trouve alors
quelquefois des noyaux un peu plus gros, stratifiés, à surface
polie, du volume d'une tête d'épingle et qui ne sont autres que
de très petites agglomérations de concrétions en voie de formation. Ces signes fournis par l'urine existent souvent en l'absence
de toute douleur bien accusée ; aussi, naturellement, passent-ils
souvent inaperçus. De temps en temps, au milieu des symptômes fébriles généraux, se présentent quelques modifications
remarquées par le malade ; en même temps l'urine diminue
sensiblement de quantité, elle devient d'un rouge foncé ; tantôt
il se forme de riches sédiments pendant le repos, tantôt, ce qui
n'est pas rare, ils sont à peu près nuls.... » Un peu plus tard,
des signes objectifs, que le malade est souvent le premier à
remarquer, indiquent une menace plus sérieuse encore. En se
refroidissant, l'urine laisse déposer sur les parois du vase qui la
contient une couche grenue de cristaux d'acide urique. Parfois
cette précipitation peut être provoquée par l'addition de quelques
gouttes d'acide nitrique. Lorsqu'elle n'a pas lieu spontanément,
l'apparition au bout d'un certain temps, à la surface du liquide,
d'une couche cristalline très mince et irisée, doit être regardée
comme un indice d'excès d'acide urique.

Ces modifications de l'urine sont très fréquemment des avant-
coureurs de lithiase confirmée. La raison pour laquelle j'en ai
parlé ici, c'est qu'ils peuvent coïncider avec la lithiase graveleuse ou calculeuse latente, et corroborer dans une certaine
mesure quelque autre circonstance dont la valeur symptomatique
risquerait fort d'être absolument nulle, si elle restait isolée.

B. *Lithiase confirmée. Symptômes habituels.* — Par symptômes habituels, je désignerai avec L. Desnos ceux qui, dans la très grande majorité des cas, permettent de poser nettement le diagnostic de lithiase graveleuse ou calculeuse confirmée, mais sans affecter le caractère d'accident, que je réserve à l'hématurie, aux coliques néphrétiques et aux manifestations urémiques. Ces symptômes sont de trois ordres : d'une part l'*expulsion de sables, de graviers et de petits calculs* dans des conditions qu'il faudra déterminer ; d'autre part, les *troubles de la miction* et les *douleurs* localisées dans l'appareil urinaire ; enfin certaines *actions à distance*, provoquées par l'irritation rénale.

L'état pathologique imminent, que décèle l'excès persistant d'acide urique, s'affirme par la formation dans l'appareil urinaire d'une poussière fine, qui se dépose immédiatement après la miction sur les parois du récipient, sans pourtant y adhérer. Sa coloration varie depuis le jaune pâle jusqu'au rouge brique. Terne lorsqu'elle est constituée par des urates, elle est brillante et cristalline quand elle l'est par de l'acide urique non combiné. La quantité émise à chaque miction n'est presque jamais la même. Des circonstances parfois difficiles à saisir l'augmentent ou la diminuent incessamment.

Dans une forme plus accentuée de la maladie, c'est du sable proprement dit ou des *graviers* de volume variable, que l'urine charrie et laisse déposer. Beaucoup de ces derniers ont des dimensions ne dépassant pas celles d'une tête d'épingle ou d'un grain de chènevis. Souvent ils sont comparables par leur volume à un noyau de cerise, à un petit haricot. Des dimensions plus considérables s'observent plus rarement. On peut citer des faits très curieux, même extraordinaires, à cet égard.

Voici d'abord une observation qui m'est personnelle. Elle date du mois de novembre 1884 :

Obs. XI. — *Expulsion de 14 calculs volumineux par l'urèthre.*

Je fus appelé un jour auprès d'un monsieur qui venait d'éliminer par l'urèthre sept calculs ayant les dimensions d'une petite noisette. C'était un homme de 57 à 58 ans, de haute taille (1$^m$88), dont les organes génitaux étaient développés en proportion.

Un calcul du même genre occupait la fosse naviculaire et se montrait entre les lèvres du méat distendues. En arrière de ce calcul il y en avait un chapelet de six autres dans l'intérieur du canal, échelonnés à de petites distances. Le débridement du méat permit à la première concrétion de s'échapper au dehors. Elle fut suivie par les autres, mais il fallut en faciliter la sortie par des pressions d'arrière en avant à travers la paroi inférieure du canal. Plusieurs ne furent expulsées qu'avec difficulté à cause de leur volume un peu plus grand. Il y en eut ainsi 14 éliminées successivement.

Les plus volumineux de ces calculs ont 15 millimètres de diamètre, soit environ 45 millimètres de circonférence, les plus petits 8 millimètres de diamètre. Le poids des huit que j'ai chez moi est de 10 grammes à l'état sec, ce qui permet d'évaluer celui des quatorze à environ 17 à 18 grammes à l'état sec.

Le malade avait eu à plusieurs reprises de la gravelle fine. Une fois il avait été atteint d'hématurie brune, après une marche prolongée. Il n'était donc pas douteux qu'il ne fût atteint de lithiase rénale, mais l'expulsion de ces calculs n'avait été ni annoncée, ni accompagnée par des mictions sanguinolentes ou par des coliques néphrétiques. Elle s'était faite sans douleur, et comme, d'autre part, aucun signe n'avait annoncé la présence de ces concrétions multiples dans la vessie, il était assez difficile de savoir au juste depuis quand elles avaient parcouru l'uretère. Leur surface dépourvue de facettes devait cependant faire supposer qu'elles avaient séjourné quelque temps dans le réservoir urinaire; en revanche leur volume à peu près égal indiquait qu'elles dataient à peu près toutes de la même époque. Le malade avait simplement éprouvé au mois d'août précédent quelques picotements au bout de la verge.

Les efforts faits par la vessie pour se débarrasser de ces corps étrangers, la distension excessive que lui avait fait subir l'obstruction du canal, furent cause d'une paralysie complète qui nécessita un cathétérisme biquotidien pendant plus de deux mois. Dans les premiers jours il se déclara un peu de cystite et une légère pyélo-néphrite gauche, que révélait la sensibilité à la pression le long de l'uretère et dans la région lombaire. Fièvre légère tous les après-midi.

Au bout d'un mois la vessie commença à reprendre peu à peu ses fonctions. Elle les avait recouvrées entièrement après deux mois et demi. L'exploration de cet organe faite à ce moment montra qu'elle ne contenait plus de calculs. Le rein gauche n'était plus douloureux.

Depuis l'expulsion de ces calculs, les hématuries et la gravelle ont entièrement cessé. L'état général du malade est resté excellent, quoiqu'il soit diabétique.

Des exemples du même genre ont été rapportés antérieurement par plusieurs auteurs. Christine cite le cas d'un homme qui rendit sans souffrances, en vingt-quatre heures, 18 calculs gros comme des noisettes. Le sujet mentionné par Beverowick [1] en avait expulsé 25 à peu près des mêmes dimensions.

Enfin voici des faits encore plus extraordinaires qui frisent l'invraisemblance. Une femme dont parle Fourcroy expulsa en urinant deux concrétions du volume d'une noix; Fabrice de Hilden a vu un enfant éliminer des pierres grosses comme une châtaigne ou une noix. On a même pu comparer à un œuf de poule ou à un œuf d'oie celles qu'ont rendues certains sujets. Le musée de l'ancienne Faculté de Strasbourg contenait un calcul de 43 lignes et demie de circonférence (10 cent.) et de 14 lignes et demie de diamètre (0,0333) qui s'était échappé spontanément de l'urèthre d'un homme [2].

Évidemment il faut donner à ces faits une interprétation spéciale. Il s'agissait sans doute pour quelques-uns de pierres vésicales très bien tolérées et expulsées après dilatation graduelle du canal de l'urèthre. Cette remarque s'applique forcément à tous les cas où les diamètres des calculs étaient notablement supérieurs à ceux de l'uretère.

1. Joh. Beverovicii *De calculis renum et vesicæ*. Lugd. Batavorum, 1638.
2. *Compendium de médecine pratique*, t. IV, p. 390.

Lorsqu'au contraire le nombre des concrétions est très considérable, sans que leurs dimensions soient très exagérées, s'il est vrai qu'elles peuvent provenir de la vessie, où elles auraient séjourné un long temps, il se peut qu'elles descendent directement d'un rein dont le bassinet et les calices auraient été transformés par une dilatation graduelle en un véritable magasin à pierres.

Le *nombre* des concrétions est ordinairement en raison inverse de leur volume. Des exemples de multiplicité extraordinaire ont été rapportés. Golding Bird et Durand-Fardel ont signalé comme très spéciaux les cas où les sujets rendent très fréquemment, ou même tous les jours, de petites billes d'acide urique, d'une régularité remarquable, lisses comme des dragées, d'un jaune pâle ou légèrement rosé, de dimensions égales à celles d'une graine d'anis ou d'un noyau de cerise. La quantité de ces billes expulsées dans un laps de temps de quelque durée finit par être énorme. La facilité ordinaire de l'expulsion et l'absence de tout dépôt de sable urique dans l'urine font de ces cas une classe un peu à part.

Zugenhorn cite un malade qui rendit 80 concrétions dans l'espace de quatre à cinq jours. Des exemples plus curieux encore sont rapportés par Chopart. Dans un cas 300, dans un autre 400 graviers furent expulsés en cinq jours. A la suite d'une seule miction il en compta 600 fournis par un malade. Un moine en urinait chaque jour une once et demie, et cette émission incessante finit par atteindre 6 livres et demie. Le sujet cité par Cattier avait vu sortir de son urèthre plus de 2000 calculs en quelques années.

Ces faits ne peuvent être cités qu'à titre d'exceptions. Dans la moyenne on doit dire que l'émission caractérisque de la gravelle est représentée par du sable fin ou gros, par de petites concrétions de la grosseur d'une tête d'épingle ou de petits grains de sable de rivière. Au delà de ces proportions on entre dans le domaine de la rareté ou de l'invraisemblance.

Lorsque la gravelle est *phosphatique*, les graviers sont remarquables par leur irrégularité, par leur coloration d'un blanc franc ou tirant sur le gris. Rarement leur volume est considérable, mais leur nombre peut être très grand. La formation des concrétions est incessante chez quelques sujets et il en est de même de leur expulsion. Certaines circonstances permettent de s'assurer qu'il s'agit bien de formations lithiques rénales et non vésicales.

Par exemple un jour j'avais fait une taille périnéale et extrait deux calculs assez volumineux accompagnés de plusieurs autres plus petits, tous de nature évidemment phosphatique. Par l'exploration très complète de la vessie avec le doigt (la maigreur du sujet facilitait cette exploration) j'acquis la conviction qu'il n'y restait plus rien. Or pendant les quatre ou cinq jours qui suivirent, l'urine entraîna continuellement des concrétions blanches qu'on retrouvait sur le lit. On ne pouvait douter qu'elles ne descendissent des reins où leur formation était incessante et où probablement il y en avait un grand nombre accumulées.

Les *caractères de l'urine* ont une signification importante dans les formes de lithiase exemptes de complications. Dans la gravelle urique, uratique, oxalique, cystique, xanthique, ce liquide garde ordinairement des apparences normales, à cela près qu'il peut être plus foncé. Sa densité et son acidité ne sont augmentées que lorsqu'il est saturé d'acide urique ou d'urates dissous, en même temps qu'il charrie du sable ou des graviers qui se déposent.

Les caractères normaux de l'urine pourraient se retrouver encore dans la *gravelle phosphatique* d'origine *phosphaturique*, si tant est que celle-ci dût être admise sans réserve; mais comme la condition pathogénique fondamentale de la gravelle phosphatique ordinaire consiste dans un état phlegmasique plus ou moins nettement accusé des voies supérieures, l'urine est forcément alcaline ou au moins neutre, trouble, chargée de cellules épithéliales, de débris de *tubuli* ou de leucocytes en plus ou moins grand nombre. De nombreux globules sanguins se voient au milieu de ces derniers, lorsque les surfaces enflammées et congestionnées laissent exsuder une petite quantité de sang.

A partir du moment où la lithiase acide provoque dans les reins, les uretères ou la vessie une réaction inflammatoire, les caractères normaux de l'urine disparaissent peu à peu dans une mesure proportionnelle à la profondeur, à l'étendue et aussi à la nature des altérations engendrées par la phlegmasie. Ces modifications ont cependant encore leur valeur, non plus comme propres à faire reconnaître telle ou telle forme de lithiase, mais au point de vue du diagnostic des complications. Il n'y a pas lieu d'insister davantage en ce moment sur ce point très important dans la pratique.

Les *troubles de la miction* et les *douleurs* occupent une large place dans l'histoire de la lithiase rénale. On a vu que, dans un nombre de cas relativement considérable, les uns et les autres sont nuls, qu'il s'agisse de gravelle simple ou de calculs volumineux. J'avoue que j'ai un peu de peine à croire que, dans cette dernière circonstance, il ne se produise à aucun moment de la vie des indices capables de mettre sur la voie. Il me semble difficile qu'une observation attentive, armée de moyens variés d'examen, rendue plus minutieuse, plus analytique, plus fine, par une connaissance plus approfondie des signes, s'exerçant sur un malade suivi de près, exploré avec soin par la palpation et par la percussion, n'arrive pas à pénétrer le secret de certains troubles de la santé que doit forcément occasionner de temps à autre la présence de calculs nombreux ou volumineux dans des organes aussi importants que les reins. Mais il faut bien, jusqu'à nouvel ordre, accepter les faits tels qu'ils sont rapportés par des observateurs d'une valeur indiscutée et admettre avec eux que la lithiase rénale peut rester tout à fait latente.

Ordinairement elle donne lieu à des troubles de la miction et à des douleurs. L'irritation du rein peut déterminer la *fréquence exagérée de la miction*, par suite d'une action réflexe à rebours de celle qui se manifeste lorsque c'est de l'urèthre ou du col de la vessie que part l'excitation ; mais au fond le phénomène est le même. Déjà signalée par Rayer et peut-être connue avant lui, cette influence sympathique descendante n'est pas spéciale à la lithiase. Il faut que dès maintenant, par anticipation, elle soit signalée comme commune à beaucoup d'affections rénales, quoique plus ordinairement connexe aux états irritatifs, névralgiques ou inflammatoires. C'est une notion devenue banale pour ceux qui s'occupent particulièrement des maladies des voies urinaires, mais qui n'est pas assez répandue dans la masse du public médical[1]. Tout récemment Guillet présentait à la Société anatomique les pièces provenant d'un individu mort dans le service de M. le professeur Guyon, à la suite d'hématurie persistante et d'accidents urémiques. Un calcul engagé dans l'orifice supérieur de l'uretère avait occasionné pendant la vie une cystalgie très pénible en même temps qu'une vive sensibilité que réveillait le toucher rectal au niveau de l'embouchure vésicale de l'uretère[2].

La *dysurie* est donc loin d'être toujours l'indice de la descente d'un ou de plusieurs graviers dans la vessie, ni même de leur passage dans l'uretère. Transitoire ou permanente, elle doit attirer l'attention aussi bien vers les reins que vers le réservoir urinaire.

Parfois elle est accompagnée de *polyurie simple*, indépendante de la néphrite interstitielle possible à la longue. Cependant la persistance de ce symptôme le rendrait suspect, surtout si l'urine perdait un peu de sa limpidité. A plus forte raison ne

1. Morris, *Loc. cit.* p. 441.
2. Guillet, *Bull. de la Soc. anat.*, séance du 28 déc. 1887.

pourrait-on plus conserver de doute, si la polyurie devenait franchement trouble. On se trouverait en présence d'une complication fréquente et prévue.

On a signalé aussi l'*oligurie* ou diminution de la quantité normale des urines; mais, en dehors des cas où elle survient brusquement, pour ne durer que peu de temps, et surtout de ceux où elle accompagne une crise douloureuse, je ne crois guère à l'oligurie permanente par simple irritation, d'ordre purement nerveux, et en pareille circonstance je songerais à l'existence d'une néphrite interstitielle. L'analyse de l'urine révélerait sans doute en même temps la diminution de la quantité d'urée éliminée.

La dysurie peut encore coïncider avec l'oligurie, comme avec la polyurie. Quant à l'*anurie* absolue, il en sera question plus tard et d'une façon toute spéciale, parce qu'elle correspond à un accident d'une extrême gravité consistant dans la suppression complète de la sécrétion urinaire ou dans l'obstruction d'un uretère par un calcul. Le cathétérisme et la palpation abdominale permettront de la distinguer sans peine de la rétention de l'urine dans la vessie.

L'étude de la *douleur* dans la lithiase rénale m'arrêtera plus longtemps.

Indépendamment du syndrome décrit sous le nom de coliques néphrétiques, la *douleur* est un symptôme habituel de la lithiase rénale, symptôme modifié ordinairement dans sa modalité par le degré de l'affection; mais, s'il est permis de dire qu'elle est généralement en rapport avec la variété de lithiase dont souffre le sujet, il s'en faut que ce rapport soit constant. C'est, ainsi qu'il a déjà été dit plus haut, une des raisons pour lesquelles j'ai cru devoir confondre toutes ces variétés dans une description commune. Outre les cas sans symptômes, auxquels a été consacré un paragraphe, il y a lieu de signaler de suite ce qu'on pourrait appeler les cas *à rapport inverse* de l'intensité de la douleur et du volume des concrétions. Tel calcul à grandes dimensions ne provoquera que peu de souffrances, tandis que quelques petits graviers seront suffisants pour rendre l'existence intolérable.

Le premier des malades auxquels j'ai pratiqué des opérations sur les reins offrait justement un exemple de douleurs exagérées. Il ne pouvait plus se tenir debout, ou se traînait péniblement, le corps incliné en avant. Il fut guéri par le débridement de la capsule propre du rein et par des ponctions exploratrices profondes, dont le résultat fut de déplacer de petits graviers enclavés et d'en provoquer l'élimination. L'observation sera insérée plus loin en entier, à l'occasion du traitement.

On peut prévoir, d'après ce qui précède, que l'élément douleur offre dans ses localisations, ses variétés et son intensité une capricieuse irrégularité. Il n'échappe cependant pas à une description générale ; seulement ce qui va suivre ne visera que la moyenne des cas. Ici la clinique permet de faire une distinction entre la simple émission de sable et la gravelle à grosses concrétions ou la lithiase proprement dite. Dans la première hypothèse, ou les symptômes manquent complètement et les modifications de l'urine attirent seules l'attention, ou ils ne manquent pas, et alors ils se signalent par une assez grande constance à l'endroit de leur nature et de leur intensité. La douleur, en particulier, consiste dans des sensations plus ou moins pénibles du côté des régions lombaires. Je dis *des régions lombaires*, parce que fréquemment ces sensations sont diffuses, bilatérales, et semblent avoir leur siège encore plus dans les masses musculaires que profondément dans les reins eux-mêmes. Cette particularité est importante à noter ; elle fournit la preuve que, d'une façon générale, ce caractère de bilatéralité n'autorise pas à exclure dès l'abord une affection rénale des hypothèses du diagnostic.

Le plus souvent cependant il y a au moins prédominance

d'un côté sur l'autre ou localisation unilatérale précise. (Il s'agit toujours, qu'on se le rappelle, de la gravelle *sablonneuse*[1].) Il y aura lieu d'insister plus loin sur les irradiations des souffrances causées par la lithiase calculeuse; mais par anticipation je dois signaler la possibilité de ces phénomènes douloureux à distance dans les cas les plus simples. J'observe en ce moment une dame qui a tout récemment éliminé une petite quantité de sable. Pendant la journée qui a précédé cette expulsion elle avait éprouvé, en même temps que de la pesanteur dans les lombes, des sensations douloureuses dans les deux régions fessières, le long des nerfs sciatiques et jusqu'à la plante des pieds, avec prédominance du côté droit.

L'intensité de ces sensations pénibles ne va pas jusqu'à une véritable souffrance. Quelquefois elles se réduisent à un simple engourdissement. Leur persistance seule crée un état fâcheux; mais le plus souvent elles cèdent à l'élimination des sables accumulés dans les reins, lors même que celle-ci se prolonge pendant un certain temps. C'est l'indice que la débâcle commencée continue régulièrement et que l'engorgement des tubes se dissipe peu à peu.

Par contre leur retour est une menace que comprennent bien les malades sujets à ces accidents. Lorsqu'elles se prolongent au delà de l'émission du sable, il faut en conclure que celle-ci a été incomplète. Parfois cependant elles doivent être attribuées à un état de sensibilité vague engendrée par la fréquence des crises, entretenue par la susceptibilité nerveuse du malade et ayant son siège dans les plexus rénaux. On peut alors dire que la souffrance devient une sorte d'habitude en corrélation avec un tempérament spécial.

Le mot *néphralgie* est légitimement applicable à cette sorte d'hyperesthésie du rein, que celle-ci soit symptomatique ou

---

1. Le mot *sablon*, peu usité, désigne un sable fin, très menu.

idiopathique. A l'occasion du diagnostic, il y aura lieu de discuter sa véritable signification.

Si la gravelle est constituée par des *graviers*, si les reins contiennent des concrétions dignes du nom de *calculs*, la sensation pénible devient douleur et celle-ci est causée dans un cas par la difficulté de l'expulsion, dans l'autre par la rétention définitive. Son intensité s'accroît en proportion, ses variétés s'accusent davantage, son siège se précise. Elle devient nettement unilatérale et correspond au rein affecté. S'il se peut qu'elle occupe le côté opposé, cette particularité comporte plusieurs interprétations. Ou c'est une douleur de nature réflexe, ou elle est l'indice d'une altération de l'autre rein, autre que la lithiase.

Ce n'est pas seulement en se plaçant au point de vue théorique qu'on a pu parler de douleur réflexe. Celle-ci existe ordinairement chez les sujets dont les souffrances sont très vives, mais alors elles ont le caractère d'une irradiation. Isolées de toute manifestation du côté malade ou plus intenses que celles qui se rattacheraient à la lithiase, comme dans le cas cité par Melchor Torres[1], elles devraient être considérées comme un phénomène tout à fait insolite, si elles ne pouvaient recevoir une interprétation différente. Le cas, en effet, était complexe, et le rein où il n'y avait pas de calculs était le siège d'altérations très prononcées.

Dans les cas bien caractérisés de lithiase, la douleur occupe ordinairement une zone étendue verticalement de la dixième côte à l'épine iliaque postéro-supérieure, transversalement de la masse sacro-lombaire au flanc. En un mot elle correspond à peu près aux limites du rein lui-même, mais en les débordant de tous côtés. Le malade sait bien qu'il a un maximum situé profondément ; car lorsqu'on lui demande d'en fixer lui-même

1. Melchor Torres, *Th. citée*, p. 157.

le siège, après avoir parlé d'abord des irradiations, qui le frappent beaucoup et qui sont souvent faciles à préciser, il porte ses doigts au niveau de la douzième côte, en dehors de la masse sacro-lombaire, et lorsqu'il ne peut pas réveiller par une pression limitée à ce point le maximum dont il connaît pourtant bien la place, il étale la main sur toute la zone indiquée à l'instant et dit : « *C'est tout cela qui me fait mal.* »

Il y a cependant une variété de la douleur bien capable de donner le change, c'est celle qui prend tous les caractères d'un point névralgique. Il semble qu'on soit en présence d'une névralgie lombo-abdominale à point postérieur prédominant, et la confusion est d'autant plus facile qu'il y a chez certains sujets des irradiations dans la paroi abdominale, dues, à n'en pas douter, à un état douloureux des branches abdomino-génitales. Aussi suis-je très disposé à penser que c'est réellement dans ces dernières que siègent alors les souffrances principales et que celles-ci ne sont que la conséquence directe ou indirecte de l'état douloureux plus sourd, moins précis, du rein lui-même. Il y a une analogie à établir entre ces faits et ces névralgies intercostales coïncidant avec la congestion pulmonaire ou bronchique et, plus souvent encore, avec le catarrhe aigu de l'estomac[1]. Ces affections, non douloureuses par elles-mêmes, éveillent dans les nerfs intercostaux une sensibilité anormale ; de même, et à plus forte raison, l'irritation sourde du rein par les calculs engendrerait dans les branches voisines du plexus lombaire une hyperesthésie à points fixes d'origine réflexe ou sympathique.

Si les calculs provoquaient dans le rein une phlegmasie interstitielle à tendance suppurative ou une pyélite avec distension, si surtout l'inflammation avait gagné l'atmosphère cellulo-

---

1. L. Desnos, *Névralgie intercostale,* Nouv. Dict. de méd. et de chir. pratiques, t. XIX, p. 145.

graisseuse, ce n'est plus à une influence réflexe qu'il faudrait attribuer l'état douloureux des branches lombaires, mais à une véritable névrite par propagation.

Le soulagement que tirent certains malades des incisions exploratrices qui s'arrêtent à la surface du rein, fournissent un argument en faveur de cette interprétation de la douleur dans quelques cas. Plusieurs auteurs l'attribuent sans hésitation à la section des branches du plexus lombaire[1].

Même d'une intensité médiocre les douleurs restent rarement limitées à la zone rénale. Elles offrent ordinairement des *irradiations*, parfois à grande distance, très intéressantes à étudier. Et d'abord, il est bon de savoir que ces douleurs par irradiation peuvent se manifester isolément, alors que la région rénale reste indolore. Cette remarque ne s'applique pas seulement à la lithiase ; elle est encore exacte pour certaines autres affections du rein. J'ai fait récemment la néphrotomie à un malade qu'on avait traité pendant plusieurs mois pour une sciatique. Or il était atteint en réalité d'une pyélo-néphrite suppurée de cause indéterminée, et, chose curieuse, après avoir abandonné la cuisse où elles étaient apparues tout d'abord, les douleurs étaient remontées vers la région lombaire et s'y étaient fixées depuis quelque temps.

Il en est de même dans le cas de lithiase. Les premières manifestations douloureuses occupent souvent la région fessière et la partie postérieure de la cuisse. L'erreur est facile tout d'abord et ce n'est que par l'adjonction de quelque symptôme plus net que la maladie se caractérise ultérieurement.

Les irradiations le long du nerf sciatique sont quelquefois accompagnées d'une sensation d'engourdissement et même d'une pseudo-paralysie de la cuisse correspondante. Elles peuvent descendre plus bas, vers les genoux et jusqu'à la plante

1. Dickenson, *Renal and urinary affections*, p. 919.

des pieds. Outre ces irradiations, les plus fréquemment signalées ont lieu vers l'uretère, les testicules, les grandes
lèvres. Quelquefois le maximum est placé par le malade sur le
trajet de l'uretère dans un point plus ou moins fixe, plus ou
moins précis. Il prétend même sentir le déplacement du gravier
à mesure qu'il descend. Ma conviction est que ces sensations
ne méritent pas toujours créance et qu'il ne faut pas se hâter
de conclure qu'on a affaire à un calcul engagé dans l'uretère,
parce que les douleurs semblent avoir leur plus grande intensité dans quelque point de son trajet. Durand-Fardel a observé
un sujet chez qui le retour des douleurs occasionnait chaque
fois une tuméfaction manifeste du testicule, phénomène très
curieux, tellement rare que je ne le crois pas signalé par
d'autres auteurs. Je l'ai constaté une fois dans des circonstances
dignes d'être rapportées.

De deux confrères appelés auprès d'un malade, l'un avait
diagnostiqué une attaque de coliques néphrétiques, l'autre une
épididymite. Celui-ci s'appuyait sur ce qu'il avait trouvé le
testicule très gonflé au moment de la crise. Le premier avait
été frappé surtout par le siège des douleurs. Elles correspondaient
bien au trajet de l'uretère, mais leur maximum ne s'éloignait
guère de la partie inférieure de ce conduit.

Appelé en consultation pour trancher le différend, après la
cessation de la crise, je constatai un point douloureux très net
sur le trajet de l'uretère, mais très bas, dans la fosse iliaque.
Quant au gonflement du testicule, il avait presque entièrement
disparu. Néanmoins, comme le confrère qui l'avait observé était
très affirmatif, je conclus dans le sens de coliques néphrétiques
accompagnées d'un phénomène insolite dont j'ignorais même
la possibilité. L'examen de l'urine, négatif jusque-là, corro-
bora fort heureusement mon diagnostic. Dans le liquide
rendu devant nous par le malade nous trouvâmes un très
petit gravier enrobé d'un grumeau dense de mucus. Quel-

ques petits grains s'étaient déposés dans le fond du vase.

Le gonflement de l'épididyme, quoique extrêmement rare, doit donc être admis. La rétraction du testicule l'est depuis longtemps et avec raison.

Après le gonflement de l'épididyme on peut citer, à titre encore plus exceptionnel, la suppuration du testicule signalée par Morris comme conséquence d'une lithiase rénale à symptômes purement vésicaux. Cette dernière circonstance doit rendre très réservé dans l'interprétation de ce fait. (Morris, *loc. cit.*, p. 446.)

Les irradiations peuvent se faire encore vers la vessie, l'urèthre et même l'extrémité de la verge, même avant que les graviers soient parvenus dans le réservoir urinaire. Vers l'hypochondre, le flanc, le pli de l'aine, la partie inférieure de la paroi abdominale, elles s'observent fréquemment. On en a noté également dans les régions hépatique, splénique, gastrique. Un des malades à qui j'ai extrait un calcul rénal se plaignait vivement de crises de gastralgie. Chez lui justement le calcul, faisant saillie en avant, pouvait se sentir derrière l'estomac. Exceptionnellement il se produit des manifestations à distance vers la tête, les épaules et divers points de la poitrine. Plus exceptionnellement encore la douleur siège dans le côté opposé du corps [1].

Si généralement ces irradiations coïncident avec les douleurs principales, elles peuvent, non seulement, comme il a été dit plus haut, exister seules, mais persister isolément après la cessation de ces douleurs. Leur intensité est quelquefois prédominante, comme leur durée.

La *nature* des douleurs n'est pas toujours la même. Elles sont lancinantes souvent, plus souvent encore pongitives. Certains malades les comparent à un pincement, à une brûlure.

---

1. Knowley-Thornton, *Med. Times and Gaz.* 1885, vol. II, p. 10.

Lorsqu'elles acquièrent une grande violence, on ne peut dire qu'une chose, c'est que c'est la souffrance à sa plus haute expression, tout à fait analogue à celle des coliques néphrétiques, et en réalité il n'est pas facile d'établir une différence entre ces dernières et les phénomènes douloureux liés à l'existence de calculs enclavés dans les reins. Dans l'un et l'autre cas, la nature des crises est la même; ce sont les mêmes irradiations, les mêmes exacerbations périodiques. Le point de départ seul est différent. Lorsque le gravier est engagé, le maximum occupe un point quelconque du trajet de l'uretère ; lorsqu'il tend seulement à s'engager et qu'il est dans le bassinet, ce maximum est dans l'hypochondre.

Il faut donc considérer les crises douloureuses aiguës, à retour fréquent, causées par la présence d'un ou de plusieurs calculs dans les reins, comme de véritables coliques néphrétiques surajoutées à un état douloureux permanent. C'est en effet ce qu'on observe ordinairement. La plupart des malades ont des douleurs continues, sourdes, qui s'exaspèrent de temps à autre, à des intervalles variables ; et, lorsque les crises se rapprochent, lorsqu'il s'en produit plusieurs chaque jour, la condition de ces malheureux devient épouvantable. Tel était l'état d'un des sujets à qui j'ai fait la néphrectomie. L'hyperesthésie du rein était telle que, pendant l'opération, chaque fois que mes doigts saisissaient le bassinet où se trouvait un calcul, on voyait se produire, en dépit de la chloroformisation poussée aussi loin que possible, une sorte de convulsion générale accompagnée de tremblement.

Ces coliques néphrétiques surajoutées aux souffrances habituelles sont souvent courtes et passagères. Se répètent-elles fréquemment, elles laissent à leur suite un état de sensibilité excessive sans aucun rapport avec les douleurs sourdes mentionnées plus haut. J'ai rappelé un de mes opérés, qui en était arrivé à ne plus pouvoir marcher que courbé en avant, quand il pouvait quitter son lit ou sa chaise longue. Bennett May[1] fit la néphrolithotomie à un homme de trente-trois ans, atteint de coliques néphrétiques depuis dix ans, et qui avait été réduit à l'impossibilité absolue de se livrer à aucun travail. On pourrait citer bien des cas de ce genre, mais de pareils exemples ne sont probants relativement à l'existence de pierres dans le rein qu'à la condition que l'état normal de l'urine éloigne toute idée de pyélo-néphrite suppurée.

Lorsque les douleurs sont sourdes, certains modes d'exploration les réveillent facilement. Le premier à employer est la pression méthodique avec l'extrémité des doigts dans une direction déterminée. Je me suis attaché à régler ce genre de recherches en fixant certains points de repère faciles à reconnaître. M. Tourneur, à l'occasion de sa thèse sur l'*urétérite* et la *périurétérite*, s'est livré à des investigations multiples avec l'aide de M. Walther, prosecteur des hôpitaux[2]. On trouvera plus loin, dans la partie de cet ouvrage consacrée aux affections de l'uretère, les détails relatifs à cette question. Je me contenterai de signaler ici en gros la façon de procéder. Le malade doit être d'abord couché sur le dos, les épaules et la tête relevées, les deux jarrets simplement soutenus par un coussin ou un oreiller enroulé. La flexion exagérée des cuisses est inutile, d'autant plus qu'elle a pour conséquence ordinaire de déterminer la contraction des muscles abdominaux au lieu de les relâcher.

On déprime peu à peu et très doucement la paroi abdominale au moyen des deux mains rapprochées et l'on explore l'uretère de bas en haut. Si cette exploration réveille de la douleur, il n'est pas rare de constater que ce conduit est tuméfié et offre les dimensions d'un crayon ou d'un corps plus volumineux. Ce gonflement indique ordinairement un état inflammatoire déjà

---

1. Bennet May, *Birmingham med. review.* Déc. 1885, p. 243.
2. Tourneur, *De l'urétérite et de la périurétérite.* Th. de doct. Paris, 1886.

très accusé. En remontant peu à peu on arrive à un point correspondant à la face antérieure du bassinet, situé, à droite, sur le bord inférieur du foie, en dedans de la vésicule biliaire, un peu en dehors du muscle grand droit de l'abdomen; à gauche, en dehors de ce muscle, sous le rebord des fausses côtes. Ici une seule main suffit pour les recherches; en même temps l'autre doit être placée en arrière du tronc. Elle refoule la région lombaire en avant et rapproche le rein de la paroi abdominale antérieure.

Ordinairement ce mode d'exploration suffit pour réveiller la douleur; mais, quel qu'en ait été le résultat, il faut le compléter par le suivant :

Le malade est mis dans le décubitus latéro-abdominal, sur le côté sain et un peu sur le ventre. Il est indispensable de développer l'espace costo-iliaque au moyen d'un coussin cylindrique bien ferme, placé en travers sur le lit. Une main, placée sur la paroi abdominale antérieure, la refoule en arrière et agit médiatement sur le rein, tandis que les doigts de l'autre main explorent la région lombaire. Il faut appuyer surtout vers l'angle de rencontre de la douzième côte et de la masse sacro-lombaire, immédiatement en dehors du grand dorsal. C'est là qu'il y a le moins de tissus interposés entre le bout des doigts et la face postérieure du rein; c'est aussi le point qui, en arrière, est le mieux en rapport de superposition avec le bassinet.

Les manœuvres de pression doivent être complétées par la *percussion*. Par elle on peut réveiller la douleur dans des parties inaccessibles aux doigts, telles que la zone costale. Par elle on en détermine très bien les limites et les degrés d'intensité, suivant les points frappés. Aussi est-ce un mode d'exploration auquel j'attribue, pour ma part, une grande valeur. Le décubitus latéro-abdominal est encore ici la position de choix.

Certaines *causes déterminantes* sont bien connues pour provoquer le retour des douleurs sourdes ou paroxystiques; telles sont : l'humidité, les digestions difficiles, les purgatifs, et surtout la marche, le saut, les courses en voiture, l'équitation, les efforts, les pressions fortes, les coups, les violences quelconques atteignant la région lombaire. Ces mêmes causes sont celles qui parfois décèlent la maladie préexistante, et restée latente jusque-là. Ce sont aussi celles qui engendrent fréquemment certains des accidents qu'il nous reste à décrire pour terminer la symptomatologie de la lithiase rénale.

Auparavant j'ai à signaler encore un symptôme à distance qui ne peut être passé sous silence : c'est l'*état nauséeux* et même les *vomissements*. Toutes les fois que les douleurs prennent un caractère paroxystique, ces derniers deviennent un phénomène banal, un des éléments constitutifs du syndrome *coliques néphrétiques*. De même, dans le cas d'urémie, ils ont une signification spéciale et n'ont qu'un rapport très indirect avec la lithiase. La vraie question est celle-ci : Les graveleux et les calculeux peuvent-ils, indépendamment de toute complication, avoir des vomissements ou seulement des nausées ? Durand-Fardel n'admet que ces dernières. Melchor Torres, s'appuyant sur une communication faite à la Société anatomique[1], pense que la lithiase rénale peut se manifester tout d'abord, avant tout symptôme précis, par une action indirecte sur le centre nerveux gastro-intestinal. Un malaise général, de l'inappétence, quelques nausées, quelquefois des vomissements de nature pituitaire, seraient les conséquences de cette influence sympathique. Les vomissements seraient même parfois alimentaires ou bilieux. Si l'on tient compte de la fréquence des phénomènes gastriques dans les affections rénales en général (traumatismes, phlegmasies), on ne peut dénier à cette conclusion une grande vraisemblance.

Ce qui en tout cas ne fait pas de doute pour moi, c'est que

1. *Bull. de la Soc. anat.*, 1860, p. 151.

dans le cours de la lithiase confirmée, il peut arriver que les malades aient des vomissements, en dehors des crises douloureuses, sans que rien les ait annoncés, mais ordinairement, une fois l'estomac vidé, ils ne se renouvellent pas. Quant à l'état nauséeux, il doit être considéré comme un symptôme, sinon constant, du moins d'une extrême fréquence.

**Accidents de la lithiase rénale. — A. *Hématurie*. —** Quoique fréquente dans la lithiase rénale, l'hématurie doit être considérée comme un accident ou une complication. Néanmoins il faut bien savoir que, dans un nombre de cas relativement important, elle en représente le seul symptôme. Elle perd son caractère d'accident par son isolement et sa valeur séméiotique.

L'hématurie est due soit à la déchirure de la muqueuse du bassinet ou des calices, par suite du déplacement brusque d'une concrétion, soit à l'érosion, à l'ulcération de sa surface dans une étendue ordinairement faible, consécutivement à un contact prolongé. Elle s'annonce par un changement de coloration de l'urine. Une très petite quantité de sang donne à ce liquide la couleur du bouillon foncé; une quantité plus grande est révélée par une teinte brun noir ou brun rouge. Les divers degrés du rouge annoncent une abondance plus ou moins grande de globules sanguins. Dans certaines circonstances l'urine en renferme une quantité telle que le malade paraît avoir évacué du sang pur. Habituellement, en pareil cas, des caillots de volume variable sont éliminés en même temps. Déjà Torres avait signalé la forme spéciale des coagulums sanguins provenant de l'uretère, et certes il n'était pas le premier à avoir fait la même remarque. Ils seraient allongés, vermiformes. Ce caractère a frappé un certain nombre d'observateurs. Il est admis par Hilton, par M. Guyon, mais il s'en faut qu'il soit constant. La formation de ces concrétions sanguines allongées implique leur séjour prolongé dans l'uretère, ce qui leur permet de prendre une certaine consistance et de ne pas se déformer dès leur arrivée dans la vessie. Comme cette condition ne se réalise pas fréquemment, le plus souvent les caillots qui proviennent du bassinet et de l'uretère sont réduits en fragments multiples au moment où ils parviennent au dehors. Si donc l'aspect vermiforme des concrétions sanguines a de la valeur quand on le constate, l'absence de ce caractère n'implique pas nécessairement que l'hémorrhagie a eu lieu dans la vessie. Il faut même se méfier de cette forme spéciale, lorsqu'on l'observe, comme pouvant induire en erreur, car des caillots ayant séjourné dans le canal de l'urèthre offriraient également une forme allongée; néanmoins on les reconnaîtrait à ce qu'ils seraient en même temps aplatis, tandis que ceux qui proviennent réellement de l'uretère sont assez nettement cylindriques.

L'hématurie se produit aux diverses phases de la lithiase. Parfois elle en signale le début et en reste le seul symptôme pendant longtemps, particularité très importante à connaître pour le diagnostic et que de nombreuses observations ont mise en lumière; un peu de fatigue, la marche prolongée, il n'en faut pas davantage pour la provoquer. Elle peut aussi survenir tout à fait spontanément. Plus ordinairement elle suit ou accompagne d'autres symptômes de lithiase, et spécialement les douleurs lombaires. On la voit également coïncider avec des coliques néphrétiques. C'est alors surtout qu'on a observé les formes caractéristiques de caillots rappelées plus haut.

Quelles que soient les circonstances dans lesquelles apparaît ce symptôme, un de ses caractères les plus frappants est son intermittence. Certains sujets, affectés de coliques néphrétiques fréquentes ou de douleurs moins intenses causées par des calculs rénaux, urinent quelquefois du sang pendant plusieurs jours de suite, mais on voit encore plus souvent les mictions sanguinolentes se produire de temps en temps et même à des intervalles très éloignés. Qu'il soit établi dès maintenant, par anticipation, que l'hématurie n'est pas inévitablement partie constituante. du syndrôme *coliques néphrétiques*. Dans de nombreux cas, la quantité du sang contenu dans l'urine est trop faible pour qu'on puisse réellement dire qu'il y a hématurie. Cet accident est réduit à sa plus simple expression.

Ordinairement peu considérable, la quantité de sang est bien inférieure à celle qu'on observe dans le cas d'hématurie essentielle ou d'origine dyscrasique. En revanche, une fois que les hématuries calculeuses ont commencé, elles ont beaucoup de tendance à se répéter, parce que les lésions causées par les calculs sont entretenues par la présence et les déplacements de ces derniers. Les fatigues, les secousses de la voiture ou de l'équitation, les chocs même peu intenses et, à plus forte raison, les violentes contusions de la région lombaire les ramènent facilement. Dans la vie ordinaire, c'est l'influence des premières catégories de causes qu'on a ordinairement l'occasion d'observer. Rayer a signalé le retour des hémorrhagies à la suite des repas, soit que l'activité plus grande de la circulation augmente la tension vasculaire dans le rein, soit que l'abondance du sang qui s'échappe des veines sus-hépatiques gêne la circulation en retour dans le rein droit, soit que la compression de la veine rénale gauche par l'estomac distendu fasse obstacle au passage du sang veineux. Quoi qu'il en soit, le fait paraît hors de doute.

La répétition des hématuries peut se faire pendant des mois et des années. On a cité un cas où cet accident s'était produit maintes fois pendant une longue période de vingt-trois ans.

Heureusement l'hématurie calculeuse est souvent peu abondante. Elle fatigue, mais n'épuise pas au point de créer une situation grave ; néanmoins on l'a vue altérer profondément les forces du malade [1] et même causer la mort [2] !

1. *Bull. de la Soc. anat.*, 1885, p. 631.
2. Brodeur, *Progrès médical*, 1885, p. 160.

Si le gravier ou le calcul est enclavé, l'hémorrhagie étant ordinairement faible, le sang se mélange intimement avec l'urine. Le calcul est-il mobile et s'engage-t-il dans l'uretère, sans pourtant donner lieu à une attaque franche de coliques néphrétiques, l'hématurie est précédée par l'émission d'une urine claire, puis, au moment où la déchirure des parois se produit, c'est du sang presque pur qui s'échappe, et enfin, quand la concrétion est tombée dans la vessie, c'est un mélange d'urine et de sang que rejette le malade.

Lorsque l'hématurie se rattache à une attaque de coliques néphrétiques et qu'il se forme dans l'uretère des caillots de quelque consistance, ceux-ci sont expulsés pendant ou après la crise. Si leur expulsion n'a lieu qu'au bout de plusieurs jours, elle peut être cause du retour de douleurs offrant tous les caractères des premières, mais ordinairement moins intenses et moins prolongées. Il est à noter aussi que la cessation d'une hématurie liée ou non à des coliques néphrétiques n'implique pas plus que la cessation de cette dernière l'élimination du calcul. Par suite de circonstances difficiles à déterminer, la tolérance se rétablit de nouveau pour un temps plus ou moins long, jusqu'à l'évacuation du corps étranger ou jusqu'à la prochaine attaque.

B. *Coliques néphrétiques.* — On a décrit particulièrement sous le nom de coliques néphrétiques la crise douloureuse causée par la migration d'un gravier du bassinet jusqu'à la vessie; mais diverses raisons commandent d'élargir le sens de cette dénomination, en faisant rentrer dans ses limites d'abord les cas où la crise a pour cause le passage dans l'uretère d'un corps autre qu'une concrétion calculeuse, ensuite ceux où cette crise, quoique provoquée par la lithiase rénale, ne se termine pas par l'arrivée dans la vessie du gravier engagé dans l'uretère. C'est ainsi qu'on observe les coliques néphrétiques dans le cours de certaines pyélites pseudo-membraneuses, dans la pyélo-néphrite hémato-fibrineuse, dans l'hématurie rénale[1].

D'un autre côté, il peut arriver qu'une pierre engagée dans la partie supérieure de l'uretère et que son volume empêche de descendre plus bas, provoque les contractions douloureuses de ce conduit, comme si elle y cheminait. Si on faisait de la migration des concrétions la caractéristique des coliques néphrétiques, on pourrait appeler fausses celles qui ne sont pas suivies de l'expulsion d'un gravier; mais si l'on s'en tient à la signification réelle du mot *colique*, on doit l'appliquer aux efforts douloureux que fait l'uretère pour se débarrasser d'un corps étranger, que ces efforts soient ou non suivis de succès.

Ceci posé, il est facile d'établir que les coliques néphrétiques se produisent dans des conditions diverses qui en modifient les caractères et l'évolution. Il en est de frustes, dues au passage facile de sables abondants ou agglomérés et de graviers d'un faible volume. La crise est ébauchée, elle dure peu et ses éléments constitutifs sont réduits à leur minimum de développement. Il en est de normales, où ne manque aucune des phases ordinaires des cas types : contracture douloureuse des uretères accompagnée des phénomènes sympathiques connus, puis chute du gravier dans la vessie et cessation de la crise. Enfin il y en a où ce dénouement si désiré fait défaut, soit que le corps étranger se soit arrêté dans l'uretère, soit qu'il n'ait pas dépassé l'infundibulum par lequel le bassinet se continue avec la partie supérieure de ce conduit.

S'il est facile de comprendre pourquoi les douleurs s'arrêtent dès que le gravier a franchi l'orifice inférieur de l'uretère, il est moins aisé de s'en rendre compte lorsqu'il n'a pu parcourir toute la longueur de ce conduit ou qu'il ne s'y est même pas engagé. Cependant, si l'on se souvient que les coliques consis-

1. A. Ollivier, *Arch. de phys.*, t. V, 1875, p. 42 et suiv.

tent essentiellement dans la contracture douloureuse des fibres musculaires de l'uretère, c'est à l'épuisement graduel de leur contractilité qu'il faut attribuer la diminution graduelle et l'arrêt définitif des souffrances. En revanche, on peut prévoir que la présence du corps étranger dans un point de l'uretère ou à la partie la plus déclive du bassinet y entretiendra une sensibilité facile à réveiller par la pression de la main, ou un état douloureux sourd, qui constitue une menace de nouvelle crise à bref ou à long délai.

C'est en effet ce qu'on observe chez les sujets porteurs de pierres trop volumineuses pour que l'expulsion en soit possible. Alors les crises sont souvent rapprochées; elles se reproduisent à des intervalles très courts. On pourrait dire qu'elles sont subintrantes, en les comparant aux accès fébriles qui n'ont pas le temps de se terminer entièrement avant que la température ne s'élève de nouveau. La permanence de la cause entretient la tendance aux coliques.

L'épuisement de la contractilité n'est pas la seule circonstance par laquelle on puisse expliquer la cessation des douleurs. La forme des concrétions, la diversité de leurs rapports avec les surfaces qu'elles touchent, voilà autant de particularités dont les conséquences se comprennent sans peine. Si un gravier oblong s'engage en travers et se redresse ensuite dans l'uretère, sa migration devient facile et l'irritation dont il était la cause cesse soudain. Si une concrétion rugueuse dans une certaine étendue de sa surface, lisse dans d'autres points, se met d'abord en contact avec la muqueuse par ses parties irrégulières et qu'elle bascule chemin faisant, le résultat est le même. Enfin, dans l'infundibulum du bassinet, le déplacement du calcul un peu engagé peut le ramener dans sa position primitive et en rendre l'enclavement beaucoup moins intime.

Si les causes de soulagement d'ordre purement mécanique ne peuvent être contestées, il en est de même, selon moi, de l'expli-

cation donnée tout d'abord et qui est basée sur l'épuisement
de la contractilité musculaire. Par exemple le calcul représenté
fig. 8 et que j'ai extrait dans le cours d'une néphrectomie, était
tellement adhérent que l'hypothèse d'un déplacement n'aurait
pu être soutenue, pour expliquer la sédation intermittente de
la douleur. D'un autre côté, l'adhérence même de ce calcul très
engagé dans l'infundibulum m'a permis de me rendre compte
de la multiplicité des crises douloureuses et des courts intervalles qui les séparaient. C'était une situation sans issue, à laquelle l'extirpation de ce corps étranger déjà volumineux pouvait
seule porter remède.

Un mot maintenant relativement à la dénomination de coliques
néphrétiques adoptée universellement, mais peut-être à tort. On
dit : coliques intestinales, vésicales, utérines, quand c'est l'intestin, la vessie ou l'utérus qui sont le siège de la contracture douloureuse. On dit : coliques hépatiques et néphrétiques, lorsque
c'est le conduit excréteur du foie et des reins qui est le siège
de cette même contracture. Dans ces deux derniers cas la dénomination est fautive. Ce n'est ni dans le foie ni dans les reins
que se passent les phénomènes douloureux, à exacerbations intermittentes, à tendance expulsive, qui caractérisent les coliques
dans le sens le plus large du mot ; mais, de même que l'usage a
consacré le terme coliques hépatiques d'une façon qu'on peut
considérer comme irrévocable, de même on doit s'incliner
devant l'habitude prise de désigner sous le nom de coliques
néphrétiques la crise douloureuse dont tous les éléments constitutifs ont pour point de départ la contracture à exacerbations
intermittentes de l'uretère.

Ceci posé, comme la description des coliques néphrétiques
se trouve dans tous les livres classiques et qu'il s'agit d'un
accident que les médecins sont appelés à traiter plus encore
que les chirurgiens, il serait inopportun d'en faire très longuement l'exposé clinique.

Rares dans l'enfance, elles sont plus fréquentes chez l'homme que chez la femme, en proportion de la différence de fréquence de la lithiase signalée plus haut pour les deux sexes.

Elles siègent plus souvent à gauche qu'à droite, sans qu'on puisse indiquer nettement pour quelle raison. Elles sont quelquefois bilatérales. D'après un relevé de Durand-Fardel portant sur 125 cas, leur fréquence relative de siège se répartirait comme il suit :

| | |
|---|---|
| A gauche.. . . . . . . . . . . | 59 fois |
| A droite. . . . . . . . . . . . | 41 — |
| Des deux côtés.. . . . . . . . | 25 — |

Les causes qui les déterminent le plus souvent sont : la fatigue, les excès, les cahots des voitures, l'équitation, les traumatismes portant sur les régions lombaires. On les a vues débuter de suite après un cathétérisme vésical : simple coïncidence ou excitation réflexe de l'uretère [1].

Si le début est précédé quelquefois par les symptômes un peu vagues de la gravelle ou de la lithiase calculeuse, il est ordinairement brusque et la douleur atteint très rapidement son maximum d'intensité. La crise est annoncée chez certains sujets par un phénomène étrange dont ils ne peuvent connaître la signification qu'après plusieurs attaques, ce sont des besoins d'aller à la garde-robe qu'ils ne peuvent parvenir à satisfaire. Peu après, la douleur éclate avec les caractères que nous allons lui assigner. Il y a lieu d'étudier séparément :

1° Les phénomènes douloureux ;

2° Les troubles de la miction et les altérations de l'urine ;

3° Les phénomènes sympathiques.

D'abord pongitive, la *douleur* acquiert rapidement une acuité extrême. Son caractère principal est de se réveiller d'une façon

1. *Gaz. des hôp.*, 1858, p. 150.

intermittente, par crises rapprochées. Le plus souvent elle a son siège dans le flanc, mais certains malades la placent sans hésiter dans la région lombaire, d'autres sur un point correspondant au trajet de l'uretère. Le maximum peut d'ailleurs varier suivant la situation du gravier au début de l'attaque. C'est la raison pour laquelle la douleur débute quelquefois par un point de l'abdomen, soit au voisinage de la vessie, soit près de l'hypochondre. Si le calcul est trop volumineux pour s'engager au delà de l'infundibulum, c'est nettement dans la région lombaire que commencent les souffrances, et leur maximum ne se déplace pas.

Si l'attaque est bilatérale et si la douleur atteint une intensité excessive, il se peut que le malade soit incapable de désigner le siège du maximum. La partie inférieure de la région thoracique, la région lombaire, les flancs, l'abdomen entier, deviennent tellement sensibles que le moindre attouchement est redouté par le patient.

La propagation de la douleur se fait selon certaines directions assez constantes. Elle suit l'uretère, le cordon spermatique, atteint le testicule, provoque la rétraction de cet organe, peut même en déterminer le gonflement (voy. p. 154), gagne la grande lèvre chez la femme, moins souvent cependant que la glande séminale chez l'homme; la région hypogastrique, le périnée, le rectum n'échappent pas à ses irradiations, et le membre inférieur lui-même est assez fréquemment affecté. L'engourdissement, la contracture, les tremblements de la cuisse ont été fréquemment observés. Boyer [1] a même signalé un cas de paralysie, complexe à vrai dire et d'une interprétation difficile, de sorte qu'on ne pourrait l'admettre sans réserve.

S'il y a des malades qui sont soulagés par la compression de l'abdomen et par certaines attitudes, la plupart ne trouvent de

---

1. Boyer, *Traité des mal. chirurgicales*, t. VIII, p. 472.

soulagement dans aucune position spéciale, excepté peut-être dans le décubitus sur le côté douloureux, et le refoulement de la paroi abdominale est très mal supporté.

A mesure que l'acuité des souffrances et que la durée de la crise augmentent, l'angoisse atteint des proportions effrayantes. Le corps est baigné de sueurs profuses et froides, les extrémités prennent une teinte violette, la cyanose apparaît, et la mort peut survenir par suite de la prolongation de la crise, terminaison très exceptionnelle d'ailleurs et qui ne pourrait guère s'observer que dans le cas où tout secours aurait manqué au patient. G. Simon a vu deux fois chez la même malade l'avortement survenir pendant une attaque de coliques néphrétiques.

Après quelques heures, un calme parfois subit se produit et le malade anéanti cherche dans l'immobilité et dans le sommeil le soulagement et le repos dont il éprouve un immense besoin.

Les *symptômes vésicaux* consistent dans des envies d'uriner fréquentes, qui indiquent évidemment que la contracture a gagné l'appareil musculaire du réservoir urinaire. L'urine émise peut être, suivant les cas, très rare ou abondante, limpide ou trouble, et alors elle est fréquemment mélangée d'une certaine quantité de sang. En réalité elle est beaucoup plus souvent altérée que normale. L'anurie absolue peut être observée dès le début; elle reconnaît pour cause tantôt l'obstruction des deux uretères, tantôt le défaut absolu de sécrétion dans les deux reins. On doit songer aussi, en pareille circonstance, à l'absence congénitale ou à la désorganisation complète de l'un des deux reins.

Parmi les *troubles sympathiques*, les nausées et les vomissements se signalent par leur constance. Les vomissements sont alimentaires, puis bilieux; parfois il s'y joint un hoquet persistant. Il a été déjà question du ténesme rectal.

L'excitation réflexe du système cérébro-spinal détermine la pâleur de la face, l'altération des traits, le refroidissement et la

teinte bleuâtre des extrémités, les frissons, les sueurs profuses, la petitesse, le ralentissement ou l'accélération du pouls,
parfois même sa disparition complète. Malgré cet ensemble
alarmant, l'exploration thermique ne révèle ni élévation ni
abaissement de la température centrale, à condition que l'on
n'attende pas le commencement de la réaction inflammatoire.
Quand celle-ci se produit (et elle ne manque guère à la suite
des grandes crises), elle indique un commencement d'urétérite,
de pyélite ou de pyélonéphrite.

A ces symptômes s'ajoutent quelquefois, chez les enfants et
les sujets nerveux, du subdelirium ou un délire caractérisé,
ainsi que des convulsions, manifestations graves ne dépendant
pas toujours inévitablement de l'urémie, mais qui n'en doivent
pas moins mettre en garde contre cette redoutable complication. Ces délires sympathiques n'ont souvent qu'une durée
passagère, tandis que les autres conduisent ordinairement le
patient à la mort.

Depuis les coliques néphrétiques frustes jusqu'à l'attaque la
plus intense, tous les degrés existent comme violence et comme
durée; celle-ci, qui peut atteindre vingt-quatre heures, est en
moyenne de trois à six heures. Une fois la crise douloureuse
calmée, si aucune complication inflammatoire ne se produit,
l'urine reprend ses caractères normaux après quelques mictions.
Son abondance devient parfois excessive, soit que la quantité
accumulée au-dessus du gravier s'échappe en peu de temps, soit
qu'à l'oligurie succède une hypersécrétion comparable à celle
des hystériques après leurs attaques.

Le tempérament des sujets a une influence incontestable sur
l'intensité des symptômes, car celle-ci est loin d'être toujours
en rapport avec le volume et l'irrégularité des concrétions. Le
degré variable de l'irritabilité de l'uretère et de tout le système
nerveux règle sans doute la violence des crises.

La concrétion qui a causé les accidents ne se retrouve pas

toujours dans l'urine, parce qu'elle peut rester dans le bassinet et par conséquent ne pas parcourir l'uretère, ou séjourner dans la vessie après y être tombée. En tout cas, ce n'est pas toujours le jour même ou le lendemain de la crise qu'elle est expulsée avec l'urine; c'est assez souvent après quelques jours ou un temps beaucoup plus long encore. Lorsque l'élimination n'a pas lieu, le malade est menacé de la formation d'un calcul vésical; quand elle a lieu, on trouve dans l'urine soit du gros sable, soit une seule concrétion dont les dimensions ne dépassent pas dans beaucoup de cas celles de la tête d'une grosse épingle. Elle est souvent enveloppée d'une sorte de petit bouchon de mucus.

Quelquefois les concrétions sont multiples. Il a déjà été fait mention de ces cas extraordinaires où leur nombre avait atteint plusieurs centaines.

Certains malades n'ont pendant tout le cours de leur existence qu'une attaque de coliques néphrétiques, mais ordinairement, à moins d'un changement radical dans les habitudes et dans le tempérament, les rechutes sont fréquentes et surviennent à des intervalles parfois très rapprochés. Beaucoup de sujets passent une période de leur existence dans l'imminence de nouvelles crises. Si cet état ne se modifie pas au bout de quelques mois, il y a lieu de craindre la lithiase calculeuse proprement dite.

Les coliques néphrétiques se reproduisent quelquefois avec des intermittences parfaitement réglées. Kühn a vu pendant cinq jours de suite les douleurs naître à la même heure[1]. L'expulsion d'un gravier permit seule d'établir rétrospectivement le diagnostic.

Les complications inflammatoires possibles après les coliques néphrétiques ont été indiquées plus haut. La fièvre, les frissons,

---

1. Kühn, *Accès de fièvre intermittente déterminés par un calcul rénal.* Gaz. hebdom. 1856, p. 921.

la persistance des douleurs en signalent le début. Un accident plus grave encore, observé quelquefois, consiste dans la rupture du bassinet distendu.

En s'attachant à la recherche attentive des signes des coliques néphrétiques, on arrivera, dans la grande majorité des cas, à en établir facilement le *diagnostic*. Si les coliques hépatiques et toutes les variétés de coliques intestinales offrent dans leurs manifestations les plus frappantes quelque similitude avec les coliques néphrétiques, ordinairement on peut sans peine les en distinguer. Les coliques utérines sont à coup sûr les plus propres à donner le change, par suite de la propagation de la douleur le long du plexus utéro-ovarien jusqu'aux lombes; mais alors les douleurs occupent les deux côtés de l'abdomen, et le maximum est derrière le pubis. La difficulté est certes encore plus grande, si l'on a affaire à une névralgie de l'ovaire, car ici la douleur siège au voisinage de l'extrémité inférieure de l'uretère, elle est unilatérale et elle remonte souvent jusqu'aux lombes, en suivant à peu près le trajet de ce conduit. Le siège du maximum vers l'une des cornes de l'utérus mettra sur la voie. On sait que c'est exceptionnellement que, dans les coliques néphrétiques, le foyer principal des douleurs occupe d'emblée le segment inférieur de l'uretère.

Je crois inutile d'insister longtemps sur ce diagnostic, qui est exposé dans tous les livres classiques.

C. *Anurie calculeuse.* — On désigne ainsi la suppression totale de l'excrétion de l'urine consécutive à l'oblitération de l'uretère par un calcul. Cette variété d'anurie correspond à l'anurie obstructive (*obstructive suppression*) de Roberts[1]. Signalée par Prosper Alpin le premier[2], cette grave complication n'a été bien étudiée que dans ces dernières années. Lecorché[3],

---

1. Roberts, *On urinary and renal diseases.* London, p. 517.
2. Alpino (Prosper), *De præsagienda vita et morte ægrotantium.* Padoue, 1602.
3. Lecorché, *Mal. des reins*, 1875, p. 6.

Charcot[1], Tenneson[2] contribuent à la faire connaître, mais c'est dans la remarquable thèse de Merklen qu'on en trouve l'étude la plus complète[3].

*L'oligurie* et *l'anurie* des coliques néphrétiques s'expliquent par une action réflexe sur les nerfs vaso-constricteurs des deux reins, même lorsque l'attaque est unilatérale. La même interprétation convient-elle aux cas où la suspension de l'excrétion urinaire se prolonge au delà de quelques heures ou d'un jour ? On ne saurait l'admettre, en dépit de l'assertion de Van Swieten et de plusieurs autres auteurs. Il faut donc chercher ailleurs l'explication de cette suspension. De nombreuses observations anatomo-pathologiques permettent de l'attribuer à trois ordres de causes :

1° L'absence congénitale du rein du côté opposé à l'obstruction ;

2° Sa dégénérescence occasionnée par des affections diverses ;

3° L'obstruction simultanée des deux uretères.

Les observations les plus anciennes relatives à l'absence congénitale de l'un des reins ont été rapportées par Fontanelle, par Everard Home[4]. Plus récemment des exemples de cette anomalie ont été rencontrés par Hutchinson[5] et par Schwenkers[6]. On pourrait en citer beaucoup d'autres, mais ils n'ajouteraient rien à la certitude acquise à cet égard (Rayer, Moseler).

Que l'autre rein n'ait jamais existé ou qu'il ait été supprimé, comme organe de sécrétion, par une dégénérescence quelconque, le résultat est le même. Des faits multiples en ont fourni la

1. Charcot, *Leçons sur les mal. du syst. nerveux*, t. I, p. 283.
2. Tenneson, *Note sur l'anurie calculeuse*. Bull. de la Soc. méd. des hôp. 1879.
3. Merklen, *Étude sur l'anurie*. Th. inaug. Paris, 1881.
4. Éverard Home, *On the treatment of the diseases of the prostate*, p. 67.
5. Hutchinson, *De la suppression de l'urine comme conséquence des calculs rénaux*. The Lancet, 4 juil. 1874, vol. II, p. 1, et Arch. de méd. 1875, vol. I, p. 256.
6. Schwenkers, *Union méd.* 1883, vol. I, p. 455.

preuve. Murbeck a trouvé un kyste hydatique de l'autre rein[1], Rayer une hydronéphrose[2], Chomel une dégénérescence cellulo-fibreuse[3], Duplay une transformation kystique[4].

Quant à l'obstruction simultanée des deux uretères, elle a été démontrée également par des autopsies. Si dans le cas d'Amodru[5] il s'agissait d'un calcul de la vessie qui comprimait les deux conduits au niveau de leur orifice inférieur, chez la malade de Secundi Mancini[6], c'était deux calculs qui, en s'engageant dans l'infundibulum du bassinet, s'étaient opposés d'une façon absolue au passage de l'urine, et chez ceux de Prus et de Bischoff[7], c'était bien les uretères qui étaient le siège de l'obstruction. Dans les deux cas les reins étaient sains.

En ajoutant les uns aux autres les faits que je rapporte et ceux que j'omets volontairement ou involontairement, on n'arriverait pas à constituer une très longue liste. C'est qu'en effet, d'une manière générale, l'anurie calculeuse est un accident rare, et les faits d'absence congénitale d'un rein ou d'oblitération des deux uretères représentent l'exception dans l'exception.

Peu observée dans le jeune âge (Rayer rapporte trois exemples d'ischurie chez des enfants), l'anurie calculeuse se voit surtout dans l'âge adulte et plus encore dans la vieillesse. Elle apparaît dans les mêmes conditions et sous l'influence des mêmes circonstances que les coliques néphrétiques, mais elle n'est pas inévitablement liée à ces dernières. Il est démontré que l'obstruction qui en est la cause prochaine ne provoque pas toujours une crise douloureuse; ceci est vrai surtout pour les cas semblables

1. Murbeck, *Græfe and Walther journ.*, t. VII, sect. 2.
2. Rayer, *loc. cit.*, t. III, p. 490.
5. Chomel, *Arch. gén. de méd.*, 5ᵉ série, t. I, p. 478.
4. Duplay, *Anurie complète. Oblitération de l'uretère droit par un calcul.* Arch. gén. de méd. janv. 1888, p. 79.
5. Amodru, *Bull. de la Soc. anat.* 1875, t. XX, p. 258.
6. Secundi Mancini, *Rev. des Sc. méd.* 1876, p. 175.
7. Ernst Bischoff, *Oblitération des deux uretères par un calcul.* (Arch. für klin Med. XXXVI, fasc. 1 et 2, 1886.)

à celui de Prus, où les calculs étaient venus simplement se poser sur l'orifice supérieur des uretères et empêchaient le passage de l'urine.

On peut facilement prévoir la nature des *lésions* auxquelles donne lieu l'oblitération d'un uretère par un calcul (légère dilatation de l'uretère au-dessus de l'obstacle, rétention d'une petite quantité d'urine altérée dans ce conduit et dans le bassinet, hypertrophie et congestion du rein qui jusqu'à ce moment a suppléé son congénère absent ou dégénéré, ecchymoses et infarctus multiples disséminés dans le parenchyme, lésions de néphrite chronique).

Lorsque le passage de l'urine a été simplement gêné pendant quelque temps, le bassinet et le rein se sont distendus peu à peu jusqu'au jour où, la sécrétion étant devenue insuffisante, les symptômes de l'urémie ont éclaté. Il y aura lieu de revenir plus tard sur ces particularités à l'occasion des maladies des uretères et de l'étiologie de l'hydronéphrose.

Tantôt l'anurie se produit sans avoir été précédée par un trouble quelconque de la santé capable d'appeler l'attention vers l'appareil urinaire, tantôt elle succède à des douleurs lombaires persistantes, à des hématuries, à des coliques néphrétiques, aux symptômes ordinaires de la lithiase graveleuse ou calculeuse ou à quelque affection ancienne du rein ou du bassinet. Généralement elle coïncide avec un accès de coliques néphrétiques frustes ou bien caractérisées, mais il est excessivement important de savoir que son début est parfois insidieux. Les malades remarquent à peine la diminution notable de la quantité d'urine émise ou n'y prêtent guère d'attention, et comme l'oligurie peut se prolonger quelques jours sans que des accidents graves se produisent, ils vivent jusque-là dans l'ignorance complète du danger qui les menace.

Il y a deux périodes très distinctes à établir dans la *marche* de l'anurie calculeuse. La première, dite *de tolérance*, est caractérisée uniquement par le ralentissement ou la suppression de l'excrétion urinaire. La seconde l'est par les accidents urémiques, conséquence naturelle du trouble fonctionnel.

Dès le début de la période de tolérance on peut être en présence d'une anurie absolue. Plus ordinairement l'oligurie ouvre la scène et va s'accentuant graduellement avec une rapidité variable. Il se produit quelquefois des alternatives d'augmentation et de diminution de la quantité d'urine rendue, jusqu'au jour de la suppression totale, dont l'époque ne peut jamais alors être prévue. Quelquefois l'oligurie est précédée par une polyurie transitoire bien capable de donner le change. Le début de l'oligurie peut être signalé par du ténesme vésical; les mictions se réduisent à quelques gouttes d'une urine claire ou sanguinolente.

La quantité de ce liquide émise par jour atteint encore un, deux ou trois verres, avec des oscillations en moins ou en plus; de temps en temps une petite débâcle ramène momentanément la fonction urinaire à ses conditions normales. L'urine présente des caractères importants; d'une faible densité (1006 à 1008), elle est limpide, très peu colorée et contient peu de matières excrémentielles.

Généralement les phénomènes douloureux qui ont pu signaler le début se suppriment (douleurs lointaines, douleurs le long de l'uretère). Un peu d'œdème malléolaire représente parfois le seul symptôme de cette première période[1]. Au bout de quatre à cinq jours le malade éprouve des nausées, parfois il vomit. L'inappétence, les renvois gazeux, la constipation sont choses communes. Un peu d'insomnie s'y joint, mais l'apyrexie reste absolue.

A moins que l'anurie n'ait été complète dès le début, cette première période peut se prolonger jusqu'à huit, dix et même

---

1. Tenneson, *Note sur l'anurie calculeuse.* Union méd. 1879, n°ˢ 67 et 68.

quinze jours, comme l'a vu Paget[1]. Par exception ce terme est dépassé, mais l'observation a mis en relief l'influence que peut exercer sur la date de l'irruption des accidents l'existence d'une hydronéphrose. En pareil cas la sécrétion n'est pas entièrement suspendue; de nouvelles quantités d'urine s'ajoutent au contenu de la poche et contribuent à la développer. L'excrétion seule fait défaut, mais pareil état ne peut se prolonger indéfiniment et les accidents retardés se produisent fatalement par suite de l'insuffisance de la sécrétion. D'après certaines observations de Rayer, de Roberts, de Russell, c'est au bout de vingt ou vingt-cinq jours que le dénouement aurait lieu.

En dehors de cette circonstance (existence d'une hydroné-phrose), les petites débâcles successives signalées plus haut éloignent le danger. Dans les cas heureux l'obstruction est levée, et la sécrétion urinaire, rétablie brusquement, atteint les proportions d'une véritable polyurie (quatre ou cinq litres).

Dans une observation de Hutchinson on voit l'anurie cesser au bout de quatre jours et un flot d'urine emporter le calcul qui avait momentanément oblitéré l'uretère. Par suite de ces débâcles, les accidents sont conjurés et la sécrétion redevient normale. La décharge de l'urée du côté du tube digestif ou du tégument externe peut amener le même résultat ou simplement ajourner le début de la deuxième période.

La diarrhée, les vomissements ordinairement rares, quelquefois répétés, les sueurs abondantes, doivent déjà être considérés comme caractérisant la deuxième période, la *période urémique*. Les sueurs, les matières vomies n'offrent pas ordinairement l'odeur urineuse qui pourrait être donnée comme caractéristique, à défaut de l'analyse chimique qu'on n'a guère pratiquée jusqu'ici dans les cas d'urémie calculeuse. Weber[2] a

1. Paget, *Cases of suppression of urine*. Trans. of the Clinic. Soc., t. II, 1879.
2. Weber, *Soc. méd. du Haut-Rhin*. Gaz. méd. de Strasbourg, 1870, n° 8.

noté une fois la sialorrhée. On a parlé également d'éruptions
accompagnées de prurit.

Par analogie avec ce qui se passe dans les cas d'urémie incontestable de cause autre que l'obstruction de l'uretère, on est
en droit d'attribuer, comme l'ont fait tous les auteurs, ces
divers accidents à la rétention dans le sang des éléments constitutifs de l'urine ; mais il est à noter que les grandes manifestations de l'urémie (coma, convulsions) font ordinairement
défaut, excepté comme phénomènes ultimes. Les choses suivent
un cours différent. Ce qui caractérise surtout cette période,
c'est l'affaiblissement du malade, le desséchement de la langue,
le hoquet, le ballonnement du ventre, la constipation opiniâtre,
rarement remplacée par de la diarrhée. C'est encore l'obscurcissement graduel de l'intelligence, l'assoupissement fréquent,
parfois du délire, de l'agitation, des hallucinations. La carpho-
logie, les soubresauts de tendons, l'inertie des membres complètent ce tableau. La respiration devient lente, irrégulière ;
la température s'abaisse au-dessous de 37°.

Roberts attache une certaine importance au rétrécissement
de la pupille et aux tressaillements musculaires, qui n'ont peut-
être rien de spécial dans l'anurie calculeuse. Je signalerai encore les épistaxis répétées, l'œdème malléolaire, considéré comme
très rare par Roberts, noté sept fois par Merklen dans les observations qu'il a compulsées.

La terminaison de cette période survient au bout d'un
nombre de jours dont la moyenne est de dix à quinze après
le début de l'anurie. Par exception les malades de Paget et de
Bischoff ne sont morts qu'au vingt-troisième jour, celui de
Weber au trente-septième.

Quoique très grave, le pronostic de l'anurie calculeuse n'est
pas inévitablement fatal. La guérison par désobstruction spontanée de l'uretère s'observe dans une proportion de cas qui
serait de 9 sur 50, soit d'un peu moins du 1/5$^{\text{ème}}$, d'après la

statistique de Merklen. On l'a vue survenir au huitième, neuvième, onzième et jusqu'au vingtième jour. Roberts estime qu'on peut l'espérer tant que le rétrécissement des pupilles et les convulsions n'ont pas été constatés.

Lorsque la débâcle a lieu, on voit s'échapper avec une quantité considérable d'urine des concrétions, du sang coagulé. Elle provoque parfois une crise passagère de coliques néphrétiques. La polyurie persiste plusieurs jours ; elle atteint plusieurs litres. L'urine, de densité faible et pâle, contient souvent un peu d'albumine, jusqu'à ce que l'hypérémie rénale ait pris fin et que tout soit rentré dans l'ordre.

Tout ce qui précède est basé sur l'hypothèse de l'absence ou de la dégénération du rein du côté opposé à l'obstruction, ou sur celle d'une obstruction double. Mais si cette dégénération est incomplète, si l'élimination des principes excrémentiels de l'urine, quoique insuffisante, se fait encore par la voie restée libre, ce n'est plus l'anurie absolue que causera l'obstruction de l'un des uretères, mais l'oligurie. Si celle-ci n'est que passagère, le malade peut revenir à un état de santé aussi satisfaisant qu'avant le début des accidents ; mais lorsque l'obstruction persiste, la situation, sans offrir la même gravité qu'en cas d'anurie absolue, est pleine de péril pour un avenir plus ou moins proche. Elle ne peut se prolonger très longtemps, au delà de quelques semaines ou de quelques mois, du moment que la quantité d'urée excrétée reste beaucoup au-dessous des proportions normales. L'urémie est chronique au lieu d'être aiguë, mais elle n'en doit pas moins amener à la longue une terminaison funeste.

**Évolution et pronostic de la lithiase.** — Rayer, s'inspirant encore plus de l'anatomie pathologique que de la marche clinique de la lithiase rénale, a ramené l'évolution de cette affection à cinq états représentant cinq phases distinctes :

1° Coliques néphrétiques ; 2° urines muqueuses ; 3° urines purulentes sans tumeur rénale ; 4° urines purulentes et tumeur rénale ; 5° atrophie du rein, sans sécrétion purulente.

S'il est vrai que cette succession de faits et de lésions se voit dans les cas types, il en est beaucoup dont l'évolution s'arrête aux premières phases ou est soumise à des irrégularités qui ont frappé tous les observateurs. N'est-ce pas une notion banale que l'apparition du sable dans l'urine soit souvent intermittente et passagère?

Cette remarque s'applique aussi bien à la gravelle à grosses concrétions. Il n'est pas rare de voir la maladie disparaître entièrement, après une ou plusieurs attaques de coliques néphrétiques franches ou frustes. Si elle revient, c'est après un long intervalle de plusieurs mois ou de plusieurs années.

La vérité est qu'un malade qui a eu, même passagèrement, de la gravelle avec ou sans coliques néphrétiques, reste sujet à cette indisposition pendant tout le reste de son existence, parce qu'elle se rattache ordinairement à un état diathésique et que, à moins que ce dernier ne soit constamment tenu en échec par une hygiène et un traitement sévères, il se signale ordinairement par des retours offensifs intermittents, provoqués par quelque écart de régime, par la fatigue, par des circonstances diverses, telles que la suppression momentanée d'un autre trouble de santé relevant de la même prédisposition (migraine, dyspepsie, accès de goutte, coliques hépatiques, etc.).

En tout cas, il y a deux circonstances qui ont une influence capitale sur l'évolution de la lithiase, c'est l'élimination ou la rétention des concrétions. On ne saurait trop répéter que d'une façon générale il n'y a pas de rapport absolument constant entre les dimensions intérieures de l'uretère et celles des concrétions éliminées. Telle d'entre elles, ayant le volume d'une petite noisette, franchit parfois sans grande difficulté un uretère préalablement un peu dilaté, tandis que de petits graviers, gros comme une tête d'épingle, provoquent par leur passage une violente attaque de coliques néphrétiques.

Si, au lieu de descendre, ils s'accrochent à la muqueuse des calices, ils restent parfois fixés dans cette situation pendant des mois entiers ou même des années. Leur présence est accusée par une douleur fixe, sourde, ou par cet état de sensibilité hyperesthésique du rein auquel convient le mot *néphralgie*. Si un jour le gravier adhérent vient à se détacher, sa migration vers la vessie peut avoir lieu sans douleur, mais généralement elle est annoncée par un accès de coliques néphrétiques ou simplement par un état douloureux peu aigu de l'uretère, et la disparition de la douleur rénale en est la conséquence presque immédiate. Mais combien de malades attendent ce dénouement tant désiré pendant plusieurs années !

Jusque-là il est ordinaire qu'aucune complication grave ne survienne du côté du rein. L'affection ne dépasse pas le *deuxième état* de Rayer, consistant dans un léger degré de pyélite catarrhale, caractérisé par des urines muqueuses. Étant donné le petit volume de beaucoup des graviers retenus dans les reins, il n'y a pas lieu d'être très étonné, mais il n'en est plus de même si, au lieu de graviers, ce sont des pierres volumineuses que recèlent ces organes. Comment se fait-il qu'ils aient parfois à l'égard de ces corps étrangers une tolérance presque absolue, et cela pendant de longues années? Ainsi que je l'ai déjà dit plus haut, peut-être les faits de ce genre n'ont-ils été admis que parce que les sujets qui les avaient présentés, n'avaient pas été soumis à un examen suffisant pendant leur existence.

A défaut des symptômes classiques de la lithiase, qui sait si un observateur attentif n'aurait pas saisi, à un moment donné, quelque indice capable de lui inspirer une présomption ayant presque la valeur d'un diagnostic précis?

Quoi qu'il en soit, il est bien établi que la lithiase à grosses pierres peut parcourir très lentement et très insidieusement les phases de son évolution, sans se signaler par aucun signe d'une valeur sérieuse. C'est une circonstance accidentelle, telle qu'un traumatisme, une maladie fébrile, c'est encore l'irritation croissante de la muqueuse du bassinet ou l'oblitération partielle de l'uretère qui en révèle l'existence par l'apparition lente ou rapide d'une pyélite, d'un abcès périnéphrétique ou d'une hydronéphrose. L'affection entre alors dans la phase des complications.

On trouvera plus loin l'observation d'un malade que j'ai eu à traiter pour une pyélo-néphrite consécutive à une varioloïde. Dans le cours de la néphrotomie que je lui pratiquai, je rencontrai au voisinage de l'extrémité supérieure du bassinet un volumineux calcul qui y était solidement fixé. Ce calcul était là depuis au moins vingt ans, et cependant à son entrée à l'hôpital pour une affection des fosses nasales, le malade ne m'avait fait part d'aucune sensation, d'aucune particularité capable d'attirer mon attention vers la région du rein. Il avait cependant eu des coliques néphrétiques pendant son enfance.

Des considérations précédentes il résulte naturellement que le pronostic de la lithiase rénale est d'une grande variabilité.

Il ne peut être douteux que la gravelle ne soit, d'une manière générale, beaucoup moins redoutable que la lithiase calculeuse, non seulement parce que cette dernière n'est pas susceptible de guérison spontanée par l'élimination des concrétions (car l'uretère est devenu relativement trop étroit), mais aussi parce que les complications auxquelles expose leur rétention dans le bassinet et les calices sont toujours graves, quoique à des degrés divers. Malgré les ressources thérapeutiques qu'offrent actuellement la néphrolithotomie et la néphrectomie, comme le pronostic de ces opérations ne laisse pas d'être sévère, l'inclusion définitive, dans les reins, de pierres d'un volume même médiocre est toujours inquiétante.

Heureux les malades à qui une tolérance extraordinaire rend

l'existence très supportable et qu'aucune circonstance n'oblige à invoquer l'intervention chirurgicale! Mais ceux-là sont encore l'exception, et l'on peut légitimement avancer que bien rarement la lithiase, dans ses formes les plus simples comme dans les plus caractérisées, laisse celui qui en est atteint indemne de tout symptôme pénible. Le plus souvent, tant que la migration vers la vessie n'a pas eu lieu, un état douloureux constant ou fréquent, accompagné de petites hématuries plus inquiétantes pour le malade que graves en réalité, des symptômes de dyspepsie, un trouble général de la santé se révélant par l'altération du teint, jettent une ombre sur le présent et représentent une menace continuelle pour l'avenir.

La vie est loin d'être compromise par cette situation, mais elle est pénible, assombrie par une tristesse voisine de l'hypocondrie. Les grands accidents seuls menacent les jours : les coliques néphrétiques violentes et répétées, la pyélo-néphrite suppurée, le phlegmon périnéphrétique, l'anurie calculeuse. D'une manière plus insidieuse et plus lente, il en est de même de la néphrite interstitielle, de l'atrophie rénale, surtout lorsque la dégénérescence est bilatérale. Alors on peut dire que le malade est toujours sous le coup des accidents urémiques. Une circonstance quelconque, une opération chirurgicale même insignifiante, peut les faire éclater[1].

**Diagnostic.** — D'une extrême facilité dans beaucoup de cas, le diagnostic de la lithiase rénale est assez fréquemment de ceux auxquels on n'arrive que par tâtonnement ou qu'on ne peut nettement établir. Tout dépend d'un signe dont l'inconstance est notoire; je veux parler de l'*élimination de sable* ou *de graviers* par l'urèthre. Son absence obscurcit forcément le diagnostic, sa constatation le simplifie à tel point qu'il n'y a pour ainsi dire plus de diagnostic différentiel à porter. Il suffit

1. Voy. entre autres cas : J. Guyot, *Coma urémique* (Union méd., 1880, p. 881).

d'enregistrer cette circonstance et de diriger la thérapeutique en conséquence.

En dehors de ce fait matériel, on en est ordinairement réduit à des diagnostics de probabilité basés sur les sensations pénibles ou les douleurs des lombes ayant les caractères assignés plus haut, sur la plus ou moins grande acidité de l'urine et la richesse de ce liquide en acide urique, sur le tempérament arthritique personnel ou héréditaire du sujet. Dans les considérations qui suivent, je suppose qu'à défaut des émissions de sable ou de graviers, il ne s'est pas encore produit de coliques néphrétiques vraies ou frustes. Il faudra se souvenir que les sensations douloureuses occasionnées par la lithiase, quoique bilatérales quelquefois, sont ordinairement prédominantes d'un côté. Il faudra procéder méthodiquement, par les examens nécessaires, à l'élimination du lumbago simple, de la lumbalgie symptomatique des affections utérines et rectales. Il faudra encore s'assurer que la souffrance rénale n'est pas en corrélation directe avec quelque affection des voies urinaires ou une altération du rein lui-même autre que la lithiase.

C'est donc par l'examen méthodique, au point de vue anatomique et fonctionnel, du gros intestin, de la matrice et de ses annexes, qu'on éliminera tous les états morbides dont le siège serait dans ces organes. Pour ce qui est du lumbago, il se distinguera par son début souvent brusque, par le caractère bilatéral, diffus et superficiel de la douleur, par la facilité avec laquelle des pressions directes sur les masses sacro-lombaires la réveilleront. On constatera également que les mouvements du malade lui arrachent des cris de souffrance. Dans la forme subaiguë ou franchement chronique, on retrouve les mêmes signes différentiels, mais plus ou moins atténués.

Si l'on est en présence d'une affection douloureuse des reins, autre que la lithiase, développée par propagation ou directement, c'est par un examen attentif de l'appareil urinaire tout entier qu'on se fera une idée exacte du siège et de la nature du mal. On complétera cet examen par celui de l'urine.

Si ce liquide offre ses caractères normaux, si l'on constate seulement un peu d'exagération de sa quantité et de son acidité, si l'on y rencontre des cristaux abondants d'acide urique, ces particularités auront quelque valeur dans la période initiale, alors que la présence des corps étrangers n'a pas encore développé une inflammation manifeste dans les tuniques du bassinet et de l'uretère.

En un mot, l'absence des caractères propres à la pyélonéphrite non calculeuse et à la néphrite interstitielle n'est pas dénuée de signification.

Lorsque, malgré une observation attentive de plusieurs mois, le doute persiste, l'administration des eaux minérales diurétiques et surtout une cure à certaines stations comme Contrexéville, Vittel, ou, parmi les sources alcalines, Pougues, Vals, Vichy, constitueront un excellent *traitement d'épreuve*.

On ne devra pas perdre de vue que la présence d'une petite quantité d'albumine dans l'urine est quelquefois l'indice de l'obstruction des tubes urinifères par des sels.

Bien autrement difficiles sont les cas où l'intensité des douleurs est excessive et où elles ont une persistance décourageante. Il importe au plus haut point d'être fixé, afin d'agir en conséquence. Lorsque le malade a rendu, ne fût-ce qu'une fois, et même bien des années auparavant, quelques graviers, lorsqu'il a dans son passé une ou plusieurs attaques de coliques néphrétiques, le doute ne pourrait durer bien longtemps en présence de douleurs lombaires unilatérales, sourdes ou aiguës, continues ou intermittentes. Il n'en serait plus de même si aucune émission de sable ou de graviers n'avait jamais eu lieu. Mais alors, ou aucun symptôme n'aurait appelé l'attention du côté des reins, ou bien certaines circonstances constitueraient un ensemble de probabilités capables de mettre dans la bonne voie.

Le premier cas est de ceux dans lesquels il n'y a guère de diagnostic à faire. C'est accidentellement, à l'autopsie, que l'on reconnaît la présence des pierres. Dans le second cas les symptômes propres à guider ne sont pas toujours les mêmes. Tantôt c'est la douleur, tantôt ce sont les modifications de l'urine, que celles-ci soient, ou non, associées à une tuméfaction notable de l'un des reins.

Supposons le premier cas : *La douleur est la seule particularité* constatée chez le malade. Comment la distinguera-t-on de certaines affections douloureuses de la même région? Et dans le cas où l'on aurait de bonnes raisons de croire à la lithiase, comment reconnaîtrait-on que le mal consiste dans une lithiase à petites concrétions ou dans une lithiase à gros calculs? Je chercherai d'abord à résoudre la première question.

Parmi les affections douloureuses de la région, le mal de Pott ne doit pas être oublié. L'examen de la colonne vertébrale sera donc fait avec le plus grand soin.

Sans revenir sur ce qui a été dit des *lombalgies symptomatiques* et du *lumbago* proprement dit, je signalerai tout d'abord comme très difficile le diagnostic de la douleur liée à l'affection calculeuse avec les diverses névralgies siégeant dans les régions lombaires ou dans leurs environs. La plus capable de donner le change est la *névralgie lombo-abdominale*. Lorsqu'elle est typique et qu'on peut retrouver ses points lombaire, iliaque, hypogastrique, inguinal, lorsqu'en même temps existent ses irradiations scrotale ou vulvaire, testiculaire ou utérine, le problème à résoudre est assez simple; mais si ses manifestations douloureuses se réduisent au point lombaire et au point iliaque, si surtout, au lieu d'être passagère, elle offre une persistance de plusieurs mois, la difficulté peut être extrême. Le diagnostic n'est pourtant pas absolument insoluble. Dans la névralgie lombo-abdominale, le point postérieur occupe ordinairement l'interstice du muscle long dorsal et du sacro-lombaire; il est plus interne et en même temps plus nettement limité que la douleur de la lithiase. Dans cette dernière affection, c'est surtout en dehors de la masse sacro-lombaire ou franchement sous la douzième côte, que la pression réveille la douleur; mais le meilleur mode de recherche consiste à refouler la paroi abdominale obliquement de dehors en dedans, à partir du bord externe du muscle grand droit de l'abdomen, dans la direction du bassinet. Pour provoquer les souffrances, il faut quelquefois une pression soutenue.

L'ébranlement de la région par une *percussion méthodique* fournit encore un utile élément de diagnostic. Nul ou à peu près nul en cas de névralgie, surtout lorsqu'on frappe sur les dernières côtes ou latéralement, le résultat en est très net en cas de lithiase. C'est un signe particulièrement précieux, lorsque les souffrances rénales sont accompagnées de manifestations névralgiques ou névralgiformes superficielles et que ces manifestations douloureuses ont pour siège les points mêmes de la névralgie lombo-abdominale. En combinant la recherche des points superficiels, par les divers moyens connus, avec celle de la douleur profonde, franchement rénale, on arrivera à débrouiller ces états complexes.

De plus, il est rare que dans le cas de lithiase il ne se produise pas, même en dehors des crises de coliques néphrétiques, quelques *irradiations pénibles* le long de l'uretère.

L'exploration méthodique de ce conduit devra donc être faite avec le plus grand soin, suivant les règles qui seront indiquées plus loin, mais sans perdre de vue que le voisinage du plexus spermatique ou du plexus ovarien peut parfois entièrement fausser le résultat de cette exploration. La névralgie de ces plexus, coïncidant ou non avec une névralgie lombo-abdominale, pourrait être parfois difficile à reconnaître. Cependant ici encore on peut, par une analyse rigoureuse des caractères et surtout du siège de la douleur, se tirer d'embarras.

Il faut surtout s'attacher à la détermination des *maxima*.
Ainsi, dans la névralgie de l'ovaire, le point *maximum* est au
niveau de cet organe et l'irradiation le long du plexus ovarien
est ascendante. La douleur présente des particularités analogues
dans la névralgie du testicule, tandis que dans le cas de lithiase
rénale, le vrai foyer occupe la profondeur de l'hypochondre et
les irradiations, ordinairement moins violentes, sont descendantes. Même s'il y a coïncidence de douleurs dans la région
occupée par le rein, et dues à une lithiase latente, avec un ou
plusieurs points superficiels dépendant d'une névralgie lombo-
abdominale, on peut encore arriver au diagnostic exact en reconnaissant respectivement les signes de la néphralgie et ceux de
la névralgie superficielle. Alors cette dernière est symptomatique
de l'affection rénale. Produite quelquefois, sans doute, ainsi
que je l'ai déjà dit, par une action réflexe sur le plexus lombaire, elle l'est peut-être encore plus souvent par la propagation aux parties voisines de l'inflammation que la lithiase
commence à développer dans le rein et dans son enveloppe
adipeuse.

La difficulté serait bien plus grande encore si l'on se trouvait
en présence d'une névralgie idiopathique du rein lui-même, de
cet état douloureux auquel Rayer a le premier donné le nom de
*néphralgie*. Avant d'aborder ce côté spécial du problème, il y a
une question préalable à résoudre : *La néphralgie essentielle
existe-t-elle réellement?* Ne serait-elle pas toujours symptomatique de la lithiase? A cet égard les avis sont partagés. Décrite
jadis par Sydenham, Chopart[1] et Boyer[2], comme un accident
observé quelquefois chez les hystériques, elle est mise en doute
ou niée résolument par des auteurs très recommandables,
parmi lesquels je citerai M. le professeur Hardy[3]. Le profes-

---

1. Chopart, *Traité des mal. des voies urinaires.* Paris, 1850, t. I, p. 258
2. Boyer, *Traité des mal. chirurg.* Paris, 1851, 4ᵉ éd., t. VIII, p. 495.
3. Béhier et Hardy, *Traité de path. int.*, 1869-1875, t. III, p. 858.

seur Laboulbène en résume les traits les plus caractéristiques dans sa thèse d'agrégation [1].

Si la *névralgie spasmodique* de Sauvage est difficile à comprendre, si sa *néphralgie goutteuse* reste suspecte, on ne peut guère nier que les hystériques ne soient sujettes à un état douloureux des reins, survenant ordinairement sous forme de crises violentes, tout à fait comparables aux accès de fausses coliques néphrétiques que Maurice Raynaud a décrites chez les ataxiques [2]. Il y aura lieu plus tard d'étudier la nature des douleurs dont certains reins mobiles sont souvent le siège, et de rechercher si elles se rattachent toujours à une modification de l'état anatomique de l'organe déplacé. Comme ce déplacement même crée des conditions toutes spéciales et que le tiraillement du pédicule peut à lui seul fournir une explication des souffrances dont se plaignent beaucoup de malades, on ne peut guère assimiler ces dernières à la névralgie du rein resté dans ses rapports normaux.

Voilà bien des causes très diverses réunies dans ce tableau. J'admets que le rein puisse être douloureux dans tous ces cas, mais rien ne prouve que la douleur soit essentiellement névralgique. Elle peut être due à une lésion matérielle, hypérémie, inflammation, et alors elle ne mérite plus le nom de néphralgie essentielle.

Ce qu'il importerait d'établir d'une façon incontestable, c'est que les accès douloureux siégeant dans le rein ne se rattachent pas toujours à la lithiase, même chez les individus qui ont déjà subi la néphrolithotomie d'un côté. Or, ce fait semble résulter de plusieurs explorations rénales pratiquées dans ces conditions et qui sont restées négatives.

Duncan attribue les caractères suivants à la néphralgie

1. Laboulbène, *Des névralgies viscérales*, Th. d'agrégation, Paris, 1860, p. 74.
2. Maurice Raynaud, *Des crises néphrétiques dans l'ataxie locomotrice progressive.* Arch. gén. de médecine, 1876, vol. II, p. 585.

essentielle par rapport aux douleurs symptomatiques de la lithiase : c'est une douleur profonde, accablante, occupant toute la région rénale avec un point maximum dans l'hypocondre, ne donnant pas lieu à des irradiations dans le membre correspondant le long du sciatique, tandis que dans la lithiase la douleur est aiguë, et il y a un point maximum plus bas, au niveau de l'uretère. La néphralgie est ordinairement ramenée ou exagérée par le retour des règles.

La complexité de la douleur chez les lithiasiques m'empêche d'accorder une valeur absolue à ces caractères différentiels. Dans ces dernières années Teale[1], Duncan[2] et Ralfe[3] se sont efforcés de dégager la néphralgie essentielle des obscurités qui l'enveloppent[4]. Le dernier en groupe les causes en quatre catégories :

1° L'influence sympathique des menstrues, la malaria (?), l'insuffisance aortique (Murchison), l'hypertrophie cardiaque (Hobershon), la pneumonie, les cystites ;

2° Certaines lésions voisines : ulcères de l'estomac et de l'intestin (surtout du duodénum) ; calculs biliaires ;

3° Certaines affections du rein : rein migrateur, rein granuleux (souvent il en est résulte des hématuries) ;

4° Certains troubles de la miction (oligurie, polyurie, etc.).

En attendant que la névralgie idiopathique du rein soit mieux démontrée, en dehors des deux variétés indiquées plus haut qu'on doit admettre, je trouve que le mot *néphralgie* convient merveilleusement à cet état d'hyperesthésie rénale qu'en-

---

1. Teale, *De la néphralgie essentielle.* Edinburgh med. and surg. Journ. Vol. XXXIII, p. 434.

2. J. Mathews Duncan, *Aching Kidney.* Med. Times and Gaz., 16 nov. 1878, p. 563, et *Cas de rein douloureux.* Med. Times and Gaz., 8 mars 1879.

3. Ralfe, *Névralgies simulant les calculs rénaux.* Communication au Congrès international de Washington, 1887, et *Brit. med. Journ.*, 28 janv. 1888, p. 182.

4. Voy. aussi *De la néphralgie simulant la colique rénale,* France médicale, 1887, p. 1509.

gendre chez certains sujets la lithiase à petites ou à grosses concrétions. C'est dans l'organe lui-même et dans le plexus sympathique que siège la douleur, plus encore que dans l'uretère. Elle n'emprunte pas ordinairement aux coliques néphrétiques leur caractère paroxystique ; elle est constante, toujours prête à s'exagérer sous l'influence d'une fatigue, d'une secousse, d'une violence ou d'une congestion passagère du rein. Elle occupe particulièrement la région lombaire profonde, elle empiète sur le thorax et sur la région épigastrique. C'est sans doute une *néphralgie symptomatique*, mais il y a parfois une telle disproportion entre la cause matérielle qui la produit et l'intensité des souffrances qui la caractérisent, qu'on peut la considérer comme acquérant pour ainsi dire par là même une existence propre, comme se rapprochant autant que possible d'une névralgie idiopathique et comme méritant une dénomination spéciale.

Supposons maintenant qu'on soit parvenu, par la recherche et l'analyse des signes précédents, à établir l'existence de la lithiase rénale. On n'est encore qu'à moitié du chemin à parcourir avant d'atteindre le but. Le véritable problème se dresse devant le chirurgien. Il importe de savoir si le rein contient de petites concrétions ou de grosses pierres. On peut en effet espérer l'élimination des premières par les voies naturelles au bout d'un temps plus ou moins long, tandis que les secondes nécessitent la taille rénale.

Lorsqu'un malade souffre depuis longtemps, sans qu'aucune concrétion ait franchi l'uretère, c'est une raison de penser que le rein renferme des pierres petites ou grosses, mais il n'est permis de croire à l'existence d'une grosse pierre que si le début des accidents remonte à plusieurs années. Chez l'un de mes opérés les premières manifestations de la gravelle remontaient à vingt ans, chez un autre, à plus de trente ans.

Qu'il me soit permis de rappeler que l'intensité des douleurs n'a qu'une valeur très relative. J'ai insisté déjà plus d'une fois sur cette particularité d'une importance capitale.

Lorsqu'il se produit une hydronéphrose ou une pyonéphrose, lorsqu'un abcès rénal ou périnéphrétique ouvert au dehors reste fistuleux, on a encore plus de raisons de croire à la présence d'une ou de plusieurs pierres, mais comme l'hydronéphrose et la pyonéphrose reconnaissent d'autres causes que la lithiase, comme l'exploration des fistules ne conduit pas toujours, il s'en faut, sur le calcul qui en entretient la persistance, les signes tirés des complications de la lithiase n'ont, eux aussi, qu'une valeur relative et ne permettent encore qu'un diagnostic probable.

Lorsqu'il y a un intérêt majeur à ce que le doute soit dissipé, le seul moyen d'être fixé sur l'existence et le volume des calculs est de faire l'exploration directe du rein après l'avoir mis à découvert[1]. Il n'y a aucune objection sérieuse à élever contre cette opération exploratrice. Elle commence par le temps préliminaire de toute néphrectomie, à savoir par l'incision des parties molles et de la capsule adipeuse. Puis on isole avec le doigt la face postérieure et la face antérieure du rein, ce qui permet de saisir cet organe dans tous les points de sa longueur entre le pouce et les autres doigts et de s'assurer s'il n'existe pas quelque part une bosselure ou simplement une augmentation de consistance. Il est malheureusement prouvé par expérience que ce mode d'exploration n'assure pas toujours le diagnostic des petites concrétions ni même de pierres assez volumineuses. Ainsi il arriva à Morris d'extirper un rein, sain d'ailleurs, contenant un calcul du volume d'un petit œuf de pigeon qui ne faisait aucun relief à la surface de cet organe. Les figures 11 et 12 représentent ce calcul en grandeur naturelle.

---

1. Les détails qui suivent figurent ici par anticipation. Dans le chapitre où il sera traité de l'*exploration des reins,* tous les procédés préconisés jusqu'à ce jour seront exposés et critiqués.

Le procédé des ponctions exploratrices offre plus de garanties. Déjà recommandé par G. Simon, j'y ai eu recours deux
fois dans les circonstances
suivantes :

La première fois, ce fut
sur un malade que j'opérai
à Pau, en 1881. Le rein ayant
été mis à nu, j'enfonçai dans
sa substance le poinçon d'un
trocart très fin de la série du
professeur Potain, et après

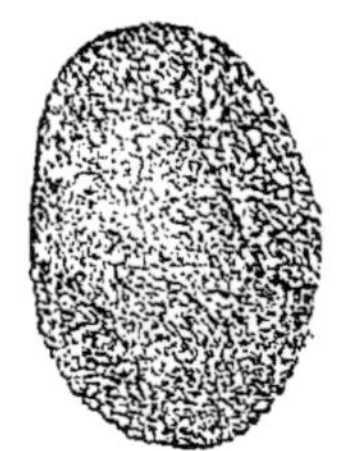

Fig. 11 (empruntée à
Morris). — Calcul
intact.

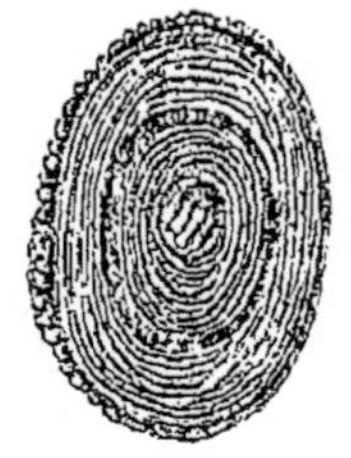

Fig. 12 (empruntée à
Morris). — Coupe
du même calcul.

plusieurs explorations je finis par sentir très nettement la crépitation due au frottement de l'instrument sur une surface calculeuse. J'eus plusieurs fois la même sensation, puis, la concrétion ayant été déplacée, cette crépitation ne se reproduisit
plus. Les dix ou douze piqûres du rein ainsi produites n'eurent
d'autre résultat qu'une teinte légèrement sanguinolente de
l'urine, qui dura à peine trente-six heures.

Dans un autre cas, il s'agissait d'un malade à qui j'avais déjà
extirpé le rein gauche et qui éprouva au bout de quelques mois
des douleurs dans le rein droit. Je pensai pouvoir tenter chez
lui la néphrolithotomie, si l'exploration du rein qui lui restait
m'y révélait la présence d'une ou de plusieurs concrétions. Pour
m'en assurer je fis quinze piqûres exploratrices convergeant
vers le bassinet, à une profondeur de 4 à 5 centimètres
en moyenne. Cet examen ayant été négatif, je m'en tins là et je
fis la suture des lèvres de l'incision, après avoir placé un drain
en arrière du rein. Pour ne pas empiéter sur l'observation, qui
sera insérée plus loin, je me contente de dire ici que la guérison
de la plaie était tout à fait complète au bout de deux semaines.
C'est à peine si l'urine avait été teintée de sang pendant la
journée qui suivit l'exploration.

Celle-ci ne peut donc pas être considérée comme dangereuse,

ni au point de vue de l'étendue ou de la profondeur de la plaie,
ni au point de vue des ponctions multiples faites dans le rein.
L'adhérence se rétablit rapidement entre lui et la graisse qui
l'entoure, et si le drainage est fait convenablement, il n'y a pas
d'accidents sérieux à redouter.

Tout sûr qu'il paraît être, ce moyen d'exploration n'a pas une
valeur absolue. Ainsi le second de mes opérés, n'ayant été que
très soulagé, mais non entièrement guéri, par le débridement de
la capsule propre du rein que j'ai pratiqué en finissant, je garde
une arrière-pensée relativement à l'existence de concrétions
dans le bassinet ou dans la partie supérieure de l'uretère. Mais
il y a des faits plus surprenants encore que celui-là. Ainsi un
chirurgien américain fit récemment quatorze piqûres dans un
rein où il pensait rencontrer un ou plusieurs calculs. L'instrument n'en rencontra pas. Or, après la néphrectomie, on put
constater qu'il se trouvait plusieurs concrétions dans l'organe
inutilement exploré.

Enfin il y a encore un mode d'exploration dont il importera
d'établir la valeur, c'est le cathétérisme de l'uretère. Je me
réserve de revenir plus loin sur ce procédé, dans la partie
de cet ouvrage consacrée à l'étude des affections de ce conduit.

Quant au *diagnostic des complications* de la lithiase rénale, il
ne saurait m'arrêter bien longtemps. Les caractères de l'hématurie ont été suffisamment précisés plus haut. On peut en dire
autant de ceux des coliques néphrétiques. Le lecteur désireux de
compléter sur ce point ses connaissances voudra bien se reporter à l'un des nombreux traités consacrés jusqu'à ce jour
aux maladies des reins envisagées surtout au point de vue médical, ou simplement aux ouvrages classiques de pathologie
interne.

Pour ce qui est de l'anurie calculeuse, il va de soi qu'avant
de la diagnostiquer, on se sera d'abord assuré que le malade ne

souffre pas d'une simple rétention d'urine. On recherchera alors la cause de l'anurie actuelle. On se méfiera spécialement de l'anurie hystérique comme pouvant induire en erreur. Outre que le début de cette dernière est graduel, qu'elle ne s'établit d'une façon absolue qu'au bout d'un certain nombre de jours, qu'elle coïncide ordinairement avec des signes manifestes de la névrose (contractures, attaques convulsives, hémiplégie, etc.), qu'elle ne donne guère lieu à des accidents généraux comparables à ceux de l'urémie, qu'enfin le ralentissement des phénomènes de désassimilation propres aux hystériques se traduit par la diminution absolue du chiffre des matières excrémentielles de l'urine, pendant la période où il n'y a encore que de l'ischurie, l'anurie hystérique se signalerait encore, d'après le professeur Charcot[1], par ce fait que, chez l'hystérique, l'anurie complète ne dépasserait pas dix jours, et que d'ordinaire les malades rendraient de temps en temps une très petite quantité d'urine.

Mais on a pu constater, à la lecture du passage relatif aux signes de l'anurie calculeuse, que celle-ci n'apparaît pas non plus d'emblée dans la majorité des cas; qu'une fois établie, elle ne persiste pas toujours d'une façon absolue, et que de petites décharges successives d'urine permettent aux accidents de se prolonger sans que la vie soit trop vite compromise. Ces émissions d'urine sont suivies d'un amendement incontestable; mais si chacune des mictions ne porte au dehors qu'une très faible quantité de liquide, la situation s'aggrave malgré des améliorations momentanées, tandis que, si une débâcle complète survient, tout danger est rapidement conjuré[2].

C'est donc dans la coïncidence d'accidents hystériques et dans

1. Charcot, *Leçons sur les mal. du syst. nerveux*, t. I, 1875, p. 275 et suiv.
2. Paget, on l'a vu plus haut, rapporte un cas d'anurie calculeuse qui se prolongea d'une façon absolue pendant quatorze jours sans déterminer d'accidents. Ce fait doit être considéré comme une exception. *Loc. cit.*

l'absence d'antécédents propres à éveiller l'idée de la lithiase que réside le principal signe différentiel. Les autres particularités, auxquelles certains auteurs ont voulu reconnaître une valeur spéciale, n'en possèdent réellement pas.

Je n'ai pas à rappeler ici toutes les autres causes d'anurie que la clinique permet d'observer. Ordinairement elles se révèlent avec netteté et le problème se présente avec de moindres difficultés. J'ai parlé de l'anurie traumatique; on peut y faire rentrer celle que Jobert (de Lamballe) a vue succéder à des opérations de fistule vésico-vaginale, celle des hypérémies rénales ou des néphrites consécutives aux opérations portant sur l'urèthre et la vessie. Il ne faut pas non plus oublier la suppression ou la diminution des urines due à la compression des uretères ou à une affection primitivement développée dans les reins eux-mêmes.

Il suffira ordinairement de bien connaître les antécédents du malade et de ne négliger sur l'heure aucun élément de diagnostic pour ne pas commettre une erreur. Néanmoins, en présence d'une anurie calculeuse à début soudain et accompagnée d'emblée d'accidents cérébraux qui rendraient le malade incapable de fournir des renseignements sur son état antérieur, il se pourrait que l'on n'arrivât pas à formuler nettement une opinion. C'est alors que la marche des accidents acquiert une grande importance séméiotique. L'essentiel est, tout en gagnant du temps, de ne pas laisser passer le moment d'agir; or, l'événement a prouvé qu'en pareille circonstance on peut quelquefois agir utilement.

Je ne terminerai pas sans dire quelques mots des cas de *lithiase simulée* enregistrés par plusieurs observateurs.

« Ces sortes de fourberie, dit Civiale, viennent souvent de gens qui y ont recours, soit pour satisfaire leur malice naturelle ou leur cupidité, soit pour exciter la commisération publique, soit enfin pour des motifs que l'on ne parvient pas à démêler. » Bartholin[1] raconte la supercherie d'un enfant qui prétendait rendre de très grosses pierres en urinant. Civiale[2] rapporte l'histoire d'une demoiselle honorable, très stricte dans l'accomplissement de ses devoirs religieux, qui avait, disait-on, expulsé pendant la miction un très grand nombre de calculs. L'analyse prouva « que les graviers venaient, non du rein de la demoiselle, mais bien des volcans éteints de l'Auvergne ».

Nélaton parle d'un jeune garçon de onze ans qui mettait dans dans son urine des pierres et des graviers pour tromper son médecin. On devra se méfier particulièrement de la simulation chez les hystériques, si coutumières du fait sous les formes les plus imprévues.

Brongniart a publié récemment un intéressant mémoire sur la simulation de la gravelle. Cet auteur rapporte vingt-cinq observations, dont trois lui sont personnelles, et arrive à déclarer que la simulation de la gravelle urinaire, observée quelquefois chez les jeunes garçons (1/5$^{me}$ des cas), l'a été beaucoup plus souvent chez les personnes du sexe féminin (4/5$^{mes}$ des cas).

Les mobiles de cette simulation chez les jeunes garçons paraissent être ceux de beaucoup d'autres simulations : la paresse, le désir d'exciter la commisération, peut-être la lubricité[3].

Chez les femmes et les jeunes filles, les mêmes mobiles peuvent entrer en jeu. Mais, chez elles, la lubricité a peut-être un rôle prédominant, parce que la sensibilité spéciale de l'urèthre et sa brièveté les invitent à l'introduction de corps étrangers dans les voies urinaires.

Néanmoins, en dehors de toute dépravation, la simulation de

1. Bartholin, *Epistol. medic. cent.* V, ép. 60, p. 238.
2. Civiale, *Traité de l'affection calculeuse*, p. 198.
3. Brongniart, *De la gravelle urinaire simulée et de ses rapports chez la femme avec l'hystérie.* Ann. des mal. des organes génito-urinaires, 1883, p 747.

la gravelle urinaire peut être déterminée chez les femmes par cette forme d'accidents douloureux à laquelle on a donné le nom de néphralgie. Dans le but de se soustraire à l'épithète malsonnante d'hystériques, et de se faire passer pour atteintes de coliques néphrétiques vraies, ces malades espèrent fausser l'interprétation donnée à leurs souffrances, en présentant à leurs médecins des cailloux qu'elles prétendent avoir rendus avec l'urine. Ordinairement, les différences morphologiques de ces corps étrangers avec les concrétions réellement descendues des reins, suffisent pour dévoiler la supercherie; mais parfois le choix intelligent des graviers serait capable de dérouter, et c'est plutôt par la connaissance exacte du caractère et du tempérament des malades qu'on a des chances d'échapper au piège.

**Traitement.** — Il importe ici plus que jamais de rappeler les divisions qui ont été introduites dans l'étude de la lithiase rénale. Selon qu'il s'agit de combattre la gravelle sablonneuse, la gravelle à grosses concrétions, ou la lithiase calculeuse proprement dite, les indications du traitement varient à tel point que la question ne peut être envisagée en bloc. Il faut de toute nécessité étudier séparément les cas particuliers sur lesquels j'ai insisté dans les pages qui précèdent.

Pour délimiter le terrain respectif de la médecine et de la chirurgie, la formule que voici est d'une netteté suffisante : le rôle de la chirurgie commence lorsque les concrétions ne s'éliminent pas. On remarquera que je ne dis pas « lorsque les concrétions sont trop volumineuses pour franchir l'uretère ». C'est qu'en effet il y en a de petites, qui se développent dans les tubes droits dilatés et qui restent séparées du calice le plus voisin par une certaine épaisseur de tissu; il y en a encore de petites, qui s'accrochent par leurs irrégularités à la muqueuse et qui, sans cette circonstance, pourraient s'engager facilement et parvenir jusque dans la vessie.

Malgré leurs faibles dimensions, ces graviers peuvent nécessiter une intervention chirurgicale quelconque par les douleurs intenses qu'elles occasionnent parfois. Ce n'est donc pas toujours le volume des concrétions qui doit régler la thérapeutique.

Ces considérations me permettent de diviser en deux classes principales tous les cas qui peuvent se présenter : l'une comprendra tous ceux où les sables et les graviers sont expulsés au dehors ou restent dans la vessie, l'autre, ceux où les concrétions sont retenues dans le rein, qu'elles gardent de faibles dimensions ou qu'elles deviennent de véritables pierres. Autrement dit, il y a lieu d'étudier isolément le traitement des diverses variétés de la gravelle et celui des calculs non susceptibles d'élimination.

A. *Traitement de la gravelle*. — Ce traitement comporte plusieurs indications : 1° Empêcher la formation des sables et des graviers ; 2° faciliter l'élimination de ceux que renferment les reins ; 3° combattre les accidents occasionnés par leur présence dans le bassinet, par leur migration ou leur arrêt dans l'uretère.

Il est donné satisfaction à la *première indication* par l'hygiène, le régime diététique et l'ingestion des substances auxquelles on a reconnu le pouvoir de combattre victorieusement ou dans une certaine mesure les dispositions diathésiques qui engendrent l'uricémie et cette dernière elle-même une fois établie.

Ce qui va suivre s'applique spécialement aux gravelles *acides*, *uriques* ou *oxaliques*, et à celles qui paraissent en dériver (cystique ou xanthique). Des règles tout autres, convenant aux gravelles alcalines, seront exposées plus loin.

Le traitement *hygiénique* consiste dans les règles propres à supprimer toutes les circonstances dont relève l'accumulation de l'acide urique dans le sang et dans les tissus.

Ce sont les mêmes qui forment le fond de la médication antiarthritique. On prescrira l'exercice au grand air, la gymnastique, le massage général, dans la mesure qui conviendra à chaque sujet, suivant la force de sa constitution, ses habitudes antérieures, la marche de la maladie. Il va sans dire que les hématuries, même faibles, et l'état douloureux des reins ou des uretères, devront imposer une grande prudence dans l'emploi de ces moyens, parfois même l'abstention absolue.

L'hygiène de la peau réclame une attention toute particulière. Il faudra en assurer le fonctionnement régulier par tous les moyens reconnus efficaces : usage continuel de la flanelle, frictions sèches, bains de vapeur, bains alcalins. Les bains sulfureux seront évités comme activant la production de l'acide urique (Bouchard).

Le *régime diététique* occupe une place plus grande encore dans le traitement de la gravelle. Déjà Galien, Boerhaave, Sydenham en avaient bien saisi toute la valeur.

Les progrès de la chimie ont donné un caractère plus franchement scientifique aux préceptes de ces anciens maîtres. Magendie[1], conséquent avec sa théorie pathogénique, impose le régime végétal avec un exclusivisme qui a eu de nombreux imitateurs dans ces dernières années. Ferrus[2] se déclare partisan de la même méthode et affirme qu'elle convient à tous les cas. Maintenant on s'accorde à penser que, si un régime sévère a des avantages dont une expérience prolongée a fourni la preuve incontestable, il y aurait de sérieux inconvénients à procéder toujours suivant des règles immuables. Il est impossible de ne pas tenir compte de la constitution, de l'état général actuel des graveleux, et, de même que les accidents du rhumatisme ou de l'arthritisme ne comportent pas toujours un traitement absolument identique, de même le régime qui conviendrait à une certaine période de la lithiase pourrait être nuisible dans la phase suivante. A plus forte raison, d'un malade à l'autre, peut-il y avoir à établir des indications toutes différentes.

1. Magendie, *loc. cit.*, p. 44.
2. *Dict. de médecine*, t. XIV, p. 260.

Les règles que voici devront donc être considérées comme une moyenne dont il y aura lieu parfois de s'écarter dans le sens de l'exagération ou de la restriction.

On interdira rigoureusement le gibier, les viandes fumées, les coquillages, les condiments épicés, les légumes contenant une quantité notable d'acide oxalique, tels que l'oseille, les asperges, les haricots verts, les tomates, les fruits mal mûris, les vins mousseux, les vins de Bourgogne et d'Espagne ou d'une espèce analogue, les liqueurs alcooliques telles que l'eau-de-vie, le rhum, le kirsch, le whisky, les bières fortes, d'une manière générale les excitants particulièrement connus pour leur influence nuisible, y compris le café et le thé à titre habituel.

Par conséquent le régime se composera d'une association convenablement combinée d'œufs, de viandes de boucherie ou de volailles, de poissons faciles à digérer, de légumes non compris dans la liste de proscription précédente, de vins rouges de Bordeaux ou de vins blancs légers coupés d'eau, de farineux et de sucre en petite quantité, le tout dans des proportions compatibles avec la capacité digestive de chaque estomac.

Le régime lacté a aussi ses partisans, parmi lesquels Tyson se montre un des plus convaincus[1].

On devra éviter une trop grande modération à l'endroit de l'eau. Les graveleux doivent boire pour dissoudre l'acide urique qu'ils produisent en excès et dont leur sang est saturé, et pour éliminer facilement celui qui se dépose dans les tubes ou réservoirs de leurs reins.

La rigueur de ce traitement devrait s'accentuer si l'état du malade s'aggravait et s'il souffrait d'une des complications étudiées plus haut. Elle céderait au contraire devant un état

---

1. Tyson, *Traitement de la lithiase rénale par le lait.* The Practitionner, janvier 1887.

d'atonie ou d'affaiblissement qui imposerait momentanément l'emploi des analeptiques associés à certains stimulants. C'est alors surtout qu'un changement d'air serait nécessaire pour relever les forces et rendre possible le retour au régime ordinaire.

Certains *agents médicamenteux* sont considérés à juste titre comme propres à empêcher la formation de l'acide urique en excès; ce sont les alcalins. S'il n'est pas absolument nécessaire de les faire prendre sous la forme d'eaux minérales naturelles, il n'en est pas moins indubitable que les malades tirent un plus grand avantage d'une saison à une station balnéaire appropriée que d'un traitement à domicile. Dans le premier cas l'éloignement de leurs occupations habituelles, la vie au grand air, le changement de milieu, sont autant de conditions favorables qui ne peuvent que contribuer à l'efficacité de la cure, sans compter que certaines eaux minérales alcalines ont une action diurétique puissante à laquelle elles doivent une partie de leur utilité. En première ligne se placent les eaux de Vichy, de Carlsbad, de Vals, de Pougues. On doit cependant prévoir les cas où la médication hydro-minérale alcaline serait contre-indiquée par quelque circonstance relevant soit de l'état général du sujet, soit de l'état de l'appareil urinaire. Par exemple un commencement bien manifeste de pyélite ou de pyélonéphrite devrait faire préférer les eaux qui agissent par lavage, telles que celles de Contrexéville, de Vittel, d'Évian, de Royat, de Wildungen, de Baden-Baden.

Ici plus que jamais la médication alcaline naturelle doit être conduite avec plus de modération, pour le cas où un état irritatif latent serait prêt à se déclarer avec violence sous l'influence d'un traitement intempestif.

C'est aujourd'hui une notion banale que les eaux minérales naturelles ne donnent leur plein effet que prises à l'état natif, ou du moins au moment de leur émergence du sol. Aussi, sans leur refuser toute efficacité lorsqu'elles ont été transportées et qu'on en fait usage loin de la source, beaucoup de praticiens pensent que dans ces conditions les eaux alcalines peuvent être remplacées, sans inconvénient sérieux, par diverses préparations artificielles.

En première ligne figurent les sels de lithine et de soude, particulièrement le carbonate de lithine, préconisé jadis avec une conviction ardente par Garrod, et le bicarbonate de soude, qui de son côté a fait ses preuves. Dans les cas ordinaires, la dose de carbonate de lithine est de 50 à 60 centigrammes par jour, celle de bicarbonate de soude de 2 à 4 grammes. Le benzoate de soude (1 à 2 grammes par jour) mérite aussi une certaine faveur. Tout récemment Crittenden [1] a préconisé le biborate d'ammoniaque (trois prises de 75 centigrammes par jour pendant plusieurs mois, avec suspension de deux jours tous les deux jours. Rien ne permet d'espérer que cette médication se montrera supérieure aux autres. A part la question de tolérance par les voies digestives, il sera utile de changer de temps à autre de préparation et de chercher à se rendre compte si l'une d'elles agit mieux que les autres au point de vue de la diurèse.

La médication alcaline doit être appliquée de différentes façons suivant les cas. Si le malade est robuste, si l'acidité de l'urine est très prononcée, si la quantité de sables éliminée chaque jour est considérable, elle devra être prolongée long-temps, un mois, deux mois de suite; mais dans les cas moyens, au point de vue de la constitution du sujet et de la quantité de sables portée au dehors, il est préférable d'alterner la médi-cation alcaline avec la médication diurétique, de conseiller l'eau de Vichy ou telle autre analogue pendant quinze jours, puis l'eau de Contrexéville ou telle autre de minéralisation ana-logue pendant les quinze jours suivants, et ainsi de suite.

---

1. W. J. Crittenden, *Virginia med. Monthly*, juin 1887, et Gaz. hebd., 1888, p. 159.

Il semblerait, d'après cette dernière phrase, que je n'attribue
pas aux eaux sulfatées calciques, à faible minéralisation, d'autre
pouvoir qu'une excitation sécrétoire sur les reins. Au fond, si
ce n'est pas toute ma pensée, c'est la plus grande partie de ma
pensée. Sans doute leur influence excitante peut se transmettre
du rein à l'uretère, justifiant ainsi l'opinion que s'en font
beaucoup de médecins, entre autres Debout, mais il serait bien
nécessaire de mieux préciser qu'on ne l'a fait jusqu'ici le mécanisme de cette excitation [1]. Consiste-t-elle dans une action directe
ou plutôt indirecte sur la tunique musculaire des calices, du
bassinet et de l'uretère à travers la muqueuse? A moins d'admettre une imbibition de cette dernière, que l'anatomie et la
physiologie repoussent absolument, pareille action est tout à
fait incompréhensible. Une autre explication me paraît beaucoup plus plausible. Il s'agit d'une excitation réflexe sur l'uretère provoquée par l'hypérémie artificielle du rein où afflue une
quantité considérable d'eau en peu de temps. L'uretère tout
entier y participe, et comme les fibres de sa tunique musculaire apparaissent déjà sous la muqueuse des calices et du bassinet, la solidarité anatomique de ces réservoirs et de ce conduit
a pour résultat de mettre en jeu tous les agents de contraction
répartis depuis les papilles jusqu'à l'orifice vésical de l'uretère.
C'est ainsi que l'excitation sécrétoire a pour corollaire l'exagération de la contractilité dans toutes les voies d'excrétion.

Si ce mode d'action est commun à tous les diurétiques, on
ne saurait songer à contester la supériorité marquée du traitement hydro-minéral sur les agents de la diurèse artificielle,
attendu que les voies digestives et l'appareil urinaire ne pourraient avoir, à l'endroit de ces derniers, la tolérance qu'ils
montrent à l'égard des eaux de Contrexéville et autres semblables administrées en grande abondance.

---

1. Debout (d'Estrées), *Ann. de la Soc. d'hydrologie*, t. XXIX.

Reste une question à résoudre. Les eaux minérales alcalines ou sulfatées calciques, les préparations alcalines artificielles, exercent-elles une action dissolvante sur les sables et les concrétions arrêtées dans les reins? J'ai déjà eu l'occasion de m'expliquer relativement aux lithontriptiques[1]. Il s'agissait, il est vrai, spécialement des calculs de la vessie. Le doute formulé dans mes conclusions est-il encore de mise, en ce qui concerne les sables et les graviers non descendus des reins? Si l'on peut admettre que les dépôts sablonneux accumulés dans les tubuli puissent se dissoudre dans l'urine rendue alcaline par une médication énergique et soutenue, on a le droit d'être plus incrédule relativement aux graviers. La question serait oiseuse à l'endroit des calculs volumineux. En vain les médecins, qui exercent dans les stations citées plus haut, invoquent-ils en faveur de l'action dissolvante de leurs eaux la facilité d'expulsion des graviers, qui serait due à la corrosion de leur surface, et les apparences même de corrosion que présente celle-ci. En vain seraient-ils tentés d'interpréter certains cas d'éclatement de calculs dans la vessie comme des exemples d'action profondément pénétrante de ces mêmes eaux. Comme ces différentes particularités peuvent s'expliquer autrement, on peut affirmer que la preuve de cette action dissolvante n'est pas suffisamment faite.

En effet, si les graviers sont éliminés plus facilement, cela peut tenir à ce que, débarrassés des mucosités et des débris d'épithélium qui en recouvrent la surface, ils deviennent réellement plus petits. Si leur surface paraît plus irrégulière et comme corrodée, cela peut tenir justement à ce que des inégalités normales, nivelées par les dépôts de mucus et d'épithélium, sont dénivelées par le détachement de ces matières organiques et redeviennent apparentes. Enfin (et cette raison est

_________

1. Voillemier et Le Dentu, *loc. cit.*, t. II, p. 518.

peut-être la meilleure), si l'uretère laisse mieux passer les graviers, c'est sans doute parce qu'un lavage incessant par les eaux
ingérées en grande quantité entraîne le mucus et les cellules
épithéliales dont un commencement d'inflammation a pu déterminer l'accumulation sur sa paroi, c'est sans doute aussi parce
que ce commencement d'inflammation est arrêté rapidement,
et que l'épaississement des parois, suite immédiate de tout
travail hypérémique ou phlegmasique, se dissipe sous l'influence
du traitement.

Voilà pourquoi sans doute les graviers s'éliminent plus aisément et semblent corrodés par une substance dissolvante. En
admettant même que les eaux aient une action lithontriptique
réelle, quoique fort limitée, peut-on penser que cette action,
déjà très contestable pour les solutions alcalines fortes qui
constituent le fond de la méthode de Roberts, puisse être
reconnue aux eaux sulfatées calciques à très faible minéralisation, comme celles de Contrexéville, de Vittel et autres
analogues?

Je conclurai donc en disant que l'efficacité du traitement
hydro-minéral ne peut être interprétée dans le sens de la dissolution des concrétions et qu'on ne peut lui reconnaître à la
rigueur un pouvoir dissolvant que sur les sables fins.

Quant à ce qui est de l'éclatement, du morcellement spontané
des calculs, on sait qu'il peut se produire indépendamment de
l'influence des eaux minérales, sur des malades qui n'ont
jamais quitté leur milieu habituel et qui ne se sont pas soumis
à une médication alcaline ou soi-disant dissolvante [1].

La *seconde indication* que comporte le traitement de la gravelle est de faciliter l'expulsion des sables et des graviers. Cette
indication est remplie par l'ingestion d'une grande quantité de

1. Debout (d'Estrées), *De la fragmentation spontanée des pierres dans la vessie.*
Communications au Congrès international de Bruxelles, 1874, et à l'Académie de
Médecine, 8 mai 1888.

liquide ou par l'administration des diurétiques proprement dits. L'eau ingérée en grande quantité agit mécaniquement, mais là ne se borne pas son rôle. Elle n'entraîne pas seulement les graviers fins au moment de son élimination ; elle exerce aussi sur les surfaces qu'elle baigne une action antiphlogistique en diminuant notablement l'acidité et la richesse de l'urine en matériaux solides.

Comme l'ingestion d'une grande quantité d'eau potable ordinaire serait ordinairement mal supportée par les organes digestifs, il y a grand avantage et parfois même absolue nécessité à remplacer l'eau ordinaire par des tisanes diurétiques (chiendent, queue de cerise, stigmates de maïs, etc...) ou mieux encore par des eaux minérales naturelles. C'est ainsi qu'on doit faire prendre aux malades une, deux, quelquefois trois bouteilles d'eau de Contrexéville, de Vittel, de Wildungen, de Schœnbrunnen tous les jours, de préférence à jeun. En général une moyenne d'une bouteille à deux par jour suffit largement à entretenir une diurèse convenable.

Comme les eaux alcalines bicarbonatées sodiques donnent lieu ordinairement à une augmentation notable de la sécrétion urinaire, elles peuvent jouer à la fois le double rôle d'agents modificateurs du sang et d'excitateurs de la fonction rénale dans une mesure comparable à ce que l'on obtient avec les tisanes diurétiques et les eaux sulfatées calciques à faible minéralisation. Elles donnent alors satisfaction en même temps aux deux indications fondamentales du traitement de la gravelle.

La température des tisanes diurétiques ou de l'eau ordinaire ingérée n'est pas sans importance. Suivant qu'on se proposera de faciliter la dilution des urates dans le sang ou leur élimination rapide par les reins, on prescrira des boissons chaudes ou froides. Dans le premier cas, prises le soir, elles accompliront leur œuvre tranquillement, pendant la nuit ; dans le second cas, elles détermineront par voie réflexe une rapide excrétion urinaire, surtout si on les fait ingérer le matin. Cette distinction, qui repose sur l'observation, est admise sans conteste par quelques auteurs.

Quant aux diurétiques minéraux ou végétaux, ils doivent être proscrits, parce qu'ils ne pourraient être tolérés par les organes digestifs ou urinaires pendant un temps suffisant. Cette remarque s'applique au silicate et au nitrate de potasse, à la digitale, et, d'une façon générale, à toutes les substances réputées très actives et agissant à dose relativement faible.

Toutes les règles précédentes visent aussi bien la *gravelle oxalique* que la gravelle urique. On mettrait plus de rigueur encore à éviter dans l'alimentation toutes les substances contenant de l'acide oxalique ou de l'oxalate de chaux en quantité notable.

Au contraire la *gravelle* alcaline, ordinairement *phosphatique*, doit être traitée d'une tout autre manière. Celle-ci ne relève pas d'une disposition diathésique; elle est la conséquence d'un état inflammatoire des premières voies de l'urine. C'est contre cet état qu'il faut diriger toute la thérapeutique, ou du moins il faut qu'il occupe la première place dans les préoccupations du médecin. Avant qu'on en eût reconnu nettement la cause réelle, certains médecins, entraînés par une théorie erronée, ont cru devoir conseiller contre elle une médication acide consistant dans l'ingestion quotidienne de quelques gouttes d'un acide minéral, tel que l'acide chlorhydrique ou l'acide sulfurique. Il serait inutile d'insister sur le côté un peu puéril de cette sorte de médication, si d'autre part elle ne pouvait être accusée d'offrir quelque danger. A supposer que cette médication fût capable d'exagérer très sensiblement l'acidité du sang, elle serait nuisible en faisant passer sur des surfaces enflammées ou congestionnées une urine plus irritante que n'est ce liquide à l'état normal.

Le point de départ d'une médication raisonnée et intelligente

sera la détermination du siège primitif de la phlegmasie du bassinet, des calices et des tubes droits. Il importera de savoir si
l'on est en présence d'une lésion primitivement rénale ou d'une
lésion secondaire, propagée par extension ascendante des voies
inférieures de l'urine aux réservoirs intra-rénaux. La thérapeutique sera instituée et graduée suivant le résultat de cette
recherche étiologique.

Je suppose le cas le plus simple. La vessie ne semble pas
malade. L'état inflammatoire réside plus haut, il n'altère que
médiocrement les caractères de l'urine et les conditions anatomiques du rein. La médication alcaline peut encore rendre
des services, mais à la condition d'être employée avec une
grande modération. De même qu'elle est avantageuse dans certaines affections vésicales de nature phlegmasique, de même
elle peut exercer une influence heureuse sur les conduits et les
réservoirs rénaux atteints d'hypérémie inflammatoire, en diminuant l'acidité du sang ; mais elle ne devra jamais être poussée
assez loin pour charger ce liquide d'une quantité exagérée de
sels alcalins.

La crainte légitime née de la possibilité de cette surcharge a
donné une supériorité incontestée au traitement évacuateur,
représenté par les boissons abondantes ou diurétiques et par
les eaux naturelles à faible minéralisation. C'est qu'ici le traitement *de lavage* a une double action. Il entraîne mécaniquement et facilite l'expulsion des graviers phosphatiques ; il modifie favorablement les surfaces enflammées en les maintenant
en contact presque permanent avec un courant continu d'urine
claire et neutralisée par la dilution de l'acide urique qu'elle
contient. C'est un véritable bain interne permanent ou presque
permanent qui s'attaque à la cause même de la gravelle blanche
et la fait peu à peu disparaître, lorsque le mal n'est pas trop
invétéré ni trop profond.

Cette sorte de médication est encore utile, même lorsque la

vessie est malade, à moins que quelque circonstance ne contre-indique l'emploi des boissons abondantes. Telle serait une dysurie fréquente ou assez accentuée pour rendre très pénibles les émissions fréquentes d'urine.

La *troisième indication* que comporte le traitement de la gravelle est de combattre les accidents occasionnés par leur séjour dans le bassinet, par leur migration ou leur arrêt dans l'uretère.

Lorsque la *douleur* rénale est continue, elle nécessite l'emploi des bains chauds fréquents, des topiques émollients et calmants, des narcotiques à des doses proportionnées à l'intensité des souffrances. Un médicament récemment introduit dans la théra-peutique semble devoir prendre une certaine place dans le traitement de l'état douloureux du rein, c'est l'antipyrine. Je connais un malade atteint de gravelle depuis plus de deux ans et que l'opium ou la morphine ne soulageait que médiocrement. Du moment où il s'est mis à prendre régulièrement tous les jours trois grammes d'antipyrine, ses souffrances ont disparu entièrement. Elles sont cependant un peu revenues malgré trois mois consécutifs de ce traitement, mais avec une intensité beaucoup moindre.

Il ne faudrait pas se laisser trop vite aller à l'enthousiasme. S'il est vrai, ainsi qu'il est dit expressément dans un travail lu récemment à l'Académie de médecine par A. Robin, que l'anti-pyrine augmente les proportions de l'acide urique dans l'urine, on peut se demander si l'on ne perdrait pas de ce côté l'avan-tage procuré par la suppression des douleurs. La conclusion relativement à la valeur réelle de ce médicament, dans le traite-ment des douleurs rénales d'origine calculeuse, doit donc être réservée.

L'état douloureux chronique peut être aussi combattu par les révulsifs cutanés (sauf, bien entendu, les vésicatoires, que pour ma part je proscris entièrement), mais ces moyens conviennent

surtout aux cas où l'expulsion des graviers semble définitivement impossible, en attendant que l'intervention devienne nécessaire et soit acceptée par le malade.

B. *Traitement des coliques néphrétiques.* — Le traitement
des coliques néphrétiques soulève les mêmes indications, mais
alors une grande énergie doit être déployée dans le traitement.
Les mêmes moyens (bains prolongés, topiques émollients et
calmants, narcotiques) doivent être mis en usage; mais comme
les vomissements empêchent ordinairement de recourir à la
voie stomacale, ce sont les lavements laudanisés et surtout les
injections sous-cutanées de morphine ou d'antipyrine qui apai-
seront le mieux et le plus vite les souffrances.

Si ces moyens sont insuffisants, on soumettra le malade aux
inhalations de chloroforme. Déjà recommandées jadis par Trousseau[1], elles représentent le traitement par excellence des crises
d'une grande intensité. L'emploi simultané de l'agent anesthé-
sique et de la morphine amène presque toujours une sédation
immédiate et durable.

L'intolérance de l'estomac est la principale des raisons pour
lesquelles on a à peu près renoncé aux boissons abondantes
conseillées dans le but de provoquer une hypersécrétion urinaire
et d'agir mécaniquement sur les graviers arrêtés dans l'uretère.
D'autre part, il y aurait à craindre la distension du bassinet et
de la portion d'uretère située au-dessus de l'obstacle, dans le
cas où la sécrétion de l'urine, suspendue momentanément par
la crise, viendrait à reprendre son activité normale. C'est du
moins cette dernière considération qui détourne avec quelque
raison beaucoup de praticiens de l'emploi de ce moyen; mais
en réalité ce sont les vomissements qui le rendent inapplicable.
Avant tout il faut tâcher de les arrêter par la glace, les boissons
gazeuses, la potion de Rivière, les pulvérisations d'éther sur la

1. Trousseau, *Union méd.*, 1858, p. 598.

région épigastrique, par l'apposition sur la même région de tampons d'ouate hydrophile imbibés de chloroforme, par un petit vésicatoire instantané à l'ammoniaque. Malheureusement cette médication n'a d'effet utile qu'à partir du moment où les injections morphinées ou les inhalations de chloroforme mettront fin à la douleur; elle sera cependant utile pour dissiper l'état nauséeux qui persiste assez souvent au delà de la sédation de la crise.

Si celle-ci est suivie d'une réaction inflammatoire, les bains, les boissons délayantes et alcalines, les cataplasmes émollients laudanisés, au besoin même les émissions sanguines locales et générales en arrêteront ordinairement assez vite le développement.

C. *Traitement de l'anurie calculeuse.* — Le traitement de l'anurie calculeuse mérite une attention spéciale. Dans sa première période, caractérisée par le ralentissement de l'excrétion urinaire, par une oligurie plus ou moins accentuée, il est purement médical. L'indication principale est de suppléer au défaut d'élimination des principes excrémentitiels retenus dans le sang par une dérivation artificielle du côté d'une autre voie d'excrétion. L'expérience a démontré de quelle utilité pouvaient être en pareil cas les purgatifs drastiques, en provoquant à la surface de l'intestin une hypersécrétion propre à entraîner une quantité notable d'urée. Le traitement sera complété par les bains chauds, dans le but de diminuer la contracture de l'uretère, et par les boissons diurétiques, qui devront toutefois être administrées avec modération, sans quoi on s'exposerait à manquer le but en diminuant l'excrétion urinaire par l'exagération de la tension intra-rénale.

Certains auteurs, à l'exemple de Roberts, qui avait recommandé le massage de l'abdomen dans le cours des coliques néphrétiques, pour faciliter le déplacement des graviers, l'ont recommandé contre l'anurie calculeuse, conseil malaisé à suivre dans le premier cas, à cause des souffrances qui rendent les moindres frôlements intolérables, mais qui trouverait peut-être mieux son application dans le second, lorsqu'une concrétion, fixée momentanément dans l'uretère, arrête simplement le passage de l'urine ou détermine une suspension de la sécrétion rénale par voie réflexe, sans occasionner de vives douleurs. Quoique l'expérience n'ait pas démontré nettement qu'on puisse avoir dans ce moyen une confiance sérieuse, il ne paraît pas devoir être rejeté quand même comme inutile ou dangereux, à condition qu'on y ait recours avec une grande douceur. Dans le même ordre d'idées on a pensé que le mouvement modéré, que la marche dans l'appartement pendant quelques instants, à des intervalles réglés, pouvait favoriser le déplacement de la concrétion arrêtée.

Lorsque éclatent les accidents urémiques, la thérapeutique médicale n'est plus de mise. Il faut agir, mais comment? Ce côté de la question est tellement corrélatif à ce qui concerne les calculs de l'uretère qu'il y a tout avantage à en renvoyer l'étude au moment où je m'occuperai des affections de cet organe. Il importait cependant de préciser dès à présent les indications de l'intervention.

On a vu de combien de difficultés est entouré le diagnostic de l'anurie calculeuse. Comment savoir au juste si c'est bien un gravier arrêté dans l'uretère qui empêche l'urine de parvenir au dehors, et surtout si la sécrétion urinaire n'est pas simplement suspendue dans le rein du côté opposé? Si l'on arrivait à penser que l'oblitération de l'uretère est bilatérale ou que le rein du côté de l'oblitération est seul capable de fonctionner, l'indication n'en serait que plus pressante. On verra plus loin quel fond il faut faire sur le cathétérisme de l'uretère, sur l'incision du bassinet ou du rein. Ce qu'on peut dire dès à présent, c'est que la plus grande hardiesse est légitimée par le péril extrême où sont les malades. Si grand qu'il puisse être, le risque opératoire n'est plus rien quand la mort est certaine et imminente.

D. *Traitement des graviers retenus, des calculs et des pierres.* — La longue persistance des douleurs ou le retour périodique de crises sans résultat, non suivies d'expulsion de graviers, ont démontré péremptoirement que la terminaison de la maladie, spontanée ou provoquée par la thérapeutique médicale, ne pouvait plus être espérée. Toute la série des révulsifs a été épuisée (badigeonnages d'iode, pointes de feu, moxas, cautères à demeure). Alors commence le rôle de la chirurgie.

Quand l'affection est latente, quand elle ne cause pas plus d'accidents généraux que d'accidents locaux, la temporisation est permise, ou plutôt elle s'impose tout naturellement, puisque les malades ne consultent pas et que c'est souvent une circonstance purement accidentelle qui révèle le mal.

Mais à côté des malades qui ne souffrent pas, il y en a bon nombre dont les crises douloureuses, après avoir été intermittentes, deviennent continues. C'est de ceux-là surtout qu'il va être question.

La conduite à tenir variera, selon que les concrétions retenues seront petites ou volumineuses, uniques ou multiples. Elle variera encore selon l'état du rein, selon qu'il sera à peu près intact ou sérieusement altéré.

Les diverses opérations, entre lesquelles il faudra choisir, sont :

1° Le désenclavement des concrétions ;

2° Le débridement de la capsule propre du rein ou néphrotomie superficielle ;

3° La néphrolithotomie ;

4° La néphrectomie.

A l'époque où Hévin écrivait son fameux mémoire justement célèbre et tant de fois cité, les conceptions hardies de certains chirurgiens, tels que Rousset, s'arrêtaient devant des difficultés d'exécution sur lesquelles le premier appuya tellement que personne n'osa de longtemps passer outre. Hévin avait condamné toute tentative d'extraction de calcul sur un rein sain, comme vouée à l'insuccès. Il ne croyait pas à la possibilité d'une pareille opération, et, chose curieuse, il se montra encore moins disposé à admettre la néphrotomie lombaire que la néphrotomie transpéritonéale, par la région des îles, comme on disait alors, dont Rousset s'était déclaré partisan et avait même tracé le manuel opératoire. Il fallut un siècle de progrès pour que la chirurgie s'affranchît de cet arrêt considéré comme définitif jusqu'à nos jours.

Ce côté historique de la question, plein d'intérêt, sera développé plus loin comme il le mérite. Pour le moment je me propose seulement de démontrer :

1° La possibilité du déplacement, du désenclavement des petites concrétions retenues dans le parenchyme rénal ;

2° L'efficacité de la néphrotomie superficielle ou débridement de la capsule propre du rein, lorsque la néphrectomie est contre-indiquée par certaines circonstances spéciales ou que le diagnostic d'une lithiase présumée ne peut être établi d'une façon absolue ;

3° La possibilité de l'extraction des calculs inclus dans le bassinet, les calices ou le parenchyme du rein, sans extirpation de cet organe ;

4° La supériorité de la néphrectomie par rapport à la néphrotomie, dans certaines circonstances dont l'anatomie pathologique a depuis longtemps révélé la fréquence.

A l'exemple de Hévin, je traiterai séparément des cas où le rein est sain ou a conservé à peu près son volume normal et de ceux où une augmentation notable de ses dimensions ou une fistule consécutive à l'ouverture spontanée d'un abcès, peuvent servir de guide à l'opérateur. Je suppose d'abord le cas où le volume du rein n'est pas sensiblement augmenté.

**A. — *Cas où le rein est sain ou a des dimensions à peu près
normales.***

*a.* — Le *déplacement* des petites concrétions enclavées dans
le parenchyme est possible. Voici un fait qui le prouve. Des
ponctions multiples, pratiquées dans un rein mis à découvert,
m'avaient révélé l'existence de petits graviers que j'essayai
d'extraire par une incision au thermocautère; mais, au bout
de quelques instants de recherche, je ne les sentis plus et le
malade les expulsa les jours suivants avec l'urine. Je transcris
ici l'observation telle qu'elle a été communiquée à l'Académie
de Médecine en 1881 :

Obs. XII. — *Tentative d'extraction de graviers du rein gauche
motivée par des douleurs lombaires et abdominales incessantes.
— Long débridement de la capsule du rein au moyen du thermo-
cautère. — Cessation des douleurs. — Guérison complète.*

M. X..., âgé de cinquante-cinq ans, habitant le midi de la France,
avait eu à plusieurs reprises, et principalement depuis trois ans, des
attaques de coliques néphrétiques, et ces crises douloureuses n'avaient
abouti qu'à l'évacuation par l'uretère d'un peu de sable urique très fin.
Jamais un gravier, même de faibles dimensions, n'avait été éliminé.

Les coliques avaient toujours siégé à gauche.

Depuis plus de six mois, des douleurs continues, occupant le
même côté, accompagnées de menaces incessantes ou très fréquentes
de coliques néphrétiques, empoisonnaient l'existence du malade,
après lui avoir rendu absolument impossible l'exercice de sa profession.

Les choses en étaient à ce point, quand mon distingué collègue des
hôpitaux, le docteur Labadie-Lagrave, lui parla d'une opération qui le
débarrasserait de ses souffrances et qui consisterait à pratiquer l'extraction du calcul logé dans le rein, calcul qui devait être ou enchatonné,
ou de dimensions supérieures à celles de l'uretère, puisque, malgré de
nombreuses crises de coliques néphrétiques, il n'avait pas encore été
expulsé.

Le malade ne repoussa pas la proposition ; il consentit même à me faire venir auprès de lui, afin d'être fixé sur l'opportunité et les chances de succès d'une opération de cette nature.

Le 8 octobre je le trouvai dans l'état suivant :

Obligé de garder le lit ou de se tenir étendu sur une chaise longue ; toutes les fois qu'il se levait, la marche réveillait immédiatement ses souffrances. Il ne pouvait faire quelques pas qu'en se tenant fléchi en avant. Les douleurs étaient donc continues et les mouvements les exaspéraient.

Le malade étant placé à quatre pattes sur son lit, la région lombaire gauche paraissait un peu plus large et plus arrondie que la droite, ce qui me fit penser que le rein était un peu plus volumineux que dans l'état normal, ou qu'il y avait eu à plusieurs reprises des poussées de périnéphrite non suppurée.

La *percussion* sur la région correspondant au rein gauche réveillait les souffrances, le maximum de la douleur était placé un peu au-dessous de la douzième côte ; elle se prolongeait jusqu'en haut vers la dixième.

Les mêmes parties étaient très sensibles à la pression, mais à un degré moindre. Un *point douloureux* existait *dans la paroi abdominale*, à gauche, au-dessus et en dedans de l'épine iliaque antéro-supérieure, point superficiel comparable à ceux qu'on observe dans les cas d'affection profonde du foie ou même de l'estomac.

La diffusion de la douleur en arrière, son siège profond, l'absence d'un point douloureux très limité, d'autre part les coliques néphrétiques antérieurement constatées, devaient éloigner la pensée que nous étions en présence d'une simple névralgie lombo-abdominale tenace. Je me ralliai donc complètement au diagnostic de mes confrères et je pensai qu'il n'était pas déraisonnable de proposer au malade une opération exploratrice qui pouvait, si la chance se mettait de notre côté, devenir radicalement curative. J'appuyai mon opinion vis-à-vis de moi-même sur les considérations suivantes :

Le malade m'avait déclaré qu'il ne se souciait pas de courir de très grands risques et de jouer sa vie dans une tentative opératoire par trop téméraire. C'en était assez pour m'empêcher de penser à l'extirpation du rein, opération grave dont je ne lui parlai même pas et sur les indications de laquelle je reviendrai plus loin ; mais ses souffrances continuelles, qu'aucun des moyens employés n'avait pu supprimer, lui faisaient une existence des plus pénibles, et il acceptait franchement la pensée d'une opération même aléatoire, offrant en réalité des chances favorables et incapable de compromettre gravement l'existence, dans le cas où elle manquerait son but.

D'autre part, s'il est vrai que de très petits calculs emprisonnés dans la substance rénale peuvent occasionner de très vives souffrances, on sait aussi que de volumineux calculs peuvent séjourner longtemps dans le rein, sans révéler leur présence par des douleurs d'une intensité hors ligne. Chez mon malade, le phénomène douleur, pénible encore plus par sa persistance que par sa violence, pouvait donc aussi bien tenir à la présence d'un gros calcul qu'à celle d'un petit calcul ou d'un certain nombre de petites concrétions.

L'absence de phénomènes fébriles devait faire penser que le calcul n'était pas enfermé dans une poche suppurée, mais que, suivant toutes probabilités, il était enkysté dans une loge fibreuse ou enchâssé dans le bassinet; comme cette loge pouvait être superficielle et que le bassinet n'est pas trop difficilement accessible aux instruments, attendu qu'il est placé en arrière de l'artère rénale et sur le côté de la masse musculaire du psoas, il ne devait pas y avoir témérité à tenter l'ouverture de cette loge ou du bassinet. Cependant la crainte d'une infiltration d'urine et de la formation d'une fistule urinaire diminuait, à mes yeux, les avantages de l'opération, dans le cas où il eût fallu inciser le bassinet. Garanti vis-à-vis de moi-même par l'assentiment du malade, j'arrêtai le plan opératoire suivant :

1° Faire au niveau du bord externe de la masse sacro-lombaire une incision étendue de la onzième côte à la crête de l'os iliaque. Employer pour cette incision, comme pour tout le reste de l'opération, le thermocautère.

2° Pénétrer par l'interstice du grand dorsal et du carré lombaire jusqu'à la capsule graisseuse du rein.

5° Diviser cette capsule et mettre à nu la surface du rein.

4° Décortiquer doucement avec le doigt la face postérieure du rein pour la séparer de son enveloppe graisseuse, et aller de suite explorer le hile.

5° Dans le cas où je ne sentirais pas nettement une saillie dure soulevant la paroi du bassinet ou la surface du rein, enfoncer dans la substance de l'organe une longue aiguille à acupuncture dont la rencontre avec un calcul donnerait une sensation facile à percevoir.

6° En cas de rencontre d'un calcul, tenter son extraction; dans le cas contraire, arrêter là l'opération et ne pas me laisser entraîner à pratiquer l'extirpation de l'organe.

*Opération*. — Le 8 octobre au matin, j'exécutai rigoureusement ce plan avec l'aide des docteurs Labadie-Lagrave et Pomier. Le thermocautère m'ouvrit une large voie jusqu'à la capsule graisseuse. Une ou deux artères, entre autres la douzième intercostale, ayant donné un peu de sang, je fis l'hémostase provisoire au moyen de pinces hémostatiques. Ayant soulevé la couche graisseuse périrénale avec des pinces à griffes, j'y fis une section que j'agrandis avec une sonde cannelée, puis avec l'index de la main gauche.

Le sujet étant passablement gras, la plaie avait déjà à ce moment plus de 10 centimètres de profondeur.

Je décortiquai la face postérieure du rein avec le doigt, en procédant avec précaution pour ne pas rompre quelque vaisseau important, et je le dirigeai peu à peu, sans violence, jusque vers le hile, et là, je sentis un corps résistant, cylindrique, qui n'était autre que l'artère rénale; car, ayant exercé sur elle une pression, j'en comptai les pulsations, tandis qu'un de mes aides comptait de son côté celles de la radiale.

L'uretère, aplati sur la face postérieure de l'artère, ne se sentait même pas; il n'y avait donc pas de calcul dans ce point. Je dirigeai alors mes recherches ailleurs, en poursuivant la décortication vers l'extrémité supérieure du rein, et j'atteignis ainsi le bord inférieur de la capsule surrénale. Il me sembla sentir une légère intumescence au niveau de la réunion du tiers moyen et du tiers supérieur, mais cette sensation ne me parut pas suffisamment nette. L'exploration avec l'aiguille à acupuncture était devenue indispensable.

Quatre ou cinq piqûres faites dans le tiers supérieur, vers l'union de ce tiers avec le tiers moyen, restèrent sans résultat; mais, à environ un centimètre du bord convexe, je perçus une crépitation fine qui ne pouvait guère s'expliquer que par le frottement de l'instrument sur de petits graviers.

Un peu plus en dedans, la pointe de l'aiguille heurta une surface dure et j'eus la sensation d'une rencontre avec une pierre, sensation qui se reproduisit plusieurs fois de suite et qui fut perçue par mes assistants d'une façon très nette. Aucun d'eux ne douta de la présence d'un calcul dans ce point, mais il restait à en déterminer le volume;

s'il eût été volumineux, il eût fait sur la face postérieure du rein un relief sensible; car il ne paraissait pas être à plus d'un centimètre et demi de profondeur dans la substance rénale. Je pensai donc avoir affaire à un petit calcul; néanmoins, j'eus à ce moment la presque certitude d'arriver à l'extraire.

Ayant laissé l'aiguille fichée dans la place où elle avait rencontré le corps étranger, j'enfonçai dans la même direction le couteau du thermocautère; puis j'essayai de débrider longitudinalement la substance rénale dans l'étendue de 6 à 7 centimètres; sur cette incision tombèrent deux débridements transversaux. Malheureusement l'action du thermocautère, dans cette plaie profonde où j'avais peine à le diriger, était très lente. La moindre couche de sang retenue dans les anfractuosités des incisions et des lobules graisseux de la capsule diminuait considérablement l'intensité du feu, et d'un autre côté je ne voulais à aucun prix faire des débridements avec le bistouri, sachant bien que c'eût été m'exposer à une hémorrhagie des plus graves, ainsi qu'il résulte des expériences de Simon de Heidelberg sur les animaux.

Ce fut donc à grand'peine que je conduisis mon incision dans la substance rénale jusqu'à 7 à 8 millimètres de profondeur.

Au moment de terminer l'opération, je procédai de nouveau à la recherche du calcul, mais sans pouvoir percevoir une autre sensation que celle du frottement sur de petits graviers ou sur les trabécules fibreuses d'un tissu sclérosé. Il semblait que le corps étranger se fût déplacé. Après plusieurs explorations infructueuses avec l'aiguille à acupuncture, je me servis d'une de ces broches qu'on emploie pour la fixation du pédicule des kystes ovariques, toujours sans résultat. J'enfonçai alors à une grande profondeur, et presque de part en part dans la substance rénale, le trocart le plus gros de la série de l'aspirateur du professeur Potain. A la suite de chacune des piqûres faites par cet instrument, une certaine quantité de sang d'un rouge vif emplissait l'excavation de la plaie, mais cet écoulement n'avait rien d'inquiétant.

Néanmoins, il contribua au parti que je pris alors de renoncer à l'extraction du calcul ou des graviers, pensant que de nouvelles tentatives pourraient créer de sérieux dangers sans profit pour le malade.

Il me restait l'espoir que le débridement de la capsule fibreuse du rein mettrait en quelque sorte à l'aise le tissu propre congestionné par des crises douloureuses réitérées, que la violente révulsion locale réalisée par le thermocautère agirait sur le phénomène douleur, et que les graviers déplacés par les instruments explorateurs exerceraient une irritation moindre sur le tissu du rein.

L'opération avait duré plus de deux heures et demie; la perte de sang n'avait pas dépassé 200 à 500 grammes.

La chloroformisation, bien supportée par le malade, ne prolongea pas ses effets au delà de l'opération. Un quart d'heure après, le malade, bien réveillé et pansé, était installé dans son lit; mais il commença alors à éprouver de violentes douleurs dans les régions voisines de la plaie et le long de l'uretère.

Lorsque je le revis vers deux heures de l'après-midi, il éprouvait des espèces de coliques néphrétiques avec irradiations jusqu'au col de la vessie. Le sphincter contracté empêchait l'écoulement de l'urine. Je pratiquai une injection d'un centigramme de chlorhydrate de morphine.

Le calme était revenu vers cinq heures. Dans la soirée la température était à 57°,5, le pouls à 108. Le lendemain matin, vendredi, on trouvait 58 degrés pour la température, 108 pour le pouls. Il y avait eu un peu de ballonnement du ventre, mais pas de sensibilité très marquée. Malaise général, soif ardente.

La miction est devenue facile; l'urine renfermait du sang, elle avait la couleur du chocolat. Rien de particulier du côté de la plaie. Le reste de la journée est signalé par de vives douleurs abdominales et par de fréquentes mictions.

L'évacuation d'une certaine quantité de gaz par l'anus amène un soulagement marqué. Grâce à une injection de morphine et à un peu de chloral, la nuit est très bonne : les souffrances ont disparu.

Le samedi 8, le pouls est toujours à 108, la température à 58°,7, comme la veille au soir. Le ballonnement a beaucoup diminué.

Urines toujours sanguinolentes, mais moins foncées qu'hier. Un petit dépôt de muco-pus s'observe au fond du vase.

Le reste de la journée est bon, nuit calme, sommeil facile. Le soir, 58°,5.

Le dimanche 10, le pouls est à 104, la température à 58 degrés. Urines très peu sanguinolentes, peu de muco-pus. Ventre souple. Du côté de la plaie tout va bien.

Le côté gauche du tronc est le siège d'irradiations douloureuses partant de la plaie, mais n'ayant pas de rapports avec les anciennes souffrances.

Le mardi matin, cinq jours après l'opération, la température est tombée à 37 degrés, le pouls à 88. Le soir on constate 38 degrés, et 110 pulsations.

Les urines sont à peine plus foncées que dans l'état normal et renferment très peu de mucus.

La plaie suppure à peine; il s'en échappe de la sérosité purulente peu abondante.

Une lettre du 22 octobre me donne les nouvelles suivantes :

La suppuration est presque nulle, la plaie bourgeonne franche-ment.

La quantité d'urine varie dans vingt-quatre heures de 1500 à 2000 grammes.

Elle ne contient ni sang, ni pus, ni albumine, mais seulement un dépôt assez abondant de mucus.

*Un fait important s'est produit deux jours de suite dans la semaine qui a suivi l'opération.* Le malade a rendu par l'urèthre *quelques petites concrétions.* Cette élimination a coïncidé avec une assez forte douleur siégeant près de la fosse iliaque gauche, le long du trajet de l'uretère, et qui a duré deux ou trois jours.

Depuis le 22 octobre jusqu'au commencement de décembre je suis resté sans nouvelles. J'ai appris alors que la plaie était entièrement fermée, que l'opéré n'éprouvait plus aucune douleur dans la région lombaire, qu'il pouvait marcher, se promener en s'appuyant légère-ment sur une canne, sans avoir le corps fléchi en avant comme jadis. Il ne persistait chez lui qu'un point douloureux, dans le voisinage de la fosse iliaque, peu gênant d'ailleurs et ayant de la tendance à s'atté-nuer de jour en jour.

En réalité il était guéri, et l'opération, bien que restée incomplète par le fait, avait donné les résultats que j'attendais de l'extraction d'un calcul.

*Réflexions.* — Comment expliquer cette terminaison bien timidement espérée?

Ainsi que je l'ai fait pressentir plus haut, je crois qu'on peut l'attribuer au concours de trois circonstances, et peut-être à l'une d'elles seulement : au débridement de l'enveloppe fibreuse du rein.

Ces trois circonstances sont : le désenclavement des graviers par dilacération de la substance rénale, la révulsion due à l'action directe du thermocautère sur le tissu du rein, l'incision de l'enveloppe propre de cet organe dans une grande étendue au-dessus et au-dessous du point où j'avais constaté la présence des concrétions.

A vrai dire, j'aurais plus de sécurité pour l'avenir si j'avais réussi à extraire ces dernières; mais si elles sont petites, si leur volume reste stationnaire, si elles sont actuellement logées dans un alvéole communiquant avec un calice, il n'est pas impossible que la guérison se maintienne. En tous cas je ne regrette pas de n'avoir pas poussé plus loin les tentatives d'extraction, après avoir constaté que les concrétions se dérobaient de plus en plus à mes recherches. Inciser largement le rein avec le bistouri, c'eût été provoquer à coup sûr une hémorrhagie redoutable et mettre peut-être, pour y parer, dans la nécessité de procéder à l'extirpation de l'organe entier. Or, je pense que personne ne me contredira si j'avance que, dans le cas actuel, cette opération aurait été en disproportion avec l'affection qu'il s'agissait de combattre.

L'opération que j'ai pratiquée n'a provoqué aucune complication.

Le résultat a été tel que, si je me trouvais en présence des mêmes indications : douleurs permanentes, impossibilité de toute occupation, nécessité de garder la position horizontale, ma conduite serait sans doute la même; mais cette fois, je ferais *systématiquement* le débridement de la capsule fibreuse du rein. A défaut de l'extirpation d'un calcul reconnue impraticable, je ferais de ce débridement la base, le but principal de l'opération, au lieu de le considérer comme un pis-aller ou simplement comme une défaite.

J'ai eu à diverses reprises, depuis 1881, des nouvelles de mon opéré. La guérison s'est maintenue. J'ai appris tout récemment qu'il était mort cette année (1887) d'une affection sans rapport avec la lithiase rénale.


Quelle qu'ait pu être dans ce cas l'importance du débridement de la capsule, il n'en faut pas moins tenir grand compte du déplacement des graviers prouvé par l'impossibilité de les rencontrer de nouveau dans la dernière partie de l'opération et par leur élimination quelques jours après. On pourrait penser que ceux que j'ai sentis avec la pointe des trocarts ne sont pas les mêmes qui ont été expulsés, mais à supposer qu'il en soit resté de plus volumineux dans le rein de mon opéré, il faudrait *a fortiori* attribuer à leur désenclavement une part prédominante dans le succès, puisque depuis l'opération, c'est-à-dire pendant six ans, la guérison s'est maintenue.

Je n'en suis pas moins disposé à penser que le débridement de la capsule propre a pu agir très efficacement sur les douleurs; mais à cet égard j'ai à citer un cas beaucoup plus net, puisque l'opération a consisté uniquement dans ce débridement et qu'elle a été suivie d'une amélioration très notable.

*b.* — Le *débridement de la capsule propre* du rein consiste dans une incision étendue d'une extrémité à l'autre de la face postérieure ou du bord convexe de cet organe, incision qui dépasse l'épaisseur de la membrane fibreuse et entame la substance corticale sur une épaisseur de 3 à 4 millimètres. Son but est de faire cesser l'étranglement que le parenchyme congestionné et douloureux subit de la part de son enveloppe inextensible. On a vu, dans les lignes qui terminent l'observation précédente, que je me proposais de faire à l'occasion de ce débridement *le but principal* de mon intervention, au lieu de le considérer *comme un pis-aller ou simplement comme une défaite.* Dans le cas suivant, j'espérais pouvoir pratiquer une extraction de calcul, mais, faute d'avoir rencontré des concrétions dans le rein, je me rabattis sur le débridement. Ce fut encore, si l'on veut, un pis-aller, mais un pis-aller voulu, procédant d'une idée bien arrêtée à l'avance.

C'est peut-être le cas de rappeler que la simple incision des parties molles superficielles, jusqu'au rein exclusivement, a procuré à certains opérés un soulagement plus ou moins prolongé. Les cas bien connus de Durham et de Moses Gunn ont été les premiers observés. Annandale attribue ce résultat à la section des branches du plexus lombaire, Morris à la fixation cicatricielle d'un rein un peu mobile auparavant.

Obs. XIII (recueillie par M. Berthod, interne des hôpitaux).



*Pyélonéphrite calculeuse non suppurée à gauche.— Néphrectomie.
Guérison.*

P..., Joseph, trente-neuf ans, camionneur, entre le 2 mars 1885 à l'hôpital Saint-Louis, salle Cloquet, n° 59, service de M. Le Dentu.

Ses antécédents héréditaires sont nuls ou à peu près. Son père est mort goutteux à l'âge de soixante-sept ans. Sa mère vit encore à l'heure actuelle et jouit d'une bonne santé. Deux de ses frères sont morts de phtisie pulmonaire; il lui en reste un troisième, ainsi qu'une sœur, tous deux bien portants.

Comme maladies antérieures, il accuse seulement des fièvres paludéennes dont il souffrit en Afrique en 1868; enfin, au mois de mai de l'année dernière (1884), il eut une fluxion de poitrine du côté gauche, affection à la suite de laquelle les douleurs qu'il éprouvait dans le côté augmentèrent d'une façon très notable.

Ces douleurs ont débuté il y a deux ans; elles occupent la région lombaire du côté gauche et irradient en avant; douleurs en ceinture et en bas jusque dans le testicule du même côté.

Ces douleurs présentent de temps à autre des exacerbations atroces, qui, d'abord assez éloignées, sont devenues de plus en plus fréquentes; et, à l'époque actuelle, les crises sont au moins au nombre de trois par jour.

Pour les combattre, le malade s'est soumis à la morphine, dont il prend environ 0,06 à 0,08 centigrammes par jour en injections. Poussé à bout et incapable de supporter plus longtemps de pareils tourments, P... entre à l'hôpital, résolu à tout pour guérir.

De taille assez élevée, bien constitué, P... est pâle, amaigri; il marche plié en avant.

La respiration est normale.

Léger souffle au cœur à la pointe et au premier temps; souffle anémique à la base et dans les vaisseaux du cou.

La pression révèle dans la région lombaire gauche une douleur extrêmement vive; à la palpation, le rein gauche paraît un peu augmenté de volume par rapport à celui du côté opposé. L'uretère gauche, volumineux (plume à écrire), est sensible à la pression. On le sent très facilement, il roule sous la main qui l'explore et paraît plus court et plus vertical qu'à l'état normal. Rien de semblable du côté opposé. La percussion révèle une augmentation de volume notable du rein gauche en longueur et en largeur.

Les urines sont claires, rendues en quantité normale (1200 gr.), acides, ne contenant ni sucre ni albumine; 22 grammes d'urée par jour. Traitement diurétique; chlorhydrate de morphine : 0,04 centigrammes par jour en injections hypodermiques. Cataplasmes sur le ventre.

Ce traitement fut continué pendant quelques jours. N'en obtenant aucun bénéfice et croyant pouvoir établir d'une manière définitive le diagnostic de calcul rénal, M. Le Dentu propose la néphrectomie au malade. Celui-ci y consent volontiers.

Le 12, température du matin, 37°; T. s., 37°,8; 2 litres 200 gr. d'urine normale, 14 gr. d'urée. Le 13, T. m., 37°,7; T. s., 37°,8; 2 litres 1/2 d'urine, 17 grammes d'urée.

*Néphrectomie.* — Opération le 14 mars à dix heures et demie, en présence de MM. Th. Anger, Perier, Reclus, Maximin Legrand, Brun, Lacroze, Efimoff de Moscou.

Le malade, couché sur le côté droit, est relevé sur un coussin.

M. Le Dentu pratique une incision légèrement oblique en bas et en dehors à 8 centimètres en dehors de la colonne vertébrale, de manière à arriver de suite sur le bord externe du muscle carré des lombes, sans s'occuper de la masse sacro-lombaire. Il sectionne dans une étendue de 5 centimètres les insertions du premier de ces muscles à la crête iliaque. L'introduction de la main est facilitée par la résection de 2 ou 3 centimètres de l'extrémité de la douzième côte. Le rein remonte très haut. A la surface, on ne sent aucune saillie appréciable. C'est seulement à la face *antérieure* du bassinet que le doigt rencontre une résistance notable.

M. Le Dentu jette autour du pédicule des ligatures en masse doubles, au moyen d'un fil de soie solide, et détache le rein par une section verticale qui laisse une partie du bassinet dans la plaie.

Revenant alors à l'examen du bassinet, il y reconnaît la présence d'un calcul qu'il extrait avec quelque difficulté, à cause des adhérences qui l'unissent à la paroi. Par précaution, il place une troisième ligature double sur la base du pédicule.

Remarquons en passant la grande sensibilité de ces régions. Malgré la chloroformisation la plus complète, à chaque contact avec le rein, des mouvements réflexes généraux se produisent.

Drainage par deux tubes : l'un remontant dans le cul-de-sac supérieur de la plaie ; l'autre dirigé horizontalement d'arrière en avant. Sutures superficielles.

Pansement avec gaze au sublimé et ouate.

Le malade, soumis à la chloroformisation pendant une heure et demie, est déprimé ; pouls lent et faible ; injection d'éther, 2 grammes (onze heures et demie).

Les douleurs étant devenues vives à deux heures, injection de 0,005 de chlorhydrate de morphine ; le malade se plaint beaucoup et demande constamment à boire ; champagne frappé, potion de Todd étendue d'eau.

A six heures, M. Le Dentu trouve le malade dans l'état suivant : T., 58°,2 ; P., 80 ; R., 50. Agitation grande ; douleurs vives au niveau de la partie gauche de l'abdomen le long de l'uretère ; la langue est sèche ; soif très vive ; quelques vomissements verdâtres pendant la journée ; pas de ballonnement du ventre. Dans la journée, le malade a rendu quelques gouttes d'urine. Sondé à cinq heures, il en a évacué un peu.

Injection de morphine à onze heures du soir, deux heures et cinq heures du matin. Grandes douleurs.

15 *matin*. — Mieux accentué ; langue bonne. P., 92 ; R., 35 ; T., 58°,2. La pression du ventre est douloureuse sur la fosse iliaque gauche.

15 *soir*. — Fièvre assez intense, 59° ; les douleurs sont un peu calmées ; elles reviennent par crises et siègent toujours du côté gauche. Urine : 500 gr. contenant 21 gr. 75 d'urée ; 2 injections de morphine pendant la journée (0,005 milligr.). Quelques vomissements.

16 *matin*. — Mieux. T., 58°,2 ; premier pansement au sublimé ; les fils à suture sont enlevés ; un second drain est placé ; douleur toujours localisée à gauche ; 5 injections de morphine de 0,005. Alimentation : un œuf, potage. Le soir, 38°. Urine : 800 gr., rouge, très chargée, beaucoup d'urates, pus. Quantité d'urée : 22 gr. 50.

17 *matin*. — Mieux accentué. Température du matin, 57°,9 ; du soir, 58°,2. Même quantité d'urine et d'urée que la veille.

18. — Dans la journée, le malade a pris des bouillons et 4 œufs au

rhum. Lavement glycériné : 200 gr.; deux selles. 38°,2 matin et soir. 800 gr. d'urine; D., 1,060; urée, 23 gr. 5.

19 *matin*. — 38°. Pansement au sublimé. Injection de glycérine iodoformée. Temp. soir, 38°,2. Environ 900 gr. d'urine normale, dont la densité est 1,040.

20. — Le malade commence à s'alimenter : œufs au rhum et côtelette. T. m., 37°, 4; T. s., 58°,3. Tout près d'un litre d'urine contenant 18 gr. 50 d'urée et dont la densité est de 1,025. Une selle dans la journée; quelques douleurs le soir.

21 et 22. — Mieux accentué. Poulet, bifteck. Le matin, la température est à 57°,2, le soir à 58°,2 ou 58°,4. Urine, 1200 gr.; D., 1,020; urée, 16 gr.

23. — Hier, dimanche, visite. T. m., 58°. Pansement. Une selle dans la nuit. T. s., 57°,8. Dans les vingt-quatre heures, 1750 gr. d'urine.

25. — 4ᵉ pansement (Lister). T. m., 57°,3; T. s., 37°,6. Urine : 1500 gr. Injection de 30 gr. glycérine iodoformée au 1/10ᵉ.

27. — 5ᵉ pansement (sublimé); le malade peut s'asseoir pendant le pansement. T. m., 57°,5; T. s., 58°,2. Urine : 1650 gr.

30. — Pansement. T. m., 57°,4; T. s., 58°,8. Urine : 1900 gr.

31. — T., 58°. Urine : 800 grammes.

1ᵉʳ *avril*. — 57°,4; T. s., 37°,8. Urine : 1200 gr.

2. — Pansement. 57°,4 le matin; 57°,8 le soir. Urine : 1000 gr.

6. — Pansement.

10. — Pansement.

15. — Pansement. 30 gr. d'huile de ricin dans la journée.

10. — 11ᵉ pansement; le dernier drain est enlevé.

A partir de ce moment, l'aspect de la plaie est très bon. Le malade commence à se lever. Il ne reste plus que les fils qui, réunis en faisceaux au nombre de 12, permettent un écoulement facile à la suppuration qui persiste dans le fond.

Dès lors le malade est pansé tous les jours. A chaque pansement, les fils, sur lesquels on exerce des tractions, résistent toujours; ils ne se décident à tomber que le 19 et le 22 mai, entraînant avec eux un fragment du pédicule rénal d'apparence calcaire.

La cicatrisation complète s'effectue alors très rapidement, et, le 3 juin, le malade est présenté à la Société de chirurgie, complètement guéri. Les douleurs ont disparu. P... ne prend plus de morphine; il éprouve seulement un peu de tiraillement dans les reins pendant la marche et part pour Vincennes le 6 juin, en excellent état.

Après sa sortie de l'hôpital Saint-Louis, P... reprit son travail et put même supporter des fatigues considérables. Pendant six semaines à trois mois, sa santé resta bonne ; cependant il aurait éprouvé dans les derniers temps quelques douleurs légères, de courte durée, revenant seulement tous les deux ou trois jours et présentant les caractères des coliques néphrétiques.

A cette période de santé relative succéda, à partir du commencement de septembre, une phase presque continue de souffrances. En effet, tous les jours le malade était en proie à deux ou trois crises violentes de douleurs *dans la région lombaire droite.*

Le 21 septembre il entre à la Pitié, dans le service du Dr Brouardel (salle Rayer, n° 27)[1].

Les organes thoraciques et abdominaux paraissent sains, toutefois la rate est un peu grosse et le volume du foie est certainement diminué.

Du jour de son entrée au jour de sa sortie de la salle Rayer (15 novembre), le malade a chaque jour trois ou quatre attaques de coliques néphrétiques extrêmement douloureuses : parties de la région lombaire droite, les douleurs irradiaient jusqu'au testicule du même côté. Les crises survenaient surtout pendant la journée, rarement la nuit. La température ne s'éleva jamais au-dessus de 37°.

La quantité d'urine émise en vingt-quatre heures était en moyenne de 3/4 de litre à un litre. L'analyse des urines fut faite soigneusement à plusieurs reprises, et les résultats obtenus chaque fois ont été sensiblement identiques. Le 6 octobre, l'urine, trouble, d'odeur fétide et ammoniacale, présentait une réaction alcaline, une densité de 1010 et contenait 10 grammes 40 d'urée par litre d'urine et environ 0,70 d'acide phosphorique. Il n'y avait pas d'albumine ni de sucre. L'examen microscopique montra des dépôts composés uniquement de phosphate ammoniaco-magnésien et d'un peu d'urate de soude. Ajoutons que l'examen le plus minutieux n'a jamais permis de constater dans les urines la présence d'un seul gravier.

Le traitement a consisté surtout en injections sous-cutanées de mor-

---

1. Je dois les renseignements suivants à l'obligeance de M. Gilles de la Tourette, chef de laboratoire de M. Brouardel.

phine (3 seringues par jour, au 1/50°). Régime lacté. Benzoate de soude. Eau de Contrexéville.

Le 21 novembre 1885, P... entra de nouveau dans le service de M. Le Dentu, à Saint-Louis (salle Cloquet, n° 33).

Les douleurs rénales siégant à droite sont exagérées par la pression. Elles surviennent principalement le soir et durent une heure, quelquefois deux heures. Ces douleurs, qui se montrent sous forme de crises très aiguës, ne se calment que sous l'influence des injections de morphine.

Pour combattre l'élément douleur, on essaye une injection sous-cutanée de cinq gouttes de nitrate d'argent (solution au 1/4) dans la région lombaire. Cette injection amène comme toujours la formation d'un petit abcès qui est incisé le quatrième jour. Cependant les souffrances du patient se calmèrent pendant quinze jours, à la suite de cette injection. Mais, depuis cette époque, les crises douloureuses sont revenues.

L'urine, qui contenait du pus à l'entrée du malade à l'hôpital Saint-Louis, est aujourd'hui très claire. La quantité d'urine émise chaque jour s'élève à un litre. Mais, lorsque les douleurs rénales sont extrêmement violentes, le malade n'urine que 700 grammes.

Il paraît indubitable qu'il y a des graviers dans le rein droit. Peut-être serait-il permis de faire de ce côté une tentative de néphrolithotomie, à l'exemple de Clement Lucas dans un cas récent. Mais, comme le sujet est un alcoolique invétéré et que le danger de cette dernière opération est forcément plus grand sur un homme qui n'a plus qu'un rein, M. Le Dentu paraît décidé à ne pas aller au delà du traitement palliatif institué depuis la rentrée du malade à l'hôpital.

DEUXIÈME PARTIE (inédite).

*Crises douloureuses et néphralgie continue du rein droit. — Exploration du rein au moyen de ponctions multiples. — Néphrotomie superficielle. — Amélioration très notable.*

La persistance des douleurs et le désir formel du malade ramènent M. Le Dentu vers l'idée de l'intervention. Paquet est rentré à l'hôpital le 15 octobre 1886, salle Cloquet, n° 17. Les souffrances ont pris une telle intensité depuis quelque temps que la vie lui est devenue insupportable. Elles reviennent par crises violentes, particulièrement la nuit, avec un maximum dans la région thoraco-lombaire et des irradiations vers l'abdomen, l'uretère, le scrotum, la cuisse.

Le rein n'est pas augmenté de volume. La région périnéphrique est normale.

Après les crises il persiste dans la profondeur des lombes et le long de l'uretère une sensibilité très vive que la pression réveille aisément.

Tous les autres appareils organiques sont en bon état.

Détail très important : la quantité d'urine quotidienne varie de 500 à 600 grammes. L'oligurie est manifeste. Une analyse sommaire faite le 21 octobre donne les résultats suivants :

Volume des vingt-quatre heures : 550 grammes.

Couleur : jaune citron.

Aspect : trouble.

Dépôt : floconneux, peu abondant.

Odeur : nauséabonde.

Réaction : neutre.

Densité : 1015.

Urée : en 24 heures, 5$^{gr}$,63 ; par litre, 10$^{gr}$,24.

Glycose : néant.

Albumine : quelques traces révélées par le réactif de Méhu.

*Opération*. — Le mercredi 21 octobre, M. Le Dentu procède à l'opération suivante, en présence de plusieurs membres du Congrès de chirurgie. Il fait à travers toutes les couches de parties molles une incision courbe partant du bord externe de la masse sacro-lombaire et se dirigeant vers l'épine iliaque antéro-supérieure. La capsule graisseuse est incisée, le rein est rapidement mis à nu et isolé sur ses deux faces. La résection des deux centimètres antérieurs de la 12$^{me}$ côte a facilité ce temps de l'opération. Quelques fragments de graisse ont été excisés aux ciseaux.

Le rein, amené vers l'extérieur, paraît augmenté de volume. Il n'y a guère de doute possible à cet égard.

Les faces postérieure et antérieure, ainsi que le bassinet et l'origine de l'uretère, sont explorés successivement. Le rein, tenu entre les doigts, est palpé avec soin. Nulle part une saillie, une résistance profonde ne révèlent l'existence d'un ou de plusieurs calculs.

Un poinçon fin de trocart (série Potain) est introduit *quinze fois* de suite, méthodiquement, à différents niveaux, sur trois lignes verticales, à une profondeur de 3 à 4 centimètres chaque fois, et autant que possible dans la direction du bassinet. L'instrument ne rencontre aucun corps étranger. Il est donc à présumer que le rein n'en renferme pas, quoique ici la néphralgie semble bien symptomatique.

Quoi qu'il en soit, il n'y a pas lieu de persister. L'ouverture du bassinet ne doit pas se faire quand même. Elle exposerait le malade, sans doute sans profit, à une fistule urinaire persistante.

M. Le Dentu, confiant dans le débridement de la capsule propre du rein, comme moyen de combattre la néphralgie, commence au moyen du couteau galvano-caustique une longue incision vers le grand bord de cet organe, mais, comme le sang éteint très rapidement le galvano-cautère, M. Le Dentu n'hésite pas à reprendre l'incision avec le bistouri et entame le parenchyme jusqu'à 3 ou $4^{mm}$ de profondeur. Il s'ensuit un assez abondant écoulement en nappe d'un sang franchement rutilant, que la compression avec une éponge imbibée de solution phéniquée forte arrête très vite.

Nettoyage antiseptique de la plaie, gros drain en arrière du rein, huit sutures profondes musculo-cutanées, quelques points superficiels. — Pansement à l'iodoforme.

Chloroformisation comprise, l'opération a duré trois quarts d'heure.

*Suites immédiates de l'opération.* — 22 *octobre.* — Le malade a souffert des mêmes douleurs qu'avant l'opération. Elles ont même été plus violentes; peut-être moins continues. Peu de sommeil. La miction s'est faite régulièrement, 1350 gr. L'urine est sanguinolente. Un peu de cuisson dans la verge à la fin de la miction.

23. — Douleurs lombaires et abdominales plus vives qu'avant l'opération. Pas de sommeil. L'état général est assez bon, mais le malade est fatigué. Injections morphinées. Urine moins sanguinolente. Miction toujours un peu douloureuse.

24. — Pas de sommeil. Augmentation des douleurs abdominales et crurales. Le malade souffre plus qu'avant l'opération. Chaque jour trois ou quatre piqûres de morphine de 0,02 centigrammes.

25 et 26. — Toujours même état. *L'urine est normale depuis le deuxième jour :* l'état général est bon.

27. — $1^{er}$ pansement. La moitié des sutures est enlevée. Pas de rétention de pus. Le drain est laissé en place.

28. — *Diminution considérable des douleurs.* Pour la première fois le malade a pu dormir paisiblement. Mais une douleur violente

apparaît pendant la nuit au niveau *de la face interne du genou*, s'irradiant jusqu'*au talon* et arrachant des cris au malade. Elle disparaît pendant la journée. La pression ne la modifie pas.

29. — L'amélioration des douleurs lombaires persiste. Une seule crise pendant la journée. Deux crises pendant la nuit, provoquées par le retour de la douleur du genou.

30. — Réapparition de douleurs vives dans la région lombaire. Persistance, surtout pendant la nuit, de la douleur du genou et du talon. Le second pansement est fait. On enlève toutes les sutures. La réunion est parfaite. Le drain est raccourci de 2 centimètres environ. Il n'y a point d'irritation autour de la plaie.

31. — Les douleurs persistent dans la région lombaire. Mauvais sommeil. Le malade est fatigué.

2, 3 et 4 *novembre*. — Douleurs moindres. Pansement. Très bon aspect. Plus de drain. Il sort très peu de pus par l'orifice du trajet. Le reste est complètement réuni.

5 et 6. — Douleurs plus intenses dans les lombes et dans l'abdomen. Sulfate de quinine. Le malade prend toujours de la morphine (3 injections d'un centigramme environ pendant la journée au moment des crises).

7. — Diminution des douleurs. Le malade sommeille bien. *A la visite le facies est bon, reposé.*

8. — Douleurs.

10, 11 et 12. — Le malade dit avoir encore des crises pendant le jour; mais les nuits sont évidemment meilleures. En résumé l'amélioration est notable, et l'état actuel ne peut se comparer à celui qui a précédé l'opération. L'opéré a remarqué lui-même que *les douleurs étaient moins vives les jours où la miction était plus abondante.* Cette remarque est confirmée par nos propres observations. D'après le facies, au moment de la visite, on peut deviner la quantité d'urine émise depuis la veille. La plaie est complètement guérie.

13. — *Le malade est bien. Il émet par jour 1200 ou 1300 grammes d'urine.*

14. — Douleurs pendant la nuit. Urines : 600 grammes.

15. — Douleurs violentes dans les lombes et l'abdomen. Elles augmentent par la pression sur le trajet de l'uretère. Vomissements hier soir et cette nuit. Urines : 500 grammes. Diurétiques.

16, 17, 18, 19, 20 et 21. — Le malade continue à souffrir pendant ces cinq jours. Pas de sommeil. La quantité d'urine est faible, de 500 à 700 grammes. Pas de vomissements. Facies pâle, fatigué.

22 et 23. — 750 grammes. Amélioration.

24. — Le malade est bien. *Il a uriné 1100 grammes.*

J'ai fait faire le dosage de l'urée pendant dix-huit jours de suite après l'opération, par M. Lafay, interne en pharmacie très distingué. On a vu que le 21 octobre la quantité d'urine émise depuis vingt-quatre heures était de 550 grammes seulement, contenant 5$^{gr}$,556 d'urée. Il est à noter que l'influence immédiate de l'opération fut une augmentation considérable de la quantité d'urine émise en vingt-quatre heures, circonstance qu'on est en droit d'attribuer à la diminution de la tension dans les vaisseaux du rein débridé. Le tableau suivant est intéressant à analyser :

| DATES | URINE émise en 24 heures | URÉE par 24 heures | URÉE par litre |
|---|---|---|---|
| 21 octobre (jour de l'opération. . | 550$^{gr}$ | 5$^{gr}$,556 | 10$^{gr}$,248 |
| 22 — . . . . . . . . . . . . . . | 1550$^{gr}$ | 12$^{gr}$,105 | 8$^{gr}$,967 |
| 23 — . . . . . . . . . . . . . . | 1000$^{gr}$ | 10$^{gr}$,248 | 10$^{gr}$,248 |
| 24 — . . . . . . . . . . . . . . | 1050$^{gr}$ | 12$^{gr}$,777 | 12$^{gr}$,169 |
| 25 — . . . . . . . . . . . . . . | 1100$^{gr}$ | 14$^{gr}$,091 | 12$^{gr}$,810 |
| 26 — . . . . . . . . . . . . . . | 1400$^{gr}$ | 14$^{gr}$,460 | 10$^{gr}$,329 |
| 27 — . . . . . . . . . . . . . . | 2000$^{gr}$ | 17$^{gr}$,954 | 8$^{gr}$,967 |
| 28 — . . . . . . . . . . . . . . | 1000$^{gr}$ | 10$^{gr}$,248 | 10$^{gr}$,248 |
| 29 — . . . . . . . . . . . . . . | 1050$^{gr}$ | 15$^{gr}$,450 | 12$^{gr}$,810 |
| Moyennes. . . . | 1245$^{gr}$,75 | 10$^{gr}$,818 | » » |

Du 1$^{er}$ au 10 novembre, la quantité d'urine varie de 750 grammes (minimum) à 1500 grammes (maximum) et la quantité d'urée de 7$^{gr}$,621 (minimum) à 18$^{gr}$,574. Moyenne quotidienne pour l'urine : 1020 grammes, pour l'urée : 11$^{gr}$,950.

Enfin dans une nouvelle série d'observations faites du 29 novembre inclusivement au 26 décembre, le minimum de l'urine est de 400 gr., le maximum de 1500 gr. (moyenne de 870 gr. environ), le minimum de l'urée de 4$^{gr}$,611, le maximum de 13$^{gr}$,854 (moyenne de 7$^{gr}$,272).

Si l'on compare les moyennes des trois périodes d'observations, on est frappé de l'abaissement graduel qui se produit de la première à la troisième. En effet la moyenne de l'urine émise en 24 heures est :

Du 22 au 29 octobre . . . . . . . . . . . . . . . .  1245$^{gr}$,75
Du 1$^{er}$ au 10 novembre. . . . . . . . . . . . . .  1020 gr.
Du 29 novembre au 26 décembre . . . . . . .  870 gr.

La moyenne de l'urée excrétée en 24 heures est :

Du 22 au 29 octobre. . . . . . . . . . . . . . .  10$^{gr}$,811
Du 1$^{er}$ au 10 novembre. . . . . . . . . . . .  7$^{gr}$,621
Du 29 novembre au 26 décembre. . . . . . .  7$^{gr}$,272

Ces chiffres auraient plus de valeur si je pouvais me porter garant du sérieux de mon opéré, mais à partir du jour où il s'est levé, j'ai cessé d'être rigoureusement certain qu'il n'urinait pas en dehors de la salle.

Les résultats des analyses faites avec soin par mon interne en pharmacie n'en sont pas moins bons à reproduire pour être comparés à ceux que fournirait quelque autre cas du même genre.

Un mois à peine s'est écoulé depuis l'opération, et le malade se déclare infiniment mieux qu'avant l'intervention. Certains jours il paraît fatigué. Il réclame à grands cris les injections de morphine dont il a pris l'habitude, mais plusieurs fois les injections d'eau distillée l'ont soulagé. Cette circonstance commence à m'inspirer des doutes sur sa véracité. Comme, d'autre part, il trouve le moyen de s'enivrer dans le service, il arrive un moment où il m'est absolument impossible de savoir s'il est guéri ou seulement amélioré.

Il va et vient, marche, se promène, reste levé toute la journée. L'impression de la religieuse, des infirmiers, des internes est qu'il ne veut pas se dire aussi bien qu'il l'est réellement.

Enfin en janvier il quitte le service, et y rentre quelques jours après, sous prétexte de douleurs, puant le vin, les yeux congestionnés par une ivresse récente.

Sorti définitivement un peu plus tard, dans un état assez satisfaisant, de temps à autre il apparaît dans un service des

autres hôpitaux. Je sais qu'il a passé ainsi dans celui de M. le
professeur Sée, puis plus récemment, à la fin de 1887, dans
celui de M. le professeur Verneuil, où il est resté une quinzaine
de jours. Enfin, je tiens de M. Bucquoy qu'il est à l'Hôtel-Dieu
depuis trois mois et qu'il paraît réellement éprouver de grandes
souffrances.

Quoique, à ma connaissance, il n'ait pas rendu de graviers,
je garde un doute, en dépit de mes quinze ponctions exploratrices. En tout cas il est intéressant de constater que les suites
immédiates de l'opération ont été bénignes, que la guérison de
la plaie n'a demandé que deux semaines environ, et qu'une
amélioration, peut-être passagère, mais incontestable, a suivi
mon intervention.

Malheureusement, ainsi que je l'ai déjà dit, étant donné le
caractère insupportable de cet homme, son amour du men-
songe, ses habitudes d'alcoolisme et sa morphinomanie, il
m'est absolument impossible de savoir dans quelle mesure il
faut ajouter foi à ses assertions.

3° *Néphrolithotomie.* — Lorsque par la palpation du rein et par
les divers procédés d'exploration directe qui seront exposés plus
loin, on s'est assuré de la présence d'une ou de plusieurs
pierres dans le parenchyme, dans les calices ou dans le bassinet, le but que doit se proposer l'opérateur est d'en faire
l'extraction, sous réserve de certaines contre-indications qu'il
importe de bien préciser.

La conservation du rein n'a d'intérêt que si cet organe est en
état de remplir ses fonctions normales, complètement ou partiellement. Il est bon de savoir que des lésions déjà profondes
laissent encore persister la puissance sécrétoire du rein dans
une mesure parfois assez importante. C'est ainsi que dans certains cas de fistules consécutives à l'incision d'une pyonéphrose,
malgré la désorganisation de la substance rénale, le liquide qui
s'échappe est composé aussi bien d'urine que de pus. Dans un

cas d'hydronéphrose suppurée et fistuleuse qui m'est propre, et qui sera rapporté plus loin, il s'écoulait quotidiennement 5 à 400 gr. d'urine ; or on sait qu'en pareille circonstance, le parenchyme refoulé excentriquement est atrophié et profondément désorganisé en apparence. Il faut donc, avant de prendre une décision, être bien pénétré de l'idée que, autant que possible, il ne faut sacrifier le rein que s'il semble absolument désorganisé et transformé. Un exemple fera bien comprendre l'importance de ce précepte : Un homme avait subi la taille du rein gauche, suivie de l'extraction de deux calculs. Page lui fait quelque temps après la néphrotomie du rein droit pour une pyélo-néphrite purulente. La mort n'eût-elle pas été causée par cette affection secondaire, si le rein gauche n'avait pas été conservé[1] ?

En conséquence si l'on reconnaît que le rein est converti en un sac à parois très minces, constituées par le parenchyme refoulé excentriquement et atrophié, et que le bassinet démesurément dilaté est rempli par une ou plusieurs pierres volumineuses, la seule opération rationnelle est la néphrectomie.

Si le bassinet est occupé par une pierre rameuse, à prolongements irréguliers et adhérents à la muqueuse, la conduite à tenir sera dictée par diverses circonstances. Le rein est-il en grande partie désorganisé, le bassinet dilaté forme-t-il une vaste poche peu rétractile, peu susceptible de s'effacer par la suite et de reprendre des dimensions se rapprochant de l'état normal, mieux vaudrait encore faire une opération radicale qui mettrait à coup sûr à l'abri de la stagnation de l'urine dans le tronçon conservé et de la fistule urinaire permanente.

Si au contraire le calcul, quoique rameux, peut être enlevé entièrement après morcellement, et que la cavité où il est logé ne semble ni trop vaste, ni trop irrégulière, on doit tenter la

---

1. Page, Communication à la *Royal Society of Med. and Surgery o⸰ London*, 1888.

conservation du rein, quitte à faire plus tard la néphrectomie
s'il persiste une fistule urinaire.

Enfin, si le rein ne renferme qu'une pierre de médiocre
volume et surtout si cette pierre est ovoïde, il faut à tout prix se
borner à en faire l'extraction. Suivant les cas, l'opération sera
une néphrolithotomie proprement dite ou une pyélolithotomie.
Ce sera tantôt le parenchyme lui-même, tantôt le bassinet qu'on
incisera, quelquefois l'un et l'autre, et cela selon le siège du
calcul, selon l'épaisseur de tissu interposée entre lui et la surface
du rein. On ne devra pas perdre de vue que l'incision du parenchyme expose beaucoup moins à une fistule permanente que
celle du bassinet. Quant à l'hémorrhagie que doit faire craindre
la section de la substance rénale, on verra plus tard qu'elle est
beaucoup moins redoutable qu'on ne pourrait le croire.

La néphrolithotomie n'a encore été pratiquée qu'un petit
nombre de fois dans ces conditions. Le relevé et la critique de
ces cas seront mieux à leur place dans le chapitre de médecine
opératoire consacrée à la taille rénale. Je me bornerai également à mentionner ici une extraction de calcul que j'ai faite il
y a à peine trois mois et dont le succès a été rapide et complet. Il n'y avait dans le rein d'autres lésions qu'un commencement de dilatation partielle qui n'en avait pas modifié sensiblement le volume.

4° *Néphrectomie.* — Il résulte de ce qui précède que la néphrectomie est indiquée lorsque le rein est entièrement ou en grande
partie converti en une sorte de kyste fibreux à minces parois, qui aurait peu de tendance à se rétracter après une simple
incision, et que la formation d'une fistule urinaire doit être
redoutée comme une suite à peu près inévitable de la néphrotomie. Elle l'est encore lorsque l'adhérence des calculs et de
leurs prolongements est telle que, malgré des tentatives réitérées avec des instruments divers, on ne peut parvenir à la détruire, et aussi lorsqu'on a constaté ou que l'on soupçonne la

présence de concrétions disséminées dans toute l'étendue du rein, comme dans le cas de Simon et dans beaucoup d'autres connus. C'est alors surtout que les ponctions multiples préalables sont utiles. Ces faits imposent comme règle absolue de ne jamais entreprendre la néphrolithotomie sans avoir tout d'abord exploré avec le plus grand soin l'organe mis à nu.

### B. — *Cas où le rein est suppuré et a des dimensions anormales.*

C'est dans ces conditions qu'ont été faites le plus grand nombre des néphrolithotomies connues jusqu'à ce jour. J'en compte trois dans ma statistique personnelle. On verra plus loin que, malgré l'appui moral que lui avaient fourni les mémoires de Laffitte et de Hévin, cette opération est restée fort longtemps dans l'oubli, ou du moins n'a été pratiquée que très rarement jusqu'à la période féconde qui commence vers 1870.

C'est à propos de l'étude de la pyonéphrose que les indications des divers modes d'intervention seront discutées avec soin. Cependant il est permis d'établir dès maintenant que la cause de la néphrotomie est gagnée depuis longtemps, par rapport à la néphrectomie[1], quoique cependant, dans un certain nombre de cas bien mis en relief par M. Guyon, la taille rénale risque d'être insuffisante, par suite de la présence dans le rein de calculs inclus dans des diverticules des calices ou dans le parenchyme lui-même[2]. Malgré cette cause d'insuccès, il n'est pas douteux qu'il ne soit préférable, en général, depratiquer une extirpation secondaire, après la formation d'une fistule, qu'une extirpation primitive.

1. Clement Lucas, *Nephrotomy before Nephrectomy.* Brit. med. Journ., 22 mars 1885.

2. F. Guyon, *De la taille rénale.* Ann. des mal. des org. génito-urinaires, mars 1887.

# CHAPITRE III



## AFFECTIONS INFLAMMATOIRES

L'inflammation du parenchyme rénal est bien rarement indépendante de celle des calices et du bassinet. La pyélite et la pyélo-néphrite représentent le plus souvent les phases successives de l'évolution d'un même processus. Si cette proposition est loin d'être l'expression absolue de la vérité, en ce qui concerne les inflammations rénales ressortissant à la médecine, elle l'est sans conteste, si l'on n'envisage que les pyélites et les néphrites chirurgicales, à tendance suppurative, les seules dont il sera question dans ce chapitre. Mais comme les pyélites peuvent évoluer et guérir sans que le rein subisse l'influence des causes qui les ont engendrées, comme de son côté cet organe peut devenir primitivement le siège de phlegmasies suppuratives qui restent confinées dans l'épaisseur de son parenchyme, il y a lieu de partager en deux groupes toutes ces inflammations à localisation primitive différente. Le premier comprendra les pyélites et les pyélo-néphrites, le second les néphrites proprement dites.

Certaines lésions des reins, consécutives aux diverses affections des voies urinaires inférieures, ont déjà été décrites dans le volume que j'ai consacré aux maladies de la prostate et de la vessie[1]. Je n'en parlerai de nouveau que pour revenir sur quelques points de leur pathogénie.

1. Voillemier et Le Dentu, *loc. cit.*, t. II, p. 747.

A. — PYÉLITE ET PYÉLONÉPHRITE. — PYONÉPHROSE.

La pyélite est l'inflammation du bassinet et des calices; la pyélonéphrite est l'inflammation simultanée du bassinet, des calices et du rein.

Dans ces formes mixtes, qui sont extrêmement fréquentes, c'est tantôt le bassinet, tantôt le parenchyme qui est atteint primitivement. La marche du processus inflammatoire est ascendante dans le premier cas, descendante dans le second.

**Étiologie.** — La pyélite *calculeuse* et la pyélite *ascendante* sont les plus fréquentes parmi les pyélites chirurgicales. Les pyélites *traumatiques*, encore plus nettement chirurgicales, sont relativement rares, comme les traumatismes des reins. Elles ont déjà été signalées parmi les complications de ces traumatismes (Voy. p. 17 et 77). Le plus souvent elles sont secondaires, à moins que la lésion, plaie ou déchirure, n'ait porté sur le bassinet; mais ordinairement c'est le parenchyme rénal qui est atteint, et l'inflammation, quand elle se produit, est d'abord une néphrite.

Malgré l'invraisemblance du fait, il semble possible que les effets du traumatisme, quand il a été de médiocre violence, ne se manifestent qu'après de longues années. L'observation suivante est intéressante à cet égard.

Obs. XIV. — *Contusion du flanc droit.* — *Pyélonéphrite suppurée plusieurs années après.* — *Néphrotomie.* — *Mort.*

La femme L..., âgée de vingt-neuf ans, entre à l'Hôtel-Dieu, salle Saint-Charles, le 31 octobre 1876. A l'âge de douze ans elle a reçu un coup de pied de vache dans le flanc droit, mais elle n'en aurait souffert que trois jours.

A vingt-trois ans, des douleurs dans les lombes et dans les membres inférieurs l'obligent à s'aliter. Toute l'année qui suit, elle souffre de la hanche. Depuis lors, sa santé reste mauvaise. Elle a de la faiblesse dans les membres inférieurs, mais les douleurs de reins ont disparu.

À vingt-six ans, elle se marie; à vingt-sept ans elle accouche normalement, mais souffre violemment des reins.

Après dix-huit mois de vagues souffrances dans les régions lombaires, la maladie actuelle débute, en octobre 1873, par une douleur intense au flanc droit, qui s'accentuait au moment des règles. Un médecin constate alors de l'*albuminurie* et un ulcère du col utérin qui fut soigné et guéri.

Après trois mois de traitement, elle est améliorée, mais non guérie (avril 1876). Depuis quelque temps étaient apparus deux nouveaux signes, la fréquence des mictions et la dysurie.

*État à l'entrée* (31 octobre 1876). Rien à l'utérus, sauf un peu d'antéflexion. Urines muco-purulentes. Contracture douloureuse du col vésical après la miction, accompagnée de ténesme rectal.

Traitement : bains, balsamiques, quelques injections vésicales mal tolérées.

En janvier 1877, la malade est prise d'un grand frisson et en même temps de douleurs intenses dans la région lombaire droite, *où l'on sent un peu d'empâtement*, et tout le long de l'uretère. Urines muco-purulentes, précipitant abondamment par l'acide nitrique.

Traitement : sangsues, tisanes émollientes, etc.

Douleurs le long du membre inférieur droit (sulfate de quinine, 75 centigrammes). Pendant quatre jours, vomissements, diarrhée, urines abondantes, douleurs moindres.

À partir de ce moment l'état s'aggrave, et les signes d'un phlegmon périnéphrétique s'accentuent.

Le 24 janvier, j'incise la région lombaire droite transversalement. Il s'échappe un verre de pus fétide. Drainage.

Après une détente momentanée, reprise de la fièvre et des vomissements. *Comme il n'y a plus de pus dans l'urine*, je pense qu'après l'oblitération de l'uretère un foyer s'est formé dans le rein lui-même. Je fais une deuxième incision au-dessus de la première et j'atteins avec le doigt une cavité à parois molles, d'où s'échappe une notable quantité de pus.

Malgré cette deuxième incision, il n'est pas douteux que la malade ne soit aux prises avec une véritable infection purulente. La courbe thermique n'est que trop significative à cet égard. Mort le 25 février 1877.

*Autopsie.* — Abcès métastatiques dans le poumon gauche, dans le foie, dans la rate, dans le rein gauche.

Du côté du *rein droit* on constate que l'enveloppe cellulo-fibreuse est transformée en une coque épaisse qui limite le foyer de l'abcès extra-rénal. L'incision inférieure correspond à la partie inférieure de ce foyer qui envoie un diverticulum vers la fosse iliaque interne.

L'uretère droit étant incisé de bas en haut jusqu'au bassinet inclusivement, on voit à la membrane interne de ce dernier deux orifices fistuleux qui font communiquer cette cavité avec l'abcès ; mais en outre on constate que, dans toute sa moitié inférieure, *le rein est ramolli et suppuré.* L'incision la plus élevée aboutit à ce point. Elle représente donc une *véritable néphrotomie*, faite après l'incision d'un abcès périnéphrétique.

La muqueuse de l'uretère et de la vessie offre l'aspect d'une inflammation chronique.

*Réflexions.* — A l'époque, j'avais considéré ce cas comme un exemple de pyélonéphrite ascendante, mais, après quelques années d'expérience de la chirurgie rénale, je crois pouvoir renverser l'ordre de succession des phénomènes inflammatoires. Je m'appuie sur ce que, à un moment où l'uretère s'était trouvé oblitéré par un bouchon de muco-pus (28 janvier), il n'y a plus eu de pus dans l'urine. N'est-ce pas la preuve que le pus ne provenait pas de la vessie?

Je crois donc pouvoir interpréter ainsi tous les renseignements fournis par la malade :

Contusion du rein à l'âge de douze ans. Pyélonéphrite latente se manifestant de temps à autre par des signes trompeurs (douleurs lointaines vagues, douleurs dans les membres inférieurs).

Aggravation sous l'influence d'une grossesse à vingt-six ans. Dans la suite, dysurie réflexe d'origine rénale, puis, en janvier 1877, extension de l'inflammation aux tissus périnéphrétiques, après l'ulcération du bassinet. Infection purulente et mort.

L'évolution de la maladie, depuis le traumatisme jusqu'à la mort, aurait donc duré près de dix-huit ans.


Dans le cas de désordres étendus frappant en même temps el rein et le bassinet, la maladie prend d'emblée la forme d'une pyélonéphrite. Il y a cependant un cas plus spécial à envisager, c'est celui où, à la suite d'une blessure ou d'une rupture du rein, il se forme au bout de quelques jours une collection sanguine centrale, une hématonéphrose proprement dite. Alors il peut arriver que, sous l'influence d'une cause pyogène quelconque (infection locale ou générale), l'hématonéphrose se transforme en *pyonéphrose*. L'abcès du bassinet constitué de cette façon ne diffère en rien de celui qui a eu pour cause première une urétéro-pyélite ou une pyélonéphrite d'origine non traumatique.

Il serait assez difficile de dire si cette transformation d'une hématonéphrose en pyonéphrose s'est observée fréquemment. Si toutes les observations intitulées *abcès du rein d'origine traumatique* devaient être acceptées aveuglément, on pourrait dire que la science compte un certain nombre de faits de ce genre, mais comment être certain qu'il ne s'agissait pas simplement d'hématomes périnéphrétiques suppurés, de ces hématomes dans lesquels on trouve les fragments du rein divisé, mais qui n'occupent pas le centre même de cet organe?

Tout au plus peut-on admettre que ce sont des collections sanguines mixtes, ayant un prolongement jusque dans le bassinet largement ouvert, mais ce ne sont pas des hématonéphroses vraies, dans le sens le plus absolu de ce terme. En conséquence la suppuration développée dans ces collections sanguines se rattache plus légitimement aux collections périnéphrétiques qu'aux pyonéphroses.

Cependant, si le doute est encore permis relativement dans le cas de Marshall[1], qui dit avoir guéri un hématome suppuré par le drainage, il ne peut l'être pour celui de West, qui, après avoir échoué par ce moyen, fit l'extirpation du rein[2].

1. Marshall, *cité par* Cl. Lucas, *Des traumatismes du rein*, The Lancet, 19 avril 1884, p. 698.
2. West, *Brit. med. journ.* 7 avril 1885.

Il se pourrait même que la suppuration d'une hémato-néphrose fût tardive, car il est démontré par l'observation XXVII de la thèse de Bloch que le sang collecté dans le bassinet put y séjourner plusieurs mois (cinq mois dans l'observation), sans être résorbé.

Rayer, le premier, a séparé et nettement décrit les caractères généraux des inflammations du bassinet, tout en montrant les relations intimes qui les rattachent aux affections du rein lui-même.

L'irritation provoquée par la présence des calculs dans le bassinet rend compte de l'existence à peu près constante en pareil cas des inflammations aiguës ou chroniques de sa muqueuse et de celle des calices.

M'étant déjà suffisamment étendu sur le rôle des phlegmasies du bassinet dans la genèse des concrétions phosphatiques ou carbonatiques, phlegmasies qui ne sont souvent que la propagation d'une uretérite ascendante, je ne veux m'occuper ici que des lésions occasionnées par la présence de calculs formés antérieurement à la pyélite. Elle donne lieu à des lésions d'ordre différent, suivant qu'elles se rattachent au traumatisme incessant subi par la muqueuse, ou que leur véritable cause est la gêne apportée à l'écoulement de l'urine. Dans le premier cas ce sont des lésions irritatives, dans le second des lésions de rétention. Aux unes et aux autres s'ajoute souvent la suppuration du bassinet et du rein, consécutive à l'altération de l'urine et à la pénétration de micro-organismes pyogènes dans les réservoirs de cet organe ou dans son parenchyme. De là les deux variétés décrites par Rayer, la pyélite calculeuse non suppurée, correspondant aux lésions de distension décrites plus haut, et la pyélite suppurée.

Au groupe des pyélites de cause locale appartient encore celle qu'engendre le développement ou l'irruption dans le bassinet de *corps étrangers* divers : strongles, vésicules hydatiques provenant de la rupture d'un kyste voisin, fragments détachés d'une tumeur du rein. Les néoplasmes peuvent encore occasionner, soit par l'envahissement progressif de la paroi du bassinet, soit par la compression de la partie supérieure de l'uretère et la rétention d'urine qui s'ensuit, des phénomènes inflammatoires dont l'importance est faible, comparativement à celle de l'affection principale.

Bien autrement intéressantes à connaître sont les pyélites engendrées par les affections des voies urinaires inférieures, celles qu'on est convenu d'appeler *ascendantes* et auxquelles Cl. Lucas applique la dénomination de *reflux pyelitis*[1]. Quoique cette désignation manque de rigueur, elle est tellement consacrée par l'usage qu'on peut l'accepter à titre définitif. Elle vaut toujours mieux que celle de *rein chirurgical* employée par certains auteurs et qui conviendrait aussi bien aux pyélonéphrites traumatiques. Un chirurgien anglais, Goodhart, s'est servi de la dénomination *érysipèle du rein et des voies urinaires*, sans autre raison que le désir d'attirer l'attention sur les complication rénales très importantes à connaître des affections de l'appareil urinaire inférieur, mais je ne crois pas qu'il ait fait des prosélytes[2].

On tournerait la difficulté en disant *uretéro-pyélite*, au lieu de pyélite ascendante, parce qu'alors les lésions de l'uretère servent toujours de transition entre celles du bassinet et celles de la vessie. Ces lésions seront étudiées plus tard avec tout le soin qu'elles méritent. Les *causes de l'uretérite* deviennent alors secondairement celles de la pyélite. Telles sont : les affections de la vessie, notamment les calculs, les cystites de causes diverses, les fistules vésico-vaginales[3]; la compression de l'ure-

<hr>

1. Ch. Malgouverné, *De la pyélonéphrite d'origine vésicale ou pyélonéphrite ascendante.* Th. de doct. Paris, 1879.

2. Goodhart, *On erysipel of the kidney and urinary tract, with some remarks on the disease generally called surgical kidney.* Guy's hospital Report (Vol. XIX, 1864, p. 375-404).

3. Verneuil, *Lésions rénales consécutives aux fistules vésico-vaginales.* Bull. de la Soc. de chir., 1878, p. 254.

tère par des tumeurs ou des exsudats inflammatoires, par l'utérus gravide, par cet organe dévié, fibromateux ou cancéreux; les traumatismes de ce conduit pendant l'accouchement. Ce dernier peut avoir encore une influence très indirecte, en donnant lieu à une inflammation qui, partie du petit bassin, se propage jusqu'à la région périnéphrique et atteint finalement le bassinet.

De la même façon, mais très directement cette fois, le *phlegmon périnéphrétique primitif* peut retentir sur le rein et ses cavités. Toutes les causes de compression ou de rétrécissement de l'uretère ont aussi, indépendamment de l'inflammation de ce conduit, une influence sur laquelle j'insisterai plus tard (voy. *Affections de l'uretère*).

Les affections de la prostate et de l'urèthre capables d'engendrer la cystite ou de causer des difficultés de la miction ont, elles aussi, une action éloignée sur le bassinet. Rien n'est plus connu aujourd'hui. Il en est cependant, parmi ces affections, dont la propagation éloignée ne s'observe que très rarement Telles sont l'uréthrite simple et l'uréthrite blennorrhagique.

En 1876 j'ai donné des soins à une petite fille de huit ans, atteinte d'une pyélonéphrite grave, consécutive à une uréthro-cystite simple.

Obs. XV. — *Pyélonéphrite consécutive à une uréthro-cystite simple. — Guérison.*

Une petite fille de huit ans, obéissant aux mauvais conseils d'une de ses compagnes, avait pris l'habitude de se masturber avec des morceaux de papier chiffonnés et roulés en boulette. L'irritation de la vulve avait bien vite causé de l'uréthrite et de la cystite aiguë.

Peu de jours après éclatèrent les signes d'une uretéro-pyélite grave (fièvre intense, douleurs, vomissements, ballonnement et sensibilité du ventre). Les phénomènes généraux acquirent rapidement une sévérité inquiétante (facies grippé péritonitique, plaintes continuelles, insomnie).

Le traitement consista en application de sangsues, grands bains, cataplasmes émollients et calmants, tisanes émollientes, lavements évacuants.

L'urine, d'abord rare et trouble, charria bientôt une quantité notable de muco-pus. Enfin, au bout de sept à huit jours d'état aigu et inquiétant, la détente survint.

La guérison complète fut obtenue après une convalescence de plus de quinze jours. En somme le danger avait été sérieux.

Rayer admet et décrit sans réserves la pyélite et la pyélonéphrite blennorrhagiques. Il rapporte même une observation d'un fait de ce genre qui n'est pas très favorable, il faut le reconnaître, à son opinion, car il y est dit que le malade urina du sang à la suite de l'ingestion d'une potion de Chopart, ce qui pourrait faire penser qne c'est cette potion qui a donné lieu à la pyélite, et non la blennorrhagie[1]. D'ailleurs il n'est pas question dans cette observation de symptômes de cystite. Or la pyélonéphrite blennorrhagique ne se comprend qu'à la condition que l'inflammation de la vessie et de l'uretère serve de transition entre celle de l'urèthre et celle du bassinet.

Les mêmes remarques sont applicables aux phénomènes douloureux observés du côté des reins par Rayer chez les individus atteint de blennorrhagie chronique. Aussi n'est-il pas surprenant que M. Fournier ait écrit cette phrase : « Je crois pouvoir dire qu'il n'existe pas d'exemple bien avéré de néphrite blennorrhagique[2]. » Depuis lors l'opinion de M. Fournier ne s'est pas modifiée.

A. Robin m'a dit avoir vu un cas de pyélonéphrite blennorrhagique qu'il considère comme incontestable. Hallé semble ne pas douter de la propagation de l'inflammation blennorrhagique à l'uretère et au bassinet. Chédevergne en mentionnait tout récemment un exemple[3].

1. Rayer, *loc. cit.*, t. I, p. 294.
2. Fournier, *Art. Blennorrhagie*, Nouv. Dict. de Méd. et de Chir. pratiques, t. V, p. 208.
3. Chédevergne, *Néphrite blennorrhagique*, Poitou médical, 1er juin 1888.

Quoique je n'aie pas observé cette complication, le fait rapporté plus haut (obs. XV) me permet d'en admettre la possibilité.

En revanche le groupe des pyélites et des pyélonéphrites de cause générale est établi aujourd'hui sur des bases solides. On peut les observer dans le cours ou à la suite de toutes les maladies infectieuses (ostéomyélite, fièvre typhoïde, érysipèle, fièvres éruptives, notamment la variole, fièvre jaune, etc...) et pendant la période puerpérale. Mais il y a lieu de distinguer de suite les pyélonéphrites infectieuses, qui n'ont pas de tendance à suppurer (ce sont les plus fréquentes), de celles où cette tendance se traduit, soit par une sécrétion muco-purulente qui s'échappe au dehors avec l'urine, soit par une collection plus ou moins volumineuse développée dans le bassinet, soit par une des formes de néphrite suppurative primitive qui seront étudiées plus loin. Dans ce dernier cas la présence préalable d'un ou de plusieurs calculs, restés latents pendant de nombreuses années, constitue pour ainsi dire une provocation à la suppuration. C'est ce que j'ai observé à la suite d'une varioloïde chez un sujet dont il a été question plusieurs fois.

Les considérations relatives à ces formes spéciales seront mieux à leur place dans la partie de ce chapitre consacrée aux néphrites primitives. Certains auteurs y rattachent la pyélite diabétique, qui n'est pas admise par tout le monde.

Il faut signaler en passant les pyélites causées par l'ingestion en excès ou l'absorption de certaines substances (cantharides, copahu, cubèbe, térébenthine santal, certains poisons) et qui restent ordinairement catarrhales.

La pyélonéphrite hémato-fibrineuse, décrite par A. Ollivier, est une affection particulière aux vieillards[1]. Elle serait due à la rupture d'anévrysmes miliaires des vaisseaux athéromateux du

---

1. A. Ollivier, *Mémoire sur une variété non décrite de pyélonéphrite ou pyélonéphrite hémato-fibrineuse.* Arch. de phys. 1875, p. 43 et suiv.

rein et à l'irruption du sang et des caillots dans le bassinet.
Même peu considérables, ces derniers suffiraient pour occasionner et entretenir un état phlegmasique de la muqueuse de
ce réservoir.

Il me reste à parler d'une variété excessivement rare de
pyélonéphrite, de celle que l'on a appelée *spontanée*, parce
qu'on ne peut la rattacher à aucune des causes énumérées à
l'instant.

Admise par Rosenstein, qui la croit assez fréquente à Gro-
ningue, par Roberts, qui en cite deux exemples, elle a été l'objet
de recherches spéciales de la part de Bernardy, d'Amstein[1] et
surtout de A. Robin. Mon distingué collègue s'est attaché à la
décrire dans son ensemble, en s'appuyant sur un fait que j'ai
observé il y a bon nombre d'années, lorsque j'étais interne à
l'hôpital Saint-Antoine, et sur un second cas, dont il avait pu
suivre l'évolution à l'hôpital de la Charité[2].

Mon observation est la seule où le diagnostic ait été confirmé
par l'examen nécroscopique. Elle me paraît digne d'être reproduite en entier, à titre de document rare et instructif.

Dans le cas de A. Robin, les symptômes ont été à peu près les
mêmes, sauf que la quantité d'albumine contenue dans l'urine
était beaucoup plus considérable et qu'il s'est produit ensuite
une émission abondante de pus ; mais il s'agit évidemment de
deux faits du même genre.

Les auteurs qui ont observé la pyélonéphrite primitive l'ont
attribuée, d'un commun accord, à un refroidissement ou au
surmenage. Aujourd'hui on serait tenté de faire intervenir une
infection primitive du sang, mais sans être pour cela autorisé à
nier l'influence des deux causes occasionnelles dont la clinique
a établi la réalité.

1. Amstein, *De la pyélonéphrite spontanée.* — Th. pour le doct. Paris, 1869.
2. A. Robin, *De la pyélonéphrite primitive*, Gaz. méd. 1885, p. 215, et Leçons
de clinique et de thérapeutique médicales, p. 547.

Obs. XVI. — *Pyélonéphrite double spontanée.* — *Choléra.* — *Mort.* — *Autopsie*[1].

Une femme de vingt-huit ans, d'une constitution robuste et d'une très belle santé, entre le 11 août 1866 à l'hôpital Saint-Antoine, dans le service de M. Boucher de la Ville-Jossy, dont j'étais l'interne. Cette malade éprouve de vives douleurs dans tout l'abdomen, principalement au-dessous des fausses côtes, plutôt à gauche qu'à droite. Elle se plaint aussi d'une grande sensibilité dans les régions lombaires et dans la partie latérale du cou, dans les deux régions sus-claviculaires. Cette dernière particularité fait penser à une pleurésie diaphragmatique. La respiration est gênée et anxieuse.

Facies animé, fièvre, accélération du pouls (120 pulsations).

Le début date de quatre jours. Il a été marqué par un frisson de peu d'intensité. Depuis hier seulement la malade a eu des nausées et des vomissements. Les mêmes accidents ont eu lieu aujourd'hui ; les nausées sont presque continues. De temps en temps la malade vomit des matières liquides et bilieuses. Pas de constipation ni de diarrhée.

Rien à noter comme antécédents : ni coliques hépatiques ni coliques néphrétiques. Pas de goutte ni de rhumatisme.

Menstruation normale.

Rien du côté des organes génitaux.

J'hésite d'abord dans mon diagostic entre une pleurésie diaphragmatique et une péritonite spontanée, mais le lendemain 12 août je m'arrête définitivement à l'idée d'une double pyélonéphrite. En effet les douleurs sont beaucoup plus nettement localisées sous les fausses côtes des deux côtés. Une pression profonde réveille de la sensibilité dans la région lombaire gauche, mais la région lombaire droite n'est pas douloureuse. En faisant suivre aux doigts la direction des uretères, on provoque une vive souffrance.

Les vomissements ont continué pendant la nuit, les douleurs cervicales ont cessé.

*Traitement :* Vingt sangsues dans la région lombaire gauche et sur le trajet de l'uretère ; grands bains prolongés, tisane de graine de lin.

*12 août, soir.* — Amélioration notable, les vomissements ont cessé, diminution des douleurs et de la fièvre.

---

1. Cette observation figure déjà dans la thèse d'Amstein.

13. — La pression sur la région lombaire gauche ne cause plus de douleur. Encore un peu de sensibilité le long de l'uretère. Plus rien à droite. Encore un vomissement cette nuit.

*Examen de l'urine.* — Coloration normale d'un jaune légèrement foncé. Nuage de mucus en suspension. L'ébullition et l'acide nitrique déterminent un précipité peu abondant qui, par le repos, se prend en petits grumeaux. Cette urine contient donc une faible quantité d'albumine.

*14 août.* — Cessation complète des douleurs, bon état général. L'urine est redevenue plus claire. La rapidité de cette amélioration inspire quelques doutes relativement à l'exactitude du diagnostic.

Vers le cinquième jour après son entrée à l'hôpital, la malade est en pleine convalescence, mais elle est prise d'un choléra foudroyant qui la tue en cinq heures et demie.

*Autopsie faite vingt-quatre heures après la mort.* — Péritoine viscéral injecté. Pas trace de péritonite vraie. Congestion manifeste de la région périnéphrique, sans exsudats inflammatoires. Le péritoine se détache facilement.

La surface du rein gauche est rougeâtre; l'uretère offre à l'extérieur sa coloration et son volume habituels.

Une élevure grosse comme une amande de noisette fait saillie à la surface du rein. Une incision longitudinale de cet organe fait voir une injection générale des deux substances, sans confusion à leurs limites; la substance médullaire est la plus rouge.

La petite tumeur présente extérieurement une coloration d'un gris jaune parsemée d'un piqueté noir. Il y a là manifestement un abcès en voie de formation; le pus n'est encore qu'infiltré. Il siège dans la zone corticale.

Dans le reste du parenchyme on trouve deux autres petits abcès, dont l'un occupe la zone médullaire. Son contenu est formé d'un mélange de pus et de sang. Le second, j'en ai le souvenir très précis, était en voie de transformation kystique. Des foyers apoplectiques du volume d'une tête d'épingle parsèment les deux substances. Deux ou trois ont les dimensions d'une lentille.

Les calices, le bassinet et l'uretère sont à peine injectés; on y trouve une petite quantité de muco-pus.

La région périnéphrique et le rein droit présentent un contraste frappant avec la même région du côté opposé et le rein gauche. Cependant l'uretère droit contient du pus en plus grande quantité que le gauche.

Nulle part il n'y a de concrétions calculeuses, ni dans le parenchyme rénal, ni dans le bassinet. La vessie est saine.

A défaut d'une cause plus évidente, le froid seul a paru devoir être incriminé. Cependant la malade ne se souvenait pas de s'être refroidi. L'étiologie reste donc très obscure dans ce cas.

**Anatomie pathologique.** — Après ces considérations relatives à l'étiologie des pyélites et des pyélonéphrites, il y a lieu d'en déterminer les diverses formes anatomiques. Celles-ci sont fort variables. Cornil décrit une pyélite catarrhale, une pyélite purulente aiguë ou chronique, une pyélite chronique calculeuse.

Les caractères de la *pyélite ctarrhalea* sont : la rougeur de la muqueuse, la desquamation et la formation très abondante de l'épithélium de la muqueuse du bassinet et des calices et un épaississement notable de cette muqueuse.

L'urine du bassinet contient des cellules d'épithélium et des cellules lymphatiques. A ce degré d'inflammation correspondent déjà des altérations du rein ; les tubes collecteurs et les tubes droits des pyramides sont envahis par propagation.

La pyélite *pseudo-membraneuse* constitue un degré plus avancé de l'affection. Le liquide exsudé à la surface de la muqueuse contient de la fibrine en flocons ou déposée sous forme de fausses membranes à la surface du bassinet et des calices. Cette forme de pyélite est toujours accompagnée d'une dilatation plus ou moins considérable du bassinet.

Les lésions de la pyélite *purulente* sont à peu près les mêmes, qu'elle soit calculeuse ou non. Ce qui imprime parfois un caractère un peu spécial à la pyélite purulente *calculeuse*, c'est que la suppuration y est précédée par les lésions de la pyélite non suppurée, qui ont été décrites plus haut, d'après Jardet, surtout comme lésions de distension. Elles sont cependant complexes, d'origine irritative à certains égards, mais ce qui prouve bien que la part de la distension y est fort importante, c'est que les néphrites interstitielles d'origine vésicale, non calculeuses, ne sont pas à beaucoup près aussi souvent accompagnées de dilatation du bassinet que les pyélonéphrites dues à la présence de calculs. Souvent même cette dilatation fait complètement défaut.

La *pyélite purulente* peut être aiguë ou chronique.

*Aiguë*, elle est caractérisée par une infiltration de cellules lymphatiques dans le tissu conjonctif de la muqueuse et par la présence d'une quantité variable de pus dans l'urine du bassinet. Au bout de quelque temps la muqueuse de ce réservoir est tomenteuse, végétante; sa surface est soulevée par des bourgeons charnus très vasculaires, formés de tissu embryonnaire et par des villosités bien apparentes quand on examine la pièce sous l'eau. Débarrassée de la couche de pus souvent adhérent qui la recouvre, elle est d'un rouge plus ou moins foncé. Elle est parsemée de plaques ou de points ecchymotiques, de petites suffusions sanguines, parfois de points de sphacèle superficiel et d'ulcérations plus ou moins étendues.

Les extrémités des pyramides sont aussi altérées; elles présentent des ulcérations et une obstruction suppurative.

Dans la pyélite purulente aiguë le rein est presque constamment et profondément atteint; il est le siège soit d'abcès en foyer, soit d'une suppuration diffuse.

La quantité de pus contenue dans le bassinet est fort variable; quand il existe un obstacle à l'écoulement de l'urine, elle peut être très considérable; le plus souvent l'évacuation se fait à intervalles irréguliers.

Très souvent la *pyélite purulente* aiguë passe à l'état *chronique*. Cette dernière forme peut s'établir d'emblée, sans avoir été précédée de phénomènes d'inflammation aiguë. Dans la pyélite purulente chronique, il y a presque toujours rétention de pus et dilatation du bassinet, avec néphrite interstitielle

atrophique. Dans le chapitre consacré aux affections des ur<br>
tères, la pathogénie des urétéro-pyélites ascendantes sera étu-<br>
diée avec soin. Je me bornerai à dire ici que cette forme de<br>
pyélite chronique purulente est toujours consécutive à une uré-<br>
térite de nature quelconque, à une oblitération de l'uretère<br>
siégeant en un point variable, ou bien à l'obstruction de son<br>
orifice supérieur par un calcul, par une tumeur. Elle correspond<br>
par conséquent à ce que Cornil a décrit d'une façon générale<br>
sous le nom de lésions du rein et du bassinet par oblitération<br>
de l'uretère, avec phénomènes de suppuration.

L'oblitération de l'uretère peut alors être complète. La poche<br>
formée par le bassinet et le rein constitue un véritable kyste<br>
purulent ; ou bien, plus souvent, il n'existe qu'une oblitération<br>
incomplète, rétrécissement plus ou moins accentué, entraînant<br>
une gène notable dans l'évacuation du liquide contenu dans la<br>
poche. On peut s'en rendre bien compte, lorsqu'on a sous les<br>
yeux une pièce de pyélonéphrite ascendante. Il faut souvent<br>
presser longtemps et avec force le bassinet pour évacuer le li-<br>
quide épais qui le remplit ; on le sent alors franchir pénible-<br>
ment les obstacles qui l'arrètent.

La tumeur constituée par le bassinet distendu et transformé<br>
en une sorte de kyste purulent, a été désignée, dans ces der-<br>
nières années, sous le nom de *pyonéphrose*, de même que l'on<br>
appelle *hydronéphrose* la tumeur formée par la rétention et<br>
l'accumulation de l'urine dans le bassinet. Le mot « pyoné-<br>
phrose » n'est donc pas applicable aux abcès du parenchyme<br>
rénal, pas plus que les kystes proprement dits du rein ne sont<br>
assimilés à l'hydronéphrose.

Comme un certain nombre de pyonéphroses ne sont que des<br>
hydronéphroses transformées en sacs purulents, et qu'il n'est<br>
pas toujours aisé de diagnostiquer les cas où cette transforma-<br>
tion a eu lieu, Küster a pensé qu'il y aurait avantage à réunir<br>
les unes et les autres sous la dénomination commune de rein

sacciforme (Sackniere) ou de *cystonéphrose*[1]. Je ne puis, pour mon compte, m'associer à cette modification des termes consacrés, étant de ceux qui trouvent que la précision en nosologie ne doit pas être sacrifiée à une prétendue simplification dans la pratique.

La pyonéphrose a ses causes, comme l'hydronéphrose a les siennes, et il s'en faut qu'elles soient toujours identiques des deux côtés. Que ces deux états se fusionnent parfois dans leur étiologie et dans leurs caractères objectifs, cela est possible, cela est vrai; mais comme leurs caractères différentiels les séparent plus que leurs points de ressemblance ne les rapprochent, il faut chercher encore plus à préciser leurs dissemblances qu'à accentuer leurs analogies. C'est ce qui sera fait plus tard au chapitre consacré à l'hydronéphrose.

Le liquide contenu dans le bassinet est du pus tantôt pur, tantôt mélangé d'urine, pus franc d'apparence phlegmoneuse, ou bien pus glaireux ammoniacal et fétide. Il peut contenir en suspension des débris de fausses membranes détachées des parois de la poche, des fragments de tumeurs, des hydatides, surtout des calculs, encore plus souvent secondaires que primitifs. Dans presque toutes les pyonéphroses anciennes on rencontre, au milieu d'un pus séreux, blanchâtre, ayant souvent, comme l'a bien indiqué Rayer, l'aspect de craie délayée, une multitude de petites concrétions du volume d'un grain de millet, d'un pois, quelques-unes plus volumineuses, toutes constituées par des phosphates. En même temps les parois de la poche sont souvent incrustées de plaques calcaires plus ou moins étendues. Dans ces cas l'inflammation a toujours précédé la lithiase.

Souvent on rencontre de véritables bouchons muco-purulents obstruant plus ou moins complètement l'orifice de l'uretère.

La quantité de liquide purulent ou séro-purulent contenue

1. Küster, *Soc. de méd. de Berlin*, séance du 21 mars 1888.

dans le bassinet dilaté est très variable. Les dilatations extrêmes de la poche, qui peut, dans certains cas très rares, contenir
plusieurs litres de liquide, ont depuis longtemps été signalées[1],
ainsi que l'atrophie qui peut réduire cette poche aux dimensions
d'une noix. Entre ces formes extrêmes se trouve la série pro-

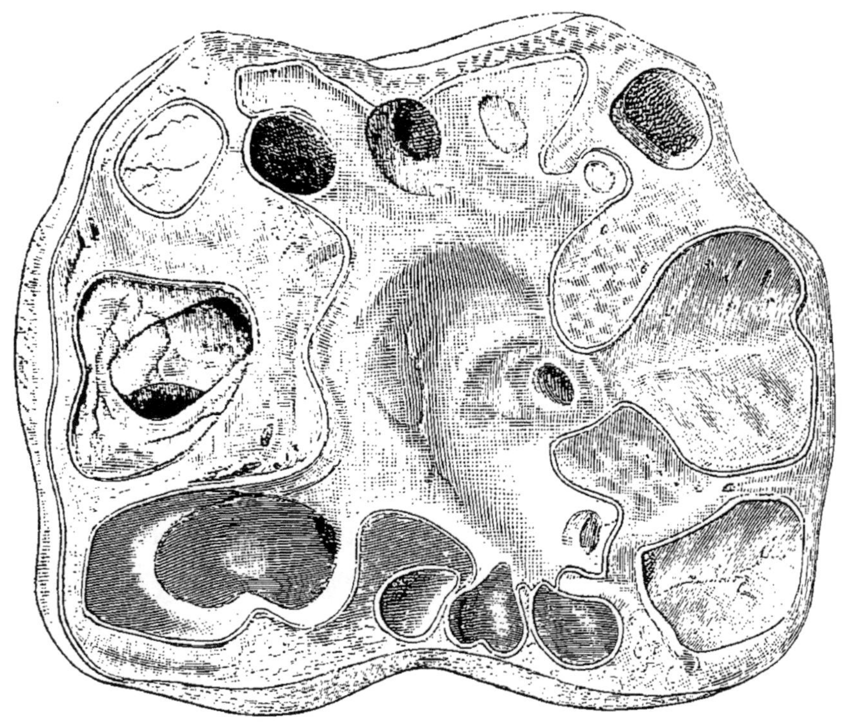

Fig. 15 (empruntée à l'atlas de Rayer). — Pyélite calculeuse. Dilatation du bassinet et des
calices. Eperons séparant les grands diverticules. Atrophie du parenchyme rénal.

gressive des dilatations moyennes le plus habituellement observées.

A partir d'un certain degré de distension, il survient dans la
disposition des parties constitutives du rein des transformations
qu'il est très important de bien connaître. Presque toujours,
sinon toujours, la résistance des colonnes de Bertin a pour

1. Rayer cite des tumeurs contenant 55 et 45 livres de pus.

conséquence la formation de cloisons et d'éperons qui partagent la poche primitive en plusieurs loges de dimensions inégales. Les cloisons incomplètes ont une épaisseur d'un demi-centimètre à un centimètre et plus. Elles se laissent déchirer assez facilement, lorsque le développement de la pyonéphrose a été rapide; mais dans les formes chroniques elles acquièrent une solidité qui exige pour leur section l'emploi des ciseaux ou du bistouri. C'est souvent dans les anfractuosités qu'elles limitent que l'on trouve, au cours de la néphrotomie, des calculs solidement enclavés (fig. 15).

La muqueuse du bassinet est toujours profondément altérée, dès le début. Lorsqu'on ouvre la cavité d'une pyonéphrose, on constate que la face interne des alvéoles formées par la dilatation progressive des calices et le refoulement excentrique de la substance rénale, est lisse, tapissée d'une membrane d'aspect muqueux, parfois plus ou moins tomenteuse et d'aspect velvétique. Sa coloration est d'un blanc grisâtre, ou ardoisée, parfois rougeâtre. Elle est striée d'arborisations vasculaires, ou parsemée de points ecchymotiques.

La vascularisation peut, dans certains cas, prendre un grand développement. On trouve alors à la surface de la membrane des ecchymoses récentes, de petits épanchements sanguins, avec une dilatation très apparente des vaisseaux voisins. Ces altérations correspondent à la forme dite *hémorrhagique*, dans laquelle le pus que contient le bassinet peut être mélangé d'une quantité variable de sang. Cette forme hémorrhagique est rare dans la pyélite chronique suppurée consécutive à l'urétérite. On en trouve dans la thèse de Guillet[1] une très intéressante observation. Les hématuries répétées et l'existence d'une volumineuse tuméfaction du rein avaient fait porter le diagnostic de tumeur maligne. A l'autopsie on vit que le rein était creusé

1. Guillet. *Des tumeurs malignes du rein*. Thèse de doct., Paris, 1888.

d'alvéoles remplies d'une substance pulpeuse. L'examen microscopique montra que cette masse pulpeuse était exclusivement constituée de globules blancs altérés et ne représentait par conséquent que du pus concret.

La forme hémorrhagique est fréquente, au contraire, dans la pyélite calculeuse et résulte de l'irritation constante, des excoriations et des froissements de la paroi par les calculs. On la rencontre aussi assez souvent dans les pyélites aiguës non calculeuses, ainsi que je l'ai déjà signalé, et alors elle est due à l'intensité du processus inflammatoire, à une congestion active des vaisseaux de la muqueuse.

La forme *pseudo-membraneuse* se rencontre quelquefois aussi dans la pyélite chronique et se révèle par la présence d'exsudats irréguliers adhérant fortement à la muqueuse, présentant parfois une étendue considérable et parfois infiltrés de grains phosphatiques. Hallé a noté dans plusieurs cas la coïncidence de cette forme pseudo-membraneuse avec l'origine blennorrhagique de l'affection. « Y a-t-il là un mode de réaction spécial des muqueuses des voies urinaires à l'agent virulent de la blennorrhagie? Il est tout à fait permis de le croire, mais la preuve n'en est pas faite. » (Hallé.)

Dans d'autres cas on ne trouve qu'un épaississement considérable de la muqueuse fortement vascularisée et un semis de petites vésicules transparentes, du volume d'une tête d'épingle, contenant un liquide aqueux, semblables à des *sudamina*. Un exemple de cette lésion est représenté dans l'atlas de Rayer. J'en ai observé un récemment sur un sujet mort d'une cystite tuberculeuse, mais dont les reins ne présentaient que des lésions de néphrite interstitielle. Une figure relative à ce fait sera insérée plus loin.

On conçoit facilement que l'épaississement de la muqueuse, les plis qu'elle forme, l'altération des urines, les corps étrangers et les bouchons muco-purulents puissent amener l'oblitération de l'uretère, la dilatation du bassinet, alors même que la pyélite n'est pas dès le début une pyélite par rétention.

La paroi du bassinet est ordinairement épaissie au début de la pyélite, infiltrée d'éléments embryonnaires; ses éléments musculaires sont hypertrophiés. Plus tard elle est envahie par la transformation fibreuse et peut être alors amincie, sinon en totalité, du moins sur une étendue plus ou moins considérable. Le plus souvent elle conserve une certaine épaisseur et forme même dans quelques cas une coque fibreuse dure et résistante.

Je n'ai point encore parlé des *ulcérations* qu'on peut rencontrer à la surface de la muqueuse malade et qui évoluent différemment selon les cas. Ces ulcérations peuvent avoir pour origine la déchirure de la muqueuse par des corps étrangers, graviers, concrétions calcaires, ou bien résulter de la mortification de points peu étendus et de l'élimination d'exsudats interstitiels.

Elles peuvent se cicatriser et ne laisser comme traces que de simples dépressions à surface grenue et irrégulière, grisâtres, ou des cicatrices blanchâtres, déprimées aussi, d'où partent des lignes saillantes et rayonnées. (Rayer.)

Mais bien souvent le processus ulcératif ne suit pas cette marche favorable, et alors, détruisant progressivement toute l'épaisseur de la paroi, il aboutit à l'ouverture de la poche purulente, soit dans le tissu cellulaire périnéphrique où l'irruption du pus provoque immédiatement une vive réaction inflammatoire (voy. *Phlegmon périnéphrétique*), soit dans un organe voisin. L'âge plus ou moins reculé de la pyélite, l'intensité et la rapidité plus ou moins grande du processus ulcératif rendent compte des notables différences qui existent entre ces divers modes de terminaison. Une ulcération à marche rapide, amenant l'ouverture spontanée d'un abcès pyélonéphritique récent, provoquera le plus souvent une infiltration d'urine ou une perinéphrite aiguë; dans le cas d'une pyélonéphrite plus ancienne, le tissu cellulaire aura pu s'épaissir progressivement et s'indurer. De là des adhérences avec les organes voisins, qui opposent une barrière à la diffusion du pus. Il en résulte que celui-ci reste contenu dans une petite poche bien limitée et formée aux dépens de ce tissu épaissi ; ou bien il s'y creuse lentement un trajet plus ou moins long qui le conduira dans une cavité proche (plèvres, intestin, etc.). Ainsi se constituent dans un certain nombre de cas les fistules d'origine rénale. (Voy. chap. v.)

Mais, alors même qu'il n'y a point eu d'ulcération, de perforation de la paroi, le tissu adipo-cellulaire périnéphrique peut être altéré ; un véritable abcès peut s'y développer par suite de la propagation de l'inflammation. (Rayer.) Le plus souvent l'inflammation ne va pas jusqu'à la suppuration et il se développe une sorte de périnéphrite chronique adhésive, caractérisée par un épaississement considérable et parfois par une sorte d'induration, de transformation fibreuse, qui peut gêner beaucoup ou rendre impossible la séparation du rein dans le cours de la néphrectomie.

Le tissu graisseux périnéphrique ainsi chroniquement enflammé et épaissi, au lieu de subir une transformation fibreuse complète, se charge souvent d'une quantité considérable de graisse qui peut dans certains cas former un véritable lipome. Godard[1] a étudié autrefois cette sorte de lipome extra-rénal ; récemment M. Hartmann[2] en a rapporté un cas curieux. On en trouve déjà dans Rayer une belle observation (fig. 14).

Sans atteindre un volume aussi accentué, l'hypertrophie du tissu adipeux est fréquente ; elle acquiert son plus grand développement dans les pyélites calculeuses. Le tissu graisseux se mêle en proportions variables au tissu fibreux dont la genèse

1. *Soc. de biol.* 1858. 2e série, t. V.
2. *Soc. anat.* 1885, p. 560.

vient d'être exposée, de sorte qu'on voit coïncider sur le même sujet tous les degrés possibles de cette double transformation.

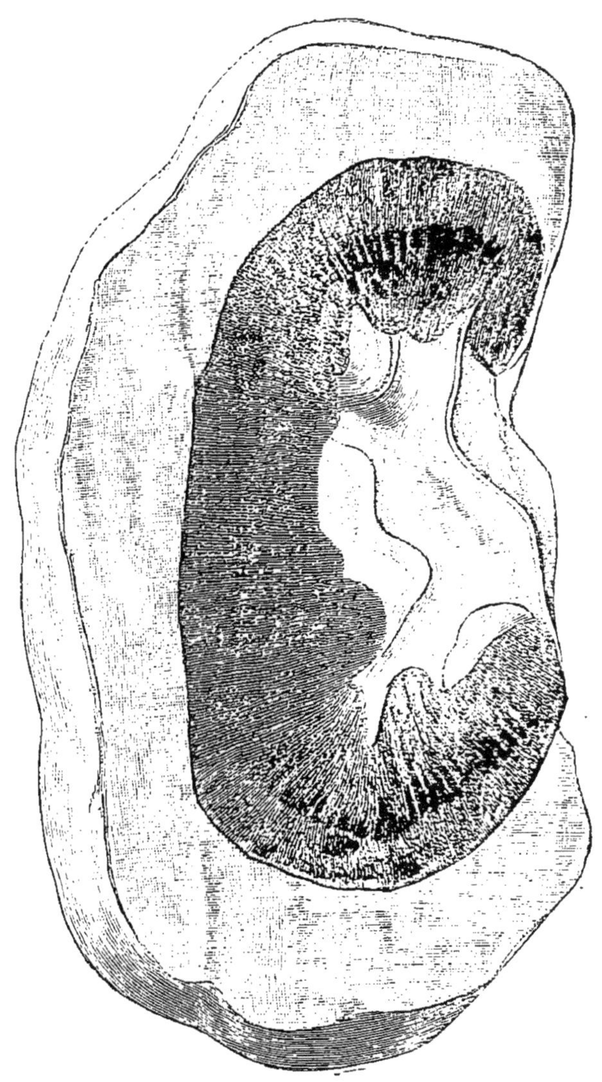

Fig. 14 (empruntée à l'atlas de Rayer). — On voit successivement, de droite à gauche, la coupe du bassinet, le parenchyme rénal, puis une couche très épaisse qui enveloppe ce dernier et qui est constituée par du tissu fibreux entremêlé de graisse. C'est un type de périnéphrite fibro-lipomateuse. Ordinairement c'est le tissu adipeux qui domine.

Ce tissu fibro-graisseux intimement uni au bassinet, pénètre souvent avec les vaisseaux dans les cloisons qui séparent les loges rénales. Il en résulte que les vaisseaux du hile sont adhérents au bassinet. Les veines rétrécies, rétractées, adhérentes au tissu fibro-graisseux, peuvent être oblitérées par thrombose. Quant aux artères, atrophiées elles aussi, elles glissent dans des sortes de gaines très remarquables au milieu du tissu induré qu'elles traversent. (Hallé.)

La tumeur constituée par le rein et par son enveloppe adipeuse transformée en tissu fibreux, contracte facilement des adhérences avec les organes voisins, colon, foie, rate, veine cave inférieure. De là des difficultés extrêmes ou des accidents graves dont la possibilité est un des meilleurs arguments à faire valoir en faveur de la néphrotomie par rapport à la néphrectomie. (Voir plus loin à la *Médecine opératoire*.)

La *pyélite calculeuse* ne présente pas (je l'ai dit plus haut) de lésions très spéciales, et il me suffira de reprendre rapidement, parmi les altérations anatomiques qui viennent d'être étudiées, celles qui appartiennent plus particulièrement à cette forme.

Les calculs peuvent exister et séjourner quelque temps dans les calices ou le bassinet sans provoquer des altérations inflammatoires ou autres. Quand ils sont de petit volume, ils ne tardent pas à être éliminés. Acquièrent-ils des dimensions plus considérables, ils peuvent, en venant s'appliquer à l'orifice de l'uretère, gêner le passage de l'urine. La dilatation du bassinet et du rein est la conséquence de cette obstruction, si elle est permanente et complète; le plus souvent le calcul, irrégulier ou creusé d'une rigole, n'oblitère pas absolument l'orifice uretéral; la dilatation du bassinet et l'atrophie corrélative de la substance rénale se font lentement, graduellement.

Si l'uretère est absolument fermé et qu'il n'y ait pas la moindre inflammation suppurative de la poche rénale, c'est une *hydronéphrose* qui se développe; mais ordinairement, quand elle a une certaine acuité, l'inflammation de la muqueuse aboutit à la *pyélite suppurée*, avec ou sans *pyonéphrose*, suivant que l'uretère est libre ou non.

Les ulcérations sont le plus fréquentes dans la pyélite calculeuse, ainsi que les hémorrhagies, par suite d'un processus qui a déjà été exposé. C'est donc aussi dans la pyélite calculeuse qu'on verra le plus souvent éclater les inflammations périnéphrétiques, qui aboutiront ultérieusement à l'évacuation du contenu de la poche rénale à l'extérieur ou dans la cavité d'un organe voisin, et à la constitution de fistules persistantes.

Après cet exposé des lésions anatomiques révélées par les examens cadavériques, il importe de faire connaître les notions fournies par l'*expérimentation* relativement à la pathogénie de certaines formes de pyélonéphrite. Les résultats obtenus par Charcot et Gombault[1], puis par Straus et Germont[2], à la suite de la ligature de l'uretère, ont montré d'une façon très nette l'influence de la rétention d'urine sur le rein et sur le bassinet; cette étude des lésions de rétention est complétée par Cornil et Ranvier dans leur traité d'anatomie pathologique, et par Jardet dans sa thèse déjà citée au chapitre II. (Voy. p. 119.)

D'autre part le progrès des recherches bactériologiques a établi plus sûrement le rôle des microbes dans la pathogénie des inflammations suppuratives du rein. Le nombre des néphrites infectieuses s'est accru. La preuve paraît faite que les micro-organismes peuvent être apportés dans le rein par les vaisseaux sanguins du glomérule et déterminer dans l'organe la formation de foyers de suppuration, ou bien être éliminés par les urines;

---

1. Charcot et Gombault, *Lésions des reins consécutives à la ligature des uretères* Progrès méd. 1878, et Arch. de Physiologie, 1881.

2. Straus et Germont, *Des lésions histologiques du rein chez le cobaye à la suite de la ligature de l'uretère*. Arch. de Physiol., 1884.

Voy. encore : Chandelux, *Contribution à l'étude des lésions rénales déterminées par les obstacles au cours de l'urine*. Th. de doct., Paris, 1876.

Heydenreich, *Contribution à l'étude des lésions rénales consécutives à la rétention d'urine*, Rev. méd. de l'Est, 1879, p. 682.

qu'ils peuvent d'autre part suivre une voie inverse et remonter vers le rein par l'uretère depuis la vessie, depuis l'urèthre. C'est ainsi que doivent se comprendre les pyélonéphrites blennorrhagiques. Les expériences de Jemblinoff[1], de Guiard[2], ont bien montré le rôle des microbes dans les pyélonéphrites ascendantes. Barette[3], dans sa thèse d'agrégation, a donné un bon résumé de l'état de la question.

Straus et Germont ont pratiqué la ligature de l'uretère avec les précautions antiseptiques les plus rigoureuses. Au bout de six ou huit jours, le rein du côté opéré est volumineux et pâle, et cette pâleur s'accentue ultérieurement, à mesure que le bassinet et l'uretère augmentent de volume. Si à cette période on incise le rein distendu, après évacuation d'une urine pâle et limpide, la substance rénale s'affaisse et se montre frappée d'une atrophie réelle. Au bout de vingt à trente jours, la saillie de la pyramide est remplacée par une dépression. A l'examen microscopique, on trouve une dilatation des tubes du rein, surtout des tubes contournés; plus tard ceux-ci sont atrophiés et il ne reste de dilatation que dans la cavité des glomérules. Les capsules de Bowmann sont ordinairement très élargies, kystiques, et le bouquet glomérulaire refoulé n'en occupe qu'un des pôles. Elles sont entourées de tissu cellulaire épaissi, ainsi que les artérioles. Là se bornent les lésions de la dilatation rénale par rétention, lorqu'il y a asepsie complète.

Mais si l'opération a été faite sans le secours de précautions antiseptiques rigoureuses, on voit évoluer, comme l'avaient auparavant observé Charcot et Gombault, une inflammation plus ou moins vive du rein, portant sur le tissu conjonctif et qui se

<hr>

1. Jemblinoff, Th. de doct. Saint-Pétersbourg, 1885.
2. Guiard. *Étude clinique et expérimentale sur la transformation ammoniacale des urines spécialement dans les maladies des voies urinaires.* Th. de doct., Paris, 1885.
3. Barette. *Des néphrites infectieuses au point de vue chirurgical.* Thèse d'agrég., Paris, 1887.

termine par une néphrite interstitielle. Telles sont les lésions observées chez les animaux dans les expériences de ligature. Absolument analogues sont les altérations du bassinet et du rein constatées chez l'homme à la suite d'oblitération ou de rétrécissement des voies d'excrétion de l'urine.

Les principales causes de ces obstacles au cours de l'urine ont déjà été énumérées : calculs siégeant dans le bassinet ou l'uretère, rétrécissements, compression de l'uretère par des tumeurs de la vessie, du bassin, de l'utérus, etc., rétention d'urine dans la vessie par hypertrophie de la prostate ou rétrécissement de l'urèthre.

Cornil et Ranvier divisent les *lésions consécutives* du bassinet et du rein en deux groupes, suivant que les phénomènes ne sont pas accompagnés de réactions inflammatoires, ou qu'au contraire le rein est en même temps enflammé. Dans le premier cas, les lésions sont comparables à celles que produisent les ligatures aseptiques de l'uretère ; dans le second, l'inflammation concomitante trahit la présence des microbes, comme dans les expériences de ligature faites sans précautions antiseptiques suffisantes.

L'obstruction de l'uretère, sans retentissement inflammatoire, de quelque nature qu'elle soit, produit toujours des effets identiques : dilatation du bassinet, distension des tubes du rein jusqu'aux capsules de Bowmann, qui peuvent aussi participer à cette distension ; augmentation de volume du rein, pâleur remarquable de sa substance qui est « d'un blanc laiteux uniforme, si bien que les pyramides sont à peine striées de lignes rosées : sa surface montre un tissu œdémateux d'où il s'écoule une plus ou moins grande quantité de liquide incolore. » (Cornil.)

L'examen histologique du rein, pendant l'évolution de ces altérations, montre au début la dilatation d'un certain nombre de tubes dans toute leur longueur, avec atrophie des cellules épithéliales aplaties contre la paroi ; cette atrophie des épithéliums existe du reste dans tous les tubes du rein, dilatés ou de calibre normal. On observe de plus une sorte d'œdème du tissu conjonctif du rein, avec infiltration d'une certaine quantité de liquide entre les fibrilles ; alors apparaissent quelques cellules migratrices, avec des cellules plates fusiformes et ramifiées du tissu conjonctif. La persistance de l'oblitération de l'uretère accentue ces lésions qui peuvent aboutir à une distension kystique de la capsule ou à une atrophie fibreuse du bouquet vasculaire du glomérule[1]. Le collapsus des tubes urinifères, l'atrophie de la substance rénale sont le résultat de l'évolution de ces altérations.

Lorsque l'oblitération de l'uretère amène une réaction inflammatoire, les choses se passent comme dans les expériences de ligature faites sans précautions antiseptiques suffisantes et l'on voit évoluer alors soit une simple néphrite interstitielle, soit une néphrite suppurée.

Les longs détails dans lesquels je suis déjà entré ailleurs relativement à la néphrite interstitielle non suppurée[2], me dispenseront de faire ici l'exposé des lésions histologiques qui la caractérisent et qu'on trouvera décrites tout au long dans l'intéressant travail de Jardet.

La deuxième forme de lésions inflammatoires du rein, consécutives à l'oblitération de l'uretère et à la suppuration du bassinet, est caractérisée soit par des abcès miliaires, soit par des abcès collectés en foyers volumineux, soit par une suppuration diffuse. Toutes ces lésions suppuratives sont considérées comme l'expression d'une véritable infection bactérienne. Les observations expérimentales ou cliniques l'ont démontré d'une façon assez rigoureuse pour qu'il n'y ait pas lieu de craindre beaucoup un retour aux anciennes théories pathogéniques où le parasitisme n'occupait pas la moindre place.

---

1. Artaud. *Revue de médecine*, novembre 1883.
2. Voy. chap. II, p. 118 et suiv.

**Symptômes.** — Le début de la pyélite est fort variable. Dans certains cas, en effet, l'affection éclate brusquement avec tous les symptômes d'une inflammation viscérale aiguë : frissons, fièvre, céphalalgie, rachialgie, nausées et vomissements, auxquels succèdent parfois quelques phénomènes typhiques plus ou moins accusés. En même temps se manifestent des altérations de l'urine et des signes locaux, tels que la douleur dans la région lombaire, l'augmentation de volume du rein, etc. Ce mode de début est rare. Il semble ordinaire dans certaines pyélonéphrites primitives, comme celles qui ont été récemment décrites par Albert Robin et dont il a été question à propos de l'étiologie.

C'est encore par des phénomènes de congestion, puis d'inflammation aiguë, que s'annonce la pyélonéphrite cantharidienne.

Dans les cas où l'obstruction subite du bassinet ou de l'uretère est la cause de la pyélite, le début brusque est caractérisé par les accidents qui résultent immédiatement de la rétention de l'urine dans le rein. La marche des accidents peut être encore rapide dans la pyélite ascendante, mais d'ordinaire l'affection s'établit lentement, progressivement, et ne se révèle tout d'abord par aucun signe frappant. Bien souvent il faut rechercher avec soin la lésion rénale pour la reconnaître. Elle se manifeste cependant avec netteté au bout de quelque temps par un de ses signes propres : altérations de l'urine, douleurs lombaires, apparition d'une tumeur profonde. Des phénomènes généraux s'ajoutent à ces symptômes locaux.

A. *Altérations de l'urine.* — Les altérations de l'urine sont presque toujours le premier signe. A elles seules elles suffisent ordinairement pour rendre possible le diagnostic.

Elles ont été très sérieusement étudiées et bien décrites depuis quelques années par plusieurs observateurs; je signalerai tout particulièrement les travaux de M. Guyon[1] et de ses élèves, ainsi que les leçons de Ultzmann[2] sur ce point de la séméiotique rénale.

La *quantité* de l'urine peut être augmentée; elle l'est souvent dans des proportions considérables. La polyurie peut exister seule, sans aucune altération dans l'aspect, dans la composition du liquide, et constituer alors le seul symptôme appréciable de la pyélite; pour Oppolzer bon nombre de diabètes insipides ne seraient que des pyélites méconnues. Il est rare que la polyurie ne coïncide pas avec d'autres modifications de l'urine. Il est fréquent, au contraire, d'observer l'augmentation de quantité, avec l'état trouble, lactescent, de ce liquide, avec une pyurie plus ou moins accentuée, état que M. Guyon appelle la *polyurie trouble*.

Il faut du reste bien distinguer ici les formes aiguës des formes chroniques. Dans la pyélonéphrite aiguë, en effet, la quantité de l'urine est diminuée, et l'on observe de l'albuminurie en même temps qu'une légère hématurie. Dans la pyélite chronique, il y a au contraire augmentation habituelle de la quantité, et, d'après Ultzmann, la polyurie est un signe caractéristique de la pyélite chronique. Cette polyurie, qui peut aller jusqu'à cinq ou six litres et plus par jour, ne dépasse pas, en général, deux ou trois litres. Elle dure un temps fort variable, mais diminue vers la fin de la maladie; dans ses observations de pyélites ascendantes, Hallé a toujours noté la diminution de la quantité des urines pendant les dernières semaines de la maladie, dans les cas terminés par la mort.

La *densité* de l'urine est fort variable, suivant la forme et l'âge de la maladie; dans la pyélite chronique, le poids spécifique de l'urine diminuerait, d'après Ultzmann, proportionnellement à l'accroissement de la polyurie; le poids spécifique de-

---

1. F. Guyon, *Leçons clin. sur les mal. des voies urinaires*, 2ᵉ éd., 1885. p. 221.
2. Traduction française. *Progrès médical* 1884.

vient parfois si faible, dit cet auteur, qu'on peut affirmer qu'il y a rétention dans le sang des éléments de l'urine.

On a observé dans les pyélites tantôt l'*acidité*, tantôt l'*alcalinité* de l'urine. L'acidité de l'urine, même chargée d'une quantité considérable de pus, dans certains cas de pyélite, avait frappé tous les observateurs, depuis Rayer, qui le premier a noté ce fait particulier. L'alcalinité de l'urine appartient vraisemblablement, comme le croit Ultzmann, aux pyélites ascendantes, consécutives à une suppuration de la vessie, avec fermentation ammoniacale. La réaction est au contraire généralement acide dans la pyélite primitive.

L'*aspect* de l'urine est presque caractéristique dans certaines formes de pyélite, notamment dans la pyélite chronique. Dans la pyélite aiguë, les urines sont rares, troubles, épaisses, sanguinolentes. Dans les formes chroniques, elles offrent un aspect trouble, opalescent, lactescent, tout particulier, qui fait reconnaître immédiatement les « pisseurs de pus ». (Guyon.) Le repos ne rend pas au liquide sa limpidité ; mais lentement il se dépose une couche plus ou moins épaisse de leucocytes dans le fond du récipient.

L'examen microscopique de l'urine montre qu'elle contient presque toujours du pus, de l'albumine, du mucus, des cellules épithéliales et parfois du sang.

L'*albuminurie* est constante. « L'urine de la pyélite », dit Ultzmann, « renferme toujours de l'albumine en quantité assez considérable et plus que ne l'indique la proportion du pus qui y est contenu. Ceci s'explique quand on considère que la pyélite, grâce à l'altération simultanée des papilles du rein, représente toujours une affection de ce viscère. Si l'urine dans la cystite contient du pus, dans la pyélite elle renferme en outre de l'albumine, et la quantité de cette albumine dépasse celle du dépôt purulent. »

Le sédiment urinaire est formé de flocons purulents, constitués par des bouchons cylindriques, volumineux et courts de globules agglomérés. Ces bouchons proviennent des papilles du rein (Ultzmann) et, comme le fait remarquer Hallé, doivent disparaître bientôt avec l'atrophie des pyramides.

On rencontre dans ce sédiment des cellules épithéliales de diverses espèces : cellules isolées venant des canalicules du rein, cellules du bassinet et de l'uretère. Celles-ci sont particulières, petites, rondes ou polygonales, munies d'un prolongement[1], souvent agglomérées et imbriquées[2]. On les trouve facilement par le raclage de la muqueuse enflammée du bassinet; mais il est difficile de les constater dans les urines purulentes. (Hallé.) Lorsque la pyélite, en effet, est consécutive à une lésion des voies urinaires, l'urine a souvent subi la fermentation ammoniacale; dans ces cas les éléments figurés se dissolvent, et au microscope on ne peut plus reconnaître les cellules épithéliales, ni même bien souvent les globules de sang ou de pus. Le dépôt est presque toujours formé alors par une masse de phosphate ammoniaco-magnésien.

Les caractères cliniques de la *pyurie* sont donc beaucoup plus importants que ceux que fournit l'examen microscopique. Dans cette pyurie d'origine rénale, le pus est intimement mélangé à l'urine, à laquelle il donne son aspect laiteux, aussi bien au commencement qu'à la fin de la miction; ce pus se dépose lentement par le repos, incomplètement, laissant toujours une teinte opalescente à la couche supérieure du liquide. La quantité de pus est très variable; elle augmente souvent progressivement pendant les semaines qui précèdent la mort. Dans une observation de la thèse de Hallé, un malade rendait dans les derniers jours 600 grammes d'urine, dont la moitié était représentée par du pus.

---

1. Pascalini, *Diagnostic de la pyélite.* Il Morgagni, Naples 1873.
2. Rosenstein, *Traité des maladies des reins,* Paris 1874.

L'aspect du dépôt purulent peut rappeler par sa couleur blanc verdâtre, sa cohésion, celui du vrai pus phlegmoneux; l'apparition des phénomènes de fermentation ammoniacale dans la vessie est indiquée par l'odeur fétide de l'urine, par l'aspect visqueux et gluant du pus, qui peut être transformé en une masse gélatiniforme.

Si la pyurie est constante ou presque constante, elle présente aussi de notables variations de quantité. Dans une observation due à Lapierre, on voit que la pyélite s'était développée dans un rein muni de deux bassinets et de deux uretères, qui se fusionnaient à quelques centimètres au-dessous de leur origine. Le bassinet inférieur, siège de l'abcès, était séparé de l'uretère correspondant par une valvule disposée de telle sorte qu'elle s'opposait au passage du pus. La pyurie avait manqué pendant toute l'évolution de la maladie[1]. Elle peut parfois disparaître momentanément (pyurie intermittente). Ces intermittences sont très remarquables, très nettes; elles frappent le malade lui-même. Elles correspondent souvent à la rétention du pus dans le rein et dans le bassinet, qui se traduit par des accidents locaux et généraux parfois assez intenses. Elles s'observent dans les pyélonéphrites calculeuses et aussi dans les pyélonéphrites chroniques simples, surtout dans les urétéro-pyélites ascendantes. En dehors de ces véritables crises de rétention du pus dans le rein, on observe d'autres intermittences moins nettes de la pyurie, qu'on peut mettre en évidence, en conservant dans des vases séparés les urines des diverses mictions. On voit alors que la proportion de pus varie souvent dans une même journée. Parfois l'urine du jour en contient peu; celle de la nuit en renferme beaucoup plus[2].

Pascalini a indiqué un mode particulier de cristallisation de

---

1. Lapierre, *Pyélite suppurée sans pyurie. — Pleurésie et péricardite. — Mort.* France méd., 9 juillet 1879, p. 453.
2. Reliquet, *Obs. insérée dans la th. de Brodeur.*

l'urée dans les urines de la pyélite chronique. Les cristaux de nitrate d'urée, obtenus par le nitrate d'argent ou l'acide nitrique, ne s'y trouveraient que sous forme de petites tablettes émoussées, irrégulières, à disposition pénicillée, au lieu de présenter le type normal de tablettes rhomboïdales ou hexagonales imbriquées.

L'*hématurie* peut se montrer à différents degrés dans la pyélite. Elle est très rare dans la pyélonéphrite ascendante; on ne la rencontre guère que dans les pyélites aiguës ou dans la pyélite chronique calculeuse. Dans les premières (pyélonéphrite *a frigore*, pyélonéphrite cantharidienne), elle décèle la congestion intense du rein et de la muqueuse du bassinet. Elle est alors peu abondante en général; les urines sont seulement teintées de sang et fortement albumineuses.

Dans la pyélonéphrite calculeuse, l'hématurie peut apparaître à toutes les périodes de l'affection. Au début, alors que la muqueuse du bassinet n'est point encore enflammée, elle peut être excoriée, déchirée par un calcul irrégulier, sous l'influence d'un mouvement violent, d'un choc, etc. Plus tard, la muqueuse enflammée, vascularisée, quelquefois fongueuse, sans cesse irritée et éraillée, souvent ulcérée par le calcul, peut être le siège d'hémorrhagies en général peu abondantes. Dans le rein lui-même, dans la région tubuleuse, on rencontre des foyers apoplectiques résultant d'hémorrhagies interstitielles qui sont le point de départ habituel de l'hématurie du début de l'affection.

Le pissement de sang se montre en général tout d'un coup, avec ou sans phénomènes douloureux, à la suite d'un mouvement violent, d'un effort, d'un traumatisme plus ou moins léger, quelquefois sans aucune cause apparente. L'urine a une teinte rouge plus ou moins foncée, parfois noire. Le liquide se divise, au bout de quelque temps, en deux couches, dont l'inférieure est formée par une masse plus ou moins abondante de globules rouges. Si la réaction est alcaline, la fibrine et l'albumine restent dans l'urine et peuvent, en se coagulant, faire croire à l'existence d'une néphrite parenchymateuse. Dans une urine acide, la fibrine se dissout s'il y a peu de sang, mais forme des caillots dans le cas contraire, caillots souvent vermiculaires et tapissés de cellules cylindriques, quand ils viennent du rein lui-même et non du bassinet. Quelle que soit la quantité de sang contenue dans l'urine, l'examen microscopique est de la plus grande importance, car il peut à lui seul faire reconnaître le début de la pyélonéphrite, par l'augmentation considérable du nombre des globules blancs.

Ebstein a observé la présence dans l'urine de cristaux d'hématoïdine, accompagnés de graisse liquide, dans un cas de pyonéphrose[1].

La quantité de sang rendue est très variable. Le plus souvent peu importante, elle peut parfois être assez grande pour compromettre la vie; elle peut s'arrêter brusquement en cas d'oblitération de l'uretère par un caillot ou par un calcul. Les différents caractères de l'hématurie rénale ont été étudiés page 160. Je rapellerai seulement qu'elle est fort irrégulière, qu'elle alterne avec la pyurie ou l'accompagne; on peut observer en même temps des rétentions passagères d'urine, des coliques néphrétiques, symptômes habituels de l'affection calculeuse.

Quant à l'étude des *micro-organismes* contenus dans l'urine, elle est trop peu avancée jusqu'ici pour pouvoir fournir des éléments de diagnostic suffisants. C'est un point de la question à réserver jusqu'à nouvel ordre.

B. *Signes locaux.* — Ces signes sont : la douleur spontanée ou provoquée et la tuméfaction du rein.

La *douleur spontanée* est constante dans la pyélite aiguë. Variable dans son intensité, elle acquiert parfois une violence

1. Ebstein, *Deutsches Arch. für klin. Medicin.*, 1878, p. 115.

extrême; elle empêche alors le décubitus dorsal; elle est accompagnée d'irradiations spéciales le long de l'uretère, vers les aines, les membres inférieurs et jusqu'à la vessie.

Dans la pyélite calculeuse la douleur est fréquente, mais il faut faire la distinction de ce qui appartient d'une part au calcul lui-même et d'autre part à la pyélite. La douleur aiguë de la colique néphrétique ne ressemble pas à la douleur sourde et quelquefois très legère de la pyélite chronique. Dans celle-ci, en effet, de quelque nature qu'elle soit, les phénomènes douloureux spontanés peuvent faire absolument défaut, du moins au début. Ils existent souvent cependant; ils sont peu intenses d'ordinaire et consistent en une sensation de pesanteur profonde très supportable. Mais qu'à un moment donné l'écoulement du pus soit arrêté ou seulement gêné par un bouchon muco-purulent, par un repli de l'uretère, par une fausse membrane ou un calcul, qu'il se produise simplement une poussée de congestion rénale, alors la douleur éclate, aiguë, avec ses caractères particuliers. Elle dure jusqu'à la fin de la crise, s'atténue et disparaît après l'évacuation d'une certaine quantité de pus, d'un bouchon de mucus, d'un calcul. En dehors de cette vraie douleur rénale peut exister une douleur lombaire simple, névralgie lombo-abdominale, réflexe de l'affection de la vessie ou du rein. D'après Ultzmann, cette névralgie serait souvent confondue avec la vraie douleur rénale, rare dans la pyélite chronique, en dehors des poussées congestives et des accidents de rétention.

Beaucoup plus fréquente est la *douleur provoquée*. Très intense dans les pyélites aiguës, elle peut être constatée le plus souvent dans les pyélites chroniques. On peut la réveiller par la pression ou la percussion de la région lombaire, par la palpation profonde de la face antérieure du rein. Elle peut faire complètement défaut pendant un temps plus ou moins long dans les pyélites chroniques simples. Elle existe presque toujours dans les pyélonéphrites calculeuses. Quoi qu'il en soit, elle apparaît toujours avec les complications inflammatoires, à la suite d'une fatigue, d'un excès, d'un refroidissement ou encore d'une intervention sur les voies urinaires, cathétérisme évacuateur ou explorateur, dilatation, etc.

La *tuméfaction* du rein est moins fréquente. Elle est produite par la rétention complète ou partielle du pus ou de l'urine. On peut la rencontrer dans les pyélites aiguës, et M. Albert Robin l'a notée dans ses observations de pyélonéphrite primitive. Dans les pyélites chroniques sa fréquence est fort variable et est souvent en rapport avec la cause de l'affection.

Dans les pyélites par rétention (compression de l'uretère par une tumeur abdominale, par un cancer de l'utérus, rétrécissement de l'uretère, oblitération par un calcul, etc.), la tumeur finit toujours par être appréciable. Lorsque l'évacuation du pus contenu dans le bassinet se fait d'une façon régulière, la pyélite chronique peut évoluer pendant très longtemps et la mort survenir sans qu'à aucun moment il ait été possible de reconnaître l'augmentation de volume du rein ; parfois celle-ci est passagère et n'est perceptible qu'au moment des poussées aiguës, des accidents de rétention qui interrompent le cours régulier de la maladie.

La tumeur ainsi formée est de volume fort variable. Elle est profonde, s'avance vers le flanc et paraît toujours située plus bas que le rein, lorsqu'il est dans sa position normale. Elle fait peu saillie aux lombes, à moins de complication de périnéphrite. Elle descend plus ou moins, suivant son développement, en restant toujours assez profonde et sans se mettre franchement en contact avec la paroi abdominale. Elle en est toujours séparée en avant par des anses intestinales, et ce n'est que latéralement que, dans le cas de volume considérable, ce contact tend à s'établir ou s'établit nettement. Quoique devant revenir sur ce point, à propos de l'exploration des reins étudiée d'une manière générale, je signale dès à présent une différence dans la direction et le siège des tumeurs inflammatoires du rein droit et du rein gauche; les premières pointent plus franchement vers la profondeur de l'abdomen en se rapprochant de la ligne médiane, les secondes ont plus de tendance à gagner la fosse iliaque interne. La présence du foie à droite explique cette différence.

Dans la pyélite ascendante la tumeur acquiert rarement un volume considérable; dans quelques observations cependant on voit qu'elle emplissait la fosse iliaque et une partie de l'abdomen. Aux pyélites calculeuses, au contraire, et aux pyélites par compression ou oblitération de l'uretère, se rattachent ces tumeurs parfois énormes, contenant plusieurs litres de liquide, occupant une grande partie de l'abdomen, qu'elles déforment presque à la façon des kystes ovariques ou des autres grosses tumeurs abdominales.

Dans ces grandes poches la fluctuation est facile à percevoir en général, mais dans les tumeurs moyennes et petites il en est tout autrement. Cela tient à ce que le foyer purulent est séparé de la surface du rein par des couches épaisses de tissus indurés par l'inflammation.

Le volume de la tumeur ne change guère ou s'accroît régulièrement, dans le cas de compression ou d'oblitération permanente de l'uretère. Dans les pyélites calculeuses, dans les urétéro-pyélites ascendantes, la tumeur diminue, et parfois dans des proportions considérables, après l'évacuation spontanée du bassinet. Ces variations de volume sont un des caractères les plus importants de la pyonéphrose par rétention intermittente.

En même temps que la tumeur rénale, on peut dans certains cas sentir, par la palpation méthodique de l'abdomen, l'uretère induré et tumefié. (Voy. *Maladies de l'uretère.*)

C. *Signes généraux.* — Les symptômes généraux de la pyélite sont différents, suivant que l'affection débute d'une façon aiguë ou, au contraire, qu'elle s'établit lentement, qu'elle est pour ainsi dire chronique d'emblée. Dans le premier cas on observe tout l'ensemble symptomatique des inflammations viscérales : frisson violent, douleurs lombaires ordinairement très vives ; fièvre qui peut s'élever à 59 à 40 degrés, avec les troubles digestifs habituels, des nausées, des vomissements bilieux. Ce sont là les signes qui traduisent, avec l'altération caractéristique des urines, l'invasion de la pyélite aiguë.

Dans la pyélite calculeuse, l'état général n'est troublé, pendant un temps plus ou moins long, que par les crises de coliques néphrétiques ou de distention rénale. En dehors de ces crises, l'état général reste bon, tant que l'uretère laisse bien passer tous les liquides provenant du bassinet. La rétention partielle ou complète des urines purulentes se traduit par les signes habituels de la suppuration. Si la pyélite n'est point suppurée et si un calcul oblitère l'orifice de l'uretère d'une façon complète ou incomplète, mais permanente, alors ce ne sont point des phénomènes fébriles qu'on observe, mais les troubles généraux peu accusés, souvent très vagues, qui accompagnent la formation de l'hydronéphrose. La suractivité fonctionnelle du rein du côté opposé suffit en général à l'élimination des substances excrémentitielles normales dans l'urine.

Si, au contraire, la pyélite calculeuse est suppurée, en même temps que les signes locaux de rétention que nous connaissons déjà (tuméfaction plus ou moins considérable du rein, douleurs vives, spontanées et à la pression), on voit apparaître les accidents généraux qui dénotent la suppuration, petits frissons irréguliers, fièvre souvent à forme intermittente ou rémittente avec exacerbations vespérales ; anorexie, quelquefois vomissements, diarrhée. Si cette période de rétention se prolonge, l'affaiblissement, l'amaigrissement, l'altération des traits, la teinte blafarde, terreuse des téguments, révèlent l'état de cachexie qu'entraîne la résorption purulente et l'insuffisance de la dépuration urinaire.

Cet état général se retrouve plus accentué et plus fréquent

dans les pyélonéphrites consécutives à la suppuration des urè-
tères et de la vessie. Ici les symptômes généraux, sans présenter au début un caractère aigu, s'établissent progressivement,
parfois assez rapidement, lorsque la lésion est bilatérale. Hallé
résume de la façon suivante les traits principaux de l'état général dans l'urétéropyélite ascendante : « Pâles, la peau jaune,
terreuse et sèche, nos malades perdent rapidement leurs forces
et sont bientôt confinés au lit. Les fonctions digestives sont
profondément troublées. L'appétit manque complètement; c'est
souvent même une vraie répugnance pour les aliments. Les
seuls aliments liquides leur agréent et encore la digestion en
est-elle souvent difficile. Des renvois, de la pesanteur gastrique
et des étouffements suivent aussitôt la moindre tentative d'alimentation plus solide. La soif, au contraire, est vive. La langue
plutôt blanche et sale, rougit, se sèche et colle, quand se produisent les exacerbations fébriles, vraies poussées de néphrite
le plus ordinairement. En effet, la fièvre n'est pas constante.
Il y a de longues périodes d'apyrexie, surtout quand on laisse
l'affection à sa marche naturelle. Puis, ce sont des poussées
fébriles irrégulières dont la cause est toujours facile à trouver.
Une rétention passagère de pus au rein, le plus léger traumatisme chirurgical de l'urèthre déterminent un frisson et un
violent accès fébrile. A la fin et en dehors de ces complications
fébriles, la température monte parfois le soir à 38 degrés, 38°,5.
C'est une fébricule vespérale irrégulière. »

Les accidents sont bien souvent moins accentués. Il est assez
fréquent de voir des malades présenter pendant un ou deux ans
les signes caractéristiques de la pyélonéphrite chronique (urines
abondantes, pâles, troubles, purulentes) et conserver un assez
bon état général, altéré seulement de temps à autre par des
poussées de congestion rénale ou de rétention purulente.

A titre de symptôme exceptionnnel et non encore suffisamment démontré, je signalerai la *ménorrhagie* qu'Oliver

considère comme fréquente chez les femmes atteintes de pyonéphrose[1].

**Marche. Terminaison. Pronostic.** — La pyélite et la
pyélonéphrite aiguë ont une évolution rapide, dont la durée
ne dépasse pas quelques jours, lorsqu'elles sont dues à une
cause passagère, telle que l'absorption de la cantharidine, l'abus
des balsamiques, les contusions sous-cutanées légères, les
plaies étroites par instruments piquants. La durée en est plus
longue, lorsque le processus inflammatoire aboutit à la suppuration de la muqueuse des calices et du bassinet, et surtout
lorsqu'elle atteint en même temps ou secondairement le parenchyme rénal. Elle est naturellement proportionnelle à l'intensité
des phénomènes inflammatoires; mais quand les accidents sont
de nature franchement infectieuse et que l'infection est la
conséquence d'une maladie déjà grave par elle-même, la vie est
compromise en peu de jours. Ceci s'applique surtout aux formes
suppuratives; car on sait que beaucoup de pyélonéphrites infectieuses passeraient inaperçues, si l'urine ne contenait de l'albumine et ne charriait des quantités souvent considérables de
microbes.

Lorsque la pyélonéphrite suppurée est unilatérale, elle ne
comporte naturellement pas un pronostic aussi funeste que
lorsque les deux reins sont atteints. Il n'est pas impossible que
les leucocytes, disposés en traînées ou groupés dans de petites
collections, subissent une régression d'où résulte leur disparition complète; ou bien les petits foyers se transforment en
cavités kystiques temporaires ou définitives. L'observation de
pyélonéphrite primitive, que j'ai rapportée plus haut, en offre
un exemple frappant.

Cette régression des leucocytes ou cette transformation des
foyers fait-elle défaut, les collections voisines les unes des autres

____

1. Oliver, *The Lancet*, 15 janvier 1887.

se confondent en une collection unique, et alors celle-ci cherche fatalement sa voie au dehors, vers le bassinet, vers les téguments, ou encore vers un des organes voisins. Cette tendance à l'ouverture spontanée dans un de ces points sera signalée de nouveau avec plus d'insistance, lorsqu'il sera question des abcès du parenchyme rénal. En ce moment il y a lieu de s'occuper exclusivement du sort des suppurations du bassinet, en établissant une distinction fondamentale entre les formes muco-purulentes ou purulentes, ne donnant pas lieu à la formation d'une tumeur, et celles qui aboutissent à la constitution d'une tumeur purulente du bassinet, d'une *pyonéphrose*.

D'une manière générale, la marche des pyélites de la première catégorie est subordonnée à celle des affections qui leur ont donné naissance. Voilà pourquoi les unes sont franchement aiguës, les autres chroniques et latentes dès leur origine, tandis que dans un troisième groupe se placent celles qui persistent, après avoir eu un début violent et brusque. Le cours des formes chroniques d'emblée, ou secondairement, est souvent accidenté de poussées aiguës, courtes ou prolongées, suivant les circonstances auxquelles elles se rattachent.

Donc, la longue durée ou la permanence de la cause engendre généralement la longue durée ou la permanence de la complication ; mais il se peut que la pyélonéphrite survive à l'affection d'où elle émane. C'est lorsque le parenchyme rénal a subi des lésions profondes, ou encore lorsque l'uretère est atteint d'altérations capables d'entretenir l'affection rénale et de lui donner en quelque sorte une vie propre. Cependant il va sans dire que la suppression de la maladie primitive aide singulièrement à la guérison de la complication, à condition que la thérapeutique, médicale ou chirurgicale, soit intervenue à une période peu avancée du mal.

Il va de soi aussi que la permanence définitive de la cause stérilise tous les efforts dirigés contre la pyélonéphrite. Celle-ci s'aggrave fatalement, et c'est souvent elle, plus encore que l'affection primitive, qui amène la mort. C'est elle aussi, bien fréquemment, qui augmente d'une façon désastreuse les risques des opérations pratiquées sur la vessie et sur l'urèthre.

La gravité des pyélites incurables est d'ordre complexe. A la surface du bassinet modifié dans sa structure, souvent dépouillé de son épithélium, a lieu une résorption incessante du pus mélangé d'urine ammoniacale. De là une forme spéciale de septicémie, qui mérite, par la nature des accidents qu'elle cause (dyspepsie, diarrhée, etc.), par les modifications qu'elle imprime au faciès, au teint des malades (teint plombé, bistré), un nom spécial, celui de *septicémie urinaire*. De là aussi le trouble apporté aux fonctions des reins, comme organes d'excrétion. Grâce aux nombreux travaux parus depuis quelques années sur les auto-intoxications, parmi lesquels ceux de M. Bouchard ont une large place, on commence à se mieux rendre compte des effets pernicieux que cause la rétention dans le sang des matériaux de désassimilation dont la production est incessante.

On est bien loin aujourd'hui de l'urémie, telle qu'on la comprenait il y a quelque vingt ans, mais ce qu'on sait parfaitement, c'est qu'un rein qui laisse mal passer l'urée, est aussi impropre à l'élimination des autres substances excrémentitielles. On peut donc, par le dosage de l'urée, produit bien défini, se faire une idée exacte de l'état fonctionnel de l'appareil d'excrétion. La quantité de cette substance, contenue journellement dans l'urine, pourra donc dorénavent, comme jusqu'ici, être prise comme une des bases les plus sérieuses du pronostic.

Lorsque la pyélite purulente n'est pas entretenue par un rétrécissement ou une oblitération complète de l'uretère, lorsque les lésions du parenchyme rénal ne sont pas trop profondes, lorsqu'enfin l'appareil urinaire inférieur (vessie, prostate, urèthre) primitivement affecté, a recouvré son état normal, l'inflammation du bassinet tend naturellement vers la guérison par

un mécanisme très simple. La production des leucocytes se
ralentit, les ulcérations se cicatrisent, l'épithélium se recon-
stitue et reprend ses caractères normaux dans les points de la
muqueuse qui commençaient à s'en dépouiller, la cavité déjà
un peu dilatée se rétracte peu à peu; la sécrétion purulente est
remplacée par une sécrétion muqueuse qui se tarit à son tour,
et tout rentre dans l'ordre. Le rein lui-même, atteint d'un
commencement de phlegmasie interstitielle, se régénère lentement et redevient apte à un fonctionnement normal ou presque
normal.

Bien autre est le cas où l'inflammation a déterminé du côté
de l'uretère des rétrécissements multiples ou une oblitération
complète. Que devient la tumeur constituée par le bassinet
distendu? Il faut distinguer entre la pyonéphrose intermittente
et la pyonéphrose permanente, entre les cas où la poche se vide
de temps à autre dans l'uretère, et ceux où l'oblitération de ce
conduit est définitive. S'il s'agit d'une pyélite calculeuse, les
décharges purulentes survenant à des intervalles plus ou moins
longs n'apportent qu'un soulagement passager à l'état des
malades, et encore ce soulagement peut-il ne pas se produire,
parce que la poche ne se vide que très incomplètement et que
l'épaisseur de ses parois l'empêche de revenir sur elle-même
dans des proportions notables.

D'ailleurs la cause du mal persiste. Il arrivera toujours un
moment où l'intervention opératoire s'imposera.

Au contraire, lorsque la pyélite se rattache à une cystite ou à
une entérite passagère, les débâcles successives peuvent amener
à la longue une guérison complète. Sur quels signes pourra-t-on
se fonder pour espérer cette guérison? Quelles seront les circonstances qui permettront la temporisation et celles qui exi-
geront une action immédiate? Il importe au plus haut point de
les déterminer avec précision.

Parmi ces malades, certains ont un état général peu en rapport avec la gravité réelle de l'état local. Ils ont un appétit passable, leurs forces ne déclinent pas, ils n'ont pas de fièvre.

Je me souviens d'une dame grecque à qui j'ai donné quelques soins jadis. Après avoir constaté chez elle une première fois une pyonéphrose manifeste du rein droit, laquelle se vidait de temps en temps assez complètement, je la trouvai guérie plusieurs années après sous l'influence d'un traitement médical persistant.

Je me rappelle encore un homme de plus de soixante ans, atteint de pyurie en relation avec une pyonéphrose du rein gauche. Au bout de plusieurs mois la tumeur avait disparu et la guérison paraissait complète, sauf réserve pour les rechutes éloignées toujours possibles en pareil cas.

Quelquefois la distension purulente du rein est compatible avec une demi-santé. J'ai fait, il y a plus de douze ans, la néphrotomie à une jeune femme qui avait une tumeur du rein droit depuis plusieurs années. Chez elle une sorte de septicémie chronique ramenait pendant trois ou quatre mois chaque année une gastro-entérite qui cessait lorsque la pyurie se rétablissait. La fièvre était rare et l'état général restait passable. Cependant peu à peu elle s'affaiblit, et quand je fus appelé à lui inciser le rein, elle était trop épuisée pour revenir à la santé. L'infiltration des membres inférieurs, la bouffissure de la face, un muguet étendu, étaient chez elle des signes d'une cachexie avancée. Elle succomba très peu de jours après l'incision.

Si les deux premiers exemples prouvent qu'on peut quelquefois attendre patiemment la guérison spontanée, le troisième montre qu'il ne faut pas trop se fier aux décharges purulentes intermittentes, ni même à la pyurie constante. Je me résumerai en disant qu'un mauvais état de l'appareil digestif, que la fièvre fréquente et surtout continue, que la diminution graduelle des forces sont des indications formelles pour l'intervention hâtive, tandis que la réduction graduelle, quoique lente, de la tumeur, la conservation de l'appétit et des forces permettent d'attendre. Cet état relativement favorable ne s'observe guère que dans les cas où la tumeur est de médiocre volume. Si ses dimensions dépassent celles du poing, y compris la portion dont on suppose l'existence dans les profondeurs de la région lombaire, d'après ce qu'on en peut atteindre par la palpation, les chances de guérison spontanée se restreignent singulièrement ou deviennent nulles. C'est du moins ce que m'a appris mon expérience personnelle.

Cependant cette tumeur purulente que l'obstruction de l'uretère empêche de se vider, qui alors augmente graduellement, subit dans un point un travail ulcératif d'où résulte finalement son ouverture spontanée. Le pus cherche pour ainsi dire sa voie vers l'extérieur, au delà de la paroi rénale. Si parfois ce travail d'ulcération se fait dans une direction favorable, la nature, qui ne mérite pas toujours l'épithète de médicatrice, le conduit dans quelques cas d'une façon funeste. L'ouverture dans le péritoine amène la mort en un temps très court[1]; dans la plèvre, elle est presque aussi grave, dans les bronches elle est beaucoup moins à redouter et le mode de guérison par une vomique est prouvé par quelques faits. Il faut cependant que la pyélite ne soit pas causée par des calculs. Autrement une fistule se forme, et l'état des malades reste sérieux. L'ouverture dans l'intestin comporte les mêmes réserves. Les quelques cas connus le sont surtout par la persistance d'une fistule, et la mort est amenée à la longue par la septicémie et la diarrhée chronique.

La solution spontanée la plus heureuse est la marche de l'abcès vers les téguments de la région lombaire ou du flanc. En ce cas il se peut que le pus se déverse d'abord dans le tissu adipo-cellulaire de la fosse lombaire, mais plus fréquemment peut-être qu'on ne l'a dit jusqu'ici, c'est la paroi rénale elle-

---

1. A. Colin, *Contribution à l'étude de la néphrite suppurative.* Th. de doct. Paris, 1876.

même qui vient se mettre en contact avec la peau, après avoir refoulé les muscles et les aponévroses. Au point de vue du pronostic, la première solution me semble préférable, parce que les accidents se déroulent plus vite et obligent à une intervention plus hâtive, tandis que, dans la seconde, la désorganisation du rein est arrivée à un degré tel que la formation d'une fistule est fort à craindre après l'incision. C'est qu'on n'incise généralement la pyonéphrose que lorsqu'elle a atteint des dimensions énormes. Le jour où la hardiesse dans la chirurgie des abcès du rein aura gagné, non seulement les chirurgiens, mais ceux des médecins qui considèrent encore cet organe comme étant de leur domaine, la guérison s'obtiendra bien plus sûrement et plus rapidement.

En résumé, la marche et le pronostic de la pyélonéphrite dépendent :

1° De la nature et de la durée d'action des causes qui l'engendrent ;

2° De l'unilatéralité ou de la bilatéralité de l'affection ;

3° De la facilité, de la difficulté ou de l'impossibilité d'évacuation de l'urine ou du pus ;

4° De l'état du parenchyme rénal.

La mort pourra être la conséquence, très rarement de l'hématurie, le plus souvent de la septicémie, des accidents urémiques ou supposés tels, résultant d'une excrétion incomplète des matériaux organiques, parfois des mauvaises conditions d'ouverture spontanée de la collection purulente.

On verra plus loin que très fréquemment l'intervention opératoire est capable de prévenir les terminaisons funestes que l'expérience a appris à redouter[1].

**Diagnostic.** — Les altérations de l'urine, le siège de la douleur, quelquefois la formation d'une tumeur, telles sont

---

1. Voy. les chapitres relatifs aux *fistules du rein* et à la *périnéphrite*.

les bases ordinaires du diagnostic des pyélites et des pyélonéphrites.

Les circonstances qui en ont précédé le début sont souvent
suffisantes à elles seules pour les caractériser. L'examen des
urines lève ordinairement les doutes que pourrait faire naître le
défaut ou l'insignifiance de la douleur, particulièrement dans
les formes latentes. L'oligurie, la teinte hémorrhagique, l'albuminurie, la pyurie, sont autant de signes dont la valeur a été
longuement établie plus haut.

Ce dernier caractère acquiert son plus haut degré de fréquence dans les pyélites secondaires. La pyélite ascendante est
précédée par des troubles du côté de l'urèthre, de la vessie et de
l'uretère. Le moment où l'inflammation atteint le bassinet est
ordinairement annoncé, dans les cas aigus, par une poussée
fébrile intense, accompagnée de douleurs dont le siège n'est pas
douteux.

Le diagnostic de la pyélite calculeuse est subordonné à tout
ce qui a été dit de celui de la lithiase elle-même. Aussi, lorsqu'elle se produit dans un rein où l'on n'a pas soupçonné
jusque-là la présence de calculs, son diagnostic est-il enveloppé
d'une grande obscurité. On arrivera à quelque certitude en procédant par exclusion, à l'endroit de certaines affections rénales,
caractérisées dans une période de leur évolution par l'apparition d'une tumeur. Telle est la tuberculose. La confusion est
d'autant plus facile que, des deux côtés, il y a des phénomènes
généraux très semblables. L'aspect des malades, leur constitution, leurs antécédents personnels ou de famille, mettent ordinairement le chirurgien dans la vraie voie ; mais, en réalité, et
à supposer qu'on puisse affirmer l'existence d'une pyonéphrose,
il serait souvent difficile de dire si celle-ci est de nature calculeuse ou non. Que de fois, dans le cours d'une néphrotomie, le
chirurgien a-t-il trouvé des pierres, dont il n'avait pas annoncé
la présence, ou n'en a-t-il pas trouvé qu'il se promettait d'extraire !

Les remarques précédentes s'appliquent encore mieux aux formes chroniques de la pyélonéphrite.

L'erreur est donc aisée en fait de pyonéphrose calculeuse, il faut l'avouer, et il n'y a actuellement aucun signe permettant de l'éviter à coup sûr.

Les formes chroniques de la pyélite et de la pyélonéphrite se diagnostiquent également par les altérations des urines, par la douleur et par la tuméfaction du rein. La douleur manque souvent, ou du moins elle n'est pas suffisamment caractéristique, tandis que les altérations des urines sont constantes. On a vu l'importance qu'il fallait attribuer à la polyurie, claire ou trouble, et à la présence dans ce liquide de débris de la muqueuse du bassinet et de l'épithélium des tubes.

Certaines pyélites catarrhales sont en corrélation avec la gravelle, gravelle acide d'abord, qui peut être le point de départ de l'inflammation et qui est remplacée ensuite par de la gravelle alcaline, conséquence de la phlegmasie du bassinet et des calices.

Les formes chroniques à tendance suppurative se rattachent surtout à des affections préalables de la vessie. Sans qu'on puisse toujours, à un moment précis, dire que l'uretère, le bassinet et le rein sont atteints à leur tour, on en est généralement prévenu par les modifications d'aspect de l'urine, par son abondance, par l'abaissement de sa densité et de la quantité d'urée qu'elle renferme. Ce dernier caractère a une importance capitale. Quand la quantité éliminée en vingt-quatre heures descend de 15 à 10 grammes ou au-dessous, la situation est grave. L'urémie chronique qui en résulte doit fatalement aboutir à la mort au bout de quelques mois ou de quelques semaines.

Il ne faut pas se laisser induire en erreur par certaines circonstances capables de faire croire à une affection rénale, tandis que c'est la vessie qui est malade, ou inversement. Ainsi, on a vu que parfois ce sont les phénomènes vésicaux qui dominent, dans certaines formes de pyélonéphrite et surtout de pyélite calculeuse. En revanche, la cystite occasionne quelquefois des irradiations vers les reins, irradiations en général peu accusées et gardant le caractère et l'intensité médiocre de douleurs par extension.

La polyurie réflexe, d'origine vésicale, crée dans certains cas une réelle difficulté de diagnostic. L'urine abondante, légèrement blanchâtre, troublée par le pus qui s'y est mêlé dans la vessie, présente quelques-unes des particularités auxquelles donnerait lieu une pyélonéphrite ascendante ; mais alors le pus est moins intimement uni à ce liquide, et de plus les caractères n'en sont pas exactement les mêmes au commencement et à la fin de la miction, ce dont on peut s'assurer en faisant uriner le malade successivement dans plusieurs verres. Il n'en reste pas moins vrai que le diagnostic est quelquefois d'une difficulté presque insurmontable. Il serait impossible, si l'on ne trouvait dans l'urine des cellules épithéliales du bassinet et des bouchons papillaires, et si le chiffre quotidien de l'urée ne s'était abaissé dans de notables proportions.

Il n'est pas nécessaire d'insister davantage sur le diagnostic des pyélites et des pyélonéphrites qui n'aboutissent pas à la formation d'une tumeur. Au contraire, les cas où ce dernier symptôme s'observe, offrent pour le chirurgien un intérêt considérable.

Il y en a où la tuméfaction rénale est intermittente. Son apparition alterne avec l'émission brusque d'une quantité notable de pus avec l'urine. Ces alternances tiennent à l'oblitération temporaire du bassinet par des bouchons de mucus ou par des graviers enrobés dans des matières organiques. Chaque fois que ces bouchons ou ces graviers s'éliminent, le pus s'écoule et la tumeur s'affaisse, mais il est rare que cet affaissement soit complet. Cela ne s'observe guère que lorsque la distension du bassinet n'a encore atteint que de faibles proportions. Passé un

certain point, on ne constate plus que des diminutions intermittentes, correspondant aux débâcles purulentes.

Il est facile de se rendre compte à quel point cette particularité doit éclairer le diagnostic. Celui-ci devient plus ardu,
lorsque la tumeur de la pyonéphrose est permanente ; il l'est
d'autant plus que la coque rénale épaissie empêche de constater
nettement la fluctuation et peut faire croire à une tumeur purement solide.

En pareil cas, l'altération de l'urine, la sensibilité à la pression, la forme assez régulière de la tumeur, n'ont plus qu'une
valeur relative. La fièvre en a davantage, quoiqu'elle s'observe
dans d'autres circonstances que dans la pyélonéphrite franche,
sans compter qu'elle n'indique pas à quelle espèce de pyélite on
a affaire.

En cas de doute sur l'existence d'un foyer purulent au centre
du rein, il est de toute nécessité de faire une ponction exploratrice, en ayant soin d'enfoncer le trocart le plus profondément
possible, pour que la canule ne reste pas perdue au milieu du
parenchyme rénal ou des couches de fibrine et de sang coagulé
qui en doublent la face interne. On fera examiner le pus, afin
de savoir s'il ne contient pas de bacilles caractéristiques de la
tuberculose.

La ponction servira encore quelquefois à établir la nature
calculeuse de la pyélonéphrite, mais à condition d'employer un
trocart beaucoup plus long que ceux des séries Dieulafoy ou
Potain. Ce trocart devra pénétrer au moins à 10 ou 12 centimètres, pour rencontrer les calculs, qui sont ordinairement situés dans le bassinet et les calices distendus, à une grande
distance des téguments.

Même si l'instrument ne heurtait pas des corps durs, on
serait autorisé à diagnostiquer une pyonéphrose calculeuse,
dans le cas où le malade aurait présenté pendant une période
de son existence des symptômes de lithiase et, à défaut de ces

derniers, si son âge, son tempérament arthritique, ses antécédents de famille, l'intégrité de ses poumons, permettaient
d'éloigner l'idée d'une affection tuberculeuse du rein.

Enfin l'isolement de l'affection rénale, l'intégrité des autres
points de l'appareil urinaire, excluraient la pyélonéphrite ascendante des hypothèses à discuter.

Un point reste à établir, c'est le diagnostic de la pyonéphrose
d'avec les tumeurs extrarénales de siège à peu près identique
et des autres espèces de tumeurs rénales. La première partie de
cette question sera étudiée dans le chapitre consacré à l'exploration des reins ; la seconde se trouvera éparpillée dans les
chapitres où il sera traité des différentes dégénérescences du
rein, qu'il s'agisse de tumeurs liquides ou solides, bénignes
ou malignes.

**Traitement.** — L'étiologie, qui domine toute l'histoire de
la pyélite et de la pyélonéphrite, en domine de plus haut encore
le traitement. Que ceci soit entendu une fois pour toutes. La
médication devra donc s'adresser tout d'abord à l'affection
primitive, si la pyélite est secondaire. Tant mieux si l'on peut
en même temps s'occuper de l'une et de l'autre, mais tout ce
qui va suivre est subordonné au principe énoncé à la première
ligne de ce paragraphe.

Les règles thérapeutiques s'appliquant aux diverses variétés de
pyélite sont trop différentes pour qu'on puisse les grouper dans
une étude commune. Une division fondamentale est nécessaire
entre les cas où le bassinet n'est pas distendu d'une façon
durable et ceux où l'on a affaire à une pyonéphrose.

A. *Pyélites sans distension du bassinet.* — Il faut distinguer,
dans le traitement des pyélites et des pyélonéphrites, les formes
simples et aiguës, les formes aiguës graves et les formes chroniques. Les formes *simples* et *aiguës* comprennent les pyélites
par absorption de la cantharidine et par abus des balsamiques;
ainsi que les *pyélonéphrites primitives* à tendance suppurative.

Pour les deux premières catégories la suppression de la cause amènera rapidement une amélioration. Les boissons émollientes abondantes, les bains, les cataplasmes, le repos, compléteront le traitement. A la troisième catégorie de faits (pyélonéphrite primitive) conviendra un traitement un peu plus énergique, si le sujet est un adulte ou un enfant et si la maladie a des allures franchement inflammatoires. Les antiphlogistiques (émissions sanguines locales), les révulsifs (ventouses sèches ou scarifiées), les grands bains prolongés, seront alors de mise. Je ne crains pas de répéter ici encore que les vésicatoires doivent être absolument proscrits dans le traitement de toutes les affections rénales, et particulièrement des formes inflammatoires.

Chez les sujets affaiblis et les vieillards un traitement énergique présenterait de graves inconvénients et n'empêcherait pas la suppuration. La médication devra donc être réduite à l'emploi des moyens les plus doux (tisanes émollientes et faiblement diurétiques, cataplasmes, ventouses sèches, teinture d'iode en badigeonnage).

Les règles du traitement de la pyélonéphrite *traumatique* seront subordonnées, non seulement à la nature du traumatisme, mais à l'âge et aux forces des blessés. Si la blessure est une rupture sous-cutanée, l'emploi extérieur de la glace, les ventouses sèches, le repos absolu, suffiront ordinairement pour arrêter ou modérer les phénomènes inflammatoires. Qu'on se reporte à ce qui a été déjà dit du traitement de ces traumatismes, et l'on verra que les divers cas particuliers qui peuvent se produire alors ont été prévus et discutés, ainsi que les moyens qui leur conviennent, depuis les applications topiques les plus simples jusqu'à l'incision de l'hématome suppuré périnéphrique et à la néphrectomie. L'incision sera recommandée de nouveau plus loin à l'occasion de la périnéphrite traumatique; quant à l'extirpation du rein enflammé, on verra plus tard dans quelles conditions elle a été faite jusqu'ici et quels résultats elle a donnés. Si le traumatisme est une plaie extérieure, c'est par une désinfection aussi complète que possible et par des pansements antiseptiques qu'on arrêtera le mieux les phénomènes inflammatoires.

Plus fréquemment chronique qu'aiguë, la pyélonéphrite *ascendante* comporte des règles de traitement très variables suivant les cas. Contre les formes aiguës, sauf les restrictions déjà émises et auxquelles l'âge ordinairement avancé des malades donne une importance plus grande, il faut recourir à une médication relativement énergique ; mais si, au contraire, l'affection a d'emblée des allures insidieuses, le traitement devra être mené avec une grande prudence. Il sera forcément subordonné à la nature et à la résistance des lésions de l'appareil urinaire inférieur. Malheureusement le traitement direct de ces dernières est fréquemment gêné ou rendu impossible par la complication rénale, de sorte que l'apparition de celle-ci devient vite une contre-indication à l'intervention opératoire ou même au cathétérisme. Il en résulte que, pendant des périodes de temps souvent très longues, les injections vésicales antiseptiques ou modificatrices doivent être laissées de côté, et on en est réduit au traitement indirect par la révulsion cutanée, bien peu efficace en dehors des poussées aiguës, et par les agents modificateurs des urines, dont l'action est contre-balancée par la persistance des accidents vésicaux. C'est ainsi que les tisanes diurétiques astringentes ou stimulantes, telles que les bourgeons de sapin, la busserole ou uva ursi, le pareira brava, le buchu, les stigmates de maïs ; les balsamiques tels que les baumes, les térébenthines, l'eucalyptus globulus, les baies de genièvre, etc...; les alcalins tels que le benzoate de soude, les sels de lithine, et bien d'autres substances qu'il est inutile de rappeler, sont administrés à beaucoup de malades pendant des semaines et des mois, sans qu'on arrive à modifier avantageusement leur état.

Fort heureusement il n'en est pas toujours ainsi, et l'on vient parfois à bout de la complication, même sans guérir entièrement la maladie primitive. A plus forte raison devra-t-on espérer la guérison, si la maladie primitive a cédé avant la disparition complète des symptômes de la pyélite.

Tout autres sont les indications du traitement des pyélonéphrites *infectieuses*. S'il s'agit de celles qui succèdent à une maladie générale grave, il convient avant tout de soutenir l'organisme au moyen des toniques et particulièrement par les préparations de quinquina et les sels de quinine à dose assez élevée (50 centigrammes à un gramme suivant les cas). Les tisanes délayantes, les ventouses sèches ou les pointes de feu compléteront le traitement dans les formes catarrhales et purulentes.

S'agit-il au contraire des pyélites ascendantes infectieuses ou supposées telles, ce serait par l'antisepsie indirecte qu'il faudrait chercher à agir lorsque la désinfection vésicale n'est pas possible.

D'après M. Terrier, c'est par l'ingestion stomacale du biborate de soude que l'on réussirait le mieux à faire l'antisepsie de l'appareil urinaire. « Un malade peut facilement prendre, et sans l'ombre d'accident, 15 à 17$^{gr}$,50 de borax dans les vingt-quatre heures, soit 5$^{gr}$,50 à 6$^{gr}$,50 d'acide borique.... L'acide borique se retrouve très facilement dans les urines[1]. » Il n'y a qu'une objection à faire à cette façon d'administrer le borax, c'est que certains malades ne peuvent absolument pas supporter des doses aussi élevées. Leur estomac s'y refuse. Si le résultat est moins complet avec des doses moindres, il pourra encore être réel. On pourra donc toujours essayer sans inconvénient.

Il est une dernière forme de pyélonéphrite dont je n'ai pas encore parlé, c'est la pyélonéphrite *calculeuse*. Son traitement

---

1. Terrier, *Note sur l'antisepsie des voies urinaires*, Bull. de la Soc. de Chir., 1886, p. 519.

est tellement corrélatif à celui de la lithiase, que presque tout ce
qui la concerne a été dit dans le chapitre consacré à cette affection. Les formes purulentes seules doivent m'arrêter un instant.
Elles imposent, surtout au moment des poussées aiguës, l'emploi des révulsifs cutanés, des diurétiques végétaux et des eaux
minérales à faible, très faible minéralisation. Les eaux de Contrexéville elles-mêmes sont parfois trop énergiques, et en pareil
cas je donne sans hésiter la préférence à celles d'Évian qui sont
encore mieux supportées. Lorsque la suppuration des calices et
du bassinet est abondante, mieux vaut renoncer entièrement
aux eaux minérales ou ne les faire prendre qu'à domicile, en
quantité médiocre.

En pareil cas, et surtout lorsque l'on a des raisons de soupçonner l'existence dans le rein de graviers volumineux ou de
vraies pierres, c'est chez eux qu'il faut soigner les malades ;
c'est le repos au lit, ce sont tous les moyens recommandés contre
les pyélites suppurées et la lithiase qu'il faut mettre en œuvre,
avant d'exposer les patients aux fatigues d'un long voyage et
aux dangers d'une cure intempestive.

S'il n'a pas été question jusqu'ici des *médications thermales
alcalines fortes* et *sulfureuses* dans le traitement des pyélites et
des pyélonéphrites, c'est qu'en général elles doivent être considérées comme dangereuses, à cause de la trop grande excitation
qu'elles produisent du côté des reins. Cependant, dans certaines
formes torpides, rarement fébriles, le soufre pourrait avoir une
efficacité supérieure à celle des autres moyens énumérés plus
haut, mais il faudrait choisir des eaux relativement faibles.
Cette remarque s'applique particulièrement à ces pyélites accompagnées de pyurie abondante, qui ne se rattachent ni à une
affection grave de la vessie ni à la lithiase rénale, qui semblent
primitives ou qui, quoique secondaires, ont survécu aux affections dont elles étaient la conséquence. Elle est encore plus
exacte en ce qui touche certaines formes d'uretéro-pyélite très

voisines de la tuberculose rénale, qu'on observe surtout chez de jeunes sujets lymphatiques.

Les mêmes restrictions doivent être faites à l'endroit de l'*hydrothérapie*, moyen dangereux chez les urinaires en général, plus dangereux encore, s'il s'agit d'une affection rénale, que dans le cas d'une affection vésicale. Elle doit donc être proscrite, surtout sous forme de douches locales sur les lombes.

Il va sans dire que la douleur de la pyélite sera combattue, si elle est intense, par l'emploi des *médicaments calmants*, et que les malades seront soumis à une hygiène et à un régime sévères, particulièrement dans les cas chroniques qui n'exigent pas le séjour à la chambre.

Les refroidissements seront évités avec soin. Tous les exercices violents, la voiture, l'équitation, seront défendus ; la marche même sera réduite au minimum de ce que les malades pourront supporter sans fatigue.

L'alimentation sera sévèrement surveillée. La diète absolue ou mitigée sera imposée dans les formes aiguës ; un régime doux et suffisamment réparateur conviendra aux formes chroniques. On proscrira avec soin l'abus des viandes noires et du gibier, les légumes très chargés de sels et surtout d'acide oxalique (l'oseille, les tomates, les haricots verts), les asperges, qu'un fâcheux préjugé fait considérer comme un précieux diurétique et qui sont surtout très irritantes, le café, les liqueurs, les vins généreux, sauf parfois les bordeaux vieux. Les excitants seront réservés pour les cas où l'organisme est profondément altéré, où la dépression des forces s'accentue chaque jour et où la seule indication à laquelle on doive donner satisfaction est d'arrêter, par la médication tonique, un affaiblissement chaque jour plus caractérisé.

B. *Pyélites avec distension permanente ou temporaire du bassinet.* — A partir du jour où le bassinet et les calices, distendus par le pus, constituent la tumeur que les chirurgiens anglais ont appelée *pyonéphrose*, de nouvelles indications surgissent. L'intervention chirurgicale peut devenir nécessaire. Il s'agit de déterminer les particularités qui justifient l'intervention et celles qui la rendent inutile. A cet égard il y a plusieurs cas à considérer.

Le *premier*, le plus simple, est celui où la tumeur rénale se vide constamment dans la vessie. La pyurie est continue et il n'y a pas de fièvre. L'état général, loin d'être parfait, est passable. Quelquefois cependant l'appareil digestif fonctionne mal. J'ai donné, il y a quelques années, des soins à une jeune femme chez qui une pyonéphrose occasionnait, pendant les mois d'hiver, une gastro-entérite caractérisée par de la diarrhée et une rougeur très vive de la langue. La tumeur finit par devenir superficielle, en même temps que l'état général s'altérait notablement. La néphrotomie faite un peu tardivement n'empêcha pas la mort de survenir au bout de quelques jours. Déjà, au moment de l'opération, les membres inférieurs étaient infiltrés.

Il faut donc se méfier de ces pyonéphroses qui, pendant quelque temps, restent compatibles avec une santé à peu près normale. Tant que la pyurie est régulière, que l'appétit se maintient, que les forces ne déclinent pas et que la fièvre fait défaut, on peut recourir à une médication médicale et attendre. Contre ces formes spéciales il n'y a pas de meilleur traitement que l'ingestion en grande quantité des eaux minérales, dont l'efficacité consiste dans un lavage continu de la muqueuse du bassinet dilaté. Une cure thermale, à Évian particulièrement, menée avec les plus grandes précautions, et répétée deux, trois ou quatre ans de suite, pourra donner d'excellents résultats. On pourra aussi recourir aux tisanes modificatrices déjà énumérées plus haut et aux balsamiques à faible dose, par périodes bien réglées.

Voici maintenant un *deuxième cas*. La pyurie est intermittente, et chaque fois qu'elle s'arrête la fièvre éclate. Si les accidents se répètent souvent et durent assez longtemps pour laisser chaque fois les malades plus affaiblis qu'à la crise précédente, la médication interne doit être jugée insuffisante et l'intervention devient aussi nécessaire que dans les deux cas suivants.

*La tumeur ne s'affaisse pas*, malgré une pyurie continue, et le malade est en proie à une septicémie qui l'affaiblit peu à peu. Il n'y a plus rien à attendre de la médecine ; une opération peut seule sauver la vie.

Enfin, après avoir existé quelque temps, la pyurie cesse entièrement et *la tumeur augmente de volume*. En même temps un état fébrile continu, à exacerbations vespérines, épuise les forces du malade. Plus que jamais l'intervention s'impose.

En quoi devra-t-elle consister dans ce dernier cas, comme dans les deux autres envisagés auparavant? On a le choix entre trois méthodes : la ponction évacuatrice répétée, l'incision du rein, l'extirpation du rein. Il y a quelques années on aurait pu éprouver quelque embarras à prendre une décision. Actuellement la réponse est facile, grâce à la rapide expérience que de nombreuses interventions ont fait acquérir aux chirurgiens de tous les pays.

La méthode de traitement par excellence de la pyonéphrose est la néphrotomie ou incision du rein. Les ponctions et la néphrectomie viennent loin derrière, pour diverses raisons qui peuvent être exposées rapidement. Pour fixer le diagnostic, une ponction exploratrice peut toujours être faite, ordinairement sans danger. Ceci va de soi, et, à l'occasion du diagnostic de la pyonéphrose, j'ai insisté sur la façon dont cette ponction doit être pratiquée, suivant les circonstances, mais la ponction dont il s'agit en ce moment est celle au moyen de laquelle on prétendrait guérir radicalement un abcès du bassinet. L'expérience a suffisamment démontré qu'on ne pouvait pas compter sur elle.

A peine peut-on citer en sa faveur quelques cas favorables : celui de Dieulafoy qui était en réalité une hydronéphrose suppurée et qui nécessita 47 ponctions[1]; celui de Pozzi qui était une pyélite par dilatation, due à la compression de l'uretère par un fibrome utérin[2]; celui de Cl. Lucas, où l'on voit que deux ponctions amenèrent la guérison[3].

En revanche on pourrait citer bien des insuccès. Récemment Wœlle publiait une observation intéressante de pyonéphrose intermittente qui fut traitée d'abord par la ponction et des lavages antiseptiques au moyen d'une canule laissée à demeure; mais celle-ci s'échappa un jour et il fallut recourir à l'incision[4].

Ce procédé de ponction avec canule à demeure, justement condamné par G. Simon, doit l'être surtout lorsque la pyélite est d'origine calculeuse[5]. L'ouverture par les caustiques n'a plus guère aujourd'hui qu'un intérêt historique. Elle doit être absolument rejetée.

La ponction aspiratrice ne peut vraiment être considérée que comme une méthode palliative. Il est permis d'y recourir plusieurs fois, afin d'améliorer la situation d'un malade et de le mettre dans de meilleures conditions pour supporter une opération plus grave; mais, en dehors de cette indication, elle doit être rejetée presque d'emblée, dès que le diagnostic est précis et que le salut du malade paraît dépendre d'une opération.

Reste à choisir entre la taille rénale ou *néphrotomie*, et l'extirpation du rein ou *néphrectomie*. Deux raisons majeures plaident en faveur de la première : sa plus grande facilité et sa moindre gravité démontrée par des statistiques déjà importantes. Les adhérences avec les parties voisines, sur lesquelles j'ai déjà insisté plus haut, créent pour la néphrectomie des conditions

<hr>

1. Dieulafoy, *Kyste suppuré du rein*, Gaz. hebd. de méd. et de chir., 1877.
2. Pozzi, *Ann. de gynécologie*, 1884, t. XXII, p. 1.
3. Cl. Lucas, *Abcès du rein traité avec succès par l'aspiration (deux ponctions)*, The Lancet, 1878, vol. II, p. 437.
4. Wœlle, *Correspondenzblatt für Schweizer Aertzte*, 1er septembre 1880.
5. G. Simon, *Chir. der Nieren*, p. 96.

désavantageuses que certains chirurgiens ont pensé éluder, en imaginant la *décortication sous-capsulaire*. Il en sera question plus tard, dans le chapitre consacré à la médecine opératoire du rein. Quant à la gravité comparative des deux méthodes, elle est établie maintenant sur des chiffres si précis, que le doute n'est plus permis. Dans une étude intéressante sur le traitement chirurgical des pyélites, M. Hartmann a résumé tous les documents sur lesquels on peut étayer une opinion définitive[1]. Malgré les divergences qui existent entre les statistiques, il est bien certain que la mortalité de la néphrotomie est moindre que celle de la néphrectomie. Sans doute, parmi les malades néphrotomisés, un certain nombre gardent une fistule et doivent subir ultérieurement l'extirpation rénale; mais alors cette dernière opération est moins dangereuse que sur un malade qui est en pleine septicémie, ce qui compense largement l'inconvénient d'une double opération à faire subir au même sujet.

L'état de septicémie, dans lequel sont les malades au moment de l'opération, n'est pas la seule cause de gravité plus grande de l'extirpation rénale d'emblée. Il faut aussi compter très largement avec les altérations concomitantes de l'autre rein et avec les néphrites sympathiques développées insidieusement. Quel que soit le degré de fréquence des unes et des autres, on sait pertinemment que peu de sujets en sont absolument exempts. Si chez beaucoup d'entre eux les lésions sont encore trop superficielles pour porter atteinte au fonctionnement de l'organe, chez d'autres en nombre important ce fonctionnement est déjà très compromis ou tout à fait aboli au moment de l'intervention. Si l'on peut compter sur l'hypertrophie compensatrice de l'autre rein resté sain lorsque le sujet est jeune, il n'en est plus de même dans les conditions inverses. Il faut avant tout que l'orga-

1. Hartmann, *Du traitement chirurgical des pyélites*, Gaz. des hôp., 7 janvier 1888.

nisme, privé brusquement d'un de ses émonctoires, en ait à sa disposition un autre à peu près intact et capable de suppléer immédiatement le premier.

Il y a cependant quelques cas rares où la néphrectomie peut être préférée à la néphrotomie. Par exemple, si l'on trouve le rein transformé en une poche purulente dont les parois ne renferment plus que des traces du tissu parenchymateux, si en même temps il n'existe pas d'adhérences étroites entre lui et la capsule adipeuse, il n'y aura plus d'avantages sérieux à conserver un organe incapable de remplir ses fonctions normales. Cependant il n'y a pas urgence absolue à faire l'extirpation ; au contraire, si dans le cours d'une néphrotomie et par suite du grattage du foyer rempli de fibrine concrète, stratifiée en couches molles, il se produisait une hémorrhagie abondante que le tamponnement n'arrêterait pas, il serait nécessaire d'enlever le rein pour parer à cet accident.

Je me suis trouvé en présence de certains reins qui se décortiquaient presque d'eux-mêmes pendant une néphrotomie, de telle sorte que les manœuvres ayant pour but de vider la poche, de la déterger du pus, du sang et des stratifications de fibrine, avaient pour résultat d'isoler l'organe malade de ses connexions normales et de rendre inévitable la suppuration des espaces libres créés par le décollement. En ce cas, si le rein est profondément désorganisé, l'extirpation peut mériter la préférence, mais il n'y a pas de règle absolue à tracer à cet égard.

Enfin, voici un dernier cas particulier très intéressant à connaître : c'est celui où l'on soupçonne des calculs disséminés dans beaucoup de points du parenchyme et dont l'extraction est rendue impossible par leur grand nombre, par leur petit volume et par leur enclavement dans des points inaccessibles à la main et aux instruments, ce qui peut très bien avoir lieu lorsque la tumeur rénale est très volumineuse, remonte très haut vers le thorax ou descend très bas dans la fosse iliaque. En pareille circonstance, la néphrectomie peut seule donner un résultat complet.

Sauf ces quelques cas particuliers, je le répète, c'est à la néphrotomie qu'il faut donner la préférence; mais on en tirerait beaucoup plus d'avantages encore *si on la faisait plus tôt*. Sous ce rapport il y a encore beaucoup à gagner et le progrès est lent. Pour être franchement utile, il faut que l'intervention soit hâtive. C'est la manière la plus sûre d'éviter la formation des fistules, encore trop fréquente. On le verra, lorsque je m'occuperai de ce point avec les détails qu'il mérite[1].

## B. — NÉPHRITES PRIMITIVES. — ABCÈS DU PARENCHYME RÉNAL. GANGRÈNE DU REIN.

Dans les pages précédentes je me suis attaché particulièrement à l'étude de la pyélite et de la pyélonéphrite, c'est-à-dire de l'inflammation isolée du bassinet et de cette forme mixte caractérisée par l'extension au parenchyme rénal du processus localisé primitivement dans le réservoir de l'urine. Il s'agit maintenant de décrire les inflammations nées dans la substance rénale elle-même, qui peuvent y rester cantonnées ou gagner secondairement le bassinet. Une question préalable doit être agitée, celle de savoir s'il existe des *néphrites suppurées réellement primitives* et quelles en sont les causes. La réponse ne saurait être douteuse. A côté des néphrites qui ressortissent particulièrement à la médecine et qui n'ont pas de tendance à suppurer, il en existe qui aboutissent ordinairement ou facilement à la suppuration et qui, par là même, regardent spéciale-

---

1. Comme complément de ce qui vient d'être dit, on lira plus loin les chapitres consacrés aux fistules rénales et à la néphrotomie étudiée au point de vue de son manuel opératoire et de ses résultats. C'est là que seront exposées et discutées les statistiques auxquelles il a été fait allusion.

ment les chirurgiens. Ce n'est pas seulement parce que souvent elles se rattachent à des affections chirurgicales, c'est aussi et surtout parce que, dans certains cas, elles nécessitent une intervention opératoire, comme bon nombre de pyélites et de pyélonéphrites.

Ici devrait trouver place une variété de néphrite primitive dont l'histoire est à peine ébauchée : c'est la néphrite réflexe, celle dont j'ai essayé de démontrer l'existence par des raisons encore trop théoriques, je le confesse, dans les pages que j'ai consacrées ailleurs à la fièvre dite urineuse. Résumant la théorie dite rénale, soutenue avant moi par un certain nombre d'observateurs, j'ai cherché à me rendre compte de la nature des lésions causées dans les reins par les excitations parties de la vessie et surtout de l'urèthre. Que le lecteur me permette de reproduire ici une partie de mon argumentation :

« L'acte réflexe qui sert de base à la théorie de l'hypérémie active est-il plus difficile à comprendre que d'autres actes réflexes admis sans contestation dans l'ordre physiologique ou pathologique? Pour ne pas sortir du cadre de l'appareil urinaire, l'influence du rein malade sur la vessie et sur l'urèthre profond ne se révèle-t-elle pas dans les spasmes du col liés aux coliques néphrétiques et à la lithiase rénale sans coliques très franches ? *L'influence inverse ne peut-elle donc pas exister réellement*? Ce qui est difficile à expliquer, nous l'avouons, c'est la forme sous laquelle se présente cette influence, c'est l'allure d'accès fébrile intermittent qu'affecte la réaction, c'est l'élévation thermique elle-même avec sa brusquerie et son peu de durée dans les cas simples[1]. »

Depuis lors la question tend à sortir de l'obscurité qui l'enveloppait. Ne sait-on pas maintenant que la rétention brusque dans le sang des substances destinées à l'excrétion urinaire

1. Voillemier et Le Dentu, *loc. cit.*, t. II; p. 788.

peut donner lieu à une véritable auto-intoxication dont la fièvre est un des symptômes? D'autre part, des expériences récentes de M. Tuffier n'ont-elles pas fait voir le rein se congestionnant sous l'influence d'une excitation portant sur l'urèthre et le col de la vessie[1] ? J'ai donc raison de dire que la question marche et d'espérer que d'ici à peu de temps elle recevra une solution définitive ; mais le jour n'est pas encore venu où tous les éléments de la néphrite réflexe pourront être réunis dans une description didactique.

Du reste, tout autre chose est cette néphrite hypérémique présumée, dont un des principaux caractères est d'être passagère et qui ne tend guère vers la suppuration et ces réveils de néphrite, soumis au même mécanisme, à la même influence réflexe, et qui sont plus généralement admis. L'excitation uréthrale ou vésicale ne fait que provoquer une nouvelle manifestation de la maladie latente pour le moment. Or celle-ci est ordinairement une pyélonéphrite ascendante ; elle rentre tout naturellement dans la description donnée antérieurement.

Ce qui va suivre sera un résumé aussi fidèle que possible des notions acquises relativement aux suppurations primitives du parenchyme rénal. A vrai dire, elles offrent surtout de l'intérêt au point de vue de l'anatomie pathologique. Leur intérêt clinique réside beaucoup plus dans leur signification, en tant que lésions d'infection, que dans l'application de leur étude à la chirurgie pratique. Leur histoire est cependant inséparable de celle de la pyélite et de la pyélonéphrite.

**Étiologie.** — Les anciens auteurs admettaient sans hésitation, comme causes de la néphrite primitive, les refroidissements, les excès de coït, la suppression brusque des menstrues, l'abus des diurétiques. Personne ne contestera que cette étiolo-

---

1. Tuffier, *Du rôle de la congestion dans les maladies des voies urinaires,* Th. de doct., Paris, 1885, p. 18.

gie n'ait grand besoin d'une révision, surtout si l'on ne perd
pas de vue que les néphrites actuellement en question sont
particulièrement celles qui tendent vers la suppuration. Que
certaines de ces causes occasionnent une congestion plus ou
moins accentuée du parenchyme rénal, cela n'est pas douteux;
mais une notion nouvelle s'est introduite dans la science depuis
quelques années, c'est que toute suppuration viscérale impliquerait l'existence préalable dans le sang d'organismes pyogènes.
Les reins se trouveraient à l'endroit de l'infection dans des
conditions spéciales, en ce sens que les micro-organismes peuvent leur être apportés soit par les vaisseaux sanguins, soit par
l'uretère. Si cette double notion est exacte, toutes les influences
pathogéniques, considérées jadis comme primordiales, doivent
redescendre au rang de simples causes déterminantes. Il en
serait du froid comme des autres ; pas plus que dans la production d'une pneumonie, il ne pourrait, en ce qui touche la néphrite, être seul incriminé[1].

Donc, d'après le courant d'idées qui règne actuellement, on
devrait admettre que les néphrites primitives suppuratives sont
toujours infectieuses. Si, dans la pyélonéphrite ascendante, le
parenchyme rénal n'est envahi par les micro-organismes qu'a-
près le bassinet et les calices, il l'est avant ces derniers, lorsque
ces micro-organismes lui sont apportés par le sang. C'est ce
qui a lieu dans les néphrites suppuratives consécutives aux fièvres éruptives graves, à l'érysipèle, à la fièvre typhoïde, à la
diphthérie, à l'endocardite ulcéreuse, à la fièvre jaune, à l'ostéomyélite et aux différentes formes de la septicémie. Sans doute
il s'en faut que les néphrites dites infectieuses aboutissent
fatalement à l'infiltration purulente du rein ou à la production
de foyers collectés. Tout au contraire, beaucoup d'entre elles

______

1. A côté de cette théorie il convient de rappeler celle d'après laquelle certaines
au-intoxications seraient dues aux ptomaïnes.

évoluent silencieusement et passeraient inaperçues, si l'on ne songeait à rechercher dans l'urine l'albumine et les microbes caractéristiques; mais quelques-unes, particulièrement celles qui se rattachent à l'ostéomyélite[1] et à la septicémie, ont une gravité spéciale et aboutissent à la pyogenèse.

Quant aux abcès métastatiques de la pyohémie vraie, de l'infection purulente classique, leur nature infectieuse ne peut être sujette à discussion. La disparition de cette terrible complication des traumatismes, depuis que l'antisepsie a transformé la chirurgie, en est la preuve irrécusable.

Je ne puis mieux faire que de renvoyer le lecteur à la thèse déjà mentionnée de Barette. Il y trouvera tous les documents fournis depuis quelques années par l'expérimentation et la clinique à l'appui de la nature infectieuse de presque toutes et peut-être de toutes les néphrites primitives suppuratives.

La même interprétation est-elle de mise en ce qui concerne les néphrites d'origine traumatique, qu'il s'agisse de celles qui sont causées par des plaies du rein ou de celles qui se rattachent aux déchirures sous-cutanées? Pour ces dernières, l'infection apparaît comme dans une plaie quelconque, cela va sans dire; mais, en cas de contusion sous-cutanée, on retombe forcément dans l'hypothèse de l'infection préalable du sang soutenue par Nepveu, ou de la migration ascendante de microbes venus de la vessie. On se rappelle le cas rapporté plus haut de néphrite consécutive à une rupture superficielle du rein et qui m'a paru déterminée surtout par un érysipèle accidentel (p. 51). Comment se rendre compte du commencement de suppuration constaté à l'autopsie, sans recourir à la théorie de l'infection[2]?

Enfin il y a une variété de néphrite suppurative dont la fréquence par rapport à la pyonéphrose vraie, ou distension du

---

1. Mouret, *De la néphrite infectieuse consécutive à l'ostéomyélite.* Th. de doct., Paris, 1885.

2. Voy. Fox et Battone, *De la néphrite traumatique*, Gaz. delle clin., 1885, n° 10.

bassinet et des calices, n'est nullement établie, c'est celle que provoquent les calculs inclus dans le parenchyme rénal. A en croire beaucoup d'observateurs, cette forme serait banale. Selon moi, il y a là une grosse erreur à redresser. La néphrite calculeuse primitive suppurée doit être très rare, relativement à la pyélite; elle peut sans doute coïncider avec cette dernière, et le même malade peut porter une pyonéphrose vraie et un abcès du parenchyme rénal, mais je ne sais pas si un seul fait suffisamment probant permet d'admettre la suppuration du parenchyme provoquée par un ou plusieurs calculs, indépendante à l'origine et restée indépendante de toute suppuration du bassinet.

Il ne reste plus, pour terminer ces considérations étiologiques, qu'à signaler la possibilité des néphrites secondaires, dues à la propagation d'un phlegmon périnéphrétique d'origine extra-rénale. Cette variété sera mentionnée de nouveau plus loin, dans le chapitre consacré à l'inflammation de la couche de tissu cellulo-graisseux qui entoure le rein.

**Anatomie pathologique.** — Comme les seules néphrites susceptibles d'être appelées chirurgicales sont celles qui aboutissent à la suppuration, il n'y a pas lieu de décrire ici les altérations qui précèdent la formation du pus. Je suppose celle-ci effectuée. Le véritable intérêt de la question consiste dans les conditions anatomiques de la suppuration. Cornil et Ranvier la ramènent à trois formes fondamentales : les petits abcès métastatiques, les foyers purulents, la suppuration diffuse.

A. *Petits abcès métastatiques.* — Leurs caractères ne doivent être rappelés ici que très brièvement. Consécutifs aux diverses affections de nature septique (pyohémie chirurgicale, fièvre typhoïde, endocardite ulcéreuse, etc.), ils n'intéressent le chirurgien qu'en ce qu'ils peuvent parfois aboutir par leur réunion à la formation d'un foyer volumineux.

Ils peuvent être vus sur un même rein à différents degrés de développement : petites saillies miliaires apparentes à la surface du rein décapsulé, d'abord d'un rouge foncé, puis blanches ou jaunes dans toute leur masse et entourées d'une zone de congestion. A la coupe, ces foyers miliaires suivent dans la substance corticale et la substance médullaire la distribution des artérioles. Ils atteignent le volume d'un grain de millet, d'un petit pois, et, par leur confluence, peuvent former des foyers plus ou moins volumineux. Dans tous les cas on voit « les vaisseaux capillaires, les anses glomérulaires remplis par places de *micrococci*, souvent réunis en *zooglées* et oblitérant partiellement les vaisseaux. La lumière des vaisseaux présente en même temps de la fibrine coagulée en réseau et contenant dans ses mailles quelques cellules lymphatiques et des *micrococci* disséminés » (Cornil). Autour de ces vaisseaux se voient des cellules migratrices nombreuses ; les cellules épithéliales des tubuli deviennent granuleuses et se mortifient, et, autour du point d'arrêt de la circulation, la congestion aboutit à une inflammation suppurative.

B. *Foyers purulents*. — Ces foyers sont formés par la réunion des petits abcès miliaires. Leur volume est très variable ; ils peuvent acquérir de grandes dimensions. Au début leur paroi est constituée par la substance rénale congestionnée ; le pus est épais, bien lié. Plus tard il s'altère, s'épaissit, en se chargeant de sels calcaires, ou bien devient séreux, grisâtre, parfois fétide. Ces collections sont alors limitées par une véritable membrane conjonctive.

Ces abcès peuvent se terminer :

1° Par résorption avec condensation atrophique du tissu voisin et formation d'une cicatrice.

2° Par transformation en kyste séreux.

Cette transformation était en pleine évolution chez le malade dont j'ai rapporté plus haut l'histoire (voy. *Pyélonéphrite primitive*).

3° Par ouverture dans le bassinet.

4° Par ouverture dans le tissu cellulaire périnéphrique,

d'où la suppuration secondaire de ce dernier, ou bien dans la cavité d'un organe voisin (intestin, plèvre, péritoine), à la suite d'une périnéphrite adhésive.

L'évolution est la même pour les foyers consécutifs à la suppuration diffuse du rein.

C. *Néphrite suppurée diffuse.* — Qu'il s'agisse d'une néphrite diffuse primitive ou d'une néphrite diffuse consécutive à une pyélite, les lésions sont les mêmes. Ce qui suit s'applique donc aussi bien aux pyélonéphrites ascendantes qu'aux néphrites primitives traumatiques ou calculeuses.

La néphrite suppurée diffuse s'annonce par la congestion et la tuméfaction du rein. Sur la coupe, après un lavage qui diminue la rougeur générale de l'organe, on aperçoit des ecchymoses rouges ou ardoisées, dues à des apoplexies sanguines dans le tissu conjonctif, dans les capsules de Bowmann ou dans les tubes (Cornil). A la surface du rein se dessinent des arborisations vasculaires ou des ecchymoses dans les points correspondant aux lésions profondes. « Lorsque dans une autopsie », dit Cornil, « on observe une congestion aussi prononcée du rein, il est rare que, dans un point quelconque, on ne trouve pas du pus formé, soit qu'il existe un ou plusieurs petits abcès, soit que *la cavité préexistante d'un kyste rénal* se soit remplie de pus. Très souvent, en effet, la suppuration est un état aigu surajouté à une lésion chronique du rein, surtout *à une affection calculeuse* ou *à une rétention d'urine.* »

L'infiltration purulente peut s'étendre à tout le rein, substance corticale et pyramides, ou au contraire rester localisée à une région limitée. Elle aboutit alors à la formation d'un ou de plusieurs foyers plus ou moins volumineux. Au niveau des points suppurés, le rein augmente de volume, présente, après la décortication, une teinte jaune plus ou moins foncée, opaque. Il en est de même sur la surface de coupe qui laisse, sous la pression, s'écouler une quantité variable de pus épais et bien lié. Il suffit de laver cette surface sous un filet d'eau pour voir que le tissu infiltré de pus est devenu friable.

Dans tous les cas, on trouve une infiltration de tous les éléments du rein par les leucocytes; on rencontre aussi de nombreux microcoques, agents essentiels de cette suppuration.

Lorsque l'abcès tend à s'agrandir, qu'il a envahi tout le rein, la capsule rénale ne contient plus qu'un liquidé purulent et il peut devenir difficile de reconnaître, lorsque cette poche purulente communique avec le bassinet, si l'abcès du rein est la cause ou la conséquence de la pyélite. C'est la marche clinique de l'affection qui pourra seule permettre dans certains cas de trancher la question.

Le pus contenu dans les abcès du rein à marche chronique, dans les néphrites calculeuses notamment, serait souvent séreux, mal lié, et serait parfois d'une grande fétidité. On trouve ces caractères notés dans la plupart des observations de néphrotomie pour lithiase rénale; l'incision du rein conduit le plus souvent dans une ou plusieurs cavités purulentes isolées ou communiquant entre elles, entourées de tissu rénal plus ou moins altéré, et contenant du pus infect et des calculs.

Comme les mêmes caractères appartiennent aux pyonéphroses proprement dites, constituées, ainsi qu'il a été établi plus haut, par la dilatation du bassinet rempli de pus, la confusion est facile entre les collections purulentes du parenchyme et celles du réservoir rénal. Il est malaisé, dans le cours d'une opération comme la taille rénale, de bien reconnaître les parties sur lesquelles on agit. Le bassinet lui-même peut être souvent très semblable d'aspect aux foyers développés en pleine substance glandulaire. Aussi ma conviction est-elle, ainsi que je l'ai déjà dit, que fréquemment on a présenté comme des abcès du rein ce qui n'était qu'une pyonéphrose avec quelques foyers secondaires dans le parenchyme.

Ce point d'anatomie pathologique réclame des recherches

plus rigoureuses. Les faits anciens ne sont pas assez concluants pour qu'on leur accorde la valeur d'autopsies soigneusement faites. Quant à moi, après avoir pratiqué cinq ou six fois la néphrotomie, pour la suppuration du rein d'origine calculeuse ou non calculeuse, je n'hésite pas à affirmer que toujours c'est à une pyonéphrose vraie que j'ai eu affaire. Je ne doute pas que de nouvelles observations ne démontrent que, dans la très grande majorité des cas, c'est le bassinet et les calices dilatés qu'on incise et que les abcès du parenchyme, les abcès isolés surtout et nettement primitifs, constituent une exception extrêmement rare. Il faut peut-être les admettre, mais avec réserve, et non en acceptant aveuglément tous les faits publiés par les observateurs sous la rubrique : abcès du rein.

**Symptomatologie.** — Il y a une telle similitude entre les signes des néphrites primitives suppurées et ceux des pyélonéphrites, qu'il reste fort peu de chose à ajouter ici à ce qui a été écrit plus haut. Au début, dans les formes aiguës, ce sont encore les frissons, la fièvre, les vomissements, les douleurs, celles-ci seulement un peu mieux circonscrites dans la région lombaire, mais pouvant avoir des irradiations descendantes le long de l'uretère. Le rein, atteint d'une inflammation qui tend vers la suppuration, augmente de volume, lorsqu'il s'y forme des foyers multiples et petits, ou uniques et volumineux.

L'examen des urines fournit seul des signes assez caractéristiques. Souvent nulles au début, les altérations ne commencent à se manifester qu'au moment où la phlegmasie gagne secondairement le bassinet. Alors se montrent les caractères propres à la pyélonéphrite catarrhale. Si celle-ci, de catarrhale qu'elle était, devient purulente, la maladie évolue à peu près comme si elle avait commencé par être une pyélite.

Il n'y a de très spéciaux que les cas où l'inflammation reste longtemps cantonnée dans le parenchyme rénal, avant d'avoir du retentissement sur le bassinet. Ces cas sont caractérisés par un contraste notable entre les altérations de l'urine, qui restent insignifiantes, et, d'autre part, l'intensité des phénomènes locaux et généraux (douleur, tuméfaction profonde, réaction fébrile violente, état typhoïde, etc.). Ce contraste persiste jusqu'au jour où brusquement on voit se produire la pyurie. C'est qu'un abcès du parenchyme s'est ouvert dans le bassinet. Ordinairement une détente s'ensuit et assez rapidement, dans les cas de moyenne gravité, le malade entre en convalescence.

La pyurie manque dans certaines circonstances, par exemple, lorsqu'une plaie ou une déchirure du rein, point de départ de l'inflammation, n'a pas dépassé l'épaisseur du parenchyme, ou encore lorsque l'abcès du rein, au lieu de s'ouvrir dans le bassinet, s'est vidé dans un organe voisin, ou dans le tissu cellulo-adipeux périnéphrique. Cette évacuation est annoncée par des signes non équivoques de périnéphrite, de pleurésie purulente, de péritonite, par des selles purulentes, par une vomique.

Lorsque le pus s'écoule par l'uretère, on retrouve quelquefois dans l'urine des fragments de tissu rénal, signe absolument pathognomonique de l'abcès intra-rénal ayant entraîné la désorganisation de la substance de cet organe. Ces fragments peuvent être assez volumineux. Dans une observation de Taylor on voit qu'un malade, atteint d'abcès rénal consécutif à une ancienne scarlatine, rendit une masse grisâtre, déchiquetée, du poids de 20 grammes, masse évidemment frappée de mortification. C'était, ainsi que le prouva l'examen anatomique, un fragment d'une pyramide de Malpighi. Stilling a constaté, lui aussi, l'expulsion d'un fragment gros comme un œuf de pigeon[1].

De là à la gangrène étendue ou totale il n'y a qu'une faible distance. Rayer en a fait représenter un cas évident dans son atlas. Avezou montrait en 1875 à la Société anatomique un rein

---

1. G. Simon, *Chir. der Nieren*, 1876, p. 173 et 174.

dont la coloration et l'odeur ne pouvaient laisser place au doute[1]. La portion de l'artère rénale attenante à la pièce n'était pas oblitérée ; mais peut-être y avait-il un caillot dans la partie de ce vaisseau qui n'avait pas été détachée de l'aorte. Au contraire, dans une observation rapportée par Friedlander de gangrène totale du rein gauche, avec périnéphrite purulente, l'oblitération de l'artère rénale a été constatée[2].

Cette thrombose paraîtrait suffisante pour expliquer la mortification du tissu rénal, si l'expérimentation donnait des résultats favorables à cette hypothèse, mais il n'en est rien. En effet, les recherches de S. Talma[3], de Joseph von Verra[4], de Maron[5] ont démontré que la ligature de l'artère rénale ne cause pas la gangrène du rein. L'hyperémie observée tout d'abord fait place à une anémie suivie d'atrophie du parenchyme, et les lésions consistent essentiellement dans la dégénérescence des glomérules, qui finissent par être complètement détruits au bout d'un temps plus ou moins long. La transformation graisseuse de l'épithélium, à laquelle s'ajoute la dégénérescence calcaire, s'opère en même temps que ces modifications des éléments sécréteurs.

Pour que la gangrène se produise, il faut donc quelque chose de plus. Il faut sans doute que la circulation anastomotique, représentée par de nombreux vaisseaux presque capillaires qui établissent une communication entre le réseau intra-rénal et celui de l'enveloppe graisseuse, soit suspendue, comme le courant principal apporté par l'artère rénale. Or cette double interruption ne peut guère s'expliquer que par l'inflammation du

<hr>

1. Avezou, *Gangrène du rein*, Bull. de la Soc. anat. 1875, p. 168.

2. Friedlander, *Gangrène totale du rein gauche*, Bull. de la Soc. de path. interne de Berlin, 3 juillet 1882.

3. S. Talma, *Oblitération des artères du rein et ses suites*, Zeitschrift für klin. Med., vol. II, 1884, p. 485.

4. Joseph von Verra, *Effets de l'occlusion passagère ou permanente de l'artère rénale*, Arch. f. path. Anat. und. Phys., 1882, p. 197.

5. G. Maron, *Des lésions produites par l'oblitération expérimentale de l'artère rénale*. Th. de doct. Paris, 1885.

tissu cellulo-graisseux périnéphrique. S'il en est ainsi, la thrombose du tronc principal serait secondaire, comme celle des vaisseaux anostomotiques, et le phlegmon périnéphrétique serait la cause primitive de la gangrène. De nouveaux faits sont nécessaires pour que la question soit tranchée définitivement.

On a signalé, à la suite des abcès du rein, comme après la pyélonéphrite suppurée, des paralysies plus ou moins accentuées des membres inférieurs, paralysies réflexes ou dues à des névrites ascendantes, rentrant dans le cadre des paraplégies urinaires[1].

**Marche. Terminaisons. Pronostic.** — *L'évolution* des abcès du rein est aiguë ou chronique. Fréquemment elle a lieu insidieusement et ne se signale que par des poussées intermittentes, par des crises douloureuses, par des accès fébriles, par des évacuations incomplètes et passagères de pus, enfin par de l'oligurie et de l'urémie. Ces derniers accidents sont surtout à craindre lorsque l'affection est ancienne et que les deux reins sont atteints.

La *terminaison* ordinaire est l'ouverture spontanée de l'abcès dans un des points indiqués plus haut. La débâcle purulente par le bassinet est la solution la plus heureuse de beaucoup, à condition que la cause première de la suppuration ne soit pas un calcul enclavé dans le parenchyme. Cependant, si le volume de ce dernier lui permettait d'être expulsé avec le pus, une guérison complète pourrait s'ensuivre. Le foyer se cicatrise alors graduellement. La périnéphrite secondaire n'est pas non plus une terminaison fâcheuse, à condition qu'on donne issue au pus sans retard par une large incision. Il n'en est plus de même de l'ouverture du foyer dans l'intestin, dans la plèvre et dans les bronches. Outre les dangers spéciaux inhérents aux

---

1. Voillemier et Le Dentu, *loc. cit.* Des paraplégies urinaires, t. II, p. 762. — Voy. aussi Lecorché, *Traité des maladies des reins*, p. 447.

vomiques purulentes, aux pleurésies purulentes, au contact de
la muqueuse intestinale avec du pus mêlé d'urine, il résulte
parfois de l'ulcération des organes voisins des fistules permanentes dont j'aurai à m'occuper plus loin.

Quant à l'ouverture des abcès du rein dans le péritoine, elle
comporte un si grand danger que pas un malade à ma connaissance n'y a échappé.

Le *pronostic* des abcès du rein ne dépend donc pas seulement
des conditions pathogéniques qui les occasionnent. Il va de soi
qu'un abcès d'origine traumatique sera ordinairement moins
grave qu'une suppuration primitivement infectieuse. Ce pronostic est encore subordonné aux différents modes de terminaison de ces abcès, déjà indiqués à l'occasion des pyélonéphrites, et l'on vient de voir qu'il faut en plus tenir grand
compte de la direction que prend le pus, lorsqu'il tend à sortir
des limites du rein.

**Diagnostic.** — Je terminerai l'étude des abcès primitifs du
parenchyme rénal par quelques mots relatifs à leur diagnostic.
Tout ce qui a été dit des néphrites succédant aux pyélites leur
est applicable. Le difficile n'est pas tant de localiser dans le rein
les symptômes présentés par le malade que de distinguer une
néphrite primitive d'une pyélite ou d'une pyélonéphrite. Il faut
bien avouer que la plupart du temps ce diagnostic est très délicat, pour ne pas dire impossible.

Cependant, en tenant compte de certaines particularités dont
l'observation clinique a démontré la valeur, on arrivera parfois,
sinon à un diagnostic précis, du moins à une présomption
sérieuse.

Les accidents succèdent-ils à un traumatisme, on aura le
droit de penser qu'ils ont le parenchyme rénal comme point de
départ, si l'on a des raisons de diagnostiquer une lésion superficielle du rein. S'ils se rattachent manifestement à une maladie
infectieuse générale et si le sujet n'est pas atteint d'une de ces

affections d'où naissent les pyélites ascendantes, on songera
légitimement à la néphrite primitive.

Si la pyurie subite ou intermittente est un signe de suppuration du bassinet avec oblitération de l'uretère, aussi bien que
d'abcès du rein, ce signe acquiert une grande valeur, relativement à l'existence d'un foyer dans le parenchyme, lorsque la
pyurie n'a pas été précédée par une affection suppurative de la
vessie.

Enfin la tumeur constituée par un ou plusieurs abcès du rein
n'atteint jamais les dimensions qu'offre souvent la pyonéphrose
vraie, consistant dans la distension du bassinet, de sorte que,
si une collection intraparenchymateuse peut être confondue
avec une pyonéphrose commençante, une pyonéphrose parvenue à un volume considérable ne peut jamais être prise pour
un abcès du rein.

En dehors de ces quelques données, dont une observation
attentive permettra parfois de tirer bon parti, tout n'est qu'incertitude dans le diagnostic différentiel des suppurations primitives du rein et des suppurations du bassinet formant tumeur.
Quant aux abcès du rein coïncidant avec une pyonéphrose, il est
à peu près impossible de les reconnaître. Essayer de formuler
les règles de ce diagnostic serait tomber dans la théorie pure.

**Traitement.** — Cette partie du sujet peut être traitée très
brièvement, parce que les indications thérapeutiques sont ici les
mêmes que dans la pyélonéphrite et surtout parce que les abcès
du parenchyme, assez volumineux pour être diagnostiqués et
ouverts dès leur formation, sont d'une extrême rareté. Qu'obser-
ve-t-on, en effet, ordinairement? La néphrite diffuse, difficilement reconnaissable, puisqu'elle ne donne pas lieu à une augmentation de volume notable, ou de petits foyers collectés qui,
même en se fusionnant par places, n'arrivent pas à produire
une déformation très accentuée du rein et une saillie perceptible à travers les nombreuses couches de la paroi abdominale

En tout cas, si le fait est possible, je ne l'ai pas encore observé; on peut donc dire que la néphrite suppurée primitive n'appelle guère l'intervention qu'après que le bassinet a été à son tour secondairement atteint par la suppuration. Ce cas rentre dans le cadre de la pyélonéphrite et de la pyonéphrose déjà longuement étudiées plus haut.

Supposons qu'un chirurgien eût diagnostiqué avec précision une des formes de suppuration primitive dont il a été question. Pourrait-il rationnellement songer à intervenir? Ce ne sera toujours pas dans le cas de foyers métastatiques, ni d'abcès miliaires, ni de néphrite suppurée diffuse. Si l'on ne perd pas de vue les conditions de gravité spéciale qui caractérisent ces formes de néphrite, les accidents généraux qui les accompagnent, le danger ordinaire des opérations chez les sujets qui sont en proie à la septicémie, si surtout l'on se dit que la plupart de ces formes sont l'expression d'une infection préalable de l'organisme et que l'intervention la plus radicale ne peut faire cesser cette infection en supprimant sa manifestation locale, on ne sera guère disposé à se départir d'une sage abstention.

Une seule circonstance légitimerait l'intervention, c'est le cas où un abcès du parenchyme ferait une saillie appréciable à travers la paroi abdominale et où cet abcès se rattacherait à une lésion locale, comme un calcul inclus dans la substance rénale; mais j'ai déjà dit que je doutais de la possibilité de ce fait et que les abcès calculeux du parenchyme devaient toujours coïncider avec une pyonéphrose proprement dite. Ce cas particulier vient donc encore se confondre avec ceux qui ont été exposés et étudiés plus haut. Vouloir tracer des règles du traitement plus précises serait s'écarter des notions exactes fournies jusqu'à ce jour par l'anatomie pathologique, les seules dont il faille tenir compte.

# CHAPITRE IV

PÉRINÉPHRITE

Sous le nom de périnéphrite, Rayer a le premier complètement décrit l'inflammation de l'enveloppe cellulo-graisseuse du rein[1]. Jusqu'alors il n'existait aucun travail d'ensemble sur cette affection, quoique depuis longtemps elle eût été observée et étudiée dans quelques-unes de ses particularités.

C'est à Hippocrate qu'on en fait remonter la première mention. Sans doute, le médecin grec fait allusion aux abcès lombaires, quand il traite des ulcères des lombes et qu'il indique l'incision dans les cas où le rein est suppuré et vient faire saillie à l'extérieur. Mais on ne doit les premières observations nettes qu'à Rufus, puis à Fernel, Riolan, Fabrice de Hilden, qui rapportent des faits de suppuration du rein, avec envahissement de la région lombaire, de fistules urinaires, toujours consécutives à l'affection calculeuse.

Cabrol observe un cas d'abcès périnéphrétique absolument indépendant de la lithiase rénale, et Blaud en cite un autre analogue. Enfin Turner, Gardien, Butler, Cantegril, Ducasse, Bell, Chopart, Civiale fournissent la série des observations isolées que Rayer rassembla pour établir l'histoire demeurée classique de la périnéphrite; Lenepveu, en 1840, étudie une importante complication de l'affection, l'évacuation du pus par les bronches et la formation de fistules réno-pulmonaires[2].

---

1. Rayer. *Loc. cit.*, t. III, p. 224.
2. Lenepveu, *Des fistules réno-pulmonaires.* Th. de doct. Paris, 1840.

Pourtant, malgré les travaux de Rayer, l'attention ne semble pas avoir été suffisamment attirée sur cette question et pendant une vingtaine d'années aucun travail nouveau ne voit le jour. C'est en 1860 seulement que paraissent les thèses de Féron et de Picard ; c'est à ce moment que l'enseignement de Trousseau, de Demarquay, de Gueneau de Mussy remet en pleine lumière un grand nombre d'observations d'abcès périnéphriques, recherche les conditions étiologiques, montre la variété des formes, la difficulté du diagnostic, la fréquence et la gravité des complications, en un mot, complète et rend plus précises les descriptions fondamentales de Rayer. Les travaux de Parmentier[1] et de Hallé[2] sont inspirés par Demarquay et Gueneau de Mussy.

Depuis cette période, il faut signaler la thèse de Naudet[3], le travail de Bowditch[4], un mémoire de Corbon[5], enfin les articles de Lecorché[6], de Lancereaux[7], de Duplay[8], de Marduel[9].

Grâce à ces nombreuses publications et à quelques autres plus modernes qui seront citées chemin faisant, il reste peu de points obscurs dans l'histoire de la périnéphrite. Trousseau a substitué à la dénomination adoptée par Rayer celles de *phlegmon périnéphrétique* et *d'abcès périnéphrique*. Ces dernières, quoique plus correctes, ayant le petit inconvénient d'être un peu moins simples que la première, c'est à celle-ci que je me suis rallié, mais sans le moindre parti pris et avec l'intention de me servir de toutes trois dans le cours de ma description. La désignation employée par Corbon (abcès périrénal, abcès de

---

1. Parmentier, *Sur les abcès périnéphrétiques*, Union méd., t. XV, 1862.
2. Hallé, *Des phlegmons périnéphrétiques*. Thèse de doct., Paris, 1863.
3. Naudet, *Du phlegmon périnéphritique*. Thèse de doct., Paris, 1870.
4. Bowditch, *On perinephritic abcess, its complications and its treatment*, Med. and surg. Reports of the Boston City Hospital, t. I, 1870.
5. Corbon, *Abcès de la fosse lombaire*, Paris, 1875.
6. Lecorché, *Traité des maladies des reins*, p. 775.
7. Lancereaux, *Dict. encycl. des sc. méd.*, article Reins.
8. Duplay, *Pathologie externe*, t. V, p. 771.
9. Marduel, *Nouv. dict. de méd. et de chir. prat.*, t. XXX, p. 655.

la fosse lombaire) est peu usitée et ne mérite pas absolument la préférence sur les autres.

**Étiologie.** — La périnéphrite peut résulter :

1° De lésions traumatiques du rein ou de la région lombaire.

2° De la propagation d'une inflammation du rein ou d'un organe voisin.

3° De la détermination locale d'une affection générale pyogénique.

4° De certaines influences encore assez mal déterminées dans leur action pathogénique et qui provoquent l'inflammation primitive de la capsule cellulo-adipeuse du rein.

On a donc divisé les périnéphrites, tantôt en idiopathiques et symptomatiques, tantôt en traumatiques et spontanées, enfin en primitives et secondaires. Cette dernière division me semble la meilleure, à condition de tenir compte des variétés étiologiques capitales qu'indiquent les autres classifications. Voici donc de quelle façon je grouperai les différentes formes cliniques connues :

1° Périnéphrites primitives.
- *a.* traumatiques.
- *b.* spontanées.

2° Périnéphrites secondaires.
- *a.* de cause générale (périnéphrites infectieuses).
- *b.* de cause locale (périnéphrites par propagation).

Les causes doivent être divisées en prédisposantes et occasionnelles.

A. *Causes prédisposantes : Age.* — La périnéphrite est très rare dans l'enfance. Hallé en cite un cas chez un enfant de dix ans. Gibney a publié en 1876 un travail sur les abcès péri-

1. Gibney, *American journ. of obstetrics and diseases of women and children*, vol. IX, n° 1, April 1876.

néphrétiques chez les enfants; mais ses observations ne semblent pas se rapporter à de véritables périnéphrites, mais bien plutôt à des psoïtis, ou à des abcès symptomatiques du mal vertébral.

D'après les statistiques de Hallé et de Corbon, on peut dire que l'affection s'observe le plus souvent au-dessus de trente ans (elle a son maximum de fréquence de trente à quarante ans), qu'elle est moins fréquente de vingt à trente ans, et qu'enfin elle est rare au-dessous de vingt ans.

Hallé et Lancereaux admettent une égalité presque complète pour les deux *sexes*. Corbon et Duplay croient que la maladie est une fois plus commune chez l'homme que chez la femme. Il est vrai que la plus grande fréquence de la lithiase rénale chez l'homme, d'une part, et d'autre part l'influence de la puerpuéralité, tendent à rétablir à peu près l'équilibre.

Quant à l'influence des *professions* et des *habitudes*, elle est bien mal déterminée. On trouve incriminées par les auteurs les professions qui exposent au froid, aux efforts violents, celles de chauffeur de locomotive, de maçon, d'homme de peine, etc. Il est évident que dans tous ces cas plusieurs facteurs étiologiques sont réunis ou confondus et qu'il faut, dans la recherche de la cause, faire la part de ce qui revient :

1° Aux mauvaises conditions hygiéniques, à la fatigue, à la mauvaise alimentation, au surmenage, en un mot à toutes les circonstances qui peuvent amener un état de misère physiologique, créant ainsi une véritable prédisposition ;

2° Aux lésions traumatiques et à l'action du froid, qui agissent comme causes déterminantes et sur lesquelles je reviendrai plus loin.

Bien vague est l'influence du *tempérament* et de la *constitution*. On ne trouve guère dans les différents auteurs que l'indication de la diathèse goutteuse. Elle ne peut avoir qu'une influence très indirecte par l'intermédiaire de la pyélite calculeuse. On peut plus légitimement incriminer la tuberculose, car il existe, comme on le verra plus loin, de véritables abcès froids périnéphriques, ayant leur point de départ soit dans une néphrite tuberculeuse, soit dans un foyer tuberculeux voisin, vertébral ou autre.

B. *Causes occasionnelles.* — Les causes occasionnelles ordinaires de la périnéphrite primitive sont le *traumatisme* et *l'action du froid.*

Les plaies qui atteignent la région lombaire peuvent être divisées en deux classes, au point de vue de leur importance étiologique :

1° Celles qui n'atteignent que l'atmosphère celluleuse du rein ;

2° Celles qui intéressent le rein lui-même.

De ces dernières il y a peu de chose à dire ici ; elles ont été étudiées dans le chapitre consacré aux lésions traumatiques du rein. Elles provoquent autour de cet organe un épanchement sanguin ordinairement abondant, quelquefois aussi un épanchement d'urine qui s'infiltre rapidement dans le tissu cellulaire lâche de cette région et détermine une violente inflammation ou même la mortification de tout ce tissu cellulaire et de la paroi abdominale postérieure, et cela surtout quand l'étroitesse et la disposition sinueuse du trajet ont empêché le libre écoulement du liquide.

Quant aux plaies du premier groupe, elles ont le plus souvent pour résultat une inflammation suppurative périrénale, si elles n'ont point été rendues aseptiques par des pansements convenables. Il faut tenir grand compte ici de la largeur de la plaie, qui peut être produite soit par un instrument tranchant, soit simplement par un instrument piquant, de la netteté des bords de la section ou au contraire de l'irrégularité, de l'attrition, des décollements ou des épanchements sanguins qui accompagnent les plaies contuses. Enfin, la présence d'un corps étranger, d'un projectile, favorisera parfois le développement de l'inflammation, malgré les précautions antiseptiques les mieux prises.

Bien plus fréquentes sont les contusions de la région lombaire, et c'est à elles qu'on rapporte, au moins dans un quart des cas, la périnéphrite primitive.

Ces contusions provoquent l'inflammation à plus ou moins longue échéance. Parfois, et cela surtout après les traumatismes très violents, les signes de la périnéphrite se manifestent pour ainsi dire dès le début, succédant sans interruption aux accidents de la contusion. Mais le plus souvent ils n'apparaissent qu'à une époque plus reculée, au bout de quelques semaines, souvent de quelques mois, et, dans nombre d'observations, on a vu un intervalle d'un an, de quinze mois et plus, séparer l'accident initial de l'apparition des premiers signes de la périnéphrite. La contusion provoque un épanchement de sang d'abondance variable, suivant la violence du traumatisme, suivant surtout que le rein a été respecté ou au contraire contusionné et déchiré. Rayer regardait comme très fréquente la suppuration de ces épanchements sanguins formés autour du rein déchiré; les observations ultérieures ont montré, comme le fait remarquer Duplay, que cette complication est plutôt rare. Elle le devient de plus en plus.

Quoi qu'il en soit, c'est à la présence de ces épanchements sanguins qu'il faut attribuer le développement de la périnéphrite; souvent peu abondants, ils passent inaperçus après le traumatisme, demeurent indolents et latents et se résorbent après une certaine durée mal déterminée, mais qui semble en tout cas fort variable. Dans quelques observations on voit que c'est un traumatisme ultérieur, contusion légère, effort, qui a déterminé la suppuration de cet épanchement sanguin, dû à un traumatisme plus violent et plus ancien.

La contusion agit encore comme cause occasionnelle, lorsque le rein est déjà malade. Plusieurs cas montrent d'une façon très nette le traumatisme provoquant l'inflammation et la suppuration autour d'un rein contenant un gros calcul ou atteint de pyélonéphrite.

Le professeur Richet[1] a publié une remarquable observation de phlegmon périnéphritique survenu chez une femme qui depuis très longtemps souffrait de douleurs lombaires. Une chute sur la région lombaire raviva ces douleurs, et plus tard M. Richet, incisant la collection qui s'était formée autour du rein, put constater la présence de calculs dans cet organe, et les extraire séance tenante.

A côté de la contusion, il convient de placer les exercices violents, les efforts, les mouvements brusques et souvent répétés. Parfois c'est un effort unique, énergique, qui a été le point de départ des accidents. M. Guyot[2] a rapporté il y a quelques années, à la Société médicale des hôpitaux, la très intéressante observation d'un valet de chambre qui, en glissant sur un parquet, fit un brusque mouvement pour se redresser et ressentit une vive douleur dans la région lombaire. Il résulta de ce traumatisme un phlegmon périnéphrétique à marche chronique qui se termina par induration et par résolution. Plus souvent l'affection est causée par des efforts répétés, comme on le voit chez les carriers, les maçons, les boulangers, etc. Enfin, dans d'autres cas, ce n'est point l'effort qu'on peut incriminer, mais des secousses brusques et réitérées, telles que peuvent en occasionner de longues courses à cheval ou dans des voitures mal suspendues.

Dans tous ces cas on peut rapporter à deux causes l'origine du phlegmon. Il est probable en effet que, sous l'influence d'un violent effort, un petit épanchement sanguin peut se former soit dans un muscle partiellement rompu, soit dans le tissu cel-

1. A. Richet, *Gaz. des hôpit.*, 25 août 1885.
2. J. Guyot, *Soc. méd. des hôp.*, séance du 22 juin 1885.

lulaire périrénal lui-même ; mais les mouvements brusques de la paroi abdominale postérieure, les secousses répétées du rein peuvent aussi provoquer une congestion et une irritation de ce tissu cellulaire suffisantes pour déterminer l'inflammation.

L'action du froid est incriminée par tous les auteurs. Elle a été nettement établie par Trousseau et par Guéneau de Mussy. Aux observations partout citées de Guéneau de Mussy et de Blaud nous devons ajouter les communications récentes à la Société médicale des hôpitaux, dans lesquelles ont été recherchées avec grand soin les conditions étiologiques ; dans des cas observés par M. Hayem[1], par M. Périer[2], par M. Rendu[3], l'influence de cette cause ne paraît pas douteuse.

Telles sont les causes de la périnéphrite dite primitive ; mais cette affection est encore plus souvent secondaire et se développe alors sous l'influence d'une affection générale pyogène ou par suite de la propagation d'une inflammation du rein lui-même ou d'un organe voisin.

Il est inutile d'insister sur l'influence des *infections septiques pyogènes ;* on conçoit l'envahissement facile d'un tissu cellulaire abondant, comme celui de l'atmosphère du rein, par les abcès de la pyohémie. L'infection puerpérale, dont les lésions atteignent d'abord l'appareil utéro-ovarien, trouvera là une détermination naturelle et tous les auteurs insistent sur la fréquence des abcès périnéphrétiques chez les femmes récemment accouchées. Il ne sera question ici que des abcès primitivement développés à la région lombaire, et non de ceux qui succèdent par propagation directe à un abcès de la fosse iliaque.

Trousseau, Lancereaux rappellent l'observation publiée par la *Gazette médico-chirurgicale* d'Édimbourg, observation d'abcès

---

1. Hayem, *Bull. de la Soc. méd. des hôp.*, séance du 13 février 1880.
2. Périer, *ibid.*, même séance.
3. Rendu, *ibid.*, séance du 11 février 1881.

périnéphrétique chez un matelot affecté de la maladie communé-
ment appelée « maladie des docks » à Plymouth. Cette maladie,
caractérisée, d'après Buttler, par la formation du pus en diverses
parties du tissu cellulaire, semble analogue à l'affection désignée
sous le nom d'« abcès soudains et multiples », laquelle n'est vraisemblablement qu'une forme de septico-pyohémie dans laquelle
la porte d'entrée n'a pas été reconnue.

C'est de la même façon, par l'infection, avec le sens précis
qu'ont donné à ce mot les travaux modernes, qu'agissent la
fièvre typhoïde, les fièvres éruptives graves, en un mot toutes
les maladies qui créent dans l'organisme une tendance à la
suppuration, suivant l'expression ancienne.

L'observation suivante est un exemple de périnéphrite spontanée qui avait été précédée par un panaris et qui se compliqua
de pneumonie du même côté :


Obs. XVII. — *Abcès périnéphrétique probablement infectieux.*
*Pneumonie. — Mort.*


K...., homme de peine, âgé de cinquante-neuf ans, entre le 16 avril
1864 salle Sainte-Marthe (ancien Hôtel-Dieu).

Il a été en janvier de cette année dans le service de M. Richet, à la
Pitié, pour un panaris. Au bout d'un mois il va à Vincennes.

Il y a cinq semaines (10 mars environ), comme il était enrhumé,
il s'aperçoit que les secousses de la toux lui répondent douloureusement dans le flanc gauche, entre la douzième côte et la crête iliaque.

Il y a dix jours, une tumeur est apparue dans cette région. La marche était devenue très difficile par suite de la douleur. Pas de fourmil-
ments ou de sensations quelconques dans les membres inférieurs.
Rien dans l'appareil urinaire. Pouls à 100 pulsations. Pas de transpi-
rations abondantes ni de frissons, ni de grande fièvre. Constipation
habituelle. Incision de l'abcès.

26 *avril*. — Pneumonie à la base à gauche, du côté de l'abcès.
Mort. A l'autopsie rien de spécial à noter que les lésions prévues.
Rien de matériel ne rend compte de l'apparition de l'abcès.

Les *affections de voisinage*, et surtout les *altérations du rein*, sont des causes bien plus fréquentes de périnéphrite que toutes celles qui ont été énumérées jusqu'ici.

Parmi toutes les affections du rein il faut mettre en première ligne la pyélonéphrite calculeuse. Celle-ci a été l'objet d'un chapitre spécial. On conçoit facilement que la suppuration périrénale puisse résulter, suivant la division établie par Rayer : 1° de la propagation directe de l'inflammation sans perforation des calices ni du bassinet; 2° de l'ouverture d'un abcès intrarénal dans ce tissu cellulaire ou de l'issue d'un calcul qui a progressivement ulcéré la substance rénale elle-même ou l'infundibulum du bassinet. Dans ce dernier cas, l'issue du pus et de l'urine peut provoquer une inflammation gangréneuse à marche foudroyante. Mais plus souvent le tissu cellulaire voisin du point où se fait l'ulcération est déjà un peu épaissi, induré, l'urine ne passe qu'en petite quantité et l'inflammation réactionnelle a une allure moins violente; au lieu de l'infiltration d'urine franche, il se produit un véritable abcès urineux. Ces ulcérations du rein par des calculs, et les fistules borgnes qui en résultent et qui sont le point de départ de la périnéphrite, siègent le plus souvent à sa partie postérieure. Parfois on les trouve à la partie antérieure du rein, mais ici encore la région correspondante de la capsule cellulo-adipeuse, enflammée et épaissie, forme une barrière suffisante pour arrêter la collection de pus et d'urine et s'opposer le plus souvent, au moins pendant un certain temps, à l'envahissement du péritoine.

Ainsi, dans le cas de pyélonéphrite calculeuse, la périnéphrite peut résulter :

1° De la propagation de l'inflammation du rein au tissu cellulaire périnéphrique ;

2° De l'ouverture dans ce tissu cellulaire d'un abcès du rein ;

3° De l'ulcération de cet organe par un calcul suivi d'issue de pus et d'urine ;

4° De l'ulcération avec issue du calcul lui-même, qui active encore, comme corps étranger, l'inflammation.

On comprend que toute pyélonéphrite non calculeuse peut provoquer une périnéphrite par les deux premiers mécanismes.

C'est aux pyélonéphrites qu'on doit rapporter les observations assez nombreuses de périnéphrites survenues à la suite de lésions diverses des voies urinaires : cystites, rétrécissements, uréthrotomies, etc. La connaissance exacte de la marche des uretéropyélites ascendantes nous donne aujourd'hui une explication naturelle de ces faits autrefois attribués à des influences diverses : action réflexe, congestion sous l'influence de la douleur, etc.

Trousseau a rapporté dans ses cliniques un certain nombre de ces faits intéressants. Pour lui, c'est la douleur qui joue le principal rôle dans la production de cette forme de périnéphrite. Mais tous les exemples qu'il cite, et qui sont aujourd'hui partout reproduits, doivent être rapportés à la pyélonéphrite.

Quant à l'exemple si « caractéristique » de Chopart, il ne peut non plus être accepté comme un fait vraiment démonstratif, bien que Duplay semble le considérer comme tel. Voici cette observation : « J'ai vu un homme à qui on avait amputé le testicule gauche carcinomateux. Le malade n'éprouva aucun accident jusqu'au trente-deuxième jour de l'opération, qu'il eut un frisson considérable et se plaignit, pour la première fois, de chaleur et d'élancements dans les reins. La plaie dont la cicatrice s'achevait, devint pâle et sèche, la fièvre continue ; le lendemain le ventre fut tendu ; le malade eut des nausées, fut très agité la nuit et mourut le surlendemain. J'assistai à l'ouverture de son corps. Il y avait un abcès dans le tissu adipeux du rein gauche, le pus était séreux et fétide, le tissu cellulaire des vaisseaux spermatiques était infiltré de la même matière ; il parut aussi deux petits foyers de suppuration dans le bassin du même côté. Comme on avait compris tout le cordon spermatique dans l'anse de la ligature pour arrêter l'hémorrhagie, au lieu de lier seulement l'artère spermatique, on pensait que cette ligature pouvait avoir donné lieu à cette suppuration, par l'irritation qu'elle avait causée dans le tissu cellulaire du bassin et des lombes de ce côté, et dont le malade avait donné des signes au moment où la ligature fut serrée, en se plaignant d'une douleur aiguë vers le rein gauche, laquelle a subsisté plusieurs heures. Toutes les autres parties du corps étaient saines. » Et Trousseau ajoute : « Il serait assurément bien difficile de trouver dans les annales de la science une observation où le rôle de la douleur fût plus nettement accusé. » Il me semble plus rationnel de reconnaître ici des accidents de septicémie survenus au cours de la cicatrisation d'une plaie, plutôt qu'une irritation sympathique du tissu cellulaire périnéphrique, ayant donné naissance à un abcès à marche suraiguë, trente-deux jours seulement après une douleur qui n'avait duré que quelques heures.

C'est par perforation et en tant que *corps étrangers*, qu'on a vu des kystes hydatiques, des strongles géants être le point de départ d'un abcès périnéphrétique.

M. Cornil a rapporté un cas de périnéphrite due à l'évolution d'un *cancer du rein*.

La *tuberculose rénale* peut, elle aussi, être le point de départ de la collection purulente périnéphrétique. Rayer, Naudet, en avaient déjà rapporté des exemples, et ils avaient très justement noté qu'il s'agissait dans ces cas de dépôt de la matière tuberculeuse elle-même autour du rein, puis dans la gaine du psoas; dans le cas de Naudet, les phénomènes d'inflammation aiguë ne s'étaient déclarés qu'après un temps assez long et consécutivement à la formation de l'abcès. La connaissance exacte de la pathogénie et de la marche des abcès tuberculeux nous montre aujourd'hui d'une façon très nette quel peut être le mode d'envahissement et l'évolution de ces abcès : ce sont de véri-

tables abcès froids, des abcès tuberculeux succédant à la tuberculose rénale par envahissement progressif des tissus voisins,
par une sorte de bourgeonnement de la masse tuberculeuse; le
centre de celle-ci ramolli, liquide, forme une collection qui s'accroît sans cesse aux dépens de la face interne de la poche, tandis
que la paroi elle-même, toujours active et en voie d'évolution,
empiète peu à peu sur les parties voisines. Une observation de
Doyen, communiquée à la Société anatomique, a montré un
abcès froid périnéphrétique consécutif à une tuberculose du
rein et de l'uretère.

Il y a aussi des cas où un abcès périnéphrétique se développe
chez un tuberculeux, sans procéder directement d'une altération tuberculeuse du rein ou de l'uretère. L'observation suivante en fait foi. L'aspect des fausses membranes qui recou-
vraient le péritoine permit de penser que la péritonite était
secondaire par rapport à la périnéphrite.

Obs. XVIII. — *Abcès périnéphrétique chez un tuberculeux.*
*Érysipèle. — Mort.*

Malade, âgé de vingt et un ans, entré le 28 mars 1864 salle Saint-
Marthe, n° 19 (ancien Hôtel-Dieu). Il porte dans la région lombaire
gauche une vaste collection, dont il fait remonter le début à quatre
semaines. Douleurs, empâtement général, œdème rouge, fluctuation à
la pression et à la percussion.

Péritonite chronique évidente (ventre rénitent, élargi, mais indolore), dont le malade ne semble pas s'être aperçu. Diarrhée il y a
15 jours, constipation depuis 8 jours.

Toux sèche, fièvre le soir depuis janvier. Craquements et diminution
du mouvement respiratoire à droite.

29 mars. — M. Laugier ouvre l'abcès par une incision transversale
de 5 centimètres. Écoulement d'une grande quantité de pus phlegmoneux mêlé de sang.

2 avril. — Un érysipèle se déclare en même temps autour de la
plaie et *à la face.* Douleurs vives dans le ventre. Mort le 7 avril.

*Autopsie.* — Vaste abcès occupant toute la fosse lombaire, ayant envahi la gaine des muscles spinaux après perforation des aponévroses du transverse et du petit oblique.

Le rein, plongé dans le foyer, est intact, sauf un peu d'épaississement de sa capsule propre. Fausses membranes d'aspect récent sur le péritoine. Poumon gauche intact; un petit tubercule gros comme un grain de chènevis occupe le sommet du poumon droit.

Pour terminer cette liste des maladies du rein pouvant provoquer la périnéphrite, il reste à signaler une altération extrêmement rare dont on ne connaît que très peu d'exemples : la *gangrène* totale de cet organe. Friedlander a présenté à la Société de pathologie interne de Berlin, en 1882, un cas de gangrène totale du rein gauche qui s'était produite après une occlusion du tronc principal des artères rénales. Cette gangrène, véritable gangrène sénile, s'était produite après d'autres oblitérations artérielles périphériques; elle avait déterminé la formation d'une périnéphrite purulente. Friedlander citait en même temps un autre cas dans lequel une glomérulo-néphrite aiguë avait provoqué la mortification totale de l'enveloppe des reins[1].

Dans toute la série de cas qui viennent d'être d'énumérés, c'est le rein qui est le point de départ de l'affection; mais bon nombre est en dehors de cette catégorie.

Les connexions étroites du tissu cellulaire périrénal et de celui qui tapisse la fosse iliaque, les rapports de ce tissu cellulaire avec le muscle psoas et le muscle iliaque, expliquent assez la facile propagation des abcès de la fosse iliaque à la région lombaire, des muscles psoas ou iliaque au tissu périnéphrétique.

Un abcès froid parti d'une région voisine, de la colonne vertébrale d'ordinaire, peut envahir la fosse lombaire et former une collection périnéphrétique ou d'autres fois provoquer par

1. Voy. au chapitre des *Abcès du parenchyme rénal.*

son voisinage l'inflammation et la suppuration de l'atmosphère celluleuse du rein.

On a cité la pleurésie comme cause extrêmement rare de périnéphrite[1]. Mais de tous les organes voisins, ceux dont les lésions retentissent le plus souvent sur l'enveloppe graisseuse du rein, sont la vésicule biliaire et le gros intestin, côlon ascendant et côlon descendant.

L'inflammation de la vésicule biliaire, déterminée par la présence de calculs, provoque la formation d'adhérences plus ou moins étendues avec les parties environnantes. L'ulcération de la paroi au niveau de ces adhérences permet au calcul de s'échapper de son réservoir; il tombe alors, suivant le mécanisme bien indiqué par Trousseau et par Lancereaux, au milieu du tissu fibreux de nouvelle formation, qui le supportera patiemment jusqu'à ce que ce contact anormal éveille des phénomènes inflammatoires dans les couches cellulo-graisseuses périnéphriques.

Les perforations du côlon ascendant et du côlon descendant, celles de l'appendice cæcal (Lecygne)[2], quelle que soit leur nature, leur origine, peuvent être le point de départ de la périnéphrite. Il en existe plusieurs exemples. Dans toutes les observations de ce genre, ce n'est pas seulement d'une périnéphrite qu'il s'agissait, mais de phlegmons très étendus qui occupaient en même temps la fosse iliaque et la région lombaire.

On voit que des causes nombreuses, très variées, peuvent provoquer l'inflammation périnéphrétique. Et cependant, dans nombre de cas, l'étiologie reste encore obscure. Je veux insister, en terminant ce qui concerne l'étiologie, sur ces périnéphrites *de cause absolument inconnue* et qui ne se rattachent pas à une maladie infectieuse préalable. L'infection semble

---

1. *Soc. méd. de Bordeaux*, 1818 (cité par Lancereaux).
2. Lecygne, *De la périnéphrite*, Thèse de doct., Paris, 1876.

primitive et primitivement localisée dans la fosse lombaire.
Alors, dans certains cas, on peut trouver comme cause occasionnelle une de celles que j'ai mentionnées plus haut (léger traumatisme, refroidissement du corps en sueur, surmenage, etc.); parfois il est impossible d'incriminer aucune de ces causes et la pathogénie de l'infection reste indécise. Plusieurs observations rapportées plus loin en détail en fournissent la preuve.

Je citerai seulement ici deux malades d'une trentaine d'années, traités et rapidement guéris à l'hôpital Saint-Louis, l'un en 1886, l'autre en 1887. Rien du côté des voies urinaires, rien dans les organes voisins, rien dans les poumons, ne donnait la clef de l'affection suppurative développée chez eux en quelques semaines.

**Anatomie pathologique**. — Corbon a proposé de désigner sous le nom d'abcès de la fosse lombaire les abcès périnéphrétiques. Duplay a accepté cette dénomination, qui a l'avantage de déterminer d'une façon exacte le siège habituel et initial de la périnéphrite primitive. Cette fosse lombaire est la partie concave de la région lombaire, « limitée en haut par les fausses côtes, le ligament cintré du diaphragme et les intersections de ce muscle avec le transverse, en bas par la crête iliaque, en dedans par le muscle psoas, en dehors par une ligne fictive parallèle au rachis et passant à peu près par le milieu de la crête iliaque ».

La paroi postérieure de cette région est constituée en dehors par l'aponévrose du transverse, en dedans par le muscle carré des lombes, recouvert du très mince feuillet antérieur de division de cette aponévrose. Toute cette paroi est comme excavée, profondément de dedans en dehors, légèrement de haut en bas. On a pu établir une comparaison entre sa disposition et celle de la fosse iliaque.

L'aponévrose du transverse, complètement formée, en dehors

du carré des lombes, par la réunion de ses trois feuillets d'origine, est percée de nombreux orifices, très petits pour la plupart, abondants surtout au niveau du point qui correspond au triangle de J.-L. Petit, et qui livrent passage à des vaisseaux qui vont en arrière se distribuer aux muscles et à la peau. La mince couche de tissu cellulaire qui entoure ces vaisseaux établit donc une communication entre le tissu cellulaire périnéphrique et celui des couches sous-cutanées. C'est à cette disposition qu'il faut attribuer la tendance qu'ont généralement les collections purulentes périnéphrétiques à se porter en arrière et à venir faire saillie sous la peau, le plus souvent dans le triangle de J. L. Petit.

Quant à l'enveloppe cellulo-adipeuse du rein, sa disposition est aussi importante à connaître pour expliquer la marche habituelle de la collection purulente. Elle comprend, comme l'a bien décrit M. Sappey, un élément cellulo-fibreux et un élément adipeux.

« L'élément cellulo-fibreux est une dépendance de la lame fibreuse qui revêt sur quelques points le péritoine et qui porte le nom de fascia propria. Parvenue au niveau du rein, cette lame se dédouble : l'un de ses feuillets passe transversalement au-devant de l'organe, comme le péritoine qu'il accompagne et auquel il adhère par un tissu cellulaire fin dépourvu de graisse ; l'autre s'engage sous la face profonde du viscère, puis sous les vaisseaux qui s'y rendent ou qui en partent, et se confond bientôt avec le précédent. Supérieurement, ces deux feuillets s'unissent au-dessus du rein, qu'ils séparent de la capsule surrénale ; inférieurement, ils se prolongent jusqu'au détroit supérieur en s'amincissant de plus en plus. Par celle de leurs faces qui répond à la glande, ils lui adhèrent à l'aide de prolongements filamenteux ; par la face opposée ils adhèrent à toutes les parties ambiantes par un tissu cellulaire plus ou moins lâche[1]. »

1. Sappey, *Anatomie descriptive*, t. IV, p. 517.

L'élément adipeux, qui n'existe pas chez le fœtus et dans les premières années, commence à se montrer vers l'âge de dix ans. Il se développe davantage chez l'adulte, infiltre les mailles du tissu cellulaire et présente des variations individuelles très notables.

Il faut ajouter à cette description de M. Sappey que le tissu cellulaire, arrivé au niveau du détroit supérieur, semble se diviser en deux nappes dont l'une descend dans l'excavation pelvienne, et dont l'autre se prolonge dans la fosse iliaque sur le fascia iliaca jusqu'à l'arcade crurale. On peut très facilement se rendre compte de cette disposition en injectant par un trocart de l'eau chargée de matière colorante dans la capsule celluleuse du rein ; on voit, en poussant l'injection, le liquide coloré se répandre d'abord très rapidement autour du rein et descendre jusqu'au détroit supérieur ; là l'infiltration se bifurque en deux traînées secondaires, l'une vers la cavité pelvienne, l'autre vers la fosse iliaque. Toutes deux se produisent avec une égale facilité.

La suppuration pourra donc suivre en bas ces deux directions. C'est peut-être par la difficulté du diagnostic qu'il faut expliquer la rareté des observations dans lesquelles on a noté un prolongement de l'abcès vers la cavité pelvienne.

La connaissance exacte de cette disposition de la capsule cellulo-adipeuse du rein et de ses rapports multiples avec les organes voisins explique facilement la variété des lésions rencontrées à l'autopsie ou au cours de l'incision évacuatrice qui permet, dans bon nombre de cas, de préciser le point de départ et la cause première des accidents.

Je n'insisterai pas ici sur les lésions produites par l'inflammation du tissu cellulaire périrénal : imbibition de ce tissu par une sérosité fibrineuse, prolifération cellulaire, infiltration de globules blancs, puis suppuration. Ce sont là les phénomènes habituels de l'évolution des phlegmons et des abcès, qui ne présentent ici rien de particulier que leur intensité et la facilité avec laquelle ils se développent, grâce à l'abondance et à la laxité de l'atmosphère cellulo-adipeuse.

J'ai observé le cas suivant, dans lequel le sujet avait succombé à un traumatisme complexe. On trouva à l'autopsie, autour du rein gauche qui avait été légèrement contusionné, les lésions d'une périnéphrite commençante.

Obs. XIX. — *Compression violente du thorax et de l'abdomen. — Pleuro-pneumonie traumatique. — Rupture de la rate. — Mort.*

L..., âgé de dix-sept ans, scieur de pierre, a été serré entre deux blocs. Désordres cérébraux, ecchymoses conjonctivales. Fracture de l'avant-bras droit.

Entré à l'hôpital Saint-Louis, salle Saint-Augustin, n° 9, le 29 juillet 1880, il succombe le 11 août à une pleurésie séro-purulente. A l'autopsie, outre les lésions thoraciques qui n'offraient rien de spécial, et une rupture superficielle de la rate révélée par une cicatrice longitudinale récente de 4 à 5 centimètres de long sur 1 centimètre de large, on trouva la capsule cellulo-graisseuse du rein gauche d'un rouge noirâtre et infiltrée de pigment sanguin, particulièrement dans sa partie supérieure, au voisinage de la rate. Le reste de cette atmosphère graisseuse offre une teinte gris jaunâtre résultant d'un commencement d'inflammation, mais on n'y trouve pas de pus.

Le rein gauche se laisse très difficilement décortiquer; cependant le parenchyme est sain et l'on n'y découvre nulle trace de rupture. La vessie ne contient pas de caillots.

Ici, comme ailleurs, le processus peut aboutir à l'induration et plus tard à la résolution, ou bien à la suppuration en foyers isolés ou en une collection unique; de l'épaississement, de l'induration du tissu cellulaire autour de l'abcès résulte parfois la formation d'une paroi résistante qui s'oppose à l'agrandissement du foyer et l'isole des autres points enflammés. Il est plus fré-

quent de voir des abcès isolés au début se réunir successivement en une seule collection.

Enfin, dans quelques cas, le pus peut être à l'état d'infiltration. Dans certaines formes de périnéphrite on a trouvé tout le
tissu cellulaire des fosses lombaire et iliaque envahi par une
suppuration diffuse avec épaississement considérable des tissus.
Il s'agit là de formes très rares, qui peuvent être considérées
comme de véritables phlegmons diffus de la région lombo-
iliaque. La marche en est habituellement très rapide; l'incision
pratiquée de bonne heure, pour parer à des accidents très graves
de septicémie, ne donne pas issue à du pus collecté. On constate
seulement que toute la surface de section, qui va jusqu'au rein,
est constituée par une couche dure et épaisse de tissus largement infiltrés. Si le malade résiste aux accidents septiques du
début, on assiste ultérieurement à la mortification de toute
cette masse, qui est éliminée sous forme de lambeaux sphacélés
nageant dans un pus mal lié et infect.

Dans les formes habituelles de la périnéphrite, il se constitue,
comme nous l'avons vu, un foyer plus ou moins étendu, ou parfois plusieurs petites collections distinctes qui ont en général
tendance à se réunir. C'est sur les caractères et l'évolution de
ce foyer qu'il nous faut insister plus longuement.

Il se développe le plus souvent en arrière du rein, dans la
portion de l'atmosphère cellulo-graisseuse qui matelasse la fosse
lombaire. Il peut y rester limité, mais le plus souvent il gagne
peu à peu toute l'enveloppe celluleuse du rein et forme autour
de l'organe une poche ordinairement assez étendue, qui est
limitée, en arrière par la paroi lombaire, en avant par le péritoine doublé d'une couche celluleuse épaissie qui le protège, en
haut par le diaphragme; en bas les limites du foyer sont beaucoup plus variables, et d'ordinaire, quand la collection a acquis
un certain volume, elle empiète plus ou moins sur la fosse
iliaque, dans laquelle elle peut facilement s'étaler.

Il est très rare que l'inflammation reste localisée à une région déterminée, à une portion restreinte de l'enveloppe celluleuse du rein. Cruveilhier a rapporté dans son *Anatomie pathologique* l'observation partout citée d'un abcès périnéphrétique limité à la portion de la couche adipeuse qui sépare le rein de la face inférieure du foie. Celle de Shepherd doit en être rapprochée[1]. Dauchez a communiqué un fait analogue à la Société anatomique[2]. On trouve encore quelques cas dans lesquels le foyer, sans être aussi nettement circonscrit, n'avait pas envahi toute la périphérie du rein.

Roberts[3] a publié un travail dans lequel il subdivise la couche d'enveloppe du rein en six régions secondaires : trois antérieures et trois postérieures, classées dans chaque groupe en supérieure, moyenne et inférieure ; et il assigne des signes spéciaux à l'inflammation localisée dans chacune de ces zones. Cette analyse détaillée des symptômes qui correspondent à ces différentes localisations de l'inflammation présente un certain intérêt ; mais il ne faut pas oublier que le plus souvent les foyers multiples primitivement ne restent pas limités et que, comme l'auteur en convient lui-même, l'on voit apparaître successivement les signes révélant l'envahissement progressif d'une grande partie du tissu périrénal.

On peut penser cependant que le nombre d'observations de périnéphrite localisée augmentera dans de notables proportions, aujourd'hui que l'emploi de la méthode antiseptique et l'exactitude plus rigoureuse du diagnostic autorisent et indiquent formellement une intervention précoce.

Quoi qu'il en soit de cette limitation plus ou moins étroite,

1. Shepherd, *Un cas d'abcès sous-diaphragmatique*, Med. News, 17 déc. 1887.
2. Dauchez, *Abcès périnéphrétique ouvert dans la plèvre droite*, Bull. de la Soc. anat., 1881, 14 janv.
3. J. Roberts, *The clinical history and localisation of perinephric abcess*, American Journal of med. sc., 1885, p. 590.

plus ou moins passagère des lésions du début, on voit la collection, une fois constituée, envahir rapidement le tissu cellulaire voisin. Elle siège le plus souvent à la partie postérieure du rein et peut y rester cantonnée; mais elle peut finalement envelopper le rein tout entier, qui baigne alors dans une poche purulente.

Les rapports de ce foyer avec les organes voisins expliquent facilement sa marche habituelle.

En arrière, la disposition des vaisseaux qui criblent de trous l'aponévrose du transverse, surtout au niveau du triangle de J.-L. Petit, a été mentionnée. Le pus collecté dans la fosse lombaire trouve là un trajet tout préparé; il s'infiltre dans les orifices aponévrotiques et vient faire saillie soit sous les couches musculaires superficielles, soit le plus souvent au niveau du point le plus faible de la paroi, dans le triangle lui-même. La marche de la suppuration dans cette région explique aussi la formation de ces abcès en bissac ou en bouton de chemise dont les plus remarquables exemples ont été rapportés par Naudet, par Hergott, par Cusco. Dans ces cas, deux foyers, l'un sous-cutané, l'autre profond, périrénal, sont séparés par un orifice étroit, formé aux dépens du plan aponévrotique.

Au lieu de passer par le triangle de J. L. Petit, la collection purulente peut, comme on l'a vu quelquefois, détruire et traverser le muscle carré des lombes.

Dans les couches superficielles de la région lombaire, des décollements se font parfois, siégeant dans le tissu cellulaire sous-cutané ou bien sous la partie inférieure du muscle grand dorsal; ces décollements peuvent être assez étendus, mais ne se rencontrent guère que chez les sujets qui n'ont pas été examinés au cours de leur affection, et chez lesquels la suppuration a pu prendre un développement insolite par suite du défaut de soins. L'apparition du pus dans les couches sous-cutanées se révèle en effet, comme nous le verrons plus tard, par des signes assez nets pour nécessiter une intervention immédiate, avant que la diffusion se soit faite trop loin entre les plans superficiels.

En bas, le pus trouve une propagation facile dans le tissu cellulaire de la fosse iliaque ; tantôt l'inflammation ne porte que sur le tissu cellulaire superficiel de la fosse iliaque, et la collection vient se faire jour alors au-dessus de l'arcade de Fallope ; tantôt elle se propage au-dessous de l'aponévrose iliaque, envahit le muscle psoas iliaque, et, passant sous l'arcade crurale, fait saillie à la racine de la cuisse, ou même peut envahir l'articulation de la hanche. En résumé, à la périnéphrite on peut voir succéder, par propagation directe de l'inflammation, les deux formes classiques du phlegmon iliaque, le superficiel ou le profond.

Voici un exemple de cette propagation du phlegmon à la fosse iliaque :

OBS. XX. — *Périnéphrite traumatique.* — *Guérison.*

B..., Joseph, âgé de vingt-six ans, entre à l'hôpital Saint-Louis le 50 août 1881, quelques jours après une chute d'un cinquième étage. Signes douteux de fracture du crâne. Fractures de côtes multiples. Fracture du péroné.

Le malade se rappelle avoir rendu des urines noirâtres.

Douleur dans la région lombaire droite, s'étendant peu à peu à la fosse iliaque, dans laquelle on voit se développer un phlegmon.

Ouverture de cet abcès iliaque le 26 septembre. Écoulement d'un litre de pus ; un tube à drainage mis dans l'incision s'enfonce jusqu'à la région lombaire.

La cavité de l'abcès diminue régulièrement et le malade sort guéri le 25 novembre ; l'incision dans la fosse iliaque est complètement cicatrisée.

Parfois la collection, arrivée au détroit supérieur, fuse vers la cavité pelvienne et peut s'ouvrir alors en différents points. On trouve partout citées certaines observations très remarquables de ces diffusions du phlegmon périnéphrétique ; c'est d'abord une observation de Chassaignac, dans laquelle le pus, sortant du bassin par le trou sous-pubien, envahit rapidement le périnée et le scrotum ; un cas de Féron, qui vit l'abcès faire saillie dans le cul-de-sac postérieur du vagin ; un autre de Parmentier, dans lequel l'ouverture se fit dans l'urèthre à travers la prostate. Je n'insisterai pas ici sur ces différents modes de terminaison rares, qui n'appartiennent plus, à proprement parler, à la périnéphrite. L'abcès à ce moment est devenu pelvien et se comporte comme toutes les collections purulentes de cette cavité, qui peuvent s'ouvrir dans les différents organes qu'on y trouve : rectum, vagin, prostate, etc.

En haut, c'est sous la face inférieure du diaphragme que se trouve situé l'abcès périnéphrétique. Aussi, après avoir perforé ce muscle, il se propage assez souvent jusqu'à la plèvre et au poumon. Ici deux cas peuvent se présenter : ou bien le poumon est adhérent à la face supérieure du diaphragme par suite d'une inflammation de voisinage, et la perforation du diaphragme a pour conséquence directe l'évacuation du pus par les bronches ; ou bien, ce qui est plus rare, la collection sous-diaphragmatique détruit rapidement le muscle sans provoquer au-dessus de lui une inflammation adhésive, et alors le pus fait irruption dans la cavité pleurale. Une pleurésie purulente suraiguë est le résultat de cette complication.

En avant, le foyer est limité, comme on l'a déjà vu, soit par le rein lui-même, soit par le péritoine, suivant le degré d'abondance et le siège primitif de la collection ; lorsque celle-ci s'est développée d'emblée en avant du rein, ou bien, comme cela arrive d'ordinaire, a fait le tour du rein pour gagner sa face antérieure, le péritoine qui contribue à former la paroi peut être plus ou moins affecté. Dans quelques cas il est simplement soulevé et ne présente aucune trace d'inflammation. Le plus souvent il se vascularise, s'épaissit, se couvre de néo-membranes qui contractent des adhérences avec les organes voisins. Parfois elles sont très étendues, très épaisses et forment une masse compacte qui englobe les viscères placés au-devant du rein et adhère quelquefois à la face profonde de la paroi abdominale, sur les côtés et en avant. Naudet a bien décrit cette disposition.

Quant à la perforation du péritoine et à l'irruption du foyer dans la cavité abdominale, elle est d'une extrême rareté. Tandis qu'on cite un certain nombre de cas d'ouverture de pyélites suppurées dans le péritoine, il existe à peine deux ou trois observations d'ouverture d'abcès périnéphrétiques. L'observation la plus célèbre est celle de Gardien[1], dans laquelle une perte de substance très étendue du péritoine avait livré passage au pus contenu dans une énorme cavité allant du bord postérieur du foie au détroit supérieur du bassin et dans laquelle flottait le rein, complètement détaché de ses adhérences périphériques par la suppuration.

Le côlon ascendant à droite, le côlon descendant à gauche, se trouvent en rapport assez intime avec le foyer. La présence d'un mésocôlon parfois assez développé n'empêche pas la propagation de l'inflammation aux parois de l'intestin, qui souvent est maintenu par des adhérences inflammatoires. Les tuniques peuvent être altérées au point de se perforer ; la collection s'ouvre alors dans le côlon ou dans le cæcum.

On conçoit facilement les désordres qui peuvent atteindre les organes voisins du rein : foie, rate, muscles, etc.

Il est remarquable, comme le fait observer Lancereaux, que dans la plupart des observations de périnéphrite, l'état des capsules surrénales soit passé sous silence. Dans un seul cas, cet auteur a trouvé la mention de leur ramollissement et de leur transformation en bouillie.

Quand l'abcès remonte jusqu'au foie, il détruit ordinairement tout le tissu cellulaire qui tapisse le bord postérieur de

1. Gardien, *Journal clinique des hôpitaux de Lyon*, t. II, p. 455 ; 1850.

cet organe plus ou moins altéré à sa surface. Mais, d'après Lancereaux, quand le foie renferme un abcès communiquant avec un foyer périnéphrétique, il y a tout lieu de supposer que l'inflammation hépatique a été le point de départ de l'abcès circumrénal. Enfin, on peut trouver parfois dans la région hépatique des lésions dues à un kyste hydatique ou à une cholécystite calculeuse, qui ont provoqué secondairement le phlegmon périnéphrétique.

La rate, qui est en contact immédiat avec les abcès siégeant à gauche, est le plus souvent altérée, ramollie, parfois complètement réduite en bouillie.

Lancereaux rapporte une intéressante observation où l'on voit que le pancréas, compris en grande partie dans la collection purulente, était ratatiné et noirâtre.

Quant à l'estomac, il n'est pas atteint en général ; dans un cas seulement la paroi était épaissie au niveau du grand cul-de-sac, dont la muqueuse présentait une injection légère (Lancereaux).

Les parois du foyer sont en général irrégulières, anfractueuses, d'une teinte grisâtre ou noirâtre, quand l'abcès a été ouvert depuis quelque temps. Souvent elles sont couvertes de détritus et présentent un aspect tomenteux, lorsqu'on les examine sous l'eau. Les divers prolongements de l'abcès ont été assez complètement décrits plus haut pour qu'il soit inutile d'insister ici sur la formation de ces culs-de-sac, de ces décollements, de ces diverticules qui naissent de la poche principale. De même je ne ferai que signaler les altérations des muscles compris dans la paroi (carré des lombes, psoas, diaphragme quelquefois), des aponévroses, les dénudations des gros troncs nerveux, etc., lésions banales de tous les abcès profonds.

Plus importants sont les caractères du pus. Celui-ci est souvent jaunâtre, épais, bien lié, pus franchement phlegmoneux, et cela dans les périnéphrites dites primitives ou spontanées. Dans les cas où l'affection a succédé à un traumatisme, contusion, effort violent etc., on peut retrouver des grumeaux de fibrine provenant du sang épanché, en même temps que le pus présente le plus souvent une teinte lie de vin, rougeâtre ou brunâtre.

C'est dans les périnéphrites secondaires que le contenu de l'abcès révèle souvent l'origine des accidents. On peut y rencontrer en effet des calculs urinaires, des vésicules hydatiques venues du rein ou du foie, des calculs biliaires, des corps étrangers sortis de l'intestin, des helmintes, des ascarides ou des strongles (Duplay).

De toutes ces causes les plus fréquentes, je l'ai déjà dit en étudiant l'étiologie de l'affection, sont les calculs ou les lésions diverses du rein.

Dans les cas de perforation du rein, d'ulcération du bassinet par un calcul, celui-ci peut rester dans la poche rénale ou bien tomber au milieu du tissu cellulo-graisseux circumrénal ; de plus, l'épanchement d'urine consécutif à la perforation peut être brusque et abondant, ou au contraire il se fait lentement, goutte à goutte, dans un tissu cellulaire épaissi qui limite ou empêche l'infiltration.

Les lésions seront donc variables dans ces deux cas, et en effet les autopsies, qui ont parfois révélé les désordres étendus et profonds succédant à l'infiltration d'urine, ne montrent le plus souvent qu'une poche à parois irrégulières et épaissies, dans laquelle on trouve quelquefois des calculs, et dont le pus séreux, mal lié, d'odeur urineuse, révèle à l'examen chimique les principes constituants de l'urine (urée, acide urique, etc.). D'après Féron, jamais le pus de la périnéphrite, pas plus que celui de la pyélonéphrite, n'offrirait l'odeur urineuse. Cette assertion, exacte pour un certain nombre de cas, me semble entachée d'exagération.

Quant à la présence des matières fécales dans le pus des périnéphrites avec perforation du côlon, elle a été tour à tour admise ou rejetée par les auteurs. Il est certain que souvent le pus présente une odeur fécaloïde, même en l'absence de toute communication avec la cavité de l'intestin. Les rapports qui existent entre la poche et le côlon expliquent suffisamment cette particularité, commune à toutes les collections développées au voisinage du tube digestif.

Mais on n'a jamais rencontré de matières stercorales, dit Féron, et avec lui Lancereaux, même quand l'intestin était perforé, « ce qui tiendrait à la disposition en entonnoir de l'ouverture, permettant bien l'issue du pus dans l'intestin, mais non le passage en sens inverse des matières fécales (Rosenstein) ». Il ne s'agit bien évidemment là que des cas dans lesquels l'ouverture de l'abcès s'est faite dans le côlon, et non point de ceux où la perforation a eu lieu du côlon vers le tissu cellulaire; c'est alors l'épanchement des matières fécales et des gaz qui provoque une périnéphrite à marche rapide.

Le rein placé soit en avant, soit au milieu de la collection purulente, est le plus souvent altéré; ses lésions peuvent être celles qui ont été le point de départ de la périnéphrite (pyélonéphrite, calculs, pyonéphrose, etc...). L'énumération en a été faite à propos de l'étiologie.

D'autres lésions du rein peuvent être consécutives à la périnéphrite. La capsule de Malpighi présente souvent dans son épaisseur des points sclérosés ou des indurations fibro-cartilagineuses, qui sont le reliquat d'une inflammation chronique presque toujours secondaire (Lancereaux). Cette capsule peut adhérer parfois si solidement à la substance corticale et au tissu cellulaire périphérique qu'on ne peut enlever le rein sans déchirer la capsule à laquelle restent adhérents des fragments de la substance corticale.

Sous cette capsule fibreuse peuvent se développer de petits abcès qui naissent soit de la membrane fibreuse elle-même, comme le croit Rosenstein, soit plutôt du tissu cellulaire qui la double (Lancereaux). La réunion d'un grand nombre de ces petits foyers peut former une collection purulente étendue entre le rein et sa capsule fibreuse, véritable périnéphrite sous-capsulaire très semblable par ses caractères à certaines des néphrites diffuses déjà décrites précédemment.

**Symptômes.** — Le *mode de début* de la périnéphrite est très variable. Tantôt l'affection éclate brusquement avec tout l'appareil symptomatique d'une phlegmasie suraiguë, tantôt elle reste longtemps ignorée, par suite de l'indolence de son évolution, et ne se révèle qu'au bout de quelques mois, par les signes physiques qui témoignent de l'existence d'une collection lombaire. Entre ces derniers cas, qui ne sont pas aussi rares qu'on pourrait le penser, et dont j'ai recueilli pour mon compte plusieurs observations, et les cas du premier groupe, on peut échelonner les différentes formes que revêt au début l'inflammation périnéphrétique.

On peut dire d'une façon générale que la forme du début est souvent en rapport avec la cause de la maladie.

La périnéphrite, qui succède à une plaie profonde de la région lombaire, affecte d'emblée les allures fâcheuses des inflammations septiques aiguës. L'épanchement d'urine dans le tissu cellulaire consécutif aux plaies du bassinet exagérera encore l'acuité des symptômes et donnera lieu à l'inflammation gangréneuse caractéristique de l'infiltration de ce liquide.

Brusque aussi sera, en général, le début de la périnéphrite qui apparaît chez un sujet en pleine santé, à la suite d'un effort violent ou de l'impression du froid. Il n'est pas rare cependant d'observer, après une contusion de la région lombaire ou un effort plus ou moins violent, le développement tardif d'un abcès à marche lente et insidieuse. J'ai déjà mentionné, à propos de l'étiologie, ces cas dans lesquels la périnéphrite n'est survenue que plusieurs mois, qu'un an et même plus encore après le traumatisme qui semblait devoir être incriminé.

Quant aux périnéphrites secondaires, qu'elles soient sous la dépendance d'une affection générale ou consécutives à une lésion d'un organe voisin ou du rein lui-même, on conçoit qu'il doive être impossible de classer leurs formes initiales, dans la confusion des signes qui leur sont propres et de ceux qui appartiennent à la maladie première.

Quoi qu'il en soit du mode de début, le premier symptôme qui révèle l'inflammation du tissu cellulaire périnéphrétique, c'est la *douleur*. C'est aussi le symptôme le plus important ; c'est sur son intensité, sur ses caractères particuliers, qu'on devra parfois établir le diagnostic ; car il peut être pendant longtemps la seule manifestation de l'affection.

Cette douleur, qui apparaît souvent d'une façon brusque, est le plus ordinairement d'abord sourde et profonde ; assez mal limitée dans quelques cas, elle semble siéger dans l'hypochondre ou dans le flanc, dans la fosse iliaque ou même dans la partie inférieure du thorax. Le plus souvent elle se montre nettement dès l'origine à la région lombaire, entre les fausses côtes et la crête iliaque, sur le bord de la masse sacro-lombaire.

Elle présente parfois des rémissions et peut cesser pendant quelques jours ; le plus souvent elle est continue et s'accroît progressivement à mesure que l'affection évolue.

Les mouvements volontaires ou provoqués, les secousses, la pression sur la région lombaire ou sur la paroi abdominale antérieure exaspèrent cette douleur d'une façon plus ou moins pénible, suivant qu'elle est déjà plus ou moins vive. Ce caractère d'exacerbation des phénomènes douloureux par la pression et les mouvements est un des plus importants ; il est constant. Lorsque la souffrance est très vive, que le moindre mouvement la rend insupportable, les malades, cherchant instinctivement à relâcher les muscles de la paroi abdominale et le psoas iliaque, restent immobiles sur le dos, les cuisses légèrement fléchies, ou bien se tournent légèrement du côté malade en fléchissant sur le bassin la cuisse correspondante, comme le font les sujets atteints de psoïtis.

La douleur ne reste pas toujours localisée à son siège initial, à la région lombaire ; il est assez fréquent de la voir irradier dans différentes directions, soit vers les régions voisines, soit vers des points plus éloignés. Ces irradiations douloureuses s'étendent jusqu'à la paroi abdominale antérieure, vers la fosse iliaque, parfois jusqu'à la racine de la cuisse et aux organes génitaux, au scrotum ou à la grande lèvre. Les rapports du tissu cellulaire périrénal avec la branche perforante du douzième nerf dorsal et avec les deux branches abdomino-génitales du plexus lombaire rendent compte de ces irradiations.

La périnéphrite franche à marche aiguë, celle dont j'ai à décrire ici les caractères cliniques, provoque dès le début des *phénomènes généraux*. La fièvre apparaît peu après la douleur lombaire, parfois en même temps qu'elle : fièvre ordinairement vive, souvent accompagnée de son cortège habituel de troubles gastriques, de phénomènes nerveux, etc. Cette fièvre est parfois continue, plus souvent rémittente avec paroxysmes et frissons dans la soirée. Cet accès vespéral peut présenter tous les caractères de l'accès de fièvre palustre, avec ses trois stades de frisson, de chaleur et de sueur. Trousseau a insisté sur ce caractère particulier et a montré la facile confusion qui peut en résulter.

Lorsque la fièvre est vive, elle provoque, je viens de le dire, des troubles gastro-intestinaux, caractérisés par la sécheresse de la langue, qui est blanche et sale, par de l'anorexie, une soif vive, une constipation plus ou moins opiniâtre. Les purgatifs, qu'on est souvent obligé d'administrer à cette période, provoquent parfois une exacerbation de la douleur, par suite de la contraction des muscles abdominaux dans les actes répétés de la défécation (Féron).

Souvent la fièvre semble céder pendant quelques jours, puis reparaît brusquement avec une intensité nouvelle. « Ce retour paroxystique, dit Lancereaux, doit être presque toujours considéré comme l'indice de la formation du pus. Cette sorte de fièvre secondaire, dans laquelle la température s'élève jusqu'à 40 degrés centigrades, affecte de préférence le type intermittent et est essentiellement caractérisée par une série de frissons plus ou moins intenses, suivis d'une abondante diaphorèse. »

Mais en même temps que s'accentuent ainsi les phénomènes généraux, que la fièvre prend cette allure toute spéciale, d'importantes modifications se produisent dans la région malade.

La douleur, d'abord sourde, diffuse et profonde, devient peu à peu plus vive et mieux localisée et, au bout d'une quinzaine ou d'une vingtaine de jours, atteint une acuité toute particulière; elle est lancinante, pongitive, continue, avec des exacerbations spontanées ou provoquées par le moindre mouvement, par le plus léger attouchement. En même temps apparaît à la région lombaire un empâtement profond et assez mal limité, qui peut parfois s'étendre assez rapidement à la fosse iliaque et à la région de la fesse. La région lombaire est déformée par une légère voussure qui remplace le méplat compris entre les fausses côtes et la crête iliaque.

La palpation permet d'apprécier cet empâtement, cette tuméfaction, avant que la déformation soit appréciable à la vue. Lorsqu'en effet on applique la main à plat sur la région lombaire, on sent une résistance, comme une induration profonde plus ou moins étendue et qu'il devient plus facile d'apprécier et de limiter en plaçant l'autre main sur la paroi abdominale et en déprimant lentement et progressivement, comme pour chercher à saisir le rein entre les deux mains. Cette exploration, capitale pour le diagnostic au début, doit être faite avec beaucoup de méthode et de ménagement, car elle provoque toujours une exacerbation de la douleur; elle peut cependant, dans la plupart des cas, être facilement supportée par le malade, à condition qu'elle soit pratiquée avec une grande douceur.

La position à donner au malade pour cette recherche a une

grande importance. On peut le laisser couché sur le dos, les cuisses légèrement fléchies sur le bassin, en lui recommandant de respirer largement et régulièrement, la bouche ouverte. Glissant alors une main sous la région lombaire, on applique l'autre main sur la paroi abdominale, et, appuyant d'abord très légèrement sur cette paroi, on la déprime progressivement en augmentant lentement la pression. On sent alors entre les deux mains une masse profonde, assez résistante, rénitente plutôt que dure, mal limitée, donnant cette sensation d'empâtement qui est caractéristique des inflammations profondes. Quelques auteurs, Duplay notamment, conseillent pour l'exploration « de faire coucher le malade sur le ventre avec le tronc fléchi en avant ». Cette situation est parfois très pénible et impossible à supporter. Enfin une troisième position, plus favorable à l'exploration que la première, moins fatigante pour le malade que la seconde, consiste à le faire coucher sur le côté sain, et à relâcher les muscles de l'abdomen par une légère flexion de la cuisse sur le bassin. Il sera très facile dans cette situation de déprimer les parois abdominales en avant et en arrière et d'explorer complètement et sûrement la fosse lombaire. La première de ces positions peut suffire pour constater l'empâtement et la voussure au début du phlegmon; il est indispensable de recourir à l'une des deux autres pour la recherche de la fluctuation.

La *tumeur* que révèle la palpation siège dans la fosse lombaire, autour du rein; elle est, ainsi qu'il a été dit plus haut, plus ou moins volumineuse, arrondie, rénitente, difficile à limiter. Elle est immobile et ne suit point les mouvements du diaphragme, signe qui permettra, à droite, d'affirmer qu'elle est sûrement indépendante du foie.

Mais bientôt apparaît un signe plus décisif, l'*œdème* de la paroi abdominale postérieure. Cet œdème peut rester exactement limité à la région lombaire; il peut empiéter sur le dos, sur la fesse; il offre les caractères de l'œdème simple, sans changement de coloration de la peau. Celle-ci garde l'empreinte du doigt qui a creusé une dépression dans les téguments infiltrés. Cet œdème est le caractère pathognomonique d'une inflammation suppurative profonde, et dès qu'on le voit apparaître, on peut affirmer que le pus commence à se former. Ce n'est pas à dire pour cela d'une façon absolue que la suppuration aura lieu nécessairement ; Trousseau et Naudet citent des cas dans lesquels la maladie se termina par résolution, quoiqu'elle fût déjà arrivée à cette période avancée de son évolution. Il est vraisemblable que chez ces malades la suppuration avait commencé et que la petite quantité de pus déjà formée et simplement infiltrée a été ultérieurement résorbée.

Au bout de peu de temps les caractères de cet œdème changent. La tuméfaction est moins diffuse, prend une forme acuminée, en même temps que les téguments se colorent d'une légère teinte rosée, quelquefois d'un rouge plus accentué et qui peut devenir érysipélateuse, quand l'abcès approche des couches sous-cutanées.

A ce moment, la palpation permet d'apprécier une élévation notable de température à la région lombaire, et une exploration attentive peut déjà permettre de percevoir la *fluctuation;* celle-ci est d'abord très obscure, très difficile à sentir. Parfois à cette période la recherche minutieuse de la fluctuation est si douloureuse que certains auteurs, Rosenstein entre autres, conseillent d'administrer du chloroforme, pour qu'on puisse s'assurer aussi tôt que possible de la présence du pus. Lancereaux pense au contraire plus sage d'attendre quelques jours que la fluctuation devienne évidente. Il est certain que, dans la plupart des cas, on peut sans inconvénient retarder de quelques jours l'ouverture de la collection ; mais si l'état général est grave et si les phénomènes de septicémie s'accentuent, il est indiqué d'établir un diagnostic immédiat, car la guérison sera d'autant plus rapide et plus assurée que l'intervention aura été plus précoce.

La suppuration se manifeste bientôt d'une façon évidente. Le plus souvent (neuf fois sur dix), en effet, le pus se fraye un passage à travers l'aponévrose du transverse et vient former dans le tissu sous-cutané une collection plus ou moins étendue qui communique avec le foyer profond par un orifice de dimensions variables. Lorsque cet orifice n'est pas large, la pression sur la poche superficielle provoque une sensation et un bruit de froissement tout particuliers dus au passage du liquide, bruissement auquel Dupuytren avait donné le nom de « bruit de chaînons ». Dans d'autres cas, l'abcès ne vient pas s'ouvrir à la région lombaire, et il ne faudrait pas attendre pour intervenir la production de cette poche superficielle ; car si le pus ne se fraye pas un passage en arrière, on a vu qu'il tend à fuser soit vers la fosse iliaque et le petit bassin, soit vers d'autres régions, dans lesquelles il provoque des désordres nouveaux.

L'ouverture spontanée ou artificielle donne lieu à des phénomènes différents, suivant qu'on a affaire à un abcès idiopathique ou à un abcès symptomatique. Dans le premier cas, cette ouverture donne issue à une quantité en général considérable de pus épais, jaunâtre, bien lié, franchement phlegmoneux, exhalant quelquefois une odeur stercorale, sans que ce caractère dénote forcément une communication avec l'intestin. L'évacuation du foyer amène une détente des phénomènes généraux, la chute, puis la disparition brusque ou progressive de la fièvre, et la guérison peut être complète au bout d'un mois et quelquefois de trois semaines. Il est habituel cependant, même en l'absence de toute complication, de voir la suppuration se prolonger pendant six semaines ou deux mois.

L'ouverture des abcès secondaires, au contraire, des abcès symptomatiques d'une lésion de voisinage, ne donne issue qu'à un pus séreux, mal lié, souvent fétide, urineux. La fièvre ne tombe pas après l'évacuation du pus ; elle persiste irrégulière, avec des frissons, des poussées plus ou moins vives. La suppuration continue le plus souvent pendant un temps très long, les fonctions digestives s'altèrent, la diarrhée, l'amaigrissement, la sécheresse et la chaleur de la peau, la petitesse du pouls, qui est filiforme et dépressible, des troubles nerveux graves, caractérisent la fièvre hectique, véritable septicémie chronique qui entraîne fréquemment la mort.

J'ai pris pour types des deux formes que je viens de décrire, d'une part, la périnéphrite idiopathique, d'autre part, la périnéphrite secondaire. Il est évident que ces types ne répondent qu'à un certain nombre de cas et ne doivent point être regardés comme rigoureusement constants. Bien souvent, en effet, après l'évacuation d'un vaste foyer de périnéphrite idiophathique franchement phlegmoneuse, on voit la suppuration se prolonger, la fièvre reparaître, une fistule s'établir, et le malade finit par succomber dans l'état de marasme et d'hecticité qui a été signalé tout à l'heure.

Par contre, une périnéphrite secondaire peut, quoique beaucoup plus rarement, marcher assez rapidement vers la guérison, après l'évacuation du pus et surtout après l'élimination des corps étrangers tombés dans le tissu cellulo-graisseux périnéphrique : calculs rénaux, calculs biliaires, hydatides, strongles, etc.

L'évolution de la périnéphrite n'a, en général, aucune influence bien déterminée sur la *sécrétion urinaire*. L'examen de l'urine doit cependant toujours être pratiqué avec grand soin au cours de l'affection, car les altérations de ce liquide peuvent révéler la cause de la périnéphrite (pyélonéphrite, affection calculeuse, etc.).

Quant à la miction elle-même, elle est rarement troublée, et ce n'est que dans des cas très rares que l'on a noté de la dysurie.

J'ai signalé, au cours de la description des symptômes, les *troubles gastro-intestinaux*. Au début, comme on l'a vu, il peut survenir, sous l'influence de l'état fébrile, de l'anorexie, de la constipation, des vomissements plus ou moins persistants. Parfois les vomissements se montrent plus tardifs et très opiniâtres; cette apparition tardive et cette persistance doivent faire soupçonner la participation du péritoine au processus inflammatoire (Lancereaux).

De même la diarrhée peut présenter deux formes. La première, consécutive à la suppuration prolongée, se rattache à la fièvre hectique; la seconde forme est caractérisée par une évacuation abondante, survenant brusquement en même temps que s'affaisse un peu la tumeur, qui n'était pas encore ouverte à l'extérieur. C'est une vraie débâcle, due à l'évacuation du foyer par le tube digestif. Il en sera question de nouveau à propos des modes de terminaison de la périnéphrite.

Il me reste, pour terminer l'histoire clinique de cette affection, à donner quelques détails sur les inflammations localisées de l'enveloppe cellulo-adipeuse du rein. Roberts, dans un travail déjà mentionné plus haut, a établi une division et une classification schématique de ces localisations. Pour lui, toute inflammation siégeant en avant de la face antérieure du rein retentira douloureusement vers l'abdomen ou les flancs, tandis que si l'inflammation siège à la face postérieure, ce sera surtout la région lombaire qui sera intéressée. On trouvera dans les deux cas de la douleur à la pression et de l'œdème au-dessus de l'abcès. Toutefois le gonflement, la tumeur, la sensation de résistance seront toujours plus prononcés du côté de l'abdomen, en raison du relâchement et de la flaccidité des parois abdominales.

Quant à la localisation exacte des lésions, voici sur quels symptômes on pourrait l'établir :

« *Région antérieure :* Douleur, sensibilité, gonflement, œdème et tumeur du côté de l'abdomen.

« *Région postérieure* : Mêmes symptômes plus prononcés à la région lombaire.

« *Partie supérieure* : Frottements pleuraux, épanchement pleural, dyspnée, expectoration purulente. Le plexus solaire et le plexus surrénal peuvent être intéressés. Du côté droit : œdème des deux jambes, jaunisse, selles graisseuses, vomissements persistants, émaciation rapide, ascite.

« *Partie moyenne* : Albuminurie, douleur ou anesthésie supra-pubienne, scrotale ou vulvaire ; anurie ; pus dans les urines, œdème du scrotum ou varicocèle (principalement du côté gauche).

« *Partie inférieure* : Flexion de la cuisse. Douleur ou anesthésie dans la partie antérieure, interne de la cuisse, dans le scrotum ou la vulve. Pas d'albuminurie ; œdème unilatéral des jambes. Abcès ou fistules purulentes près du ligament de Poupart ; constipation (côté gauche). Compression et inflammation du réservoir de Pecquet (côté droit). »

Ce résumé des signes donnés par Roberts montre suffisamment l'exagération à laquelle l'a amené l'analyse trop minutieuse des rapports anatomiques ; on y trouve du moins un exposé très clair des symptômes variés qui peuvent se succéder au cours de la périnéphrite, à mesure que les différents points de la fosse lombaire sont envahis par la suppuration.

**Marche. Durée. Terminaisons.** — J'ai déjà montré que la périnéphrite spontanée et primitive évolue en général d'une façon rapide et avec des phénomènes aigus, à la manière des phlegmons ; il n'y a pas lieu de revenir ici sur la description de cette forme de l'affection si complètement faite par Trousseau[1] et Guéneau de Mussy[2].

Dans une deuxième série de faits, la marche est moins rapide,

1. Trousseau, *Clinique médicale de l'Hôtel-Dieu*, 4ᵉ édit., t. III, p. 740.
2. Guéneau de Mussy, *Clinique médicale*, t. II, p. 203, 215 ; 1875.

la maladie traîne en longueur, présente parfois des poussées successives; elle semble dans certains cas, dit Lancereaux, se développer en deux temps : « une première phase, dans laquelle la douleur constitue à elle seule presque toute la symptomatologie de l'affection; une seconde phase, caractérisée par l'exacerbation violente des symptômes locaux et généraux propres à l'abcès périnéphrétique. »

Dans la périnéphrite traumatique, il est fréquent d'observer, au début, des vomissements, de la dysurie, de l'hématurie, du ténesme, accidents propres aux plaies ou aux contusions des reins.

J'ai déjà dit aussi combien étaient variables les formes des périnéphrites secondaires. Celles qui surviennent dans le cours ou au déclin d'une affection générale *passent souvent inaperçues*, au moins pendant une bonne partie de leur évolution, leurs signes caractéristiques étant masqués par ceux de la maladie prédominante. Celles qui sont consécutives à des affections locales, et surtout à l'affection calculeuse des reins, se développent d'ordinaire lentement, sourdement, par poussées successives, qui correspondent souvent à des accès de coliques néphrétiques.

On peut, avec Lancereaux, grouper en trois classes les conditions dont dépend la durée de la périnéphrite :

1° Les *causes*. La périnéphrite primitive peut guérir en un mois, six semaines, le plus souvent en deux ou trois mois; les périnéphrites d'origine calculeuse peuvent aboutir à la formation de fistules persistantes et durer ainsi des années.

2° Les *dimensions du foyer*, et non seulement les dimensions, mais les décollements plus ou moins étendus, la voie que suit la suppuration, etc. La suppuration dure en général moins longtemps, quand l'évacuation se fait par les bronches, que si l'abcès s'ouvre à la région lombaire.

3° L'*état général* du malade. Il n'y a pas à insister sur ce fait que la débilité, la mauvaise alimentation, les affections organiques quelconques, empêchent la réparation du foyer et prolongent indéfiniment la suppuration.

Il faut ajouter immédiatement que la durée de l'affection est diminuée d'une façon notable par l'emploi rigoureux de l'antisepsie. Nous verrons, à propos du traitement, que les plus récentes observations montrent des guérisons rapides, même dans des cas graves, et cela sous l'influence évidente de pansements convenables et d'une intervention précoce.

Cependant ces conditions ne suffisent pas toujours, comme le prouve l'observation suivante :

Obs. XXI. — *Abcès périnéphrétique latent. — Pas de tuberculose. — Incision; persistance d'une fistule. — Pneumonie infectieuse. — Mort.*

M. G..., âgé de cinquante-sept ans environ. Santé altérée depuis cinq à six mois. Amaigrissement. Jamais de fièvre très nette, mais a dû en avoir quelquefois. Quelques douleurs lombaires vagues depuis peu. Rien du côté des voies urinaires.

Incision le 20 janvier 1887. Vaste cavité avec quelques cloisonnements irréguliers. Impossible de sentir nettement le rein.

Drainage. Amélioration rapide.

Deux mois après il est évident que le foyer restera fistuleux. Les injections de glycérine iodoformée [et autres préparations excitantes échouent.

Toujours *aucun signe pulmonaire.*

Le 4 avril il se montre autour de l'orifice une rougeur qui fait craindre un érysipèle; mais le lendemain cette rougeur a disparu et je constate une pneumonie au deuxième degré aux progrès de laquelle le malade succombe huit jours plus tard. — Pas d'autopsie.

La périnéphrite peut se terminer par *résolution*, par *gangrène*, par *suppuration*.

La terminaison par résolution a été niée par quelques auteurs. Trousseau et Hallé en ont cependant rapporté des observations partout citées. Il est vrai que l'une des observations de Trousseau peut laisser quelque doute dans l'esprit : « Le fils d'un de nos peintres les plus célèbres », dit-il [1], « jeune homme de vingt ans, ressentit une vive douleur dans la région des lombes, au moment où il faisait de violents efforts pour tirer sur la berge une petite embarcation de rivière. La douleur diminua d'abord, mais après quelques jours, elle devint si aiguë que le jeune homme dut prendre le lit; les médecins et les chirurgiens consultants appelés près du malade furent unanimes pour reconnaître qu'il existait une périnéphrite, qui très probablement se terminerait par suppuration. » Et quelques lignes plus loin Trousseau ajoute ces renseignements, qui lui avaient été fournis par le docteur Bouis : « J'ai appris en effet que la périnéphrite, dans le cas particulier auquel je fais allusion en ce moment, ne s'était point terminée par suppuration ; et pour faire disparaître tous les symptômes, il avait suffi de diminuer l'élément douleur, qui, chez ce malade, était le phénomène morbide prédominant. Le malade jetait des cris aigus, tant la douleur était vive; quelques gouttes de la solution de sulfate neutre d'atropine, injectées dans le tissu cellulaire de la région lombaire, eurent facilement raison de l'élément douleur, et le malade fut guéri comme par enchantement. » Il nous semble bien difficile d'admettre qu'il s'agissait dans ce cas d'une véritable périnéphrite. Trousseau rapporte un autre cas, très démonstratif cette fois : un phlegmon périnéphrétique développé chez une nouvelle accouchée, consécutivement à un phlegmon du ligament large et de la fosse iliaque *du côté opposé*, avait déjà produit un empâtement très manifeste de la région lombaire, et se termina cependant par résolution.

M. J. Guyot a communiqué à la Société médicale des hôpitaux

1. Trousseau, *loc. cit.*, t. III, p. 746.

une fort intéressante observation dont il a déjà été parlé à propos de l'étiologie. Le malade qui fait le sujet de cette observation, présente les signes d'une véritable *périnéphrite chronique* avec induration de la région lombaire et de la région du flanc, douleur vive, mouvements impossibles, accidents fébriles répétés, etc. Six mois après le début de l'affection, l'induration commençait à diminuer ; elle avait disparu en grande partie au septième mois, époque à laquelle le malade quitta l'hôpital.

La terminaison par gangrène est rare ; les auteurs en citent à peine quelques cas dont les plus connus sont ceux de Turner et de Blaud, rapportés par Rayer. J'ai déjà mentionné les cas de gangrène totale du rein et de son enveloppe communiqués par Friedlander à la Société de pathologie de Berlin en 1882.

La suppuration est donc la terminaison habituelle et, pour ainsi dire, régulière de la périnéphrite. L'évacuation du foyer se fait environ neuf fois sur dix à la région lombaire. Les phénomènes qui accompagnent cette ouverture de l'abcès et la marche ultérieure de l'affection, variables suivant la forme qu'elle affecte, ont été assez longuement décrits pour qu'il soit inutile d'y revenir ici.

Parfois l'ouverture spontanée n'a pas lieu, et si une intervention chirurgicale ne donne pas issue au pus, on voit se prolonger la fièvre, qui prend le caractère hectique. Elle est accompagnée de sueurs, de diarrhée, d'amaigrissement, de délire, accidents constituant la phtisie cellulaire de de Haen.

L'oblitération de l'orifice cutané, se produisant avant que la cavité de l'abcès soit complètement revenue sur elle-même, a produit dans certains cas un retour des accidents inflammatoires, une véritable périnéphrite à répétition. La présence d'un calcul resté dans le rein ou dans la poche périnéphrique peut amener les mêmes phénomènes.

1. J. Guyot, *Bull. de la Soc. méd. des hôp.*, 22 juin 1885.

L'observation suivante est un exemple curieux de périnéphrite
à répétition, mais de cause indéterminée :

Obs. XXII. — *Périnéphrite suppurée à répétition (six rechutes) et
de cause obscure, compliquée de hernie lombaire. — Guérison.*

M^me J..., âgée de quarante-deux ans, m'appelle, sur le conseil de
son médecin, pour lui inciser une collection purulente aiguë développée
dans la région lombaire droite, au mois de mai 1881. Il s'agit sans
aucun doute d'un abcès périnéphrétique, mais avec cette particularité
qu'on ne peut lui assigner aucune cause précise. La malade n'est pas
sujette à des douleurs lombaires; elle n'a jamais eu de coliques
néphrétiques, ni rendu de graviers. Sa constitution robuste exclut
toute idée de tuberculose rénale. La vessie est dans son état normal.
Je reste dans le doute; mais il y a une autre particularité intéressante
à constater, c'est que la malade porte dans la même région une hernie
lombaire *à sac et à collet*, contenant de l'intestin. La réduction donne
lieu au bruit classique de gargouillement. Cette hernie occupe le côté
externe de l'abcès. Elle s'est développée à la suite de plusieurs incisions faites dans cette région.

C'est qu'en effet c'est la *sixième fois* que la malade est atteinte de
périnéphrite suppurée.

La première atteinte date de mai 1871, par conséquent de *quinze
ans*. La malade venait d'avoir, en mars 1871, une fièvre typhoïde
grave. La périnéphrite était donc, si le diagnostic était exact, *de
nature infectieuse*. Elle guérit assez rapidement.

Une *deuxième* collection se forma deux ans après, en 1873. Elle
eut la même évolution aiguë et, après l'incision, la cicatrisation eut
lieu très régulièrement.

De 1873 à 1876, *trois autres abcès* se forment et guérissent
successivement, le troisième et le quatrième dans l'espace de six mois.
C'est à la suite du *cinquième* qu'apparaît la *hernie lombaire*.

Je me trouve aujourd'hui en présence de la sixième atteinte. Une
longue incision, faite en dedans de la hernie, donne issue à une grande
quantité de pus bien lié, franchement phlegmoneux, n'ayant nullement
l'odeur urineuse. Le doigt introduit dans le foyer ne rencontre pas le
rein.

Enfin *une septième fois*, en mars 1886, Mme J... présente les mêmes symptômes. Je la vois une première fois le 12, avec le D<sup>r</sup> Billhaut, mais à ce moment la collection est comme surmontée par la hernie lombaire et il n'y a guère de place libre à côté de cette dernière pour une incision.

La partie la plus reculée de la fosse iliaque est occupée par une induration assez étendue, au niveau de laquelle on ne sent pas encore de fluctuation nette. La malade éprouve de très vives douleurs tout le long de la jambe droite; la cuisse est un peu fléchie sur le bassin. La surexcitation nerveuse va parfois jusqu'au délire. *Urine claire.*

Le 18 mars, je trouve de la fluctuation dans la fosse iliaque droite à une faible distance de l'arcade de Fallope. La malade étant anesthésiée, j'incise la paroi abdominale parallèlement à cette dernière, et en la refoulant en haut j'arrive jusqu'au foyer d'où s'échappe une grande quantité de pus. J'introduis un doigt aussi loin que possible dans la portion lombaire de l'abcès et, après avoir contourné le collet de la hernie, je soulève la paroi abdominale postérieure de dedans en dehors, au côté interne du collet, et je pratique une contre-ouverture postérieure. Un gros drain traverse le foyer de part en part.

Guérison complète en un peu plus de six semaines.

*Réflexions.* — L'examen clinique le plus minutieux n'ayant fait découvrir aucune cause locale, il faut se rejeter, pour l'interprétation de ce fait curieux, sur d'autres hypothèses. La tuberculose, la débilité constitutionnelle, le surmenage ne peuvent être mis en cause. On ne peut perdre de vue que la périnéphrite a été *infectieuse* la première fois. N'est-il pas permis de conclure de là que des germes pyogènes, emprisonnés dans la cicatrice, ont manifesté leur présence à diverses reprises, sous l'influence de causes restées inconnues, ou tout à fait spontanément? En ce cas, cette observation contribuerait à élucider l'histoire du *microbisme latent* à peine ébauchée, excepté pour ce qui concerne les ostéomyélites prolongées.

Lorsque la collection, au lieu de venir s'ouvrir à la région lombaire, se dirige vers la fosse iliaque, elle peut, comme l'a déjà montré l'étude de l'anatomie pathologique, rester dans le tissu cellulaire de la fosse iliaque et venir faire saillie au-dessus de l'arcade de Fallope, parfois à la base du triangle de Scarpa, en suivant la gaine des vaisseaux; mais dans quelques cas aussi elle envahit la loge du muscle iliaque et apparaît au niveau du petit trochanter. Elle peut même faire irruption dans l'articulation de la hanche.

L'envahissement du tissu cellulaire de la cavité pelvienne donne lieu en général à des désordres considérables et aboutit à l'évacuation de l'abcès par le rectum, la vessie, l'urèthre, le vagin. Il n'y a pas lieu d'insister sur les symptômes propres à ces différentes propagations de l'abcès, qui sont d'ailleurs identiques aux caractères ordinaires des suppurations dans les régions correspondantes.

La rupture de l'abcès dans le péritoine entraîne la mort rapide par péritonite suraiguë. J'ai déjà signalé l'extrême rareté de cet accident; Gardien et Daga[1] en ont rapporté chacun un exemple. Lemoine[2] a publié la curieuse observation d'un malade qui mourut par suite de la communication du foyer et de la cavité péritonéale, sans avoir jamais présenté au cours de la maladie aucun symptôme qui pût faire soupçonner une pareille complication.

L'ouverture du foyer dans le tube digestif se fait au niveau du côlon ascendant et du côlon descendant. Il n'existe pas de fait démontrant nettement l'ouverture dans l'estomac. L'observation de Rivière, dans laquelle le malade, à la suite de douleurs violentes dans la région du rein gauche, rejeta par vomissement un certain nombre de calculs, doit être rapportée à une pyélonéphrite calculeuse sans périnéphrite, attendu qu'il n'est pas fait mention dans l'observation des signes de cette dernière.

L'irruption de la collection dans l'intestin est signalée par un besoin irrésistible de défécation et l'évacuation presque immédiate de selles abondantes, fétides, mélangées de pus, avec des stries de sang au début et de muco-pus ensuite. En même temps

1. Daga, *Bulletin médical du nord de la France*, 1864.
2. Lemoine, *Union médicale*, t. XVIII, p. 551, 20 juin 1865.

la tumeur lombaire s'affaisse progressivement; au bout d'un temps variable le foyer peut être complètement vidé et ses parois s'accolent solidement. Parfois l'évacuation se fait mal, d'une façon incomplète, la diarrhée muco-purulente se prolonge pendant plusieurs mois et les malades succombent dans le marasme. J'ai déjà dit combien il était exceptionnel que des matières fécales vinssent à passer dans le foyer. Les gaz peuvent s'y infiltrer plus facilement ; ils y produisent parfois un bruit de gargouillement perceptible à la palpation. Trousseau rapporte un cas d'emphysème étendu à toute la région dorsale, et dû très probablement à la présence de gaz intestinaux infiltrés dans le tissu cellulaire.

L'abcès qui s'ouvre dans le poumon, après adhérence de celui-ci au diaphragme, est évacué par une vomique ordinairement très abondante, précédée par un accès de toux subit et violent. On a vu des malades rejeter ainsi jusqu'à deux litres de pus en une seule fois.

Rayer, Cantegril, Hallé, Ducasse ont signalé plusieurs de ces cas d'ouverture du foyer dans les bronches. Il est à remarquer que la terminaison en est presque toujours favorable et la guérison assez rapide. Gondouin[1] a rapporté une très intéressante observation d'abcès périnéphrétique du côté droit, développé sous l'influence du froid et de la fatigue, complètement constitué au bout de six semaines, époque à laquelle ce médecin vit le malade; celui-ci, ayant refusé l'incision, fut pris, au bout de quinze jours, d'une vomique abondante (environ le tiers d'un vase de nuit). L'expectoration purulente continua pendant quelques jours, la tumeur s'affaissa progressivement; le malade pouvait se lever au bout de douze jours et était entièrement guéri, au point de reprendre son travail, vingt jours après la vomique.

Il est bien loin d'en être ainsi quand des adhérences pleu-

1. *Union médicale*, 1874, n° 152, p. 664.

rales n'ont pas assuré l'évacuation directe du pus par les bronches. Alors en effet ce pus tombe dans la plèvre et provoque une pleurésie purulente aiguë, dont la mort est souvent la conséquence. Naudet a rapporté l'observation d'un homme chez lequel l'évacuation d'un abcès périnéphrétique dans la plèvre fut suivie au bout de deux jours d'une ouverture spontanée du foyer à la région lombaire, puis d'une perforation du poumon et d'un pyo-pneumo-thorax, le tout terminé en six semaines par la guérison complète.

Ce cas mérite d'être mentionné à titre de curiosité. Dans ces circonstances, en effet, la pleurésie purulente offre la plus grande gravité; l'observation déjà citée de Dauchez montre que la mort survint malgré la pleurotomie et l'application d'un pansement phéniqué.

**Diagnostic.** — Le diagnostic de la périnéphrite peut offrir, surtout au début, les plus grandes difficultés, alors que la tumeur lombaire n'est pas encore appréciable et qu'il est encore impossible de constater de l'empâtement profond autour du rein. L'erreur peut être commise par rapport à deux groupes différents d'affections, suivant que la douleur prédomine, ou au contraire que les signes généraux, la fièvre surtout, attirent l'attention. Dans le premier cas, on peut croire à un lumbago, à une névralgie iléo-lombaire, à une douleur rénale ou néphralgie. L'amaigrissement, dans les cas latents, fait souvent croire à un début de tuberculose.

La douleur profonde de la périnéphrite, qui est unilatérale, les caractères de la fièvre, qui est continue avec exacerbations, suffiront le plus souvent à distinguer l'affection du lumbago, dans lequel la douleur est plus superficielle, ordinairement bilatérale et très rarement accompagnée de fièvre; dans ce dernier cas le mouvement fébrile est très léger.

Quant à la néphralgie et à la névralgie iléo-lombaire, l'absence de fièvre suffit en général à les faire reconnaître. Les points douloureux spéciaux de la névralgie, très caractéristiques, ont été étudiés plus haut (voy. *Lithiase*).

La prédominance des symptômes généraux et de la fièvre a souvent fait pencher le diagnostic vers la fièvre intermittente, vers la fièvre typhoïde, ou même vers la variole, quand une violente douleur lombaire apparaît brusquement, en même temps qu'une fièvre intense. Dans tous les cas, l'erreur ne saurait être de longue durée et les caractères spéciaux de la douleur lombaire, soigneusement recherchés, permettront le plus souvent de faire le diagnostic.

L'existence antérieure d'une affection du rein jette encore une grande obscurité sur le début d'un phlegmon périnéphré-tique. Ce dernier pourra être soupçonné, par suite de l'aggra-vation des symptômes habituels de la maladie rénale, de la répétition des frissons, de l'augmentation de la fièvre. Mais le diagnostic ne pourra être précisé qu'après l'apparition de l'em-pâtement et de la tuméfaction de la région lombaire.

La confusion avec une autre affection peut avoir lieu encore et bien plus facilement, alors que la collection purulente est constituée.

Il sera d'ordinaire facile de reconnaître les phlegmons et abcès qui siègent dans l'épaisseur de la paroi abdominale posté-rieure et qui se distinguent par leur situation superficielle, l'absence de tuméfaction perceptible en avant, la bénignité rela-tive des symptômes généraux, enfin la non-réductibilité de la tumeur lombaire et l'absence de toute impulsion dans les efforts de toux.

Je signalerai seulement en passant la pyélo-néphrite suppu-rée, le cancer, les kystes hydatiques du rein, l'hydronéphrose simple, dont les caractères ont été ou seront précisés dans des chapitres spéciaux.

Je rappellerai surtout les signes qui distinguent la pyoné-phrose : limitation plus exacte de la tuméfaction; véritable tu-

meur, plus globuleuse, plus ferme, souvent peu ou pas fluctuante, et presque toujours précédée de troubles vésicaux,
de pyurie, etc.

Quant aux affections des organes voisins qui peuvent simuler
l'abcès périnéphrétique, je mentionnerai avec Duplay :

1° « Les tumeurs du foie (abcès, kystes) et de la vésicule
biliaire, qui se distingueront par leur siège, par leur déplacement dans les mouvements respiratoires, enfin par les troubles
hépatiques qu'éveille leur présence. » Cependant dans quelques
cas l'erreur est impossible à éviter, et l'observation de Dauchez
qui a déjà été citée nous montre un malade chez lequel l'évolution de l'affection, l'ouverture du foyer dans la plèvre, la
pleurotomie, avaient fait porter le diagnostic de tumeur suppurée du foie, jusqu'au jour où le pus évacué par les lavages de la
plèvre offrit l'*odeur urineuse*. Il s'agissait d'un abcès localisé
entre la face postérieure du foie et la face antérieure du rein.
J'ai déjà signalé cette observation entre plusieurs autres, parce
qu'elle montre combien l'erreur est parfois facile.

2° « Les tumeurs de la rate ». Elles seront en général reconnues
à leur siège superficiel et à la matité franche qu'elles causent.

3° « Les tumeurs stercorales du côlon ».

4° « Les anévrysmes de l'aorte abdominale développés au
niveau de la région rénale ».

5° « La hernie lombaire qui, au dire de Trousseau, a failli
être prise pour un abcès et incisée comme telle ».

Enfin les abcès froids d'origine vertébrale ou costale pourront
envahir le tissu cellulaire de la fosse lombaire et produire des
accidents en tout semblables à ceux qui accompagnent certaines
formes de périnéphrites subaiguës ou chroniques. Ces abcès seront parfois très difficiles à distinguer, si l'on ne peut trouver
de signes nets d'affection osseuse. Cependant l'exploration minutieuse du rachis et des côtes révélera le plus souvent l'existence
des points douloureux caractéristiques.

Il faut enfin songer à ces abcès lombaires, dont le pus provient du poumon et de la plèvre et dont Corbon a rapporté trois observations, dont une personnelle.

La périnéphrite étant reconnue, le diagnostic de la cause s'établira d'après les commémoratifs et surtout d'après la marche de la maladie. La connaissance approfondie de l'étiologie de l'affection et des différentes formes qu'elle présente, suivant l'influence qui l'aura fait naître, sera, il est à peine nécessaire de le dire, d'un puissant secours.

**Pronostic.** — Le pronostic est subordonné aux causes de la périnéphrite, à la forme observée, à son mode de terminaison et beaucoup aussi au traitement, à l'époque de l'intervention opératoire.

Dans une statistique de Poland, citée par Roberts, et comprenant 28 cas sans calculs ni pyélite, on trouve :

8 cas sans opération avec 6 morts ;

5 cas traités par ponction avec 1 mort ;

15 cas traités par une large incision avec 1 mort.

L'évolution naturelle de la maladie et l'ouverture spontanée entraînent donc un pronostic grave, même dans des cas relativement favorables, puisqu'il ne s'agissait pas d'abcès consécutifs à des pyélites calculeuses.

Ces pyélites calculeuses sont en effet l'origine des formes les plus fâcheuses de périnéphrite, et cela pour plusieurs raisons : 1° à cause de l'ulcération de la poche rénale contenant le calcul, qui peut provoquer dès le début des accidents gangréneux d'infiltration d'urine ; 2° à cause de la persistance des lésions rénales, du séjour prolongé des calculs dans le rein ou dans le foyer lui-même, d'où résultent des fistules, des suppurations parfois interminables.

Le pronostic est grave aussi dans les périnéphrites qui se montrent au cours ou à la fin d'une affection générale, soit qu'il s'agisse d'une affection septique, soit que le malade, déjà affaibli par la maladie initiale, ne puisse faire les frais d'une longue et abondante suppuration.

Les complications de la périnéphrite ont été déjà étudiées; les indications pronostiques qu'on peut tirer de ces complications et des différents modes de terminaison ont été exposées en même temps.

En somme, le pronostic doit toujours être fort réservé, car le malade reste, pendant toute la durée de l'affection, exposé aux dangers qu'entraîne souvent la suppuration des phlegmons profonds et étendus.

**Traitement.** — La résolution du phlegmon périnéphrétique ayant été observée un certain nombre de fois, tous les auteurs conseillent de chercher au début à favoriser cette heureuse terminaison. Les frictions avec l'onguent mercuriel belladonné, les applications de ventouses scarifiées, de sangsues, seront employées dès l'apparition des premiers symptômes avec quelques chances de succès.

Comme ces moyens sont souvent impuissants à enrayer l'évolution de la maladie, le traitement devra surtout avoir pour objectif, dans toute cette première période, de calmer les douleurs souvent intenses qui la caractérisent. L'emploi des narcotiques et des opiacés à l'intérieur, les injections sous-cutanées de morphine seront en général d'un grand secours.

Des bains tièdes, de larges cataplasmes laudanisés appliqués sur la région lombaire, pourront être employés en même temps.

Dès que, par une exploration attentive, on peut percevoir une fluctuation profonde dans la fosse lombaire, l'indication est formelle de donner issue au pus. Alors même que la fluctuation ne serait pas nette, qu'il n'existerait que de l'empâtement à la région lombaire, si les symptômes généraux sont graves et sont l'expression d'une infection septique, il ne faudrait pas hésiter à intervenir et à pratiquer le débridement du tissu périnéphrique seulement infiltré de pus, sans attendre que la collection fût formée. On a vu qu'il existe parfois de véritables phlegmons diffus envahissant d'emblée tout le tissu périnéphrique, la fosse iliaque, etc., et accompagnés de phénomènes généraux, de délire et d'adynamie, avec frissons et fièvre violente; ces cas réclament impérieusement une intervention immédiate, laquelle est encore souvent insuffisante.

Si, d'une manière générale, l'intervention hâtive doit être recommandée, elle se présente avec un caractère d'urgence absolue, dans les formes auxquelles il vient d'être fait allusion. On ne doit pas perdre de vue que les chances d'établissement d'une fistule sont d'autant plus grandes que la collection est plus considérable. Je n'ai jamais observé cette complication dans les cas où le foyer avait des dimensions moyennes; la seule fois où je l'aie vue se produire, l'abcès était énorme et le sujet très maigre (voy. Obs. XXI). La lenteur du développement est certainement à cet égard une condition défavorable.

Une ponction exploratrice sera utile quelquefois pour contrôler le diagnostic et pour entraîner la conviction du malade ou de sa famille.

Quatre méthodes principales ont été préconisées pour évacuer le pus des abcès périnéphrétiques :

1° Les caustiques (Chopart, Denonvilliers, Guéneau de Mussy).

2° La ponction (Guéneau de Mussy, Lancereaux).

3° Le drainage (Chassaignac).

4° L'incision combinée avec le drainage.

La sécurité donnée par l'emploi de l'antisepsie, la hardiesse plus grande qui résulte de la pratique aujourd'hui répandue des opérations sur les reins, ont fait peu à peu abandonner les trois premières méthodes. Actuellement il n'y a pas d'hésitation possible.

L'incision doit seule être recommandée, l'incision large, permettant d'évacuer complètement le foyer, de le débarrasser de tous les corps étrangers qu'il peut contenir, de le laver dans tous ses prolongements et ses culs-de-sac avec une solution antiseptique, après les débridements nécessaires.

Lorsque le foyer est superficiel, on peut l'ouvrir avec le bistouri ou le thermocautère. Ce dernier instrument rend plus difficile l'auto-infection du sujet, en oblitérant immédiatement les vaisseaux qu'il sectionne. Sous ce rapport, il peut offrir quelque avantage ; mais, quant au danger de l'hémorrhagie, il n'a pas une réelle supériorité sur le bistouri, car l'hémorrhagie elle-même n'est guère à craindre. Rien n'est plus simple que de saisir les vaisseaux, peu nombreux d'ailleurs, qui donnent du sang, à la condition qu'on aura sectionné largement toutes les couches superposées au foyer. Je me suis, pour mon compte, toujours servi du bistouri, et je n'ai jamais eu à le regretter sous aucun rapport.

Lorsque la collection est disposée en bissac, le débridement nécessaire de l'orifice de communication de ses deux parties est difficile avec le thermocautère, parce que la lame est constamment éteinte par le contact du pus et du sang. Le bistouri mérite la préférence dans ce cas et aussi lorsque la collection est profonde. Le danger de l'infection sera écarté presque à coup sûr, si l'on arrose la plaie avec une solution antiseptique, à mesure que l'instrument approche du foyer.

Indifférente, lorsque l'abcès est tout à fait superficiel, la direction à donner à l'incision n'est pas sans importance, s'il s'agit d'une collection profonde ; quoique jusqu'ici j'aie toujours incisé à peu près verticalement et obtenu quand même des guérisons rapides, j'admets, avec quelques chirurgiens, entre autres le professeur Duplay, que la direction transversale de la plaie assure mieux en général l'écoulement du pus. Ceci est vrai surtout lorsque le bord externe du muscle carré lombaire forme avec le bord postérieur du transverse et du petit oblique une boutonnière contractile. Alors il ne faut pas se borner à inciser transversalement la peau ; il faut qu'un débridement ayant la même direction soit pratiqué sur ces deux derniers muscles, dans l'étendue de 2 ou 5 centimètres.

La seule objection qu'on puisse faire à cette façon de procéder, c'est qu'on facilite la formation ultérieure d'une hernie lombaire ; mais cet accident est assez rare pour qu'il n'y ait pas lieu d'en tenir grand compte. Morris l'a vu une fois succéder à une incision exploratrice du rein. Dans le seul cas où je l'aie observé, j'ignore si les incisions antérieurement faites à ma malade avaient été transversales ou verticales. Je me prononce donc définitivement en faveur de l'incision transversale pour la plupart des cas, parce que dans tous il se peut que des débridements profonds soient nécessaires.

Il s'en faut qu'on puisse toujours sentir le rein dans le foyer. Refoulé vers sa partie supérieure, quelquefois en arrière, le plus souvent en avant, il se dérobe au doigt, par suite de la profondeur à laquelle il est relégué, si bien que parfois j'ai pu me demander si ce n'était pas une vaste pyonéphrose que je venais d'ouvrir. Comme le foyer des abcès périnéphrétiques est quelquefois partagé en plusieurs grands alvéoles par des brides et des cloisons plus ou moins complètes, l'hésitation est permise. Il faut alors se rappeler que dans la pyonéphrose les alvéoles sont beaucoup plus nombreux et que leur muqueuse modifiée donne au doigt la sensation d'une surface recouverte d'un velours fin.

Il ne reste plus qu'à nettoyer le foyer au moyen d'injections antiseptiques. C'est au chlorure de zinc au $1/20^{me}$ que je donne la préférence, comme assurant la désinfection et réduisant la suppuration ultérieure. Enfin on placera à demeure un ou plusieurs gros drains qui ne seront retirés définitivement qu'à une période très avancée de la cicatrisation.

Comme pansement, je recommande particulièrement des compresses chiffonnées imprégnées d'une solution de sublimé au 1/1000ᵐᵉ ou au 1/2000ᵐᵉ, suivant la tolérance de la peau, et recouverte d'une couche d'ouate de tourbe ; mais chacun choisira son antiseptique à sa convenance. Les injections dans le foyer seront inutiles, sauf celles du premier jour, et pourraient même retarder la guérison. Celle-ci peut être obtenue en un mois, si l'intervention a été précoce ; en moyenne elle exige six semaines à deux mois. Dans quelques cas, surtout chez les sujets affaiblis et maigres, elle n'a lieu que plus tardivement encore, ou bien elle reste incomplète, et une fistule persiste. Si dans les cas simples, l'intervention suffisamment hâtive ne peut manquer de donner de bons résultats, il n'en est plus de même dans les cas aussi compliqués que celui dont parle Morris, où il existait en même temps une pyonéphrose causée par l'obstruction de l'uretère, une fistule lombaire en communication avec le rein, un abcès périnéphrétique indépendant du rein et de la fistule et ouvert dans l'aine, enfin un empyème indépendant de la collection périnéphrique et de la fistule[1].

Les résultats varient naturellement suivant la cause primitive de la périnéphrite, mais que l'incision doive, ou non, procurer une guérison complète, elle est toujours avantageuse. La statistique de Poland, déjà rapportée à l'occasion du pronostic, en fait foi. En dépit de quelques succès, la ponction simple ou suivie d'aspiration ne peut supporter la comparaison avec elle.

1. Morris, *Loc. cit.*, p. 226.

# CHAPITRE V



Les fistules d'origine rénale procèdent des lésions traumatiques, de la lithiase, de la pyélonéphrite, de la tuberculose, parfois de l'hydronéphrose. Ce dernier cas, étant très spécial, sera étudié en même temps que l'affection à laquelle il se rattache. Quoique le chapitre consacré à la tuberculose ne doive trouver place dans cet ouvrage que beaucoup plus loin, il ne peut y avoir d'inconvénient sérieux à signaler dès maintenant les fistules causées par cette dégénérescence du rein, de même que, par anticipation, il a été question de son rôle pathogénique, à l'occasion du phlegmon périnéphrétique. Ce qui m'a déterminé à m'occuper des fistules rénales immédiatement après la pyélonéphrite et le phlegmon périnéphrétique, c'est que presque toujours ce sont les formes de ces deux affections indépendantes de la tuberculose qui en amènent la formation. Cliniquement il y a entre les unes et les autres un enchaînement qui devait être respecté dans la succession des chapitres.

Parmi les fistules rénales, les unes sont *directes*, les autres *indirectes* : autrement dit, il y en a qui sont dues à l'ouverture d'un abcès du bassinet au dehors, sans formation préalable d'un abcès périnéphrétique, tandis que d'autres, et c'est le plus grand nombre, sont précédées dans leur constitution par la suppuration du tissu cellulo-graisseux périnéphrique. Enfin certains abcès périnéphrétiques, indépendants d'une pyélonéphrite suppurée et sans communication avec le rein, restent fistuleux. Quoique cette particularité ait déjà été signalée dans le chapitre précédent, il est bon de la mettre de nouveau en relief, en rapprochant des fistules rénales proprement dites ces fistules qui en ont toutes les apparences extérieures.

**Pathogénie.** — Au point de vue de la *pathogénie*, il importe de distinguer les fistules consécutives à un vaste abcès périnéphrétique et celles qui ont pour origine un très petit foyer ou un simple trajet. Dans le premier cas, le mécanisme de leur formation est facile à comprendre. Un abcès périnéphrétique en communication avec le bassinet distendu s'ouvre au dehors. Si la cicatrisation n'a pas lieu dans le délai normal, la fistule peut être considérée comme constituée. Comme la rétraction graduelle du foyer demande un temps proportionnel à son étendue, le moment à partir duquel on ne peut plus compter sur une cicatrisation régulière, varie nécessairement beaucoup. Aussi, depuis la suppuration diffuse jusqu'aux très petits abcès, il y a toute une échelle de cas qu'il est facile d'imaginer et qui, dans des limites de temps différentes, peuvent aboutir à la formation d'une fistule indirecte.

Qu'on supprime par la pensée le foyer interposé entre le rein et les téguments, et l'on concevra la fistule directe.

Dans cette seconde variété, c'est la paroi rénale elle-même qui s'est mise en contact avec la face profonde des téguments ; alors le trajet est ordinairement très court. On comprend la possibilité de ces fistules directes, quand on a vu ces grands foyers qui n'ont pas dépassé les limites du bassinet distendu et qui pointent dans la région lombaire. Ils sont à fleur de peau. Le travail ulcératif qui aboutit à leur ouverture porte à peu près en même temps sur la paroi du bassinet et sur la face interne des téguments lombaires. Le trajet intermédiaire est réduit à presque rien ; il occupe, en général, l'épaisseur des exsudats organisés d'une périnéphrite adhésive.

Ce mode de formation des fistules est en général mal connu, parce que souvent on doit prendre pour un abcès périnéphrétique un rein distendu. La connaissance plus complète de l'évolution des pyélonéphrites suppurées permet d'affirmer que cette erreur a été fréquemment commise et que, par conséquent, les fistules directes sont plus communes qu'on ne l'a dit jusqu'ici.

Ce qui précède est encore plus exact, quand il s'agit de fistules d'*origine opératoire* succédant à la néphrotomie : dans ces cas, il n'existe ni poche ni long trajet intermédiaire au rein et aux téguments. Il se fait après l'incision une soudure directe du rein à la paroi abdominale. Ordinairement, les fistules opératoires sont dues aux incisions pratiquées dans le cas de pyonéphrose; de sorte que, indirectement, toutes les causes qui entraînent cette affection, deviennent ainsi des causes de fistules. Cependant certaines d'entre elles sont plus spécialement propres à en amener la formation.

Avant tout, il faut signaler les *corps étrangers* et les *calculs*. Les premiers viennent à peu près toujours de l'extérieur (débris de vêtements, projectiles, etc.). Une fois ce fut un tube à drainage qui entretint pendant sept mois une ouverture fistuleuse dans la région lombaire[1]. Dans un cas dû à La Peyre (d'Auch) et rapporté par Rayer, on trouva dans la cavité purulente trois vers de trois pouces et demi de long.

Le plus souvent il s'agit de calculs rénaux; leur présence prolongée entraîne la formation d'une fistule, soit à la suite d'une pyélonéphrite suppurée, soit plus indirectement, et beaucoup plus rarement, en donnant lieu à une hydronéphrose qui s'ouvre spontanément à l'extérieur ou est ouverte par la main du chirurgien. Tel est le cas de Stark[2].

Je dois une mention spéciale à deux faits dus à MM. Trélat

---

1. Oscar Eyselein, *Berliner klin. Wochens.* 15 août 1880.
2. Stark, *Berliner klin. Wochens.* 1882, n° 12.

et Ch. Monod et qui sont remarquables par un point commun.
Le malade de M. Trélat, d'abord soigné par M. Reynier, avait
dans le flanc gauche une tumeur d'où il s'échappa, après incision, environ un litre et demi d'un liquide clair comme de l'eau,
qui ne devint un peu purulent que vers la fin de l'écoulement.
C'était de l'urine modifiée dans sa composition chimique. La néphrectomie sous-capsulaire pratiquée plus tard par M. Trélat,
parce que l'incision était restée fistuleuse, montra que cette
poche n'était pas une hydronéphrose. On ne put retrouver sur
le rein enlevé l'orifice par lequel l'urine avait dû s'échapper.

Chez le malade de M. Monod la tumeur du flanc gauche était
également une poche urineuse, et non une hydronéphrose,
mais il existait à l'extrémité inférieure du rein extirpé un orifice par lequel on pouvait pousser une sonde jusque dans le
bassinet[1].

Indépendamment des cas d'origine opératoire, les fistules
traumatiques sont relativement rares. C'est que les plaies du
rein sain ont une tendance très marquée vers la guérison. Les
expériences de Tuffier sont à cet égard très démonstratives.
Comme je compte en exposer les résultats à l'occasion de la
néphrolithotomie, je me borne à les mentionner pour l'instant[2].
Comme exemple de fistule rénale d'origine traumatique, je
rappellerai le cas de Bruns, qui fut traité par la néphrectomie.
Le sujet avait reçu pendant la guerre de 1870 un coup de feu
dans les lombes. L'opérée de Péan, dont Brodeur rapporte l'histoire, avait subi une contusion du flanc. Une fistule stercorale
de la région hypogastrique rendait son état très complexe. La
néphrectomie fut également suivie de mort[3].

Un cas de plaie contuse du rein, avec formation ultérieure

1. Brodeur, *Loc. cit.*, p. 261 et 276.
2. Tuffier, *De la cicatrisation des plaies du rein par première intention*, Bull. de
la Soc. anat., 1888, 5ᵉ série, t. II, p. 567.
3. Brodeur, *Loc. cit.*, p. 251 et 296.

d'une collection périnéphrétique et de fistules rénales, a été publié récemment par Weir[1].

A côté des causes fondamentales propres à provoquer la constitution d'une fistule rénale, il faut signaler, comme causes adjuvantes et quelquefois uniques, les grandes dimensions du foyer intrarénal et les dispositions naturellement peu marquées du parenchyme modifié par une inflammation chronique à se cicatriser. Dans un cas cité par Rayer, le rein, troué comme un crible du côté de sa face postérieure, baignait dans un vaste clapier. Dans celui de Ch. Monod, cité à l'instant, un fragment de la substance rénale laissé dans la plaie entretint la suppuration pendant plus de huit mois.

La nature des parois de la poche et les dispositions qu'elles peuvent présenter jouent un rôle important au point de vue de la rapidité de la guérison. Quelquefois assez régulières, lisses et unies, elles sont souvent hérissées de mamelons, d'éperons et de cloisons incomplètes, qui limitent un certain nombre de diverticulums dans lesquels le pus est retenu. Ces particularités étaient très frappantes dans le cas qui sera inséré plus loin (Obs. xxiii).

Les rapports de la poche avec les organes voisins offrent le plus grand intérêt. C'est ainsi que, dans certains cas, tout en ayant des limites assez précises, elle peut s'étendre fort loin sous forme de prolongements multiples. Les diverticules s'enfoncent jusque près du diaphragme sous les fausses côtes, d'autres s'avancent vers la cavité abdominale, et au fond de l'un d'eux, dans la fosse iliaque interne, se trouve caché l'orifice supérieur de l'uretère. Ce dernier et les vaisseaux forment avec le tissu conjonctif ambiant une masse commune indurée et difficilement isolable. On trouvera dans l'observation xxiii la description de dispositions semblables.

---

1. Weir, *New-York surg. Soc.*, 8 février 1880.

La forme en bouton de chemise, déjà signalée à propos des abcès périnéphrétiques, se retrouve dans certains foyers fistuleux communiquant ou non avec le rein.

J'ai dit plus haut que, dans le cas de fistule directe, le trajet était ordinairement très court. Sa longueur est cependant encore de trois ou quatre centimètres au moins. Elle est quelquefois beaucoup plus grande, mais c'est surtout lorsqu'on examine les sujets longtemps après l'ouverture du foyer. Cela tient à ce que, à mesure que ce dernier se rétracte, il tend à redevenir profond et à entraîner avec lui la partie la plus interne du trajet. Ceci est exact aussi bien pour les fistules directes que pour les indirectes. Une pièce, présentée à la Société anatomique par Lorey[1], au nom de M. Verneuil, offrait cette particularité à un degré très accusé. Le foyer s'était éloigné de la paroi abdominale et communiquait avec l'extérieur par un canal très long, dont la cavité admettait une plume d'oie.

Telles sont les principales causes qui produisent et entretiennent les fistules rénales. Comme causes secondaires, on doit encore mentionner la persistance de colonies bacillaires, en cas de pyonéphrose tuberculeuse incisée, le mauvais état général des sujets lié ou non à la tuberculose, enfin l'âge avancé.

Toutes choses égales d'ailleurs, la fréquence des fistules consécutives à la néphrotomie, des fistules *chirurgicales*, comme les appelle M. Guyon[2], doit être d'autant plus grande que l'intervention a été plus tardive. A plus forte raison doit-on en redouter la formation, si l'intervention a manqué tout à fait, par exemple dans le cas d'ouverture spontanée.

Les statistiques de fistules consécutives à la néphrotomie sont d'autant plus instructives qu'elles n'ont pas réuni uniquement des cas où l'intervention avait été tardive. Elles offrent un ta-

---

1. Lorey, *Bull. de la Soc. anat.*, déc. 1874, p. 852.
2. Guyon, *Traitement chirurgical de la pyonéphrose. Fistules rénales consécutives.* Ann. des mal. des organes génito-urinaires, août 1888, p. 518.

bleau exact de la question pour la période qui vient de s'écouler et pendant laquelle l'action chirurgicale a été certainement encore trop timide. Les prendre trop à la lettre serait se montrer trop pessimiste, parce que dans l'avenir les résultats de l'incision seront certainement meilleurs. Elles permettent cependant d'affirmer que le risque de persistance d'une fistule après la taille rénale est plus grand que n'ont voulu l'admettre certains chirurgiens, entre autres Péan, Brodeur, Hallé, Lucas-Championnière[1].

Tout récemment encore M. Guyon[2], revenant sur ce point, avançait que la proportion, après la néphrotomie pour pyonéphrose simple ou calculeuse, n'était que de 20 pour 100. Cependant Hartmann[3], dans un travail fort intéressant, est arrivé à des conclusions très différentes, en distrayant du chiffre des cas envisagés tous ceux où la néphrotomie avait été suivie de mort. C'est de la même façon qu'a procédé Bergmann. Sur 95 cas réunis par le chirurgien allemand, 22 opérés ont succombé. Sur les 71 restants, il se produisit une fistule 33 fois, soit un peu moins d'une fois sur 2 opérés, ou une fois sur un peu plus de 2 malades[4].

La statistique de Hartmann, dont la base principale est celle de Brodeur, avec addition de plusieurs cas dus à Bergmann, Thornton, Czerny, Bouilly, Guyon, donne un chiffre un peu moins élevé, à savoir 1 fistule sur 2 1/2 néphrotomies. Ce chiffre serait plus fort si Hartmann y faisait entrer les 6 malades qui ont gardé leur fistule de trois semaines à dix-huit mois ou qui ont guéri sous l'influence d'une intervention autre que la néphrectomie.

---

1. Lucas-Championnière, *Compte rendu du 2e congrès de chirurgie*, 1886, p. 132.

2. Guyon, *Ann. des mal. des organes génito-urinaires*, août 1888, p. 518.

3. Hartmann, *Du traitement chirurgical des pyélites*. Gaz. des hôp., 7 juin 1888.

4. Bergmann, *Soc. de médecine berlinoise*, séance du 26 oct. 1885, et *Semaine médicale*, 4 nov. 1885, p. 372.

Admettons que le chiffre de 20 pour 100 donné par M. Guyon soit le vrai, la proportion serait encore assez élevée et ne justifierait guère l'optimisme de certains auteurs. Quoi qu'il en soit en réalité, une intervention plus hâtive la diminuera à coup sûr dans l'avenir, mais il y aura toujours à compter avec certaines causes capables d'opposer une résistance invincible à toutes les tentatives de traitement.

Je ne fais pas seulement allusion en ce moment aux cas dans lesquels des calculs ou des corps étrangers restent enclavés dans le rein, mais encore plus à ceux où l'uretère, enflammé depuis longtemps, rétréci par places, fonctionnant mal, porte très imparfaitement jusqu'à la vessie l'urine sécrétée par les débris du rein. J'attribue, comme MM. Guyon et Hartmann, une grande importance à cette circonstance ; mais on verra plus loin que les altérations du parenchyme rénal lui-même et la résistance à la cicatrisation due à ces altérations ne doivent pas être étrangères à la persistance de certaines fistules.

**Variétés de fistules directes et indirectes.** — La plus fréquente des fistules rénales est la fistule *réno-cutanée*. La région lombaire en est le siège le plus ordinaire; mais lorsqu'il n'y a pas eu d'intervention, le point où la suppuration se fait jour est très variable. Dans le cas de Dumaz[1] l'orifice siégeait à égale distance de la crête iliaque et du rebord des fausses côtes; lorsque la poche s'est développée du côté de la fosse iliaque, c'est dans cette région qu'il est placé.

Dans le cas déjà cité de La Peyre, l'abcès allait jusqu'au niveau de la cuisse. On a même vu le trajet fistuleux s'ouvrir à la fesse ou près de l'anus; on conçoit toutes les difficultés qui doivent résulter de dispositions aussi exceptionnelles pour le diagnostic.

Outre les fistules qui viennent s'ouvrir à la surface de la peau,

1. Dumaz, *Lyon médical*, 1874, n° 16, p. 529.

il en est qui font communiquer exceptionnellement le foyer purulent avec les cavités et les organes creux voisins (intestins, péritoine, cavité thoracique, poumons). Ce sont les fistules *viscérales* et *réno-cavitaires*.

*Fistules réno-intestinales.* — Sous ce titre on doit comprendre aussi bien les fistules *réno-gastriques* que les fistules *intestinales* proprement dites.

Rayer n'hésite pas à affirmer qu'il n'existe pas de cas authentique de la première variété. Pour lui, les faits publiés sont des exemples de simulation. Dans un cas adressé à Rivière par un autre médecin, la malade guérit après avoir rendu des graviers par la bouche. Dans un autre, la malade présentait de graves altérations rénales, et cependant Rayer croit encore à de la supercherie, malgré des coliques, une rétention d'urine et des vomissements urineux. Un fait beaucoup plus récent, rapporté par Marquezy[1], paraît réunir les conditions d'authenticité désirables. Quant à celui qu'a observé Morris[2] et qu'il expose avec les détails nécessaires pour lever tous les doutes, il tranche la question d'une façon définitive. Le chirurgien anglais trouva, à l'autopsie d'un sujet qui portait quatre fistules cutanées, une communication entre le rein gauche et l'extrémité correspondante de la grande courbure de l'estomac.

Le même auteur rapporte un fait publié tout récemment par Chadwick, dans la *Gazette obstétricale* de Cincinnati. Ces deux cas permettent de penser qu'à force de méfiance, Rayer est allé trop loin, en niant l'authenticité de tous les exemples de communication anormale du rein et de l'estomac relatés avant son époque.

Les fistules intestinales, au contraire, sont connues de vieille date. Rayer a fait représenter dans son atlas une pièce remar-

<hr>

1. Marquezy, *Des fistules rénales*, Th. pour le doct. Paris, 1856.
2. Morris, *Loc. cit.*, p. 261.

quable par l'ouverture d'un abcès rénal dans le *duodénum*. L'observation IV du mémoire récent de Thiriar est un exemple d'ouverture d'un abcès périnéphrétique dans le duodénum. L'évacuation du pus se fit par l'estomac et se renouvela assez souvent pour qu'on range ce fait parmi les fistules proprement dites[1], étant donnée la durée des accidents. Le diagnostic de cette variété rare est naturellement fort difficile; on pourrait peut-être le porter si l'on voyait une tumeur rénale s'affaisser et le malade vomir ensuite des matières purulentes; mais il faut toujours, d'après Rayer, se méfier de la simulation. Au contraire, les cas d'ouverture dans une des parties du *côlon* sont assez fréquents. Hippocrate signale le fait. Rayer cite les observations de Fantoni, Duverney, Baillie, Weigel, Wys, Pierre Frank, Portal. Il ajoute à cette énumération un fait personnel publié par son élève Bonnet. Ces fistules sont plus fréquentes à gauche.

Lancereaux mentionne un cas de perforation du côlon par des épingles que le malade avait avalées antérieurement et de suppuration périnéphrétique secondaire; mais ce n'est plus un exemple de fistule rénale. C'est une sorte de fistule borgne interne de la fosse lombaire, d'origine intestinale.

Dans un cas de Cruveilhier, cité par Rayer, l'orifice de la fistule siégeait au niveau du rectum; la malade avait succombé à une fièvre hectique de cause indéterminée. A l'autopsie, on trouva les deux reins fusionnés, occupant le petit bassin derrière le rectum et atteints de suppuration. Ce fait sera rappelé à l'occasion des ectopies congénitales.

Rayer cite encore le cas bien remarquable de Howship, où il existait à la fois une fistule recto-vésicale et une collection dans la fosse iliaque consécutive à une pyélonéphrite suppurée.

*Fistules réno-péritonéales.* — Quelquefois les foyers purulents

1. Thiriar, *Considérations pratiques sur les affections chirurgicales du rein.* Rev. de Chirurgie, Paris, 1888, p. 1.

extra ou intra-rénaux s'ouvrent dans le péritoine. Rayer a rapporté plusieurs exemples de cette complication déjà signalée par Bonet. Quand une péritonite suraiguë emporte le malade, on ne peut pas considérer l'orifice de communication entre la séreuse et le foyer comme ayant été une fistule. Ce terme ne serait légitimement applicable qu'aux cas où la péritonite résultant de cette communication anormale aurait eu une marche chronique. C'est ce qui eut lieu chez un malade observé par Dupuytren et dont Rayer rapporte l'histoire[1]. A l'autopsie on trouva une perforation, non du rein ni du bassinet, mais de la partie supérieure de l'uretère. Les fistules réno-péritonéales vraies ne sont, que je sache, représentées jusqu'à ce jour que par cet unique exemple.

*Fistules réno-pulmonaires.* — Elles sont la conséquence de l'ulcération du diaphragme et du poumon, à la suite d'une pleurésie adhésive. Les quatre faits de Rayer, mentionnés par Lenepveu, ont été rappelés à propos des terminaisons des abcès périnéphrétiques. Si des adhérences n'existent pas entre les deux feuillets de la plèvre, au moment où s'achève l'ulcération du feuillet pariétal, c'est une pleurésie purulente qui en est la conséquence. Lancereaux et plusieurs autres auteurs ont observé cette complication. Je signalerai pour terminer un exemple de fistule complexe, s'ouvrant à la fois dans le poumon et le côlon, observé jadis par Marcé[2].

**Symptômes.** — J'envisagerai d'abord ceux de la fistule commune, de la fistule lombaire. Le pus qui s'en écoule est ordinairement plus séreux et moins épais que le pus ordinaire. Son odeur indique généralement sa provenance; on y retrouve, mais non toujours, les éléments caractéristiques de l'urine. Dans les cas douteux on peut, ainsi que je l'ai fait une fois,

---

1. Rayer, *Loc. cit.*, t. III, p. 309.
2. Marcé, *Bull. de la Soc. anat.*, 1re série, t. XXVIII.

administrer au malade une dose suffisante d'iodure de potassium et appliquer des linges amidonnés sur les orifices suppurants. La formation de l'iodure d'amidon a lieu plus ou moins vite, suivant la quantité d'urine entraînée avec le pus. Plusieurs autres réactions chimiques pourront être provoquées dans le même but. Telle est celle du perchlorure de fer mis en présence du salicylate de soude, à laquelle Ch. Monod a eu recours une fois. Ce moyen de diagnostic n'a pas, il faut le reconnaître, toute la valeur qu'on serait tenté de lui accorder théoriquement ; car, chez le malade de Monod, quoique le liquide fourni par la fistule contînt 5,85 d'urée par litre, la réaction attendue ne se produisit pas[1].

L'écoulement est généralement continu et variable en quantité, suivant la position gardée par le sujet; quelquefois il se produit des intermittences; la fistule peut même s'oblitérer momentanément et se rouvrir plusieurs fois jusqu'à la guérison spontanée, dont il ne faut pas désespérer avant plusieurs mois. C'est là une circonstance bien digne de remarque au point de vue du pronostic et du traitement. Il n'en est malheureusement pas de même si la lésion primitive est une pyélonéphrite calculeuse. L'extirpation des corps étrangers est seule capable de mettre fin à l'écoulement. Ce sont de beaucoup les cas les plus fréquents.

Dans les variétés exceptionnelles, les symptômes varient nécessairement suivant le siège de la communication et manquent d'ailleurs de précision. J'ai déjà signalé pour les fistules gastriques (à supposer qu'on en ait réellement observé), ou duodénales, la disparition brusque de la tumeur rénale, coïncidant avec l'apparition de vomissements, comme circonstance importante à relever dans les antécédents. La persistance d'évacuations muco-purulentes par le vomissement et de troubles

---

1. Ch. Monod, *voy.* Brodeur, *Loc. cit.*, p. 276, et *Bull. de l'Acad. de méd.*, 15 juin 1886.

dyspeptiques prolongés indiquerait que la communication ne s'est pas oblitérée. L'établissement d'une fistule intestinale est aussi précédée par l'affaissement de la tumeur lombaire et par des évacuations de pus par le rectum.

Dans les observations publiées de fistules réno-coliques ou réno-rectales, on voit presque constamment notée une inflammation chronique, ulcéreuse du gros intestin, accompagnée de diarrhée, de fièvre hectique, et suivie d'une mort plus ou moins rapide.

Dans ces cas, si les antécédents sont bien connus et si l'on pratique un examen très complet du malade, le diagnostic n'est nullement impossible, mais il n'en serait pas de même si l'on avait affaire, comme dans le fait rapporté par Cruveilhier, à une ectopie rénale congénitale compliquée de suppuration. On ne pouvait évidemment songer, ainsi que Rayer le fait remarquer, qu'à une communication de la vessie et du rectum, bien que la sortie de gaz par l'urèthre n'eût pas été observée chez le malade.

La communication d'un foyer purulent rénal avec la cavité de la plèvre donne lieu aux signes d'une pleurésie purulente chronique. Une ou plusieurs vomiques, suivies d'une expectoration purulente continue, annoncent la perforation du poumon.

Les *phénomènes généraux* qui accompagnent la fistule lombaire ne sont pas toujours les mêmes.

Cependant deux cas peuvent être distingués. Quand il existe une suppuration périrénale sans lésion du rein, les phénomènes généraux sont entièrement subordonnés à l'étendue des décollements et aux conditions de l'écoulement du pus; la rétention de ce liquide en favorise la résorption et peut donner lieu à des accidents d'une gravité variable.

Quand au contraire le rein est en cause, les phénomènes généraux dépendent, pour une très large part, de la lésion rénale elle-même. Il y a mélange des accidents liés au défaut de dépuration urinaire et à la résorption du pus. Ces phénomènes

généraux sont encore plus accusés dans les variétés exceptionnelles de la fistule rénale : tous les cas cités par Rayer de fistule
pulmonaire se sont terminés par la mort.

**Diagnostic.** — Au point de vue du diagnostic, deux cas
doivent être distingués. Le premier à envisager est celui où la
fistule donne issue incontestablement à de l'urine : si elle siège
à la région lombaire, le diagnostic se trouve par cela même
établi. Cependant Desault, dans un cas bien intéressant, hésita
à conclure, malgré le siège lombaire de la fistule, et pensa que
le point de départ de l'écoulement était dans la vessie et l'urèthre ; le malade guérit après rétablissement du cours de l'urine
par l'urèthre et donna ainsi raison au célèbre chirurgien. C'est
évidemment là un fait très exceptionnel et qu'on ne doit retenir
qu'à titre de curiosité. Le siège lombaire doit entraîner le plus
souvent la conviction qu'il s'agit d'une fistule rénale ou à la
rigueur d'une fistule de la portion supérieure de l'uretère.

Mais le problème devient plus ardu, lorsque la fistule présente
un siège anormal, comme dans le cas de La Peyre et dans un
autre de Chopart, cité par Rayer, où elle occupait le pli de la
cuisse. La fistule est-elle alors d'origine uretérale, vésicale ou
uréthrale ? Les commémoratifs d'une part, l'examen physique et
fonctionnel des diverses parties de l'appareil génito-urinaire
d'autre part, permettront seuls d'éviter l'erreur.

Quand la fistule ne livre pas passage à l'urine, le diagnostic
devient encore plus épineux que précédemment, surtout dans le
cas de siège anormal. S'agit-il d'une fistule stercorale lombaire
ou surtout d'un abcès par congestion ? Les commémoratifs, le
passage des matières fécales, les lésions du squelette constituent
de bons éléments de diagnostic. Enfin, lorsque les suppurations
étrangères au rein ou à la fosse lombaire ont été écartées, il
reste encore à savoir si la fistule est d'origine rénale proprement
dite ou périrénale. Les commémoratifs jouent encore ici un rôle
très important, mais l'exploration est presque toujours indis-

pensable pour établir le point de départ précis de la fistule dans le parenchyme rénal et pour reconnaître les causes qui l'entretiennent. Cette exploration est, il faut bien l'avouer, le plus souvent illusoire, si l'on ne pratique pas des débridements préalables; le chirurgien doit alors se tenir prêt à appliquer séance tenante le traitement convenable.

**Pronostic.** — Le pronostic des fistules rénales dépend de la gravité de l'affection qui leur a donné naissance, de leur siège et des complications locales qu'elles entraînent. On a vu que quelques-unes sont susceptibles de guérison spontanée. D'autres, quoique n'ayant guère de tendance à guérir, sont compatibles avec une assez bonne santé. Les fistules viscérales et réno-cavitaires sont plus graves que les réno-cutanées, parce qu'elles sont moins accessibles aux moyens de traitement et nécessitent des opérations plus radicales. Si la vie est possible pendant quelque temps avec cette infirmité, elle est ordinairement très compromise à bref délai.

**Traitement.** — A. *Fistules rénales.* J'envisagerai d'abord les plus fréquentes, celles qui s'ouvrent à la surface des téguments. Contre celles-là, la thérapeutique chirurgicale dispose de plusieurs moyens. Je suppose naturellement qu'il s'agit d'une fistule simple, non entretenue par la présence d'un corps étranger, car, dans ce dernier cas, il est bien entendu qu'il n'y a qu'une chose à faire : débrider, inciser profondément et extraire les calculs ou les corps étrangers proprement dits qui entretiennent la suppuration. Mais il ne faut pas s'attendre à réussir toujours par cette intervention rationnelle. Il peut arriver que le parenchyme rénal, désorganisé par une longue suppuration, induré, sclérosé, se refuse au travail de cicatrisation complète qui seule pourrait mettre fin à une infirmité des plus pénibles.

Est-ce le mélange d'une certaine quantité d'urine avec le pus qui empêche la cicatrisation? Je ne le crois pas, car il y a des fistules franchement purulentes qui n'ont aucune tendance à

guérir, et, d'ailleurs, ne sait-on pas que le passage d'une grande
quantité d'urine par une plaie rénale, par exemple à la suite
de certaines néphro-lithotomies, ne s'oppose en rien à la fermeture rapide du trajet? Il faut chercher une explication bien
plutôt dans les transformations que fait subir au parenchyme
rénal une inflammation de date ancienne. La prolifération du
tissu conjonctif et du tissu musculaire, la sclérose plus ou moins
accentuée qui en résulte, sont de nature à rendre compte de la
résistance qu'opposent souvent les fistules rénales aux moyens
considérés comme les plus efficaces dans toute autre région.

Les *injections* stimulantes et irritantes méritent à peine une
mention. Elles échouent à peu près constamment et n'ont
guère d'autre avantage que de nettoyer le foyer dans ses parties
les plus profondes, quoiqu'on ne soit jamais certain d'atteindre
tous les culs-de-sac. J'en dirai autant des injections iodofor-
miques. Avec l'éther comme véhicule, elles sont mal tolérées;
avec la glycérine elles le sont très bien, mais représentent encore un moyen infidèle. Ch. Monod a été assez heureux pour
obtenir la guérison complète au moyen d'injections d'une solution concentrée de chlorure de zinc, continuées d'une façon régulière pendant deux mois.

Lorsqu'une fistule rénale a duré quelques semaines et que la
quantité de pus sécrétée quotidiennement ne tend nullement à
diminuer, on peut regarder la lésion comme incurable, si on
l'abandonne à elle-même.

Les *méthodes opératoires* susceptibles de procurer la guérison
sont : le débridement et la néphrectomie. Ce sont du moins
celles qui ont fait leurs preuves jusqu'ici. Il en est une autre
qui n'a pas encore eu sa sanction dans la pratique et que
M. Guyon conseille; elle consisterait dans l'excision du trajet
fistuleux intrarénal et dans la suture des parois avivées en plein
parenchyme. A cette méthode il y a une contre-indication formelle, c'est l'oblitération complète ou très accentuée de l'uretère.

Si ce conduit était bien libre, ce qui malheureusement doit être rare, si la fistule était simple et facile à aborder, le conseil de M. Guyon serait certainement bon à suivre [1].

Le *débridement* simple, consistant dans l'agrandissement de l'orifice jusqu'au fond du foyer, ne peut guère suffire, parce que le plus souvent le foyer lui-même est irrégulier, anfractueux, partagé en alvéoles multiples par des cloisonnements et des éperons résistants. L'intervention reste inutile, si l'on n'arrive pas à niveler le fond par la section et l'incision de ces éperons de tissu sclérosé. Bouilly [2] a réussi, de cette façon, à guérir un de ses opérés, chez qui l'infirmité datait de dix-huit mois, mais on ne doit pas s'attendre à avoir toujours cette chance. On n'aura, du moins, rien négligé pour obtenir la guérison, si aux débridements on ajoute le curage des clapiers et la cautérisation profonde, réitérée, avec le thermocautère ou des fers rouges d'ancien modèle.

Si l'on échoue, malgré une vigoureuse intervention, il n'y a que la néphrectomie qui puisse procurer la guérison; encore faut-il qu'elle soit praticable. Le plus souvent les adhérences du rein avec les parties voisines sont devenues tellement intimes, tellement fermes, qu'il est absolument impossible de les rompre.

Quelques chirurgiens ont pourtant réussi, plus ou moins complètement, à extraire le rein malade, mais on ne pourrait guère citer actuellement plus de cinq à six cas de ce genre. D'après le tableau de Brodeur, la mortalité aurait été de 40 pour 100, proportion suffisante pour rendre réservé dans l'intervention, chez les malades qui n'ont qu'une petite fistule et dont l'état général ne souffre guère de cette incommodité.

Lorsque l'ablation totale du rein est reconnue impossible, il

1. Guyon, *Ann. des mal. des organes génito-urinaires*, août 1888, p. 522.

2. Bouilly, *Observations de néphrotomie et de néphrectomie*, Compte rendu du 2ᵉ congrès de chirurgie. Paris, 1886, p. 133.

faut se rabattre sur l'extirpation incomplète. Celle-ci est représentée par deux procédés : la *néphrectomie sous-capsulaire* et l'*héminéphrectomie postérieure*. Ces deux opérations, qui seront décrites plus loin, peuvent échouer à leur tour, toujours à cause de la fusion absolue du parenchyme rénal avec les parties voisines ou de la sclérose de ce parenchyme. Aussi ai-je pensé qu'on pourrait, en assurant un drainage aussi parfait que possible du foyer de haut en bas, arriver à tarir la suppuration. De là le procédé que j'ai employé une fois et dont je n'ai pu établir la valeur réelle, l'opéré ayant succombé à une septicémie gangréneuse foudroyante, malgré l'antisepsie la plus rigoureuse. Ce procédé, c'est la *trépanation de l'os iliaque*[1], dans un point correspondant à la partie la plus déclive du foyer, dans le but d'assurer l'écoulement continu du pus pendant la station. Un gros drain avait été placé verticalement au fond de la plaie. Son extrémité supérieure touchait au diaphragme, son extrémité inférieure sortait par le trou percé dans l'os iliaque et par une grande incision faite dans les muscles fessiers.

Je crois devoir transcrire cette observation presque en entier. Elle commence par une néphrotomie avec extraction d'un calcul du bassinet, elle contient le récit de deux opérations de débridement et d'extirpation incomplète du rein et se termine par la trépanation de l'os iliaque.

Obs. XXIII. — *Néphrolithotomie du rein gauche suppuré. — Guérison avec persistance d'une fistule lombaire. — Traitement de la fistule par des opérations diverses. — Mort.*

Je diviserai cette longue observation en quatre parties correspondant aux quatre opérations subies par ce malade[2] :

1. Le Dentu, *De la trépanation de l'os iliaque comme moyen de traitement de certaines fistules rénales.* Ann. des mal. de l'appareil génito-urinaire, 1885, p. 457.
2. La première partie a paru *in extenso* dans le Bulletin de thérapeutique médicale et chirurgicale, 30 octobre 1881.

I

*Pyélonéphrite suppurée. — Extirpation d'un calcul du rein
gauche pesant près de 52 grammes.*

Au commencement du mois de juin 1880, un jeune homme de
trente ans, atteint de coryza chronique ulcéreux, était admis dans mon
service à l'hôpital Saint-Louis. Un mois après le début de son traitement, il se déclara chez lui une varioloïde confluente qui m'obligea à
le faire passer dans le service spécial de l'hôpital. Je le perdis de vue
pendant le cours de la maladie et pendant une partie de la convalescence. Il revint un jour me consulter à l'occasion d'une douleur qu'il
éprouvait dans la région lombaire et dans le flanc gauche. Je constatai
alors dans ce point une tuméfaction profonde, non fluctuante, très
sensible à la pression, qui me fit penser qu'un phlegmon périnéphrétique commençait à se développer, sous l'influence de la varioloïde
très sérieuse dont ce malade avait été atteint.

Dans les derniers jours de juillet, je le repris dans mon service de
manière à le suivre de plus près. La tuméfaction toujours profonde,
plutôt globuleuse qu'étalée, ne se développait guère. Il semblait que
la phlegmasie eût de la tendance à rester stationnaire, lorsqu'un jour
l'urine devint trouble et un dépôt purulent abondant se précipita au
fond du vase.

Les jours qui suivirent, l'urine présenta les mêmes caractères.

Il n'était pas douteux qu'un foyer développé en partie à l'extérieur
du rein, en partie dans son épaisseur, ne se fût ouvert dans un calice
et n'eût déversé dans la vessie une partie de son contenu. Néanmoins,
je crus devoir m'en rapporter aux efforts de la nature pour la guérison
de cet abcès et je ne pensai pas devoir aller immédiatement à sa recherche par la lombotomie.

Quant à la pathogénie de cette suppuration, il me semblait très
naturel de la faire dépendre uniquement de l'influence de la varioloïde,
et je trouvais dans ce fait la réalisation très simple d'une filiation
d'actes morbides dont plus d'un observateur a fourni des exemples.

Les choses en étaient à ce point, lorsque vinrent les vacances.

Quand, au 1er octobre de l'année 1881, je repris mon service, je
trouvai ce malade à peu près dans le même état. Cependant ses forces

avaient décliné, ses douleurs s'étaient accrues. Il s'y était joint des *crises gastralgiques,* dues sans doute à l'irritation du plexus solaire. La tuméfaction avait augmenté, sans doute parce qu'à plusieurs reprises l'orifice de communication du foyer purulent avec le bassinet s'était oblitéré.

Une induration profonde occupait la région lombaire et le flanc gauche jusqu'au voisinage de la ligne médiane. Dans l'hypochondre gauche et même dans l'épigastre, on sentait une tumeur globuleuse dont la partie la plus interne était remarquable par sa dureté. La percussion accusait une matité complète dans toute cette étendue et réveillait facilement les douleurs. La fluctuation n'était pas franche dans tous les points. Là où elle se manifestait le mieux, c'était plutôt une résistance élastique qu'on sentait. Cette sensation perdait de sa netteté à mesure qu'on s'approchait des limites de la tumeur, principalement en dedans, là où les doigts rencontraient une portion plus dure que le reste, qui se mettait en contact avec la paroi abdominale antérieure lorsqu'on exerçait une légère pression sur cette dernière.

Je pensai que cette portion dure, si facile à sentir à travers la paroi abdominale, était formée par le bord convexe du rein déplacé par la suppuration, et que le reste de la tumeur était constitué par une collection purulente en même temps extra et intra-rénale, et je persistais à croire que la varioloïde suffisait pour expliquer cette complication.

Le lundi 11 octobre, la fluctuation étant plus nette, je fis comprendre au malade qu'il fallait en finir avec cette suppuration profonde qui épuisait ses forces et que la seule conduite rationnelle était d'ouvrir une large voie au pus par la région lombaire. La tumeur ne faisant pas saillie dans cette région, les parties molles n'étant pas œdématiées, il était nécessaire de recourir à quelques précautions pour aller à la recherche de ce foyer.

*Opération.* — L'opération fut pratiquée le mercredi 12 octobre. Je fis sur le bord externe de la masse sacro-lombaire et au moyen du galvanocautère une incision de 8 centimètres de long. La masse musculaire ayant été écartée en dedans, j'incisai successivement le feuillet antérieur de sa gaine, le feuillet moyen de l'aponévrose du transverse entre ce muscle et le carré des lombes, puis son feuillet profond. Je sentis alors nettement, à un demi-centimètre au-dessous de mon doigt, la partie postérieure globuleuse et fluctuante de la collection purulente.

Lorsque j'y eus fait une ponction avec le galvano-cautère, il s'échappa un flot de pus bien lié qui inonda le lit. L'ouverture fut agrandie en haut et en bas au moyen des deux index. Le malade n'avait perdu que quelques gouttes de sang ; une seule pince hémostatique avait été posée sur une branche de l'iléo-lombaire.

Lorsque le foyer fut à peu près vidé, je l'explorai attentivement avec l'index introduit aussi loin que possible et je constatai qu'il était formé de *plusieurs anfractuosités séparées par de larges éperons.* Il y en avait deux superficielles, dont le fond était dirigé en haut et en bas par rapport à l'axe du corps ; au milieu et vers la cavité abdominale existait une large ouverture arrondie, d'environ 5 centimètres de diamètre, qui donnait accès dans deux autres larges alvéoles, dont l'un, occupant l'extrémité supérieure du foyer, se dérobait en partie à l'exploration du doigt, et l'autre, dirigé en sens inverse, ne pouvait être atteint qu'avec peine. Dans ce dernier, l'extrémité de mon doigt heurta un corps dur, un volumineux calcul enchatonné dans une loge spéciale. Je me convainquis alors que c'était ce calcul que l'on sentait *dans la région épigastrique* à travers une couche de tissu rénal dont l'épaisseur n'atteignait pas un centimètre.

A vrai dire, comme le malade ne s'était jamais plaint de souffrances dans cette région, comme il n'avait ajouté aucune réflexion aux miennes, lorsque j'avais pensé devoir attribuer ces nouveaux accidents à l'influence de la varioloïde, ma surprise fut grande au moment où je sentis ce calcul enchatonné dans le foyer. Il n'y avait qu'une chose à faire, c'était de l'extraire ; auparavant il fallait bien déterminer ses rapports avec les tissus ambiants et ses caractères propres.

Dès l'abord, il fut certain pour moi que ce calcul était dans le bassinet et non dans le foyer d'un abcès périnéphrétique. La forme globuleuse de la tumeur, sa division en un certain nombre de loges incomplètes ouvertes dans une portion centrale commune, la *surface veloutée de la paroi,* ne pouvaient me laisser aucun doute à cet égard.

Quant au calcul, son volume indiquait qu'il était de date fort ancienne, mais j'avais besoin de nouveaux renseignements pour préciser le moment de sa formation, ou du moins la date des premiers accidents qu'il avait dû causer.

Je procédai à l'extraction de la manière suivante :

Je commençai par agrandir l'incision des parties molles, en reportant les extrémités jusqu'à la crête iliaque et à la douzième côte, de manière à introduire plusieurs doigts et une partie de la main dans le foyer; puis, avec de grandes pinces courbées sur leur champ, j'essayai de saisir le calcul par son extrémité supérieure, en même temps que la main d'un de mes aides, appliquée sur le ventre, le repoussait doucement vers moi; mais cette manœuvre n'eut d'autre résultat que de séparer quelques fragments de la masse, sans l'ébranler dans son ensemble. Je renonçai alors aux instruments et, me servant de la dernière phalange de l'index gauche, je détachai partiellement le calcul de la paroi à laquelle il était adhérent et je constatai qu'il avait les dimensions et la forme d'un petit œuf de poule. Après de nouvelles tentatives d'extraction, je me convainquis que celle-ci serait à peu près impossible, si je ne débridais largement la substance rénale au-dessus et au-dessous de l'orifice donnant accès dans les cavités les plus profondes.

Un gorgeret en corne ayant été placé dans la partie supérieure de cet orifice, une longue pince entr'ouverte servant de conducteur, je fis le débridement inférieur au moyen de la lame du galvano-cautère; l'épaisseur considérable des parties à sectionner m'obligea à porter vingt fois dans le foyer la lame incandescente. Un peu d'une solution antiseptique fraîche y était injectée chaque fois que le rayonnement du calorique y développait une chaleur trop vive.

Les mêmes manœuvres furent pratiquées sur l'éperon supérieur, un peu moins épais que l'inférieur. Alors seulement je pus aborder le calcul plus commodément. En vain j'essayai, par les frottement réitérés du dos de mon ongle, de le faire cheminer vers l'orifice largement ouvert, en vain je cherchai à glisser sous son extrémité inférieure le bec d'un brise-pierre, ses adhérences le maintenaient toujours en place. Je fus réduit à le morceler au moyen de longues pinces dont je m'étais déjà servi au début; il s'écrasait du reste assez facilement. Ce ne fut qu'après de longs efforts que je saisis un fragment volumineux représentant environ le tiers de la masse totale. Il portait sur une de ses faces de brisure une sorte de petite capsule dans laquelle s'emboîta comme de lui-même un petit calcul ovoïde que je venais d'extraire, et qui devait être considéré comme le noyau du calcul entier.

Des lavages à l'eau phéniquée complétèrent l'opération et une dernière exploration me permit de m'assurer qu'il ne restait probablement dans le foyer ni un fragment de calcul ni une goutte de pus. Deux gros tubes à drainage furent placés aux deux angles de la plaie et aussi profondément que possible; un pansement à la gaze phéniquée fut appliqué sur la région.

L'opération avait duré en tout une heure et demie, le morcellement et l'extraction du calcul avaient bien absorbé les deux tiers de ce temps, c'est-à-dire une heure. Le malade, un peu abattu par le chloroforme dès le commencement de l'opération, eut quelque peine à sortir de son sommeil, mais lorsque je le quittai, il était en bon état.

Des renseignements complémentaires fournis par le malade le jour même de l'opération nous apprirent *qu'à l'âge de six ans* il avait été tourmenté par de vives douleurs dans la région lombaire gauche et que, jusqu'à l'âge de douze ans, elles s'étaient reproduites de temps à autre. Chaque fois il était obligé de garder le lit.

De douze à quinze ans il y eut un répit assez complet. A partir de l'âge de quinze ans les douleurs reparurent à intervalles éloignés.

Il y a quatre ans, une série de crises douloureuses obligea le malade à garder le lit pendant plus de deux mois. Il n'a d'ailleurs jamais rendu de graviers, ni uriné de sang.

S'il avait eu l'idée de me fournir ces renseignements avant l'opération, le diagnostic aurait pu avoir plus de précision; d'un autre côté, le développement d'une néphrite infectieuse à la suite de la variole ayant été signalé comme chose assez fréquente, il y avait bien lieu de croire que les accidents du côté du rein avaient été provoqués par la fièvre éruptive.

*Suites de l'opération.* — Les suites de l'opération furent assez simples. Le lendemain, 14 octobre, le ventre n'était pas douloureux, mais les vomissements chloroformiques n'avaient pas encore cessé. Il n'y avait pas de fièvre. Le pansement à la gaze phéniquée est renouvelé.

Le 15, les vomissements ont cessé, l'état du malade continue à être satisfaisant.

Le 16, je remarque la grande abondance des urines rendues dans les dernières vingt-quatre heures (2 litres et demi). Elles contiennent un peu de muco-pus et sont riches en phosphates.

La réaction fébrile est peu importante. On a noté le 16 au soir 39 degrés; le 17, même heure, 38°,6; le 18, 38°,4.

Du 21 au 24, la quantité de l'urine retombe à 800 grammes.

Le 28 réapparaissent les douleurs gastralgiques dont j'ai déjà parlé. Elles ne durent que quelques jours.

Dans le cours de novembre nous voyons la suppuration diminuer de jour en jour et les forces revenir. De temps en temps une couche de muco-pus d'une épaisseur variable se dépose au fond du bocal à urine.

Le malade souffre chaque fois que l'évacuation par l'uretère se ralentit ou se suspend. Le 14 novembre, la rétention momentanée du pus détermine l'élévation de la température jusqu'à 40 degrés; cette fièvre tombe rapidement.

Le 8 du même mois, un incident nouveau avait attiré mon attention. Les tubes à drainage avaient été bouchés momentanément par deux petits fragments du calcul qui avaient échappé à mes instruments et qui venaient sans doute de l'alvéole supérieur que j'avais reconnu être tout à fait inaccessible. Depuis lors, d'autres petits fragments ont été recueillis à l'orifice externe de la plaie. Cette circonstance me fait penser qu'il reste dans un point du foyer un calcul ou des graviers et que leur élimination est rendue difficile par leur enchatonnement.

Je n'ai rien dit jusqu'ici *de phénomènes singuliers* qui se sont montrés dès le lendemain de l'opération et qui m'ont causé une certaine surprise. Le malade se plaignit d'une *insensibilité complète de la peau* dans la région du grand trochanter et dans la zone voisine.

Le fait est qu'on pouvait le piquer, le pincer, sans provoquer de douleurs. Beaucoup d'autres points de la moitié gauche du corps étaient frappés de la même insensibilité, tandis que rien d'analogue ne s'observait à droite.

Une exploration attentive nous fait constater que la sensibilité tactile est partout conservée, mais il y a une analgésie complète, accompagnée d'insensibilité au froid et à la chaleur, non seulement sur toute la partie externe de la cuisse, surtout au niveau du grand trochanter, dans la région iliaque et dans le flanc gauche, mais encore *sur tout l'avant-bras, sur la face postérieure du bras gauche*, et *sur la moitié gauche de la face*.

Quelques points d'hyperesthésie sont disséminés au milieu des zones analgésiques. La distance qui sépare plusieurs de ces dernières de la région atteinte par l'opération, la rapidité d'apparition de ces phénomènes bizarres éloignent de l'idée qu'ils pourraient être le résultat d'une névrite ascendante, et l'on se trouve amené à penser à une analgésie d'ordre réflexe, sans être du reste bien satisfait d'une explication aussi vague.

Ces phénomènes persistent encore aujourd'hui, bien qu'à un degré beaucoup moindre.

La plaie continue à fournir une assez grande quantité de pus, l'urine en contient chaque jour un dépôt notable. La guérison ne s'est pas encore complétée, sans doute pour les raisons suivantes :

Il faut en accuser tout d'abord l'étendue et surtout l'irrégularité, la disposition alvéolaire du foyer; en outre, il est possible qu'il soit resté dans les points inaccessibles au doigt et aux instruments des concrétions dont la présence entretient la suppuration. L'introduction d'une tige de laminaria dans le trajet fistuleux permettra d'introduire le doigt dans le foyer, et si cette exploration est insuffisante, je n'hésiterai pas à pratiquer de nouveaux débridements au moyen du galvano-cautère.

La fistule préexiste et m'oblige à faire l'opération projetée.


## II


*Débridement de la fistule rénale. — Incision et excision de nombreux éperons de substance rénale. — Cautérisation au thermocautère. — Drainage.*


L'orifice de la fistule occupait la région lombaire gauche vers le bord externe de la masse sacro-lombaire, à peu près à égale distance de la douzième côte et de la crête iliaque. Il s'en échappait chaque jour une assez grande quantité de pus non mélangé d'urine, ce qui n'empêchait pas l'état général d'être satisfaisant. Le malade n'avait pas de fièvre; son appétit était bon. Ses forces étaient beaucoup revenues depuis l'évacuation du foyer purulent du rein.

Assez souvent il passait du pus dans la vessie; l'urine en présentait un dépôt notable, mais cette particularité se produisait d'une façon intermittente. Par moments, l'uretère s'oblitérait de nouveau, et tout le pus s'échappait par la fistule.

Le premier temps de l'opération consista dans le débridement de l'orifice, au moyen du bistouri dans les parties superficielles, du thermo-cautère dans les parties profondes. J'arrivai ainsi jusqu'à la cavité centrale, que je trouvai constituée par la substance rénale elle-même; mais cette cavité était très irrégulière. Des loges multiples, séparées par d'épaisses cloisons, représentaient autant de diverticulums où pouvait s'accumuler le pus. Les unes remontaient vers le diaphragme, sous les fausses côtes; les autres s'avançaient vers la cavité abdominale, et au fond de l'une d'elles, située non loin de la fosse iliaque interne, était caché l'orifice supérieur de l'uretère.

Avec un soin minutieux, je m'assurai qu'aucune de ces loges ne contenait de *calculs*, ni de *concrétions* capables d'entretenir la suppuration. Au moyen de forts ciseaux et du thermo-cautère je sectionnai les cloisons, je fis communiquer les loges les unes avec les autres, je passai la lame incandescente à plusieurs reprises sur tous les points de la substance rénale.

Puis je plaçai un gros drain aux deux extrémités de la plaie et j'appliquai un pansement de Lister, sans faire de sutures.

Les suites immédiates de l'opération furent bénignes. Un peu de réaction inflammatoire se produisit, mais aucun phénomène alarmant ne vint entraver la chute des eschares et le bourgeonnement du foyer. Celui-ci sembla marcher vers une rapide cicatrisation. Malheureusement, au bout de quelque temps, il devint évident que le fond de la cavité continuait à sécréter du pus en trop grande abondance, relativement aux dimensions de la plaie extérieure. La reproduction de la fistule était à craindre. Cette crainte était confirmée six semaines à deux mois après l'opération.

Tout était à recommencer, mais sur un plan nouveau, puisque les débridements multiples et la cautérisation au thermo-cautère n'avaient pas suffi.

### III

*Héminéphrectomie postérieure avec résection · de la douzième côte.*

Je commençai l'opération avec l'idée de pratiquer la néphrectomie totale, si elle était possible, mais il était à présumer qu'elle ne le serait pas, à cause des adhérences qu'une aussi ancienne inflammation avait dû développer. Après avoir incisé au bistouri et au thermo-cautère au-dessus et au-dessous de la fistule, jusqu'à la onzième côte et jusqu'à la crête iliaque, je suivis de près la face externe de la masse sacro-lombaire, de manière à me rapprocher le plus vite possible des apophyses transverses des vertèbres lombaires et du muscle psoas.

Chemin faisant, je rencontrai le muscle carré des lombes désorganisé, et j'en excisai une portion pour me donner du jour.

Ce temps préliminaire me permit d'arriver droit au hile et de m'assurer si je pouvais jeter une ligature autour de lui. Il me fut aisé de constater rapidement que l'uretère et les vaisseaux formaient, avec le tissu conjonctif ambiant, une masse commune, indurée et non isolable.

Je m'assurai également que, si la *moitié postérieure* du rein se laissait passablement séparer des parties voisines, sa face antérieure était si étroitement unie au péritoine que toute tentative imprudente d'isolement de ce côté eût causé fatalement des déchirures de la séreuse et peut-être du côlon descendant.

Je me contentai donc d'exciser, avec de forts ciseaux, *toute la moitié postérieure du rein* que j'avais préalablement décortiquée. Cela fait, je régularisai le fond par une abrasion aussi complète que possible de la substance rénale, hérissée d'éperons et de cloisonnements multiples. Je me servis de puissants ciseaux courbes et du thermo-cautère.

Comme le rein était sclérosé ou graisseux, suivant les points, l'écoulement de sang ne prit à aucun moment des proportions inquiétantes; il ne m'inspira pas d'inquiétudes sérieuses.

Mais l'opération fût restée incomplète si je n'avais consacré une attention particulière à la partie supérieure du foyer purulent, que les dernières côtes dérobaient à la vue et un peu aussi à l'exploration par les doigts. Pour mettre à nu les alvéoles les plus élevés, il me parut nécessaire de réséquer partiellement la douzième côte.

Avec une rugine et un détache-tendon, je l'isolai dans l'étendue de deux centimètres et demi environ et je coupai les deux extrémités de la portion dénudée avec de petites cisailles. Sur le moment, aucun signe de déchirure de la plèvre ne se produisit, mais, quelques instants plus tard, mon attention fut attirée soudain par le sifflement caractéristique de l'entrée de l'air dans le thorax. La séreuse, d'une minceur extrême, dont celle d'une pelure d'oignon peut seule donner une idée, s'était rompue sous l'influence des mouvements du malade et du déplacement des tissus sous l'effort des doigts.

La déchirure s'agrandissait d'elle-même à vue d'œil, et entre ses lèvres on voyait, faisant hernie, une membrane molle, d'un gris rosé, qui n'était autre que le diaphragme.

Je m'empressai de jeter plusieurs points de suture au catgut sur la solution de continuité de la séreuse et sur les tissus voisins, de manière à constituer deux étages de fils solidement serrés.

Tout bruit anormal cessa, et l'opération put être terminée sans autre incident. Je régularisai la partie supérieure du foyer, comme j'avais régularisé le reste.

Le fond de la plaie était formé *par la plus grande partie de la moitié antérieure du rein*, dont la capsule était confondue avec le péritoine. Il se présentait sous l'aspect d'une surface plane, sur laquelle j'espérais voir se développer une couche dense de bourgeons charnus, en même temps que les autres plans du foyer seraient le siège du travail de granulation qui aboutit à la cicatrisation normale.

Après avoir touché toutes les surfaces avec une solution concentrée de chlorure de zinc au dixième, je plaçai deux gros drains plongeants dans la plaie, et je pansai avec la gaze de Lister.

L'antisepsie la plus rigoureuse avait été observée pendant le cours de l'opération.

Cette fois encore, les suites furent simples. Après un peu d'abattement et une période de fièvre traumatique qui fut courte, la suppuration s'établit normalement et diminua peu à peu. Au bout d'un mois, j'étais plein de foi dans la guérison. Malheureusement, à partir de ce moment, il devint évident que la cicatrisation du fond restait en retard sur celle des plans superficiels. Les lèvres de la plaie tendaient à se rapprocher; les tubes tenaient difficilement en place et la suppuration restait abondante.

En vain j'eus recours à des injections quotidiennes d'une solution d'éther saturé d'iodoforme. Quoique assez bien supportées, elles n'amenèrent aucun changement, et, comme il passait dans la vessie une certaine quantité du liquide injecté, l'irritation qui en résulta m'obligea à suspendre ce traitement.

Je m'en tins là, impuissant contre le défaut de cicatrisation de la substance rénale et contre la reproduction de la fistule. Celle-ci se rétrécit de plus en plus dans sa portion superficielle, et il devint bientôt impossible d'y maintenir un drain quelconque.

L'état général avait, malgré tout, beaucoup gagné. Le malade put, au bout d'un certain temps, marcher, rester debout, se livrer à diverses occupations peu fatigantes mais assez soutenues, sans ressentir de trop grandes fatigues et sans avoir de fièvre.

Dans ces conditions, la vie eût peut-être été tolérable pour lui, si la suppuration n'avait été assez abondante pour exiger deux pansements par jour et si parfois le pus n'eût exhalé une odeur très fétide.

Par suite de diverses circonstances, le malade resta dans cet état depuis le commencement de l'année 1882 jusqu'au 9 juin 1885.

## IV

*Trépanation de l'os iliaque. — Débridement et drainage des foyers. Septicémie aiguë à forme emphysémateuse. — Mort.*

À cette date, le malade, âgé de 55 ans, pourvu d'un certain embonpoint, jouissant d'une très bonne santé générale, porte dans la région lombaire gauche, au milieu d'une ligne cicatricielle correspondant à ses trois premières opérations, deux très petits orifices fistuleux légèrement saillants. Ils n'admettent qu'un stylet, et celui-ci s'enfonce à une profondeur de plus de dix centimètres, dans une direction perpendiculaire à la surface de la peau.

On voit sourdre du pus par ces deux orifices, mais *il s'en échappe beaucoup plus lorsque le malade est couché* que lorsqu'il est debout. Les secousses de la toux en projettent une quantité notable à l'extérieur. Ces deux circonstances prouvent : 1° qu'il y a rétention du pus derrière les orifices; 2° qu'il y a une portion du foyer *située plus bas que leur niveau* quand le malade est debout.

Par la palpation on sent nettement une tumeur qui occupe une partie du flanc gauche. Elle est formée, à n'en pas douter, par les parois de la cavité où s'accumule le pus. La pression sur cette tumeur ne laisse pas d'être douloureuse.

Le liquide qui s'échappe par les fistules n'est pas mélangé d'urine. Je m'en suis assuré par l'inspection directe plusieurs fois répétée, et aussi par l'expérience suivante : après avoir ingéré une dose convenable d'iodure de potassium, le malade s'est appliqué, pendant plusieurs heures, des linges amidonnés sur les orifices suppurants. A aucun moment la coloration bleue de l'iodure d'amidon ne s'est produite. On devait en conclure que les débris du rein étaient inaptes à la sécrétion urinaire et qu'il ne se faisait pas de reflux d'urine dans le foyer par l'uretère.

L'urine ne contenait un peu d'albumine que lorsqu'il s'y trouvait du pus. On n'y rencontrait pas trace de sucre. Elle était émise quotidiennement en quantité normale. La présence du pus y était intermittente, et on l'y voyait toujours mélangé d'une quantité notable de mucus.

Telles étaient les conditions où s'écoulait la vie du sujet. Son infirmité était de celles qui enlèvent tout gagne-pain. Elle légitimait à l'avance une intervention chirurgicale, si hardie et si nouvelle qu'elle pût être.

La néphrectomie avait été reconnue impraticable dans la dernière opération. Les adhérences anciennes ne pouvaient que s'être renforcées. Il y avait moins de chances que jamais de les rompre, sans léser même temps les organes ou les tissus voisins.

Les injections stimulantes, irritantes et caustiques ne pouvaient pas mieux faire que la cautérisation par le feu combinée avec le grattage, les excisions partielles et les larges débridements.

Il fallait tenter autre chose. Or, deux particularités devaient occuper dans le choix d'un procédé une place importante. C'était d'abord ce fait que, à la suite de la dernière opération, les drains n'avaient pu être maintenus dans le foyer aussi longtemps que je l'aurais voulu. A partir du premier mois ils avaient été refoulés chaque jour au dehors par le resserrement des plans superficiels.

C'était encore cette circonstance que le pus s'écoulait beaucoup mieux lorsque le malade était dans la position horizontale. Cela permettait de penser qu'une partie du foyer s'était abaissée jusqu'au voisinage de la fosse iliaque interne.

De là deux conclusions qu'il fallait tâcher de mettre en pratique dans la nouvelle opération : 1° s'arranger pour laisser passer un ou plusieurs drains à demeure pendant tout le temps nécessaire pour que le fond du foyer se couvrît de bourgeons charnus et se cicatrisât finalement ; 2° assurer l'écoulement du pus par le point le plus déclive du foyer, et s'opposer à la formation d'un nouveau cul-de-sac.

Après de longues réflexions, j'arrivai à penser que le seul moyen de réaliser ces indications était de ménager un écoulement *facile et constant* au pus, à travers l'os iliaque, vers la partie supérieure de la fesse. La *trépanation de l'os iliaque* devenait ainsi le pivot de la nouvelle opération. Elle serait combinée avec le débridement, le grattage, la cautérisation, l'excision partielle des parois du foyer, qu'elles fussent constituées par du tissu conjonctif induré ou par des débris de substance rénale.

En admettant même que la cicatrisation exigeât un temps très long, il me semblait plus que probable qu'en m'opposant à toute stagnation du pus, j'obtiendrais peu à peu la rétraction du foyer. Du moment qu'il ne s'échappait pas d'urine par les fistules, je ne voyais pas quelle raison anatomique pourrait empêcher le travail de granulation normale des surfaces suppurantes de se produire, après que ces surfaces auraient été modifiées par l'action du feu et de la cuiller tranchante. J'espère que le lecteur partagera la confiance que j'avais dans mon idée.

Le malade en ayant saisi le côté avantageux, accepta l'opération que je lui proposai, mais il est à noter qu'il ne se montra pas courageux comme les autres fois. Ses appréhensions étaient telles que je dus, à plusieurs reprises, le rassurer en lui affirmant qu'il avait déjà couru de plus grands dangers. D'ailleurs, c'était absolument ma conviction. La néphrectomie partielle qu'il avait subie, la déchirure de la plèvre qui avait compliqué l'opération, et dont heureusement les suites avaient été nulles, occupaient une place plus élevée dans l'échelle de la gravité que la trépanation de l'os iliaque. Celle-ci a fait ses preuves relativement à sa bénignité relative. Je l'ai pratiquée moi-même une fois, pour l'extraction d'une balle logée dans le muscle iliaque, et quoique cette extraction eût été pénible et longue, quoique l'antisepsie, non encore appliquée, ne m'eût pas couvert de ses précieuses garanties, j'ai vu la plaie marcher vers la guérison sans qu'un incident quelconque vînt entraver la cicatrisation. Ma confiance était donc légitime, et surtout j'avais raison de penser que je ne ferais pas courir au malade des risques supérieurs à ceux des opérations moyennes.

Je ne sais quelle malechance en a disposé autrement et me réduit aujourd'hui à relater l'opération que j'avais conçue, sans pouvoir fournir la preuve de son efficacité. A un autre est réservée cette satisfaction, si ma tentative paraît digne d'être renouvelée.

*Opération.* — Le mardi 7 juin, en présence de MM. Jalaguier, Nélaton, Preugrueber, chirurgiens des hôpitaux, le malade étant chloroformisé et couché sur le côté droit, je procède de la manière suivante :

1° Après introduction d'une sonde cannelée dans la fistule inférieure, je débride, au moyen du bistouri, jusqu'à la crête iliaque en

suivant l'ancienne cicatrice. J'ouvre ainsi un foyer dont la partie inférieure repose sur la partie la plus élevée du muscle iliaque. Il ne s'en
échappe qu'une faible quantité de pus. Plusieurs petites concrétions
calculeuses, dont la plus grosse n'est pas plus grosse qu'une lentille,
y sont éparses; preuve que, sans sécréter une quantité assez grande
d'urine pour révéler sa présence dans le pus, les débris du rein ont
pu, à la longue, laisser exsuder quelques-uns des éléments constitutifs
de ce liquide.

De nouveaux alvéoles se sont formés; des mamelons de substance
rénale isolés ou formant éperon, cloisonnent sans aucun ordre le fond
de la cavité.

Une paroi irrégulière d'un centimètre d'épaisseur sépare le foyer du
muscle iliaque.

Tantôt avec mes doigts, tantôt avec des pinces, tantôt avec des ciseaux, je tâche de niveler ce fond par grattage, arrachement, torsion,
section et excision.

Des éponges aseptiques sont introduites fréquemment dans le foyer,
encore plus pour le déterger que pour arrêter l'hémorrhagie; car ces
tissus, où l'on reconnaît cependant encore assez bien la trame de la
substance rénale, saignent peu. Ils sont friables encore plus que sclérosés, ce qui me permet d'en détacher des fragments assez volumineux, sans exercer des tractions violentes qui pourraient être funestes
au péritoine voisin.

La sonde cannelée, introduite dans l'orifice fistuleux supérieur, pénètre dans une autre cavité immédiatement sous-diaphragmatique,
qu'une mince cloison sépare complètement de la première. Je procède
avec la plus grande prudence aux débridements nécessaires pour mettre
à jour la partie supérieure de ce foyer, de peur de blesser la plèvre
dans l'intervalle des deux bouts de la douzième côte, là où elle a été
jadis réséquée.

Cette première phase de l'opération a pour résultat de convertir en
une cavité unique, passablement régulière, tout l'espace compris entre
le diaphragme et le muscle iliaque. Le fond de cette cavité est encore
constitué par une couche de substance rénale, que des excisions et des
arrachements réitérés ont dû amincir considérablement. Des débris
de la capsule propre du rein ont même été emportés. Dans ces points
il ne reste que la capsule graisseuse, transformée en tissu fibreux, et
le péritoine.

2° Je me mets en demeure de faire communiquer le cul-de-sac inférieur de cette cavité avec la fosse iliaque externe. Une incision transversale faite à trois travers de doigt au-dessous de la crête iliaque, d'abord avec le bistouri, puis avec le thermo-cautère, met à nu la face externe de l'os iliaque.

Dans un point qui semble bien correspondre au foyer rénal, j'applique trois couronnes de trépan, et je complète avec la gouge et le ciseau un canal oblique, très régulier, admettant facilement le pouce, qui aboutit à la face profonde du muscle iliaque. Avec une sonde courbe en métal j'en dilacère les fibres et j'établis la communication d'un côté à l'autre.

Après un lavage abondant à l'acide phénique au vingtième, je place *un système de drains composé de trois tubes*. Le premier, le plus important, gros comme le petit doigt, est couché au fond du foyer. Son extrémité supérieure est engagée dans la portion sous-diaphragmatique du foyer; son extrémité inférieure émerge du canal osseux dans l'incision de la fosse iliaque externe. Celui-là devra rester en place très longtemps. Il assurera aussi complètement que possible l'écoulement des liquides provenant des profondeurs de la plaie.

Il sera maintenu en place indéfiniment si le fond ne montre pas une très grande tendance à la cicatrisation; il sera retiré peu à peu, par en bas, très lentement, si cette cicatrisation se fait normalement.

C'est la pièce principale du système de canalisation établi sur un plan nouveau. Un autre drain plus petit passe également par le canal osseux, et sort au dehors par l'angle inférieur de la plaie. Enfin un troisième, aussi volumineux que le premier, plonge perpendiculairement dans le cul-de-sac supérieur du foyer et occupe l'angle supérieur de la plaie.

Des tampons de gaze iodoformée sont introduits jusqu'au fond des deux plaies entre les drains. Des compresses de la même gaze sont appliquées à plat superficiellement, et le tout est recouvert par un grand carré de gaze phéniquée, bien maintenu par une épaisse couche d'ouate et des bandes de mousseline mouillée.

Comme j'avais pu exécuter de point en point le plan opératoire auquel je m'étais définitivement arrêté, et qu'aucun incident, capable de m'inspirer des craintes sérieuses, n'avait surgi, je me retirai satisfait et confiant.

*Suites de l'opération.* — Un peu d'abattement, soif vive, deux vomissements.

A 6 h. du soir, temp. : 58°,1.

Pendant la nuit, douleurs vives au niveau du grand trochanter, s'exaspérant au moindre contact. — Injection morphinée faible.

*Mercredi,* 10 *juin.* — Le pansement étant taché de sang, je le renouvelle avec le plus grand soin, mais je laisse en place les tampons de gaze iodoformée. La plaie n'a pas mauvais aspect.

Toujours de la sensibilité à la face externe de la cuisse.

*Quantité d'urine* émise dans les vingt-quatre heures : un litre, dont 500 c. c. depuis le moment de l'opération jusqu'à 8 h. du soir.

Temp. matin :            59°,2.

—    soir (6 heures) : 42°,3.

—    soir (7 heures) : 40°,5.

Face vultueuse, agitation, anxiété. L'opéré se plaint de douleurs vives à la fesse, puis au *talon* gauche (du côté opéré). Il éprouve dans ces points une sensation de compression, de constriction.

Quantité d'urine depuis hier : 400 grammes.

*Le jeudi,* 11 *juin,* je défais le pansement à cause de la haute température de la veille. Pas de pus; les lèvres de la plaie sont pâles.

Après un examen attentif des régions où le malade dit éprouver des douleurs, je ne constate rien d'anormal et je reste dans le doute relativement à la cause des douleurs du talon.

Vers 4 heures du soir, M. Seccheyron, interne du service, qui a donné à l'opéré des soins très assidus, reconnaît que le pied gauche est froid au toucher. Les orteils, l'avant-pied sont d'un blanc jaunâtre terne. La limite de cette coloration spéciale est difficile à préciser. D'après le malade, les orteils auraient bleui avant de blanchir, et il aurait eu depuis la veille au soir des fourmillements.

Par des piqûres d'épingle, par l'apposition d'un corps chaud, on s'aperçoit que la sensibilité est, sinon abolie, du moins obtuse et retardée. Le réflexe plantaire a disparu; tout cela seulement au pied gauche.

L'état général se modifie, le nez s'effile, le visage prend une teinte terreuse, plombée; coloration ictérique des conjonctives. Surexcitation, sensation de chaleur intense. Un peu de transpiration au front et aux tempes.

Ni ballonnement, ni douleurs abdominales.

Temp. matin : 59°,1.

— soir :   59°,6.

L'agitation, les douleurs du pied et du mollet continuent la nuit; incontinence d'urine.

Le 12 l'état est très grave. Physionomie altérée; conjonctives de plus en plus jaunes, peau du visage et du corps de plus en plus plombée.

Langue sèche, soif ardente.

Temp. matin : 58°.

Des sacs de sable chaud, appliqués depuis la veille autour de la jambe et du pied gauche, n'ont pu les réchauffer sérieusement. Jusqu'au tiers inférieur de la cuisse inclusivement, le membre est augmenté de volume, par suite *d'une infiltration de gaz*, que révèlent nettement la crépitation caractéristique de l'emphysème sous-cutané et une sonorité tympanique à la percussion.

Et cependant nulle part il n'y a de *gangrène apparente*. La peau est d'une pâleur mate, teintée de jaune, mais elle ne présente ni marbrures livides, ni taches noirâtres circonscrites.

Au-dessus d'une ligne passant par le canal du grand adducteur, il n'existe rien d'anormal. *Aux environs de la plaie les tissus sont absolument sains.*

Je découvre de la crépitation emphysémateuse dans un point situé à la partie externe et inférieure de la *cuisse droite*, dans l'étendue de quelques centimètres carrés. En plus, on réveille une vive douleur en comprimant la fosse sus-épineuse, au côté *droit* du dos.

Les urines sont rares; une selle diarrhéique.

Vers midi on reconnaît l'apparition de l'emphysème au bras droit.

A 4 heures le malade meurt, sans avoir eu bien nettement conscience de la gravité de son état.

Une heure après la mort la décomposition était déjà très avancée dans toutes les parties du corps.

*Examen du sang.* — Dans le sang de la veine médiane droite, M. Secheyron découvre de petits corps allongés en forme de bâtonnets, visibles sans coloration spéciale du liquide. Ils sont légèrement renflés à leurs extrémités.

Ce premier examen est pratiqué une heure après la mort; deux heures après, M. Ménétrier, interne de M. Fournier, reconnaît dans le sang de la saphène interne gauche les mêmes bâtonnets, mais en

nombre beaucoup plus grand. Ils se colorent par le violet de méthyle
et la fuchsine. Ils ne paraissent pas doués de mouvements propres.

L'autopsie n'a malheureusement pu être pratiquée. Du reste l'état
de décomposition du cadavre était tel que je crois qu'elle n'aurait
pas été possible.


Avant l'opération, aucune circonstance spéciale ne devait faire
prévoir ce fatal dénouement. Le sujet n'était ni diabétique, ni
albuminurique, ni alcoolique. Loin d'être cachectique, il offrait
bien plutôt un embonpoint quelque peu exagéré. Toutes ses
fonctions s'accomplissaient régulièrement, malgré la suppuration assez abondante qui s'écoulait par ses fistules; jamais il
n'avait de fièvre.

Il est vrai que le moral ne répondait pas chez lui au physique.
L'opération lui inspirait une terreur qu'il n'avait jamais éprou-
vée auparavant. Il s'y était soumis avec une extrême répugnance,
étant persuadé qu'il en mourrait. Je relate cette circonstance
sans vouloir en tirer de conclusion.

D'autre part, le pavillon où j'ai fait l'opération avait été entièrement lavé à l'eau phéniquée. La literie avait été épurée;
les rideaux étaient tout neufs. On a vu que la méthode antiseptique avait été mise en pratique pendant l'action chirurgicale
et après.

L'opération elle-même ne l'emportait pas en gravité sur bon
nombre de celles qui sont exécutées journellement dans mes
salles avec succès (évidement d'os, résections, etc.).

Si, suivant toute probabilité, l'infection n'était pas venue du
dehors, il faut en chercher la source dans le foyer purulent lui-
même. La petitesse des orifices des deux trajets fistuleux m'avait
empêché de désinfecter, avant de pratiquer aucune incision, les
deux poches où stagnait un pus fétide depuis bien des mois. Il
était peut-être déjà trop tard, lorsque j'y portai les éponges aseptiques, après les débridements préalables. Le poison quel qu'il

fût, ptomaïne ou microbe, avait sans doute déjà pénétré dans les vaisseaux. Peut-être aussi était-il retenu dans les nombreuses anfractuosités des foyers. Bientôt la surface déchiquetée de la substance rénale, attaquée par les pinces, devait lui offrir une voie facile d'absorption.

Le résultat ne se fit pas attendre longtemps; car dès le lendemain commençait l'évolution d'une des formes les plus formidables de la septicémie aiguë, de celle qui est peut-être l'expression la plus grave de l'intoxication, de celle à laquelle s'applique le mieux la définition de Davaine : *La septicémie est la putréfaction des êtres vivants.*

L'empoisonnement se révélait d'emblée par un emphysème étendu, et, chose curieuse, le membre inférieur du côté opéré était atteint tout d'abord. Sur la peau, on ne constatait rien qui rappelât l'érysipèle bronzé. Point de suppuration nulle part; des gaz, rien que des gaz, et au pourtour de la plaie, *pas la moindre altération.*

Il me faudrait remonter jusqu'aux périodes les plus funestes de la guerre franco-allemande pour retrouver dans mes souvenirs un cas analogue. Depuis lors, j'avais observé diverses formes de septicémie aiguë, entre autres plusieurs cas de gangrène foudroyante, mais jamais ces *emphysèmes putrides d'emblée,* développés *loin d'un foyer purulent* ou d'une plaie fraîche, dont le premier exemple s'était présenté à moi dans une ambulance des environs de Sedan.

Dans toute autre circonstance, pareil mécompte eût été moins fâcheux. Si les suites de l'opération avaient été celles auxquelles j'étais en droit de m'attendre, j'aurais vu le foyer largement débridé se couvrir de bourgeons charnus et les tubes conduire régulièrement au dehors la suppuration des surfaces profondes. J'aurais laissé en place très longtemps le gros drain dont l'extrémité inférieure émergeait au dehors, après avoir suivi le canal osseux. Finalement, le résultat, bon ou mauvais, aurait montré s'il y avait à faire fond sur la trépanation de l'os iliaque dans le traitement de certaines fistules du rein.

La démonstration est à recommencer. La question n'est toujours que posée, elle n'est pas résolue. Néanmoins l'opération, telle que je l'ai exécutée, m'a permis de constater que cette trépanation établit une communication facile entre le foyer et l'extérieur. En assurant l'évacuation continue du pus, elle met la cavité dans les conditions les plus favorables pour une cicatrisation complète. Dans le cas où une terminaison aussi heureuse ne serait pas entièrement obtenue, la suppuration se réduirait graduellement à un minimum, et, à défaut d'une guérison parfaite, le malade bénificierait toujours d'une amélioration marquée.

Voilà ce que la logique permet d'espérer, voilà ce que de nouvelles occasions permettront peut-être à moi-même ou à d'autres chirurgiens de réaliser.

Le traitement des fistules réno-viscérales et réno-cavitaires est naturellement plus complexe, sinon plus difficile, que celui des fistules réno-cutanées; mais à elles aussi conviennent les méthodes et procédés qui viennent d'être exposés. S'il s'agit de fistules borgnes internes, il faut les convertir d'abord en fistules complètes, en ouvrant le foyer du côté des téguments. S'il existe déjà un orifice cutané, on doit essayer du débridement, du curage, de l'excision partielle, du drainage. En cas d'insuccès, la néphrectomie offre une dernière ressource, mais ses difficultés, déjà grandes par le fait des adhérences, sont encore augmentées par la nécessité d'obturer autant que possible l'orifice viscéral de la fistule. La chute dans la plaie de mucosités septiques venant des bronches, quoique moins à redouter peut-être que l'irruption des matières fécales, serait suffisante pour entraver la guérison. Malheureusement, on ne peut guère se flatter de découvrir à la face inférieure du diaphragme l'orifice du court trajet intermédiaire entre le rein et le poumon. Il y aurait peut-être un moyen d'interrompre la communication, ce serait de jeter une ligature sur le point adhérent du rein et de la serrer fortement avant de détacher la portion voisine de cet organe ; mais, outre qu'on ne voit guère ce qu'on fait à cette profondeur, il y a lieu de craindre que le maintien dans la plaie d'un fragment, même très petit, du rein ne s'oppose à la cicatrisation.

Il est permis de prévoir plus de facilité du côté de l'intestin, soit en employant le même procédé d'isolement, soit en faisant une suture régulière de l'orifice. L'insuccès de tentatives de ce genre n'impliquerait du reste pas un échec définitif. Le passage des matières fécales dans la plaie pourrait n'être que temporaire, et l'on réussirait à le rendre inoffensif par l'antisepsie intestinale. Dès les premières apparences de phlegmon stercoral, il faudrait enlever les sutures superficielles et mettre largement à nu tout le foyer. L'obturation spontanée de l'orifice par bourgeonnement pourrait très bien se faire à la longue.

B. *Fistules provenant d'un foyer d'abcès périnéphrétique.* — Ces cas offrent les plus grands rapports, au point de vue thérapeutique, avec les fistules rénales auxquelles conviennent le débridement, le curage, la cautérisation. Tels sont les moyens à mettre en œuvre, en y ajoutant un traitement général approprié à la cause probable de l'abcès et à l'état constitutionnel du sujet ; mais il n'est pas superflu de répéter qu'on est en droit de soupçonner toute collection périnéphrétique, qui ne s'oblitère pas entièrement, d'être en communication avec le rein. L'opération permettra de s'assurer de cette communication. On se comporterait ensuite suivant ce qu'on aurait constaté.

# CHAPITRE VI



Il n'est pas aussi simple qu'on pourrait le penser de donner du mot *hydronéphrose* une bonne définition. Au sens propre, il signifie *collection liquide, aqueuse,* développée dans le rein; mais, comme une signification aussi large engloberait les kystes isolés, conglomérés et hydatiques, il y a des restrictions à faire. Le mot « hydronéphrose » a été créé et employé par Rayer pour désigner exclusivement la distension du bassinet et des calices par un liquide aqueux, qui n'est autre que de l'urine possédant ses caractères normaux ou transformée. Comment l'urine peut-elle s'accumuler dans les réservoirs rénaux et y subir des modifications qui en altèrent graduellement les qualités essentielles? Ceci sera examiné avec soin tout à l'heure. On peut toujours dire par anticipation que cette accumulation est la conséquence d'une rétention lente d'abord, puis intermittente, enfin permanente.

**Historique.** — A en juger d'après l'historique de Rayer[1], les cas authentiques d'hydronéphrose observés avant la publication de son ouvrage, étaient peu nombreux. Antérieurement à l'époque où parut dans le *London medical repository* un travail sur l'*hydropisie des reins* (dénomination employée par Rudolphi et Frank les premiers, au dire de l'auteur de ce travail), Tulpius et Haller avaient signalé des exemples de distension unilatérale;

---

1. Rayer, *loc. cit.*, t. III, p. 485.

mais ce fut bien plus tard, en 1816, que Johnson appliqua à cette lésion la désignation de *hydrorenal distension*.

Rayer signale encore, comme exemples d'hydronéphrose uni-latérale, des observations de Reynaud et de Piorry. Il démontre par trois faits personnels la fréquence relative de la distension rénale consécutive au cancer de l'utérus. Il esquisse l'histoire de l'hydronéphrose congénitale, en groupant les cas de Bonet, de Glass, où la lésion n'existait que d'un côté, et ceux de Moreau, de Billard, où elle était double. Il ajoute à cette série une très intéressante observation où l'on voit formulée la théorie du vice de conformation, pour expliquer la nature congénitale de l'affection. Plusieurs autres observations d'hydronéphrose simple ou bilatérale, personnelles à l'auteur ou empruntées à Jalon, à Hallé, complètent un ensemble capable de fournir les éléments d'une étude déjà très précise.

Un long espace de temps s'écoule avant qu'un nouveau travail vraiment original sur cette question importante paraisse en France ou à l'étranger. La littérature médicale vit longtemps sur la description de Rayer, jusqu'au jour où Simon publie la seconde partie de son ouvrage. Dix ans plus tard, le livre de Morris contribue au progrès de la question par un sérieux appoint de faits restés dans l'ombre jusque-là. Je ne puis que mentionner en bloc beaucoup de travaux de moindre valeur, dont quelques-uns seront cités dans le cours de ce chapitre. On trouvera le détail des autres dans les ouvrages spéciaux sur les maladies des reins ou dans les articles de dictionnaires dont il a été question plusieurs fois.

**Pathogénie. — Anatomie pathologique. —** Jusqu'à ces dernières années la physiologie et surtout l'anatomie patholo-gique de l'hydronéphrose paraissaient définitivement constituées.

1. G. Simon, *Chir. der Nieren*, II Theil., p. 177.
2. Morris, *loc. cit.*, p. 290.

C'était une tumeur liquide à contenu séreux, depuis le commencement jusqu'à la fin de son évolution. Sa suppuration était considérée comme exceptionnelle.

Rayer, Simon sont très formels à cet égard. « Lorsque l'urine s'accumule lentement dans les reins, à la suite d'un obstacle apporté à son passage dans la vessie, ou à son expulsion au dehors..., il arrive quelquefois que les calices et le bassinet se dilatent, *sans que leurs parois s'enflamment sensiblement.* » Ainsi s'exprime le premier de ces auteurs. « L'hydronéphrose », dit le second, « suit son cours entier sans irritation inflammatoire et ne contient, en règle générale, que de l'urine diluée par du liquide séro-muqueux, et *non du pus.* » Cette citation a d'autant plus de valeur que Simon croit devoir, pour certaines raisons toutes cliniques, décrire dans le même chapitre la pyonéphrose et l'hydronéphrose. Sa conception de la pyonéphrose est d'ailleurs un peu spéciale. « C'est une collection purulente chronique née d'une pyélite par obstruction ou qui a eu d'emblée une marche chronique. » Et comme le développement de l'hydronéphrose est quelquefois précédé par des symptômes de pyélite, ce qui est parfaitement exact, il trouve vraisemblable qu'une pyonéphrose se transforme en hydronéphrose. La réciproque doit donc lui sembler d'autant plus invraisemblable.

Depuis dix ans la question, au lieu d'avancer, s'est fort embrouillée. On peut se rendre compte des causes de cet obscurcissement par l'analyse rétrospective des conditions au milieu desquelles s'est ouverte cette phase nouvelle. La chirurgie rénale, brillamment inaugurée par Simon, n'a peut-être pas trouvé les chirurgiens suffisamment préparés théoriquement aux études cliniques dont une thérapeutique opératoire toute nouvelle leur fournissait l'occasion.

La confusion est née, du moins pour quelques-uns, de ce qu'ils ont voulu trop vite interpréter et classer des affections multiples qu'on ne connaît peut-être pas encore assez complètement. De là cette tendance, manifestée par plusieurs, à ramener les différentes espèces de distension du bassinet à un type unique, que le liquide accumulé soit de l'urine, de la sérosité ou du pus. D'après cette théorie, que j'ai déjà commentée et discutée plus haut (p. 255), il n'y aurait plus lieu de décrire séparément l'hydronéphrose proprement dite et la pyonéphrose, parce que cette dernière serait souvent une hydronéphrose transformée, suppurée, et qu'à partir de ce moment il n'y aurait plus d'intérêt clinique à envisager individuellement ces deux états morbides du rein [1].

J'ai déjà laissé pressentir que je m'élèverais contre cette façon un peu radicale de sortir d'une difficulté. Comprendre dans la dénomination commune de *rein sacciforme* ou de *cystonéphrose* tous les cas de distension purulente du bassinet, quelle qu'en soit l'origine, c'est vraiment jeter un peu trop vite le manche après la cognée. Il importe, au contraire, de conserver à l'hydronéphrose une place bien distincte dans la nosologie rénale, car, selon moi, elle reste le plus souvent, dans toutes les phases de son évolution, une collection purement séreuse.

Si la constitution d'une hydronéphrose a pour condition fondamentale la *rétention de l'urine* dans les réservoirs rénaux, il faut encore que cette rétention ait lieu par un mécanisme particulier et dans des conditions qu'il importe de préciser. Non seulement l'oblitération de l'uretère ne donne pas à elle seule la clef du problème, mais il est bien évident que certains états du rein sont incompatibles avec la formation d'une hydronéphrose. D'une part, voit-on jamais la ligature serrée de l'uretère amener la formation d'une hydronéphrose, et ne voit-on pas, d'autre part, des reins atteints de lésions de *rétention* résister indéfiniment à la *distension* ?

----

1. Küster, *Soc. de méd. berlinoise*, séance du 11 avril 1888, et *Semaine médicale*, 1888, n° 13, p. 122, et n° 16, p. 157.

La détermination des *conditions pathogéniques* de l'hydronéphrose est donc chose très délicate. Il est de toute nécessité de
s'y attacher étroitement, de serrer la question de très près, pour
dissiper les confusions qui s'y sont glissées à la faveur de noms
autorisés.

D'une manière générale, toute cause capable de s'opposer
au libre écoulement de l'urine vers la vessie et au dehors par
l'urèthre, peut occasionner la distension du bassinet; mais il
n'est pas douteux que les obstacles situés en aval de la vessie,
au niveau de la prostate ou dans l'urèthre, déterminent beaucoup plus rarement la production d'une hydronéphrose que ceux
dont l'uretère est le siège. Sur les 142 cas d'hydronéphroses
*acquises* rapportés par Morris, 3 seulement sont attribués à
l'hypertrophie de la prostate, 5 au rétrécissement de l'urèthre,
et encore n'est-il pas certain que ce fussent des cas types.

La même remarque peut être faite relativement aux hydronéphroses *congénitales*. Si l'on a pu quelquefois faire intervenir,
comme causes de celles-ci, des vices de conformation du pré-
puce et de l'urèthre, le plus ordinairement c'est du côté de
l'uretère qu'on a rencontré l'obstacle au passage de l'urine. On
en jugera par le résumé suivant :

Sur les 42 cas qui forment l'ensemble de la statistique de
Roberts et où figurent des hydronéphroses acquises aussi bien
que congénitales, ces dernières sont représentées par 20 cas.
Dans 13 de ces cas la lésion était double; deux fois elle fut
trouvée chez des mort-nés; cinq fois elle entraîna la mort dans
les cinq mois qui suivirent la naissance; les autres sujets, au
nombre de six, vécurent de cinq ans et demi à trente-huit ans.
Il ressort de ce tableau que les hydronéphroses dites congénitales
doivent être partagées en deux groupes : celles qui existent au
moment de la naissance, que l'enfant vive ou non, et celles qui
ne se développent qu'après. Si ces dernières sont maintenues
dans la classe des hydronéphroses congénitales, c'est qu'on sup-

pose que du moins la cause qui les engendre est congénitale. Peu importe que cette cause n'ait exercé ses effets naturels que tardivement ; elle se rattache elle-même à une aberration de développement et imprime ainsi à la lésion son véritable caractère.

A vrai dire, on a le droit de s'étonner qu'un temps aussi long s'écoule quelquefois entre la naissance et la mort. De là les doutes qui sont nés dans certains esprits à l'endroit d'une variété d'hydronéphrose dont la cause serait un abouchement anormal de l'extrémité supérieure de l'uretère avec le bassinet et l'existence d'une valvule au niveau de cet abouchement. Congénitale aux yeux de certains auteurs, cette disposition serait secondaire par rapport à l'hydronéphrose elle-même, suivant certains autres, et par conséquent acquise. Je reviendrai sur ce point capital, après avoir analysé les cas auxquels il est tout à fait impossible ou difficile de dénier le caractère congénital.

Récemment A. James[1] et H. Schmidt[2] ont publié chacun une observation d'où il paraît résulter que le phimosis peut amener la distension du bassinet. Dans le premier cas l'hydronéphrose était double. Dans le second elle siégeait à gauche. S'appuyant sur ce que, dans le cas observé par lui, la compression incessante des portions intra-vésicales des uretères, occasionnée par les contractions continuelles de la vessie, expliquait suffisamment la distension des bassinets, James se demande si les autres causes d'irritabilité vésicale ne pourraient pas agir d'une façon analogue. Jusqu'ici l'expérience clinique n'a pas confirmé cette conception toute théorique.

Dans l'observation de Schmidt, comme l'hydronéphrose était unilatérale, on peut mettre en doute l'influence unique du phimosis et penser que quelque disposition congénitale peu accentuée de l'uretère gauche avait pu gêner l'écoulement de l'urine.

1. A. James, *Edinburgh med. journ.*, août 1877, p. 135 et nov. 1878.
2. H. Schmidt, *Berlin. klin. Woch.*, 9 juin 1884, n° 25, p. 362.

On peut s'étonner que l'atrésie ou l'oblitération du méat n'ait pas déterminé quelquefois la distension hydrorénale. L'influence des vices de conformation de l'urèthre lui-même est du moins établie par une observation de Billard mentionnée par Rayer[1]. Sur un enfant mort-né on trouva la vessie, les uretères et les deux reins dilatés. « L'orifice interne de l'urèthre n'existait pas; en sondant le canal, je pus », dit Billard, « faire passer le mandrin d'une sonde de femme jusqu'à un demi-pouce seulement, et je reconnus par la dissection que ce canal, se rétrécissant graduellement à partir du sommet de la verge, allait en s'oblitérant et finissait par ne plus consister qu'en un filament allongé, étroit et perdu, pour ainsi dire, dans le tissu cellulaire du périnée. »

Porak ayant rencontré chez un fœtus mort-né « les uretères considérablement distendus, les reins transformés en tumeurs kystiques volumineuses, la vessie assez dilatée pour qu'on pût y verser un litre d'eau, » crut pouvoir attribuer ces lésions à « une valvule située dans la région membraneuse de l'urèthre et dont le sinus était ouvert du côté de la vessie. Elle s'opposait par sa distension à tout écoulement à travers le conduit uréthral[2]. » Ce fait ne me paraît pas très facile à interpréter. C'est avant tout un exemple de dégénérescence polykystique des reins, mais compliquée de la distension de la vessie et des uretères, qui n'accompagne pas ordinairement la première de ces lésions. Johnson a observé un cas analogue de valvule uréthrale.

Sur les 20 cas d'hydronéphrose congénitale de la statistique de Roberts, 4 sont des exemples d'imperforation de l'uretère, et 3 d'obliquité exagérée de l'abouchement de ce conduit avec le bassinet (Roberts, Thompson, Dumreicher). Dans 2 cas, la

---

1. Billard, *Traité des maladies des nouveau-nés*, 1ʳᵉ édit., p. 456, et Rayer, *loc. cit.*, t. III, p. 504.

2. Porak, *Dystocie par rétention d'urine, hydronéphrose, dégénérescence kystique des reins*, France médicale, 1885, p. 1441.

compression de l'uretère par une branche anormale de l'artère
rénale avait amené la distension du bassinet (Boogard, Roberts).
Decressac[1] a présenté récemment à la Société anatomique l'observation d'une femme dont l'hydronéphrose était due à la compression de l'uretère par une branche de la veine rénale. A vrai
dire il existait chez cette malade des lésions de pelvi-péritonite
ancienne, ce qui complique singulièrement la patholgénie de
l'hydronéphrose dans ce cas.

L'observation iv du chapitre de Rayer est à elle seule aussi
instructive que beaucoup d'autres. Elle est intitulée : *Hydronéphrose double, suite d'un vice de conformation des uretères*. Il
faut noter que le sujet était âgé de dix-sept ans lorsqu'il fut
admis à la Charité en 1856. Son enfance avait été presque constamment maladive. A diverses reprises, mais depuis seulement
sept ans, il avait souffert de crises douloureuses dans la région
lombaire gauche. Le flanc gauche était devenu saillant et un
peu sensible à la pression. Il succomba à l'urémie, dix-sept
jours après son entrée à l'hôpital.

A l'autopsie on constata que les deux reins « étaient transformés en deux poches d'un inégal volume ». Celle du côté
gauche était la plus volumineuse. Elle « avait environ sept
pouces de hauteur, cinq pouces et demi dans la plus grande
longueur, et deux pouces et demi environ d'épaisseur. » Suivent
des détails sur les altérations du tissu rénal et sur les dispositions intérieures de la poche.

« Quant à la cause de la rétention du liquide dans la poche
rénale, la voici : lorsqu'on injecte de bas en haut un liquide
par l'uretère..., ce liquide arrive dans la poche... après avoir
serpenté dans l'espace d'un pouce sous la tumeur; ensuite il
pénètre dans la poche par une ouverture d'une ligne environ
d'étendue, bridée *par une bande linéaire, tout à fait semblable*

---

1. Decressac, *Bull. Soc. anat.* Janvier 1888, p 95.

*à une valvule veineuse*, et sort par un jet petit et contourné. Lorsqu'au contraire on verse l'eau dans l'intérieur de la poche, elle y reste et ne s'échappe point par l'uretère. Et cependant, fait remarquer Rayer, « l'obstacle ne devait pas être complet pendant la vie, puisque jamais avant l'entrée du malade à l'hôpital, il n'y avait eu de rétention d'urine ».

Si j'ai reproduit textuellement ce passage, c'est que cette citation aidera beaucoup à comprendre la discussion qui va suivre. Rayer conclut ainsi : « Il y avait donc là un rétrécissement de l'orifice interne de l'uretère, rétrécissement résultant *non d'un travail inflammatoire, mais d'un vice de conformation.* » Du côté droit, « l'uretère présente vers son orifice supérieur un petit coude avec étranglement, qui gêne le cours de l'urine dans son intérieur, mais qui ne l'arrête pas tout à fait. Injectée de bas en haut, l'eau pénètre dans le bassinet par une très petite ouverture de la dimension d'un point lacrymal ».

Ainsi, d'après Rayer, l'étroitesse de l'orifice de l'uretère était congénitale. Son opinion tire une grande vraisemblance de ce que la lésion était bilatérale et de ce que l'autopsie ne révéla aucune autre cause d'hydronéphrose. Plusieurs des auteurs qui l'ont suivi ont été frappés encore davantage de la direction présentée par l'uretère dans sa partie la plus élevée. C'est ainsi que Hare a signalé la torsion de ce conduit sur son axe, que Roberts, Thompson, Dumreicher ont cité des cas d'obliquité anormale de la jonction avec le bassinet et que le premier de ces auteurs a trouvé l'angle de réunion si aigu qu'il n'a pas hésité à faire de cette disposition une malformation congénitale. Virchow attribue à son tour le même caractère au repli valvulaire de l'orifice urétéral et fait jouer à ce repli un rôle prédominant dans la pathogénie de l'hydronéphrose congénitale[1]. Israël cherche à compléter la théorie de Rayer et de Virchow

---

1. Virchow, *Traité des Tumeurs*, trad. franç., t. I, p. 264.

en faisant intervenir comme cause adjuvante l'insuffisance des fibres musculaires du bassinet et de l'uretère, cause bien problématique, il faut bien le reconnaître, cette insuffisance n'étant sans doute que le résultat nécessaire de la distension[1].

Étudiant la question après Virchow, Simon formule de tout autres conclusions[2]. Après un examen approfondi des faits, ce chirurgien arrive à penser que les changements de direction de l'uretère, que son accolement à la tumeur sur une certaine étendue, ainsi que la production d'un repli muqueux à l'angle de jonction, sont des lésions secondaires par rapport à l'hydronéphrose elle-même. Si la cause matérielle de la distension du bassinet ne se retrouve pas dans les autopsies, c'est qu'elle a disparu. Si l'uretère est accolé à la tumeur sur une certaine longueur, c'est tout simplement parce que la moitié inférieure du rein s'est abaissée, après un commencement de dilatation, en basculant et en tournant quelque peu autour de l'extrémité supérieure de l'uretère restée à sa place normale. De là le rapprochement graduel de la tumeur et du conduit, que l'on trouve sur les pièces cheminant à la surface de la poche et non dans l'épaisseur de sa paroi ; de là aussi la formation d'un repli valvulaire dans l'angle d'insertion de l'uretère devenu plus ou moins aigu, suivant le volume et par conséquent le poids de la tumeur.

La portion inférieure de l'hydronéphrose allant à la rencontre de la partie supérieure de l'uretère, la comprime, comme un diverticulum de l'œsophage, résultant d'un rétrécissement de ce conduit, gêne le passage des aliments dans son segment inférieur. La bascule de la tumeur se combine avec une légère torsion en dehors sur son axe vertical.

La théorie de l'origine congénitale de ces cas particuliers où la

---

1. *Discussion à la Soc. de méd. de Berlin.* Voy. Sem. méd., 1888, n° 16, p. 157.

2. G. Simon, *loc. cit.*, p. 1881.

valvule de l'orifice supérieur a un rôle pathogénique prédominant, n'a pas été soutenue seulement par Rayer et Virchow. Presque tous les anatomo-pathologistes l'ont adoptée. D'un autre côté Simon n'est pas resté le seul défenseur de la théorie inverse; mais si Küster croit que beaucoup d'hydronéphroses d'origine valvulaire sont consécutives à une uretéro-pyélite et que la formation de la valvule est due au glissement, à l'invagination de la muqueuse du bassinet sur les plans sous-jacents, glissement analogue à celui qui fait la base de la théorie de l'étranglement herniaire de Roser, ce chirurgien ne comprend pas les hydronéphroses congénitales dans celles auxquelles son opinion serait applicable. Il semble donc admettre implicitement des valvules congénitales et des valvules acquises, mais il n'indique pas les caractères anatomiques différentiels des deux catégories[1].

Landau croit à la coudure, à la torsion et à l'insertion de l'uretère à angle aigu, comme causes de l'hydronéphrose; mais, d'après lui, ce qui détermine ordinairement ces changements de direction, c'est la mobilité congénitale du rein. « Si l'uretère accompagne le rein déplacé, il subit une torsion ou une coudure; s'il reste en place, son orifice étant situé plus haut que le bassinet, il en résulte encore une courbure, cause d'obstacle au cours de l'urine[2]. »

Hansemann a voulu pénétrer plus avant dans le mécanisme de l'hydronéphrose, en cherchant à déterminer les conditions dont dépend la situation de la valvule dans tel ou tel point de l'orifice supérieur de l'uretère. Après avoir rappelé les travaux de Englisch[3], de Krakauer[4], de Conheim[5] et de l'auteur d'un

1. Voy. *Semaine médicale*, 1888, n° 15, p. 122 et 16, p. 157.
2. Landau, *Ibid.*, et *Hydronéphrose intermittente*, Bull. méd., 1888, n° 88, p. 1401.
3. Englisch, *Deutsche Zeitschrift f. Chir.*, Bd II, et *Bull. de la Soc. de méd. de Vienne*, 1875.
4 Krakauer, *Dissert. inaug.*, Berlin, 1881.
5. Conheim, *Allgem. Pathol.*, Bd II, p. 400

article important de l'Encyclopédie d'Eulenburg[1], auxquels il reproche de ne pas avoir envisagé ce côté de la question, Hansemann adoptant, au moins pour certains cas, les opinions de Simon et de Küster, pense que la théorie de Landau, qui repose sur la mobilité du rein, n'est pas applicable à tous les cas. Par exemple, lorsque le maximum de dilatation rénale et par conséquent le maximum de tension du liquide retenu existe dans la moitié supérieure du rein, les arguments basés sur le déplacement et la torsion du rein en bas et en dehors perdent toute leur valeur. A la suite de considérations d'ordre mécanique, Hansemann conclut que la valvule se forme dans le point de l'orifice uretéral diamétralement opposé à la partie du bassinet où la tumeur a son maximum de développement. La portion de l'orifice correspondant au segment le plus dilaté du bassinet serait refoulée excentriquement, et la coudure de l'uretère dépendrait de ce refoulement. Deux figures schématiques étayent cette théorie.

Tout cela n'est pas bien clair, comme on le voit. Pour porter la lumière dans cette délicate question de pathogénie, les observateurs ne consacreront jamais trop d'attention aux détails des pièces qui leur tomberont sous les yeux. Ce qu'on en sait pour l'instant est juste suffisant pour montrer que l'histoire de l'hydronéphrose, au point de vue pathogénique, est presque toute à refaire[2].

En ce qui me concerne, l'atrésie congénitale de l'orifice supérieur de l'uretère ne me choque nullement, puisque tous les canaux de l'organisme sont sujets à ce vice de conformation et que des exemples authentiques d'absence ou d'imperforation de l'uretère ont été enregistrés. L'atrésie par valvule n'a rien non plus de bien extraordinaire. N'existe-t-il pas dans le rectum des

1. Eulenburg's *Realencyclopädie*, art. Hydronéphrose.
2. Hansemann, *Contribution au mécanisme de l'hydronéphrose*, Arch. f. path Anat. und Physiol., CXII, H. 3.

rétrécissements valvulaires congénitaux? J'accorderai après cela sans peine que l'accolement de l'uretère à la tumeur et que l'acuité de son angle d'insertion sont probablement secondaires. L'observation de Rayer citée plus haut en renferme peut-être la preuve, puisqu'il y est dit que du côté gauche (côté le plus volumineux), ce conduit serpentait *à la surface de la poche*, tandis qu'à droite (côté le moins volumineux), il en était séparé.

Simon insiste avec raison sur ce fait que l'uretère n'est pas inclus dans la paroi même de l'hydronéphose et qu'il est simplement refoulé contre elle par le péritoine. Tout en pensant que de nouvelles recherches sont nécessaires pour élucider cette question importante de pathogénie, je suis déjà fort disposé à croire que beaucoup d'hydronéphroses d'origine valvulaire sont réellement congénitales. En tout cas les arguments de Simon m'ont paru insuffisants pour entraîner la conviction, avant que des faits nouveaux, analysés avec impartialité, soient venus les corroborer.

Certaines hydronéphroses congénitales ont pour cause quelques dispositions autres que celles qui viennent d'être étudiées. On connaît plusieurs exemples de coïncidence de la distension du bassinet avec la persistance du canal de Müller. Dans un cas récent observé par Reliquet, en dedans et en haut du rein droit dilaté, existait un second sac, ayant les dimensions d'une noix, duquel se détachait un cordon renflé par place, qui aboutissait à une poche située dans la région du trigone vésical, au-dessous de la muqueuse. C'était cette poche qui, en comprimant l'uretère droit, avait déterminé la distension du bassinet droit. Les orifices des uretères étaient normaux. Le rein gauche, *complètement caché sous les dernières côtes*, contenait des calculs[1].

Je signalerai encore le cas de Walter, où il y avait deux

1. Reliquet, *Persistance du canal de Müller. Hydronéphrose du rein et de l'uretère droits. Pyélonéphrite calculeuse du rein gauche très hypertrophié*, Progrès méd., 1887, n°° 11 et 12.

bassinets et deux uretères de chaque côté. L'uretère droit supérieur allait s'aboucher avec la prostate en passant au-devant de l'inférieur. Ce croisement avait été la cause de la distension.

Parfois, on ne découvre aucune cause très évidente, ni oblitération des conduits excréteurs, ni compression, ni valvule. Ceci est à noter pour les observations d'hydronéphrose double de Strange[1] et de Faber[2].

Enfin il y a une dernière catégorie de faits auxquels ne peut être appliquée la théorie de la rétention d'urine, suivie de distension du bassinet, qui vient d'être longuement exposée à l'occasion de toutes les causes de rétrécissement, congénitales ou acquises, de l'uretère; ce sont ceux où ce conduit manque originellement dans une certaine étendue ou est oblitéré. Comment, dans cette variété d'hydronéphrose congénitale, expliquer l'accumulation de l'urine, puisque les conditions sont en apparence les mêmes que celles que réalise la ligature expérimentale de l'uretère?

Voici comment on peut s'en rendre compte :

Cette fois, ce n'est plus la rétention de l'urine qui a lieu graduellement, c'est la sécrétion même de ce liquide qui s'établit peu à peu, à mesure que le rein se constitue. Si la sécrétion apparaissait brusquement, comme l'écoulement de l'urine est entravé par la ligature de l'uretère, il est certain que le résultat serait le même. Le rein subirait immédiatement des lésions qui en arrêteraient le fonctionnement.

L'hydronéphrose par absence ou imperforation de l'uretère est donc possible, parce que la sécrétion urinaire s'établit très lentement. D'autre part, la délicatesse des tissus rend plus aisée la distension des calices et du bassinet qui sont délimités par

1. Strange, *Beale's Archives*, 1862, p. 276.
2. Faber, *Wurtz Correspondenzblatt*, vol. XII, p. 266.

des membranes d'une extrême minceur. La première goutte d'urine formée commence sourdement le travail de distension. Les suivantes ne font que l'accentuer. Le parenchyme rénal, refoulé excentriquement, s'atrophie et disparaît; mais il faut bien que la membrane limitante conserve ou acquière la faculté de sécréter un liquide séreux qui n'est plus de l'urine et dont les caractères rappellent ceux des liquides kystiques, sans quoi on comprendrait difficilement le développement parfois extraordinaire dont la tumeur est susceptible.

La même réflexion est applicable, ainsi qu'on le verra plus loin, à l'hydronéphrose non *congénitale*.

Les causes de l'hydronéphrose *non congénitale* ou acquise sont naturellement plus variées. Souvent c'est l'enclavement définitif ou temporaire d'un gravier dans l'uretère, c'est l'oblitération totale ou partielle de ce conduit par un caillot, par une hydatide, par des végétations papillomateuses développées au voisinage d'un calcul (Knowsley Thornton), par un rétrécissement pathologique, rétrécissement qui peut occuper un point quelconque du conduit ou l'un de ses orifices, le supérieur ou l'inférieur (Reynaud, Steiner, Couder). C'est encore sa compression par d'anciens exsudats péritonitiques (Couder[1]) ou extrapéritonéaux (Ebstein[2]), par un kyste ou une tumeur quelconque de l'ovaire, par des tumeurs abdominales de diverse nature, par un néoplasme de l'utérus ou d'un autre organe pelvien, vessie comprise (Morris), par les inflammations chroniques du réservoir de l'urine et des organes voisins du fond de la vessie (prostate, vésicules séminales, etc.). Les obstacles au cours de l'urine situés en aval de la vessie ne doivent pas être oubliés. Enfin on a enregistré plusieurs cas consécutifs à des traumatismes du rein ou de l'uretère.

1. Couder, *Bull. de la Soc. an.*, 1887, 5ᵉ série, t. I, p. 215.
2. Ebstein, *Ziemssen's Encyclopædia*, vol. XV, p. 647.

Morris ayant relevé 142 cas d'hydronéphrose acquise sur 2610 autopsies faites à Middlesex Hospital, en dix années (1874-1883), les a classés suivant leurs causes :

Un premier groupe de 118 cas se rattache au cancer des organes pelviens : utérus principalement, vagin, vessie, rectum, ovaires (2 fois seulement). Sur ce nombre il y avait 94 hydronéphrose doubles, 17 du rein droit, 7 du rein gauche. Rayer avait déjà insisté sur le rôle pathogénique du cancer de l'utérus.

Sur les 24 autres cas, 12 fois la lésion était double, 9 fois elle siégeait à droite, 5 fois à gauche. Les causes reconnues étaient la cystite (5 fois), un calcul vésical (5 fois), une excroissance villeuse de la vessie (1 fois), l'hypertrophie prostatique (5 fois), un kyste ovarique (5 fois), un rétrécissement de l'uretère (5 fois), un cancer abdominal (5 fois); 4 fois la cause resta indéterminée.

Il est à noter que les calculs de l'uretère ne figurent pas dans ce tableau. Cependant sur les 22 faits d'hydronéphrose acquise réunis par Roberts, la moitié est due à cette cause d'obstruction. Simon lui attribue aussi une grande importance dans sa classification qui comprend plusieurs groupes : 1° les corps oblitérants, parmi lesquels les calculs ont la première place avec une proportion de 7 sur 18 cas; 2° les épaississements et excroissances des parois de l'uretère; 3° les pressions extérieures; 4° les plis valvulaires, sur lesquels je me suis déjà expliqué plus haut, et que, pour des raisons déjà connues, Simon range parmi les causes accidentelles.

Les calculs n'agissent pas seulement d'une façon mécanique. Leur contact prolongé avec la muqueuse de l'uretère donne lieu à une ulcération et consécutivement à un rétrécissement cicatriciel. C'est encore par une inflammation ulcérative que certaines hydronéphroses traumatiques semblent devoir être expliquées. Pye Smith trouva chez un jeune homme, qui avait reçu un coup de pied de cheval, une coarctation à un pouce et demi au-dessous du bassinet[1]. Dans les cas de Soulier[2], de Hicks[3], de Croft[4], la contusion avait porté sur la région rénale elle-même. Certaines des expériences de Maas, déjà citées dans le premier chapitre de cet ouvrage, ont abouti à un résultat absolument concordant avec les faits cliniques. Cet observateur a vu se développer des hydronéphroses et de vastes abcès urineux enkystés, dans des reins dont une grande partie avait été frappée de nécrose.

Des cas d'oblitération traumatique de l'uretère ont été rapportés par Cooper Rose et d'autres auteurs.

Étant donné que l'obstruction de l'uretère est la condition fondamentale de la pathogénie de l'hydronéphrose, il reste à savoir pourquoi cette obstruction, qui est fréquente à des degrés divers, ne donne lieu à la distension du bassinet que dans un petit nombre de cas. Cette question doit être résolue séparément pour l'hydronéphrose congénitale et pour celle qui ne l'est pas. Commençons par cette dernière.

Les expériences rapportées plus haut de ligature aseptique de l'uretère ont mis en lumière ce fait, important dans l'espèce, que l'*obstruction brusque* et totale de ce conduit ne détermine jamais la distension hydrorénale. Frappé de ces résultats, Conheim a institué à son tour des expériences, dans le but de démontrer que c'est son *obstruction partielle* et lente de l'uretère qui cause la dilatation du bassinet. Il suffit, chez des lapins et surtout chez des chiens, de placer autour de l'uretère un fil phéniqué, pas trop fin, qui l'étreint mollement et dont la présence développe une inflammation circonscrite non suppurative[5]. A coup sûr, ces expériences, qui répondent à une vérité

---


1. Morris, *loc. cit.*, p. 296.
2. Soulier et Polosson, *Lyon médical*, 1874, n° 20.
3. Roberts, *loc. cit.*, 4ᵉ édit., p. 544.
4. Croft, *Brit. med. journ.*, 22 janv. 1881.
5. Conheim, *Allgem. Pathol.*, t. II, p. 401.

clinique maintenant incontestée, ne manquent pas d'intérêt,
mais pour ne pas s'égarer dans leur interprétation, il ne faut pas
perdre de vue que deux facteurs sont toujours en jeu, d'une
part le plus ou moins d'oblitération des voies d'écoulement de
l'urine, d'autre part le plus ou moins de résistance des parties
situées en arrière de l'obstacle (uretère, bassinet, rein).

Qu'on se rappelle les désordres que détermine dans le rein
la présence d'un calcul, même lorsque ce dernier n'est pas
positivement engagé dans l'uretère. Il occupe, je suppose, le
point le plus déclive du bassinet. En même temps qu'il en
irrite la muqueuse, il gêne le passage de l'urine, sans s'y opposer notablement. De là des lésions mixtes, d'*irritation* et de
*dilatation*, qui caractérisent la forme non suppurée, sclérosique,
de la pyélonéphrite calculeuse.

Puisque les calices ou le bassinet ont subi alors un certain
degré de dilatation, d'où vient que celle-ci ne va pas jusqu'à la
formation d'une hydronéphrose? Cela tient à deux circonstances,
d'abord à ce que l'obstruction de l'uretère n'est pas suffisante
pour beaucoup entraver le passage de l'urine, ensuite à ce que
le bassinet et les calices épaissis résistent à la distension. Leur
dilatation est peut-être encore plus pathologique que mécanique.
Qu'on suppose le même effort de dilatation exercé sur des parois
tout à fait saines, minces comme dans l'état normal, la distension ne se produira-t-elle pas plus aisément?

Quoi qu'il en soit, ce qu'il faut mettre en relief, c'est que
l'hydronéphrose commence *par une distension graduelle du bassinet*, en corrélation avec l'obstruction incomplète de l'uretère et
la gêne de l'écoulement urinaire. Elle n'est *réellement constituée*
qu'à partir du jour où l'urine est retenue d'une façon permanente ou presque permanente dans les réservoirs du rein. Par
conséquent les dilatations générales ou partielles de la pyélite
calculeuse simple ne doivent pas être considérées comme des
hydronéphroses totales ou partielles, parce qu'elles contiennent

peu de liquide ou n'en contiennent pas du tout. Quand on les incise sur le vivant, on n'y trouve souvent rien ou presque rien. En tout cas, elles ne sont pas distendues.

Telle la vessie qui doit lutter, pour se vider, contre un obstacle prostatique. Tout d'abord elle triomphe à peu près complètement de la résistance que lui oppose la barrière du col et ne retient qu'une quantité insignifiante d'urine ; mais bientôt sa contractilité s'épuise et la rétention s'accentue. Une quantité de plus en plus grande d'urine reste en permanence dans son réservoir, jusqu'au jour où cette accumulation devient excessive. Une phase de *dilatation flasque* précède la phase de *dilatation avec distension.*

De même le bassinet, par suite de l'obstruction incomplète de l'uretère, commence par se dilater, *sans subir de distension.* A partir du moment où la distension, même temporaire, commence, l'hydronéphrose est constituée. Celle-ci est donc formée de deux éléments : une poche et un liquide retenu. Tant que la poche seule existe, il n'y a que *dilatation simple.* La *distension* temporaire ou permanente de la poche par le liquide est donc le caractère essentiel de l'hydronéphrose.

Ces commentaires, que je n'ai pas craint de développer beaucoup pour me faire mieux comprendre, ne sont pas seulement destinés à établir sur des bases solides la définition de l'hydronéphrose. Ils vont encore me servir à montrer d'où provient la confusion faite dans ces derniers temps entre l'*hydronéphrose* soi-disant *suppurée* et la pyonéphrose proprement dite.

D'abord très souvent la pyonéphrose succède directement à une urétéro-pyélite catarrhale. La suppuration précède toute dilatation. Celle-ci est consécutive à la formation du pus ; son mécanisme est celui de tous les abcès cavitaires. Ces cas-là ne peuvent vraiment prêter au doute. Les seuls qui soient difficiles à bien interpréter sont les pyonéphroses consécutives à la pyélonéphrite calculeuse simple, accompagnée de dilatation du bassinet et des calices. On voit en effet souvent la pyélonéphrite simple se transformer en pyélonéphrite suppurée, et alors la suppuration trouve un foyer tout formé, préexistant. Or l'interprétation donnée à l'instant de la dilatation associée à la pyélonéphrite calculeuse doit empêcher de considérer ces faits comme des exemples d'hydronéphrose suppurée.

Sans aller jusqu'à mettre en doute la possibilité de la suppuration de l'hydronéphrose vraie, que des observations récentes ont démontrée pleinement à nouveau[1], je suis profondément convaincu qu'elle est beaucoup plus rare que ne l'ont pensé certains auteurs. De plus, je ne la comprends guère que dans certaines conditions déterminées. Tant que l'obstruction de l'uretère est incomplète, la suppuration me semble encore possible. Alors la communication avec la vessie laisse persister le danger d'une *infection* de bas en haut; mais cette infection implique une cystite préalable, circonstance relativement rare chez les sujets atteints d'hydronéphrose vraie. A partir du moment où l'oblitération de l'uretère est complète, ce qui peut arriver dans certaines variétés de l'affection, ou seulement dès que la rétention de l'urine dans le bassinet devint permanente, les chances d'infection disparaissent à peu près entièrement ou se réduisent beaucoup, la suppuration devient problématique : voilà pourquoi je me crois autorisé à penser qu'on a très souvent présenté comme des hydronéphroses suppurées des pyonéphroses primitives ou consécutives à la pyélonéphrite calculeuse, ayant amené la dilatation générale ou partielle des réservoirs rénaux.

De même que la dilatation due à la pyélonéphrite calculeuse non suppurée peut être partielle (obs. xxii), on doit se demander si la rétention complète de l'urine peut donner lieu à une distension partielle des réservoirs rénaux, en un mot, s'il existe véritablement des *hydronéphroses partielles*. Rayer en admet la possibilité, mais n'en cite pas d'exemple. Il y a d'ailleurs une

---

1. Péraire, *Bull. de la Soc. anat.*, février 1887, p. 88. — Segond, *Compte rendu du deuxième congrès français de chirurgie*, 1886, p. 189.

distinction à faire entre les cas où la dilatation d'une partie du rein coexiste avec le dédoublement de l'uretère et ceux où l'uretère est normal. Des exemples de la première catégorie de faits ont été rencontrés par John Wood[1], Weigert[2], Bornhaupt[3], Evart[4]. Englisch en a réuni sept[5]. L'un des deux uretères, ayant subi une compression anormale, se dilate, ainsi que la portion du bassinet et du rein dont il représente le canal excréteur. Quelquefois unilatérale, l'hydronéphrose partielle peut être bilatérale, comme dans les cas de Evart et de Fränkel[6].

L'existence de l'hydronéphrose partielle vraie, indépendante de tout vice de conformation, due à l'oblitération du goulot d'un calice soit par un calcul, soit par un travail inflammatoire, n'est démontrée que par bien peu de faits, quoiqu'il soit certain que parfois les calices, dans des reins non atteints d'hydronéphrose, ne communiquent plus du tout avec le bassinet. Dans le cas de Fenger, cité par Labadie-Lagrave, la partie supérieure du rein était transformée en une vaste cavité qui renfermait de l'urine. La poche représentait un seul calice distendu, dont l'orifice était obstrué par une valvule.

J'aurai à me demander plus loin, à l'occasion des kystes du rein, si quelques-uns d'entre eux ne devraient pas être interprétés dans le sens de l'hydronéphrose partielle. On pourrait le supposer pour ceux qui renferment de l'urine plus ou moins facile à reconnaître et qui pour cette raison sont désignés sous le nom de kystes urinaires. Je puis cependant dire par anticipation que c'est l'étude histologique de la paroi qui permettrait de trancher la question, celle d'une hydronéphrose, fût-elle

1. John Wood, *Path. Soc. Trans.*, vol. XXII, p. 261.
2. Weigert, *Berlin. klin. Woch.*, 1876, p. 234.
3. Bornhaupt, *St-Petersburg. med. Woch.*, 1879, p. 405.
4. Evart, *Path. Soc. Trans.*, vol. XXXI, p. 188.
5. Englisch, *Sitzungsbericht der k. k. Gesellschaft der Aerzte in Wein*, 1875.
6. Fränkel, *Ueber einen Fall von doppelseitiger enormen Hydronephrose*, Tagbl. der 47 Naturforscher versammlung in Breslau, 1874.

partielle, devant contenir encore quelques éléments du parenchyme rénal, surtout lorsque la tumeur n'a pas acquis un volume extrêmement considérable.

L'hydronéphrose est *unilatérale* ou *bilatérale*. Dans quelle
proportion? Aucune statistique ne fournit une réponse catégorique à cette question, parce que les résultats présentés par les
auteurs ne sont pas concordants. Roberts a relevé 7 hydronéphroses doubles sur 52 hydronéphroses non congénitales, soit
un peu moins d'un quart, et parmi les 20 congénitales qu'il a
rassemblées, 15 étaient doubles, soit environ les trois cinquièmes. Les 142 hydronéphroses acquises, tirées par Morris
des procès-verbaux d'autopsies de l'hôpital de Middlesex, se divisent en 106 doubles et 56 unilatérales, soit un tiers seulement
d'unilatérales. Cette proportion, presque exactement inverse de
celle de Roberts, ne laisse pas d'étonner un peu. Malgré le soin
que prend l'auteur de dire qu'il a éliminé de son tableau les
dilatations légères et seulement modérées du rein, il est douteux qu'il soit resté fidèle à la rigueur qu'il s'était imposée tout
d'abord, et l'on se sent porté malgré soi à penser que ce tableau
renferme un certain nombre de cas d'uretéropyélite non suppurée, ayant donné lieu à un commencement de dilatation des
bassinets sans hydronéphrose proprement dite. Ce désaccord
prouve, en tout état de cause, que ce point exige de nouvelles
recherches. Lorsque l'affection est unilatérale, elle est, sans
qu'on sache pourquoi, plus fréquente à droite qu'à gauche.

Tout d'abord la substance rénale refoulée par les calices,
au fur et à mesure qu'ils se distendent, coiffe la tumeur comme
un cimier de casque (fig. 15). Elle s'atrophie graduellement,
ne forme plus bientôt qu'une sorte de crête aplatie, située à
la partie supérieure et externe de la poche, et finit par disparaître entièrement. On ne trouve plus que des traces du parenchyme modifié dans la configuration et même dans la constitution de ses éléments fondamentaux. L'examen histologique

révèle dans les débris du rein des lésions de néphrite interstitielle (cirrhose périglomérulaire et péritubulaire). Il en était

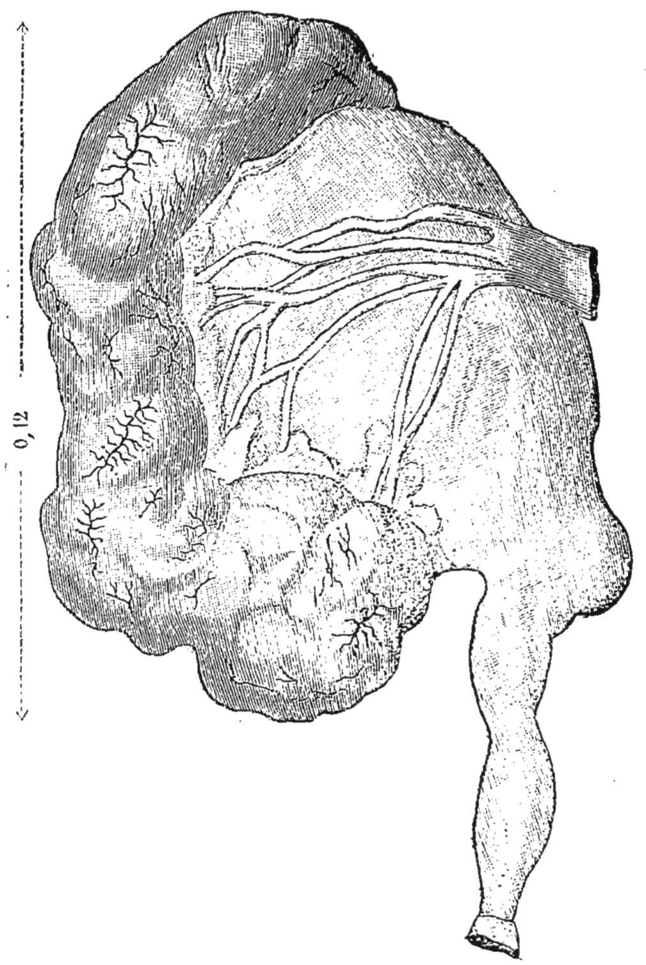



Fig. 15. — Hydronéphrose dans la première phase de son développement. La substance
rénale refoulée coiffe le bassinet distendu.

ainsi dans un cas bien étudié par Polguère[1]. De sorte que, tout
en pensant qu'un degré avancé de sclérose peut s'opposer jus-

1. Polguère, *Hystérectomie vaginale pour épithélioma utérin. Enclavement des
deux uretères. Hydronéphrose double et néphrite interstitielle*, Bull. de la Soc.
anat., fév. 1888, p. 144.

qu'à un certain point à la distension du rein, on est obligé de reconnaître que la néphrite interstitielle accompagne peut-être

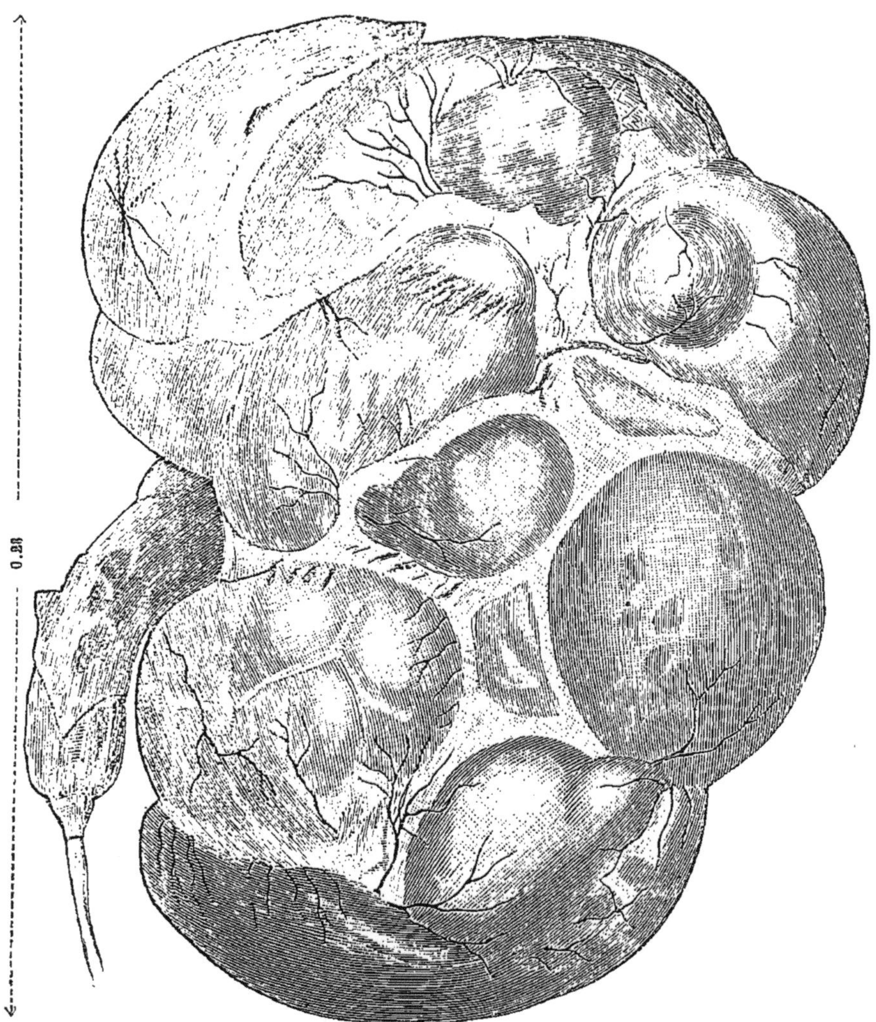

Fig. 16. — Hydronéphrose à sa deuxième phase. Le tissu rénal a subi une atrophie complète.

d'une façon constante le développement de l'hydronéphrose.

Les deux figures ci-jointes montrent l'hydronéphrose aux deux phases de son développement, à la phase initiale et à la période de disparition du tissu rénal. A la seconde phase de son développement la tumeur, vue extérieurement, présente des bosselures translucides séparées par des tractus fibreux. Quelques-unes correspondent aux calices distendus ou aux lobes du rein, mais elles sont trop nombreuses pour qu'on n'admette pas qu'à un moment donné il s'est formé des bosselures secondaires aux dépens des primitives. On doit aussi, avec Rayer, attribuer la multiplication des lobes et des cavités qui leur correspondent intérieurement au refoulement des mamelons. D'abord simplement aplatis, ils deviennent concaves et finissent par se déprimer en alvéoles profonds, comparables à ceux qui résultent de la distension des calices. La paroi, constituée au début par le bassinet et quelquefois par une portion de l'uretère, l'est aussi, après la disparition du rein, par la capsule propre de cet organe, ordinairement épaissie par places, au niveau des sillons interlobulaires, parfois tellement amincie dans les points correspondant aux lobes que sa rupture semble imminente. C'est à la face interne de cette membrane limitante qu'on retrouve les éléments raréfiés du parenchyme (fig. 16).

Une hydronéphrose vue par l'intérieur offre des dispositions tout à fait caractéristiques. Il y a autant de diverticules que de bosselures superficielles; des cloisons incomplètes et des éperons saillants, constitués par du tissu fibreux et renfermant des débris du parenchyme, en délimitent les goulots. Ceux-ci sont plus étroits que le fond des culs-de-sac. Ils sont tous en communication très large avec une cavité centrale formée par le bassinet dilaté. Tout d'abord cette cavité centrale est piriforme. Évasée du côté du rein, elle se termine en entonnoir vers l'orifice supérieur de l'uretère. Elle est prolongée par un véritable boudin, lorsque la distension porte sur une partie de ce conduit; peu à peu la tumeur prend la forme d'un ovoïde allongé verticalement, à surface lisse ou bosselée, ou d'un sphéroïde assez régulier dans son ensemble, mais ordinairement sillonné de tractus ou muni de saillies arrondies en grand nombre.

L'uretère offre des caractères tout différents, lorsque l'hydronéphrose est causée par une valvule ou un repli de la muqueuse au niveau de son orifice supérieur. Loin d'être dilaté en boudin, il est au contraire rétracté. Son orifice supérieur en représente même la partie la plus étroite, et la tumeur liquide avec laquelle il s'abouche rappelle beaucoup plus une sphère, par sa forme, que dans les cas où l'affection s'est développée par un autre mécanisme.

Il a été dit plus haut que le rein s'atrophiait à mesure que le bassinet se distendait; mais on voit quelquefois le parenchyme rester presque intact et garder son activité sécrétoire, même lorsque le volume de l'hydronéphrose est devenu considérable. Chez le malade dont l'observation est rapportée plus loin, la tumeur avait atteint l'aine. C'est là que je l'incisai, et cependant les jours suivants il s'établit par les drains un écoulement d'urine d'une abondance inattendue, car la quantité de ce liquide émise quotidiennement par la fistule put être évaluée à plus de 400 grammes. Lorsque plus tard je pratiquai l'extirpation du rein, pour tarir cette fistule, les restes du parenchyme formaient encore une masse d'un volume égal aux deux tiers environ d'un rein normal.

La disparition complète du parenchyme n'est donc pas une règle sans exception dans les hydronéphroses volumineuses ; la conséquence en est qu'on ne peut jamais compter absolument sur la guérison sans fistule, lorsqu'on traite une de ces tumeurs par l'incision et le drainage.

Les différences très grandes que présente la *composition du liquide* contenu dans la poche sont en rapport avec le degré de conservation du parenchyme rénal. Tant qu'il est en état de sécréter, et surtout lorsque l'oblitération de l'uretère n'est pas complète, ce liquide est de l'urine tantôt presque pure, tantôt plus ou moins modifiée, plutôt dans les proportions de ses éléments constitutifs que dans leur nature. On a noté souvent l'abaissement du chiffre de l'urée et, d'une manière générale, de tous les éléments solides. La densité diminue proportionnel-lement; l'acidité disparaît rapidement, elle est remplacée par la réaction neutre ou alcaline.

A partir du moment où le parenchyme rénal cesse de sécréter, même en très petite quantité, et lorsque l'uretère est entière-ment obstrué, le liquide déjà accumulé dans la poche subit de profondes modifications. On y trouve encore, au bout d'un cer-tain temps, des traces d'urée et d'acide urique, du chlorure de sodium et une faible quantité des sels normaux de l'urine, mais parfois il perd à peu près tous ses caractères primitifs et acquiert graduellement ceux du contenu des kystes simples. Des traces de sels alcalins ou terreux, de l'albumine en plus moins grande abondance, des cellules épithéliales, des globules san-guins, remplacent les éléments caractéristiques. C'est que la poche a résorbé ces éléments et laissé exsuder ceux du sérum sanguin, comme si elle avait toujours été un simple kyste.

Quoique Rayer avance qu'il a toujours reconnu la présence de l'urine associée à une quantité notable d'albumine, lorsque l'hydronéphrose était ancienne, il paraît établi que parfois, par-ticulièrement dans les hydronéphroses congénitales et dans les cas d'atrophie accusée du rein, le liquide, dépourvu d'odeur, d'une densité très faible, ne renfermant ni albumine, ni urée, ni acide urique, n'est que de l'eau dans laquelle on retrouve beau-coup de chlorure de sodium et quelques cellules épithéliales.

Comme caractères exceptionnels il y a à signaler la nature colloïde du liquide (Dumreicher), circonstance difficile à expliquer, et la présence d'une certaine quantité de paralbu-mine et de cholestérine. Cette dernière substance a été consta-tée récemment par Coghill[1].

L'analyse du liquide extrait par une ponction exploratrice

1. Coghill, *Edinburgh med. journ.*, feb. 1875, p. 747.

n'est donc pas toujours capable d'éclairer le diagnostic, lorsque le développement de la tumeur a entraîné la destruction totale du parenchyme rénal. Mais la constatation des moindres traces des éléments normaux de l'urine, le défaut absolu ou les proportions très faibles de l'albumine ont alors une réelle valeur, valeur encore toute relative, il est vrai; car on a découvert ces éléments dans le liquide de certains kystes simples du rein et dans des kystes de l'ovaire, et ils peuvent même se trouver en très grande abondance dans ceux-ci, lorsqu'une communication anormale s'est établie entre eux et les voies urinaires.

On verra plus loin, à l'occasion du diagnostic, jusqu'à quel point la nature des éléments morphologiques caractérise les tumeurs ovariques et l'hydronéphrose.

Le liquide est quelquefois mélangé de sang, de caillots et de muco-pus, autant de circonstances qui en modifient la couleur. Il se peut que le mélange avec ces éléments étrangers ne soit ni intime ni général; c'est ainsi que, dans certaines observations, on voit que l'incision de la poche donne issue d'abord à de la sérosité pure, puis à du pus. Quelque étrange qu'il puisse sembler, puisque tous les alvéoles communiquent indirectement entre eux par l'intermédiaire du bassinet; ce fait démontre que ces alvéoles gardent une certaine indépendance les uns à l'égard des autres.

Il peut même arriver que l'un des grands alvéoles, dont l'ensemble constitue l'hydronéphrose, s'isole entièrement de ses voisins, par suite de l'oblitération du canal qui le faisait communiquer auparavant avec le bassinet. Cette disposition existait dans le cas de Terrier rapporté par Péraire, et même la poche devenue indépendante contenait seule du pus.

Simon s'est complu à décrire minutieusement tous les déplacements que le développement de la tumeur imprime aux viscères abdominaux. Les plus curieux sont ceux de l'estomac et du gros intestin. Quelquefois la grosse tubérosité de l'estomac est peu à peu refoulée par en bas, lorsque l'hydronéphrose occupe le côté gauche, et alors, le duodénum restant fixe, ce viscère finit par se placer verticalement au côté interne de la poche. Au-dessous de lui, et en même temps plus en dedans, se trouve le côlon transverse, qui forme un angle aigu avec le côlon ascendant. La même particularité est signalée par Nicaise dans son intéressante observation.

Des dispositions analogues, mais inverses, existent chez les sujets dont la tumeur est à droite. C'est le duodénum qui s'abaisse et le côlon descendant qui forme un angle aigu avec le côlon transverse. Ce qui en tout cas est très important à connaître, c'est que le gros intestin est le plus souvent rejeté en dedans, à mesure que la collection liquide s'accroît, et qu'il arrive un moment où, l'intestin grêle étant également repoussé en dedans, la paroi de l'hydronéphrose vient se mettre en contact direct avec la paroi abdominale. De là la possibilité des adhérences des deux feuillets du péritoine, de là surtout un refoulement tel de la séreuse que la tumeur peut devenir facilement abordable, surtout sur le côté, sans que la cavité abdominale soit ouverte.

Intra ou extra-péritonéales, les adhérences se produisent fatalement soit avec les viscères, soit avec le tissu conjonctif circumrénal, et elles acquièrent souvent une grande solidité.

**Symptômes. Évolution.** — Le *début* de l'hydronéphrose est ordinairement insidieux. Quoique l'obstruction incomplète de l'uretère par un gravier en soit assez souvent la cause, les coliques néphrétiques sont rarement notées dans les antécédents des malades. Ils n'accusent fréquemment que des troubles vagues, de la pesanteur dans la région lombaire, parfois des sensations douloureuses accompagnées d'une *réaction fébrile*. Il ne se produit guère de désordres du côté de la miction ni d'altérations de l'urine. Dans le cas où l'on en constaterait, on serait en droit de supposer que les uns et les autres ont précédé le développement de la tumeur ou sont des indices d'une complication inflammatoire.

Une exploration attentive sous le chloroforme permettrait parfois de sentir le bassinet distendu. Il suffirait pour cela d'une augmentation de 4 à 5 centimètres du diamètre vertical du rein. Généralement c'est seulement lorsque la tumeur a acquis des dimensions importantes que le malade s'aperçoit de sa présence et se soumet à l'examen d'un médecin.

Le *siège* de la tumeur est celui de toutes les tumeurs rénales. Elle occupe d'abord l'hypochondre, puis le flanc et enfin la fosse iliaque. Lorsqu'elle descend rapidement vers les parties basses de l'abdomen, elle est ovoïde, à grand diamètre à peu près vertical. Le côlon ascendant ou descendant, soulevé par elle, en croise verticalement la face antérieure, puis se place plus en dedans à mesure que la tumeur s'accroît.

L'étendue et la netteté de la matité varient donc suivant la position du gros intestin. Ordinairement il y a une zone sonore en avant, mais il importe de savoir que l'absence de la sonorité n'implique pas forcément que la tumeur observée n'est pas rénale. Il va sans dire que les limites de la matité hépatique ou splénique dépendent de l'étendue du refoulement subi par le foie ou la rate.

L'hydronéphrose est, de toutes les tumeurs liquides du rein, la plus constamment et la plus franchement *fluctuante*. Elle l'est parfois au point d'être tout à fait molle. Elle offrait ce caractère au plus haut degré chez le malade de l'observation xxiii. La fluctuation est assez uniformément répartie dans tous les points de la tumeur, car la paroi est formée uniquement, dans certains cas, par les tuniques du bassinet et de l'uretère, qui se laissent distendre d'une façon très régulière.

Si, au contraire, la distension atteint de bonne heure les calices, les débris du parenchyme rénal et les cloisons interlobulaires donnent à la paroi une consistance inégale. Il doit en résulter ordinairement une perception moins nette de la fluctuation, mais il ne faut pas oublier que le rein ou ses débris restent le plus souvent enfouis dans l'hypochondre, où ils sont inaccessibles aux doigts, à moins que, dès l'abord, la tumeur ne se soit abaissée vers l'abdomen et ne soit devenue mobile.

Il n'y a pas de limites au développement d'une hydronéphrose. C'est bien une preuve qu'à un moment donné la paroi, qui n'a plus rien de commun avec le parenchyme rénal, devient le siège de phénomènes endosmotiques et exosmotiques, comme celle d'un kyste simple. L'hydronéphrose double congénitale a pu ainsi devenir une cause de dystocie, par l'envahissement total de la cavité abdominale. Chez l'adulte, Nicaise a vu une hydronéphrose unilatérale remonter en haut et en avant jusqu'au tubercule saillant de la neuvième côte, déborder en bas les deux épines iliaques antéro-supérieures et atteindre le corps du pubis. La fosse iliaque était naturellement envahie et la tumeur faisait saillie entre la douzième côte et la crête iliaque. Chez le sujet que j'ai opéré, elle emplissait la fosse iliaque gauche et s'était mise en contact avec l'arcade de Fallope, après avoir refoulé le péritoine, ce qui m'a permis de l'inciser dans la fosse iliaque elle-même, sans crainte de léser la séreuse.

On pourrait citer des exemples de développement encore plus extraordinaires. Dans le cas de Glass, cité par Rayer, « mesuré après la mort, le ventre avait six pieds quatre pouces de pourtour (mesures anglaises) et un peu plus de quatre pieds, depuis le cartilage xiphoïde jusqu'aux os pubis ». Sur la malade déjà mentionnée de Terrier, les dimensions du ventre étaient devenues énormes :

Circonférence au niveau de l'ombilic. . . 1 mètre.
De l'appendice xiphoïde au pubis. . . . 59 cent.
De l'ombilic au pubis. . . . . . . . 21 —

Ce grand développement ne va pas toujours sans souffrances

pour le malade. Vagues le plus souvent, elles prennent quelquefois un caractère paroxystique, surtout lorsque la tumeur subit un accroissement brusque. Cette particularité, notée souvent, peut assez facilement s'expliquer.

On a vu plus haut que la condition pathogénique essentielle de l'hydronéphrose était une obstruction imparfaite de l'uretère, suffisante pour gèner le passage de l'urine, pour amener ensuite une distension du bassinet comparable à celle d'une vessie qui est le siège d'une rétention incomplète d'urine. Tant qu'il passe encore un peu de ce liquide par l'uretère, la maladie est insidieuse, l'accroissement de la tumeur lent. Les choses vont ainsi, sans beaucoup attirer l'attention, jusqu'au jour où l'oblitération de l'uretère se complète. Alors toute l'urine sécrétée est retenue, et quoique la sécrétion soit certainement ralentie dans le rein comprimé excentriquement, l'augmentation de la tension dans la poche, déjà fort amincie, détermine un *accroissement brusque* de la tumeur, qui a pu faire croire à certains observateurs qu'ils assistaient au début de son développement. L'exagération à bref délai de son volume n'a pas lieu sans l'apparition de douleurs d'une intensité assez grande parfois pour qu'elles affectent le type paroxystique; mais ordinairement la violence en est bien moindre. Elles sont sourdes et très tolérables.

Quelquefois une *débâcle d'urine* survient et la tumeur s'affaisse, exactement comme dans l'anurie calculeuse. La guérison peut même s'ensuivre, lorsque l'obstacle est constitué par un gravier qui tombe dans la vessie, mais c'est, chez quelques sujets, après plusieurs débâcles successives que ce résultat s'observe.

C'est à cette forme qu'on a donné le nom d'*hydronéphrose intermittente*, qui indique que la tumeur, facilement reconnaissable à certains moments, disparaît entièrement dans d'autres. Morris a réuni 11 cas de ce genre publiés avant lui et en a observé deux nouveaux sur des femmes. Dans quelques autres la tumeur est sujette à des diminutions intermittentes appréciables, mais ne disparaît pas entièrement. Tout récemment Landau a de nouveau soulevé cette question à la Société de médecine de Berlin, et, si j'ai bien compris le compte rendu de nos journaux français, il a observé quatre ou cinq cas de cette espèce[1]. Il fait jouer dans leur pathogénie un rôle prédominant au déplacement du rein et à la coudure de l'uretère, compliquée de torsion, qui en résulte. Israël a observé une fois l'hydronéphrose intermittente, Fuerbringer en cite trois exemples personnels, dont l'un remarquable par les difficultés du diagnostic. Le malade était atteint d'une double hydronéphrose. Seule celle de droite était intermittente et donnait lieu aux symptômes de l'hémoglobinurie paroxystique[2].

La guérison définitive de l'hydronéphrose intermittente, quoique rare, est incontestable. Une des observations du mémoire de Thiriar en fournit la preuve[3]. La malade d'Israël a eu une suspension de tous accidents pendant six ans.

Tous les *symptômes de compression* déjà signalés, comme dépendant des tumeurs rénales de nature quelconque, ont été notés par les auteurs (gêne de la respiration, constipation, troubles digestifs divers). Les vomissements restent toujours suspects, parce que, s'ils peuvent être causés simplement par la compression de l'estomac, ils sont, particulièrement dans le cas d'hydronéphrose double, l'expression symptomatique la plus caractéristique de l'urémie commençante. La diarrhée les accompagne alors fréquemment.

C'est à la suite des accidents de l'*urémie chronique* que succombent les sujets atteints d'hydronéphrose double. On les voit aussi tomber brusquement dans le coma, presque en pleine

1. Landau, *Hydronéphrose intermittente*, Soc. de méd. de Berlin, séance du 17 oct. 1888, in *Bull. méd.*, 1888, p. 1401, et *Sem. méd.*, 1888, p. 409.
2. *Soc. de méd. de Berlin*, séance du 24 oct. 1888, in *Bull. méd.*, 1888, p. 1421, et *Sem. méd.*, 1888, p. 418.
3. Thiriar, *Considérations pratiques sur les affections chirurgicales des reins et la néphrectomie*, Rev. de Chir., 1888, p. 105.

santé, du moins sans que cette terminaison inopinée ait été précédée par les signes ordinaires de l'intoxication urémique.

L'hydronéphrose unilatérale peut aussi donner lieu à l'urémie, particulièrement dans certaines circonstances propres à mettre en jeu l'influence néfaste des altérations viscérales. Dans l'observation suivante, que M. le professeur Verneuil a bien voulu me communiquer, on verra qu'une blessure par arme à feu de la région lombaire, d'où résulta la contusion d'un rein atteint d'hydronéphrose, fut suivie d'accidents dont quelques-uns ne trouvent une explication plausible que dans l'urémie. Les réflexions suggérées par ce fait complexe trouveront place après son exposé.

Obs. XXIV. — *Blessure par arme à feu de la région lombaire gauche. — Hématuries immédiates et répétées. — Extraction du projectile. — Hémorrhagies diverses. — Symptômes d'urémie; mort au dixième jour. — Autopsie.*

L... François, âgé de vingt-cinq ans, de la mobile des Côtes-du-Nord, blessé à Pantin le 22 septembre 1870, est transporté à l'hôpital Lariboisière, salle Saint-Augustin *bis*, n° 26, le jour même de sa blessure. Il a reçu une balle dont le trou d'entrée est situé sur la ligne axillaire, à deux travers de doigt au-dessous de la dernière côte. Le projectile, senti au moyen d'un stylet, est extrait par une incision faite sur le bord externe de la masse sacro-lombaire, entre la onzième et la douzième côte.

Pendant son transport de Pantin à Paris, le blessé a *uriné du sang*. L'hématurie continue sans interruption, mais en diminuant d'intensité, jusqu'au 2 octobre; mais dès le 26 septembre avait eu lieu une première épistaxis qui fut suivie de plusieurs autres les jours suivants. Le même jour s'était produit, après une exploration de la plaie, un suintement sanguin qui dégénéra en hémorrhagies véritables répétées plusieurs fois.

Des phénomènes graves viennent compliquer la situation. C'est d'abord l'élévation de la température jusqu'à 39°,2 le 30 septembre, puis le lendemain de très fortes nausées sans vomissements, un violent frisson, de l'agitation, de l'angoisse respiratoire, et tous les signes ordinaires de l'état adynamique : hébétude, sueurs profuses, extrémités froides, fuliginosités, langue sèche et jaune, amaigrissement de la face très marqué, aspect grisâtre, odeur infecte de la plaie.

Tout ceci se passait ou s'accentuait le 2 octobre au matin. Alors seulement commence l'anurie ; pendant plusieurs minutes le malade s'efforce d'uriner sans y parvenir. Le reste de la journée se passe sans mictions ; de six à huit heures ont lieu trois fortes attaques de *convulsions*. La dyspnée augmente ; mort à huit heures du soir, dix minutes après les dernières convulsions.

*Autopsie pratiquée trente-six heures après le décès.* — La région rénale est ouverte largement par sa face postérieure. Vaste foyer gangreneux s'étendant, dans le sens transversal, de la plaie d'entrée à la plaie d'extraction du projectile, dans le sens vertical, de la face externe de la onzième côte au bord supérieur de la crête iliaque. Muscles spinaux décollés, recouverts d'un enduit gris verdâtre, fétide. Tissu cellulaire mortifié.

Fracture comminutive de la douzième côte à sa partie moyenne. Trou circulaire faisant communiquer le décollement extérieur avec un immense clapier qui descend presque au milieu de la fosse iliaque interne. Le rein gauche baigne dans une sorte de bouillie grise.

Intestins intacts. Aucune trace de péritonite. Au niveau de la fracture le diaphragme est ramolli et offre un aspect verdâtre. Rate petite, normale.

En dedans du rein gauche et sur son bord interne, près de la colonne vertébrale, il existe une tumeur fluctuante que M. Verneuil considère comme étant le *bassinet dilaté*. L'insufflation par l'uretère fait grossir cette tumeur.

On énuclée le rein et on le fend longitudinalement. Il s'échappe environ un quart de litre d'un liquide brun-rougeâtre, et immédiatement la tumeur s'affaisse.

*Aspect du rein gauche.* — Pâleur remarquable de la substance tubuleuse et de la couche corticale, qui sont toutes deux atrophiées, tandis que les calices et le bassinet ont acquis relativement un volume notable. La muqueuse qui les tapisse est pâle et lisse.

Les papilles des pyramides de Malpighi ont disparu et ne font plus saillie au fond des calices. *Caillots sanguins dans ces derniers.*

*La surface du rein n'offre en aucun point ni perforation ni déchirure.*

La vessie contient à peu près un demi-litre d'un liquide analogue à celui du rein, mais un peu plus clair. Muqueuse lisse et pâle.

Un stylet introduit dans l'orifice inférieur de l'uretère trouve ce conduit perméable jusque dans le bassinet.

Rein droit seulement un peu anémié. Le foie a une consistance et une coloration normales. Il existe un *petit abcès métastatique* du volume d'une lentille sur sa face supérieure, près du bord antérieur.

Poumons petits, exsangues au sommet, rutilants à la base. *Infarctus gros comme une noisette* à la face externe du lobe inférieur du poumon droit.

Cette observation intéressante n'est pas d'une interprétation très facile. Deux choses y sont incontestables, la septicopyoémie aiguë et la contusion du rein gauche. L'hématurie précoce et persistante ne peut laisser de doute sur cette dernière. Reste à savoir si le développement de la poche, qui contenait environ un quart de litre de liquide, était récent ou ancien. Elle devait être ancienne, car elle ne présentait pas les caractères de l'hématonéphrose récente (caillots sanguins abondants stratifiés à la périphérie). D'ailleurs elle n'aurait guère eu le temps d'atteindre son volume actuel en dix jours. D'autre part l'atrophie du parenchyme, et particulièrement de la substance corticale, va très bien avec l'hypothèse d'une hydronéphrose préexistante.

Reste aussi à expliquer la dyspnée, les convulsions et l'anurie. La dyspnée pourrait être rattachée à l'apparition d'un infarctus septique à la base du poumon droit. L'anurie n'était pas réelle, puisqu'il y avait de l'urine dans la vessie ; mais comme les convulsions ne s'observent guère dans le cours de la septicémie, on a le droit de les attribuer à l'atrophie des parties sécrétantes du rein gauche. Or, c'est justement cette atrophie qui, d'après M. Verneuil, aurait causé indirectement toutes les complications auxquelles le blessé a succombé, quoique les signes d'urémie ne se soient manifestés que le jour même de la mort.

Étant donné le milieu infesté dans lequel la chirurgie s'agitait en 1870, on pourrait objecter que la septicémie aurait pu se produire sans y être incitée par l'atrophie préalable d'un rein, mais on ne peut nier que cette circonstance n'ait exercé dès le début une influence pernicieuse, car la tendance aux hémorrhagies s'est manifestée trois jours seulement après la blessure.

Quoi qu'il en soit, on doit toujours retenir de cette observation une particularité intéressante, à savoir : une hématurie persistante, consécutive à la contusion d'une hydronéphrose qui préexistait à la blessure et dont la paroi n'a pas été entamée par le projectile. L'hémorrhagie provenait donc uniquement de l'ébranlement de la tumeur liquide et peut-être aussi du rein.

L'*accroissement* de l'hydronéphrose unilatérale peut naturellement aller beaucoup plus loin, puisque le second rein est intact et subit même l'hypertrophie compensatrice que détermine toujours l'arrêt de fonctionnement de son congénère. La distension excessive de la poche n'a abouti que très rarement jusqu'ici à son *ouverture spontanée* soit à l'extérieur, soit dans le péritoine, soit dans la cavité d'un organe voisin, à la suite d'un travail ulcératif simple. Les conséquences de cette complication ne peuvent manquer d'être d'une extrême gravité.

Si j'ai déclaré plus haut que, selon moi, beaucoup de faits d'*hydronéphrose suppurée*, publiés jusqu'à ce jour, n'étaient que des pyonéphroses méconnues ou mal interprétées, j'ai accepté pour un certain nombre de cas la possibilité de cette complication, en m'appuyant sur des observations récentes.

Elle est même beaucoup plus compréhensible que dans les kystes séreux, simples ou hydatiques, entièrement séparés primitivement des réservoirs du rein, puisque pendant une longue période de leur développement, le plus grand nombre des hydronéphroses restent en communication avec la vessie par l'uretère imparfaitement obstrué, et que l'infection par cette voie est encore possible, même lorsque l'urine ne peut absolument pas franchir l'orifice rétréci, comprimé, mais non pour cela totalement oblitéré.

La suppuration de l'hydronéphrose en ramène l'évolution ultérieure aux conditions dans lesquelles a lieu celle de la pyonéphrose et qui ont été longuement exposées antérieurement. Les communications anormales, ainsi que l'ouverture spontanée au dehors, deviennent alors non seulement possibles, mais probables ou certaines après un certain temps.

Les douleurs locales, l'augmentation de la tumeur, la fièvre, les nausées, les vomissements, annoncent cette grave complication, et s'il s'y ajoute des évacuations de pus par des voies anormales, des signes de péritonite ou de pleurésie aiguë, on ne peut douter de la perforation d'un viscère ou d'une des cavités séreuses voisines.

**Marche. Pronostic.** — Le développement de l'hydronéphrose se divise en deux phases : dans la première elle reste ignorée, parce qu'elle ne forme pas encore une tumeur assez volumineuse pour attirer l'attention de celui qui la porte ou pour être perçue par la main du chirurgien; dans la seconde, après avoir été reconnue par ce dernier ou par le malade luimême, elle diminue, reste stationnaire ou s'accroît. On comprend combien doit être arbitraire la délimitation de chacune de ces phases et combien doit varier la durée de l'affection depuis son début réel, qui échappe toujours à l'observation directe, jusqu'à la mort, lorsque la chirurgie n'intervient pas. Les observations anciennes, les plus instructives à cet égard, puisque le mal était abandonné à sa marche naturelle, permettent de dire que dans le cas d'hydronéphrose double, la durée peut être de plusieurs années, puisqu'on a vu des cas d'origine certainement congénitale n'amener de graves complications et la mort que très tardivement; mais il est non moins certain que quelquefois la tumeur ne met que quelques mois à atteindre des dimensions considérables. C'est ce qui a eu lieu chez le sujet dont l'observation sera insérée plus loin. Les premiers symptômes dataient du mois d'avril 1874, et déjà en mars 1875, M. Siredey et moi, nous constations dans le flanc gauche et dans la fosse iliaque une tumeur fluctuante qui descendait jusqu'au ligament de Poupart.

On a pu même appeler *aiguës* des hydronéphroses devenues douloureuses depuis peu de jours. Tel est le cas de John Taylor, remarquable par la distension rapide de la tumeur, qui sans doute existait de longue date, mais était restée latente, remarquable surtout par la rupture qui en fut la conséquence, complication extrêmement rare, ainsi que je l'ai dit plus haut, et qui fournit au chirurgien anglais l'occasion de montrer ce que peut la laparotomie dans des circonstances aussi périlleuses [1].

Une maladie dont le développement ne s'arrête guère est, malgré la lenteur ordinaire de ce développement, d'une gravité réelle. Elle est grave par la destruction graduelle du parenchyme de l'un des reins ou des deux; elle l'est par les troubles de compression auxquels donne lieu la tumeur arrivée à de grandes dimensions; elle l'est encore par la suppuration possible de la poche et par les accidents septicémiques qui en sont généralement la conséquence. Cette sévérité de pronostic est aujourd'hui notablement atténuée par les ressources dont possède la chirurgie pour le traitement de l'hydronéphrose simple ou compliquée.

Enfin, au point de vue obstétrical, l'hydronéphrose du fœtus constitue un danger pour la mère, comme cause de dystocie signalée par tous les accoucheurs.

_________

1. John W. Taylor, *Hydronéphrose aiguë, rupture, laparotomie, guérison.* The Lancet, 1888, vol. II, p. 158.

**Diagnostic.** — Le diagnostic de l'hydronéphrose, extrêmement difficile, presque impossible au début, devient beaucoup plus aisé lorsque la tumeur a acquis des dimensions moyennes. A la première période on devrait recourir à la chloroformisation et surtout à l'exploration directe, si l'on tenait absolument à sortir du doute. Plus tard les procédés d'exploration indirecte, aidés des renseignements relatifs à la marche de la maladie, suffisent ordinairement.

Il faut d'abord déterminer *si la tumeur est rénale.* Dans les cas de volume moyen, il n'est pas extrêmement difficile d'en préciser le siège. Il ne faut pas perdre de vue que les tumeurs du rein ne sont en contact avec la paroi abdominale qu'en arrière et latéralement, et qu'elles en restent longtemps éloignées du côté de leur face antérieure; que celle-ci est recouverte par l'intestin grêle et par le côlon tant que leurs dimensions ne sont pas devenues énormes et qu'il est facile de révéler nettement ce dernier rapport, en injectant de l'eau ou de l'air par l'anus jusqu'à distension apparente du gros intestin. La région lombaire et le flanc sont plus soulevés que par les tumeurs de tout autre organe. Quoiqu'elles aient de la tendance à pointer en avant et à devenir abdominales, les tumeurs du rein ont nettement leur point d'attache en arrière, sauf le cas assez fréquent où elles se mobilisent.

Je n'insiste pas davantage pour le moment. L'analyse des caractères généraux des tumeurs rénales sera encore mieux à sa place au chapitre des néoplasmes. On y verra par quels symptômes tranchés ou par quelles nuances dans les signes objectifs on arrive à reconnaître celles du foie, de la rate, de l'utérus, des ovaires. Quant à celles du mésentère, comme leur caractère principal, qui est la mobilité, les a souvent fait prendre pour des reins mobiles, sains ou malades, c'est dans le chapitre consacré à ces derniers que sera présenté le diagnostic différentiel des unes et des autres.

Ceci posé, à quelles particularités reconnaîtra-t-on une hydronéphrose, par rapport aux *autres tumeurs rénales?* Ici, comme toujours en matière de diagnostic, il faut s'attacher d'abord à la recherche des signes positifs. Le plus important est la *fluctuation*. Obscure dans le cas de tension exagérée du liquide (circonstance exceptionnelle dans l'hydronéphrose, puisque l'uretère reste longtemps accessible à l'urine), elle est ordinairement très franche, quand la tumeur est volumineuse. Or on a vu que dans la pyonéphrose, la fluctuation se perçoit mal à cause de la grande épaisseur des tissus qui constituent la paroi. De plus les nombreux accidents locaux ou généraux qui précèdent ou qui accompagnent le développement d'une collection purulente du bassinet et qui manquent le plus souvent ou n'acquièrent jamais la même intensité dans l'hydronéphrose, différencient cette dernière des grands foyers de suppuration d'origine pyélitique.

Ce qui est encore plus difficile, c'est de savoir au juste à quelle variété de tumeur liquide du rein on a affaire. Pour entrer dans le détail de la comparaison des kystes isolés, des kystes conglomérés et des kystes hydatiques, j'attendrai que j'aie décrit ces trois espèces de productions. Je veux seulement insister sur deux particularités :

D'une part, l'hydronéphrose arrivée à un développement considérable est certainement la plus nettement fluctuante de toutes les tumeurs du rein. Les grands kystes isolés pourraient seuls l'être autant, mais ils sont beaucoup plus rares et n'atteignent pas ordinairement des dimensions comparables à celles de l'hydronéphrose. Quand la surface de celle-ci offre des bosselures multiples, elles sont à peu de chose près égales entre elles, de sorte que la sensation de fluctuation reste assez régulièrement répartie sur toute l'étendue de la masse. Ces bosselures ne sont pas généralement aussi accentuées que dans le cas de cancer ou de kystes conglomérés.

D'autre part, si le rein ne s'est pas déplacé avec la tumeur, s'il est certain que celle-ci occupe toute la région lombaire et le flanc, dans aucun point on ne sent une partie solide contribuant, avec les parties nettement liquides, à la constitution de la masse. Ceci doit se comprendre sans peine, puisque le rein est complètement détruit ou que ses débris restent ordinairecachés dans l'hypochondre, sous les côtes. Or, si la tumeur est un kyste simple ou un kyste hydatique, elle peut n'avoir envahi que la moitié ou les deux tiers du rein, et si c'est dans la partie supérieure de l'organe qu'elle a pris naissance, elle a pu refouler peu à peu la portion saine en bas. Celle-ci doit donc se sentir à travers la paroi abdominale. On verra cette particularité signalée dans une observation de kyste hydatique que je rapporte plus loin. Ce n'est donc pas simplement une vue de l'esprit.

Reste enfin la *ponction exploratrice*, l'*ultima ratio* du diagnostic, ressource précieuse dans l'espèce, puisque souvent le liquide possède des caractères presque pathognomoniques.

Déjà, à propos des caractères du liquide de l'hydronéphrose, il a été dit que parfois il était impossible de le distinguer de celui d'un kyste ovarique. Sans revenir sur ce point déjà exposé, j'ajouterai que certaines particularités morphologiques des éléments solides extraits avec le liquide pourraient aider au diagnostic. L'épithélium pavimenteux, surtout l'épithélium stratifié, appartient aux hydronéphroses, tandis que c'est l'épithélium cylindrique qu'on trouve dans les kystes ovariques. Malheureusement, dans les plus grosses de ces deux sortes de tumeurs, l'épithélium peut être si mal figuré ou si rare, il arrive même si souvent qu'il manque entièrement, qu'on ne peut considérer son existence ou son absence comme un signe de grande valeur. Aussi n'y a-t-il pas lieu de s'étonner des nombreuses erreurs auxquelles ont donné lieu les volumineuses hydronéphroses. A la liste déjà longue des anciennes sont venues se joindre celles de Rosenberger [1] et de Weecks [2] et d'autres encore où la méprise a été moins résolument avouée.

C'est pour ces cas particulièrement difficiles que Simon recommande, une fois la tumeur ponctionnée, d'introduire par la canule une sorte de longue bougie qu'on dirige successivement dans tous les sens. Sa pénétration à grande distance par en bas indiquerait qu'il s'agit d'un kyste de l'ovaire. On ne peut évidemment accorder que peu de confiance à ce mode d'exploration.

Le même chirurgien préconise aussi l'incision de la poche, après l'établissement d'adhérences par son procédé des ponctions multiples, comme permettant de sentir avec les doigts les cloisons et les éperons intermédiaires aux alvéoles ; mais bien souvent ces cloisons sont trop éloignées de la plaie superficielle pour qu'on puisse les atteindre. L'incision exploratrice peut donc ne pas répondre du tout au but qu'on se propose en la faisant ; heureusement cette façon d'attaquer l'hydronéphrose est celle qui mérite le plus d'être recommandée à titre curatif. Si en plus elle rend possible un diagnostic complet, elle a tout avantage.

**Traitement.** — Le seul moyen propre à arrêter le développement d'une hydronéphrose consisterait à lever l'obstacle au cours de l'urine, mais comment y parvenir? Il faudrait d'abord que cet obstacle fût un calcul arrêté dans l'uretère et que l'extraction de ce calcul fût possible. On verra plus loin (voy. *Affections des uretères*) si une tentative de ce genre offre des chances sérieuses de succès. Pour le moment il est permis de dire que nous sommes encore loin d'avoir écarté ce désidératum. De plus, on l'a vu, il s'en faut que la pathogénie de l'hydronéphrose se

1. Rosenberger, *Hydronéphrose gauche prise pour un kyste de l'ovaire; ponction suivie de mort*. Berl. klin. Woch., 1880, p. 268.

2. Weeks, *Hydronéphrose prise pour un kyste de l'ovaire*. Boston med. and surg. Journ., 24 nov. 1887.

rattache toujours à la présence d'un corps étranger dans l'ure-tère. Il n'y a rien à faire directement contre une coudure, un plissement, un rétrécissement acquis ou congénital, et à plus forte raison contre une malformation de ce conduit. On ne peut raisonnablement songer qu'au traitement de la tumeur elle-même. D'ailleurs, à supposer qu'on pût réussir à rétablir le cours de l'urine, cette méthode ne présenterait d'intérêt que si la distension du bassinet était à ses débuts et si le rein avait gardé intactes ses facultés sécrétoires.

Je suppose maintenant le diagnostic porté pendant la phase initiale, par l'exploration indirecte ou même directe du rein. Le volume de la tumeur n'a pas dépassé celui du poing; le rein n'est que refoulé, il n'est pas désorganisé. Faut-il attendre, faut-il agir de suite ?

Le cas d'hydronéphrose double doit être examiné tout d'abord. L'extirpation de l'une des deux tumeurs, qui ne présenterait du reste aucun avantage, est alors *rigoureusement contre-indiquée*. Le seul mode de traitement recommandable consisterait dans *l'établissement d'une fistule urinaire* par l'incision de la poche, d'un côté ou des deux côtés. Quelques risques que comporte encore cette intervention très simple en apparence, sur un sujet dont les deux reins commencent à se désorganiser, elle vaut encore mieux que l'abstention qui aboutit infailliblement à l'urémie.

Ainsi ont agi Winckel[1] et Landau[2]. Le premier incisa en plein tissu rénal, non intentionnellement, mais par suite d'un déplacement anormal du rein qui avait été refoulé en avant par le bassinet distendu.

Cette réserve faite, ce qui suit s'appliquera exclusivement à l'hydronéphrose unilatérale. A supposer qu'on en ait porté le

1. Winckel, *Opération d'une hydronéphrose avec établissement d'une fistule du bassinet*. Berlin. klin. Woch., 1877, p. 482.
2. Landau, *Hydronéphrose d'un rein mobile*. Berl. klin. Woch., 13 oct. 1880

diagnostic *dans la phase initiale* et que le volume de la tumeur n'ait pas dépassé celui du poing, doit-on agir sans retard? est-il préférable d'attendre? Je me prononce pour *l'intervention* avec cette restriction qu'il faudrait suivre le malade pendant quelque temps, afin d'acquérir la conviction que l'hydronéphrose n'est pas intermittente et *n'a pas de disposition à se vider spontanément dans la vessie.* L'expectation ne doit pas être prolongée au delà d'une période d'observation de quelques semaines. La seule raison qui pourrait imposer l'expectation, c'est que le rein, non encore atrophié, est encore en état de sécréter. Anatomomiquement cela est exact, mais en réalité la sécrétion urinaire est suspendue ou extrêmement réduite du côté atteint. La quantité d'urine qui peut encore passer par l'uretère est insignifiante, à partir du moment où le bassinet et les calices sont distendus d'une façon permanente; il n'en passe plus du tout quand la coudure exagérée du conduit, la rétraction extrême d'un rétrécissement, l'accroissement graduel d'un calcul enclavé, en ont totalement effacé la lumière. En vain arguërait-on que le rein conserve longtemps ses propriétés d'organe sécréteur, puisqu'on voit souvent une fistule urinaire consécutive à l'incision d'une hydronéphrose, donner issue journellement à une grande quantité d'urine, et qu'il serait fâcheux de sacrifier un organe encore capable de remplir son rôle physiologique. L'argument n'est que spécieux, car c'est uniquement l'incision de la poche qui ramène la sécrétion suspendue jusque-là, en mettant un terme à la tension du liquide retenu et en assurant l'écoulement de l'urine à l'extérieur. Elle agit comme le ferait une opération portant directement sur le point rétréci de l'uretère.

Ce n'est pas un argument contre l'intervention qu'il faut tirer de la persistance d'une fistule après l'incision de certaines hydronéphroses, mais bien un argument *en faveur de la néphrectomie,* lorsque la tumeur n'a encore que de faibles dimensions. En effet, comme alors le rein est loin d'être entièrement détruit, qu'il est seulement refoulé et plus ou moins atrophié, la méthode de la fixation de la poche suivie de drainage aurait pour résultat infaillible la création d'une fistule permanente. Il est donc préférable de faire d'emblée l'extirpation de l'hydronéphrose avec ce qui reste du parenchyme.

Qu'on se souvienne qu'il s'agit toujours des cas où la tumeur est encore peu volumineuse. Alors elle n'a guère abandonné la région lombaire ; c'est à peine si elle est un peu descendue dans la fosse iliaque. Elle n'a pas encore contracté d'adhérences solides avec les parties voisines. La nature essentiellement bénigne de la tumeur fait que cette complication est assez tardive, et qu'elle est peu à craindre indépendamment d'un certain degré d'inflammation. Ces conditions ne sont-elles pas très favorables, au point de vue de la néphrectomie? Le décollement de la poche jusqu'au point rétréci de l'uretère ne peut présenter aucune difficulté, si l'on a choisi l'incision latérale, en plein flanc, parallèle à la douzième côte, pour la mettre à nu.

Tout autre est la situation, lorsque l'hydronéphrose a envahi la fosse iliaque tout entière ou une partie plus déclive de l'abdomen, qu'elle a contracté des adhérences avec les organes voisins. Alors l'extirpation offre de grands dangers et l'on s'explique fort bien les mauvais résultats dont le détail sera donné plus loin, à l'occasion de la néphrectomie.

Des opérations incomplètes, inachevées, des déchirures du péritoine, des viscères, des gros vaisseaux, des accidents septiques consécutifs, voilà à quoi on s'expose par ces tentatives imprudentes. Une observation récente de Durante[1] est bien faite pour montrer au prix de quels périls est acheté le succès de cette opération, quand elle n'entraîne pas la mort. Il fallut faire

---

1. Durante, Compte rendu du *Congrès de chirurgie de Naples*. Bull. méd., 4 avril 1888, p. 459.

*cent* ligatures hémostatiques. L'opéré eut de l'anurie pendant vingt-quatre heures, puis un abcès de la région lombaire qu'il fallut drainer, et cependant il finit par se tirer d'affaire.

L'hésitation n'est donc pas permise. Il faut se conformer aux préceptes de Simon adoptés par la majorité des chirurgiens : le *drainage* avant tout, l'*extirpation du rein* plus tard, s'il y a lieu. Je ne parle pas de la *ponction;* elle ne peut être qu'exploratrice ou palliative. Elle n'est d'ailleurs pas absolument inoffensive; témoin le fait de péritonite mortelle observé par Rosenberger et rapporté plus haut. Elle s'est d'ailleurs toujours montrée inefficace. Sur les 11 cas rassemblés par Simon[1], pas une fois l'oblitération n'a été obtenue et la mort n'en est pas moins survenue au bout de quelques mois, lorsqu'elle n'a pas été causée par l'intervention. Une seule fois elle a procuré une amélioration temporaire (Hillier) : deux fois le sac a suppuré et il a fallu en faire l'incision.

La méthode de l'*incision suivie de drainage* est la seule qui convienne pour le traitement des hydronéphroses volumineuses. Il y a toujours avantage à attaquer la tumeur en dehors du péritoine, ce qui est ordinairement possible, mais il y a, selon moi, une règle qui doit primer celle-là, c'est que l'incision doit être faite dans la région la plus nettement fluctuante. L'avantage qu'on trouve à agir de la sorte, est qu'on évite à coup sûr les parties de la tumeur constituées par les débris du rein et les cloisons intermédiaires aux diverticules. L'ouverture placée dans le point le plus dépressible, où la paroi est le moins épaisse, permet de faire communiquer largement tous les culs-de-sac avec l'extérieur, au moyen des tubes qui plongent dans le réservoir central où convergent tous leurs orifices. Le drainage et la désinfection sont infiniment plus simples dans ces conditions. La conséquence logique de cette recommandation est

1. Simon, *loc. cit.*, p. 223.

qu'il ne faut pas chercher à agir quand même par la région lombaire. On doit déterminer avant tout le point correspondant au réservoir commun constitué par le bassinet et la partie supérieure de l'uretère, et ne pas craindre d'ouvrir le péritoine, s'il doit en résulter de grandes facilités pour le placement des drains.

Les précautions habituelles seront ici plus nécessaires que jamais, pour empêcher le liquide, qui est quelquefois de l'urine peu altérée, de tomber dans la cavité séreuse. Une fois la tumeur mise à nu, on la ponctionne, on la vide, en évitant le côlon, ce qui est facile, et après avoir refoulé l'épiploon en dedans et en haut. Alors seulement on l'ouvre et on la fixe à la plaie extérieure. Si l'on pouvait placer un drain dans chaque alvéole, cela serait parfait, mais il se peut qu'on éprouve de grandes difficultés à établir un bon drainage. Bien souvent le doigt ne peut même pas sentir les éperons et les cloisons. Il se perd dans une grande cavité qui ne diffère en rien d'un kyste quelconque. On ne peut donc que pousser deux ou trois tubes profondément, autant que possible dans des directions différentes, et aussi loin que possible, sans les couder. C'est ainsi que sur mon opéré j'ai fait pénétrer un gros drain, introduit immédiatement au-dessus de l'aine, jusqu'à plus de 25 centimètres, dans la direction de la région lombaire.

Le plus souvent il est matériellement possible de recourir à la méthode extrapéritonéale. Küster, qui a ouvert treize reins sacciformes atteints d'hydronéphrose ou de pyonéphrose, n'en a pas employé d'autre. Cependant il faut prévoir le cas où une raison quelconque, telle qu'une mobilité plus ou moins grande de la tumeur, déterminerait à agir de préférence par la voie péritonéale. L'erreur de diagnostic, consistant à prendre une hydronéphrose pour un kyste de l'ovaire, ferait de cette dernière façon d'agir une méthode de nécessité. Une fois le ventre ouvert, le plus simple serait de se comporter à l'égard d'une volumineuse hydronéphrose comme à l'égard d'un kyste de l'ovaire qu'on ne peut extirper.

En dehors de cette circonstance, il se pourrait qu'on trouvât avantage à ouvrir la poche en avant, en passant à travers le péritoine. On est un peu surpris de la méfiance de Simon à l'endroit de l'incision au bistouri suivie de la fixation aux lèvres de la plaie superficielle, après excision d'une partie des parois ou sans excision. L'auteur allemand donne la préférence à sa méthode de la *double* ou de la *multiple ponction*, dont le but est d'assurer la formation d'adhérences entre les deux feuillets du péritoine. L'exposé détaillé de cette méthode et de certains procédés qui en dérivent, sera fait plus tard dans le chapitre consacré à la médecine opératoire du rein.

L'ouverture en un temps avec suture et drainage s'est tellement généralisée depuis quelques années, comme méthode de traitement des kystes et des cavités suppurantes abdominales qu'on ne peut extirper, elle a eu de si bons résultats dans des circonstances très diverses, qu'on se sent entraîné à lui donner la préférence. Elle n'exige qu'une séance opératoire et, l'anti-sepsie aidant, elle met sans danger sérieux la cavité de l'hydro-néphrose en communication avec l'extérieur; de sorte que, tout en reconnaissant que la méthode de Simon peut donner des succès aussi complets, je place l'autre en première ligne.

Il y a une autre raison d'une très grande importance pour laquelle elle est incontestablement supérieure à celle de Simon. Quelques observations, entre autres celle de Terrier-Péraire, prouvent que les alvéoles de l'hydronéphrose peuvent cesser de communiquer les uns avec les autres. Chez le malade de Terrier une poche remplie de pus, occupant la partie inférieure de la tumeur, était complètement séparée de ses voisines. A supposer que, dans le cours d'une opération par incision, on se fût aperçu qu'une partie de la tumeur ne se serait pas vidée, on pourrait ponctionner ou même ouvrir largement la cavité non évacuée en passant par la première loge incisée, et faire pénétrer un drain jusqu'au fond. L'introduction de la main, le débridement des cloisons incomplètes et des orifices trop rétractés des alvéoles, par section ou par déchirure, possibles après l'incision large en une séance, ne le seraient pas après l'établissement d'adhérences limitées.

D'ailleurs, le véritable danger de la méthode de l'ouverture à ciel ouvert ne consiste pas dans l'incision du péritoine, mais bien dans certaines particularités propres à la tumeur elle-même, telles que la division de la poche en culs-de-sac multiples, dont le fond est plus large que l'orifice, et dans la rétention du pus au fond de nombreuses anfractuosités où les injections ne peuvent pénétrer facilement.

Il vient aussi du mélange d'une quantité considérable d'urine avec les liquides sécrétés par la paroi ; de là une forme complexe de septicémie contre laquelle on peut avoir de la peine à lutter. Si l'on ajoute qu'il est souvent impossible de placer l'ouverture dans le point le plus déclive de la tumeur, on complète le tableau des côtés faibles de la méthode de l'incision.

Peut-être y aurait-il moyen d'y parer, en pratiquant une *contre-ouverture* aussi près que possible de la région lombaire, le jour même de l'intervention. Il y a certainement des cas où ce procédé serait exécutable, mais j'y mets toujours cette restriction qu'il faut éviter d'inciser le rein et les épaisses cloisons des calices, parce qu'une hémorrhagie pourrait s'ensuivre et que le passage d'un drain au milieu des diverticules offrirait souvent de grandes difficultés. Mais si le rein est tout à fait désorganisé, si la poche soulève le flanc et la région lombaire, le drainage postéro-latéral peut être établi dans des conditions très favorables. Il suffira, pour ne pas agir à l'aventure, d'introduire plusieurs doigts ou la main par l'ouverture antérieure et de se rendre compte, avant d'agir, des dispositions intérieures de la cavité.

La conclusion de ce qui précède est que, sans contredit, quelle que soit la voie par laquelle on passe, le traitement d'une hydronéphrose comporte plus de risques que celui d'un kyste uniloculaire quelconque.

Lorsque le parenchyme rénal a disparu, la guérison complète peut être le résultat de l'incision simple. S'il persiste quelques débris de cet organe encore en état de sécréter, cela suffit pour occasionner la formation d'une *fistule permanente;* mais la guérison de cette infirmité est encore possible par la néphrectomie ultérieure. Je pose de suite comme règle que l'extirpation des débris du rein doit alors être seule recherchée. Si en plus celle de toute la poche est jugée devoir être facile, alors seulement on peut la tenter; autrement il est de toute nécessité de s'abstenir, la guérison pouvant encore être assurée par la suppression de la portion sécrétante de la tumeur.

C'est en agissant de la sorte que Spiegelberg a obtenu un succès complet[1]. J'ai aussi par devers moi, pour parler aussi catégoriquement, une observation personnelle typique qu'un auteur anglais, Bruce Clarke, a défigurée au point de contester que j'aie eu réellement affaire à une hydronéphrose[2]. On va juger s'il a eu raison.

Un homme se présente à mon examen, portant dans la fosse iliaque gauche une tumeur fluctuante. Je l'incise au-dessus de l'aine. Il en sort un liquide séreux très abondant. Quelques jours après, le rein s'étant remis à fonctionner, il s'échappe constamment par l'incision une grande quantité d'urine normale, ou peu s'en faut. Une fistule urinaire s'établit, un prolongement descend jusque dans le bassin. Des abcès se produisent fréquemment. Le malade s'épuise peu à peu. Je lui enlève par la région lombaire son rein atrophié, mais capable

1. Ostoja Luiski, *Diss. inaug.*, Breslau; Centralbl. f. Chir., 1881, n° 2.
2. Bruce Clarke, *Surgery of the kidney.* London, 1886, p. 79.

encore de sécréter activement. Je lie solidement la partie supérieure du trajet fistuleux, au point correspondant au hile, et je ne m'occupe de toute sa partie inférieure (obs. xxv) que pour la drainer avec soin. La néphrectomie est suivie de succès; le trajet fistuleux, qui allait de la région inguinale à la région lombaire, se tarit entièrement. Voici cette observation dans tous ses détails :

Obs. XXV. — *Néphrectomie dans un cas de fistule urinaire inguinale consécutive à l'incision d'une hydronéphrose. — Guérison.*

L'observation que voici résume l'histoire d'une hydronéphrose depuis son début jusques et y compris l'extirpation du rein malade[1].

C'est au mois de mars 1875 que je fus appelé pour la première fois auprès de M. G..., artiste dramatique, alors âgé de trente-deux ans; c'est au mois d'avril 1881 que je lui pratiquai la néphrectomie.

Les divers incidents qui ont précédé ma première intervention valent la peine d'être relatés.

Au mois d'avril 1874, M. G... eut une angine simple, et presque en même temps il éprouva dans le flanc gauche des douleurs accompagnées de vomissements.

En décembre de la même année, crise de la même nature, à cela près que les douleurs s'étaient déplacées et avaient gagné la région épigastrique profonde.

M. G... fait alors à la Maison municipale de santé un séjour de trois semaines, pendant lequel on le traite *pour une néphrite.*

Le 6 janvier 1875, il se déclare un frisson qui dure une heure et qui est suivi d'une *fièvre presque continue.* Dans la pensée que le malade est menacé d'un abcès périnéphrétique, M. Siredey le renvoie à la Maison de santé. Au bout d'un mois et demi, cette menace semble avoir avorté. Il n'y a pas de collection liquide constatable dans le flanc gauche, qui cependant continue à être le siège de douleurs assez vives. Celles-ci envoient des irradiations dans la jambe du même côté.

1. Une partie de ce travail a fait l'objet d'une communication à l'Académie de médecine, dans la séance du 15 novembre 1881, et a été insérée dans *Arch. gén. de méd* , juin 1884, p. 641.

Le 5 mars 1875 seulement, M. Siredey découvre dans le flanc gauche une tumeur liquide. Je constate à mon tour, le surlendemain, qu'elle descend jusque vers le ligament de Poupart, qu'une bosselure saillante et très molle s'élève immédiatement au-dessus du pli inguinal, que la fluctuation se sent nettement jusqu'à huit centimètres en dedans de l'épine iliaque, et je tombe d'accord avec M. Siredey sur la nécessité de l'incision de cette tumeur, quelle que soit la nature de son contenu, pour mettre fin sans délai à des souffrances datant de quatre mois.

Une incision de trois centimètres, pratiquée sur la bosselure signalée plus haut, donna issue à une quantité considérable d'un liquide tout à fait séreux, légèrement citrin, auquel se mélangea bientôt du sang en assez grande abondance pour en modifier notablement les caractères physiques et chimiques.

Un long tube à drainage fut placé dans la poche aussi profondément que possible.

Pendant une dizaine de jours, il ne s'en échappa guère que du sang altéré; durant cette période, des phénomènes fébriles intenses résultèrent de la résorption des substances putrides retenues dans le foyer. A l'écoulement de sang succéda bientôt un écoulement purulent, indice certain des modifications de la paroi survenues depuis l'ouverture de cette vaste poche. Je commençais à espérer une oblitération graduelle à la suite d'une suppuration franche, lorsqu'un incident nouveau vint entraver la cicatrisation.

Le onzième jour après l'incision, le malade m'annonça qu'il passait de l'urine par la plaie. Au bout de peu de jours j'en recueillis jusqu'à 400 grammes qui s'étaient échappés en vingt-quatre heures par la voie anormale, quantité presque égale à celle qui avait été rejetée au dehors par le canal de l'urèthre.

Les analyses comparatives suivantes offrent un tableau fidèle des différences des deux urines (pour un litre) :

| *Urine de la vessie.* | *Urine de la fistule.* |
|---|---|
| Dépôt nul. | Dépôt notable. |
| Réaction acide. | Réaction alcaline. |
| Densité : 1015. | Densité : 1040. |
| Matières fixes : 32. | Matières fixes : 48. |
| Urée : 8$^{gr}$,426. | Urée : 7$^{gr}$,686. |
| Acide urique : 0,501. | Acide urique : traces. |
| Albumine : 0. | Albumine : quantité notable. |

Cependant la quantité d'urine fournie par la fistule alla en diminuant peu à peu, si bien qu'au bout de quelques mois le malade put reprendre sa profession d'artiste dramatique, à condition de maintenir constamment un tube à drainage dans le trajet et de renouveler plusieurs fois par jour le pansement, dont il lui était impossible de se passer.

Mais, dès le commencement de 1881, sa situation cessa d'être tolérable. Des engorgements réitérés, occasionnant des abcès très douloureux dans la fesse iliaque, de violents accès de fièvre, portèrent rapidement atteinte à sa santé. L'amaigrissement avait fait de tels progrès que cette série d'accidents devait à bref délai aboutir à la mort.

Dans ces conditions il m'était permis de parler au malade de l'extirpation du rein. Il comprit sans peine qu'en supprimant la source de l'écoulement urineux, je couperais court aux complications graves que ce dernier occasionnait sans cesse. Après quelques heures de réflexion, il me supplia de le débarrasser de ses souffrances, me déclarant qu'il se remettait entre mes mains avec une entière confiance.

Je résolus d'intervenir sans retard, mais *à priori* il me paraissait peu probable que l'extirpation du rein pût se faire d'une façon régulière. Il était à craindre que cet organe, dilaté, enflammé comme il l'était, n'eût contracté des adhérences étendues avec le péritoine. Il y avait des chances pour que le hile, traversé par le goulot de la portion abdominale de l'hydronéphrose, fût difficile à saisir dans une ligature. Enfin, la poche elle-même pouvait présenter des diverticulums profonds, placés hors de la portée des doigts et des instruments.

En prévision des difficultés que mes réflexions me permettaient de prévoir, je me tins prêt à exécuter un des trois plans opératoires que voici :

1° Dans le cas où je trouverais le rein bien isolé des tissus voisins, non adhérent au péritoine, j'en ferais l'extirpation aussi complète que possible.

2° En cas d'adhérences fortes et étendues, je tâcherais de jeter une ligature autour du hile, de manière à tarir la sécrétion urinaire en supprimant l'arrivée du sang dans le rein.

3° Enfin, si je rencontrais une grande poche communiquant avec la fistule, je me contenterais, faute de mieux, de faire le drainage du trajet dans toute sa longueur, de la région lombaire vers le pli inguinal, afin de prévenir les engorgements inflammatoires, tout en laissant persister l'écoulement d'urine.

C'était, comme on le voit, faire largement la part de l'imprévu.

*Opération.* — Je procédai à l'opération le 14 avril 1881, à la maison des frères Saint-Jean-de-Dieu, en présence de MM. les docteurs Barbeu-Dubourg et Coudray de Lauréal, et de MM. Auvard et Boiteux, internes des hôpitaux.

Le malade étant profondément anesthésié, je fis avec le couteau galvanique, le long du bord externe de la masse sacro-lombaire, une longue incision d'environ douze centimètres, débordant par en haut la douzième côte et par en bas la crête iliaque. Au lieu de rechercher à dessein le bord externe du muscle carré crural, je trouvai tout avantage à passer au travers, à en exciser même un fragment, afin de me ménager une voie plus large jusqu'au rein et de l'aborder franchement par sa face postérieure. Après avoir lié deux ou trois vaisseaux de quelque importance, j'incisai le dernier plan aponévrotique et j'aperçus le tissu graisseux constituant ce qu'on appelle la capsule graisseuse du rein.

C'était déjà bon signe. Il était présumable que le rein n'était pas adhérent. Je m'en assurai en déchirant cette graisse avec un instrument mousse et avec le doigt indicateur de la main gauche. Au fond de la déchirure apparut bientôt la face postérieure de l'organe. Je suivis cette face jusqu'au bord externe, que je contournai de manière à décortiquer à son tour la face antérieure, puis les deux extrémités, le tout avec les précautions nécessaires pour ne pas rompre les branches artérielles volumineuses que l'on rencontre quelquefois au milieu du tissu graisseux, branches de l'artère rénale qui, au lieu de pénétrer dans l'organe au voisinage du hile, se portent au loin et ne s'enoncent dans la couche corticale qu'après un trajet de plusieurs centimètres.

Après avoir complètement isolé le rein, je reconnus qu'il était mollasse dans une grande partie de sa hauteur et qu'il semblait perdre de son volume à mesure que je le comprimais, sans doute parce que je refoulais dans la partie inférieure de la poche pathologique l'urine et le pus qu'il contenait.

Le pédicule était au moins deux fois aussi volumineux que dans l'état normal, et ne se réduisait guère par la pression des doigts. Les battements de l'artère rénale ne se percevaient pas nettement.

Cette augmentation de volume du hile ne pouvait rendre absolument impossible l'application d'une ligature, mais je devais m'attendre à certaines difficultés pour bien placer le fil. En vain j'essayai de dégager les vaisseaux et le bassinet des tissus fibreux au milieu desquels ils étaient plongés; il fallut m'arrêter devant une trop grande résistance. D'ailleurs j'avais le rein tout entier sous la main; c'était tout ce qu'il fallait.

Pour passer un fil double de fort catgut autour du pédicule, j'essayai de divers instruments; je n'y arrivai qu'au moyen d'une grande aiguille courbe semi-circulaire de deux à trois centimètres de rayon. Ce ne fut qu'avec des pinces que je pus convenablement serrer le fil, à cause de la profondeur de la plaie. Malheureusement la ligature glissa, et au lieu d'embrasser le hile proprement dit, elle se plaça sur la portion inférieure du rein, celle justement qui semblait saine.

Il fallut en appliquer une autre, ce qui fut fait assez rapidement, toujours grâce à l'emploi de la grande aiguille courbe. Alors j'excisai avec des ciseaux tout ce qui dépassait les deux ligatures, et je laissai en place la portion de rein qui se trouvait comprise entre elles. Je ménageai ainsi un point d'appui à la ligature la plus profonde; autrement, elle aurait pu glisser comme la première, d'où une hémorrhagie qui n'aurait pas manqué d'être rapidement mortelle.

L'excision de l'organe ne put se faire d'un coup, mais en trois fois. Deux des sections avaient porté sur la portion désorganisée, la troisième sépara du tronçon laissé en place un fragment de substance rénale tout à fait saine, sur lequel on distinguait nettement les deux substances. La portion désorganisée, qui représentait environ les trois quarts supérieurs du rein, consistait en une sorte de coque mollasse dont la paroi avait à peine un demi-centimètre d'épaisseur. Les deux substances ne s'y voyaient plus distinctement. Les tubuli avaient à peu près entièrement disparu; ils étaient remplacés par de la graisse infiltrée sous forme de traînées ou d'îlots disséminés. La face interne de cette paroi était tapissée par une membrane fibreuse que la suppuration avait rendue irrégulière, tomenteuse, comme une membrane pyogénique.

L'excision avait été aussi complète que l'avaient permis les circonstances. Sauf la petite portion du tissu sain comprise entre les deux ligatures, tout le rein avait été extirpé. On sait, du reste, qu'il est de règle de faire porter la section sur l'organe lui-même, à quelque distance de la ligature, et non sur le hile. Mon opération rentrait donc à peu de chose près dans les conditions communes, et je pouvais compter que la mortification ou la suppuration du fragment laissé en place le priverait à tout jamais de ses propriétés sécrétantes.

On a vu que je n'ai pas eu besoin de faire la résection partielle de la douzième côte pour faciliter la décortication et la ligature. Si cette opération complémentaire avait été nécessaire, je n'aurais pas hésité à la pratiquer, quoique je pense qu'en général il vaut mieux ne pas ajouter cet autre traumatisme à celui que cause l'opération principale.

Je m'occupai, pour terminer, de la fistule inguinale. Après en avoir débridé l'orifice avec les précautions qu'exigeait le voisinage très proche des vaisseaux iliaques, j'y introduisis l'index de la main gauche avec force, de manière à dilater le trajet aussi loin que possible. Sa paroi était d'une fermeté telle que j'en conçus quelques inquiétudes relativement à sa cicatrisation complète dans l'avenir. En tout cas j'acquis la certitude que plusieurs mois s'écouleraient avant que cette heureuse terminaison se produisît. Je fis avec précaution un certain nombre de débridements superficiels au moyen d'un petit bistouri boutonné et je promenai le thermocautère sur toute la portion accessible.

Un gros tube à drainage de plus de 20 centimètres de long fut laissé en place.

Pendant toute l'opération, un pulvérisateur à vapeur avait fonctionné régulièrement. Le pansement fut fait avec de la gaze phéniquée, à partir de l'opération jusqu'à la cicatrisation de la plaie lombaire.

*Suites de l'opération.* — La première journée fut mauvaise. L'opéré, après avoir beaucoup souffert pendant deux ou trois heures, recouvra un certain calme, mais sa faiblesse était telle que les mouvements qu'on lui imprimait déterminaient presque infailliblement une syncope. Il en eut ainsi trois ou quatre avant six heures du soir. Quand je le revis, à la fin du jour, son visage était pâle, sa voix presque éteinte. Il se plaignait d'une soif ardente. Le pouls, ondulant et facilement dépressible, battait 144 fois à la minute. La respiration était haletante. Le malade avait vomi le peu de boisson qu'on lui avait donnée.

Le lendemain 15 avril, je comptais 120 pulsations à onze heures, 140 vers sept heures. Cependant le thermomètre marquait 38,2. Ce

contraste entre la température et le pouls persista les jours suivants,
d'où un rapprochement à faire entre les suites immédiates de la
néphrectomie et de l'hystérectomie.

Le 17, au matin, 56,0; le soir, 58,5.

A la suite d'une élévation graduelle, le thermomètre marquait, le
soir du sixième jour, 59,2 et se mit à redescendre très régulièrement
à partir de ce jour. Au quatorzième jour il était revenu définitivement
à 57°.

Le pouls, après avoir oscillé plusieurs jours entre 120 et 130,
retomba peu à peu à 110, 100, 90 pulsations.

Pendant les deux premières semaines, la plaie lombaire donna
issue à un liquide noirâtre, sanieux, mais non fétide, chargé de détritus. Puis elle se couvrit de bourgeons charnus et se rétrécit rapidement. Deux tubes à drainage placés profondément facilitaient l'écoulement du pus.

La cicatrisation fut absolument complète en soixante jours.

Du côté de la fistule inguinale, tout se passa conformément à mes
prévisions. Le jour même de l'opération, tout écoulement d'urine
fut supprimé, mais il se produisit, à la suite des cautérisations au
thermocautère, une réaction inflammatoire de quelque intensité, suivie
d'une suppuration abondante.

Peu à peu la suppuration diminua, et, au bout de six mois, elle
était réduite à quelques gouttes par jour. Par précaution, et pour éviter des engorgements dans la portion inaccessible du trajet, j'y main-
tenais encore un tube d'un très petit calibre, de 10 à 12 centimètres
de longueur, qui put ensuite, sans le moindre inconvénient, être diminué de 5 centimètres.

Il était intéressant d'étudier avec soin les caractères de l'urine à
partir du jour de l'opération.

Pendant quarante-huit heures sa quantité ne dépassa guère 6 à
700 grammes, mais dès le troisième jour elle fut de 600, et, au quatrième, de 1,000 grammes.

Le fonctionnement compensateur du rein droit avait donc rapidement assuré l'élimination des produits excrémentitiels dont la rétention
dans le sang est incompatible avec la vie.

La densité, la couleur de ce liquide étaient normales; il ne contenait pas d'albumine.

Au sixième jour il s'était produit du ballonnement du ventre et de la rétention d'urine, mais dès le lendemain cet incident avait déjà pris fin.

*État de l'opéré le 15 novembre 1881*[1]. — La cicatrice lombaire, légèrement déprimée, ne présente rien de particulier.

La fistule urinaire ne fournit plus que quelques gouttes de sérosité purulente en vingt-quatre heures. De ce côté, il n'y a plus ni engouement du trajet, ni abcès au voisinage de l'orifice ou dans la profondeur du bassin, ni écoulement d'urine fétide et irritante, ni souffrances entravant à chaque instant les occupations du malade, ni fièvre épuisant ses forces et augmentant chaque jour son émaciation.

Bien au contraire, l'état général est excellent, le visage respire la santé la plus florissante ; un certain embonpoint a succédé à la maigreur excessive des derniers mois d'avant l'opération.

Revenu à une existence à peu près normale, sauf la persistance de la fistule, qui du reste ne fournit qu'un écoulement peu abondant, M. G... a pu faire, au commencement d'octobre, une brillante rentrée sur la scène où il s'était déjà signalé antérieurement.

*État de l'opéré le 9 décembre 1884*[2]. — L'état général continue à être aussi satisfaisant que possible. Aucun trouble n'est survenu dans la santé de M. G... depuis l'année 1881.

Il s'est débarrassé de son tube au mois de février 1883 ; immédiatement l'orifice s'est fermé et toute sécrétion s'est tarie. Il est bien certain que le drain aurait pu être enlevé plus tôt ; mais, par un excès de prudence qu'on ne saurait blâmer, l'opéré avait mieux aimé le garder bien au delà de l'époque où l'écoulement purulent était devenu à peu près nul.

En fait, et sans tenir compte de cette circonstance, qui a retardé le jour de la guérison absolue de la fistule, cette dernière n'a été entièrement oblitérée que vingt-deux mois après l'extirpation du rein, quoique l'écoulement de l'urine eût été supprimé dès le premier jour. On ne s'en étonnera guère, si l'on veut bien se rappeler que des diverticulums multiples s'étaient développés dans la fosse iliaque et vers le petit bassin, et que les parois du trajet étaient d'un tissu fibreux, dur et résistant comme du parchemin. Plusieurs mois n'ont pas été de trop pour en modifier avantageusement la texture.

[1] Jour de ma communication à l'Académie de médecine.
[2] Jour de sa présentation à l'Académie de médecine.

Il n'est point douteux que les débridements au bistouri et les cautérisations au thermocautère aient puissamment contribué à cette heureuse, bien que tardive, terminaison. On peut même se demander si elle se fût produite spontanément par le seul fait de la suppression de tout écoulement urineux. Quoi qu'il en soit, il y a une autre circonstance dont l'influence a dû être considérable, c'est la déclivité de l'orifice, situé dans la région inguinale, par rapport au trajet qui remontait sans doute assez directement vers le hile du rein.

La cicatrice lombaire, un peu étalée en largeur et parallèle au bord externe de la masse musculaire sacro-lombaire, est tout à fait plane. La région, sonore à la percussion, se laisse facilement déprimer par la pression des doigts. Il n'y a cependant pas, dans ce point, de menace d'éventration.

Dans l'aine gauche existe une cicatrice creusée en entonnoir. La palpation un peu forte de l'abdomen du même côté détermine sur elle une traction que l'opéré sent nettement et qui devient pénible si l'on exagère la pression.

*Sécrétion urinaire.* — La sécrétion de l'urine est normale comme quantité et comme qualité. Il s'en forme 12 à 1500 grammes en vingt-quatre heures.

L'analyse suivante, que je dois à l'obligeance de M. Wuhrlin, pharmacien, offre un réel intérêt :

Liquide limpide, d'une coloration jaune foncé; réaction acide.

Densité : 1025.

Par l'évaporation, on obtient par litre 57 gr. 25 de matières solides, qui se répartissent de la manière suivante :

| | |
|---|---|
| Urée. | 25,45 |
| Acide urique. | 1,34 |
| Acide phosphorique combiné à la chaux, à la soude et à l'ammoniaque. | 5,28 |
| Sulfates alcalins. | 4,15 |
| Chlorures alcalins. | 2,82 |
| Matières colorantes. | 20,21 |
| Total. | 57,25 |

Rien d'anormal au microscope.

Malgré son séjour à une température de 15° pendant trois jours, l'urine n'a subi aucune altération et paraît indemne de tout ferment

Il est donc certain que le rein droit suffit à la fonction urinaire, grâce sans doute à l'hypertrophie compensatrice qui a dû s'y développer, non pas seulement depuis le jour de l'opération, mais bien auparavant, à partir du moment où le rein gauche a commencé à se désorganiser en grande partie.

*Délimitation du rein droit.* — Il eût été intéressant d'établir par un examen approfondi les limites de cette hypertrophie. J'ai prié le professeur Damaschino de s'associer à moi pour cet examen. Nous avons malheureusement reconnu ensemble qu'il était impossible, par la palpation ou par la percussion, de délimiter le rein droit assez rigoureusement pour arriver à une opinion précise à cet égard.

Nous avons donc été réduits à l'admettre au nom de la physiologie pathologique des lésions unilatérales des reins et de l'expérimentation sur les animaux.

*Examen du cœur et du pouls.* — Enfin notre attention s'est portée sur le cœur et sur le système artériel. Nous nous étions posé la question de savoir si un certain degré d'hypertrophie du muscle cardiaque avait été la conséquence de la suppression d'un rein et de l'hypertrophie compensatrice de l'autre; si, en un mot, la théorie de Traube relative à la corrélation de l'hypertrophie cardiaque avec la néphrite interstitielle et reposant tout entière sur l'augmentation de la tension artérielle, pouvait trouver un argument dans l'état du cœur à la suite de la néphrectomie. Or le cœur nous a paru tout à fait normal au double point de vue anatomique et physiologique. Nous n'avons constaté ni un déplacement de la pointe du ventricule gauche (elle bat dans le 5ᵉ espace intercostal), ni une impulsion trop violente, ni bruit de souffle, ni claquement du second bruit, ni accélération des battements.

Le tracé sphygmographique du pouls est rigoureusement normal. Il n'indique ni une tension exagérée, ni un fonctionnement irrégulier du système artériel. Il est négatif, relativement à un trouble quelconque de l'action du cœur.

L'opéré doit donc être considéré comme étant dans un état de santé absolument satisfaisant, et comme il y a plus de trois ans et demi qu'il est privé de l'un de ses reins, toute crainte relative à une influence occulte et lente de la grave opération qu'il a subie peut être légitimement écartée.

6 *novembre* 1888. — L'état de mon opéré continue à être parfait

J'ai eu la satisfaction de l'applaudir hier soir dans un rôle où il a un grand succès. L'opération date de sept ans et presque sept mois.

Les cas les plus heureux seront ceux où l'on pourra agir ainsi; malheureusement les dispositions intérieures ou les rapports extérieurs de la tumeur ne se prêteront pas toujours à une aussi grande simplicité d'exécution. On pourra se trouver entraîné malgré soi à une de ces opérations compliquées ayant pour conséquences des décollements étendus, des délabrements profonds qui en compromettent forcément le résultat. Alors on se tirera d'affaire comme on pourra; mais s'il était possible de toujours prévoir les difficultés parfois insurmontables de l'extirpation totale, mieux vaudrait s'abstenir de toute tentative. Le malade gagnerait encore à conserver pour le reste de son existence une infirmité que la faible quantité d'urine évacuée chaque jour rend très tolérable dans certains cas.

Les *complications* de l'hydronéphrose font surgir quelquefois des indications spéciales. Je ne parle pas de la suppuration, qui ne change rien aux règles établies et discutées à l'instant, mais je fais allusion au cas de *rupture*. L'observation de John W. Taylor, déjà citée, est un bel exemple de laparatomie d'urgence couronnée de succès.

Une jeune fille de quinze ans, portant une tumeur qui descendait jusqu'à 7 centimètres au-dessus de l'aine, éprouve un jour des symptômes qui permettent à Taylor de diagnostiquer la rupture de la poche (vomissements fréquents, frisson, température de 104° Fahr.; douleurs). Ce chirurgien ouvre le ventre le lendemain, ponctionne la tumeur, étanche le péritoine, place dans ce dernier deux drains en gutta-percha qui sortent par les deux angles de la plaie abdominale, suture la poche à l'incision de la paroi du ventre. Une péritonite grave met la malade en danger pendant trois jours. Des symptômes de rétention dans le sac lui-même qui *n'avait pas été drainé* obligent à refaire une opération. Finalement la guérison eut lieu, mais l'orifice est resté fistuleux.

Il sera question, dans l'un des chapitres consacrés aux affections de l'uretère, du cathétérisme de ce conduit comme moyen de traitement de l'hydronéphrose.

Les chiffres relatifs aux résultats de la néphrectomie seront donnés plus loin. Quant à ceux de l'incision suivie de drainage, il est difficile de les préciser, puisque selon moi on a présenté comme des hydronéphroses suppurées beaucoup de pyonéphroses pures et simples consécutives à des pyélonéphrites. Il est bon cependant de rappeler que les 10 cas du tableau de Brodeur[1] ne comprennent que des guérisons ou des améliorations, et que sur les 16 cas rassemblés par Staples[2], il y eut 14 guérisons et seulement 2 morts.

Les règles du traitement de l'hydronéphrose peuvent donc se résumer ainsi :

Pour l'hydronéphrose double, surtout s'il y a menace d'anurie, création d'une fistule urinaire unilatérale ou bilatérale.

Pour l'hydronéphrose unilatérale au début, extirpation d'emblée du rein avec la poche, après une période d'observation dont la durée variera selon les circonstances.

Pour l'hydronéphrose unilatérale volumineuse, incision extra-péritonéale ou intra-péritonéale suivie de suture à la paroi et de drainage.

Si une fistule permanente s'établit, extirpation ultérieure des débris du parenchyme rénal ; débridement de l'orifice fistuleux et drainage de la poche convertie en trajet, qu'on laisserait en place sans chercher à la disséquer.

1. Brodeur, *loc. cit.*, p. 94.
2. Staples, *Hydronephrosis, a Study of seventy one cases of that lesion.* Journ. of the American Med. Associat., 19 avril 1884.

# CHAPITRE V

KYSTES

On a décrit jusqu'ici trois espèces de kystes des reins : les kystes isolés, les kystes conglomérés, les kystes hydatiques. L'histoire de la première, quoique la plus simple à tracer en apparence, offre plus d'un point obscur. S'il est impossible de confondre la dégénérescence polykystique ou un kyste parasitaire avec une autre affection, cette confusion est tellement si facile pour les kystes isolés que, beaucoup de faits publiés comme des lésions de ce genre sont sujets à contestation. Lorsqu'on se donne la peine de lire avec attention les observations anciennes ou récentes de soi-disant kystes suppurés contenues dans divers recueils scientifiques, on reconnaît dans bon nombre d'entre elles, ainsi que j'ai déjà eu l'occasion de le dire, les caractères de la pyonéphrose ou de l'hydronéphrose partielle suppurée.

La confusion est tout aussi facile entre les kystes primitivement séreux et les kystes dits *urinaires*, dont le contenu présente certains des caractères de l'urine. Elle est encore entretenue par une autre circonstance, c'est que tous les auteurs ne donnent pas la même signification à la dénomination de kystes urinaires. Rayer l'applique à la dilatation d'un seul calice dont le goulot se serait oblitéré ; sur certaines pièces il dit avoir rencontré ce goulot encore accessible à une soie de cochon[1]. Virchow semble vouloir la réserver à la dilatation des canaux urinifères ; il est ainsi logiquement conduit à faire

---

1. Rayer. *Loc. cit.*, t. III, p. 224.

rentrer dans les kystes urinaires les dégénérescences cystoïdes
fœtales et même celles des adultes, et il attribue les unes et
les autres à un état inflammatoire chronique qui déterminerait
l'atrésie consécutive des papilles [1].

Toute réserve faite relativement à la pathogénie de la dégénérescence polykystique, il y a sans doute avantage, au point de
vue clinique, à séparer l'hydronéphrose vraie, à savoir la distension générale du bassinet et de tous les calices, de l'hydronéphrose partielle qui n'affecte qu'un calice. Ce dernier cas est,
comme le dit Virchow, une hydropisie enkystée du rein, et il
se rapproche beaucoup plus des kystes proprement dits que de
l'hydronéphrose totale; mais il importe d'ajouter, pour éviter
une méprise facile, que la seule présence de certains éléments
de l'urine dans le liquide d'un kyste rénal n'implique pas qu'il
s'agisse d'un kyste par occlusion d'un calice, ni même par dilatation d'un tube urinifère. On verra plus loin de quelles raisons
s'inspire cette réserve.

La description suivante englobera donc toutes les variétés de
kystes séreux. A ces derniers j'annexerai les kystes *athéromateux*, qui se signalent à l'attention par leur extrême rareté,
mais dont l'existence ne peut être mise en doute.


### A. — KYSTES ISOLÉS. KYSTES ATHÉROMATEUX.


C'est par opposition aux kystes *conglomérés* qu'on a appelé
*isolés* ceux de cette classe. Cela n'implique nullement qu'ils ne
puissent être multiples; seulement ils ne se groupent pas, ils
ne se confondent pas les uns avec les autres, ils restent séparés
par des portions saines du parenchyme rénal. Si un seul rein
en porte plusieurs, le nombre en est ordinairement restreint,
sauf certains cas où leur multiplicité donne à réfléchir relative-

---

1. Virchow, *Traité des tumeurs*, trad. franç., p. 267.

ment à la nature du processus qui les engendre et à son identité possible avec celui d'où résulte la dégénérescence polykystique. Enfin il n'existe parfois qu'un seul kyste et ce kyste unique peut acquérir de très grandes dimensions.

**Anatomie pathologique.** — Nés, suivant Rayer, tantôt dans la substance corticale, tantôt dans le tissu conjonctif qui entoure les vaisseaux du rein, les kystes isolés sont classés en deux catégories : les uns sont séreux, les autres hématiques.

Les kystes *séreux* sont les plus fréquents. Souvent multiples, ils ont ordinairement de très faibles dimensions. Alors ils n'intéressent guère les chirurgiens ; on doit les envisager comme une particularité anatomique en corrélation avec certaines altérations du parenchyme. Même lorsqu'ils sont nombreux, ils passent pour n'avoir rien de commun avec la dégénérescence polykystique, affection toute spéciale dont il sera traité plus loin en détail.

Le volume de ceux qui naissent dans la substance corticale ne dépasse pas en général celui d'une noisette. Ceux qui se développent dans la gangue celluleuse des vaisseaux atteignent à des dimensions plus importantes. Beaucoup sont gros comme un œuf. La figure ci-jointe en représente un de ce genre (fig. 17). On en voit plusieurs exemples dans le remarquable atlas de Rayer.

Quant aux grands kystes comparables par leurs dimensions à ceux de la rate ou même des ovaires, les exemples en sont rares. On ne peut accepter comme authentiques que ceux dont une autopsie ou une néphrectomie a permis de déterminer les véritables connexions et la véritable nature. Un simple diagnostic ne suffit pas, à cause de la très grande difficulté qu'il y a à distinguer cliniquement ces tumeurs liquides simples de celles des deux autres catégories ou des autres tumeurs liquides dont le rein et la région périnéphrique peuvent être le siège (hématonéphrose, hématome et kyste hématique périnéphrique).

C'est pour cette raison que j'ai présenté plus haut comme un kyste sanguin de la région périnéphrique une observation qui devrait peut-être trouver place parmi les kystes du parenchyme rénal (p. 74). Si tous les auteurs avaient apporté la même

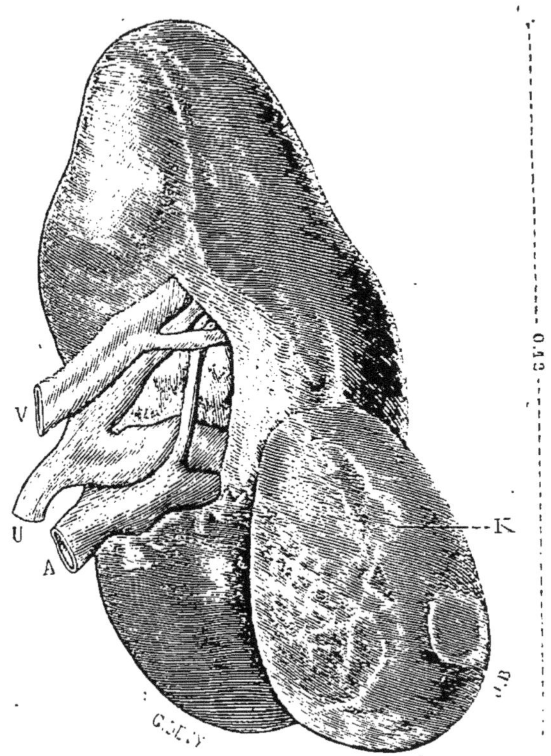


Fig. 17. — A, Artère rénale; V, veine rénale; U, uretère; K, kyste.

réserve dans leurs conclusions, il y aurait moins de faits d'une valeur discutable.

Même parmi ceux qu'a rassemblés Brodeur, il en est dans lesquels une critique attentive doit empêcher de voir des kystes séreux simples. Sans parler de l'observation de kyste purulent du rein gauche de Péan, qui doit être interprétée dans le sens d'une pyonéphrose, on peut citer comme suspectes celles de Jouers où il s'agissait d'un rein scrofuleux kystique, de Keeling, où il est dit que le rein était aplati et refoulé vers la partie postérieure de la tumeur. Celle-ci faisait saillie vers le bord *concave* du rein. Ce n'est pas une raison absolue pour penser qu'il s'agissait d'une hydronéphrose, mais il est regrettable qu'une description plus complète ne rende pas tout doute impossible à cet égard. En revanche les faits de Czerny, de Bergmann semblent être des exemples indiscutables de kystes à contenu clair, ayant atteint les dimensions d'une tête d'enfant.

D'une très grande minceur au début, la paroi des kystes séreux peut présenter le même caractère pendant toute leur évolution ou s'épaissir peu à peu. Dans certains cas elle a pu être comparée à une pelure d'oignon. Le fait est que ces kystes offrent ordinairement une translucidité en rapport avec le peu d'épaisseur de leur membrane limitante. Celle-ci est de nature fibreuse. D'après Rayer, la face interne des kystes urinaires se distinguerait ordinairement de celle des kystes simples par des travées fibreuses multiples irrégulièrement distribuées. Dans toute la partie qui est en contact avec le parenchyme rénal, ce dernier, refoulé excentriquement, a subi une atrophie évidente.

Il serait intéressant de déterminer aux dépens de quels éléments ces kystes prennent naissance, s'ils sont toujours dus à la dilatation des tubes ou à une transformation de la capsule de Bowmann, et s'ils se développent réellement quelquefois dans le tissu conjonctif périvasculaire. Cette question de pathogénie est, selon moi, toute à refaire. Elle sera d'autant plus difficile à résoudre que l'analyse du liquide contenu dans ces kystes isolés fournit des renseignements très différents, suivant les cas.

D'une coloration qui varie de l'absence de toute couleur au jaune citrin, il passe ordinairement pour être constitué par de l'eau, de l'albumine et quelques sels. Par l'ébullition il se prend en une masse gélatineuse, tremblotante ; mais parfois il est très clair, d'une transparence absolue, et ne renferme ni albumine ni aucun des principes de l'urine (Hawkins).

En revanche certaines analyses y décèlent la présence d'une quantité notable d'urée. Les faits suivants que M. A. Robin a eu l'obligeance de me communiquer sont tout à fait démonstratifs. Voici d'abord une analyse due à H. Mollière[1] du contenu d'un rein kystique trouvé à l'autopsie d'une vieille femme morte d'une affection des voies respiratoires, sans avoir présenté de troubles du côté des voies urinaires.

*Caractères physiques du liquide :* quantité 130$^{cc}$, odeur nulle, viscosité faible.

*Caractères chimiques :* réaction alcaline.

Composition pour un litre :

| | |
|---|---|
| Eau | 955,44 |
| Matériaux solides | 44,54 |
| Matières organiques | 55,72 |
| Matières inorganiques | 8,82 |
| Albumine | 26,23 |
| Urée | traces douteuses |

Douteuse dans ce cas, la présence de l'urée ne l'est plus dans celui-ci.

Analyse de Ducom sur un malade de M. Duplay[2] :

*Caractères physiques :* urine fluide, non visqueuse, brun rougeâtre foncé, opaque, moussant par l'agitation. Densité 1020.

*Caractères chimiques :* quantité : 1500 grammes.

| | |
|---|---|
| Eau | 945,55 |
| Matières solides | 41,60 |
| Matières inorganiques | 945,55 |
| Matériaux organiques | 52,90 |
| Matériaux inorganiques | 8,70 |
| Matières en suspension (hématies, graisse, épithélium) | 1,60 |
| Globuline | quantité considérable. |

1. H. Mollière, *Rein kystique*, Lyon méd., 27 févr. 1876.
2. Duplay, *Arch. gén. de méd.*, 1880, p. 611.

Les deux analyses suivantes sont de M. A. Robin. La première figurerait peut-être mieux dans le chapitre de la dégénérescence kystique. Le sujet était un homme de soixante-quinze ans, ayant succombé à un carcinome qui englobait l'estomac, le pancréas et le rein *droit*. Le rein *gauche* était atteint d'une dégénérescence kystique presque complète. L'un de ces kystes avait le volume d'une *tête d'enfant*. Il renfermait 450 grammes d'un liquide pâle, à peine teinté de jaune, d'odeur fade, louche, un peu visqueux. Sa densité était 1018.

*Caractères chimiques* (pour un litre) :

| | |
|---|---|
| Réaction . . . . . . . . . | légèrement alcaline |
| Matériaux solides . . . . . . . | 57,07 |
| Matériaux organiques . . . . . . | 51,2 |
| Matériaux inorganiques. . . . . . | 6,5 |
| Sérum. . . . . . . . 14,55 ⎱ | 18,25 |
| Globuline. . . . . . . 5,92 ⎰ | |
| Urée . . . . . . . . . . . | 1,48 |
| Chlorures. . . . . . . . . . | 4,21 |
| Acide phosphorique. . . . . . . | 3,55 |

L'analyse qualitative démontre :

1° Que la majeure partie des phosphates existe sous forme de phosphates terreux ;

2° Que le liquide renferme des traces de sulfate et une quantité appréciable de chaux.

Enfin voici un cas de gros kyste du rein gauche, trouvé chez un homme de quatre-vingt-cinq ans, mort de ramollissement cérébral.

*Caractères physiques* : quantité 180 centimètres cubes.

Densité : 1010.
Coloration : jaune pâle, transparence parfaite.

*Caractères chimiques* : réaction faiblement acide.

| | |
|---|---|
| Matériaux solides. . . . . . . . | 27,80 |
| Matériaux organiques . . . . . . | 22,10 |

Matériaux inorganiques. . . . . . . 5,70
Urée . . . . . . . . . . . . 1,70
Albumine. . . . . . . . . . . . 14,55
Chlorures. . . . . . . . . . . 5,90
Acide phosphorique. . . . . . . . 5,25

La présence de l'urée dans le liquide de certains kystes du rein doit-elle les faire considérer forcément comme des kystes urinaires? Non certes. Cette particularité peut s'expliquer aussi bien par la transsudation du plasma sanguin, et si la proportion d'urée est supérieure à celle qu'on y trouve normalement (0 gr. 120 à 0 gr. 160 pour 1000 dans le plasma), cette différence, ainsi que celle qu'on a pu remarquer pour les autres substances, tient à ce qu'elles n'ont pas toutes le même pouvoir osmotique. Telle est l'opinion de A. Robin.

Les caractères anatomiques et la pathogénie des kystes *hématiques* sont enveloppés d'une obscurité encore plus grande. On sait, à n'en pas douter, qu'ils ne sont pas toujours d'origine traumatique, et d'autre part tous les kystes traumatiques ne sont pas toujours franchement hématiques. Outre les faits rapportés par Recklinghausen et d'autres observateurs, les expériences de Maas, analysées plus haut, en font foi. Cependant il n'est pas douteux qu'on ait dû prendre parfois pour des kystes intra-parenchymateux des collections sanguines anciennes du bassinet et surtout des kystes hématiques de la fosse lombaire, consécutifs à la rupture du rein en fragments devenus plus tard méconnaissables.

Pour ce qui est des kystes hématiques spontanés, des exemples en ont été fournis par Piorry[1], Charpentier[2], Han, Lancereaux[3],

----

1. Piorry, *Procédé opératoire à suivre dans l'exploration des organes par la percussion médiate*, Paris, 1851, p. 179.
2. Charpentier, *Bull. de la Soc. anat.*, mars 1869, p. 121.
3. Lancereaux, art. *Reins*, Dict. encycl. des sc. méd.

Day, Léopold[1]. Lancereaux, dont la description est la plus complète, admet sans hésitation cette variété de tumeurs liquides du rein. Il en décrit la paroi ordinairement épaisse, d'aspect fibreux, de nature homogène. Quant à la pathogénie de ces kystes, en dehors du cas de traumatisme, elle reste très vague, et cette incertitude laisse persister certaines objections non dénuées de valeur.

Par exemple, Lejars et Sebileau présentaient récemment à la Société anatomique, un kyste hématique qui avait été ponctionné par M. Verneuil. Le malade était mort après cette ponction, sans qu'on eût pu se rendre compte de ce dénouement inattendu. L'examen histologique de la paroi du kyste y avait fait constater l'existence « d'une série de lames fibreuses superposées en strates irrégulières, au milieu desquelles on distinguait quelques artérioles et des fragments de tubes urinifères à demi comblés par un épithélium granuleux. » Mais comme il y avait en même temps un foyer hémorrhagique avec infiltration sanguine dans la capsule surrénale, le cas était complexe et fournit à M. Cornil l'occasion de rappeler que les kystes hématiques du rein sont quelquefois des épithéliomas, des adénomes, dans lesquels il s'est fait un épanchement de sang[2]. Il faut donc se tenir en garde, non seulement pendant une exploration clinique, mais aussi en présence d'une pièce anatomique, contre l'erreur qui consisterait à voir un kyste hématique simple là où en réalité on aurait affaire à la dégénérescence kystique d'un néoplasme. L'erreur est d'autant plus facile que les parties envahies par le tissu morbide peuvent n'avoir que des dimensions insignifiantes en comparaison de la tumeur liquide qui s'y serait surajoutée. L'examen d'une pièce de ce genre doit donc être fait avec la plus grande attention.

1. Leopold, *Mannskopfgrosse Blutcyste der linken Niere, Nephrectomie, Genesung,* par Leopold, Arch. f. Gynækologie, Bd XIX, S. 129.
2. *Bull. de la Soc. anat.*, 1887, p. 626.

Le contenu des kystes hématiques simples peut du reste varier beaucoup. Séreux et fluide parfois, il renferme presque toujours des globules de sang plus ou moins altérés, voire même des stratifications fibrineuses, des caillots récents ou du sang fluide modifié. La coloration du liquide dépend naturellement de la présence des éléments du sang dans des proportions variables et de l'ancienneté plus ou moins grande de l'affection.

Les rapports de la tumeur avec le rein sont subordonnés à ses dimensions. On voit des kystes encore peu développés coiffer cet organe dans une partie quelconque de sa surface. L'observation xiii de la thèse de Gargam, déjà citée, est un exemple de cette variété. Plus tard, lorsque la tumeur a pris un grand développement et a rempli plus ou moins l'abdomen, le rein atrophié, refoulé dans un coin de la région, se confond en partie avec la paroi kystique. Dans le cas de Leopold, et dans plusieurs autres où les détails sont assez précis, la tumeur, implantée sur une extrémité du rein, avait laissé intacte plus de la moitié de cet organe.

Je signalerai simplement pour le moment les *kystes vésiculeux* du bassinet. Il en sera question plus loin à propos des kystes de même nature de l'uretère.

Le fait suivant est le seul exemple que je connaisse de kyste rénal *contenant des gaz*. Il a été observé par le professeur Lannelongue sur un enfant de huit ans. Une tumeur volumineuse, se confondant en partie avec le foie, occupait le flanc droit. M. Marchand, qui suppléait M. Lannelongue à l'hôpital Trousseau, y fit une ponction exploratrice. Il s'échappa de la tumeur un demi-litre d'un liquide verdâtre qui ne contenait ni débris d'hydatides, ni crochets d'échinocoques, mais bien une grande quantité de globules blancs. M. Lannelongue, après une nouvelle ponction, se proposait plus tard de faire une opération radicale, lorsqu'un de ses élèves lui signala un bruit de gargouillement

1. Gargam, *De la contusion du rein.* Th. de doct., Paris, 1881.

qui se passait dans la tumeur. Aucun signe de communication avec l'intestin ne fut constaté.

Les gaz furent extraits par une nouvelle ponction et analysés avec soin. Sur 16 centimètres cubes, il y avait 8 centimètres cubes d'oxygène, 7 centimètres cubes d'azote, 1 centimètre cube d'acide carbonique.

Le petit malade étant mort d'accidents cérébraux de nature très spéciale, il fut reconnu que la poche siégeait bien dans le rein. Elle s'était ouverte quelques jours auparavant dans le bassinet, mais les gaz n'avaient pas passé dans la vessie.

Disposé à croire, avant l'analyse, que les gaz provenaient de la décomposition de certains éléments de l'urine, Lannelongue ne se prononce pas formellement après l'autopsie et l'analyse du pus. Celui-ci, « traité par la potasse, avait fourni un dégagement d'ammoniaque; traité par les acides, il avait fourni un dégagement d'acide carbonique, ce qui semblerait indiquer la présence du carbonate d'ammoniaque provenant de la décomposition de l'urée. » Soit, mais cela ne rendrait pas compte de la présence et de la nature des gaz révélés par l'analyse. Comme ce sont les gaz du sang, n'est-il pas permis de penser que leur présence dans la poche doit être attribuée à un phénomène osmotique? Quoi qu'il en soit, ce fait est tout à fait étrange.

Les kystes *athéromateux* ne sont représentés actuellement que par deux cas, dont un seul a une réelle valeur. Le premier figure sous la forme d'une pièce anatomique dans le musée des chirurgiens de Londres. Paget le cite simplement en passant[1]; le second, observé par Madelung, a été publié par Schlegtendal[2].

La tumeur fut prise pour un kyste hydatique du foie. Elle fut incisée par le procédé de Lindemann (double incision, dont l'une parallèle aux fausses côtes, l'autre sur la ligne axillaire), fixée à

1. Paget, *Lect. of surg. path.* 1871, p. 440.
2. Schlegtendal, *Ein Fall von Atherom der Niere*, Arch. f. klin. Chir. Bd XXXVI, 1887, S. 304.

la paroi abdominale et drainée. On en tira un seau d'un liquide d'une densité de 1050, contenant beaucoup d'albumine, de la cholestérine, du chlorure de sodium. L'opéré succomba au bout de quelque temps. La plus grande partie de la tumeur était occupée par une production dure comme une pierre, qu'il fallut scier. Cette production était entourée d'une capsule fibreuse d'un blanc brillant, laquelle était séparée de la masse calcaire par une bouillie d'un blanc sale.

Au microscope, cette membrane limitante se trouva constituée par un tissu fibreux parsemé de foyers de petites cellules. Sa face interne était formée par une couche continue d'épithélium pavimenteux. Dans la bouillie on trouva une foule de granulations graisseuses, des cristaux de cholestérine et de nombreuses cellules épidermiques.

La portion dure de la tumeur avait 18 centimètres de long, 12 de large, 10 d'épaisseur.

Le fait de Jackson publié sous la rubrique *kyste du rein à contenu calcaire*, quoique analogue au précédent sous certains rapports, est peut-être plutôt un exemple de pyonéphrose avec transformation calcaire des éléments du pus. Il a été déjà question de cette métamorphose au chapitre IV[1].

**Symptômes et diagnostic.** — Quand un kyste rénal commence à se développer, tout d'abord il ne donne lieu à aucun symptôme appréciable. C'est seulement lorsque le volume de la tumeur attire l'attention du malade que le médecin est appelé à l'examiner.

Son évolution est souvent *lente* et *insidieuse*. Ordinairement graduel, son accroissement peut être signalé à des intervalles éloignés par une augmentation brusque. Cette particularité est considérée comme propre aux kystes hématiques. Au bout de quelque temps, une sensation de pesanteur, de tiraillement,

---

1. Jackson, *The Boston med. journ.*, 25 avril 1874.

parfois des douleurs profondes et sourdes, puis des *signes de compression* des organes voisins (dyspepsie, constipation, ballonnement), annoncent le grand développement de la tumeur. S'il est alors facile d'en constater l'existence, il est beaucoup moins simple de savoir si c'est bien le rein qui est envahi et de quelle nature est la production.

Les caractères généraux des tumeurs rénales seront exposés à propos du cancer et des ectopies, avec des détails qui me permettent de passer sous silence pour le moment ce côté de la question. Étant donné que la production dépend du rein, on en reconnaîtra la nature liquide à la fluctuation ordinairement aisée à percevoir, lorsque ses dimensions sont déjà considérables. A défaut de fluctuation, on éprouve dans certains cas cette sensation spéciale d'élasticité que détermine une distension excessive. Enfin si le doute persiste, et surtout si la tumeur est encore petite, on pourra pratiquer l'examen du malade *sous le chloroforme* et compléter cet examen par une *ponction exploratrice*. Celle-ci permettra parfois, mais non toujours, d'établir si la tumeur liquide est une hydronéphrose, un kyste uniloculaire ou un kyste hydatique. Dans le premier cas, et surtout si l'on observe l'affection au début, le liquide renferme encore beaucoup des éléments de l'urine; dans le second, il est ordinairement albumineux, peut-être toujours dans les grands kystes, tandis que, dans le troisième, l'absence d'albumine et la présence des crochets caractéristiques fixent le diagnostic.

Ce dernier est tellement difficile que, en dehors des résultats de la ponction, dont la signification est très relative, on peut dire qu'il n'existe aucun signe d'une valeur réelle. Du côté de la fonction urinaire *il n'y a pas de troubles*. La forme, la consistance, les dimensions de la tumeur n'ont rien de spécial. Elle est globuleuse, comme beaucoup de kystes abdominaux, plus ou moins franchement fluctuante, et ses dimensions, ainsi

que l'ont observé Han et Lancereaux pour des kystes hématiques, peuvent être telles qu'ils envahissent toute la fosse
iliaque, atteignent le pubis, dépassent la ligne médiane.

J'ai traité il y a quelques années avec Maurice Raynaud un
malade âgé d'un peu plus de soixante ans, qui portait dans le
flanc droit une tumeur liquide volumineuse dépendant du rein.
Une ponction donna issue à 300 ou 400 grammes de sang rutilant. Une fois la poche vidée, l'écoulement continuait toujours,
d'où je conclus que nous avions affaire, non à un kyste hématique simple, mais à un cancer kystique. Le malade avait par
moments des hématuries. Ce n'est pas, en effet, ce que l'on
observe dans le cas de kyste simple. Les hématuries font défaut,
et, à moins qu'il ne se soit produit récemment une nouvelle
hémorrhagie dans la tumeur, le liquide qu'on en extrait est
d'un rouge brun, ou d'une coloration encore moins accentuée. Il
est quelquefois à peine coloré et plus fluide que du sang pur.

Au point de vue du diagnostic, un traumatisme ancien, surtout un traumatisme suivi d'hématurie, aurait une grande
valeur, même si le liquide extrait par la ponction était séreux.
En revanche, si l'on ne trouvait pas de traumatisme dans les
antécédents du malade, il faudrait, même dans le cas de liquide
brun noirâtre, non rutilant, faire des réserves à l'endroit d'*une
affection maligne* compliquée de dégénérescence kystique.

Le diagnostic avec l'hématonéphrose peut offrir de grandes
difficultés. Cependant, outre la circonstance d'un traumatisme
antérieur même assez ancien, la dureté de la tumeur, l'obscurité de la fluctuation seraient des signes importants relativement à l'hématonéphrose.

On ne devra pas non plus oublier que le kyste rénal peut
devenir mobile, par suite d'un déplacement dont on connaît
des exemples et dont il sera question plus loin [1] (voy. *Ectopies*

---

1. Czerny, *Langenbeck's Archiv*. Bd. XXV, 1880.

*rénales*). La fixité de la tumeur ne peut donc pas être donnée comme un signe constamment digne de confiance.

Je ne puis terminer sans rappeler l'erreur de diagnostic consistant à prendre un kyste simple du rein pour un kyste de l'ovaire. Les cas de Peaslee, de Campbell, de Leopold, de Keeling, d'Ollier sont connus de tout le monde[1].

On peut y ajouter celui où Wagner crut à l'existence d'un kyste hydatique du foie. L'erreur, sauf pour ce dernier cas, ne peut guère s'expliquer que par les dimensions considérables de la tumeur rénale et par l'envahissement d'une grande partie de l'abdomen. On peut bien penser aussi qu'elle eût été plus facilement évitée si l'histoire clinique des kystes rénaux avait été mieux connue des chirurgiens. Il n'est pas téméraire d'avancer que désormais pareille confusion sera commise moins fréquemment.

**Traitement.** — Pour le traitement des kystes du rein, la *ponction* ne peut pas être considérée comme plus efficace que pour celui de l'hydronéphrose. Je ne connais qu'un cas où elle ait procuré une guérison, qui n'a peut-être pas été définitive, c'est celui de Duplay, déjà cité. « La portion de la tumeur, qui occupait le flanc, ne s'est jamais reproduite.... Au contraire, la portion de la tumeur qui répondait à l'hypogastre a persisté avec les mêmes caractères. » De là, M. Duplay conclut qu'il s'agissait d'un kyste du rein coïncidant avec un fibrome de l'utérus ; mais n'est-il pas permis de supposer plutôt que ce fibrome avait déterminé, par la compression de l'uretère, la formation d'une hydronéphrose ?

Les méthodes de traitement dignes d'être discutées sont la *néphrectomie* et le *drainage* après fixation à la paroi abdominale. Jusqu'ici la première seule a été mise en pratique. Elle l'a été 11 fois, et l'intervention a été suivie de mort 7 fois.

1. *Voir, pour tous ces cas*, Brodeur, *loc. cit.*, p. 111.

Restent 4 guérisons, dont il faudrait peut-être distraire les cas de Campbell et de Keeling où la nature de la tumeur n'a pas été suffisamment précisée. Admettons cependant qu'il y ait réellement 4 guérisons à opposer à 7 morts. La proportion de ces dernières serait encore de plus de 66 pour 100.

Qu'on ne croie pas que la gravité de l'opération ait tenu uniquement, pour quelques-uns de ces cas, à l'erreur de diagnostic qui avait précédé l'opération et à la préparation défectueuse de l'opération elle-même. Il faut tenir grand compte des connexions de la tumeur et de ses *adhérences*. La difficulté de l'énucléation constitue toujours des conditions désavantageuses. Voilà pourquoi surtout je pense que l'extirpation doit être rejetée tout d'abord. A peine pourrait-on parler de l'*injection de teinture d'iode atténuée* pour certains de ces kystes dont le contenu est très séreux et la paroi susceptible de se laisser modifier; mais alors cette paroi elle-même est tellement mince que toute action irritante exercée sur elle comporterait un réel danger de propagation aux parties voisines.

J'aimerais mieux recourir résolument à l'ouverture de la poche suivie de drainage ou *kystotomie*. Est-il nécessaire de passer par l'abdomen pour atteindre la tumeur et ne vaut-il pas mieux l'inciser en dehors du péritoine? On peut répondre affirmativement à cette dernière question, comme je l'ai déjà fait à propos de l'hydronéphrose. Donc le mieux serait, pour guérir même un gros kyste du rein, de l'aborder par la région lombaire ou par le flanc, de l'inciser, de fixer les lèvres de l'incision à la plaie des parties molles, sans ouvrir la cavité abdominale. Rien n'est plus simple; le seul point méritant discussion est la question de savoir si cette façon de procéder est toujours praticable. Ce serait certes trop s'avancer que d'affirmer qu'elle l'est toujours, mais elle l'est le plus souvent; car à mesure que le kyste se développe, il repousse le péritoine en avant, de sorte qu'une grande partie de sa face postérieure se met en contact direct avec la paroi abdominale postérieure.

C'est seulement lorsque le kyste tend à se pédiculiser et pointe vers l'abdomen, ou lorsque le rein et la tumeur se déplacent ensemble en avant, que la méthode transpéritonéale devient une nécessité. La kystotomie reste encore, dans ces circonstances, très supérieure à la néphrectomie. Cependant, si la tumeur offrait une très grande mobilité, ou si la poche, mise à nu après l'incision de la paroi abdominale, était reconnue comme étant trop mince pour offrir un point d'appui solide aux sutures, on pourrait se trouver obligé d'en faire l'extirpation avec le rein. Sauf dans ces deux cas particuliers, l'avantage doit rester à l'incision suivie de drainage, autant que possible par la voie extra-péritonéale, avec ou sans excision partielle.

Il y a une raison spéciale pour laquelle cette dernière façon d'agir doit être préconisée. La fixation à la paroi abdominale antérieure, après ouverture du péritoine, n'est possible que pour les kystes volumineux ; elle ne l'est plus si la tumeur ne fait qu'une faible saillie dans la cavité péritonéale. Par contre, tout kyste, de dimensions quelconques, peut être abordé et drainé par la région lombaire. Une fois le rein exploré directement, on ponctionne la tumeur dans le point le plus favorable pour la mise en place d'un grain. On n'éprouverait de difficulté que si le kyste coiffait la partie supérieure du rein ou occupait sa face antérieure, mais il ne serait pas pour cela absolument impossible d'exécuter régulièrement le procédé opératoire que je recommande.

J'ajouterai encore que la bénignité des kystes rénaux pendant une grande partie de leur évolution permet de n'intervenir que lorsqu'ils ont acquis des dimentions notables ; mais pour avoir le droit de temporiser, il faut avoir pu formuler un diagnostic précis. La nécessité de l'exploration directe pourrait conduire le chirurgien jusqu'à une intervention précoce, qui serait encore parfaitement légitime.

B. — KYSTES CONGLOMÉRÉS.

Les kystes conglomérés ont été signalés depuis longtemps. Rayer cependant est le premier auteur qui ait présenté un exposé anatomique précis de cette affection. Elle avait été jusqu'alors constamment confondue avec les kystes simples. Depuis Cruveilhier, Virchow et plus récemment Lecorché, Lancereaux et Laveran[1] se sont appliqués à mieux indiquer les différences qui existent entre les deux variétés. Si une certaine obscurité pèse sur la pathogénie des kystes simples, celle des kystes conglomérés est encore plus mal connue, malgré de nombreux travaux, parmi lesquels ceux de Cornil et Brault, de Michalowicz[2], de Courbis[3], de Sabourin[4], de Strübing[5], de Paulowsky[6], occupent la première place. Enfin, dans une thèse récente, Lejars a tiré des travaux de ses devanciers un excellent parti et fait de cette affection un exposé clinique aussi complet que le comportent nos connaissances actuelles[7].

**Anatomie pathologique. Pathogénie.** — Les kystes conglomérés (dégénérescence kystique des reins de Rayer, gros rein polykystique de Lejars) se distinguent nettement des petits kystes multiples de la néphrite interstitielle et des grands kystes isolés. L'aspect d'un rein atteint de cette dégénérescence est

---

1. Laveran, *De la dégénérescence kystique des reins chez l'adulte*, Gaz. hebd., 1876.

2. Michalowicz, *Dégénérescence kystique du foie et des reins*, Th. de doct., Paris, 1876.

3. Courbis, *Contrib. à l'étude des kystes du foie et des reins*, Th. de doct., Paris, 1878.

4. Sabourin, *Contrib. à l'étude de la dégénérescence kystique du foie et des reins*, Arch. de phys. norm. et pathologique, 1882.

5. Strübing, *Zur Symptomatologie der cystösen Nierendegeneration bei Erwachsenen*, Deutsches Arch. für klin. Medicin, 1881.

6. Paulowsky, *Zur Frage über cystoide Degeneration beider Nieren*, St-Petersburg medic.,Wochens. 1879.

7. Lejars, *Du gros rein polykystique de l'adulte*, Th. de doct., Paris, 1885.

caractéristique. Il se présente sous les apparences d'une tumeur bosselée, quelquefois énorme ; les sillons nombreux qui divisent sa surface délimitent les nombreuses cavités dont est formé l'ensemble de la tumeur. Les kystes offrent eux-mêmes une grande variété de volume et de coloration. La capsule cellulo-graisseuse s'indure parfois et se transforme en une coque résistante.

Les kystes prédominent à la face antérieure du rein, d'où une modification spéciale de la forme générale de l'organe ; il paraît plus large en avant qu'en arrière. Au niveau du hile ils sont plus petits, mais en nombre plus considérable ; ils augmentent de volume au fur et à mesure que leur siège est plus périphérique et peuvent acquérir de très grandes dimensions (fig. 18). Les plus gros semblent résulter du fusionnement progressif des petits,

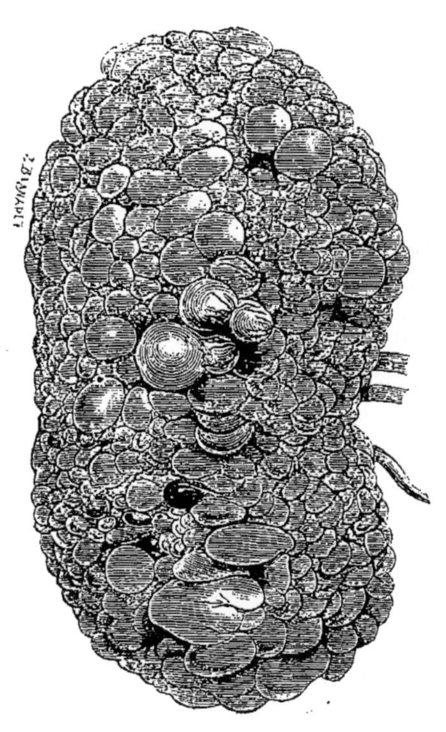

Fig. 18.—Dégénérescence polykystique du rein.

dont on retrouve le rudiment dans certaines dispositions de la paroi de ceux de moyen volume. Elle est soulevée par des brides de tissu fibreux et des cloisons incomplètes. La cavité des plus grands est arrondie, leur paroi lisse et régulière.

La face interne de ces kystes est tapissée d'épithélium pavimenteux ; quelquefois on y rencontre des végétations recouvertes d'une couche de cellules. La paroi elle-même est de nature conjonctive ; dans les plus petits on retrouve les caractères d'un tube ou d'un glomérule rénal.

Lorsque la dégénérescence est arrivée jusqu'à ces formes très accusées, il n'existe plus de traces du tissu rénal. Entre les parois des cavités on découvre parfois une lame fibreuse parsemée de débris de tubes (Lejars). A un degré moins avancé, le rein présente les lésions de la néphrite interstitielle. Ce processus, qui débuterait autour des kystes de 5 à 4 millimètres de diamètre, a une importance véritable au point de vue de la pathogénie. L'uretère et le bassinet ont ordinairement leur calibre normal.

Le contenu est variable dans les diverses cavités de la même tumeur. Ordinairement jaune citrin, il est rarement doué d'une odeur urineuse ; parfois on y trouve du pus. L'ouverture spontanée dans l'atmosphère cellulo-graisseuse de ces sortes de petits abcès peut devenir le point de départ d'un phlegmon périnéphrétique. Le contenu se présente quelquefois sous l'aspect d'un magma mou, caséeux ou gélatineux.

Quoique l'affection soit presque toujours bilatérale, il est rare qu'elle marche d'une allure égale des deux côtés. Les lésions sont ordinairement beaucoup plus avancées à droite ou à gauche. L'évolution de la tumeur se fait surtout vers la cavité abdominale ; en se développant elle refoule les intestins, mais tout en restant adhérente aux tissus de la fosse lombaire. A gauche, elle repousse en haut la rate et le diaphragme ; à droite, elle se met en rapport avec le foie, qu'elle relève également du côté du thorax. Dans un cas décrit par Hare et rapporté par Lejars, la tumeur s'était insinuée derrière le pancréas.

Quand elle est très volumineuse, elle descend vers le petit bassin ; dans une observation de Clarke, le rein était devenu flottant et la tumeur fut prise pour un cancer de l'estomac. Dans un fait de Thiriar elle était également mobile[1].

Enfin il est extrèmement important de signaler la coexistence

1. Thiriar, *Loc. cit.*, obs. IV, p. 22.

d'une dégénérescence semblable dans le foie, que plus d'un observateur a constaté. Cette coexistence a été successivement signalée par Bristowe, Frerichs, Lancereaux. Elle a été étudiée spécialement dans ces derniers temps par Michalowicz, élève de Malassez, et Sabourin. Lejars en a recueilli 17 cas[1].

La pathogénie de l'altération kystique des reins est encore entourée de grandes obscurités. S'il est absolument certain qu'elle peut se révéler soit à la naissance, soit seulement chez l'adulte, il n'en est pas moins possible qu'elle se rattache dans les deux cas à la même cause. Cette cause serait, d'après Virchow, une néphrite interstitielle intra-utérine dont les effets se manifesteraient tantôt chez le fœtus, tantôt beaucoup plus tard sur des sujets arrivés à leur complet développement. Même chez l'adulte, l'affection serait donc encore d'origine congénitale.

La théorie qui subordonne la dégénérescence polykystique à des altérations rénales préexistantes, congénitales ou acquises, a trouvé de nombreux partisans. Lecorché admet la rétention de l'urine dans les tubes urinifères comme suite de la lithiase rénale; cette dernière lésion se rencontrerait dans la majorité des cas. On s'est plutôt rallié à l'idée que la néphrite interstitielle est le point de départ de l'altération. Cornil et Brault, Laveran se sont faits les défenseurs de cette théorie; mais si cette dernière peut expliquer la formation des petits kystes dont parfois le rein est parsemé, elle est peut-être impuissante à rendre compte de la dégénérescence polykystique, telle que de nombreuses pièces l'ont fait connaître. La coïncidence ordinaire de lésions de néphrite interstitielle ne saurait plaider en sa faveur; car ces dernières peuvent être secondaires. Hommey s'est appliqué à le démontrer dans sa thèse récente.

La théorie de Malassez, soutenue par Michalowicz, consiste

1. Il me paraît tout à fait inutile de reproduire ici la bibliographie, très complète d'ailleurs, qu'on trouvera dans la thèse de Lejars.

dans un rapprochement entre la dégénérescence polykystique des reins et celle de certains autres organes, tels que les ovaires et les testicules. Dans ces différents cas, il s'agirait d'un *épithélioma mucoïde*. Il ne m'appartient pas de rappeler les raisons histologiques qui en constituent la base, ni de prendre parti en faveur de cette théorie et contre celle de la néphrite interstitielle primitive; mais je ne puis m'y rallier sans réserve. N'y a-t-il pas des observations qui prouvent que l'altération kystique du rein coïncide avec une hydronéphrose? Celle de Porak, déjà citée page 418, celle de Seuvre[1], ne sont-elles pas des exemples de dilatation des tubes urinifères causée par une malformation de l'urèthre? Que cette dilatation ait été précédée par une néphrite interstitielle, ou non, il n'en est pas moins vrai qu'ici la dégénérescence kystique semble se rattacher à une cause purement mécanique, et comme l'histologie n'a pas encore révélé de différences sensibles entre ces cas et ceux où la dégénérescence est spontanée, l'uniformité des lésions ne peut pas être invoquée en faveur de l'unicité de la cause. En conséquence, je ne crois pas qu'on duisse considérer cette question de pathogénie comme définitivement jugée.

**Étiologie**. — En dehors des influences qui viennent d'être signalées à propos de la pathogénie, il n'y a aucune cause précise à indiquer. On sait seulement que, si l'affection n'est pas congénitale, elle se développe ordinairement entre quarante et cinquante ans, à peu près également dans les deux sexes.

**Symptômes**. — La dégénérescence kystique ne donne parfois lieu à *aucun symptôme* appréciable pendant la vie. D'autres fois, après être restée longtemps silencieuse, elle détermine spontanément ou sous l'influence de causes occasionnelles diverses, des accidents urémiques rapidement mortels. Dans certains cas enfin, et de beaucoup les plus fréquents (Lejars en

---

1. Seuvre, *Bull. de la Soc. anat.*, 1874, p. 175.

rapporte 18 observations), il existe une tumeur facilement perceptible.

En dehors des accidents urémiques, qui n'ont par eux-mêmes rien de spécifique, les signes propres à la dégénérescence kystique sont loin d'être caractéristiques. Les auteurs signalent des douleurs sourdes dans la région lombaire, semblables à celles qui accompagnent le cancer du rein et procédant par crises (Lejars), comme dans les coliques néphrétiques. Les troubles de la miction sont rares. Rayer mentionne dans un cas des mictions abondantes et aqueuses. Une polyurie d'intensité moyenne et intermittente s'observe assez souvent. Il existait de l'anurie intermittente chez le malade de M. Verneuil dont Lejars a rapporté l'histoire; c'est là un symptôme beaucoup plus rarement observé. L'hématurie est fréquemment un signe du début; ordinairement intermittente, elle apparaît à la suite d'une crise douloureuse et succède aux douleurs signalées plus haut. L'albuminurie se montre plus fréquemment que l'hématurie, contrairement à ce qu'affirme Laveran.

L'œdème, également mentionné, peut exceptionnellement apparaître dès le début, comme chez le malade de Juhel-Renoy; d'abord on observe un gonflement malléolaire modéré, qui plus tard s'étend à tout le membre inférieur, puis se généralise. Lejars fait remarquer avec raison que ce signe manque le plus souvent. Enfin, mais d'une façon inconstante, on peut voir survenir tous les symptômes appartenant aux affections chroniques des reins ou au défaut de dépuration urinaire. Il n'est pas rare, surtout dans la période avancée, de voir le malade tomber dans un état de cachexie progressive.

A cette époque de la maladie la moindre cause occasionnelle fait éclater des accidents urémiques ultimes. Mais, je le répète à dessein, ces accidents peuvent apparaître sous l'influence des causes les plus variées, sans avoir été précédés d'aucun des symptômes capables de donner l'éveil avant leur explosion.

Tantôt c'est un traumatisme, une chute dans un escalier (Michalowicz), tantôt une affection aiguë broncho-pulmonaire (Matice[1], Frémy, Joffroy[2], etc.), une grossesse (von Bergmann), un phlegmon diffus, comme dans le cas récent de Kirmisson[3], ou un anthrax (Barbubé[4]). Dans un cas publié par Bousseau[5], c'est à la suite d'un cathétérisme que la mort survint, mais le malade présentait déjà depuis quelque temps certains accidents urémiques. Ces derniers ont d'ailleurs une évolution très variable. La mort est quelquefois presque foudroyante; tel est le cas de Jobert, cité par Lejars et relatif à un homme qui, entré à l'hôpital pour une plaie de la jambe, est pris de subdelirium, tombe dans le coma et meurt.

Il arrive souvent que les accidents évoluent plus lentement. Parfois le traumatisme se borne à donner un coup de fouet à l'altération rénale, jusque-là latente; c'est ainsi que, chez le malade déjà cité de Michalowicz, la chute fut le point de départ de douleurs lombaires et d'hématuries persistantes.

A défaut de signes fonctionnels pathognomoniques, la tumeur polykystique présente-t-elle des caractères qui lui soient propres? Évidemment les bosselures de la face antérieure du rein sont caractéristiques, mais elles sont difficiles à percevoir, sauf chez les sujets à parois abdominales peu épaisses. Dans un cas de Chotinski[6], ces bosselures étaient très accusées; il en était de même chez la malade de von Bergmann dont parle Lejars. Si l'on ne parvient pas à les sentir, aucun autre signe spécial ne peut éclairer le diagnostic. La fluctuation, si tant est qu'elle soit perceptible, étant donné la multiplicité et le petit volume des kystes, reste toujours obscure et ressemble plutôt à de l'élasti-

1. Matice, *Rev. médico-photographique des hôpitaux*, nov. 1875.
2. Frémy, Joffroy, *Bull. de la Soc. anat.*, 1868, p. 590    251.
3. Chevalier, *Bull. de la Soc. anat.*, 1887, p. 251.
4. Barbubé, *France méd.*, 1883, t. II, p. 529.
5. Bousseau, *Bull. de la Soc. anat.*, 1868. p. 591.
6. Chotinski, *Ueber Cystenniere*, Th. de doct. Berne, 1882

cité. La bilatéralité des lésions elle-même n'est que rarement constatée (5 fois seulement sur les 18 cas de Lejars), parce qu'elles peuvent être seulement à leur début dans l'un des reins.

Lorsque le foie est altéré, l'augmentation de son volume, qui d'ailleurs n'est pas constante, a de la valeur pour le diagnostic.

**Marche.** — La marche de l'affection est lente, ce qui la fait longtemps méconnaître. Sa durée reste subordonnée à la rapidité d'apparition des accidents urémiques terminaux. Dans un cas de Brodeur[1], ils n'éclatèrent qu'à l'âge de soixante-treize ans. Si la mort ne survient pas à la suite d'accidents brusques, tels que l'hémorrhagie cérébrale, le malade succombe aux progrès du marasme. Le relevé de Lejars est intéressant à ce point de vue. Il a noté 26 morts par urémie, 4 par hémorrhagie cérébrale.

**Diagnostic.** — Le diagnostic de la dégénérescence polykystique est bien difficile, lorsqu'elle n'est pas arrivée à une période très avancée. Il faut pour cela qu'il y ait coexistence des deux signes considérés seuls comme caractéristiques : les bosselures multiples de la face antérieure de la tumeur et la bilatéralité de la lésion. L'impossibilité de reconnaître cette dernière, par suite du peu de développement de l'affection dans l'un des deux reins, enlève une grande partie de leur valeur aux bosselures multiples, parce que la même particularité peut être constatée dans le cas de cancer. Cependant, si les parois abdominales n'étaient pas trop épaisses, on s'apercevrait sans peine de la très grande multiplicité et des faibles dimensions des saillies de la dégénérescence polykystique, tandis que celles du cancer sont moins nombreuses et plus volumineuses. Les premières donneraient peut-être quelquefois aux doigts la sensation d'une grappe de raisin, à grains serrés, placée dans l'abdomen.

L'âge a une grande importance. Une double tumeur chez un

---

1. Brodeur, *Bull. de la Soc. anat.*, 6 oct. 1882.

nouveau-né ne peut guère laisser de place au doute. Le sarcome, la tumeur la plus fréquente dans la première enfance, est unilatéral. L'hydronéphrose est, je crois, moins fréquemment bilatérale.

Dans toute autre circonstance, on ne peut guère qu'approcher du diagnostic. La règle, qu'il faut s'imposer rigoureusement, est de toujours examiner le ventre et les régions lombaires, chez les sujets présentant des accidents quelconques du côté de l'appareil urinaire ou des signes d'urémie chronique ou aiguë. Si cet examen fait découvrir une tumeur, on cherche à en préciser la nature. Est-elle rénale ou extrarénale? Est-ce une hydronéphrose, une pyonéphrose? L'urémie est-elle ou non liée à de l'anurie calculeuse? Je n'insiste pas sur ce diagnostic différentiel, abordé déjà plusieurs fois dans diverses parties de cet ouvrage.

La ponction exploratrice avec aspiration peut fournir quelques indications, par cela même qu'il ne s'échappe au dehors qu'une très petite quantité de liquide provenant d'un seul kyste. Il ne faut pourtant pas oublier qu'au milieu des innombrables petites cavités dont le rein est creusé, il peut s'en trouver une ou plusieurs d'un volume considérable. Quant à l'exploration directe extrapéritonéale ou transpéritonéale, elle ne serait pas exempte de dangers chez des sujets dont la vie tient à un fil et peut être compromise par le moindre choc.

Certains cas, d'une complexité excessive, défient toute sagacité. Millard[1] a observé, chez un sujet atteint de dégénérescence des deux reins, un vaste abcès sous-pleural qui présentait tous les caractères cliniques d'une pleurésie purulente. L'autopsie fit reconnaître le siège réel de cette collection, mais ne fournit pas d'éclaircissements suffisants relativement à sa pathogénie.

---

1. Lermoyez, *France médicale*, 1885, t. I, p. 55.

**Pronostic.** — La gravité de la maladie est un peu atténuée par la lenteur de son évolution chez quelques sujets, mais tôt ou tard les deux reins sont envahis et deviennent impropres à leurs fonctions normales. La catastrophe finale, absolument inévitable, peut cependant ne survenir qu'alors que la dégénérescence a presque entièrement détruit ces organes.

**Traitement.** — Comme, dans la très grande majorité des cas, les lésions sont bilatérales, l'intervention est, d'une manière générale, tout à fait contre-indiquée. La tentative malheureuse de Burgess corrobore cette opinion. Si Roswell Park[2], dans un cas de nature douteuse (tumeur fibrocystique du rein droit), et Thiriar ont eu la chance de réussir, ces succès exceptionnels ne peuvent infirmer la règle générale. On peut se demander s'il s'agissait d'une véritable dégénérescence polykystique. Des cas de kystes multiples, mais simples, peuvent en imposer.

Il n'y a donc chirurgicalement rien à tenter contre cette affection. Il faut du moins faire tous ses efforts pour porter un diagnostic précis. Alors l'abstention sera basée sur des raisons positives. Même si l'on pouvait acquérir la conviction que la dégénérescence est unilatérale, il serait préférable de ne pas toucher au rein atteint. Si un jour l'altération frappait l'autre rein, le premier serait encore de quelque utilité au malade, tant qu'il ne serait pas entièrement détruit.

### C. — KYSTES HYDATIQUES.

L'histoire des kystes hydatiques des reins est de date récente. C'est à Béraud que revient le mérite d'avoir le premier consacré

1. Burgess, *Multilocular cyst of the kidney. Extirpation, death*, San Francisco Western Lancet, nov. 1881.

2. Roswell Park, *Successfull nephrectomy on a patient of twenty three months*, Trans. of the Amer. surg. assoc. Philadelphia, 1886, vol. IV, p. 259.

un travail important à cette question, en se basant sur une statistique de 41 cas, dont 7 inédits[1]. Depuis lors plusieurs faits nouveaux ont été publiés, parmi lesquels deux sont dus à Péan[2] et un plus récent à Bouilly[3] :

Après avoir obtenu un brillant succès par la néphrectomie transpéritonéale, Jules Bœckel a repris à fond l'étude de ce sujet intéressant, dans une monographie remarquable et très complète à laquelle je ferai de nombreux emprunts[4].

**Anatomie pathologique.** — Les kystes hydatiques des reins sont rares : sur les 566 cas divers relevés par Davaine, 50 siégeaient dans ces organes. Il y en a 80 sur les 983 cas de Neisser, 2 sur les 507 cas de Thomas.

Très exceptionnellement d'autres organes sont le siège de la même altération que le rein. Deffaux a rapporté un exemple de kystes hydatiques simultanés du rein, du poumon et de la rate[5]. Charpentier a vu plusieurs kystes hydatiques du foie coexister avec une vaste *collection séreuse du rein gauche*. Ne peut-on pas se demander, en l'absence de renseignements plus précis, s'il ne s'agissait pas d'une hydatide stérile[6]?

Le plus souvent un seul rein est envahi, avec une fréquence plus grande du côté droit, d'après Lancereaux (27 fois contre 14), du côté gauche, d'après Bœckel. La statistique de ce dernier auteur étant la plus importante, c'est à elle qu'il faut de préférence s'en rapporter. Le kyste est ordinairement unique.

Relativement au point du rein envahi primitivement, l'accord n'est pas complet. Bœckel pense que c'est habituellement la sub-

---

1. Béraud, *Des hydatides des reins*, Th. de doct. Paris, 1861.
2. Péan, *Leçons de clin. chir.*, t. IV, p. 1159, 1886.
3. Bouilly, *Gaz. des hôp.*, 1886, n° 146.
4. J. Bœckel, *Étude sur les kystes hydatiques du rein.* Paris, 1887.
5. Deffaux, *Bull. de la Soc. anat.*, 1875, p. 651.
6. Charpentier, *Bull. de la Soc. anat.*, 1869, p. 121.

stance corticale. Lancereaux croit qu'il n'y a rien de fixe à cet égard et que l'affection se développe dans tous les points du parenchyme.

S'il est unique, le kyste atteint souvent des dimensions considérables. La substance rénale est alors refoulée à la périphérie et ordinairement atrophiée. La tumeur envahit le bassinet ou, plus rarement, refoule excentriquement la capsule propre, qu'elle perfore même parfois.

Plus que toutes les autres variétés de tumeurs solides ou liquides du rein, le kyste hydatique pointe vers la cavité abdominale. Sur 20 cas *nouveaux* rapportés par Bœckel, 18 fois cette particularité s'était produite. Ceci est peut-être à noter, comme propre à fournir un élément de diagnostic. Dans le fait inédit rapporté par le même auteur, le rein était déplacé et la tumeur nettement flottante. J'ai observé moi-même une mobilité très prononcée dans le cas qui sera inséré plus loin.

Lorsqu'elle est devenue très volumineuse, la poche contracte ordinairement des adhérences avec le mésentère, le gros intestin ou l'intestin grêle, quelquefois, exceptionnellement, avec la rate, le foie, l'estomac et les gros vaisseaux prévertébraux.

Une communication s'établit parfois entre la cavité des organes creux voisins et le kyste. Quatre fois on l'a vu s'ouvrir dans les bronches; dès que l'adhérence a lieu, la perforation serait presque la règle, d'après Bœckel. Le plus souvent c'est dans le bassinet ou quelque autre point des voies urinaires que se déverse le contenu. L'ouverture dans le péritoine n'a jamais, que je sache, été observée. Cependant on verra que, chez la malade que j'ai opérée récemment, j'ai soupçonné une rupture limitée, comme cause de la péritonite développée brusquement quelques semaines auparavant.

A titre de curiosité anatomo-pathologique je citerai un fait rapporté par de Lapersonne. Sur un sujet atteint d'un kyste

hydatique du rein gauche, il se produisit, par suite d'un traumatisme extérieur, une rupture de la portion intacte du rein
dans la cavité kystique et dans le tissu cellulaire voisin[1].

**Symptômes.** — Les kystes hydatiques des reins ne donnent
lieu, pendant une grande partie de leur évolution, qu'à des
troubles mécaniques, et assez souvent ces troubles sont peu
marqués. Ceci permet de penser que l'affection peut chez quelques malades passer inaperçue. Quand des signes de compression attirent l'attention du chirurgien, ce qui arrive environ
dix-huit mois ou deux ans après le début, la tumeur présente
les caractères suivants : elle est constituée par une masse parfois assez régulièrement sphérique, mate à la percussion et
rénitente. Sa fermeté peut être assez grande pour faire croire
à l'existence d'une tumeur solide, mais ce qu'il faut bien savoir,
c'est que cette masse n'est pas toujours homogène. Il se peut
qu'à côté de la poche kystique nettement ou obscurément fluctuante, on sente à travers la paroi abdominale une portion dure,
rappelant vaguement le rein ou une partie de cet organe, par sa
consistance et sa forme spéciale. Cette particularité, à laquelle
je n'ai pas su attribuer sa véritable valeur dans le cas rapporté
plus loin, m'aiderait beaucoup dans une autre occasion à porter
un diagnostic plus précis.

Le frémissement caractéristique n'a été constaté que dans
le cas de Brodbury, rapporté par Bœckel. Jusqu'à ce que la tumeur ait contracté des adhérences, elle présente, ainsi que je
l'ai déjà dit, une mobilité assez marquée généralement, quelquefois très grande. Je reviendrai sur cette particularité au
chapitre des reins mobiles.

Les rapports du kyste avec l'intestin sont les mêmes que ceux
de toute tumeur du rein. Le côlon en coiffe la face antérieure

1. De Lapersonne, *Bull. de la Soc. anat.*, 5 nov. 1880, et *Progrès médical*, 1880.
p. 345.

en plein milieu ou sur un de ses côtés, mais ce signe peut faire
défaut, comme dans certains cas de néoplasmes mentionnés par
Guillet. Quant aux signes de compression des organes abdominaux, ils n'ont ici rien de spécial.

Les symptômes les plus significatifs sont ceux qui résultent
de l'ouverture spontanée du kyste dans les voies urinaires ou
dans un organe creux du voisinage. Quand cet accident a lieu,
les malades accusent souvent une sensation de déchirure et
de craquement dans la région lombaire; bientôt après éclate
une crise douloureuse semblable à une attaque de coliques
néphrétiques, causée par l'engagement des vésicules hydatiques
dans l'uretère. Des signes nouveaux ne tardent pas à en annon-
cer l'arrivée dans la vessie : spasmes du col, rétention d'urine,
avec ou sans cystite concomitante, suivis bientôt de l'expulsion
par l'urèthre de membranes ordinairement ramollies et transformées en un magma gélatineux en suspension dans une urine
souvent purulente, quelquefois même hématique.

L'ouverture dans l'intestin ou dans les poumons se reconnaît
à l'évacuation de vésicules caractéristiques par l'anus ou par la
bouche. Une diarrhée colliquative ou une bronchite accompagnée d'une toux persistante, due au contact des corps étrangers
avec la muqueuse de la trachée et du larynx, sont ordinairement les conséquences de cette complication. Ses suites plus
éloignées vont être indiquées à l'instant.

**Marche. Terminaisons.** — Le développement de la tumeur
est lent en général. Il a déjà été dit que les signes de compression ne se manifestent guère avant dix-huit mois ou deux ans.
La nutrition devient alors languissante; la respiration et la
circulation se trouvent gênées à leur tour. Le malade finit par
tomber dans le marasme et succombe; ce sont les cas les plus
rares. La terminaison la plus ordinaire, considérée par Bœckel
comme représentant une règle à peu près générale, est l'ouverture du kyste dans les organes creux voisins. La mort en est le

plus souvent la conséquence. Elle résulte d'une septicémie chronique ayant son point de départ, soit dans la poche elle-même, soit dans la cavité où son contenu s'est déversé.

L'observation publiée par Aulagnier en 1816, où l'on voit que le malade fut guéri après l'expulsion par l'urèthre de dix-sept hydatides, doit être signalée comme une heureuse exception. L'optimisme des anciens auteurs a été fortement battu en brèche par les statistiques récentes. Les faits analogues à celui de Madelung, rapporté par Bœckel, sont les plus fréquemment observés : il s'agit d'un homme qui, après avoir rendu pendant des mois des hydatides par l'urèthre, finit par se cachectiser et mourir.

Les statistiques de Béraud et de Bœckel sont assez éloquentes par elle-mêmes pour n'avoir pas besoin de commentaires. Sur 29 cas d'ouverture de kystes hydatiques dans le bassinet, il n'y a eu que 6 guérisons confirmées. Les 23 autres comprennent 6 cas où l'état resta stationnaire, 7 sur lesquels on n'a pas eu de renseignements, et 10 morts (7 par marasme, 1 par cachexie cancéreuse, 1 par phthisie, 1 par perforation des poumons).

Bœckel signale, de son côté, 4 cas de perforation intestinale, dont 1 mort, 3 de rupture dans les couches musculo-aponévrotiques du dos avec 3 guérisons, 2 cas d'ouverture dans les poumons, tous deux mortels.

Les accidents septiques peuvent parfois tarder à survenir après l'ouverture du kyste. La période d'accalmie qui succède à cet incident donne facilement le change, mais tôt ou tard éclate la fièvre, indice de l'occlusion momentanée de l'orifice de communication ; puis survient une débâcle qui ramène une amélioration momentanée. La répétition d'accidents du même genre épuise les malades et les fait tomber peu à peu dans un état de cachexie fébrile ou apyrétique qui aboutit inévitablement à la mort.

**Diagnostic.** — Lorsqu'il s'échappe des vésicules hydatiques par l'urèthre, par l'anus ou par le larynx, le diagnostic semble devoir être très simple. Tel est l'avis de Bœckel ; encore faut-il établir la provenance exacte des parasites éliminés. La chose n'est pas aussi facile qu'on pourrait le penser. Lorsque la tumeur ne s'est pas entièrement affaissée, il faut encore savoir si elle est rénale. Mais parfois sa rétraction est telle qu'on ne peut guère être fixé sur le point d'où partent les parasites expulsés. C'est ce qui m'est arrivé un jour que j'examinais une jeune femme qui rendait depuis quelque temps des hydatides par l'urèthre. L'exploration la plus minutieuse de l'abdomen ne me permit de sentir nulle part une tumeur bien nette. Je trouvai seulement un peu d'empâtement dans le petit bassin au voisinage de l'uretère, mais je ne saurais affirmer que là était réellement la poche. Quant au rein du même côté (côté gauche), il ne me parut pas non plus nettement augmenté de volume. Or, cette jeune femme avait présenté tous les signes de la communication d'un kyste hydatique avec le bassinet (coliques néphrétiques, élimination intermittente d'hydatides par l'urèthre).

Les mêmes remarques sont applicables aux cas d'évacuation par l'intestin ou les bronches.

Reste à savoir, lorsqu'il ne s'est pas fait d'élimination d'hydatides par une voie quelconque, si la tumeur est rénale et de quelle nature elle est. Comme lorsqu'il s'est agi des kystes simples et conglomérés, je renvoie le lecteur aux chapitres consacrés aux néoplasmes et aux ectopies pour la première question, et, pour la seconde, à la partie de ce chapitre où il a été traité des kystes simples. Plus utile ici que jamais, la ponction exploratrice donne issue au liquide caractéristique des kystes hydatiques, à moins que la tumeur ne soit en voie de régression et constituée par une masse d'apparence caséeuse. Alors, ou il ne sort rien par la canule, ou il coule péniblement un peu d'une masse demi-fluide, analogue à du mastic clair, qui renferme tous les éléments nécessaires pour le diagnostic (crochets, graisse, etc.). C'est ce qui eut lieu chez la malade de l'observation XXVI.

Malgré les renseignements précieux fournis par la ponction, laquelle, faite autant que possible sur la partie postérieure de la tumeur, n'offre pas les dangers qui la font redouter de quelques chirurgiens, comme Olshausen et Vogt, il peut rester sur le siège exact de la tumeur des doutes qui seront levés dans un certain nombre de cas par la recherche minutieuse des signes des tumeurs rénales. Sur les 21 cas qui forment la base de son étude, Bœckel montre que, dans 8, le diagnostic est resté incertain, quant à la nature et au siège de la tumeur ; bien que fixé sur sa nature, dans 5 cas, le chirurgien ne put en préciser le siège ; dans 5 seulement, le diagnostic fut complet, relativement à la nature et au siège, mais grâce à la ponction.

Le diagnostic, avant cette dernière, est souvent d'une extrême difficulté. Des chirurgiens du plus grand mérite ont commis des erreurs instructives. Hinckeldeyn et Heussner ont diagnostiqué des tumeurs malignes de la rate et du foie. Spencer Wells et Péan ont été trompés par des lipomes du mésentère. Baldini s'est laissé induire en erreur par une hydronéphrose. J'ai diagnosté une hydronéphrose d'un rein mobile, là où il y avait un kyste hydatique ; mais, ainsi que je l'ai laissé entendre plus haut, lorsque le rein flotte dans l'abdomen, il y a un signe, qui existait chez ma malade, auquel je crois devoir attacher une valeur réelle, c'est qu'on peut sentir, à côté d'une portion sphérique fluctuante ou élastique, une portion solide rappelant par sa consistance et sa forme l'organe déplacé. Je suis parvenu facilement, chez ma malade, à préciser la position de ce tronçon de rein par rapport à la tumeur. Il en coiffait la partie antéro-inférieure, après avoir basculé de telle sorte qu'on en sentait le bord convexe en travers, sous la paroi abdominale.

La conservation d'une portion du rein a donc son importance, lorsque le kyste s'est déplacé avec l'organe. Elle est démontrée, comme un fait anatomique possible ; la figure ci-jointe en est la

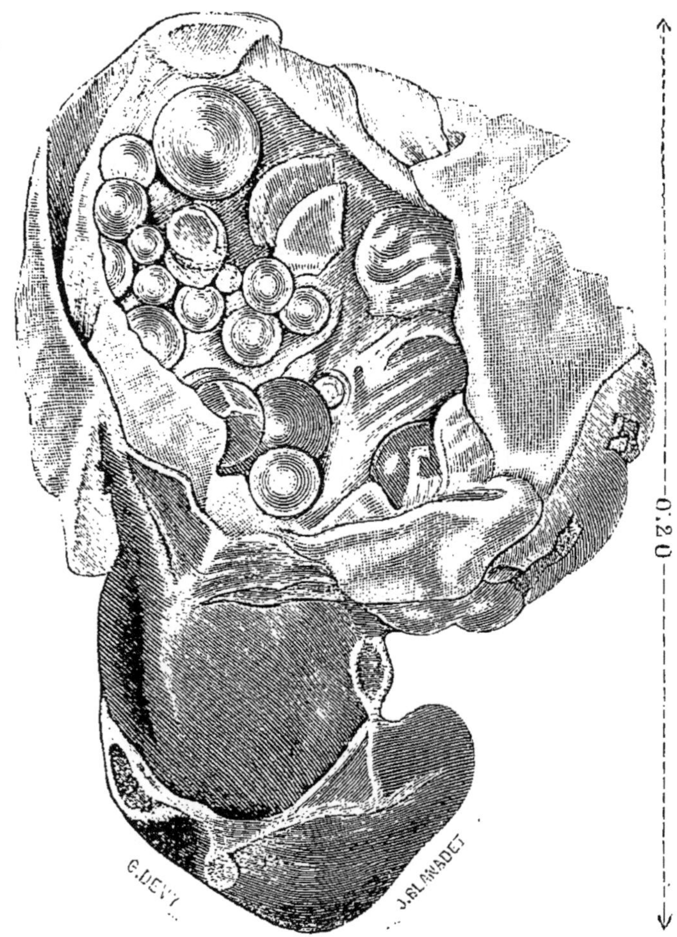


Fig. 19 (d'après Rayer). — Kyste hydatique du rein.

preuve (fig. 19). Ce caractère, consistant dans la juxtaposition d'une masse liquide volumineuse et d'une masse solide facilement appréciable, pourrait, il est vrai, s'observer encore dans certaines autres lésions, telles que l'hydronéphrose, ou dans certains grands kystes isolés ; mais ce serait seulement au début de l'hydronéphrose, lorsque la dilatation du bassinet n'a pas encore réduit le parenchyme à une atrophie très accusée et dans le cas très exceptionnel où le rein se serait déplacé avec la tumeur; dans les grands kystes isolés, il n'a pas été signalé, que je sache. On comprend cependant qu'il puisse se présenter, si le kyste, développé dans le segment postérieur ou supérieur du parenchyme, refoulait le reste de l'organe en avant ou en bas. De toute façon ce signe ne peut être perçu que lorsque la tumeur abandonne sa situation normale; car elle reste cachée dans la fosse lombaire pendant la première période de son développement.

Quand la tumeur est tout à fait fixe, il faut songer à un kyste hydatique développé dans la couche cellulo-graisseuse périnéphrétique ou à peu de distance du rein lui-même, sous le péritoine; mais quant à formuler un diagnostic précis, le plus souvent cela serait absolument impossible.

**Pronostic**. — La guérison spontanée des kystes hydatiques des reins ne pouvant être espérée que dans la proportion d'un quart des cas tout au plus, on doit considérer cette affection comme grave. Heureusement l'intervention sous ses diverses formes offre aux malades des chances sérieuses de guérison.

**Traitement**. — Exclusivement chirurgical, il comporte trois méthodes : la méthode *sous-cutanée*, la méthode *à ciel ouvert*, l'extirpation totale du kyste combinée avec la *néphrectomie*.

La première comprend l'électrolyse, la ponction simple et la ponction suivie d'injection iodée; la seconde, la ponction et le drainage simple, le procédé de Récamier, le procédé de la double ponction de Simon, la kystotomie suivie d'excision partielle, de suture de la poche à la paroi abdominale et de drainage.

Telle est la classification de Bœckel. Voici les résultats donnés par les procédés dérivés des deux premières méthodes :

Ponction simple. . . . . . . . . . . . . 5 cas.  5 insuccès.

Ponctions répétées suivies de drainage. . 1 cas.  1 mort.

Procédé de Récamier. . . . . . . . . . 2 cas. $\begin{cases} 1 \text{ mort.} \\ 1 \text{ guérison.} \end{cases}$

Double ponction suivie d'incision. . . . 5 cas. $\begin{cases} 2 \text{ guérisons.} \\ 5 \text{ morts.} \end{cases}$

Laparotomie suivie de suture de la poche
et de drainage. . . . . . . . . . . . . 9 cas.  9 succès.

En présence des résultats extraordinairement heureux de cette dernière méthode, il n'y a pas d'hésitation possible. Elle doit être proclamée la méthode par excellence. L'observation suivante, qui m'est personnelle, offre ceci de particulier que l'ouverture du ventre conduisit ma main sur des anses intestinales adhérentes, au milieu desquelles je passai, en les détachant, pour arriver jusqu'au kyste. Je pus faire le drainage direct de ce dernier, sans le suturer à la paroi abdominale :

Obs. XXVI. — *Kyste hydatique suppuré du rein droit mobile. — Laparotomie, drainage de la poche sans fixation à la paroi abdominale. — Guérison en cours.*

A la fin de l'année 1887, je vis dans mon cabinet une dame, âgée de trente-cinq ans, qui s'était aperçue depuis quatre mois qu'elle avait une tumeur dans le ventre. Cette tumeur avait à peu près le volume d'une tête de fœtus à terme, mais je reconnus sans peine qu'elle était formée de deux parties, une partie supérieure, globuleuse et fluctuante, une partie inférieure, offrant les caractères d'un rein mobile qui se serait présenté en travers par sa grande circonférence. Comme la tumeur, quoique franchement abdominale, se laissait refouler facilement dans la région lombaire, comme il y avait une zone de sonorité entre elle et le foie, comme son extrémité inférieure semblait constituée par une partie importante du rein restée intacte, je diagnostiquai, comme M. Verneuil, qui avait, lui aussi, examiné la malade, une hydronéphrose, avec déplacement du parenchyme rénal vers les parties déclives du ventre; mais je conseillai quand même une ponction exploratrice par la région lombaire.

Celle-ci, faite par le docteur L. Thomas (de Tours), donna issue à un magma granulo-graisseux, ayant l'apparence du mastic, et dans lequel le microscope permit de reconnaître la présence de nombreux crochets d'échinocoques, des globules de pus, de la cholestérine, des concrétions phosphatiques.

Vers le mois de février ou de mars de cette année (1888) je revis la malade. La tumeur avait certainement diminué, mais pouvait-on compter sur une guérison définitive? Dans le doute je conseillai à la malade de ne pas attendre longtemps avant de se faire opérer. Je ne la revis plus et je n'entendis plus parler d'elle jusqu'au mois de novembre 1888. On me pria d'aller l'examiner aux environs de Châteauroux avec le docteur Thomas. C'était le 18 novembre.

Voici ce qui s'était passé depuis le mois de février : une amélioration très grande avait été la conséquence de la ponction, mais Mme M.... s'était fatiguée en septembre. Elle avait fait des excursions aux Pyrénées, et le 7 octobre elle fut prise tout à coup de douleurs atroces qui furent le prélude d'une péritonite locale très inquiétante. Il s'était produit certainement alors ou une rupture limitée du kyste lui-même, ou une déchirure des adhérences qui le fixaient peut-être déjà à l'intestin. Les accidents avaient suivi leur cours, et la fièvre, les souffrances, une gastro-entérite concomitante avaient amené un affaiblissement extrême.

Nous profitâmes de ce que la malade n'avait plus de fièvre depuis deux jours pour la faire transporter à Tours, où je l'opérai, avec l'aide précieuse de mon excellent ami le docteur Thomas, le 22 novembre 1888.

Les caractères de la tumeur s'étaient modifiés depuis mon premier examen de la fin de 1887. Elle avait repris à peu près le même volume, elle semblait très superficielle *en avant*, elle se laissait *mal refouler* en arrière. Enfin on ne sentait plus distinctement cette partie inférieure, dure, que j'avais considérée comme étant une partie du rein déplacé. Je puis dire par anticipation que je n'ai pu m'assurer si mon interprétation était exacte. La difficulté du refoulement dans la région lombaire, la saillie très marquée de la tumeur en avant, me firent donner la préférence à l'intervention transpéritonéale, sans trop savoir à l'avance si la suite de la laparotomie serait une simple kystotomie ou si j'irais jusqu'à la néphrectomie.

*Opération.* — Je fis une incision de 9 à 10 cent. sur le point le plus saillant, vers le bord externe du muscle grand droit. Au moment où j'incisai avec précaution le péritoine, nous vîmes sortir un peu de pus du fond de la plaie. L'index de ma main droite, me servant de guide, tomba dans un exsudat qui réunissait entre elles trois anses intestinales : le côlon ascendant en haut et en dehors, une anse d'intestin grêle en bas et en dedans. Une autre anse, plus profondément placée, était parallèle à la lèvre interne de la plaie. Elle était immédiatement accolée au kyste.

Je rompis les adhérences juste assez pour cheminer entre les anses intestinales, en ne me servant que de mon doigt. J'allais ponctionner la poche que je sentais à nu, à une profondeur qui croissait à mesure que je séparais la tumeur de l'intestin, mais je jugeai plus prudent de l'entamer avec mon ongle. Comme elle était friable, elle céda et l'ouverture agrandie laissa échapper une grande quantité de pus granuleux où flottaient des espèces de fragments de mastic.

Je plaçai un gros et long tube à drainage, qui se dirigeait vers la région lombaire, et je fis de nombreuses injections détersives avec une solution d'acide borique. Quoique la poche, que les adhérences antérieures maintenaient comme suspendue à la paroi abdominale, eût repris sa place dans la région lombaire, nous jugeâmes inutile de faire un drainage postérieur.

La plaie fut désinfectée. Un petit drain superficiel fut placé à côté du gros. Pansement à l'iodoforme et à l'ouate de tourbe.

*Suites de l'opération.* — Aujourd'hui, 10 janvier 1889, il y a cinquante jours que l'opération a été faite, et j'ai de bonnes nouvelles de l'opérée. Tout permet d'affirmer que le succès sera complet.

Le côté intéressant de cette observation, outre la nature même de l'affection, est l'opération toute spéciale que j'ai pratiquée. Les adhérences intestinales m'ont permis d'arriver jusqu'à la poche sans ouvrir réellement la cavité péritonéale. Ça a été une kystotomie, mais sans suture à la paroi abdominale. Il n'existe pas, que je sache, de cas semblable à celui-là.

La néphrectomie, pratiquée 5 fois avant la publication du

travail de Bœckel, a donné 5 morts. L'éminent chirurgien de Strasbourg a réussi dans le cas qui lui est propre, mais celui-ci ne ressemblait en rien à ceux où la méthode avait été appliquée auparavant. La tumeur était mobile. Se contenter de la fixer à la paroi abdominale et de l'inciser, c'eût été exposer l'opérée à des tiraillements pénibles et périlleux, en laissant dans le ventre un organe flottant, insuffisamment fixé par les adhérences cicatricielles. L'indication de la néphrectomie était donc formelle. Je l'accepte pour les cas du même genre.

Elle est beaucoup moins formelle quand la tumeur n'a pas abandonné son siège primitif. Restant fidèle au principe qu'il faut toujours conserver aux malades même un tronçon de rein, si ce tronçon est capable de remplir sa fonction normale, je donne sans hésiter la préférence à la kystotomie extra ou intrapéritonéale. S'il persiste une fistule, il est toujours temps d'aviser, mais il n'y a pas de raisons sérieuses pour craindre une guérison incomplète, puisqu'une suppuration de bon aloi, non mélangée d'urine, se développe dans la poche drainée et en amène graduellement l'oblitération.

Enfin, avec Bœckel, je considère comme une contre-indication absolue à toute tentative d'extirpation totale les adhérences étendues de la poche kystique. C'est pour avoir voulu aller jusqu'au bout d'opérations de ce genre que les trois chirurgiens qui s'y sont lancés sans y être préparés, après des erreurs de diagnostic, ont perdu leurs malades.

Le traitement des kystes hydatiques doit donc être gradué de la manière suivante :

1° D'abord la ponction simple, comme moyen de diagnostic et peut-être de guérison définitive, chance dont il ne faut pas priver les malades en recourant d'emblée aux opérations radicales.

2° La kystotomie extra ou intrapéritonéale, suivie de l'excision partielle, de la suture et du drainage de la poche.

5° La néphrectomie si tout le rein est envahi, si la tumeur n'a pas contracté d'adhérences solides et surtout si elle pointe vers l'abdomen assez pour être très mobile ou flottante. En ce cas, la néphrectomie sera transpéritonéale.

4° L'abstention temporaire, si la tumeur encore peu volumineuse ne causait aucun accident; mais il faudrait absolument avoir établi le diagnostic soit par une ponction, soit par une exploration directe, autant que possible extrapéritonéale.

Il me reste un mot à dire d'une méthode qui a déjà fait ses preuves pour le traitement des kystes hydatiques du foie, je veux parler de l'injection dans la poche d'une quantité plus ou moins considérable d'une solution de sublimé. Hartley l'a employée le premier[1], puis après lui Sennett[2] Baccelli[3]. En France, Debove, Mesnard (de Bordeaux), Dujardin-Baumetz et plusieurs autres médecins ou chirurgiens en ont fait l'essai avec succès[4]. Une fois la poche évacuée, on y injecte une quantité de solution au millième, variant de 100 à 500 grammes, qu'on laisse couler au dehors ou qu'on aspire après dix minutes. On peut encore faire passer dans le kyste non vidé, au moyen de la seringue de Pravaz, de deux à huit ou dix grammes de la solution qui se mélangent avec le liquide[5]. Ces petites injections peuvent être, sans inconvénient, répétées plusieurs fois. Quoique Hartley n'ait relevé que 11 cures radicales sur 54 cas, la proportion des succès est assez grande pour qu'on accorde dès maintenant confiance à cette méthode très simple et exempte de danger.

1. Hartley, *Medico-chir. Transact.*, t. XLIX, 1886.
2. Sennet, *The Lancet*, 18 juin 1887.
3. Baccelli, *Riforma medica*, 11 juin et 30 août 1887.
4. Demars, *Thèse inaug.* Paris, 1888, p. 53.
5. Congrès de la Société italienne de médecine interne, *Bull. méd.*, 1888 p. 1420.

# CHAPITRE VIII



L'histoire de la tuberculose du rein est relativement récente. Le mémoire que Bayle publia en l'an vi est le premier travail d'ensemble que possède sur ce sujet notre littérature médicale. En traçant à grands traits cette histoire, on pourrait la diviser en trois périodes : dans la première, les auteurs étudient la tuberculose du rein, sans prendre en considération les rapports qui l'unissent à celle des autres parties de l'appareil uro-génital, autrement qu'en signalant leur coexistence fréquente : ainsi font Rayer, Dufour[1], Maréchal.

Dans la seconde s'agite surtout la question de savoir dans laquelle de ces parties se fait le premier dépôt caséeux et quelle voie suit la maladie dans sa marche envahissante; ce problème est résolu d'une façon différente dans les travaux de Lecorché, Terrillon[2], Guyon[3], Tapret[4], Reclus[5], Lancereaux[6], Boursier[7].

Dans une troisième, enfin, les théories s'étayent sur la bactériologie, et les importants mémoires de Gaucher[8], Brissaud[9],


1. Dufour, *Étude sur la tuberculose génito-urinaire*. Th. de doctor. Paris, 1841.
2. Terrillon, *Progrès médical*, 1882-1884.
3. Guyon, *Leçons cliniq. sur les malad. des voies urinaires*. Paris, 1885.
4 Tapret, *Tuberculose urinaire*. Arch. gén. de médecine, 1878,
5. Reclus, *Tuberc. du testicule*. Th. de doctor. Paris, 1876.
6. Lancereaux, *Annales des mal. des org. génito-urin.*, 1883.
7. Boursier, *Tuberculose de la vessie*. Th. de doctor. Paris, 1886.
8. Gaucher, *Pathogénie des néphrites*. Th. d'agrégat. Paris, 1886
9. Brissaud, *Le rein tuberculeux médical*. Gaz. hebdomad. 1886.

Barette[1], Durand-Fardel[2], Cayla[3], démontrent la nature infectieuse de la pyélo-néphrite tuberculeuse, et éclairent sa pathogénie jusqu'alors si obscure.

**Anatomie pathologique.** — Dans le rein, comme dans beaucoup d'autres organes, le tubercule se présente sous deux aspects différents : quelquefois il revêt la forme de granulations isolées, petites, grises, jaunâtres, demi-transparentes, disséminées dans le tissu de la glande, où elles constituent une sorte d'éruption discrète ou confluente. Quelquefois, au contraire, il se constitue en masses plus volumineuses de couleur jaunâtre, sortes de petites tumeurs caséeuses, dont la consistance et l'aspect varient suivant leur ancienneté. Ce n'est là qu'une seule et même maladie. Les caractères extérieurs et l'évolution anatomique de la lésion offrent des différences qui n'atteignent pas la doctrine de l'unité nosologique du processus.

Quelques auteurs pensent que les granulations tuberculeuses miliaire siègent de préférence dans la substance médullaire; leur lieu d'élection est, au contraire, la *zone corticale*. C'est là que d'habitude, sinon toujours, la tuberculose prend naissance. Les grains sont rares et isolés, ou bien nombreux et cohérents: dans le premier cas, ils sont comme jetés au hasard et irrégulièrement disséminés; dans le second, ils se disposent en petites colonnes, en chaînettes grisâtres ou transparentes, étranglées par endroits, renflées en d'autres, et qui s'allongent de la zone corticale vers la zone médullaire en s'accolant à un vaisseau droit. C'est donc de la substance périphérique que la lésion semble irradier vers la substance tubuleuse, où elle offre, du reste, quand elle l'a envahie, un aspect identique. Cette notion anatomique est d'un grand intérêt. M. Durand-Fardel a démontré que la disposition des îlots tuberculeux est subordonnée à celle

1. Barette, *Néphrites infectieuses*. Th. d'agrég. Paris, 1886.
2. Durand-Fardel, *Tuberculose du rein*. Th. de doctor. Paris, 1886.
3. Cayla, *Tuberculisation génito-urinaire*. Th. de doct. Paris, 1887.

des ramifications vasculaires, et qu'ils ont une prédilection marquée pour la région du glomérule ; par la recherche attentive et l'étude des bacilles de Koch, il a établi que l'infection rayonnait du bouquet glomérulaire et du tissu péri-artériel vers le reste de l'organe.

Dans la forme aiguë, la granulation n'évolue pas, la marche rapide de la maladie ne lui en laissant pas le temps ; elle reste à l'état cru, dans le rein comme dans les autres organes de l'économie, et la mort survient, amenée par une sorte d'intoxication, avant que la néoplasie ait eu le temps de se constituer en masses importantes et de subir le ramollissement caséeux. Dans la forme chronique, qui est de beaucoup la plus fréquente, les lésions se présentent sous un aspect bien différent et marchent d'une tout autre façon. Les granulations, isolées d'abord, se réunissent en masses tuberculeuses, ou bien de véritables tumeurs, dont le volume varie, dans les cas ordinaires, de celui d'un pois à celui d'une noix, se développent d'emblée dans le parenchyme. La glande augmente de volume et les lésions, si elles sont superficielles, y marquent leur présence par des bosselures extérieures. Les deux reins sont souvent envahis, simultanément ou bien l'un après l'autre, dans la proportion de la moitié des cas, suivant le relevé de Morris (huit fois sur quinze), d'un tiers d'après M. Guyon[1] (quatre fois sur douze). Dans chacun il existe un ou plusieurs foyers. La lésion a une prédilection marquée pour le côté droit, sans qu'on sache pourquoi. Il est fréquent que des altérations de même nature coexistent dans l'uretère, la vessie, la prostate, l'épididyme, les poumons.

Dans la première période de leur existence les masses tuberculeuses jaunâtres sont assez uniformément consistantes ; ce sont des sortes de corps étrangers disséminés dans l'épaisseur

---

1. Guyon, *Tuberculose rénale, Ann. des mal. des voies urinaires*, sept. 1888, p. 582.

de la glande, dont le tissu forme à chacune comme une coque limitante indurée ; mais après un temps variable, elles se ramollissent et leur centre se creuse en une petite caverne remplie d'un détritus caséeux grisâtre. L'ulcération s'étend, constitue

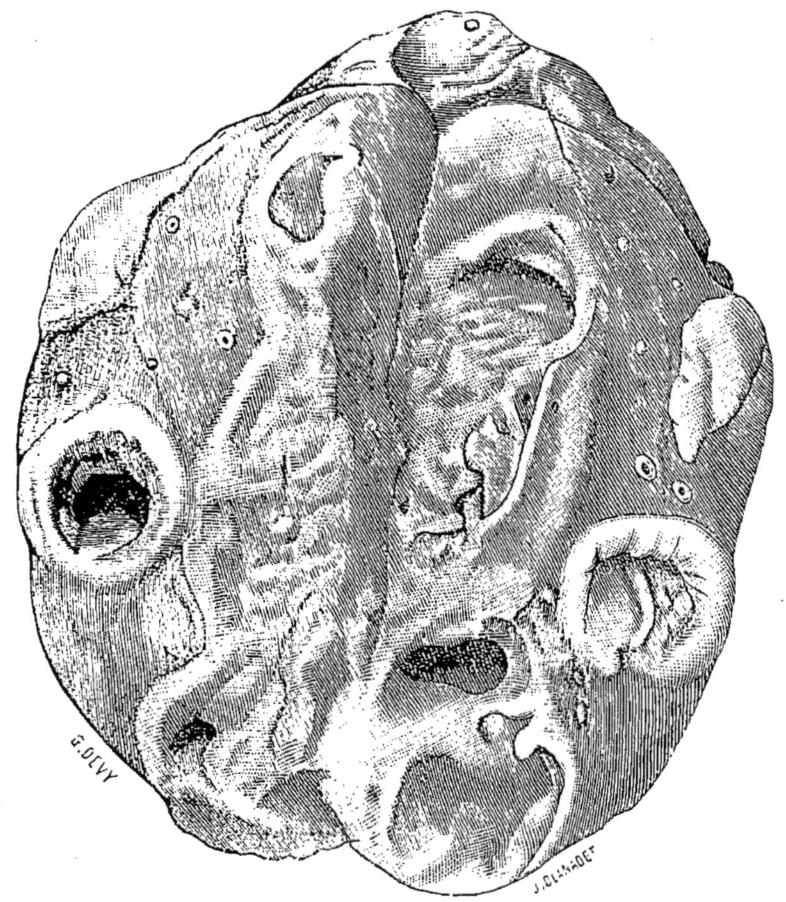

Fig. 20. — Rein creusé de cavernes multiples. (Moulage d'une pièce de M. Le Dentu. Musée de l'hôpital Saint-Louis, n° 848.)

dans le rein une ou plusieurs loges à parois inégales, anfractueuses, hérissées à l'intérieur de granulations nombreuses, et, à l'extérieur, bordées d'une série de tubercules irrégulièrement disséminés qui leur forment une couronne périphérique. Autour du rein, les ganglions lombaires lymphatiques sont volumineux et dégénérés. Comme ces cavités ont une tendance naturelle à s'accroître, il n'est pas rare de voir celles qui étaient contiguës communiquer ensemble, et cette marche envahissante, qui peut convertir toute la glande en une seule poche comblée d'urine, de pus et de matière tuberculeuse, répond bien à la description que faisait Chopart de « l'ulcère des reins[1] ». Les lésions n'aboutissent ordinairement pas à ce degré extrême, et il est plus commun d'observer plusieurs cavernes, séparées les unes des autres par du tissu rénal sain ou infiltré de granulations (fig. 20). Ainsi se détruisent, suivant le siège du mal, le labyrinthe, les colonnes de Bertin, les pyramides de Malpighi; tandis que souvent la capsule s'infiltre à son tour, que les calices, les bassinets, les uretères s'épaississent ou s'ulcèrent par places, envahis par la néoplasie, et se dilatent, distendus par l'urine souvent gênée dans son cours.

La mort est la conséquence habituelle de ces lésions graves. L'économie tout entière s'infecte et la cachexie survient; quelquefois les parois des cavernes ou du bassinet se perforent; le pus et la matière tuberculeuse se répandent autour du rein, et donnent naissance à un phlegmon périnéphrétique qui se vide à l'extérieur, dans le péritoine ou dans les viscères voisins, constituant ainsi, quand le malade ne succombe pas aux accidents immédiats de cette rupture, une fistule intarissable dont le trajet devient un nouveau foyer de tuberculose.

Mais on sait aujourd'hui que cette évolution n'est pas fatale. Quelquefois, rarement il est vrai, les granulations, au lieu de se ramollir, peuvent se crétifier et se transformer en un véritable calcul rénal enchatonné; les cavernes elles-mêmes, après une période de marche extensive, laissent échapper le pus, la matière caséeuse et l'urine, qui formaient dans leur cavité un putrilage sanieux. Leurs parois se détergent et des bourgeons

---

1. Chopart, *Mal. des voies urinaires.*

charnus de bon aloi remplacent sur leur face interne les granulations disparues. Ainsi la perte de substance se comble petit à petit, et ne laisse plus comme trace de son existence ancienne, qu'une cicatrice conjonctive plus ou moins apparente, ou bien un kyste à parois indurées, limité par le tissu sain, mais à la périphérie duquel le rein s'atrophie, par une sorte de rétraction inodulaire de son parenchyme.

**Étiologie.** — On ne sait rien de bien précis sur les causes prédisposantes de la néphrite tuberculeuse : elle frappe l'enfant, l'adulte et le vieillard, les deux premiers plus spécialement, et semble avoir une prédilection marquée pour le sexe masculin. Elle est naturellement sous la dépendance des influences multiples qui engendrent la tuberculose ou favorisent son éclosion (dénutrition, misère physiologique, hérédité, contagion).

**Pathogénie.** — La tuberculose du rein se présente dans deux conditions différentes. : elle est *isolée* ou *concomitante*, *primitive* ou *secondaire*.

La tuberculose isolée du rein est rare, ou, tout au moins, rarement signalée; elle a été spécialement étudiée dans ces derpnières années par Janeway[1], Gauthier[2], Bierry[3] et Féréol[4]. Il n'existe que peu d'observations, en effet, où des lésions tuberculeuses exclusivement limitées à la glande rénale aient été rencontrées à la nécropsie; mais on ne doit peut-être pas en conclure qu'elles constituent des exceptions. En effet, la tuberculose rénale, en tant que tuberculose rénale exclusivement, qu'il s'agisse d'une forme aiguë ou chronique, ne constitue pas par elle-même un danger de mort rapide. On conçoit très bien que de ce premier centre de colonisation, les bacilles puissent envahir l'économie. Ainsi l'infection devient générale, et les

---

1. Janeway, *Tuberc. rénale primit.* New-York County med. assoc., 18 janv. 1887.
2. Gauthier, *Tuberculose rénale primitive.* Th. de doctor. Paris, 1882.
3. Bierry, *Tubercul. primitive des voies urinaires.* Th. de doctor. 1878.
4. Féréol, *Tuberculose primitive des voies urinaires.* Soc. méd. hôp., 1884.

lésions rénales, isolées pendant un temps, ne le sont plus quand survient la mort; la période de localisation initiale est une période latente. Cette interprétation est sortie du domaine de la théorie pure; quelques observations lui donnent une certaine force, et elle a trouvé dans les recherches microbiennes dont j'ai parlé déjà, et sur lesquelles il y aura lieu de revenir, un appui sérieux, mais la clinique ne l'a pas encore consacrée. Je reviendrai sur ce point un peu plus loin.

Dans la tuberculose concomitante ou secondaire du rein, le plus ordinairement, les lésions qu'on rencontre à l'autopsie ne ne sont pas isolées; il en existe de semblables dans d'autres organes. Deux cas se présentent alors : ou bien la tuberculose est exclusivement génito-urinaire, ou bien elle est diffuse, plus ou moins généralisée, pleurale, pulmonaire, génitale, péritonéale, etc. Il faut interpréter avec attention ces différents faits.

On a admis pendant longtemps, et la plupart des auteurs admettent encore, que la tuberculisation génito-urinaire suit une marche ascendante; elle prendrait naissance dans l'appareil génital, dans le testicule, dans la prostate; puis elle envahirait secondairement l'appareil urinaire, la vessie, l'uretère et le rein. Il semble même que quelques faits cliniques de castration suivie de succès définitif, et quelques cas rigoureusement acceptables d'inoculation tuberculeuse chez l'homme[1] par les organes génitaux externes pendant le coït, plaident en faveur de cette hypothèse; mais, à en croire Cayla, l'infection suivrait une marche inverse. Elle descendrait constamment du rein vers les autres parties de l'appareil urinaire et vers l'appareil génital.

M. Guyon a montré combien ces conclusions, basées sur quelques autopsies, étaient hâtives. D'autres autopsies leur donnent d'ailleurs un démenti formel, sans compter que la clinique n'est

---

1. Dubuc, *Tuberc. des reins étendue à l'appareil génital.* Union médicale, 1881. — Verchère, *Portes d'entrée de la tuberculose.* Th. de doctor. Paris, 1884. — Verneuil, *Lettre au professeur Fournier,* Gaz. hebd., 1883.

guère favorable à cette opinion, puisqu'on suit pendant fort longtemps des sujets qui présentent des signes indubitables de tuberculose génitale ou prostatique, sans qu'à aucun moment la tuberculisation des reins se soit révélée par une de ses manifestations actuellement bien connues. La question doit donc être tout au moins réservée jusqu'à nouvel ordre.

Quand avec des lésions du rein, en dehors de toute altération de la zone génitale et urinaire inférieure, coexistent des lésions semblables sur plusieurs autres organes, comme aussi dans les cas, rares à la vérité, où la tuberculose rénale est absolument isolée, on a affaire au « rein tuberculeux médical ». La réalité de ces faits est aujourd'hui établie par de nombreuses autopsies[1] : ils ont été naturellement invoqués en faveur de l'interprétation que patronnent un certain nombre de médecins et d'anatomo-pathologistes, qui tendent à admettre que les lésions du rein tuberculeux médical doivent souvent ouvrir la scène, que la tuberculose pulmonaire elle-même doit, ou peut tout au moins, n'être que secondaire. Les récentes publications de Baumgarten et de Durand-Fardel auraient porté le dernier coup à la loi depuis déjà si longtemps vieillie de Louis[2].

Je ne voudrais pas m'engager plus à fond dans cette discussion d'ordre plutôt médical ; j'ajouterai seulement qu'il ne faudrait pas trop abuser de ces mots : *foyer primitif* et *foyer secondaire, auto-inoculation* et *infection*, etc., pour la raison que, lorsque le torrent circulatoire charrie les microbes pathogènes d'une affection, ceux-ci peuvent bien coloniser en différents points de l'économie, sans que pour cela une lésion soit consécutive à l'autre et dépende de la première constituée.

**Symptomatologie.** — Les mêmes variétés qui ont été observées dans les caractères anatomiques de la tuberculose ré-

<hr>

1. Brodeur, *Intervention dans les affections du rein.* Th. de doctor. Paris, 1886.
2. Baumgarten, *Tuberculose expérimentale.* Berlin, 1885.

nale se retrouvent dans son évolution clinique, et les mêmes divisions s'imposent pour leur description.

*a. Tuberculose rénale aiguë.* — On peut dire de cette forme qu'elle n'a pas d'existence clinique. Elle n'est ordinairement qu'un accident dans le cours d'une maladie infectieuse qui la masque, et les signes qui lui appartiennent se perdent au milieu des phénomènes nerveux, abdominaux, pulmonaires, pleuraux, typhiques, qui sont le cortège de la phtisie aiguë. Une albuminurie plus ou moins abondante, mais persistante, et quelquefois un ou plusieurs hématuries, surviennent dans le cours, ordinairement rapide, de la granulie : tels sont les deux seuls caractères d'après lesquels l'envahissement du rein par les tubercules pourra être affirmé, en tenant compte cependant de ce que l'albuminurie seule, du fait qu'elle appartient à toutes les maladies infectieuses, n'implique pas fatalement l'éclosion, dans les glandes urinaires, des granulations spécifiques.

*b. Tuberculose rénale chronique.* — Il n'est pas toujours facile de diagnostiquer la tuberculose rénale. C'est qu'en effet les symptômes physiques importants de cette maladie ne surviennent qu'à une époque assez avancée de son évolution, quand les granulations ont subi la fonte caséeuse, qu'elles ont envahi tout ou partie de l'appareil génital, que le *rein médical tuberculeux*, en un mot, est devenu *rein chirurgical tuberculeux* (Brissaud).

La douleur est le plus important des signes rationnels, mais elle manque souvent, non pas seulement au début, mais alors que la maladie est pleinement confirmée. Elle est ordinairement soumise à des exacerbations qui simulent les coliques néphrétiques ; elle siège dans la région lombaire, d'où elle irradie vers l'hypogastre, la cuisse, l'hypocondre droit. C'est pour la diminuer que les malades s'inclinent du côté malade, soutenant de la main, pendant la marche, la région lombaire et le flanc correspondant. Cette douleur n'a rien en elle de caractéristique, et rien ne la différencie, sauf une moindre intensité, par exemple de celle qui appartient au rein calculeux. Selon Beale, il serait fréquent d'observer une douleur sympathique du côté de la vessie, sans aucune altération de cet organe. Lecorché se refuse à admettre ce symptôme, indiqué par l'auteur comme pathognomonique, et qui appartiendrait, au contraire, à l'ulcération tuberculeuse vésicale. C'est ainsi qu'on doit l'expliquer, lorsqu'on peut supposer que les lésions ont gagné le réservoir urinaire, mais il est incontestable que la tuberculose rénale provoque souvent l'irritabilité réflexe du col, irritabilité qui peut devenir très pénible. L'observation XXVII, qui suit, offre un exemple de cette particularité.

Au début, les mictions sont fréquentes et les urines abondantes. Claires et limpides tout d'abord, elles ne tardent pas à se troubler : opaques, blanches, filantes à l'émission, elles laissent déposer, par le repos, au fond du vase, une couche plus ou moins épaisse de grumeaux flottant dans un pus fétide, séreux, au milieu duquel on trouve encore des stries sanguines et des concrétions calcaires, sédiments de l'urine. Autrement dit, la tuberculose rénale peut être révélée par la polyurie *limpide* ou *trouble*, caractère qui, même isolé, a une très grande valeur. Chopart, qui ne connaissait pas les tubercules du rein, mais qui en avait vu les cavernes, les *ulcères*, avait déjà donné de leurs symptômes une description remarquable pour l'époque : « On les connaît, dit-il, par la fièvre, la chaleur et la douleur locale, dont la force ou l'intensité varie en différents temps, qui reviennent comme par accès, et qui cessent ensuite pendant plusieurs jours, et par la nature du pus que les urines déposent, qui est grisâtre, séreux, sans consistance, fétide, quelquefois sanguinolent, d'autres fois blanchâtre, visqueux, épais, avec des concrétions lymphatiques ou, comme dit Paré, avec de petites pellicules, portions de chair et filaments rougeâtres. »

Ces urines sont albumineuses ; mais il ne faut pas oublier qu'elles contiennent du pus et du sang. Quand on les examine, au contraire, à une époque où elles ont encore conservé leur limpidité, l'analyse chimique n'y découvre rien la plupart du temps. Il est important de savoir cela, car c'est une tendance générale des médecins que de nier les lésions des reins chez le malade qui n'est pas albuminurique. M. Brissaud est plus explicite encore. Quand un phtisique est albuminurique, dit-il, il faut chercher autre chose chez lui que la tuberculose rénale : la néphrite parenchymateuse ou le diabète albuminurique, par exemple. Cela concorde bien avec la majorité des observations publiées.

C'est souvent sans que rien ait encore attiré l'attention, quelquefois, au contraire, en pleine maladie confirmée, que survient l'hématurie, signe important, à la condition qu'il présente, avec les caractères de toute hématurie rénale, quelques caractères à lui particuliers. Elle est spontanée, intermittente dans son apparition, passagère ; elle survient d'ordinaire à la première période de la maladie, pour disparaître plus tard, comme les hémoptysies d'origine bacillaire. L'urine est régulièrement teintée par le sang.

Il s'en faut qu'il colore toujours l'urine en rouge sombre ou en noir, à cause de son séjour plus ou moins prolongé dans la vessie. Les contractions répétées de cet organe l'expulsent avant qu'il ait pu prendre sa coloration rutilante. De là des erreurs de diagnostic faciles. J'ai fait il y a deux ans la taille hypogastrique à un malade qui ne présentait d'autres symptômes que des hématuries répétées. Jamais les explorations les plus attentives du côté des reins n'avaient révélé aucun signe de lésions de ces organes. Or la vessie était à peu près saine, sauf un peu de congestion du col, et, la guérison n'ayant pas été obtenue, je suis resté convaincu que les émissions de sang étaient dues à une tuberculose rénale latente.

Tels sont les signes rationnels de la tuberculose rénale. Même quand elle ouvre la scène et qu'elle est primitive, elle ne reste pas longtemps isolée. Par le sang, l'organisme s'infecte, et le malade meurt phtisique quand il n'est pas emporté, ce qui est plus rare, par quelque accident albuminurique ou urémique ; parfois on a signalé un œdème généralisé, pareil à celui du mal de Bright. Par l'urine, les organes génitaux, la vessie, l'urèthre sont infectés à leur tour.

A cette période, le doute n'est plus possible, car aux signes rationnels s'ajoutent les renseignements fournis par l'exploration des organes accessibles à l'examen. Le rein, pas du tout ou à peine augmenté de volume au début, acquiert des dimensions considérables ; le bassinet, distendu par l'urine, se dilate. On sent alors dans la région lombaire, quelquefois dans la région abdominale antérieure, une tumeur solide, rénitente ou fluctuante, ordinairement douloureuse à la pression, tout à fait analogue à une pyonéphrose simple. L'uretère, induré, quelquefois dévié de sa situation normale, est reconnu dans la fosse iliaque sous la forme d'un cordon dur, bosselé, volumineux. Enfin, dans certains cas, la prostate, les vésicules séminales, la vessie, l'urèthre lui-même apportent à ce tableau clinique leur contingent de symptômes, tandis qu'au loin le poumon, le péritoine, les articulations viendraient, par leurs lésions, confirmer le diagnostic, s'il avait besoin de l'être.

**Marche. — Durée. — Terminaisons.** — Il n'est pas douteux que la tuberculose du rein puisse guérir ; mais elle guérit, d'ordinaire, à l'insu du médecin ou du chirurgien. C'est, en effet, quand le foyer tuberculeux est peu étendu, que la maladie, par conséquent, est peu avancée et qu'elle n'a point encore par la gravité de ses symptômes attiré l'attention, qu'elle peut rétrocéder. Cette évolution n'est souvent révélée que par une trouvaille d'amphithéâtre, mais il est permis de la supposer, chez les sujets qui recouvrent leur santé, après avoir présenté les symptômes rationnels étudiés plus haut. Je l'ai observée très nettement chez une malade que j'ai guérie d'accidents urétéro-vésicaux de nature certainement tuberculeuse par la taille vésico-vaginale, suivie de l'établissement d'une fistule vésico-vaginale temporaire. Il en sera question plus loin.

D'ordinaire la maladie fait des progrès lents et, après une durée variable, de six mois, d'un an, de deux ans et plus, emporte les malades. Ils meurent, suivant les cas, de septicémie, d'urémie, de tuberculose généralisée et de cachexie. La marche de l'affection n'est pas uniforme et continue. On voit quelquefois des symptômes graves d'empoisonnément urémique céder tout à coup, en même temps que la tumeur rénale disparaît ou diminue. L'uretère, qui était oblitéré, recouvre sa perméabilité; le bassinet et les calices se vident, l'urine est évacuée en grande quantité, d'abord purulente et fétide, puis, pendant quelques jours, plus claire et plus fluide.

Dans certains cas, au milieu de l'évolution lente de la maladie, la fièvre survient, accompagnée de frissons ; des douleurs éclatent, vives et lancinantes, dans la région lombaire qui se gonfle, et un phlegmon périnéphrétique est bientôt reconnu. Il entraîne d'habitude la mort du malade par septicémie, ou par suite d'une des nombreuses complications étudiées plus haut. Même dans les cas les plus favorables, il active la marche de la maladie et donne lieu, qu'il ait été ouvert ou non, mais surtout si le chirurgien n'est pas intervenu, à une fistule lombaire ou intestinale.

**Pronostic.** — La tuberculose rénale est donc, comme on le voit, une maladie grave. Quoique possible, la guérison doit en être très rare. La lenteur extrême de sa marche éloigne parfois pendant longtemps le grand danger qu'elle comporte. Qu'elle soit primitive ou bien qu'elle succède à l'évolution des tubercules dans d'autres organes, elle entraîne par elle-même des accidents très inquiétants et qui compromettent souvent la vie à bref délai.

**Diagnostic.** — M. Guyon a fait un tableau remarquablement saisissant du diagnostic de la tuberculose rénale au début.

Quand chez un sujet jeune des hématuries répétées ne paraissent se rattacher à aucune lésion très nette des reins et de la vessie, il faut déjà songer à la possibilité de la tuberculose rénale. Lorsque en plus le malade a de la polyurie limpide précoce, sans manifestations symptomatiques bruyantes de la part d'aucun point de l'appareil urinaire, le médecin est en présence d'une sorte de syndrome d'une valeur considérable. « Au début, de l'aveu de tous », dit M. Guyon, « il y a fréquence de la miction ; nous savons aussi que la pyurie est précoce, constante et spontanée, et l'on ne saurait, en séméiologie, accorder trop d'importance à ces trois choses : précocité, durée, spontanéité. Lorsqu'un symptôme a de telles caractéristiques, il devient pathognomonique et, dans l'espèce, il permet d'affirmer la tuberculose urinaire... Mais la question du point de départ de la lésion reste entière. »

C'est en effet là le point délicat, d'autant plus délicat qu'au bout d'un certain temps une cystite s'est développée et que sa symptomatologie vient compliquer celle de l'affection rénale.

L'examen bactériologique de l'urine ne fournit, de son côté, que des indications d'une valeur toute relative, car la présence des bacilles démontre simplement la tuberculose d'un point de l'appareil urinaire, et leur absence n'implique nullement que l'affection à diagnostiquer ne soit pas de nature tuberculeuse. La recherche de la tuméfaction et de la sensibilité rénale peut seule permettre de trancher la question. Plusieurs examens sont nécessaires ; c'est ainsi que récemment, soupçonnant chez un jeune Russe une tuberculisation commençante du rein droit, je constatai par une deuxième exploration une augmentation de volume qui n'avait pu être constatée une première fois.

J'attache, pour ma part, beaucoup d'importance au jeune âge des malades, à la pâleur du teint, à la persistance de ce teint spécial et d'une faiblesse inexplicable, dans l'intervalle d'hématuries très espacées. Toute difficulté cesse s'il existe dans les poumons des lésions même peu développées, et si l'épididyme ou la prostate sont atteints légèrement ou gravement.

**Traitement.** — Puisque l'espoir d'arrêter la marche des tuberculoses locales n'est pas chimérique, il ne faut pas renoncer *a priori* à agir favorablement sur celle des reins par tous les moyens que l'hygiène et la thérapeutique non opératoire mettent à notre disposition. Aux agents ordinaires on doit dorénavant ajouter les substances plus ou moins spécifiques comme anti-microbiennes, telles que l'iodoforme et le borate de soude. L'huile de foie de morue à haute dose m'a semblé avoir une efficacité incontestable dans le fait qui suit. Avant d'en donner le résumé, je dirai que la tuberculose rénale exige l'hygiène ordinaire de toutes les affections tuberculeuses et qu'elle contre-indique toutes les substances excitantes ou irritantes, capables de congestionner les reins, telles que les diurétiques et les balsamiques à forte dose.

Obs. XXVII. — *Pyélonéphrite double, très probablement tuberculeuse. — Guérison ou amélioration très marquée.*

Le nommé Émile Q..., âgé de dix-sept ans, entre le 15 janvier 1885 à l'hôpital Saint-Louis, salle Cloquet, n° 64. Mon service était alors entre les mains de M. Félizet. Les premiers accidents datent du mois d'octobre 1884 et paraissent se rattacher à un refroidissement. Ils consistèrent en mictions *fréquentes* et *douloureuses,* en *hématuries,* en une vive sensibilité dans les bourses. La prostate est volumineuse et les canaux déférents sont un peu indurés. Induration au sommet du poumon droit. Le malade a perdu huit frères ou sœurs en bas âge; une de ses sœurs est délicate, s'enrhume facilement et a de fréquentes hémoptysies. Ses trois frères vivants sont pâles et d'aspect lymphatique.

M. Félizet diagnostique une cystite du col de nature suspecte et institue un traitement consistant en badigeonnages iodés sur l'hypogastre, en capsules de térébenthine, en suppositoires belladonés, en injections de nitrate d'argent au 1/200 tous les trois jours.

Je reprends mon service le 16 février 1886. Voici dans quel état je trouve le malade : sensibilité à la pression dans l'hypogastre, le long des uretères, qu'on distingue nettement, et au niveau des bassinets, surtout à gauche. Prostate assez volumineuse. Signes d'induration du sommet du poumon droit. Polyurie trouble (un litre et demi à trois litres d'urine par vingt-quatre heures).

Je diagnostique une pyélonéphrite tuberculeuse avec cystite concomitante. Comme traitement : huile de foie de morue à haute dose, badigeonnages iodés, pointes de feu à l'hypogastre et sur les flancs, suppositoires belladonés, un peu de térébenthine, instillations de solutions de chlorhydrate de morphine sur le col de la vessie, injections de solutions de nitrate d'argent à $0^{gr},05$ pour 100, en pleine vessie, le tout avec des alternances et des suspensions convenables. Les injections, devenues irritantes finalement, sont laissées de côté.

Ce traitement, commencé le 16 février, est arrêté le 24 avril. Une amélioration extrêmement marquée s'est produite dans l'état local et dans l'état général. L'urine, encore abondante (trois litres à trois litres et demi), est presque limpide. Le malade a beaucoup engraissé. Les douleurs ont cessé. Il part pour la campagne.

Quelque temps après il revient me voir et m'annonce qu'il ne souffre plus du tout, qu'il n'y a jamais de sang dans son urine, qu'elle est limpide et moins abondante. Il offre toutes les apparences d'une bonne santé.


Il manque à cette observation l'examen bactériologique de l'urine, pour qu'elle soit absolument probante; mais la réunion sur un même sujet de la sensibilité des reins, de la tuméfaction des uretères, de l'augmentation de volume de la prostate, de signes d'induration du poumon droit, d'hématuries caractérisées, de polyurie trouble offrait au diagnostic une base solide. La guérison s'est-elle maintenue depuis l'été de 1885? Je ne le sais, n'ayant pas revu le malade; mais ce que je puis affirmer, c'est qu'elle paraissait très franche à tous les points de vue.

Je puis rapprocher de ce fait une observation d'uretérite tuberculeuse qui figurera plus loin, et qui est remarquable par l'amélioration extrêmement accusée qu'a présentée la malade après un long traitement. Mon expérience personnelle me permet donc de penser que, si la guérison complète de la tuberculose rénale par les moyens extra-opératoires n'est pas possible, on peut obtenir du moins une modification très favorable de l'état général et local (Voir au chap. des *Uretérites*).

Lorsque les moyens simples ont échoué et que le rein, augmenté de volume, s'est transformé en une tumeur creusée de cavernes, que convient-il de faire? Faut-il se contenter d'inciser, de curer, de cautériser les cavités remplies de produits tuberculeux, et ne vaut-il pas mieux extirper l'organe? Le tableau suivant, emprunté à M. Guyon, résume clairement les résultats acquis des deux modes d'intervention.

*Néphrotomies (9 cas).*

Morts. . . . . 2  (22 p. 100).
Guéri. . . . . 1 ) Persistance
Amélioré. . . . 1 ) d'une fistule.
Résultat inconnu 1
Échecs. . . . . 4

*Néphrectomies (24 cas).*

20 primitives
{ Morts ($55\,\%$) 11
Guéris. . . 7
Amélioré. . 1
Inconnu. . 1 }

4 secondaires
{ Morts ($25\,\%$) 1
Guéris. . . 3 }

Résultat de 9 autopsies
{ Rein opposé tuberculeux. 4
Rein opposé sain. . . . . 5
Tuberculose généralisée. 2 }

Un fait se dégage nettement de ce tableau, c'est que la néphrectomie primitive est très grave et que la néphrectomie secondaire l'est deux fois moins. La mortalité de la néphrotomie est encore inférieure. Sans doute cette dernière ne donne que de piètres résultats définitifs, mais, outre que souvent on ne sait pas si l'on a affaire à une pyonéphrose simple ou à une pyonéphrose tuberculeuse, il est établi par l'expérience qu'il est préférable de commencer par l'incision des foyers, quitte à faire plus tard l'extirpation de la tumeur, si la guérison ou une amélioration très grande n'est pas obtenue. C'est donc cette opé-

ration que je recommande en première ligne comme M. Guyon,
mais à condition qu'on la complète par l'ablation de toutes les
masses caséeuses qui emplissent les foyers. Cette façon de procéder peut amener à pratiquer une sorte de néphrectomie sous-
capsulaire. C'est ce que paraît avoir fait M. Terrillon dans un
cas récent où il attaqua la tumeur par la voie transpéritonéale
et où, la trouvant très adhérente, il fut obligé de l'enlever par
morceaux, en ne laissant en place que sa coque[1]. Si la guérison
qui s'ensuivit peut causer quelque étonnement, étant donné la
nature du mal et son ablation forcément incomplète, elle renferme un enseignement et un encouragement pour l'avenir. Elle
prouve que la tuberculose du rein n'exige pas toujours l'extirpation totale de l'organe, capsule comprise; mais comme les
lésions débutent ordinairement par la couche corticale, on comprend combien peu la néphrotomie, même suivie d'un curage
consciencieux, offre de chances de succès définitif.

Il s'en faut que les adhérences gênent toujours l'opérateur
autant que dans le dernier cas de Küster[2]. Chez la malade que
M. le professeur Verneuil a bien voulu me faire opérer avec lui,
l'isolement du rein n'a pas offert de sérieuses difficultés. Voici
un résumé de son observation qui a déjà été publiée[3].


Obs. XXVIII. — *Tuberculose rénale. — Crises vésicales. —
Néphrectomie. — Dilatation de l'urèthre. — Guérison.*


La nommée G. A...., âgée de trente-huit ans, entre le 19 octobre
1885 à l'hôpital de la Pitié, salle Lisfranc, n° 20, dans le service de
M. le professeur Verneuil.

Les symptômes vésicaux avaient d'abord attiré son attention depuis
dix-huit mois. Les mictions sont suivies d'écoulement de sang. Un

---

1. Terrillon, *Bull. de l'Ac. de méd.*, 1888, et *Bull. méd.*, 1888, p. 1553.
2. Küster, *Soc. de méd. berlinoise*, 24 oct. 1888, et *Sem. méd.*, 1888, p. 418.
3. Le Dentu, *Technique de la néphrectomie*, Rev. de chir., 1886, p. 123.

examen sous le chloroforme fait constater une tumeur rénale gauche non fluctuante. Pus dans l'urine. Fièvre.

Le 14 novembre, avec l'assistance de MM. Rouilly et Kirmisson, MM. Verneuil et Le Dentu pratiquent la néphrectomie. Incision en L à angle arrondi, dans le flanc gauche, en commençant au bord externe de la masse sous-lombaire. Isolement du rein facile. Double ligature au catgut sur le pédicule. L'uretère, gros et friable, se rompt et est repris plus bas. Durée de l'opération : 35 minutes.

La fièvre reste entre 38,4 et 40° pendant quatre jours, puis la détente survient. La température n'est absolument normale qu'au treizième jour. La persistance de la cystalgie oblige M. Verneuil à dilater le col vésical le 20 novembre, six jours après la néphrectomie. La guérison survient dans des limites de temps normales, sauf persistance d'une toute petite fistule qui a continué jusqu'ici à fournir un peu de sécrétion.

*Examen de la pièce par MM. Jardet et Cornil.*
*Rein tuberculeux.*

Destruction des pyramides de Malpiphi, remplacées par des cavernes ou des liquides caséeux.

Le rein est légèrement augmenté de volume. Il pèse 190 grammes et mesure 12 centimètres 1/2 de son extrémité supérieure à son extrémité inférieure.

Sa forme générale est celle que présente la glande à l'état normal; cependant son épaisseur semble augmentée aux dépens de ses faces. qui ont diminué d'étendue (épaisseur, 5 centimètres; largeur de la face antérieure depuis le bord externe jusqu'au hile, 4 centimètres).

La surface est d'une couleur jaune grisâtre avec de nombreuses arborisations vasculaires de couleur rouge vif. Au lieu d'être unie et lisse, elle est bosselée, inégale, et offre six volumineuses saillies séparées par des dépressions. Ces saillies ou lobules du rein correspondent assez exactement à des cavités remplies d'un pus épais, caséeux, qu'on trouve dans l'intérieur de l'organe quand on fait la coupe ordinaire.

Après incision du rein du bord externe au bord interne et séparation complète des deux moitiés, l'organe se présente comme formé de deux parties, dont l'une, centrale, est le bassinet rempli d'une graisse d'apparence lardacée, et l'autre, périphérique, correspond à la substance parenchymateuse. Cette substance n'offre plus de différence de coloration pour sa partie centrale et sa partie périphérique. Elle a une couleur pâle grisâtre et est creusée de six cavités séparées par des tractus de 1 centimètre d'épaisseur environ. Ces tractus représentent les colonnes de Bertin, étendues du bassinet à la substance corticale. A la place des pyramides de Malpighi, il n'y a plus que des excavations grosses comme de petites noix. Leur surface est tapissée par une substance rouge, mollasse et fongueuse, dont on enlève facilement des portions en grattant avec l'ongle. Quant à l'intérieur, il est rempli d'un pus jaune, épais, au milieu duquel on trouve des débris calcaires, incrustés de distance en distance sur la paroi.

En résumé, on a affaire à un rein atteint de pyélonéphrite arrivée à un point tel que les pyramides de Malpighi ont complètement disparu et que, la papille ayant été détruite, toute la substance tubuleuse se trouve réduite à une simple lame refoulée vers la périphérie, tandis que les colonnes de Bertin ont conservé leur volume normal.

Nous attirerons cependant l'attention sur cette particularité que la paroi qui sépare les deux cavités supérieures est formée de substance caséeuse assez résistante, substance jaune, opaque, présentant absolument la même couleur que le pus épais et caséeux que contenaient les cavités limitées par cette cloison.

Le liquide purulent et caséeux, examiné au microscope sur des lamelles, contient quelques bacilles caractéristiques de la tuberculose[1].

Plusieurs particularités de ce fait doivent être mises en relief, d'abord l'importance prise par les phénomènes vésicaux et le succès de la dilatation du col, ensuite la localisation exclusive dans le rein et dans l'uretère d'un côté, enfin la persistance d'une petite fistule due aux lésions de ce conduit, que l'opération n'a pu supprimer entièrement. Malgré cette circonstance et malgré la présence constante jusqu'à ce jour de bacilles dans l'urine, l'état de la malade se maintient excellent peut-être grâce à l'usage interne de l'iodoforme, auquel elle se soumet fréquemment.

---

1. La suite de cette observation a été insérée dans le deuxième fascicule des *Recherches sur la tuberculose*, à propos des traitements post-opératoires.

# CHAPITRE IX



## TUMEURS SOLIDES

Il peut se développer dans le rein des tumeurs de plusieurs sortes. Les unes, relativement assez fréquentes, sont malignes : ce sont le carcinome, le sarcome, le lymphadénome. Elles envahissent rapidement l'appareil lymphatique et se généralisent souvent. Les autres, bien plus rares, sont bénignes : ce sont des lipomes, des myomes, des fibromes. Beaucoup moins dangereuses par elles-mêmes, elles respectent le système ganglionnaire, n'occasionnent guère dans les organes voisins d'autres troubles que des troubles de compression et n'ont aucune tendance à envahir l'économie.

### A. — TUMEURS MALIGNES.

S'il y a quelque avantage, en anatomie pathologique, à réserver au carcinome la dénomination de cancer, en clinique, l'application de ce terme à toutes les espèces de tumeurs malignes s'impose quelquefois. Il en est d'autant plus ainsi pour le sarcome et le carcicome du rein, que les symptômes, la marche, la gravité de ces affections sont les mêmes et que leur diagnostic différentiel est souvent impossible. Aussi, tout en reconnaissant aux divisions créées par l'histologie une importance de premier ordre, me servirai-je souvent, dans la description qui va suivre, du mot cancer pris dans son acception la plus large.

**Historique.** — Il y a quelques années à peine que l'étude des tumeurs quelconques et du cancer du rein est passée dans le domaine chirurgical. Il suffit, pour s'en convaincre, d'ouvrir nos livres classiques de pathologie externe ; c'est à peine si quelques lignes sont consacrées à ces néoplasmes, et les plus récents de nos traités n'en font guère mention que pour montrer combien la chirurgie est impuissante devant leur évolution fatale. Il y a près d'un siècle cependant qu'a été commencée l'étude clinique du cancer du rein, par les travaux et les observations de Carraud[1], de Chomel[2], de Roques[3], de Rayer[4]. Puis on s'est occupé de ses caractères anatomiques. Lebert[5], Rosenstein, Roberts lui ont consacré des chapitres importants de leurs ouvrages.

Plus récemment, on a plusieurs fois tenté de faire du cancer du rein une étude d'ensemble. Rohrer[6], Neumann[7], Abeille[8], dans de bonnes thèses, ont exposé chacun l'état de la science au moment où ils écrivaient. De nos jours enfin, la thérapeutique chirurgicale s'est emparée de cette importante question, et les plus récents travaux ainsi que les nombreuses observations publiées depuis quelques années sur les néoplasmes du rein et le cancer en particulier, ont été synthétisés et soigneusement étudiés dans les deux thèses inaugurales de Brodeur et de Guillet[9].

**Étiologie.** — Les auteurs ne sont pas d'accord sur la question de savoir à quel âge de la vie le cancer du rein se développe ordinairement. On l'observe surtout chez les vieillards, au dire

---

1. Carraud, *Dissertation sur la néphrite*. Paris, 1813.
2. Chomel, *Journal de Médecine et de Pharmacie*. Paris, 1814.
3. Roques, *Bulletin des sciences médicales*, 1829, t. XXVII.
4. Rayer, *Maladie des reins*, t. III, p. 175.
5. Lebert, *Traité pratique des maladies cancéreuses*. Paris, 1851.
6. Rohrer, *Du cancer primitif des reins*. Zurich, 1874. — *Rev. des sc. méd.*, 1876, t. XVII, p. 141.
7. Neumann, *Essai sur le cancer du rein*. Th. de doct. Paris, 1873, n° 109.
8. Abeille, *Étude sur le cancer primitif du rein*. Th. de doct. Paris, 1883, n° 252.
9. Guillet, *Des tumeurs malignes du rein*. Th. de doct. Paris, 1888.

de Rayer, chez les adolescents, d'après Roberts, chez les enfants, de l'avis de Hirschprung et de Rohrer. Il n'y a là qu'un malentendu. Tous les âges sont tributaires de cette affection, mais l'enfant et le vieillard sont particulièrement frappés. Le carcinome est plus fréquent chez le premier; le sarcome chez le second. Cette dernière tumeur peut même être congénitale[1], et il n'est pas rare non plus de la voir apparaître dans les premiers mois qui suivent la naissance.

Les hommes sont plus souvent atteints que les femmes, et ici, comme dans toutes les espèces de cancers, quelques observations indiquent qu'il faut attacher à l'hérédité une réelle importance. L'influence qu'on a attribuée aux traumatismes dans le développement de cette maladie nous semble devoir être limitée, dans l'état actuel de la science, au rôle que celui-ci peut jouer dans l'éclosion des symptômes d'une affection jusqu'alors latente[2]. On a noté assez fréquemment la coexistence des calculs et du cancer du rein[3]. Une des plus anciennes observations de ce genre, communiquée par Segerus à l'Académie royale des Curieux de la nature, a été rapportée par Chopart[4]. Celle des adéno-épithéliomes avec les inflammations chroniques de cet organe[5] est beaucoup plus rare. Dans l'un et l'autre cas, s'il se développe des concrétions, elles doivent être considérées comme la conséquence d'une pyélite chronique.

**Anatomie pathologique.** — Le cancer du rein est *primitif* ou *secondaire*. Les caractères histologiques de ce dernier dépendent comme toujours de la nature de la tumeur dont il tire son origine, et qui s'est généralisée à différents organes; il apparaît plus ou moins tardivement et son évolution clinique

---

1. Paul, *Spécimens de sarcome congénital.* The Lancet, 1886, p. 543.
2. Quenu, *Cancer du rein.* Bull. de la Soc. anat., octobre 1878.
3. Hartmann, *Pyélite calculeuse. Cancer du bassinet.* Ibid. 1886.
4. Chopart, *Loc. cit.*, page 291.
5. Sabourin et Œttinger. *Adénome volumineux du rein.* Rev. médec., 1885.

est masquée par celle du processus dont il est un des accidents éloignés. Quant au cancer primitif, il faut lui reconnaître trois variétés histologiques, le *sarcome*, le *carcinome* et le *lymphadénome*. L'étude microscopique de ces tumeurs n'est pas encore complètement achevée; c'est sans doute pour cette raison que les auteurs émettent sur la fréquence relative de ces différents types des opinions opposées. L'école française pense que le carcinome est la forme habituelle du cancer rénal, chez le vieillard du moins (Lancereaux, Cornil et Ranvier); d'après l'école anglaise, quel que soit l'âge de la vie auquel se développe le néoplasme, il appartient presque toujours à la classe des sarcomes. Il semble que les travaux les plus récents sur l'histogénie des tumeurs viscérales doivent faire admettre comme beaucoup plus probable l'opinion des auteurs français; aussi faut-il croire que, si le sarcome peut être plus fréquent dans les premières années de la vie, le carcinome l'est à son tour beaucoup plus à l'âge adulte et chez les vieillards.

Le carcinome du rein, quelle que soit la façon dont on interprète son origine, se présente sous les différentes formes *encéphaloïde*, *squirrheuse*, *colloïde*, *mélanique*. La première répond à presque tous les cas, la seconde et la troisième sont exceptionnelles, s'il est vrai qu'elles existent; la quatrième est rare et n'appartient guère qu'à des tumeurs secondaires. Quelquefois les vaisseaux prennent un développement considérable et leurs dilatations anévrysmatiques caractérisent le *cancer érectile*.

Le carcinome du rein présente la structure ordinaire du carcinome; il est constitué par une charpente délicate de tissu conjonctif, creusée d'alvéoles irrégulières, où sont accumulées des cellules de formes multiples. La nature de ce tissu nouveau est diversement interprétée; on sait que, parmi les histologistes, les uns lui accordent une origine épithéliale, les autres une origine conjonctive. L'opinion des premiers tend de plus en plus à prévaloir. Cette conception simplifie sans doute beau-

coup l'étude des tumeurs malignes. Il se peut qu'elle soit très
fondée au point de vue histologique, mais il faut bien reconnaître que la clinique n'y a gagné jusqu'ici que beaucoup de
confusion dans la différenciation des types. Quoi qu'il en soit,
le professeur Cornil en développait récemment l'idée fondamentale devant la Société anatomique, à l'occasion d'une observation intéressante de tumeur maligne du rein présentée par
M. Leblond[1]. Cette théorie est également défendue par Lancereaux, par Ranvier[2], par Brault[3], par Sabourin[4]. Elle permet de
classer parmi les cancers du rein quelques variétés de kystes
de cet organe, qui ne seraient autre chose que des végétations
épithéliales creusées de cavités souvent remplies de sang. J'ai
abordé ce point spécial au chapitre VII.

Le *sarcome* rénal ne présente pas toujours la même structure
histologique. Il en existe quatre variétés principales : 1° le sarcome à cellules rondes, *globulo-sarcome*, le plus fréquent, composé d'éléments cellulaires jeunes et très nombreux, parcouru
par d'abondants vaisseaux de nouvelle formation; 2° le sarcome
à cellules fusiformes, *sarcome fasciculé*, dont le tissu est dur,
tandis que celui du précédent est très mou, et chez lequel l'élément intercellulaire prend une importance prépondérante; 3° le
*myxosarcome*, peu commun; 4° le *myosarcome*, ou *rhabdomyome*, qu'il n'est pas rare d'observer, dans la structure duquel
on trouve, à côté des éléments cellulaires, des fibres musculaires striées et des fibres musculaires lisses. Cette espèce de
tumeur est très intéressante, car elle n'existe guère que dans le
rein. Son développement y a été interprété de plusieurs façons.
D'habitude elle est encapsulée dans la glande et n'est point en
continuité de tissu avec le parenchyme; aussi plusieurs auteurs

1. Leblond. *Bull. de la Soc. anat.* 1888, p. 525.
2. Malherbe, Bull. de la Soc. anat. 1872.
3. Brault, in *Th. de Brodeur.*
4. Sabourin, *Les adénomes hémorrhagiques.* Rev. de méd , 1884, et *Archives de
physiologie*, 1882, p. 67.

pensent-ils que le rhabdomyome est un tératome provenant d'un emprisonnement soit des débris du corps de Wolff, dont la charpente est musculaire, soit des muscles lombaires. D'autres considèrent ces tumeurs comme formées aux dépens des éléments propres du rein transformés. On sait qu'Eberth[1] a décrit à la surface du rein un réseau de fibres musculaires lisses et que, plus récemment, Jardet[2] en a découvert dans l'épaisseur de la glande normale.

Le *lymphadénome* et le *lymphosarcome* sont assez rares ; leur tissu est celui des ganglions lymphatiques (tissu adénoïde). Elles coexistent d'habitude avec des lésions de tous les organes lymphoïdes (rate, ganglions lymphatiques, mycosis fongoïde). Elles se développent au cours de la leucémie ou de l'adénie. Une certaine obscurité règne encore sur tout ce groupe d'affections[3].

Le rein cancéreux ne se présente pas toujours sous le même aspect : quelquefois la forme de la glande est conservée et le néoplasme s'infiltre dans son épaisseur, en augmentant son volume sans altérer sa configuration. Dans ces cas, la capsule épaissie, sillonnée de grosses veines, constitue une barrière à la tumeur qui la distend et finit par la rompre en quelques endroits; ainsi se forment des nodosités, des bosselures plus ou moins volumineuses (fig. 21). A la coupe, le cancer se présente alors sous deux apparences depuis longtemps décrites par les auteurs, la *forme enkystée*, dans laquelle l'organe est rempli de noyaux isolés, petites masses d'abord dures puis molles, du volume d'un pois, d'une noisette, d'un œuf, et la *forme infiltrée*, dans laquelle le cancer se dissémine et sème ses cellules dans tous les points, au lieu de se constituer en petits îlots séparés. Dans d'autres cas le néoplasme, né ordinairement à l'une des extré-

1. Eberth, *Wirchow's Arch.* Bd. LV, S. 518.
2 Jardet, *Arch. de phys. norm. et pathol.*, 15 fév. 1886
3. Rabagliati, *Lymphosarcome du rein.* Med. Times, janvier 1885, p. 141.

mités du rein, se développe en dehors de lui, ménage le segment voisin, qu'il comprime sans l'envahir, détruit la capsule

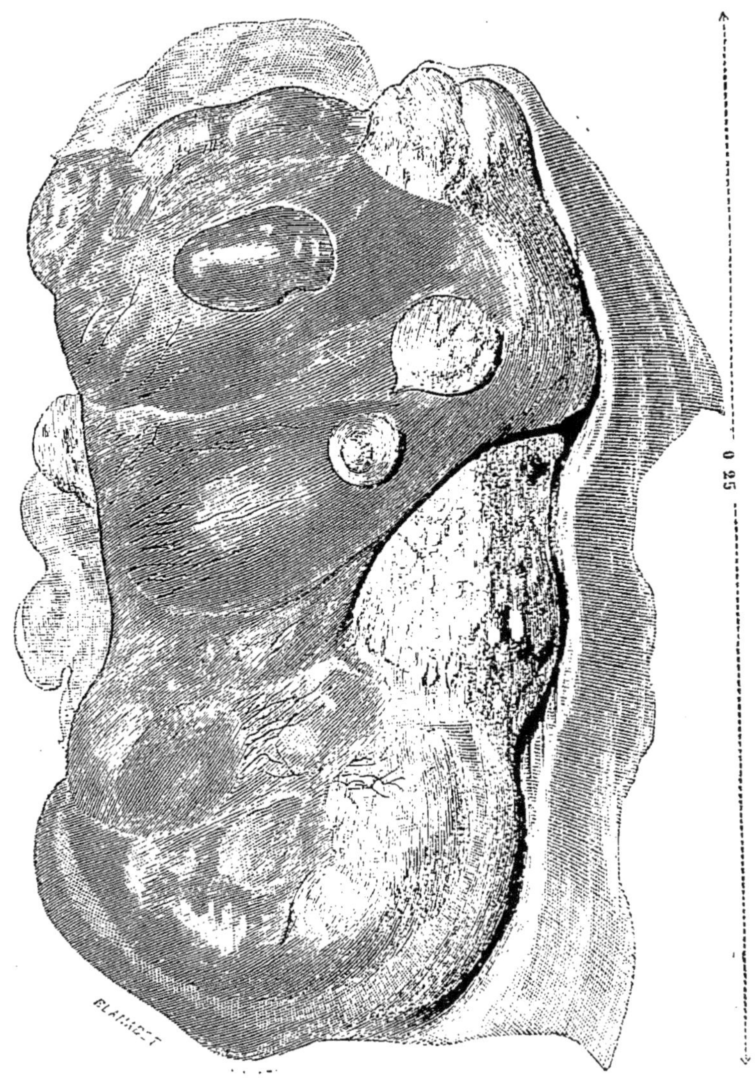

Fig. 21 (d'après Rayer). — Cancer du rein.

et proémine dans la cavité abdominale sous la forme d'un gros
champignon bourgeonnant.

Ces tumeurs atteignent un *volume* variable. Chez l'adulte, où l'épithélioma est la forme ordinaire, elles ne présentent ordinairement pas un grand développement ; il est rare que le rein double de volume. Chez l'enfant au contraire, où le sarcome est la forme habituelle, le néoplasme peut acquérir le poids énorme de 5, 6, 7, 8, 10 kilos. Rarement dur et criant sous le scalpel (squirrhe), aussi rarement tremblotant et gélatineux (colloïde), le cancer du rein est ordinairement mollasse et presque fluctuant (épithélioma encéphaloïde, sarcome). Son tissu grisâtre, facile à déchirer comme la substance cérébrale d'un enfant, est creusé de cavités remplies de sang ; des travées fibreuses irrégulièrement anastomosées divisent en lobules la pulpe d'où le raclage fait sourdre un suc abondant.

Lorsque le stroma conjonctif, ordinairement rudimentaire, prend un développement plus considérable, des cloisons épaisses, dures, résistantes traversent la tumeur, étouffent l'élément cellulaire, et transforment le rein en une masse fibreuse peu vasculaire : c'est à cette variété qu'on a donné le nom de *squirrhe*. Il n'est pas rare de voir le ramollissement envahir une partie de la masse, qui présente alors une cavité à parois déchiquetées, remplie d'un putrilage sanieux ou d'un liquide plus ou moins teinté par le sang, dans lequel l'analyse microscopique permet de reconnaître des globules rouges plus ou moins altérés, des globules blancs, et l'analyse chimique des acides gras, de l'albumine en quantité notable, de l'hématine provenant sans doute de la destruction des globules rouges, des chlorures, des phosphates, de la chaux et de la magnésie, de la créatinine, mais pas d'urée[1]. Presque toujours des vaisseaux abondants parcourent le tissu du néoplasme.

Quand il a acquis un certain volume, le cancer du rein réagit sur les organes voisins. D'une façon générale on peut dire qu'il se développe en avant, vers la cavité péritonéale, pour venir

---

1. Audain (d'Haïti), *Sarcome du rein*. Union médicale, mai 1875, n° 56.

faire saillie sous la paroi abdominale dont il est séparé par le gros intestin ou les anses de l'intestin grêle. D'après Guillet, les différences de rapports qui existent entre la face antérieure des deux reins et le côlon expliquent comment, à droite, le cancer tend à proéminer en dehors du gros intestin, tandis qu'à gauche il est toujours recouvert par l'extrémité supérieure du côlon descendant. Des adhérences s'établissent quelquefois entre l'intestin et le rein, et la masse cancéreuse envahit simultanément les deux organes. Il est alors difficile de savoir où a débuté le mal, comme en témoigne une observation de Picqué[1]. Le duodénum, ainsi que l'intestin grêle, échappe d'habitude à l'envahissement de la tumeur. On trouve cependant dans Rayer la relation d'un cas où un carcinome du rein droit avait ulcéré cette portion de l'intestin.

Le foie à droite, et la rate à gauche, sont refoulés en haut. Ces deux organes n'offrent cependant pas au développement du cancer rénal un obstacle égal. A droite celui-ci tend à pointer immédiatement vers la paroi abdominale antérieure, refoulé à son tour en dedans par le foie; à gauche la rate, qui occupe moins d'espace, lui permet d'envahir l'hypochondre et de s'étaler exclusivement sous les dernières côtes, tant qu'il n'a pas atteint un volume considérable. La séreuse abdominale peut s'enflammer, présenter les lésions de la péritonite cancéreuse, du liquide peut s'épancher dans sa cavité[2]. Le dernier mot n'est pas dit sur ces ascites symptomatiques des tumeurs de l'abdomen, qui accompagnent ordinairement les néoplasmes malins, et qui, dans la majorité des cas, semblent résulter d'une simple irritation péritonéale de voisinage[3].

L'aorte est assez rarement comprimée[4]; la veine cave l'est plus

1. Picqué, *Cancer du rein*. Bull. de la Soc. anat., 50 avril 1888.

2. Palatino Luna, *Étude sur les formes cliniques du cancer rénal*. Th. de doct.. Paris, 1884.

3. Quenu, *Rev. de chir.*, 86, et *Bull de la Soc. de chir.*, juillet 1888.

4. Elliot, *The Lancet*, 1879, vol. II, p. 425.

souvent, lorsque la tumeur siège à droite. Ses parois sont alors envahies par le néoplasme qui fait corps avec elle. Ces lésions portent plus fréquemment encore sur les vaisseaux du rein, qui sont alors englobés dans la masse et dont les parois dégénèrent et se perforent. Il se produit parfois dans la veine cave et dans la veine rénale des thromboses par arrêt de la circulation et altération de l'endothélium ; des parcelles de tumeur peuvent même se détacher de la surface interne du vaisseau et tomber dans sa cavité. Ainsi partent du cancer deux variétés d'embolies : l'embolus sanguin (caillot) et l'embolus cancéreux (fragment de tumeur). L'artère rénale résiste mieux; il est ordinaire que sa lumière et celle de ses branches ne soit pas oblitérée.

On a vu les corps vertébraux usés et détruits par le néoplasme[1].

Les calices, le bassinet, la partie supérieure de l'uretère n'échappent ordinairement pas à l'envahissement de la tumeur ; d'abord rétrécis par compression, les premiers présentent plus tard la dégénération cancéreuse; des masses bourgeonnantes apparaissent dans leur cavité que remplit une substance semi-fluide, semi-solide, fétide, composée de sang, d'urine et de débris cancéreux. Il est même des cas où la tumeur semble avoir pris naissance à la surface des calices et du bassinet pour envahir secondairement le parenchyme rénal. Cette variété de cancer du rein, sur laquelle la lumière n'est pas encore absolument faite, appartient sans doute aussi à la variété *épithélioma*, comme cela semble ressortir de la lecture des observations de Gaucher[2] et de Hartmann[3]. Souvent elles ressemblent à ces tumeurs frangées de la vessie qu'on a désignées sous le nom de papillomes villeux et dont l'origine épithéliale ne saurait être discutée. Quelques

---

1. Lépine, *Lyon médical*, 15 oct. 1882.
2. Gaucher, *Bull. de la Soc. anat.*, 14 janvier 1881.
3. Hartmann, *Bull. de la Soc. anat.*, 1er oct. 1881.

faits semblent prouver que le sarcome peut aussi y prendre naissance : telle est l'observation de Ribbert[1].

Tandis que le cancer s'étend, par propagation directe, du rein aux organes voisins (intestin péritoine, capsule surrénale), il se généralise par les voies lymphatiques et veineuses. Les ganglions lombaires deviennent volumineux; autour d'eux existe de la périadénite. Quelquefois des groupes ganglionnaires éloignés se tuméfient, comme ceux de l'aine dans une observation de Colleville[2]. Puis des noyaux cancéreux se montrent dans différents organes. Les poumons, le foie[3], l'encéphale[4], le cœur, les plèvres, les méninges rachidiennes, différents groupes musculaires[5], les joues[6] sont atteints par la généralisation du carcinome. Il n'est pas embarrassant d'habitude de savoir si ce sont bien les reins qui ont été le point de départ du mal. Dans le cancer primitif, en effet, un seul est généralement atteint; les deux sont souvent envahis par le cancer secondaire.

S'il est ordinaire de voir le cancer du rein s'étendre aux organes voisins, il arrive aussi parfois qu'il est englobé dans une tumeur d'abord indépendante de lui. Ces cas créent de grosses difficultés de diagnostic. Chadwick[7], Elliot[8] en ont rapporté chacun une observation. Entre ces deux types, cancer du rein envahissant les appareils voisins et cancer des appareils voisins envahissant le rein, on peut placer les tumeurs malignes de la capsule adipo-cellulaire, dont les exemples ne sont pas rares[9].

1. Ribbert, *Myosarcome à fibres striées du bassinet*, Arch. f. path. anat. Bd. CVI, h. 2, 1886.

2. Colleville, *Cancer du rein droit*, Bull. de la Soc. anat., 26 janvier 1885.

3. Pasturaud, *Sarcome du rein*, ibid., 1875, p. 262.

4. Siredey, *Carcinome du rein*, ibid., 5 février 1882.

5. Waldenburg, *Carcinose primitive du rein*. Berl. klin. Wochens., 14 juin 1880.

6. Davis Fitch, *Cancer de la joue et du rein*. Pathol. Transact. of the Chicago medic. Journ., août 1877.

7. Chadwick, *Boston medic. and surg. Journ.*, 25 oct. 1884.

8. Elliot, *The Lancet*, 1879.

9. Voy. Day, *Transact. of the pathol. Soc.* London, 1881. — Paquet, *Bull. méd. du Nord*, 1886. — Thomton, *Transact. of the path. Soc.* London, 1885.

A côté des différentes complications qui lui sont propres, le
cancer du rein en présente d'autres, qui lui sont communes
avec plusieurs affections de cet organe. Tandis que la glande du
côté opposé s'hypertrophie par compensation, ce qui est une
circonstance heureuse, le cœur s'hypertrophie ou se dilate, comme
le note Abeille dans sa thèse. La pathogénie de ces troubles cardiaques, qui d'ailleurs ne sont pas constants, peut recevoir
différentes interprétations ; Sebileau[1], dans un travail récent, a
montré qu'ils accompagnaient fréquemment des tumeurs de
l'abdomen de diverse nature[2].

**Symptomatologie.** — Le début clinique du cancer du rein
est variable ; il arrive quelquefois que le malade est surpris en
pleine santé par un symptôme tel que l'hématurie ou l'apparition d'une tumeur abdominale. Il n'est pas rare de voir une
cause occasionnelle en apparence insignifiante, comme un traumatisme vulgaire, être l'origine de ces premiers accidents.
Chopart rapporte l'observation « de la veuve d'un chirurgien
de la ville de Thorn, âgée de soixante-neuf ans, mais encore
fraîche et vigoureuse, qui prit des pilules pour se soulager
d'une douleur de tête, mais qui, après ses trente évacuations,
eut une [forte douleur au rein droit qui ne la quitta plus et ne
put recevoir aucun soulagement ». Dans d'autres cas l'attention
du malade est éveillée, bien avant qu'aucun signe certain se manifeste, par une sensation de gêne, de pesanteur, par des tirail-

1. Sebileau, *Le cœur et les grosses tumeurs de l'abdomen.* Rev. de chir., 1886.
2. Je ne puis que signaler un travail très intéressant de Longstreet Taylor, dont
la traduction par M. Rizat a paru dans le n° de juillet 1888 des *Annales des maladies des organes génito-urinaires*, sous le titre : *Dégénérescence maligne primitive
du rein chez les enfants.* D'après cet auteur, la moyenne de l'âge a été 3 ans dans
130 cas sur 144 enfants observés. Il incline à penser que ces tumeurs sont toujours
congénitales de fait ou d'origine congénitale, en s'appuyant sur les théories de Conheim (englobement de quelques cellules musculaires germinatives dans le premier
rudiment des reins) et de Grawitz (englobement dans le même organe de petites
masses du tissu de la capsule surrénale). Ces théories embryogéniques ont naturellement besoin d'être confirmées par d'autres observations pour être acceptées définitivement.

lements, quelquefois même des douleurs vives, localisées dans la région lombaire ou irradiant vers la cuisse.

Arrivée à un certain développement, la tumeur occasionne une série de symptômes qu'on peut diviser en *physiques* et *fonctionnels*.

A. — *Symptômes physiques.* — Ces symptômes sont : 1° l'existence d'une tumeur; 2° le développement d'un varicocèle ; 3° les modifications de l'urine; 4° l'émission par l'urèthre de particules cancéreuses.

Ce n'est guère qu'après avoir atteint un volume considérable que le cancer du rein peut former une *tumeur* diagnostiquable par la vue. Par la palpation, pratiquée ainsi qu'il sera indiqué plus loin (*Chap.* XI), on trouve dans la région profonde du flanc, entre le rebord des fausses côtes et la crête iliaque, une tumeur qui se continue en arrière dans la région lombaire, à surface arrondie, rappelant encore quelquefois la forme du rein, lisse ou couverte de bosselures, indépendante des mouvements du diaphragme[1], quelquefois facile à limiter dans toute son étendue, dans d'autres cas poussant vers le haut un prolongement dont les doigts n'atteignent pas les limites, rarement dure et rénitente, généralement mollasse et presque fluctuante.

Cette tumeur est ordinairement fixe, ou tout au moins très peu mobile. Il faut faire une exception cependant pour les cas où le cancer se développe sur un rein flottant et pour ceux où la tumeur elle-même devient par son poids une cause de déplacement, comme il en existe plusieurs exemples dans la science. Cela constitue une difficulté de diagnostic qu'il faut connaître, soit que la glande malade conserve la mobilité que lui confère l'ectopie, soit qu'elle contracte des adhérences qui l'immobilisent à nouveau loin de son siège habituel[2]. Quelquefois la main peut

---

1. Sous ce rapport les avis sont partagés. Ils peuvent l'être en effet, car chez certains sujets les tumeurs du rein suivent les déplacements du diaphragme.

2. Barker, *The Lancet*, 1880.

percevoir des battements isochrones aux pulsations de la systole cardiaque[1]. Il faut savoir distinguer ces battements, quand ils sont propres à la tumeur, de ceux que peut lui communiquer la présence des gros vaisseaux artériels voisins (aorte, artère rénale).

Entre la paroi abdominale et la tumeur la main perçoit quelquefois une corde tendue à la face antérieure de celle-ci, ou bien un boyau dur, saillant, bosselé, rempli de matières fécales, qui peut rendre difficile ou impossible l'exploration du rein. L'une et l'autre sont formés par le côlon.

La percussion, *quand le cancer a pris un grand développement*, qu'il a aplati les anses intestinales contre la paroi ou qu'il les a refoulées latéralement, donne un son mat dans toute l'étendue de l'abdomen correspondant à la tumeur; mais il faut pour cela qu'elle soit comme plaquée contre la paroi abdominale. Ordinairement on constate de la submatité vers la partie centrale et une sonorité de plus en plus grande, à mesure que le doigt s'éloigne du point culminant. Quand le côlon ou une anse intestinale quelconque, *adhérente à la tumeur*, en coiffe la partie la plus saillante, quelque aplati que soit l'intestin, il est bien rare que la percussion ne révèle pas de la sonorité, un peu vague, il est vrai, dans la région très limitée de la paroi abdominale qui lui correspond. Enfin, l'auscultation fait quelquefois entendre un bruit de souffle intermittent, isochrone aux battements du cœur, qui prend naissance dans la tumeur ou bien n'est que le résultat de la compression de gros vaisseaux abdominaux.

Le *varicocèle* symptomatique des tumeurs du rein et du cancer en particulier a été signalé par M. Guyon, qui lui accorde

1. Kocher, *Deustche Zeitschr. f. Chir.*, Bd. IX, S. 312.
Spencer Wells, *Brit. med. Journ.*, avril 1884, p. 758.
Holmes, *Pulsating cancer of the Kidney.* Lancet, 31 mai 1785.

une grande importance. Le temps relativement récent depuis lequel il s'est montré, un état de souplesse particulière des veines, la dilatation concomitante du groupe veineux antérieur et du postérieur, enfin l'absence de douleur, le distinguent du varicocèle ordinaire qui est souvent douloureux. Chez la femme, le diagnostic est dans certains cas facilité, comme chez l'homme d'ailleurs, par la présence de varices au membre inférieur, accompagnées quelquefois d'un œdème plus ou moins considérable. J'ai observé une fois, chez un confrère que j'ai examiné avec les professeurs Le Fort et Lannelongue et chez qui nous avons diagnostiqué un sarcome rétropéritonéal, voisin du rein, un commencement d'*hydrocèle de la tunique vaginale*, sans varicocèle concomitant. Il n'y aurait rien de surprenant à ce qu'un cancer du rein donnât lieu à la même particularité.

Les *modifications de l'urine*, au point de vue de la quantité et de la qualité, ne sont ni constantes ni toujours identiques à elles-mêmes. Ce liquide est ordinairement rendu en quantité normale, il y a quelquefois de l'oligurie, d'autres fois de la polyurie. Il peut même se produire de l'anurie momentanée par arrêt d'un caillot dans l'uretère et suspension sympathique de la sécrétion dans le rein opposé ; mais il n'y a là rien de caractéristique. Contenant quelquefois de l'albumine, même en dehors de l'hématurie, les urines sont rarement purulentes ; sans doute la pyurie apparaît surtout dans les cas où des calculs rénaux coexistent avec le cancer. La malade de Segerus, citée par Chopart, qui était calculeuse et cancéreuse, « rendait une urine teinte de sang et mêlée de pus ».

Bien autrement importantes sont les *hématuries* que leur fréquence et leurs caractères rendent presque pathognomoniques. Guillet, qui leur consacre un chapitre important de sa thèse, leur attribue les caractères suivants : 1° elles sont spontanées, c'est-à-dire qu'aucune cause ne paraît les provoquer ; 2° elles ne sont influencées ni par le repos, ni par l'exercice, ni par le mouvement; 3° elles apparaissent à toutes les périodes de la maladie, au début, conséquence de phénomènes congestifs, plus tard, d'ulcérations vasculaires; 4° elles se répètent à intervalles variables et souvent inégaux; 5° elles sont ordinairement abondantes; 6° elles durent assez longtemps, trois, quatre, cinq, six jours; au milieu de l'attaque il n'est pas rare de voir l'urine recouvrer absolument ses caractères normaux, pour redevenir sanguinolente quelques heures après; 7° elles sont souvent précédées de douleurs.

Il est à peine nécessaire de rappeler que, comme dans toute hématurie rénale, le sang est intimement mélangé à l'urine, et que celle-ci, au début, au milieu, et à la fin de la miction, sort uniformément teintée. Il n'est pas rare enfin de voir les malades expulser de longs caillots vermiformes. Souvent le sang garde une couleur rutilante, lorsque les hématuries sont abondantes et répétées.

Longstreet Taylor, dans le travail signalé plus haut en note, s'est attaché à établir la fréquence relative de l'hématurie chez les enfants. Elle appartient à environ 50 pour 100 des cas, ordinairement comme symptôme tardif et *après que la tumeur a été reconnue*. Elle est plus rare au-dessous d'un an (37,50 pour 100), plus fréquente entre un an et cinq ans (56 pour 100).

Chez l'adulte, elle est certainement d'une plus grande fréquence et serait d'une valeur diagnostique supérieure, si les autres causes de l'hématurie ne se multipliaient avec les années

*L'émission de particules cancéreuses* mélangées avec l'urine a été donnée comme signe pathognomonique du cancer. Quelques auteurs ont prétendu qu'en examinant le dépôt des urines, ils y trouvaient des leucocytes, des cellules épithéliales, des cylindres et des éléments cellulaires particuliers, caractéristiques du néoplasme. Ce moyen de diagnostic mérite une certaine confiance lorsqu'il s'agit de fragments importants. Il arrive parfois que le malade expulse de vrais débris de sa tumeur. G. Little en rapporte un remarquable exemple : Un enfant atteint d'un énorme sarcome du rein rendait par l'urèthre des masses molles venues de l'organe malade[1]. L'observation déjà vieille de Segerus est un autre exemple de ce fait : « Elle rendit avec son urine plusieurs corps ensanglantés qui parurent être, après lavage du sang qui les recouvrait, des portions ou caroncules de la substance des reins. » Bonet aussi avait vu un « vieillard rendant des morceaux de chair rouges, épais, qu'on assurait être des portions du rein[2] ». Des faits plus modernes ont montré de quel secours pouvait être pour le diagnostic l'examen macroscopique et microscopique de ces fragments du néoplasme.

2° *Symptômes fonctionnels.* — Les principaux signes fonctionnels du cancer du rein peuvent être divisés en : 1° troubles de la miction ; 2° douleurs ; 3° symptômes de compression portant sur différents organes ; 4° symptômes généraux.

On a déjà vu que quelquefois les maladies du rein déterminent des crises réflexes qui en imposent pour une affection de la vessie. Cela est rare pour le cancer du rein ; on peut cependant l'observer. Milner Moore[3] a publié une observation de ce genre où la maladie ne se révéla pendant un certain temps que par des *troubles de la miction* rappelant les symptômes de la pierre dans la vessie.

La palpation lombaire ou abdominale n'est ordinairement pas douloureuse dans le cancer du rein ; mais il est habituel de voir survenir, pendant le cours de son évolution, des *douleurs* spontanées, continues et sujettes à des exacerbations, ou revenant par crises d'une intermittence irrégulière. Ces douleurs, parfois atroces, siègent dans la région lombaire, d'où elles irradient vers la cuisse, les organes génitaux, le thorax. Elles augmentent avec la congestion de la tumeur et précèdent

1. G. Little, *The Dublin Journal of medic. sciences*, janvier 1875.
2. Chopart, *Loc. cit.*
3. Milner Moore, *The Lancet*, 1879, 31 mai, vol. I, p. 770.

quelquefois les hématuries; la fatigue et les mouvements les
modifient peu.

Ordinairement sans conséquence, on a vu la *compression*
des organes voisins masquer par des troubles graves les signes
ordinaires du cancer du rein. La compression du duodénum a
pu ainsi déterminer la dilatation de l'estomac et des signes rappelant le cancer de cet organe[1]; celle du canal cholédoque,
l'ictère; celle de l'intestin, des vomissements incoercibles et une
constipation opiniâtre[2]; celle des nerfs de la queue de cheval,
après usure complète des os, une paralysie complète des membres inférieurs[3]; celle de la veine cave, les varices, l'œdème des
membres inférieurs, l'ascite.

Les mêmes *troubles généraux* qui accompagnent l'évolution de
toute tumeur maligne, appartiennent au cancer du rein; mais
ils surviennent d'habitude à une période avancée de la maladie.
C'est l'amaigrissement, l'anémie, la teinte jaune paille. Quand
il existe des complications intestinales qui altèrent les digestions, la cachexie survient plus rapidement.

Tels sont les symptômes du cancer du rein; il est rare qu'ils
coexistent tous. Rayer avait déjà fait cette observation et distingué plusieurs variétés cliniques de cette affection, suivant que
tel ou tel symptôme manquait à son cortège séméiologique habituel. Depuis lors, on a renchéri sur sa classification et les
formes se sont multipliées. Cette division à outrance me paraît
peu digne d'imitation. Comme toutes les affections médicales
ou chirurgicales, le cancer du rein n'est pas toujours pareil à
lui-même. Si le cas en observation présente l'ensemble des
signes habituels, il réalise le type clinique *complet*. Quand il
n'en présente qu'un certain nombre, on est en présence d'un

---

1. Malassez, *Cancer du rein*. Bull. Soc. anat., fév. 1870, p. 147.
2. G. Aberden, *Brit. med. Journal*, 13 mai 1876. — Jeannel, *Compte rendu du 2ᵉ Congrès de chirurgie*, 1886.
3. Cornil, *Bull. de l'Ac. de méd.*, 1866.

type *incomplet*. Quand il y a des symptômes extraordinaires, le type est *anormal*. Quand enfin la maladie évolue sans que l'attention du malade soit éveillée par un trouble quelconque, c'est le type *fruste* ou *latent*, qui est loin d'être rare, surtout chez les enfants.

Dans la plupart des cas, le cancer du rein donne lieu à un nombre de symptômes assez grand pour qu'il ne soit plus permis de dire avec Chopart « qu'il n'est guère possible de reconnaître cette sorte de maladie pendant la vie ».

**Marche. Pronostic.** — Le cancer du rein a une marche invariablement progressive; mais il paraît être, parmi les cancers viscéraux, un de ceux qui se développent avec le plus de lenteur. Il est difficile d'évaluer le temps nécessaire à son évolution, car souvent le début n'en est pas apparent; pourtant, à dater du jour où on le diagnostique, il peut encore laisser aux malades jusqu'à cinq et six ans d'existence. La durée moyenne de la vie varie de vingt-quatre à trente mois; rarement sa marche est très rapide (cinq ou six mois), rarement aussi elle permet une survie de dix, douze, quinze, seize ans, comme on prétend l'avoir observé dans quelques cas. Ceux-ci ne peuvent manquer d'exciter la méfiance.

Le carcinome entraîne la mort plus vite, chez l'adulte, que le sarcome. Chez l'enfant, au contraire, l'évolution est ordinairement rapide; il succombe en quelques mois et résiste rarement plus d'une année. Cependant, Longstreet Taylor cite, entre autres cas d'une plus longue durée, un fait où elle fut de huit ans. Du reste, la mort survient dans des circonstances variables suivant les sujets. Celui-ci est emporté par la cachexie, tandis que celui-là meurt d'ure hémorrhagie profuse[1]. La péritonite cancéreuse, la généralisation à différents organes (poumons, cœur, foie, cerveau), l'occlusion intestinale, l'embolie pulmonaire,

1. Arthur Wilson, *Brit. med. Journal*, juin 1886, p. 1109.

dont le mécanisme a été donné plus haut[1], la phthisie[2], l'urémie[3], sont autant d'accidents capables de mettre fin brusquement à l'existence.

Cette lenteur relative dans la marche du cancer du rein a été expliquée par la facilité avec laquelle l'organe du côté opposé se charge de la fonction excrétoire. Aussi la maladie prend-elle une tout autre gravité quand elle frappe un sujet à qui il manque congénitalement un de ses reins, comme il en été rapporté quelques cas[4].

**Diagnostic.** — Le cancer du rein forme tumeur; toute tumeur de l'abdomen peut donc être confondue avec lui. Il cause l'hématurie; toute maladie capable de donner lieu à ce symptôme peut donc donner le change.

Heureusement ces deux propositions ne sont vraies que d'une manière très générale. Beaucoup mieux que par le passé, grâce à l'expérience clinique acquise dans ces dernières années, on pourra désormais se rendre compte du siège exact des tumeurs abdominales et faire remonter l'hématurie à sa source véritable. En ce qui concerne cette dernière, comme ordinairement, dans le cancer, elle ne se montre que lorsqu'il y a déjà une tumeur constatable; loin de constituer une difficulté, elle doit guider le chirurgien. Il n'oubliera pas les caractères spéciaux qui la distinguent des autres variétés d'hématurie et saura accorder à ces particularités leur réelle valeur.

Le cancer du rein peut être encore plus facilement confondu avec les autres tumeurs de cet organe qu'avec celles des viscères qui l'avoisinent; mais ici une distinction est nécessaire. La pathologie du rein déplacé ou mobile prend une physionomie particulière, très différente de celle du rein resté dans son siège

---

1. Butte, *Bull. Soc. anat.*, 6 oct. 1882.
2. Lépine, *Lyon médical*, 15. oct. 1882.
3. Andrew, *The Lancet*, février 1877, vol. I, p. 194.
4. Wood, *Absence d'un rein, cancer de l'autre*. New-York med. rec. 1886. — Manby, *The Lancet*, 1885.

normal. Il y a donc tout avantage à renvoyer au chapitre consacré aux ectopies l'étude diagnostique des *tumeurs rénales mobiles*. Je ne m'occuperai pour le moment que des néoplasmes *fixes*, non déplacés.

Les tumeurs avec lesquelles il est le plus facile de les confondre sont celles du foie et de la rate. Sans doute la matité du foie et celle du rein droit se continuent l'une l'autre en arrière, mais l'augmentation de volume du premier de ces organes vers la région lombaire ne coexiste-t-elle pas ordinairement avec un accroissement marqué au-dessous des fausses côtes, sur le côté ou en avant? D'autre part, la tumeur rénale ne fait-elle pas, peu de temps après son apparition, une saillie en avant facilement appréciable par la palpation, séparée du bord antérieur du foie par une zone de sonorité qui se réduit de plus en plus, à mesure que le néoplame se développe, mais qui ne disparaît jamais entièrement, sauf peut-être lorsqu'il a acquis des dimensions tout à fait extraordinaires?

Autre signe d'une grande importance : la sonorité latérale disparaît vite dans la fosse iliaque lorsque le néoplasme siège dans le rein; elle persiste longtemps, lorsqu'il s'est développé aux dépens de la face inférieure du foie. Sa disparition presque complète ne s'observe guère que dans le cas de tumeur extraordinairement volumineuse de ce dernier organe.

On pourra quand même être fort embarrassé, lorsque les troubles urinaires, conséquence fréquente des tumeurs rénales, et particulièrement les hématuries, feront entièrement défaut. Il existe, en effet, des cancers pédiculés et des kystes hydatiques sessiles de la face inférieure du foie qu'il est à peu près impossible de distinguer des tumeurs du rein. De même certaines de celles-ci se mettent en contact si intime avec le foie qu'elles semblent absolument continues avec lui. C'est ainsi que Terrier a rapporté un cas où le néoplasme rénal avait un prolongement supérieur qui s'enfonçait sous la glande hépatique[1]. Henrot[2] (de Reims) et Elliot ont publié chacun un exemple de cancer kystique du rein pris pour un cancer kystique du foie.

Pour les tumeurs de la rate, les difficultés sont peut-être un peu moins grandes. Elles sont mieux appliquées contre la face interne du thorax et de la paroi abdominale et elles laissent la région lombaire plus libre. On peut retrouver dans celle-ci la sonorité du côlon.

Autrement difficile encore est le diagnostic des tumeurs du rein d'avec les productions sous-péritonéales sarcomateuses ou lipomateuses qui naissent et se développent dans son voisinage. Czerny a cité des exemples des premières dans un travail dont il sera souvent question à propos de la médecine opératoire. On connaît un cas de la seconde espèce observé et opéré par Spencer Wells, rapporté et commenté par Morris. Il n'y a évidemment pas de règles précises à tracer pour des cas aussi exceptionnels et aussi propres à induire en erreur.

Parlerai-je des tumeurs des ovaires et de l'utérus? Oui, parce qu'il faut toujours s'en méfier, mais il est assez rare que la partie postérieure des lombes ne reste pas à peu près libre. J'ai cependant opéré cette année une femme atteinte d'un énorme kyste multiloculaire de l'ovaire dont un lobe occupait entièrement le flanc, l'hypochondre et la région lombaire gauches; mais je ne dois pas oublier qu'il s'agit des néoplasmes malins des reins et non de ses tumeurs liquides. Or je crois bien difficile qu'on puisse les considérer comme dépendant des ovaires, ou inversement. Il faudrait pour cela que la tumeur eût envahi l'abdomen entier. On pourrait en dire autant pour les productions d'origine utérine.

Cependant des erreurs ont été commises par des chirurgiens d'une grande expérience, tels que Billroth (myxosarcome du rein pris pour un fibrome de l'utérus ou une tumeur de l'ovaire).

1. Terrier, *Semaine médicale*, 1887.
2. Henrot, *Notes de clinique médicale*, p. 56. Reims, 1877.

La même remarque est applicable aux tumeurs malignes de l'épiploon, car elles sont constituées souvent par une énorme plaque dure, non mobile, ou par des lobes saillants, multiples, séparés par des parties fluctuantes, le tout réparti assez également et d'une façon symétrique dans la cavité abdominale.

La grande difficulté de tous ces diagnostics doit obliger le chirurgien à rechercher de près et avant tout les *signes positifs* appartenant à telle ou telle de ces affections. C'est seulement lorsque ces signes font absolument défaut et sont masqués par quelque circonstance particulière qu'il faut changer de tactique, renoncer au diagnostic direct et se rabattre sur le diagnostic différentiel proprement dit.

Le même langage convient, en ce qui concerne les autres tumeurs du rein. J'ai serré d'assez près la description de la pyonéphrose, de l'hydronéphrose, des kystes, de la tuberculose pour n'avoir pas à répéter ici ce que j'ai déjà dit aussi complètement que j'ai pu. Il n'y a pas à comparer des lésions qui ne comportent pas une comparaison. Si la tumeur observée ne réalise pas aux yeux de l'observateur un des types cliniques qui surgissent successivement dans son esprit, il ne lui reste plus qu'une chose à faire, c'est l'exploration directe, par la voie extra ou intrapéritonéale. Le plus souvent il aura à se louer de ne pas être resté inactif en présence d'une tumeur en pleine évolution. Du moins il pourra ainsi s'assurer s'il lui est possible de porter secours au malade.

**Traitement.** — Une tumeur maligne du rein ayant été reconnue, doit-on en faire l'extirpation? Si l'on avait eu le bonheur, comme récemment Israël, de diagnostiquer, par la palpation sous le chloroforme, un cancer partiel à ses débuts, l'hésitation ne serait pas permise. Elle le serait d'autant moins que les néoplasmes du rein sont des tumeurs encapsulées, ayant par conséquent peu de tendance à dépasser les limites de l'organe, jusqu'au jour où la capsule fibreuse cède sous l'effort et se rompt par places. La question délicate est celle de savoir si l'on doit encore intervenir à cette période. Les statistiques de Brodeur et de Guillet sont peu encourageantes. Une mortalité de plus de 56 pour 100 ne représente pas un résultat bien satisfaisant pour le présent, et nul n'a encore fait connaître le résultat éloigné de l'opération, la durée de la survie assurée par elle aux opérés. On comprendra donc sans peine les réserves que je formulerai ici, après les avoir formulées au deuxième congrès de chirurgie; mais en matière de cancer on n'a pas le droit de se montrer trop difficile.

Une proscription absolue de l'intervention serait évidemment une exagération. Autant il serait injustifiable de ne pas tenir compte des contre-indications faciles à reconnaître (état cachectique, diminution très notable du chiffre de l'urée dans l'urine, qu'elle soit ou non, ainsi que le pense Thiriar, l'indice certain ou très probable d'une affection cancéreuse[1], volume très considérable impliquant des adhérences étendues, hématuries incessantes ayant profondément épuisé les sujets), autant il est permis de tenter la guérison, au moins temporaire, par l'extirpation des tumeurs encore petites.

C'est dans les cas moyens, au point de vue du volume, des connexions du néoplasme, de l'épuisement général, que se rencontrent les grandes difficultés. J'accorde qu'à défaut de contre-indications suffisamment nettes, l'exploration directe est justifiable, mais à la condition que les contre-indications reconnues pendant cette exploration arrêteront de suite la main de l'opérateur. La principale consiste dans les adhérences; la consistance du tissu en est une autre. Or il y a des adhérences de deux sortes : celles de la périnéphrite adhésive simple, celles que cause l'irruption du tissu morbide dans les couches du tissu adipo-conjonctif. Les premières ne contre-indiquent pas

_______________

1. Thiriar, Compte rendu du 1ᵉʳ congrès français de chirurgie, 1886, p. 140.

en elles-mêmes la continuation de l'opération. On peut ou on ne peut pas les rompre sans délabrements fâcheux. Ce n'est qu'une question de médecine opératoire pure de savoir si trop d'insistance n'entraînerait pas de graves conséquences. Comme la néphrectomie sous-capsulaire ne peut être débattue ici, c'est la devise *Tout ou rien* qui doit servir de guide; autrement dit, si l'extirpation totale est reconnue impossible, il faut s'en tenir le plus tôt et le plus résolument possible à l'exploration. Les malades tireront peut-être de l'intervention le bénéfice du débridement dont Reliquet dit avoir reconnu les bons effets dans plusieurs circonstances et qu'il conseille même de pratiquer systématiquement, comme moyen de calmer les souffrances. Ce conseil peut être accepté pour quelques cas[1].

Les adhérences de la deuxième espèce, résultant de l'infiltration néoplastique de la capsule fibreuse et des couches avoisinantes, constituent à mes yeux une contre-indication absolue. Dès qu'on les aura constatées, il faudra fermer la plaie; mais il sera encore bien préférable de les reconnaître à l'avance par un examen aussi minutieux que possible.

J'ai dit que la consistance de la tumeur pouvait, elle aussi, représenter une contre-indication. Les tumeurs molles d'emblée ou ramollies étant souvent les plus malignes, la fluctuation perçue nettement avant ou après l'incision indique une situation fâcheuse. La mollesse du tissu ne peut alors que corroborer la contre-indication résultant des adhérences et les considérations que celles-ci m'ont inspirées; coexistant avec des adhérences solides, elle doit imposer l'abstention.

C'est surtout chez les enfants qu'on peut avoir de la peine à formuler une règle précise. Les résultats déplorables des nombreuses tentatives faites jusqu'à ce jour m'ont déjà amené, après Gross (de Philadelphie), à condamner l'opération. Ses insuccès

1. Reliquet, *Th. de Brodeur*, p. 147.

ne tiennent pas seulement à ce que chez beaucoup de ces petits êtres la tumeur avait acquis des dimensions déjà considérables ; elle tient encore plus, selon moi, à ce que la variété de néoplasme qui domine dans les premières années de la vie est constituée par des éléments cellulaires ou nucléaires qui prolifèrent avec une rapidité très grande, en dépit des affirmations de Longstreet Taylor, qui me paraît être tombé dans une certaine exagération d'optimisme, relativement à la durée du cancer du rein chez l'enfant. La conséquence logique de cet optimisme devait être que l'intervention précoce donnerait sans doute de meilleurs résultats. Je le veux bien, mais le diagnostic précoce, qui est aujourd'hui notre planche de salut, à nous tous qui ne renonçons qu'avec peine à arrêter la marche des affections cancéreuses, n'est-il pas un rêve encore plus difficilement réalisable chez l'enfant que chez l'adulte? Continuons à nous en bercer jusqu'à ce que l'avenir ait dissipé nos illusions ou encouragé nos espérances.

### B. — TUMEURS BÉNIGNES.

Chacun des éléments anatomiques qui entrent dans la constitution du rein peut prendre un développement exagéré (anomalie nutritive de Lancereaux) et constituer une tumeur de cet organe. Ainsi s'observent l'adénome, le lipome, le fibrome, l'angiome, le lymphangiome et le myome ; peut-être faut-il y ajouter l'ostéome, l'enchondrome et le tératome.

**Anatomie pathologique**. — Je viens de nommer l'*adénome*. On trouve, en effet, des observations encore récentes d'adénomes ou d'adéno-fibromes des reins[1] ; mais il importe de bien déterminer ce qu'on entend par ces termes. A mon avis, il

---

1. Braum, *Adénome du rein gauche.* Centralbl. f. Chir., n° 56, 1881. — Czerny. *Adénome du rein gauche.* Deutsche med. Wochens., 1881, n° 52. — Horoch, *Adénome du rein droit.* Congrès de chir. de Berlin, avril 1885.

faut admettre l'une des deux hypothèses suivantes : ou bien le tissu conjonctif a englobé dans son développement, sous forme de tumeur, l'élément propre, actif, épithélial du rein demeuré intact, et cette apparence a pu faire croire à une prolifération glandulaire vraie, ou bien cette prolifération existe véritablement, et alors il ne saurait être question d'autre chose que d'un épithélioma; mais, quand elle est jeune encore, la tumeur n'a pas tous les caractères du cancer que lui confère plus tard l'ancienneté de son développement. C'est ainsi qu'a pu être classée parmi les tumeurs bénignes la variété adénome ou adéno-fibrome, qui doit en être distraite, pour la raison qu'on ne peut guère l'admettre comme type indépendant, surtout en clinique.

C'est donc l'élément conjonctif dans l'acception la plus large du terme, le tissu banal du rein, la trame cellulaire, vaisseaux, graisse, fibres musculaires, qui seul est le point de départ des tumeurs bénignes de cet organe.

*a. Lipomes.* — Le lipome se montre ordinairement sous la forme de petites nodosités graisseuses disséminées dans la substance corticale. Celles-ci sont quelquefois peu nombreuses et alors, si elles n'augmentent pas de volume, elles constituent une affection sans importance; mais il peut arriver qu'elles prennent un grand développement et forment une tumeur volumineuse. Ces deux cas répondent à la forme circonscrite. On voit aussi ces petites masses graisseuses, sans s'accroître beaucoup en volume, s'étendre, se généraliser, envahir après la substance corticale la zone médullaire et frapper ainsi quelquefois les deux reins; c'est la forme diffuse. Dans la trame du lipome, le tissu conjonctif prend dans certains cas une place importante; la tumeur devient alors un fibro-lipome.

*b. Fibromes.* — Quelques auteurs, Verneuil, Lancereaux par exemple, appliquent au rein leur conception générale des tumeurs d'origine conjonctive et décrivent deux sortes de fibromes,

le fibrome *embryonnaire*, correspondant au sarcome classique,
et le fibrome *adulte*. Cette manière d'envisager les choses peut
paraître très conforme aux lois de l'anatomie pathologique générale; mais, au point de vue de l'évolution clinique, elle est
tout à fait inacceptable. Le sarcome est et restera toujours un
néoplasme malin, en dépit de sa solidarité pathogénique avec le
fibrome, qui est et restera le type de la bénignité, toutes réserves
faites naturellement pour les formes mixtes.

Le fibrome du rein se présente sous deux formes : on le
voit quelquefois prendre un grand développement et transformer
la glande en une volumineuse masse dure, blanchâtre, criant
sous le scalpel; dans d'autres cas il se montre à l'état de petits
noyaux fermes, blancs, semés dans le rein entre la substance
corticale et la substance médullaire, à la base des pyramides,
et quelquefois si petits, si multipliés, qu'on a pu les prendre
pour des lésions de néphrite conjonctive.

Les gros fibromes présentent quelquefois la dégénération
kystique[1]; alors on trouve au centre de la tumeur une ou ordinairement plusieurs cavités de dimensions variables, contenant
un liquide sans caractères fixes, clair ou sanguin[2].

A côté des lipomes et des fibromes du rein proprement dits,
qui prennent naissance et se développent dans la glande, il faut
placer ceux qui ont une origine périnéphrique et ne contractent
que plus tard des rapports intimes avec cet organe; ces tumeurs
naissent dans l'atmosphère cellulo-adipeuse. Spencer Wells[3],
Billroth[4] en ont rapporté des exemples. Dans le cas de Spencer
Wells, le néoplasme, de nature lipomateuse, était bilatéral.

c. *Myomes.* — Le myome n'existe pas dans le rein à l'état de
tumeur à type pur; il est même étonnant de voir les fibres

1. Gaillard Thomas, *New-York med. News*, 1882, vol. I.
2. Claus, *Rev. de Chir.* Paris, 1885, p. 1011.
3. Spencer Wells, *Arch. gén. de méd.*, 1884, t. II, p. 256.
4. Billroth, *Fibro-myome rétropéritonéal.* Wiener med. Wochenschr. 1880, n° 28.

musculaires prendre assez de développement pour constituer un élément important de la structure de certaines tumeurs mixtes et ne jamais former à elles seules un néoplasme. En parlant du cancer, j'ai dit qu'il était fréquent de constater dans la trame du sarcome l'existence de faisceaux lisses et quelquefois de faisceaux striés (myosarcome ou rhabdomyome), et j'ai indiqué les interprétations différentes que les auteurs ont données de leur origine. Les tumeurs où on les trouve sont la plupart du temps d'origine congénitale.

*d. Myxomes.* — Le myxome pur est à peu près inconnu dans le rein. Lancereaux en rapporte deux exemples : la tumeur était composée « de fibres conjonctives épaisses, parallèles ou entrecroisées, de façon à former des aréoles contenant de la mucine ». Il est plus fréquent de trouver le myxome associé à d'autres tumeurs pour former un néoplasme à type mixte et partant malin. Quelques exemples en ont été rapportés dans ces dernières années[1]. Cette variété constitue le myxosarcome.

*e. Ostéomes. Enchondromes.* — L'ostéome du rein n'existe peut-être pas ; rien ne prouve, en effet, comme le fait remarquer Lancereaux, que ce qu'on a décrit sous ce nom ne soit pas simplement une incrustation calcaire de cet organe ou de certaines parties des tumeurs dont il peut être le siège[2]. L'observation de kyste athéromateux à masses calcaires rapportée plus haut aurait peut-être été interprétée jadis comme un ostéome vrai. Quant au chondrome, s'il en a été mentionné des cas prêtant moins au doute, il n'en constitue pas moins une curiosité pathologique très exceptionnellement rencontrée[3].

1. *Voy.* Procin, *Myosarcome strié congénital des reins.* Centralbl. f. Chir., n° 8; Fr. méd., janvier 1886. — Jardet, *De la présence des fibres musculaires lisses dans le rein à l'état normal*, Arch. de Phys., 15 fév. 1886. — Israël et Henoch, *Myxosarcome kystohémorrhagique*, Berl. klin. Woch., 15 mai 1882. — Kœnig, *Myxosarcome rénal.* Sem. médic. 1885, p. 157. — Homans, *Myxosarcome rénal.* Boston med. Journ., 15 déc. 1885, p. 567.

2. Rayer, *Traité des maladies des reins*, t. III, p. 606.

3. Glüge, *Steatose der Nieren*, Atlas der path. Anat., t. II.

*f. Angiomes.* — Il n'y a que peu de chose à dire des angiomes. On peut les observer dans les reins, comme on les rencontre aussi dans d'autres glandes, le foie, la parotide, la glande submaxillaire. Rayer « paraît en avoir observé[1] » : mais ce sont là certainement des tumeurs très rares, dont le développement est mal connu, qui sont peut-être dues, comme les tumeurs érectiles du foie, d'après Virchow et Rindfleisch, à l'hyperplasie antérieure du tissu conjonctif (hépatite ou néphrite interstitielle), qui conservent toujours un petit volume, qui siègent à la surface du rein, sous la capsule, et qu'il ne faut pas confondre, comme semblent le faire quelques auteurs, avec les cancers dans lesquels l'élément vasculaire prend un tel développement qu'il confère au néoplasme des caractères très particuliers.

*g. Lymphangiomes.* — Le lymphangiome, dit Lancereaux, a été également rencontré dans le rein; il est signalé par Heschl[2] et par Klebs[3]. Il se présenterait sous la forme de petites nodosités mollasses, constituées par du tissu conjonctif délicat, limitant des cavités peu étendues, plus ou moins allongées, que remplissent des granulations pigmentaires et graisseuses[4].

**Symptômes.** — Quelle que soit leur variété, les tumeurs bénignes du rein peuvent cliniquement être divisées en petites et grosses. Les petites (angiomes, lymphangiomes, fibromes et lipomes à la première période) n'ont pas d'histoire symptomatologique; elles passent inaperçues. Elles n'occasionnent ordinairement pas de douleurs, ne déterminent pas d'hémorrhagies, et comme elles ne sont accompagnées d'aucun signe physique capable de révéler leur existence, elles sont d'ordinaire des trouvailles d'autopsies que rien pendant la vie ne pouvait faire pré-

1. Debierre, Art. *Erectile (tissu)*, Dict. encycl. des Sc. méd., série I, t. XXV, p. 398.
2. Heschl, *Arch. génér. de méd.* 1866, t. II, p. 617.
3. Klebs, *Handb. der patholog. Anatomie.*
4. Les bulletins de la Société des médecins de Vienne renferment, à la date du 22 octobre 1886, un cas de *tératome du rein*, publié par Foltanek. Je regrette de n'avoir pu me procurer ce document.

voir. Il faut faire cependant une exception pour les cas où le néoplasme, sans atteindre pour cela un volume considérable, s'infiltre dans l'épaisseur des deux glandes, à la façon de certains lipomes, et détermine alors des troubles de sécrétion capables de conduire le malade à l'urémie.

Les grosses tumeurs bénignes du rein ont, en tant que tumeurs, à peu près les mêmes symptômes que le cancer. Elles n'atteignent ordinairement pas un développement aussi considérable. On en voit pourtant acquérir un volume énorme; un fibro-myome enlevé par Bruntzel[1] pesait 18 kilos et demi. Elles sont ordinairement *plus mobiles*, parce qu'elles ne contractent pas avec les organes voisins des adhérences étendues et précoces, comme les tumeurs malignes. Quand ce fait se produit, c'est tardivement. Gaillard Thomas[2] a extirpé un cysto-fibrome solidement attaché aux parties environnantes; il est vrai que la tumeur était d'origine capsulaire. Durs, fermes dans toute leur étendue, ordinairement plus lisses ou plus régulièrement lobulés que le cancer, quelquefois mollasses et pseudo-fluctuants (lipomes), ces néoplasmes présentent quelquefois une véritable fluctuation ou en tout cas une rénitence particulière en quelques points de leur surface, quand des kystes se sont développés dans leur substance.

Si ces tumeurs se traduisent par peu de signes fonctionnels, si elles n'altèrent point la composition de l'urine, n'amènent pas d'hématurie, n'altèrent pas l'économie par cachexie, elles peuvent occasionner tous les troubles de compression qui signalent l'évolution du cancer; comme telles, elles éveillent quelquefois des douleurs vives, déterminent de la constipation et du météorisme, le varicocèle, l'œdème des jambes, etc., mais tout cela à titre exceptionnel.

1. Bruntzel, *Berl. klin. Woch.*, 1882, p. 745.
2. Gaillard Thomas, *New-York med. News*, 1882, vol. I.

**Marche. Pronostic.** — C'est sur la nature et le degré de ces symptômes de voisinage qu'il faut baser le pronostic de ces tumeurs. Sans gravité par elles-mêmes, la lenteur ordinaire de leur évolution est un des éléments importants de leur bénignité. Ce n'est qu'à la longue qu'elles peuvent accidentellement mettre la vie en péril ou du moins la rendre pénible. Des symptômes d'urémie ne sont à redouter que si les reins ont subi une désorganisation graduelle.

**Traitement.** — Toute tumeur bénigne du rein, exerçant sur les organes voisins une fâcheuse influence, est justiciable de l'intervention chirurgicale. La néphrectomie dans ces cas donne de bons résultats. Brodeur en rapporte dix cas ; huit fois la guérison a été obtenue, deux malades sont morts de péritonite, c'est-à-dire d'un accident imputable sans doute à quelque faute opératoire ou à l'inobservance de quelque précaution antiseptique.

Est-ce à dire qu'il faille enlever toute tumeur bénigne du rein, même quand elle est peu volumineuse, qu'elle ne comprime pas les viscères qui l'entourent, qu'elle n'est pas douloureuse et que, momentanément du moins, elle ne compromet ni ne trouble l'existence ? Évidemment il semble préférable en principe de ne pas intervenir ; mais cette tumeur, aujourd'hui si bénigne et dont l'extirpation serait si facile, n'augmentera-t-elle pas de volume, ne forcera-t-elle pas un jour la main au chirurgien et alors n'aura-t-elle pas contracté des adhérences multiples capables d'aggraver le pronostic de l'opération ? Et puis enfin, cette tumeur, malaisément diagnostiquée, est-on bien sûr qu'elle soit bénigne ? Dans le doute, le chirurgien devra logiquement faire l'exploration directe et, à moins que la tumeur reconnue bénigne (ce qui n'est pas encore facile pièces en mains), ne soit très petite, il y aura tout avantage à profiter de l'occasion pour l'extirper.

# CHAPITRE X



Le titre même de ce chapitre indiquera de suite dans quel sens il a été conçu. Il s'agit d'extraire de l'histoire des reins mobiles tout ce qui intéresse spécialement le chirurgien. Pour légitimer les opérations imaginées dans le but de mettre fin aux accidents graves de l'ectopie rénale, il est indispensable de faire connaître ces accidents, d'en étudier la pathogénie et les conséquences, de bien poser les indications de l'intervention. Autant les notions relatives au diagnostic et au pronostic me semblent dignes d'être mises en relief, autant il me paraît inutile de m'étendre sur l'étiologie générale du déplacement rénal et sur la symptomatologie des cas simples. Le caractère de ce chapitre sera donc essentiellement pratique.

Les travaux abondent sur ce sujet. La description de Rayer a été complétée par un grand nombre de documents auxquels le lecteur pourra se reporter. Je citerai tout particulièrement, en France, le travail de Fritz[1], les leçons de Guéneau de Mussy[2], les publications de Lancereaux[3], de Labadie-Lagrave[4], sans compter plusieurs thèses inspirées par les maîtres français. A l'étranger, des recherches sur le même sujet étaient poursuivies en même

1. Fritz, *Des reins flottants*. Arch. gén. de méd., août 1859, p. 158.
2. Guéneau de Mussy, *Leçons cliniques sur les reins flottants*. Union méd., 3ᵉ série, 20 et 25 juin 1867.
3. Lancereaux. *Les déplacements du rein*. Union méd., 10 et 14 août et sept. 1880, et Dict. encyclop. des Sc. méd., art. *Reins*, 3ᵉ série, t. III, p. 172.
4. Labadie-Lagrave, *Nouv. Dict. de méd. et de chir. pratiques*, t. XXXI, p. 60.

temps par de nombreux auteurs, parmi lesquels Henoch, Adams, Rollet, Keppler, William Roberts occupent la première place.

Depuis quelques années seulement le côté chirurgical de la question attire l'attention. En 1878, Martin (de Berlin) pratiquait la première néphrectomie pour rein mobile douloureux; en 1880, Hahn imaginait la néphrorrhaphie ou fixation de l'organe déplacé dans une incision de la région lombaire, au moyen de la suture. A partir de ces premiers essais, le nombre de ces deux catégories d'opérations se multiplie. Aujourd'hui il est devenu possible d'en discuter les indications et les contre-indications en s'appuyant sur une base solide.

Du jour où l'intervention de la chirurgie fut reconnue utile et même parfois nécessaire, les accidents et les complications des ectopies prirent une importance nouvelle, en tant qu'indications pressantes des opérations recommandables, en même temps que les cas simples étaient définitivement relégués par tous les chirurgiens soucieux du véritable intérêt des malades dans une catégorie spéciale à laquelle il n'est pas permis de toucher. A ces cas doit suffire la thérapeutique médicale ou l'emploi des bandages contentifs.

Cependant des travaux concernant spécialement les accidents de l'ectopie rénale ou les complications dont les reins déplacés peuvent devenir le siège, voyaient le jour. Telles sont les thèses de Defontaine[1], de Petrowski[2] et un certain nombre d'observations relatives à telle ou telle lésion, dont il sera fait mention en temps opportun.

Pour désigner l'*ectopie acquise* du rein, beaucoup d'auteurs se sont servis à peu près indifféremment des termes *rein flottant* et *rein mobile*. D'autres ont établi une gradation, en réservant la première dénomination aux cas de mobilité excessive.

1. Defontaine, *De la pathologie des reins mobiles.* Th. de doct. Paris, 1874.
2. Petrowski, *De la pathol. du rein flottant.* Diss. inaug. Pétersbourg, 1880.

Récemment Newmann[1] a établi trois classes : les reins déplacés mais non mobiles, les reins mobiles, les reins flottants; cette division rationnelle mérite d'être acceptée.

**Étiologie.** — On a décrit des ectopies *congénitales* et des ectopies *acquises*, mais il bien certain que la pathogénie des deux catégories n'est pas la même. La preuve en est que, dans les faits du premier genre, l'artère rénale n'a pas sa longueur accoutumée; elle émane de la fin de l'aorte et des iliaques primitives. La veine rénale se jette dans le gros tronc le plus proche. L'ectopie est donc primitive. Le rein n'est pas déplacé; il n'a peut-être jamais occupé d'autre place. Autre différence entre les deux sortes d'ectopie : celle-ci est-elle congénitale, le rein n'occupe jamais l'épigastre ou les hypochondres; on le trouve en travers derrière l'ombilic, en avant de la colonne vertébrale, dans la fosse iliaque, sur le détroit supérieur du bassin, sur l'angle sacro-vertébral, entre le sacrum et le rectum, entre le rectum et la vessie. Dans ces sièges anormaux le rein est fixe. Au contraire, l'ectopie acquise est caractérisée par la situation de l'organe déplacé dans les hypochondres, dans la région épigastrique, sur les côtés de l'ombilic; elle l'est surtout par sa mobilité; ses rapports normaux peuvent être modifiés par une augmention de volume due à des dégénérescences de diverse nature.

Il importe de savoir que la mobilité est quelquefois *très limitée* ou *nulle*. Le rein descend par une sorte de glissement sur le côté de la colonne vertébrale et se fixe dans sa nouvelle situation. J'ai observé ce fait de la manière la plus nette chez une dame que j'ai examinée deux fois, la seconde fois après un purgatif administré dans le but d'éclairer le diagnostic, en écartant la possibilité d'une tumeur stercorale du côlon transverse. Le rein était assez abaissé pour être senti facilement dans

---

1. Newmann, *On malpositions of the Kidney*. Glasgow med. journ., août 1885.

la moitié de sa hauteur. Il n'était pas assez volumineux pour qu'on pût attribuer la facilité de son exploration à une pyélo-néphrite accompagnée de tuméfaction. Ses caractères n'étaient pas ceux qui ont été attribués plus haut à cette complication. D'autre part, la présence dans l'urine d'une certaine quantité d'albumine était l'indice d'un état inflammatoire indubitable.

Dans les cas ordinaires, la mobilité est très grande; elle reste perceptible, même lorsque des accidents inflammatoires l'ont peu à peu restreinte par la constitution d'adhérences entre le rein et les organes qui l'enveloppent.

L'ectopie acquise se développe ordinairement à partir de l'*âge* de la puberté, mais beaucoup plus spécialement entre vingt et quarante ans. Les trois cas de Steiner, observés chez des enfants de six, neuf et dix ans, sont tout à fait exceptionnels. L'influence du *sexe* est aussi bien déterminée que celle de l'âge. Les 64 cas de Lancereaux se répartissent entre 55 femmes et 9 hommes, les 96 d'Ebstein entre 82 femmes et 14 hommes. L'*accouchement*, la congestion *cataméniale* joueraient un rôle important démontré par de nombreux faits. Il en serait de même de l'abus du corset, de la constriction par des ceintures trop serrées, mais le mode d'action et la portée réelle de ces diverses causes sont encore un objet de contestation pour un certain nombre d'auteurs, qui les relèguent au rang de causes occasionnelles. En revanche, la disparition du tissu adipeux périnéphrique, l'entéroptose, les tiraillements exercés sur le rein par des adhérences péritonéales, agiraient d'une façon plus directe et plus efficace.

Le *traumatisme* a été noté bien des fois comme cause déterminante, mais peut-être ne fait-il très souvent que rendre plus évidente une ectopie commençante. Tous les modes d'efforts ont été incriminés, sans doute avec raison. Je crois beaucoup, pour mon compte, à l'influence exercée par une altération préalable du rein, ayant donné lieu à une augmentation notable de son poids; mais cette opinion n'est pas susceptible de généralisation, en ce sens que le rein le plus sain peut devenir mobile, tandis que le développement dans le rein d'une tumeur solide ou liquide n'en détermine pas toujours le déplacement.

Le rein droit est affecté d'ectopie bien plus fréquemment que le gauche, dans une proportion très frappante. Dans les 91 cas d'Ebstein où le côté était indiqué, le rapport était de 65 à 14, soit 4, 5 à 1. Il n'est pas douteux que la pression exercée par le foie ne donne la raison de cette différence. Les tumeurs de cet organe agissent de même. Quant à la fréquence absolue de l'ectopie acquise, elle serait telle, suivant certains auteurs, que beaucoup de cas doivent être certainement méconnus. Keppler[1] est tombé à cet égard dans une exagération contre laquelle s'est élevé Lindner[2], en avançant que presque tous les symptômes sympathiques attribués ordinairement à des lésions utéro-ovariques se rattachaient en réalité à la mobilité des reins. De là aussi une exagération dans le pronostic qu'il est bon de signaler de suite. D'après Ebstein, sur 5658 autopies faites à l'hôpital de la Charité de Berlin, on aurait rencontré 5 cas de mobilité anormale; la statistique de Rollet, qui est celle de la clinique d'Oppolzer, donne 22 cas sur 5500 autopsies. Ces chiffres permettent de dire que l'ectopie rénale acquise, à des degrés divers, est loin d'être aussi fréquente que le pensent certains auteurs.

**Anatomie pathologique.** — Si l'ectopie rénale est souvent méconnue, cela tient, sans doute, à ce que les altérations de l'organe, peu ou prou déplacé, sont parfois nulles; mais dans les quelques autopsies relatées jusqu'à ce jour, on a presque toujours trouvé le rein congestionné et plus volumineux qu'à

1. Keppler, *Le rein migrateur et son traitement.* Arch. für klin. Chirurgie, 1879, vol. XXIII, p. 520.
2. Lindner, *Réflexions sur la pathogénie et le traitement du rein flottant.* Deutsche med. Wochens 1884, n° 15.

l'état normal. Quelquefois il était atrophié. Les lésions ressortissant à l'hypérémie et à l'inflammation interstitielle peuvent
donc être considérées comme accompagnant habituellement,
sinon toujours, l'ectopie acquise; si ces lésions ne sont pas constantes, il est assez probable que l'organe déplacé peut en être
atteint de temps à autre, par poussées, et c'est peut-être alors
que se développent les accidents locaux ou sympathiques qui
ont frappé les observateurs.

Les lésions, qui intéressent plus particulièrement les chirurgiens, sont beaucoup plus faciles à diagnostiquer, parce qu'elles
donnent lieu ordinairement à la formation d'une tumeur. Les
néphrectomies déjà nombreuses qu'elles ont motivées les ont
fait mieux connaître depuis quelques années; mais, avant la
période de l'intervention active, Andrew et Callender[1], Post[2],
Peebles[3] avaient publié des cas de suppuration d'un rein flottant,
et, bien longtemps auparavant, Cruveilhier avait vu un abcès,
développé dans un rein en ectopie congénitale, s'ouvrir dans le
rectum[4]. La tumeur de la malade de Peebles se vida par l'uretère. Le rein, peu mobile auparavant, sembla reprendre sa place.

Les opérées de Schramm[5], d'Ahlfeld[6], de Landau[7], d'Eger[8]
portaient des hydronéphroses suppurées ou non suppurées,
celui de William Walter[9] un kyste de médiocre volume, contenant 500 grammes d'un liquide albumineux, non constitué
par de l'urine. On a vu plus haut les exemples de kystes hyda-

---

1. Andrew et Callender, *Saint-Bartholomew's hospital Reports*, 1873, vol. XI,
p. 211.

2. Post, *New-York med. journ.*, janvier 1879.

3. Peebles, *The Dublin journ. of med. Sc.*, avril 1874.

4. Cruveilhier, *in Rayer, loc. cit.*

5. Schramm, *Berliner klin. Wochens.*, 10 sept. 1883.

6. Ahlfeld, *Arch. für Gynæcologie*, vol. XV, p. 114.

7. Landau, *Berliner klin. Wochens.*, 13 déc. 1883.

8. Eger jeune, de Breslau, *Berliner klin. Wochens.*, 1876, p. 404.

9. William Walter, *A case of nephrectomy for cystic tumour of a floating Kidney*,
Brit. med. journ., sept. 1883, p. 615.

tiques avec mobilité du rein, que j'ai rapportés. La lithiase a fait l'objet d'un récent travail de Jordan Lloyd[1]. Un homme, que j'ai examiné tout récemment, et chez qui le rein droit, augmenté de volume, est déplacé, a eu à diverses reprises, depuis bien longtemps, de la gravelle sablonneuse. Il se pourrait bien que l'organe malade fût infiltré de graviers. Haward a extirpé un rein mobile tuberculeux l'année dernière[2]. Quoiqu'on admette depuis longtemps que les néoplasmes malins du rein puissent en déterminer le déplacement, ce fait serait tout à fait exceptionnel, par suite des adhérences contractées rapidement avec les organes voisins[3]. Si la mobilité se produit en pareil cas, elle est très restreinte et tend plutôt à disparaître, signe important pour le diagnostic de ces tumeurs avec celles du mésentère.

En réalité, comme on le voit, les altérations des reins déplacés sont rarement très profondes. Il suffit de parcourir le tableau des néphrectomies inséré dans la thèse de Brodeur, pour en être convaincu[4]. On y trouve l'expression exacte de l'anatomie pathologique ordinaire du rein flottant. Sur 26 cas, l'organe est noté normal 10 fois, atrophié 5 fois, hypertrophié 6 fois, congestionné sans lésions 2 fois, graisseux 2 fois, kystique 2 fois, sillonné de cicatrices anciennes 1 fois. C'est en somme la congestion et la néphrite atrophique ou hypertrophique qui dominent. Les lésions plus accusées doivent être regardées comme exceptionnelles.

**Symptômes et diagnostic.** — Le cas typique et en même temps le plus simple de rein flottant est caractérisé par les signes suivants : tumeur ferme, lisse, indolente ou peu sensible à la pression, offrant à peu près la forme et les dimensions connues

1. Jordan Lloyd, *Obs. pratiques sur les calculs rénaux et le rein mobile*, The Practitioner, sept. 1887.

2. Haward, *Ablation d'un rein mobile tuberculeux*, Roy. med. and chirurg. Soc. 22 nov. 1887.

3. Guillet, *Des tumeurs malignes du rein*, Th. de doct. Paris, 1888, p. 46.

4. Brodeur, *loc. cit.*, p. 52.

du rein, à laquelle on peut ordinairement distinguer à travers la paroi abdominale deux faces et un bord émoussé, complètement réductible dans la fosse lombaire. Cette tumeur passe souvent inaperçue jusqu'au jour où quelque symptôme particulier attire l'attention du malade ou de la malade et l'amène à se faire examiner.

Les symptômes, qui font dérogation à l'ensemble de signes énumérés à l'instant, sont multiples et fort divers, suivant les malades et aussi suivant les observateurs; on en jugera par la rapide énumération que je vais en faire.

Il y a des symptômes locaux dont se plaignent amèrement certains malades, ce sont les tiraillements pénibles, les douleurs sourdes continues ou paroxystiques que réveillent l'approche des règles, les fatigues, la station, qu'entretiennent le défaut de soins, les affections utéro-ovariennes; les crises violentes, comparables à des coliques néphrétiques accompagnées de vomissements verdâtres et qu'on attribue à la torsion du pédicule, à une sorte d'étranglement analogue à ce qui a lieu dans certains kystes ovariques. Il y a des symptômes de voisinage ayant pour siège l'estomac, le foie, les gros vaisseaux. Tels sont : diverses formes de gastralgie et de dyspepsie attribuées jadis à la compression et à l'irritation directe de l'estomac ou à une influence réflexe sur cet organe, mais qui, d'après Ebstein, Bartels, Stiller, seraient dues à la compression de la portion verticale du duodénum et à la dilatation consécutive de l'estomac, accompagnée d'insuffisance de la valvule pylorique[1]. Certains auteurs rattachent à la même cause mécanique l'ictère observé quelquefois, mais une autopsie faite par Lindner a enlevé à cette explication beaucoup de sa valeur, en montrant que le rein n'était pas en rapport avec le duodénum et le canal cholédoque. Peut-être s'agissait-il simplement d'un ictère par contracture spasmodique réflexe des voies biliaires.

1. Stiller, *Bemerkungen über Wanderniere*. Wiener medic. Wochens., 1879, p. 73.

A titre exceptionnel, il me faut mentionner les accidents
urémiques observés par Béhier, puis par Labadie-Lagrave, et à
titre encore plus exceptionnel, l'oblitération de la veine cave
inférieure et, comme conséquence, un œdème prononcé des
deux jambes. Je rappelle encore *les névralgies* lombaires et
intercostales signalées par N. Guéneau de Mussy, . que l'on
retrouve dans les affections inflammatoires et douloureuses des
reins non déplacés (voy. p. 275). Enfin il y a des *symptômes
éloignés*, des troubles nerveux et de nutrition qui ont offert
à l'imagination de certains observateurs l'occasion de tomber
dans une exagération évidente, en attribuant à l'ectopie rénale
acquise une influence presque constamment pernicieuse et en
la représentant comme un danger pour l'existence. Ces phénomènes sympathiques seraient l'hystérie sous toutes ses formes
et la chloro-anémie. Ganghofner a même vu chez une malade
se développer une irritation spinale, accompagnée de parésie
des membres inférieurs[1].

Tous ces symptômes peuvent concourir à rendre facile ou possible le diagnostic de l'ectopie, mais les signes auxquels il faut
s'attacher avant tout sont les caractères matériels de la tumeur,
résumés au commencement de ce paragraphe. La tumeur, ai-je
dit plus haut, est ferme, lisse ; sans doute, mais à la condition
qu'une dégénérescence kystique n'en ait altéré ni la consistance ni les surfaces. Même remarque relativement à sa forme
et à ses dimensions. Elle est, en effet, quelquefois plus arrondie, plus globuleuse et souvent plus grosse ou plus petite qu'un
rein normal, lorsque l'organe déplacé est atteint d'atrophie ou
d'hypertrophie.

Elle est indolente ou peu sensible à la pression. Cela est vrai,
lorsqu'on la trouve par hasard chez les malades qui consultent
pour une autre affection, mais non chez ceux qui se savent por-

1. Fr. Ganghofner, *Prag med. Woch.*, 1874, n° 21 et 22.

leurs d'une tumeur, parce que ce sont justement les douleurs dont cette tumeur est le siège qui les déterminent à venir trouver le médecin. Indépendamment des crises violentes présentées par certains sujets, les malades se plaignent ordinairement de ne pouvoir ni se tenir debout ni se livrer à leurs travaux, sans éprouver dans le ventre une sorte de tiraillement profond et douloureux qui les force à s'arrêter et à se placer horizontalement. Naturellement la compression énergique du ventre ou même une faible pression sur le rein réveille ces sensations pénibles, mais sous la forme d'une douleur sourde spéciale, accompagnée de nausées, à laquelle Trousseau attachait une grande importance. Defontaine a rapporté l'observation d'une malade chez qui ce mode d'exploration donnait lieu à un retentissement immédiat vers le méat et à une impression de pesanteur dans le scrotum. Une dame, atteinte d'un kyste hydatique de la face inférieure du foie et d'un déplacement rénal consécutif du même côté, à qui je donne des soins en ce moment, se plaint d'une irradiation immédiate vers le col de la vessie, dès que j'appuie sur le flanc avec la main.

Comme autre caractère des souffrances utile à connaître pour le diagnostic, il est bon de rappeler qu'elles augmentent souvent à l'approche et au moment des règles.

On distinguera les douleurs purement nerveuses, ou associées à une hypérémie rénale simple, de celles que déterminerait une pyélonéphrite aiguë ou une péritonite localisée périnéphrique, par la réaction inflammatoire que le thermomètre révélerait dans les deux derniers cas.

La tumeur est *complètement réductible* dans la fosse lombaire. Quand ce symptôme est très net, il est de premier ordre. La réduction par refoulement simple de bas en haut s'annonce souvent par la sensation d'échappement brusque d'un corps qui reprendrait franchement sa place habituelle. On a l'impression physique de rapports naturels qui se rétablissent entièrement dans la profondeur de l'abdomen; mais lorsque la réductibilité n'est pas complète, ce qui n'est pas absolument rare, on peut confondre facilement le rein déplacé avec une tumeur du foie, de la rate, du mésentère ou de l'ovaire.

Les tumeurs du foie capables de donner le change sont les lobes mobiles et les kystes hydatiques pédiculés de la face inférieure. J'ai signalé plus haut un cas de coïncidence de kyste hydatique du lobe droit et de la face inférieure du foie avec un rein mobile; la persistance d'une zone de sonorité entre les deux tumeurs rendait le diagnostic possible. Terrier a observé un lobe flottant, gros comme les deux poings, allongé obliquement en bas et en dedans, descendant jusque dans la fosse iliaque, extrèmement mobile dans tous les sens, mais d'une quantité relativement faible. Il avait diagnostiqué un rein mobile. L'extrémité supérieure de la tumeur était *mal délimitée*[1]. Dans le cas publié plus récemment par Pichevin, il y avait coïncidence d'un lobe flottant du foie avec un rein mobile. La tumeur avait 20 centimètres de haut sur 10 de large. Elle descendait également dans la fosse iliaque. On aurait pu, dit Pichevin, trouver de la matité dans une étendue de 10 centimètres au-dessous des fausses côtes et arriver par la palpation sur la partie profonde du lobe flottant[2].

Si la tumeur est séparée du foie par une zone bien nette de sonorité, l'erreur peut être évitée. Si elle est très voisine du foie, et qu'elle soit rénale, on peut ordinairement la refouler par en bas en exagérant son déplacement spontané. Enfin il y a de la sonorité en avant du rein déplacé, tandis que généralement, sauf le cas de kyste hydatique très profond, le son est mat en avant des tumeurs hépatiques.

A gauche le diagnostic est plus facile, parce que les tumeurs

<hr>

1. Marcel Baudouin, *Progrès médical*, 18 août 1888.
2. Pichevin, *Progrès médical*, 15 octobre 1888.

de la rate sont encore plus nettement superficielles que les kystes hydatiques du foie. Les collections liquides, peu développées, se reconnaîtront surtout à une matité franche de la région et à la vacuité de l'hypochondre dans sa profondeur, dont on s'assurera par la palpation bimanuelle. De plus les tumeurs de la rate ont une fixité plus grande et sont accolées à la paroi thoraco-abdominale. En dehors du paludisme, de la lymphadénie et de la leucocythémie, elles sont certainement plus rares.

Ce sont surtout les tumeurs du mésentère qui causent des erreurs, ainsi que les tumeurs stercorales; il suffit de songer à administrer un ou plusieurs purgatifs pour écarter la deuxième de ces causes de méprise. Des exemples nombreux rapportés par Augagneur montrent de combien de difficultés est hérissé le diagnostic des néoplasmes développés entre les feuillets du péritoine[1]. Lorsqu'ils ont à peu près les dimensions d'un rein, leurs symptômes se rapprochent tellement de ceux de l'ectopie rénale qu'on ne peut jamais être absolument sûr de les reconnaître. J'ai traité et opéré un sujet dans le mésentère duquel s'était développée une masse ovoïde un peu plus petite qu'un rein, qui était très mobile dans tous les sens. Située sur la partie latérale droite de l'ombilic, elle se laissait refouler en haut presque jusque dans la fosse lombaire, *mais la réduction n'était pas franche*. On sentait une résistance venant d'en bas, qui contrastait avec la facilité extrême avec laquelle la tumeur se laissait déplacer dans toutes les autres directions. C'est cette particularité qui me fit songer à une tumeur du mésentère, diagnostic que je portai tout en faisant des réserves relativement au rein flottant. Or c'était un kyste hydatique du mésentère en voie de régression. Cet exemple me permet de formuler la règle suivante : un rein, très mobile dans l'abdomen et obéissant facilement à tous les déplacements imprimés par la main.

1. Augagneur, *Des tumeurs du mésentère*. Th. d'agrégation, Paris, 1886.

doit être complètement réductible, s'il n'a pas des dimensions supérieures à l'état normal. Un rein, que des adhérences anormales empêchent d'être nettement réductible, ne doit pas non plus être très mobile latéralement ni de haut en bas.

Restent les tumeurs du pancréas. Ordinairement ce sont des kystes. Les autres sont trop profondes et trop médianes pour être en cause. Or les kystes, même développés dans la queue de cet organe, sont généralement plus médians et plus profonds que les tumeurs rénales; ils sont surtout placés plus haut dans l'abdomen.

Il va sans dire que dans certains cas une ponction exploratrice sera utile pour dissiper les doutes; mais il y a un autre signe dont la valeur ne me paraît pas contestable, en dépit de ce qu'ont écrit quelques auteurs. On pouvait supposer à priori que le rein ne devait pas quitter la région lombaire profonde sans que la percussion, d'une part, et, d'autre part, la forme extérieure des lombes ne fournissent à cet égard quelque certitude. Cette supposition se trouve souvent tout à fait confirmée. Ces deux signes, réduction de la zone de matité et déformation de la région lombaire, m'ont servi plusieurs fois à bien établir mon diagnostic. Tout récemment encore ils m'ont été d'une grande utilité dans l'examen d'un malade présentant une tumeur abdominale peu mobile, dont la nature m'avait paru difficile à préciser à un premier examen.

Cette constatation est corroborée par la palpation et la percussion. Par la palpation on saisit moins de tissus que du côté sain. Par la percussion on s'aperçoit que la sonorité thoracique est plus franche dans les deux derniers espaces intercostaux, surtout à gauche, et que la sonorité abdominale, due au côlon, se rapproche plus de la masse sacro-lombaire que du côté opposé. Je suis donc tout à fait convaincu, pour mon compte, que l'examen de la région lombaire fournit des données diagnostiques précieuses, sauf peut-être le cas où le sujet jouit d'un très grand embonpoint. (Voy. au chapitre de l'*Exploration rénale*.)

Les signes directs n'appartenant qu'au déplacement rénal, ont donc une valeur réelle et peuvent suffire, lorsque les signes tirés de la comparaison avec les autres tumeurs de l'abdomen laissent des doutes dans l'esprit. Si en plus le sujet présente quelque trouble du côté de la fonction urinaire et quelque altération de l'urine, ce sera une raison de plus pour admettre un déplacement rénal.

**Marche et pronostic.** — En dépit des assertions déjà réfutées de Keppler, on peut affirmer que beaucoup d'ectopies rénales passent inaperçues, parce qu'elles ne donnent lieu à aucun symptôme, et que beaucoup de celles qui ont été diagnostiquées n'occasionnent que des troubles faciles à combattre. Il peut même arriver que le rein déplacé reprenne sa place spontanément, par exemple après la guérison d'une tumeur du foie, ou par le retour de l'embonpoint, ou à la suite d'une périnéphrite (Thiriar)[1]. Les accidents persistants et les complications proprement dites ne sont pourtant pas assez rares pour qu'on porte, à l'endroit de ces déplacements, un pronostic très bénin. Les souffrances sont quelquefois tellement vives que la vie n'est plus qu'un tourment sans fin. Les phénomènes nerveux, les effets des compressions ou des irritations locales portent une atteinte grave à la santé. Chez certains sujets, des périodes prolongées de soulagement éloignent l'idée de l'intervention active, tandis que chez d'autres celle-ci s'impose comme le seul moyen de mettre un terme à un état pénible ou périlleux par sa prolongation.

**Traitement.** — Une affection dont le pronostic comporte tous les degrés, depuis la bénignité absolue jusqu'au danger de mort, devait soulever bien des controverses, relativement à la

---

1. Thiriar. *Loc. cit.*, p. 106.

thérapeutique qui lui convient. Il y a deux phases dans l'histoire du traitement des ectopies rénales acquises. Dans la première il n'est question que de moyens médicaux et de bandages, dans la seconde l'intervention opératoire se fait une place qui, quoique assez restreinte en somme, serait encore trop large au dire de quelques-uns. Il s'agit simplement, pour s'entendre, de porter dans la recherche des indications et des contre-indications le calme du jugement le plus froid et la méfiance des partis-pris. On arrivera alors sans trop de peine à partager les ectopies rénales en trois classes : celles qu'on ne doit jamais opérer, celles dont les accidents nécessitent une opération, enfin dans une classe intermédiaire se placeront les cas où, suivant les circonstances, l'opération pourra être proposée au malade ou au contraire sera écartée.

Voyons d'abord dans quels cas on ne doit pas songer à une opération ; c'est lorsque le malade ne présente aucun symptôme fâcheux ou que la thérapeutique médicale suffit pour arrêter les accidents. Si le rein n'est pas douloureux, la seule indication est de soutenir la paroi abdominale au moyen d'une ceinture. La plus simple pourra suffire, mais ordinairement il est nécessaire d'y ajouter une pelote qui, placée en regard du rein, le refoule doucement vers la partie profonde de l'abdomen. A défaut d'une réduction complète, qu'aucun appareil ne peut réaliser, le résultat de cette contention est de supprimer les tiraillements du pédicule auxquels il faut attribuer l'irritation des filets nerveux et la gêne de la circulation veineuse. On remédiera ainsi, dans les cas ordinaires, aux douleurs sourdes ou névralgiformes et à l'hypérémie chronique, prélude de la néphrite interstitielle.

Un des appareils les mieux supportés et les moins désagréables est une ceinture large de tissu élastique, munie d'une ampoule en caoutchouc vulcanisé qu'on peut distendre plus ou moins par insufflation. Cet appareil est recommandé particulièrement par Péter[1]. Les appareils à ceinture métallique et à pelote portée par une tige articulée à angle droit avec la ceinture, sont peut-être utiles, lorsque la pression doit être un peu forte, mais ils ne peuvent être bien supportés par les malades qui souf-frent beaucoup. C'est sur ce modèle qu'est construit celui dont Niehans dit avoir obtenu d'excellents résultats[2]. Il consiste dans un bandage herniaire double, sur l'un des ressorts duquel est adaptée une tige rigide verticale. L'extrémité supérieure de cette dernière s'articule avec une pelote oblongue, au moyen d'une articulation en genou qui permet à la pelote de suivre tous les mouvements du corps. Une ceinture faisant le tour de la taille et fixée aux deux extrémités de la pelote, empêche cette der-nière et la tige qui la supporte de basculer.

L'objection qu'on peut faire aux appareils à pelote de faibles dimensions est que le rein se dérobe très facilement à leur pres-sion, tandis qu'une ceinture qui embrasse le ventre entier soutient non seulement le point où l'on a constaté l'ectopie, mais les parties voisines. Quoi qu'il en soit, il est certain que quelques tâtonnements seront souvent nécessaires pour savoir quel genre d'appareil convient le mieux à tel ou tel malade.

Les bandages conviennent à tous les cas, simples ou compli-qués, mais certains comportent ou exigent un traitement médi-cal dirigé contre les douleurs névralgiques et les crises paroxys-tiques ; toutes les ressources de la thérapeutique calmante seront de mise. Contre les phénomènes inflammatoires, la médication émolliente ou antiphlogistique, déjà recommandée pour les pyélites et les néphrites, aura des chances de succès. Enfin les complications spéciales, telles que la gravelle, l'hydroné-

---

1. Desmé, *Des reins flottants et de leur traitement.* Th. de doct. Montpellier, 1885, n° 21.

Voir aussi : Smith, *New-York med. journ.*, 15 février 1885.

2. Paul Niehans, *Zur Behandlung der Wanderniere*, Centralbl. für Chir., 1888, n° 12, p. 209.

phrose, la dégénérescence kystique, rendront nécessaires certaines opérations dont on peut déjà citer des exemples ; mais, avant d'envisager ces cas très particuliers et encore rares, je veux discuter les indications opératoires qui surgissent chez les malades auxquels les moyens médicaux et les bandages ne procurent aucun soulagement.

Je suppose le cas relativement le plus simple. Un rein déplacé, peu modifié dans sa structure, autant qu'on en peut juger par l'examen extérieur, est le siège de douleurs tellement vives que la vie est devenue insupportable, par suite du développement d'accidents nerveux graves et d'une anémie profonde. Sans partager le pessimisme outré de Lindner[1] et de son prédécesseur Keppler, je pense avec beaucoup de chirurgiens qu'on a moralement le droit de proposer une opération, quoique la vie ne soit positivement pas en jeu ; mais quelle sera cette opération ?

La néphrorrhaphie, ou suture du rein à la paroi abdominale postérieure, a été imaginée par Hahn deux ans seulement après la première néphrectomie pour rein mobile. Aussi le parallèle entre les deux opérations peut-il aujourd'hui se baser sur des chiffres presque égaux des deux côtés. Lindner a rassemblé 56 néphrectomies, sur lesquelles il y a eu 9 morts, et 29 néphrorrhaphies avec une seule mort. Donc, au point de vue de la mortalité, pas de comparaison possible : un quart d'un côté, un trentième de l'autre. On peut encore objecter contre l'extirpation rénale, qu'elle supprime trop souvent un rein absolument ou presque tout à fait sain. Sur les 26 cas rapportés par Brodeur, 10 sont accompagnés de la mention *rein normal*, et dans plusieurs autres l'organe était simplement hypertrophié ou congestionné. Il peut donc sembler à juste raison excessif de faire courir des risques de mort pour des troubles de santé qui ne

---

1. Lindner, *Ueber die Wanderniere der Frauen.* Neuwied, L. Heuser, 1888, in-8°, 60 p.

sion à laquelle sont arrivés la plupart des auteurs qui se sont
occupés de la question et à laquelle je me rallie pleinement,
avec cette restriction que, dans certaines circonstances, l'extirpation est parfaitement justifiable et qu'elle est même la seule
forme possible d'intervention.

Lorsqu'on suppose que le rein mobile possède un pédicule très grêle et qu'on a reconnu que sa réduction dans la
fosse lombaire restait incomplète (tel était le cas de l'opérée
de Postewski[1]), lorsque la néphrorrhaphie pratiquée préalablement a échoué, si des douleurs continuelles et des accidents
graves rendent l'existence intolérable et empêchent les malades
de gagner leur vie, on est bien obligé de se rabattre sur la
néphrectomie. Il restera encore à choisir entre la néphrectomie
transpéritonéale et la néphrectomie extrapéritonéale. Compare-
t-on les résultats de l'une et de l'autre, on est frappé de la
grande bénignité de la seconde (extrapéritonéale). Les 10 cas
de néphrectomie lombaire ou abdominale latérale, figurant dans
le tableau de Brodeur, ont donné 8 guérisons et 2 morts, et dans
ces deux derniers cas le rein droit manquait (William Walter)
ou était frappé d'incapacité fonctionnelle (Terrier). L'extirpation
en dehors du péritoine est donc incontestablement digne de la
préférence. Elle ne s'est montrée grave que lorsque le rein
opposé ne pouvait fournir à la suppléance fonctionnelle sur
laquelle comptait l'opérateur. Sous ce rapport la néphrorrhaphie lui est encore préférable, puisqu'elle respecte les deux
reins.

Donc, toutes les fois qu'elle paraîtra possible, l'ablation du
rein en dehors du péritoine sera l'opération de choix. C'est le
moment de mettre les chirurgiens en garde contre une apparence qui explique pourquoi le plus grand nombre des extirpa-
tions s'est fait jusqu'ici par la méthode transpéritonéale. Il

1. Postewski, *Congrès de chir. de Naples*, Bull. méd., 1888, p. 459.

compromettent pas ordinairement la vie. Telle est la conclu-
semble en effet que le rein mobile à déplacement moyen doive
être muni d'un pédicule long et entièrement coiffé par le péritoine. Il n'en est rien. J'ai insisté ailleurs sur cette particularité
importante déjà signalée par Czerny et qui a frappé plusieurs
opérateurs[1]. Polaillon, dans le cours d'une extirpation transpéritonéale, a été surpris de rencontrer un pédicule large et
d'éprouver quelque difficulté à amener le rein à l'extérieur[2].
La disposition la plus ordinaire est un simple refoulement du
péritoine en avant, de sorte que la base de la portion refoulée
de la séreuse reste assez large pour permettre l'énucléation
rénale par derrière ou par le côté. Il est donc permis de dire
que, sauf de rares exceptions, la néphrectomie extrapéritonéale
est praticable. Le jour où les chirurgiens seront bien pénétrés
de cette idée, la statistique de l'extirpation s'améliorera au
point qu'elle pourra mieux supporter le parallèle avec la
néphrorrhaphie.

Elle le pourra d'autant mieux que cette dernière n'a pas
pleinement répondu aux espérances de celui qui l'a imaginée.
On sait qu'elle est bénigne, et c'est déjà beaucoup, mais on sait
aussi que ses bons résultats sont loin de se maintenir toujours.
Indépendamment des cas de Agnew Hayes[3] où elle s'est montrée
insuffisante de suite, on pourrait en citer plusieurs auxquels
Lindner fait allusion dans son parallèle des deux méthodes, et
d'autres plus récents encore.

De là certains perfectionnements auxquels ont été successivement amenés les opérateurs et qui seront indiqués à propos de
la médecine opératoire de la néphrorrhaphie. Malgré ses insuccès, la fixation du rein dans la région lombaire doit conserver

---

1. Le Dentu, *Technique de la néphrectomie.* Rev. de chir. 1886, p. 106.
2. Polaillon, *Bull. de l'Ac. de méd.*, t. XVI, n° 28.
3. Agnew Hayes, *Philadelphia med. Times,* 15 juin 1887.

le pas sur la néphrectomie. Telle est l'opinion de plusieurs chirurgiens, entre autres Hahn, Küster, Ceccherelli, à qui les circonstances ont fourni l'occasion de se faire une expérience spéciale sur ce sujet.

La thérapeutique du rein mobile simple, sans complications importantes, doit donc être graduée de la manière suivante :

L'emploi d'un bandage approprié convient à tous les cas ; les ressources de la médication purement médicale seront utilisées avant qu'on prenne le parti d'opérer. En ce cas la néphrorrhaphie sera pratiquée, en dépit des chances d'insuccès qu'elle comporte. Si elle échoue, on aura recours à la néphrectomie et, autant que possible, à la néphrectomie extrapéritonéale. La méthode transpéritonéale ne serait justifiée que par l'extrême longueur du pédicule ou par la fixité relative du rein très bas dans l'abdomen, au milieu des adhérences d'une ancienne péritonite circonscrite. Les mêmes raisons pourraient obliger à rejeter de prime abord la néphrorrhaphie, parce qu'alors l'énucléation du rein par derrière ou par le côté offrirait plus de difficultés que par devant, après incision du péritoine.

Restent maintenant à envisager les *cas compliqués* de lithiase, de pyonéphrose, d'hydronéphrose, de kystes, de tuberculose, de néoplasmes. J. Andrew et Callender traitent ensemble par l'incision un rein flottant suppuré[1]. Post agit de même, en passant en dehors du carré des lombes, mais son opéré garde une fistule urinaire[2]. De graves hémorrhagies et la mortification partielle des tissus dans la plaie lui avaient fait courir de grands dangers.

Plusieurs cas d'hydronéphrose développée dans un rein mobile ont été traités, soit par la fixation de la poche à la paroi abdominale avec formation ultérieure d'une fistule urinaire,

---

1. J. Andrew et Callender, *Suppuration dans un rein flottant, traitée par l'opération.* Saint-Bartholomew's hosp. Reports. 1873, vol. IX, p. 211.

2. Post, *Pyonephrosis in wandering Kidney.* New-York med. journ., janvier 1879.

soit par l'extirpation. La mobilité était peu accentuée chez les malades de Pernice[1] et de Winckel[2], très notable au contraire chez ceux de Ahlfeld[3], de Czerny[4], de Landau[5] et de Schramm[6], auxquels fut appliquée la première méthode. L'observation de Schramm offre ceci de particulier que l'opérée subit deux fois la laparotomie. La première fois, la tumeur, qui avait les dimensions d'une tête d'adulte, se vida dans le péritoine et se rétracta de telle sorte que la fixation à la paroi abdominale ne put être exécutée. Le chirurgien se contenta d'extirper par occasion l'ovaire du même côté, qu'il trouva malade. Peu de temps après, une deuxième laparotomie, au cours de laquelle 1500 grammes de liquide avaient été extraits de la tumeur, permit d'établir une fistule urinaire qui persista.

Ce mode de traitement est passible des objections déjà présentées à propos de l'hydronéphrose du rein fixe. Le résultat de l'incision, dans le cas actuel comme dans l'autre, dépend du degré d'atrophie du rein. S'il est entièrement désorganisé, la guérison de la poche par suppuration est possible. Si la destruction n'est pas complète, ses fonctions momentanément suspendues se rétablissent et le malade est condamné à une infirmité parfois temporaire, le plus souvent permanente. Alors l'extirpation du tronçon de rein s'impose comme une nécessité inéluctable. Je ne connais pas de fait de néphrectomie secondaire après incision préalable d'une hydronéphrose dépendant d'un rein mobile, mais on peut citer un exemple de néphrectomie pour rein flottant compliqué d'hydronéphrose, pratiquée par Walter Fell[7].

1. Pernice, *Arch. f. Gynækologie.* Bd. XIV, H. 3, S. 438.
2. Winckel, *Berliner medic. Woch.*, 1877, p. 482.
3. Ahlfeld, *Arch. f. Gynæcologie.* Bd. XV, H. I, p. 114.
4. Czerny, *Arch. f. klin. Chir.* Bd. XXV, 1879.
5. Landau, *Berliner klin. Woch.* 15 décembre 1883.
6. Schramm, *Berliner klin. Woch.*, 10 septembre 1885.
7. Walter Fell, *Brit. med. journ.*, janvier 1888.

Dans les opérations Walter[1] et de Riegner[2], il s'agissait de tumeurs kystiques ; dans celles de Haward[3] et de Terrillon[4], le rein était tuberculeux. S'il est de règle, lorsque le rein malade a conservé ses rapports normaux et que la lésion est bénigne, de faire des opérations aussi parcimonieuses que possible, on peut hésiter dans le cas où l'affection complique une ectopie. Par exemple, devra-t-on toujours traiter l'hydronéphrose ou les kystes uniloculaires de l'organe déplacé, comme on le ferait des mêmes altérations développées dans les conditions ordinaires? Il me paraît difficile d'adopter une règle uniforme pour tous les cas. On ne sait pas encore bien si un rein fixé à la paroi abdominale avec la poche kystique qu'il porte, est capable d'un fonctionnement régulier, si sa situation anormale ne doit pas devenir par la suite la cause de troubles persistants et incompatibles avec une bonne santé. Aussi est-il permis de pencher jusqu'à nouvel ordre vers les opérations radicales, sauf réserve pour les cas où les opérations parcimonieuses semblent pouvoir être pratiquées dans des conditions particulièrement favorables, et surtout pour ceux où elles sont seules possibles.

Si les accidents des affections superposées à l'ectopie se combinent avec ceux de l'ectopie elle-même, il faut se décider d'emblée pour la néphrectomie et j'ajouterai, pour la néphrectomie transpéritonéale, la seule exécutable chez beaucoup de sujets, lorsque la mobilité du rein est très grande. Les conditions ne sont plus les mêmes, en effet, que dans les cas de déplacement simple. La possibilité de l'extirpation en dehors du péritoine se restreint de plus en plus, à mesure que l'organe déplacé subit des altérations plus profondes et acquiert des dimensions plus considérables.

1. William Walter, *Brit. med. journ.*, 1883, p. 615.
2. Riegner et Rosenfeld, *Deutsche medic. Woch.*, 1888, n° 5, p. 46.
3. Haward, *Royal med. and surg. Soc.*, séance du 22 novembre 1887.
4. Terrillon, *Bull. de l'Ac. de méd.*, séance du 9 octobre 1888.

# CHAPITRE XI



PROCÉDÉS D'EXPLORATION MÉDIATE ET IMMÉDIATE
DES REINS

Les signes qui permettent d'arriver au diagnostic des diverses affections des reins étudiées dans les chapitres précédents, ont été analysés sans beaucoup de souci des méthodes d'exploration propres à les faire reconnaître. Il a été souvent question de tuméfaction, de sensibilité, de déplacement de ces organes; mais si, chemin faisant, il m'a paru quelquefois nécessaire de mentionner les procédés d'investigation à mettre en pratique dans certains cas déterminés, les indications données sont restées forcément incomplètes. Une étude d'ensemble, un exposé systématique peut seul combler ces lacunes. Cet exposé doit être comme le prélude du chapitre important de médecine opératoire par lequel se terminera la première partie de cet ouvrage.

L'exploration des reins est *médiate* ou *immédiate*, autrement dit, elle se fait à travers les téguments intacts, ou directement, après incision de toutes les couches de tissus qui les protègent. Un troisième mode d'exploration, consistant dans une laparotomie préalable et dans l'examen des reins à travers leur enveloppe péritonéale, devra être discuté après les deux premiers. Rigoureusement parlant, ce n'est plus une exploration immédiate, mais il s'en faut de peu.

A. **Exploration médiate.** — L'*exploration médiate* a pour moyens l'examen visuel des régions rénales, la percussion, la palpation, le ballottement.

*Examen visuel.* — L'examen visuel des régions rénales n'est pas sans importance. On a vu combien il peut être utile lorsqu'un rein est déplacé. Il peut l'être encore, lorsque les deux reins occupent leur position normale. Pour bien se rendre compte des formes extérieures de ces régions, il faut placer le sujet à quatre pattes, les genoux et les coudes appuyés sur un lit ferme ou sur un canapé, le derrière tourné vers une fenêtre. L'observateur se place du côté de la tête, bien en face du jour.

Chez les sujets maigres, une dépression marquée et brusque existe de chaque côté du bord externe de la masse musculaire sacro-lombaire. Chez les sujets d'un embonpoint moyen, cette dépression, bornée en haut par les deux dernières côtes, en bas par la crête iliaque, en dedans par le relief musculaire, est encore perceptible. Le développement exagéré du tissu adipeux l'efface entièrement chez les obèses. L'examen visuel n'a donc de valeur que dans les deux premières catégories de sujets. Quoique les particularités qu'il révèle n'aient qu'une importance relative, elles ne sont certes pas à dédaigner.

L'exagération unilatérale de la dépression, sur un individu d'embonpoint moyen, indique l'absence congénitale, l'atrophie ou le déplacement de l'un des reins, mais ce signe a besoin d'être corroboré par quelque autre, pour acquérir toute sa valeur. Isolé, il peut encore faire naître une sérieuse présomption, surtout si le sujet est du sexe masculin et si sa taille a pris d'un côté l'*aspect d'une taille de femme.*

L'effacement de la dépression normale, sur un sujet maigre ou médiocrement gras, indique l'augmentation de volume du rein ou l'envahissement de la région périnéphrique par une tumeur solide ou liquide. Si la région est bombée, la déformation a naturellement une signification beaucoup plus nette, mais il est bon de savoir qu'une augmentation de volume peu considérable du rein est suffisante pour occasionner une déformation appréciable. Quoi qu'en disent certains auteurs, les indications

tirées de ce mode d'examen contribuent certainement à éclaircir
le diagnostic. Il est cependant incontestable que les résultats de
la percussion et de la palpation doivent être placés en première
ligne, du moins lorsque les dimensions du rein sont notablement augmentées.

La valeur de ces deux procédés d'exploration ayant déjà été
suffisamment établie, à propos du diagnostic de la lithiase et des
pyélonéphrites, je ne reprendrai pas la question en entier.
Je n'insisterai ici que sur la manière de reconnaître par eux
l'état des reins au point de vue de leur volume. Le problème
est délicat, quand la différence avec l'état normal est peu accusée. Si tant est qu'il soit soluble, c'est à la condition que l'on
sera familiarisé avec la percussion du rein sain. Or il faut se
souvenir que cet organe dépasse à peine le bord externe du
muscle carré des lombes, que du côté droit il est placé un peu
plus bas qu'à gauche et appuyé immédiatement par son extrémité supérieure contre la facette moyenne ou externe de la face
inférieure du foie.

De ces différences de rapports résultent naturellement des différences marquées dans les résultats de la percussion, sans
compter que, d'un côté ou de l'autre, la position exacte des reins
est sujette à une certaine variabilité. Par exemple, chez la plupart des sujets, l'extrémité supérieure de ces organes atteint le
milieu du dixième espace intercostal, tandis que chez quelques-
uns elle remonte plus haut ou descend plus bas. On peut dire
qu'en moyenne la moitié des reins est cachée sous les deux dernières côtes. Les cas où leur extrémité inférieure ne déborde
pas la douzième par en bas, sont évidemment pathologiques[1].

*Percussion.*— Quels sont les résultats de la percussion lorsque
le rein est normal? On devrait trouver une matité verticale d'environ dix à douze centimètres, si cet organe était moins pro-

<hr>

1. Reliquet, *Progrès méd.*, 1887, n°⁵ 11 et 12.

fondément situé, moins recouvert ; mais la présence de la masse musculaire sacro-lombaire gêne considérablement cette recherche. Aussi celle-ci ne peut-elle guère porter que sur une bande verticale du rein, large d'un travers de doigt, qui déborde les muscles en dehors. Étant donné que le bord de ces derniers est à six, sept ou huit centimètres en dehors des apophyses épineuses des vertèbres, on peut dire que la matité rénale s'arrête latéralement à sept, huit ou neuf centimètres de l'épine dorsale. Immédiatement en dehors commence la zone de sonorité facile à percevoir, due à la présence du côlon.

Du côté de l'extrémité inférieure du rein on retrouve cette même sonorité sur une hauteur d'environ deux travers de doigt au-dessus de la crête iliaque, immédiatement en dehors du relief sacro-lombaire. Cette étendue est en rapport avec celle de l'espace costo-iliaque ; or l'étendue de cet espace a été signalée pour sa variabilité par tous les observateurs. Si, à gauche, la matité correspondant à l'extrémité supérieure du rein est relativement facile à délimiter, il n'en est plus de même à droite, parce que la matité hépatique lui succède sans transition.

Pansch[1] s'est efforcé de déterminer d'une façon précise la situation des reins, afin de déduire de ses recherches la valeur de la percussion. Sur cent cadavres il s'est servi d'un procédé consistant à planter de grandes aiguilles dans ces organes et tout autour d'eux, de manière à mesurer la distance qui sépare certaines de leurs parties de points de repère choisis sur les organes voisins. Cet observateur a constaté de grandes variations de situation d'un sujet à l'autre et même d'un rein à l'autre sur le même sujet. Il croit cependant qu'en moyenne les extrémités inférieures de ces deux organes sont à 15 centimètres l'une de l'autre, tandis que les extrémités supérieures

---

1. Pansch, *Ueber die Lage der Nieren mit besonderer Beziehung auf ihre Percussion*, Arch. f. Anat. Phys. und wissensch. Med. de Reichert et du Bois-Reymond, 1876, n° 3, p. 327.

se rapprochent de la colonne vertébrale et sont à 1 centimètre de la face latérale des corps vertébraux. La distance de l'extrémité inférieure par rapport à la crête iliaque serait généralement de 4 à 5 centimètres. Exceptionnellement elle peut aller jusqu'à 6 centimètres et plus.

Pansch accorde peu de confiance à la percussion. Il a raison pour le rein intact, ce qui n'empêche pas que la sonorité est certainement plus étendue et qu'elle atteint manifestement les limites des masses musculaires, lorsque le rein manque ou qu'il est atrophié. Zuelzer[1] recommande un procédé mixte où la percussion du rein est combinée avec l'auscultation de la paroi abdominale dans son voisinage (percutorische Transsonanz). Ses conclusions sont d'ailleurs conformes aux miennes.

Il résulte de ces considérations que la percussion des reins, faite avec le plus grand soin, n'offre qu'un élément de diagnostic de valeur médiocre, tant que les dimensions de l'organe malade ne s'écartent de l'état normal que dans des limites restreintes. Je crois même que, pour les augmentations de volume peu importantes, d'un ou deux centimètres en longueur, qui sont forcément accompagnées d'une augmentation d'épaisseur, l'examen visuel a une valeur supérieure. Cependant, dans le cas d'une tumeur ayant les caractères d'un rein mobile, la cessation de la matité franche immédiatement en dehors du muscle sacrolombaire est une circonstance dont il faut tenir le plus grand compte.

Lorsque les dimensions du rein sont notablement augmentées, les résultats de la percussion deviennent beaucoup plus nets, mais alors c'est la palpation qui fournit les indications les plus importantes. La percussion reste cependant très utile pour déterminer les rapports de la tumeur avec les organes voisins. Elle permet de reconnaître le refoulement du diaphragme, le contact étendu du rein dégénéré avec le foie ou la rate, l'envahissement

1. Zuelzer, *Zur Percussion der Niere*, Berliner Klin. Woch., 25 mai 1887.

de la fosse iliaque et d'une partie de l'abdomen, la situation exacte du côlon ascendant ou descendant. Ce dernier caractère a, comme on le sait, une importance capitale au point de vue du diagnostic des tumeurs du rein. Celles-ci sont coiffées en avant par une région sonore à la percussion qui les sépare de la paroi abdominale, et ordinairement la sonorité est due à la présence du côlon ascendant ou descendant. Pour compléter le diagnostic par la percussion, on a employé souvent un moyen bien simple qui consiste à faire pénétrer par l'anus une quantité d'eau ou de gaz (air ou hydrogène) assez grande pour distendre le gros intestin. Un boudin se dessine alors à la face antérieure de la tumeur, en son milieu ou sur l'un de ses bords, et fixe l'observateur sur la position exacte du côlon déjà reconnue d'une façon approximative.

*Palpation. Ballottement.* — Le troisième et le plus important des trois procédés d'exploration médiate du rein consiste dans la palpation. Celle-ci comporte plusieurs modes d'exécution sur lesquels il y a lieu d'insister. On la pratique avec une seule main ou avec les deux mains. La palpation avec une seule main donne une première impression sur l'état des régions où l'on peut sentir une tumeur rénale. Elle se fait de deux façons, soit en refoulant la paroi abdominale directement en arrière, soit en embrassant toute la région costo-iliaque avec le pouce placé en avant et les quatre autres doigts engagés en arrière jusqu'au bord externe de la masse musculaire sacro-lombaire. Chez les sujets maigres ou d'un médiocre embonpoint, on arrive très bien, par ce dernier mode d'exploration, à rapprocher presque au contact la paroi abdominale antérieure et la paroi postérieure. La distance qui sépare les doigts opposés n'est guère supérieure à cinq, six ou sept centimètres.

La palpation bimanuelle offre beaucoup plus de sécurité, mais elle exige un soin spécial. Facile chez les sujets maigres, elle est rendue très malaisée par la contracture des muscles abdominaux si fréquente quand les reins sont malades, ou par le développement exagéré de la graisse intra-épiploïque ou sous-cutanée. Aussi dans certain cas il n'y a pas d'examen sérieux possible sans la chloroformisation.

Avec ou sans anesthésie, la palpation bimanuelle doit être pratiquée de la manière suivante :

Il faut faire coucher le malade sur le dos, les jambes étendues, la tête légèrement relevée ou tout à fait basse. M. Guyon a fait remarquer avec raison que c'est dans cette position que les muscles de la paroi abdominale sont le plus complètement relâchés, tandis que si l'on invite le malade à plier la cuisse sur le bassin, il résulte de cette attitude un état de contraction de ces muscles qui gêne beaucoup l'examen. Comme cette flexion a un avantage réel chez les sujets à ventre développé, on peut tourner la difficulté signalée à l'instant en chargeant un aide de maintenir les genoux au contact, ou en appuyant sur sa propre poitrine le genou du côté où l'on fait l'examen.

Suivant qu'on se trouve placé à droite ou à gauche, on glisse l'une ou l'autre main en arrière de la région costo-iliaque et l'on se sert des quatre derniers doigts de l'autre main réunis en faisceau pour déprimer lentement la paroi abdominale anté-rieure, immédiatement au-dessous des fausses côtes, à sept ou huit centimètres de la ligne blanche. Les pressions doivent être faites dans une direction un peu oblique en dedans. À mesure que la paroi est refoulée, le pouce de la main placée en arrière vient contribuer à ce refoulement en agissant à peu près direc-tement de dehors en dedans. Il arrive un moment où toute la région est enserrée de près par tous les doigts, sauf le pouce de la main antérieure qui ne peut être utilisé.

Si l'on pratique cette manœuvre sur un sujet, quelque maigre qu'il soit, dont les reins ont leurs dimensions normales, *on ne sent rien* que les couches constituantes des deux parois abdomi-nales, avec le côlon qui ordinairement reste coincé entre les doigts des deux mains, de sorte que, si on a la sensation d'une résistance même faible dans la profondeur, à plus forte raison si on distingue un corps arrondi qui ne fuit pas devant la pression, on a le droit de conclure de l'examen que le rein a des dimensions supérieures à celles de l'état normal.

Ce mode d'exploration, surtout aidé de l'anesthésie, a déjà une grande valeur. M. Guyon en attribue une plus grande encore au signe qu'il a appelé le *ballottement rénal*[1]. Pour le percevoir, il faut donner au sujet et aux mains la position décrite tout à l'heure; mais, au lieu de se contenter de refouler la région costo-iliaque avec la main postérieure et de déprimer la paroi abdominale en arrière avec la main antérieure, il faut se servir de la première pour imprimer d'arrière en avant de petites secousses qui doivent rejeter brusquement le rein vers la paroi abdominale antérieure, si ses dimensions sont augmentées. Comme la palpation bimanuelle simple, le ballottement ne donne aucun résultat lorsque le rein est normal.

Ce mode d'exploration permettrait, suivant M. Guyon, de constater des modifications de volume qui échapperaient à la palpation. J'ai pu, grâce à lui, diagnostiquer récemment un commencement de tuberculose rénale que j'avais seulement soupçonné dans un premier examen.

La forme globuleuse que prend le rein dans la lithiase et sur laquelle M. Guyon a insisté, doit faciliter la perception du ballottement et la rendre possible même lorsque le diamètre longitudinal du rein n'est pas augmenté. Quand il s'est produit une tumeur de dimensions notables, le diagnostic est aidé par n'importe quelle méthode d'exploration, mais il est bon de savoir que la palpation bien faite permet de reconnaître des tumeurs de très faible volume. C'est ainsi qu'Israël a pu sentir un néo-

---

1. Clado, *Ballottement rénal*, Bull. méd. 1887, p. 675, et Guyon, *Ann. des mal. des voies urinaires*, 1888, p. 318.

plasme malin de l'extrémité inférieure du rein gros comme une noix, diagnostic qui lui a permis de pratiquer une néphrectomie très-précoce.

B. **Exploration immédiate.** — Elle consiste, ainsi qu'il a été dit plus haut, à sectionner tous les tissus qui recouvrent le rein et à palper directement cet organe mis à nu. Cette exploration peut même être portée plus loin et être complétée par des ponctions ou des incisions faites dans le parenchyme ou dans le bassinet.

L'exploration immédiate, déjà préconisée par G. Simon, a été mise en pratique par beaucoup de chirurgiens. Étant donnée sa grande bénignité, son utilité ne peut plus être contestée. J'y ai eu recours trois fois pour mon compte sans le moindre inconvénient pour les malades. Donc, toutes les fois qu'on jugera absolument nécessaire de préciser un diagnostic par un examen direct du rein et qu'aucune circonstance inhérente à l'état du sujet ne contre-indiquera cette opération, on pourra, sans crainte de nuire, y procéder.

Les incisions se font comme pour la néphrectomie. Celles qui ménagent le plus de place sont plus ou moins parallèles à la douzième côte. L'incision en L oblique, à branche verticale franchement lombaire, correspondant au bord externe du muscle carré des lombes, est également recommandable. On fait une large fenêtre au tissu adipeux périnéphrique et on met à nu la face postérieure du rein dans la plus grande hauteur possible. Pour bien palper l'organe, il est indispensable de le tenir entre l'index et le médius opposés au pouce. La dénudation de sa face antérieure est donc rigoureusement nécessaire. Elle seule permet de se rendre compte de la forme et de la consistance de son tissu. Elle seule permet de constater si le bassinet ou les calices sont occupés par des corps étrangers. Cette dénudation peut d'ailleurs se faire sans grands dégâts, si l'on a soin de suivre exactement la surface du rein ; mais l'éviter avec soin comme dangereuse, selon le conseil de von Bergmann, ce serait se placer dans des conditions défectueuses pour une exploration sérieuse[1]. Le tissu graisseux se trouve ainsi repoussé, soulevé, mais n'est pas sérieusement froissé. Il peut donc contracter rapidement de nouvelles adhérences avec la capsule fibreuse.

Il est malheureusement avéré que la palpation ne fournit que des notions incomplètes, lorsqu'il s'agit de reconnaître la présence d'un ou de plusieurs calculs dans le rein; mais si l'on veut s'assurer que c'est bien cet organe qui est le siège d'une tumeur soupçonnée ou nettement constatée par l'exploration médiate, l'examen direct éclaire immédiatement la situation. Voici un fait très démonstratif à cet égard :

Obs. XXIX. — *Abcès rétro-colique simulant une tumeur du rein droit. — Exploration immédiate du rein. — Écoulement de matières stercorales par l'incision du flanc. — Guérison.*

Le nommé Louis B... âgé de vingt ans, m'est adressé par un de mes collègues de l'hôpital Saint Louis, au mois de février 1888, comme atteint d'une tumeur du foie. Après des examens réitérés, me fondant sur ce que la tumeur, qui existe réellement, est recouverte par une zone de sonorité, qu'elle paraît adhérente à la colonne vertébrale, qu'elle se prolonge vers la région lombaire, je suis plus disposé à penser qu'il s'agit d'une tumeur du rein; mais l'urine n'offre rien d'anormal, les besoins d'uriner ne sont pas plus fréquents, la palpation et la percussion pratiquées le plus rigoureusement possible en arrière ne réveillent guère de douleurs. D'autre part la tumeur a une forme plutôt aplatie que globuleuse.

Le malade dit avoir eu des accidents inflammatoires qu'on aurait rapportés à une pérityphlite, mais la fosse iliaque n'offre ni empâtement ni sensibilité anormale. Il prétend même avoir vomi du pus. De là à penser qu'il s'agissait d'une pyonéphrose ouverte dans les bronches, il n'y avait qu'un pas, seulement le défaut de précision des renseignements

---

1. Von Bergmann, *Berliner klin. Woch.,* 16 novembre 1886.

et de tout symptôme actuel suffisamment significatif entretenait mon embarras. Je résolus de faire une exploration.

Vers le 20 février, le malade étant profondément anesthésié, je fis une longue incision oblique, parallèle à la douzième côte. Les muscles abdominaux me parurent altérés; on y trouvait des lacunes vides, des interstices anormaux. Les fibres étaient indurées et d'une coloration tirant sur le violet gris.

Après avoir refoulé le péritoine et le côlon j'arrivai sur le rein droit. L'ayant dénudé du côté de sa face antérieure, je glissai entre lui et la face postérieure de la tumeur trois doigts de ma main gauche, tandis qu'avec la main droite je palpais l'abdomen par devant et en refoulais la paroi en arrière. Il devint ainsi évident que la tumeur ne dépendait pas du rein, mais qu'elle paraissait en rapport intime avec le côlon transverse. Pendant cette exploration il ne s'échappa ni pus ni matières fécales, de sorte que, après avoir placé un drain en avant du rein, un second au milieu des couches musculaires suspectes, et suturé la plaie, je n'étais pas beaucoup plus avancé.

Dès le lendemain une particularité des plus importantes m'ouvrit les yeux. Il y avait des matières fécales dans le pansement. La tumeur était donc un abcès communiquant avec un point du tube digestif par une *fistule borgne interne*. Une circonstance fit connaître bientôt le siège de la communication. Des injections à l'eau phéniquée au centième déterminèrent rapidement une dysenterie d'origine irritative qui cessa dès qu'on eut suspendu ces injections. La fistule s'ouvrait donc dans le côlon transverse. Peut-être y avait-il eu jadis une communication avec l'estomac ou le duodénum, qui s'était oblitérée.

L'opéré guérit en un mois environ non seulement de l'incision explorative, mais de sa fistule colique borgne interne. La guérison s'est parfaitement maintenue jusqu'à ce jour (14 février 1889.)


Si le rein est reconnu atteint d'un commencement de dégéné-rescence maligne, s'il est surmonté d'un kyste peu développé, l'opérateur se comporte en conséquence, mais le plus souvent l'exploration est faite dans la pensée que le rein renferme des calculs. On a vu au chapitre *Lithiase* de quelles difficultés ce diagnostic est quelquefois hérissé. La palpation est loin d'avoir la valeur qu'on serait tenté de lui attribuer *a priori*. La recherche doit être complétée par des ponctions capillaires multiples, procédé préconisé par Simon et employé bien des fois depuis lors. Pour en tirer tout le profit possible, il faut procéder avec méthode. L'instrument le meilleur est une aiguille à acupuncture ayant pour manche un petit cylindre hexagonal de 3 à 4 millimètres de diamètre.

Quand le rein n'est pas le siège d'une pyonéphrose, il est indispensable de le mettre d'abord à découvert. En cas de suppuration, une ponction faite à travers la peau intacte peut aussi révéler la présence des calculs. Un cas de Barker est démonstratif à cet égard[1].

On doit faire d'abord une série de piqûres sur le bord convexe du rein mis à nu, à environ un centimètre ou un centimètre et demi de distance, en dirigeant la pointe de l'aiguille obliquement vers les calices et en l'enfonçant à 4 centimètres de profondeur. Si ces premières piqûres restent sans résultat, il faut en faire deux autres séries verticales sur la face postérieure du rein, espacées à peu près comme les premières, dans la même direction, mais en enfonçant l'aiguille de moins en moins, à mesure qu'on approche du bassinet. L'exploration de ce dernier ne doit se faire qu'après qu'on s'est assuré de la situation exacte de l'artère et de la veine rénales.

Faut-il s'en tenir là, en cas de résultat négatif, ou pousser encore plus loin les recherches? Sur les malades des observations xii et xiii (voir p. 216 et 230) j'ai cru devoir m'arrêter; mais ces deux cas remontent à 1881 et à 1885. Maintenant je serais sans doute plus hardi et je suivrais peut-être l'exemple donné par Morris, Bruce Clarke, Belfield, Lloyd, les deux premiers théoriquement, les deux derniers après application de leurs idées sur le vivant.

---

1. A. Barker, *A means of diagnosis of renal calculus*, The Lancet, 1880, vol. I, p. 624.

Morris pense qu'il est opportun d'inciser tous les calices les uns après les autres, jusqu'à ce qu'on ait rencontré la pierre. Je ferai remarquer que le conseil n'est pas aussi simple à suivre qu'il en a l'air. Comment être certain de faire tomber ses incisions juste sur les points où les calices se prolongent dans la substance rénale? Comment aussi être sûr d'éviter les grosses branches de l'artère rénale qui rampent dans le parenchyme à partir du hile? L'idée de Bruce Clarke semble tout d'abord plus pratique. Le rein étant mis à nu, on fait à la face postérieure du bassinet une petite incision, par laquelle on introduit une sonde en gomme terminée par un bouton de porcelaine. L'extrémité de cette sonde, poussée dans la direction de chacun des calices, doit rencontrer les concrétions qu'on suppose y être renfermées [1].

Ce procédé est encore passible de certaines objections. D'abord il me paraît assez difficile, vu la profondeur de la plaie du bassinet, de faire revenir l'extrémité de la sonde vers les calices, autrement dit vers l'opérateur lui-même. Il faudrait se servir d'un instrument possédant une certaine élasticité, mais fortement coudé sur lui-même, dans le genre des curettes que j'ai fait fabriquer et qui seront figurées plus loin. De plus, si les calculs étaient contenus dans le parenchyme rénal ou dans une partie d'un calice séparée du bassinet par un rétrécissement très serré, d'où résulterait un enkystement presque complet, ils échapperaient nécessairement à l'extrémité de la sonde.

La même objection peut être adressée au procédé de Lloyd. Ce chirurgien fait une ponction avec le bistouri dans la partie inférieure du rein et introduit jusque dans le bassinet un explorateur vésical à bec court et mince. Si la pierre occupe la partie supérieure du rein, il pratique au point convenable une deuxième incision. Son extraction se fait au moyen d'une cuiller

----

1. Bruce Clarke, *Loc. cit.*, p. 151.

spéciale[1]. William T. Belfield[2] fit une fois l'exploration directe du bassinet gauche combinée avec le cathétérisme de l'uretère droit. Il ne trouva dans le premier que du sable fin ; la malade fut débarrassée de ses souffrances par l'évacuation de ce sable[3].

Je pense pour mon compte qu'il est préférable, si l'on a des raisons suffisantes pour poursuivre les recherches au delà des ponctions exploratrices, d'inciser la substance rénale elle-même en regard des points où l'on aurait aperçu de légères bosselures, indice d'un commencement de dilatation d'un ou de plusieurs calices, et constaté une résistance sous-jacente à la palpation. On se bornerait d'abord à des ponctions avec le bistouri, quitte à agrandir le passage de l'instrument pour l'extraction du calcul ou du gravier rencontré par la pointe.

Autant que possible c'est le bord convexe du rein qu'il faut choisir pour faire ces ponctions ou ces incisions, car c'est là que les vaisseaux sont le moins volumineux. L'avantage principal de l'incision du parenchyme lui-même consiste en ce qu'il est beaucoup plus facile à suturer que les parois du bassinet et que quelques fils bien placés simplifieraient singulièrement les suites de l'exploration, en empêchant tout écoulement d'urine. Les expérimentations fort intéressantes de Tuffier, les observations sur le vivant faites par Czerny et par moi-même plaident en faveur de cette manière de procéder. Si, dans le cas qui m'est propre, il s'est produit un écoulement d'urine qui a duré quelques jours, je l'attribue à ce que la suture du bassinet n'a pas bien tenu (obs. xxxi).

Je conclurais donc volontiers en disant que, si j'avais de bonnes raisons pour pousser mon exploration aussi loin que

1. J. Lloyd, *Practical observations on Kidney stone and on Kidney mobility*, Practitioner 1887, september.

2. William T. Belfield, *Digital exploration of Kidney*, New-York med. Record, 14 mai 1887.

3. Shepherd, *Exploration of Kidneys*, Montréal, med. chir. Soc., 5 nov. 1886.

possible, je n'hésiterais pas à fendre le rein sur une certaine longueur de son bord convexe et à faire pénétrer un instrument ou mon doigt dans les calices entr'ouverts. En cas de résultat négatif le dommage ne serait pas bien grand. Des sutures bien faites arrêtent immédiatement l'écoulement du sang[1]. Celui qui s'écoule par la vessie pendant les deux ou trois jours suivants n'est pas de provenance récente ; c'est celui qui a pénétré dans ce réservoir ou dans l'uretère, ou a rempli le bassinet, pendant l'opération. Cependant une exploration aussi sérieuse doit être réservée aux sujets encore jeunes, dont l'état général n'est pas mauvais, dont l'autre rein ne paraît pas malade, dont surtout l'urine contient un chiffre d'urée voisin de la moyenne. J'ai fait la néphrotomie superficielle à un homme dont j'avais déjà enlevé un des reins et qui n'émettait guère plus de 6 à 8 grammes d'urée par jour. Il a bien supporté ce débridement. Aurait-il aussi bien supporté une incision profonde allant jusqu'au bassinet? Cela est probable, mais il n'en est pas moins nécessaire de compter avec la néphrite interstitielle, même chez les sujets qui possèdent leurs deux reins.

C. **Exploration transpéritonéale.** — Ce mode d'exploration consiste à ouvrir le ventre sur la ligne médiane et à aller palper avec la main la face antérieure des deux reins, recouverte par le feuillet pariétal du péritoine. Il a pour but la détermination précise de l'état d'un rein qu'on suppose malade ou de son congénère, si l'on se propose d'enlever le premier.

Knowsley Thornton et Lawson Tait sont les deux premiers chirurgiens qui aient préconisé cette manière de faire. Ils ont été imités par plusieurs autres à l'étranger, et en France par Lucas-Championnière. Cette question a donné lieu jadis à une discussion intéressante, au sein de la Société de médecine et de chirurgie de Londres. Le débat a été vif entre les partisans de l'incision

---

1. La question de la suture du rein sera reprise plus loin à propos de la néphroli-thotomie.

péritonéale et ceux qui, dans leur modestie, ne la considéraient pas comme un simple jeu. Pour lesquels convient-il de prendre parti? Les chirurgiens qui se sont ralliés à la pratique de l'exploration transpéritonéale ont passé à côté de deux questions importantes : celles de savoir si elle est supérieure à l'exploration extrapéritonéale et si elle est plus bénigne. Examinons d'abord le côté bénignité.

Jusqu'ici l'exploration extrapéritonéale n'a jamais été, que je sache, suivie de mort. En admettant qu'elle fût la cause d'une suppuration périnéphrique, le malade en serait quitte pour guérir plus lentement. Le drain ou les drains placés dans la plaie au moment du premier pansement, empêcheraient que cette suppuration ne devînt diffuse, et permettraient la désinfection de la blessure profonde, dès l'apparition de la complication. J'ignore, il est vrai, si l'exploration transpéritonéale a jamais donné lieu à de graves accidents; mais il ne faut pas perdre de vue que la conséquence d'une exploration malheureuse serait une péritonite septique rapidement mortelle.

L'exploration transpéritonéale ne peut donc soutenir le parallèle avec la méthode extrapéritonéale qu'à condition d'être *toujours* heureuse. Or, en dépit des habitudes d'antisepsie attentive qui se généralisent de plus en plus, quel est le chirurgien qui puisse se targuer d'être à tout jamais assuré contre un accident même très exceptionnel? Je ne saurais, pour mon compte, partager l'aveugle confiance de quelques-uns.

Ces réserves formulées d'une manière générale, à propos de l'incision péritonéale que je ne crains pas plus qu'un autre, quand elle est nécessaire ou seulement utile, je ne les ferais même pas, si l'exploration transpéritonéale tenait tout ce qu'elle promet. Un rapide examen des cas auxquels elle est applicable montrera qu'elle en est bien loin.

J'envisage d'abord ceux où l'on désire confirmer un diagnostic basé jusque-là sur des probabilités. Les plus simples sont ceux

où le rein a subi une augmentation de volume, où il est atteint
de pyélonéphrite suppurée, de tuberculose, ou envahi par un
néoplasme. Il y a tant de moyens de porter un diagnostic précis
ou suffisamment voisin de la vérité, par l'analyse rigoureuse des
signes et à l'aide des méthodes d'exploration médiate étudiées
au commencement de ce chapitre, que les cas où une exploration immédiate peut être jugée nécessaire sont tout à fait exceptionnels. Mais alors pourquoi ne pas faire d'emblée les incisions
extérieures dans la région même où elles pourront être utilisées
pour la néphrectomie? Le malade n'y gagnera-t-il pas de n'avoir
subi qu'une opération au lieu de deux, qu'un choc opératoire
au lieu de deux?

Si du moins l'exploration transpéritonéale permettait une
palpation plus complète du rein, tout en la redoutant un peu,
on serait bien forcé d'en reconnaître la supériorité; mais il n'en
est rien. La main placée dans le ventre ne peut explorer que
la face antérieure de l'organe, pas même dans toute son
étendue, car le duodénum et le côlon en recouvrent, à droite,
une partie importante. Pourra-t-elle toujours sentir des calculs
peu volumineux, inclus dans les calices ou dans le parenchyme,
et dont l'acupuncture peut presque toujours faire reconnaître
exactement l'existence même, le siège, les dimensions ?

Entre une opération qui permet de saisir le rein entier entre
les doigts et le pouce et celle qui ne rend possible que la palpation médiate de la face antérieure, il me semble que, toutes
choses étant égales d'ailleurs, il n'y a pas à hésiter. A peine
pourrait-on citer en faveur de ce mode d'exploration une
observation de Thornton[1] où l'on voit que ce chirurgien, croyant
avoir à agir sur le rein gauche, d'après les symptômes cliniques, reconnut par la palpation manuelle intrapéritonéale que

1. Knowsley Thornton, *Calculi removed from the Kydney by combined abdominal
and lumbar section*, med. Times, 4 juillet 1885, p. 10.

c'était dans le rein droit que siégeait la lithiase ; mais combien d'exemples du même genre pourrait-on citer ? Je me prononce donc formellement, d'une manière générale, en faveur de l'exploration extrapéritonéale, mais je tiens à répéter que, pour beaucoup de cas, le diagnostic est faisable, sans exploration immédiate complémentaire par n'importe quelle voie.

Voici maintenant des conditions différentes. Le problème se pose de la manière suivante : *L'extirpation d'un rein est décidée en principe. Il s'agit de savoir quel est l'état de son congénère, si même le malade possède un second rein.*

Il a déjà été question plus haut des ectopies congénitales unilatérales. On a trouvé quelquefois l'un des reins dans le petit bassin. En outre des exemples assez nombreux de fusion sur la ligne médiane, constituant ce qu'on appelle le rein en fer à cheval, sont reproduits dans tous les traités ou articles généraux concernant les affections de cet organe ; mais l'anomalie congénitale consiste parfois dans l'absence complète de l'un des reins. Comment reconnaître ces anomalies ? La plus redoutable à coup sûr, en clinique, est la dernière. On pourrait citer un certain nombre de néphrectomies dont l'issue funeste a été causée par elle.

L'ectopie pelvienne ne comporte pas de danger, si le rein mal placé est intact et assez bien développé pour suppléer son congénère. Quant aux reins en fer à cheval, ils doivent être simplement signalés en passant, car, en admettant qu'ils soient malades, toute la symptomatologie de leurs affections évolue dans un siège anormal et abandonne, pour ainsi dire, la région lombaire pour se transporter dans l'abdomen, sur les côtés et en avant de la colonne vertébrale.

Un des reins peut encore manquer, par suite d'une maladie qui en a amené l'atrophie. L'importance clinique de cette circonstance est telle qu'en théorie on ne devrait jamais entreprendre une néphrectomie sans s'être assuré que l'organe du

côté opposé existe et fonctionne normalement. Comment arriver
à cette certitude?

L'examen visuel perd une grande partie de sa valeur, lorsque
l'une des régions lombaires est déformée, si peu que ce soit,
par une tumeur. On a vu que la palpation et la percussion ne
peuvent révéler sûrement qu'une augmentation de volume déjà
notable du rein et qu'elles perdent beaucoup de leur valeur
quand l'organe est sain. Par conséquent, les signes donnés pour
le diagnostic de l'ectopie acquise, caractérisée par une tumeur
abdominale mobile, n'ont ici qu'une signification très réduite.
L'exploration immédiate ou transpéritonéale peut seule fournir
une certitude complète. On ne la jugera ordinairement nécessaire que si quelque circonstance telle que la dépression de la
région lombaire, ainsi qu'une sonorité exagérée, avait paru suspecte. Autrement il faudrait poser comme règle de faire toujours
précéder toute néphrectomie par une constatation d'existence
de l'autre rein, ce qui serait tomber dans l'absurde.

Je suppose donc qu'on soit en présence d'un cas d'exploration
nécessaire, indispensable. N'est-on pas plus sûr de la faire
absolument complète, en opérant en dehors du péritoine? Seulement, en prévision de l'objection consistant à dire qu'il n'est
guère permis, dans une même séance, d'inciser les deux régions
lombaires, tandis que l'incision abdominale serait plus simple
et plus susceptible d'une guérison très rapide, je répondrai par
anticipation que rien n'empêche, s'il n'y a pas urgence absolue
à enlever le rein malade, de commencer par l'exploration du
côté opposé, en la faisant quelques jours auparavant. Une bonne
antisepsie et un drainage convenable peuvent aussi de ce côté
assurer une guérison très rapide.

Voici maintenant un autre cas. On ne doute pas de l'existence
de l'autre rein, mais on veut en connaître l'état actuel. Je suppose naturellement qu'on a épuisé toutes les ressources du
diagnostic par l'analyse des signes physiques ou rationnels. Le

défaut de symptômes quelconques n'est nullement, comme on
le dit, une garantie de l'intégrité du second rein. Les exemples
de lésions latentes foisonnent.

Sera-ce le cathétérisme des uretères qui tranchera la question ?
Pawlik lui-même, qui a acquis dans cette opération délicate une
habileté consommée, n'oserait pas répondre affirmativement
pour tous les cas. D'ailleurs ce cathétérisme, souvent impraticable, infidèle dans ses résultats, ne peut se faire que chez la
femme, et personne ne saurait accorder une confiance absolue
aux moyens d'oblitération momentanée des uretères prônés par
Tuchmann et autres. Force est donc encore de se rabattre sur
l'exploration immédiate et de choisir entre les deux procédés.
Pour les mêmes raisons, et avec les mêmes réserves, je donne-
rai encore la préférence à la méthode extrapéritonéale, mais
j'ajouterai que malheureusement elle ne peut fournir aucune
donnée utile, si le rein possède à peu près son volume normal
et s'il n'est déformé ni par une inflammation, ni par des calculs, ni par un néoplasme.

N'est-ce pas justement ce qui a lieu, lorsque le second rein
est atteint de néphrite interstitielle, lésion redoutable, puisqu'elle
nuit toujours dans une certaine mesure à l'excrétion urinaire,
mais par bonheur à partir d'un certain degré seulement. J'ai
dans ma pratique personnelle un cas où l'existence d'une
néphrite interstitielle de l'autre rein s'est révélée d'une manière
évidente après une néphrectomie, et où la guérison a eu lieu
quand même, sans que l'opéré ait eu à passer par de graves
accidents.

J'ai réservé pour la fin le cas le plus simple, c'est celui où
la nature de l'affection de l'un des reins oblige à pratiquer la
néphrectomie transpéritonéale. Il est évident qu'on devra toujours profiter de ce que l'abdomen a été ouvert, pour explorer
l'autre rein, mais, je le répète, on ne tirera de cette exploration que des renseignements incomplets, non seulement si ce

rein est atteint de néphrite interstitielle, mais encore s'il renferme des graviers ou des calculs. La palpation immédiate
extrapéritonéale entre le pouce et les autres doigts, aidée de
l'acupuncture méthodique, sans assurer absolument le diagnostic, est incontestablement plus digne de confiance.

Mes conclusions seront donc les suivantes :

1° S'appliquer, par l'analyse minutieuse des symptômes et
par l'application attentive des procédés d'exploration médiale, à
rendre l'exploration immédiate inutile.

2° Donner la préférence à la méthode extrapéritonéale, non
pas tant parce qu'elle est certainement plus inoffensive, que parce
qu'elle est plus sûre.

3° Ne jamais négliger, dans le cours d'une néphrectomie
transpéritonéale, d'explorer les deux reins avant de procéder à
l'extirpation du rein présumé malade.

# CHAPITRE XII



Le moment est venu de décrire les opérations qui se pratiquent sur les reins. Elles sont au nombre de cinq : la ponction ; le débridement de la capsule propre ou néphrotomie superficielle ; la néphrotomie proprement dite, à laquelle se rattache la néphrolithotomie ; l'extirpation ou néphrectomie ; enfin la fixation du rein mobile à la paroi abdominale postérieure ou néphrorraphie. Chacune d'elles sera étudiée dans un paragraphe spécial.

## I

### PONCTION

En elle-même la ponction du rein n'offre rien de très particulier, parce qu'on peut se servir pour la pratiquer des mêmes instruments que partout ailleurs. Cependant, comme il y a avantage dans certains cas à employer des trocarts d'une longueur inaccoutumée et qu'on a conseillé parfois de faire suivre la ponction de certaines manœuvres exploratrices, il est indispensable que je consacre quelques lignes aux divers procédés de cette petite opération.

Ainsi qu'on a pu le constater à la lecture des chapitres où il en est question, la ponction ne peut guère être recommandée qu'à titre d'opération exploratrice. Qu'il s'agisse d'un hématome périnéphrique, d'une hématonéphrose, d'une hydronéphrose, d'une des variétés de tumeurs liquides ou solides étudiées plus haut, son but est de fournir au diagnostic un élément fondamental, en différenciant les tumeurs solides des liquides et celles-ci entre elles. A peine peut-on espérer que le liquide évacué, sang, sérosité ou pus, ne se reproduira pas. A peine peut-on considérer un aussi heureux résultat comme possible, si l'on est en présence d'un épanchement sanguin périnéphrique d'origine traumatique ou d'un kyste hydatique. Tout doit donc être combiné en vue de l'exploration, dans la ponction du rein. En conséquence il faut accorder une attention spéciale au point choisi pour l'introduction des instruments et aux dimensions de ces derniers en longueur et en diamètre.

Pour ce qui est du point à choisir, tout en admettant avec Morris qu'il doit varier selon les circonstances, je pense qu'il faut autant que possible se laisser guider par cette règle que la ponction doit rester extrapéritonéale. A quoi bon s'exposer à blesser l'intestin, à faire couler dans la cavité séreuse du sang, de la sérosité ou du pus, quand il est en général si facile de faire autrement? Je recommande donc pour lieu d'élection la partie externe de la région lombaire, quand la tumeur est de médiocre volume, ou la région du flanc, lorsqu'elle est considérable. Rien n'empêche d'ailleurs de se reporter encore plus en avant, si l'on est certain que le péritoine a été refoulé et qu'il a abandonné latéralement la paroi abdominale. Les seules précautions dignes d'être recommandées sont qu'il faut se tenir toujours au moins à deux centimètres de la douzième côte, pour éviter la plèvre, et se méfier à droite du bord inférieur du foie. Une détermination plus précise du point à ponctionner est inutile; le chirurgien doit rester maître d'agir suivant les indications de chaque cas.

Même lorsque la tumeur formée par le rein est mobile, on peut encore fréquemment l'atteindre par derrière. Une précaution indispensable en pareille circonstance consiste à faire repousser l'organe d'avant en arrière par la main d'un aide. Dans le cours de cette année, j'ai opéré par la laparotomie un kyste hydatique du rein qui flottait dans la cavité abdominale et qui avait été ponctionné de cette façon, sur mon conseil, quelque temps auparavant. (Obs. xxvi.)

Le choix du lieu est naturellement subordonné aux résultats de la palpation médiate de la tumeur. On cherchera à l'atteindre autant que possible là où la fluctuation est le plus nette, s'il s'agit d'une tumeur liquide évidente, ou au point le moins résistant, si l'on ne peut que soupçonner l'existence d'une collection. On évitera les masses dures et les parties certaine- ment solides, et s'il le faut, on passera à travers le péritoine, en ayant soin du moins d'écarter les anses intestinales mobiles et d'éviter le côlon qui se révèle par sa sonorité et aussi par la corde étalée qu'il forme au devant ou sur les côtés de la masse.

Les instruments dont on doit se servir sont presque toujours les mêmes. Les gros trocarts sont inutiles et dangereux, en ou- vrant sur la paroi des tumeurs solides ou liquides une trop large brèche par laquelle peuvent s'échapper du sang, du pus ou le contenu des diverses sortes de kystes. Quoique moins à re- douter que s'il se faisait dans le péritoine, l'épanchement de ces substances dans le tissu conjonctif n'en est pas moins capable de causer de sérieux accidents.

Les meilleurs trocarts sont ceux des séries Dieulafoy ou Potain, et parmi eux les plus gros méritent la préférence, si l'on sup- pose qu'il y a du pus dans la collection qu'on explore. Pour les tumeurs à contenu séreux, telles que les kystes et l'hydroné- phrose, les canules fines ou demi-fines sont suffisantes. L'écou- ment dans les deux cas sera facilité par l'aspiration. Sans son secours, certaines pyonéphroses à parois épaisses, peu rétrac- tiles, certains kystes hydatiques remplis de débris flottants d'échinocoques, ne laisseraient presque rien échapper de leur contenu.

Il est presque superflu d'ajouter que les canules et les poinçons doivent avoir été lavés intérieurement et flambés, et que la toilette de la région au savon d'abord, puis avec une solution antiseptique, est également de rigueur.

Pour certains cas seulement, des instruments spéciaux offrent quelque avantage. A propos du diagnostic de la lithiase, j'ai dit qu'on pourrait se mettre dans les conditions voulues pour reconnaître les calculs sans incision préalable des téguments, en employant un trocart très long, mais j'ai eu soin d'ajouter que ce mode de recherche serait incertain et dangereux, si le rein n'était pas converti par une pyélonéphrite ancienne en une poche purulente. On a vu plus haut que Barker avait diagnostiqué par ce moyen des calculs inclus dans un grand foyer rénal qui n'était autre que le bassinet distendu (p. 601). Il faut reconnaître que, même alors, il n'y aurait qu'un médiocre intérêt à être sûr de l'existence de la lithiase, avant la taille rénale qui s'impose. Il serait beaucoup plus important de savoir si la tumeur ne serait pas de nature tuberculeuse. L'examen des débris ramenés par la canule du trocart ordinaire ou par le poinçon spécial de Bouisson ou de Duchenne (de Boulogne) permettrait d'y trouver les bacilles caractéristiques. Si l'uretère n'était pas oblitéré, l'examen de l'urine purulente fournirait des renseignements encore plus concluants.

Il a été question plus haut du procédé d'exploration que Simon regarde comme propre à éclairer le diagnostic de l'hydronéphrose. Une ponction a été faite dans la tumeur; par la canule on glisse une longue et fine bougie en gomme. En inclinant le pavillon de la canule en haut ou en bas, en dedans ou en dehors, on peut faire cheminer la bougie profondément dans toutes les directions et s'assurer si la cavité s'étend jusqu'au diaphragme ou au foie (ce qui serait le propre des tumeurs rénales), ou si elle descend jusque dans le petit bassin (caractère appartenant aux kystes ovariques). Quoique ce mode d'exploration soit bien

loin d'avoir la valeur que lui attribue le chirurgien allemand,
lorsque la tumeur à diagnostiquer est excessivement volumineuse, il a son utilité dans les cas à dimensions moyennes ou
seulement considérables, sans être extraordinaires.

Il reste à rappeler une méthode de traitement des collections
liquides, qui émane de la ponction; c'est celle de la canule à
demeure. Elle comporte deux procédés, celui de la canule unique
et celui de la canule courbe à fenêtre, imaginée par G. Simon.
La courbure de cette canule est telle que le chirurgien, après
en avoir fait pénétrer la pointe dans la poche, la relève pour
perforer cette dernière et les téguments de dedans en dehors.
La tumeur est donc embrochée et maintenue en contact avec la
paroi abdominale. Le liquide s'engage facilement dans la fenêtre
qui occupe le point le plus saillant de la convexité de l'instrument et s'échappe au dehors par ses deux extrémités [1].

On sait déjà ce qu'il faut penser de cette méthode. Les chirurgiens de tous les pays ont reconnu que le drainage des collections séreuses ou purulentes des reins devait être précédé
par l'incision largement faite. Si cette dernière est pratiquée en
dehors du péritoine, les drains souples en caoutchouc méritent
de beaucoup la préférence sur les canules rigides. Si l'on croit
devoir attaquer la tumeur à travers le péritoine, la fixation de
la poche à la paroi abdominale expose certainement à moins de
dangers que toutes les autres méthodes décrites dans le chapitre
consacré à l'hydronéphrose. La méthode de la canule à demeure
doit donc être impitoyablement rejetée.

1. G. Simon, *Loc. cit.*, p. 232 et 235.

## II

### DÉBRIDEMENT DE LA CAPSULE PROPRE DU REIN OU NÉPHROTOMIE SUPERFICIELLE

On a déjà vu plus haut, à l'occasion du traitement de la lithiase, ce que j'entendais par débridement de la capsule propre du rein. Il consiste en une incision verticale, étendue d'une extrémité à l'autre de la face postérieure ou du grand bord du rein, qui divise entièrement la capsule fibreuse et entame le parenchyme sous-jacent sur une faible épaisseur. J'ai pratiqué deux fois cette opération, la première fois après avoir déplacé des graviers rencontrés par un trocart explorateur (Obs. xii), la seconde fois après une exploration rénale négative (Obs. xiii). Les deux opérés éprouvaient de vives souffrances. Le premier est resté tout à fait guéri, le second a été très soulagé pendant un certain temps. La conclusion à tirer de ces faits est que le débridement de la capsule propre du rein peut être érigé en méthode régulière et appliqué à beaucoup de cas de néphralgie ne comportant pas d'opération plus radicale. Sabatier pense avec raison qu'il aurait pu suffire chez la malade atteinte de *néphralgie hématurique*, à laquelle il a cru devoir extirper le rein. L'examen histologique a montré, en effet, que ce dernier était intact[1].

S'inspirant de la même idée, Reliquet a recommandé ce débridement contre les douleurs liées au développement d'un néoplasme ; malheureusement on s'expose alors, si l'on n'obtient pas la réunion par première intention, à favoriser la production d'un fongus cancéreux entre les lèvres de l'incision.

Le débridement a été fait plus d'une fois dans le cours d'opé-

1. A. Sabatier, *Néphralgie hématurique. Néphrectomie, guérison*. Rev. de chir., 1889, p. 62.

rations ayant pour but l'extirpation du rein malade et reconnues inexécutables ; mais alors il n'a pas été systématique. Les
opérés n'en ont pas moins tiré quelque profit.

Le *manuel opératoire* est celui de la néphrectomie, pour le
premier temps. Une fois le rein mis à nu, on introduit l'instrument tranchant aussi haut que possible sous la douzième côte,
de manière à commencer l'incision au voisinage de l'extrémité
supérieure, et on la prolonge jusqu'à l'extrémité inférieure. Il
est inutile de chercher à suivre rigoureusement le bord convexe ;
on aurait quelque peine à l'entamer bien perpendiculairement.
Il est à peu près équivalent de sectionner la capsule à une distance
moyenne d'un centimètre en dedans du bord externe du rein.

J'ai déjà dit que le thermocautère ne valait pas le bistouri,
parce qu'il est sans cesse éteint par le sang qui s'écoule abondamment. Avec l'instrument tranchant le débridement ne demande que quelques instants, et l'on peut immédiatement placer
dans la plaie pendant quelques instants une éponge ou un tampon d'ouate imbibé de solution phéniquée à 5 pour 100.
L'hémorrhagie s'arrête très vite et ne se reproduit pas. Il est
inutile de bourrer la plaie de gaze antiseptique. Le rapprochement spontané des tissus et une légère compression assurent
l'hémostase. On place un drain en arrière du rein. Mon second
opéré était tout à fait guéri en quinze jours.


## III

### NÉPHROTOMIE ET NÉPHROLITHOTOMIE

J'ai eu soin d'indiquer, la première fois que je me suis servi
du mot *néphrotomie*, qu'il désignerait toujours sous ma plume
l'incision du rein, la taille rénale. L'emploi que plusieurs chirurgiens, entre autres Simon, en ont fait, comme équivalent
d'*extirpation du rein*, a créé une confusion non encore entière-

ment dissipée. Cependant la définition de Hévin en avait bien précisé le sens. Si elle ne peut être adoptée sans réserve, c'est qu'elle établit une synonymie absolue entre les mots néphrotomie et néphrolithotomie. Tous deux doivent désigner « l'opération par laquelle on extrait une ou plusieurs pierres au moyen d'une incision qu'on fait à la région lombaire, et qui pénètre jusque dans le bassinet du rein. » Cette synonymie n'est plus en rapport avec les applications multiples de la taille rénale. Aujourd'hui il faut un terme spécial pour les cas où la lithiase n'est pas en cause. Il ne peut y en avoir de meilleur que le mot néphrotomie, qui rappelle simplement l'incision du parenchyme jusqu'au bassinet. Pour la taille suivie d'une extraction de calculs, le mot *néphrolithotomie*, quoi qu'il puisse y avoir à dire contre sa formation, convient parfaitement. L'usage est plus fort que les objections les plus fondées de la linguistique. Il n'y a plus qu'à suivre le courant et à dire comme la grande majorité des chirurgiens de tous les pays. On pourrait aussi appeler *pyélotomie* et *pyélolithotomie* l'incision directe du bassinet suivie ou non d'extraction de calculs; mais de même que, anatomiquement, le bassinet fait partie du rein, de même on peut comprendre sous une appellation commune les opérations portant sur l'organe et sur son réservoir.

Comme tous les auteurs n'ont pas donné au mot néphrolithotomie la même acception, je dois au lecteur quelques explications sur le sens très large que je lui attribue. J'appelle ainsi toute taille rénale dont le dernier temps est une extraction de calcul, sans distinction des cas où le rein offre les lésions de la pyélonéphrite suppurée et de ceux où son état est très voisin des conditions normales. Mon interprétation s'éloigne ainsi beaucoup de celle de Morris. Pour le chirurgien anglais, « la néphrolithotomie est l'incision de la substance sécrétante du rein ou du bassinet pratiquée dans le but exprès d'en extraire un calcul, et cela à une date de l'évolution de l'affection antérieure à la désorganisation de la substance rénale ou à la transformation du bassinet en une vaste collection purulente. » Cette définition serait parfaite, si l'on pouvait préciser à quel moment commence la désorganisation du rein. N'est-elle pas bien fréquemment contemporaine de la formation lithiasique ou même antérieure à celle-ci?

**Historique.** — Le lecteur désireux de connaître à fond l'historique de la néphrotomie trouvera dans le mémoire de Hévin les renseignements les plus étendus, présentés avec un luxe de détails et de discussion qui lui donnera pleine satisfaction. Je me bornerai à reproduire ici les notions les plus importantes et les plus précises qui se dégagent des principaux travaux antérieurs à cet ouvrage[1].

Le passé de la néphrotomie se perd dans une obscurité que beaucoup d'auteurs ont en vain essayé de percer. Ceux qui se sont donné la peine d'aller jusqu'au fond des choses, par une critique sévère des observations que les écrivains médicaux se sont transmises d'un siècle à l'autre, n'ont pu établir d'une façon indubitable à qui doit revenir l'honneur de la première taille rénale. On sait seulement que dans l'antiquité Hippocrate et Ruphus d'Ephèse ont seuls mentionné les tumeurs purulentes des lombes et conseillé de les ouvrir, le premier avec l'instrument tranchant, le second avec les caustiques. Jusqu'à Cardan l'abstention est la règle. Puis vient la fameuse légende de l'archer de Bagnolet, dont personne n'a jamais pu pénétrer le mystère. Quant aux faits ultérieurs publiés depuis le commencement du dix-septième siècle jusqu'à la fin du dix-huitième, ils ont été discutés par Hévin avec un esprit scientifique si élevé et une clarté si lumineuse qu'on se priverait d'un véritable régal en ne lisant pas d'un bout à l'autre ce remarquable morceau de

1. Hévin, *Sur la Néphrotomie ou taille du rein*, Mém. de l'Acad. de chir. Ed. de 1819. T. III, p. 262.

littérature médicale. L'auteur arrive à penser que pas un de ces cas n'est à l'abri du doute. Il a peut-être raison, mais il n'est pas douteux pour moi que, dans le nombre, il n'y ait de véritables néphrotomies. Je ne réussirais pas mieux que Hévin à les reconnaître d'une façon certaine. Mon opinion est du moins fondée sur un fait que je crois incontestable, c'est que le rein distendu par un abcès peut être facilement pris pour une collection périnéphrétique. Si donc quelques-uns des opérateurs antérieurs à Hévin sont tombés sur des cas de ce genre, qui sont certainement moins rares qu'on ne le croit généralement, ils ont peut-être fait la néphrotomie sans le vouloir et même sans le savoir.

Cette opération a subi des fortunes diverses, suivant les époques et suivant l'opinion des chirurgiens qui étaient à la tête du mouvement scientifique. C'est ainsi que, recommandée en 1622 par Cousinot et en 1754 par Bordeu, elle est rejetée la même année par Masquelier, pour les cas où le rein est sain, puis réhabilitée par Le Dran et plusieurs chirurgiens du dix-huitième. Préconisée par Laffitte[1] et par Hévin, dans certaines circonstances déterminées, elle ne peut passer dans la pratique courante. Il faut l'insistance de Rayer pour faire intervenir Velpeau sur un de ses malades. Elle semble tout à fait tombée en discrédit, lorsque Miquel en 1849 ouvre un abcès rénal par les caustiques. G. Simon met en doute à son tour les treize cas rapportés par Hévin. Il admet que Bryant et Callender sont, parmi nos contemporains, les premiers qui aient fait la taille rénale, malheureusement sur des sujets très affaiblis qui moururent, l'un au bout de vingt et un jours, l'autre après trois jours. L'observation beaucoup plus ancienne de Savin, dont Simon n'avait pas eu connaissance, pourrait bien être un exemple de

---

1. Laffitte, *Sur les cas où la néphrotomie se fait avec succès.* Mém. de l'Acad. de chir. Ed. de 1819. T. II, p. 255.

vraie néphrotomie, car le sujet était un enfant et le bistouri dut pénétrer à la profondeur de trois travers de doigt.

Les conditions dans lesquelles se trouve le rein qu'il s'agit d'attaquer ont une importance qui n'a pas échappé aux chirurgiens des trois derniers siècles. Le cas qui a été visé avant tout est celui d'un rein converti en une poche purulente, ne communiquant ni avec un abcès périnéphrétique, ni avec l'extérieur par une fistule. Si cette communication existe, l'intervention est plus simple; le foyer, plus superficiel, de la périnéphrite est comme le vestibule de la pyonéphrose. La néphrotomie se réduit à un débridement profond. Quant à la fistule, elle sert de guide à l'opérateur dès le début.

Nulle comparaison possible, au point de vue de la difficulté, entre ces deux derniers cas et celui où le rein, médiocrement développé, quoique facilement perceptible à la palpation, est encore éloigné de la paroi abdominale et en est séparé par des tissus absolument sains. Antérieurement à la période moderne, aucun chirurgien ne s'est risqué à affronter ces conditions délicates, quoique Gunzius, van Swieten, Le Dran et d'autres aient déjà recommandé d'intervenir dès que la fluctuation est nette, tandis que les premières extractions de calculs, chez des sujets atteints d'abcès périnéphrétique ou de fistule, remontent à une époque déjà éloignée. Sans compter les faits très anciens de Marchetti et des deux chirurgiens restés anonymes, dont Camerarius et Schurrigius rapportent les prouesses, on peut citer les exemples tout à fait authentiques qu'on doit à Beverwick, dit Beverovicius, à Cressé, à Roonhuisen, à Pouteau.

Les pierres extraites par Laffitte, sur des sujets atteints de fistule, étaient-elles encore dans le bassinet? Il est bien probable que non, à en juger d'après la grande simplicité de l'opération pratiquée. Le dégagement des calculs enclavés dans les anfractuosités du bassinet et des calices est autrement laborieux que l'extraction avec des pinces dont parle le chirurgien du dix-huitième siècle. Cependant une de ses observations, où il est question d'un débridement profond en forme de T, qui permit d'atteindre le corps étranger, mérite une certaine créance ; la sonde exploratrice avait pénétré à 4 ou 5 pouces avant de rencontrer le corps étranger.

Le défaut de documents relatifs à des opérations du même genre permet d'affirmer que la conduite de Laflitte n'a été que bien rarement imitée. Le passage consacré par Boyer au traitement des abcès du rein d'origine calculeuse et des fistules consécutives à leur ouverture, peut être considéré comme le reflet fidèle des idées qui régnaient en France et en Europe dans le premier quart de ce siècle[1]. Après l'énumération des signes « les seuls par lesquels les chirurgiens exercés jugent qu'il y a congestion de matières dans les suppurations profondes », il ajoute : « On peut conjecturer l'existence d'un abcès profond (du rein). Cependant il ne conviendrait pas de procéder de suite dans tous les cas à son ouverture. » Il admet qu'on soit parfois amené à agir hâtivement par la ponction, suivie de l'incision immédiate s'il y a du pus, mais « dans presque tous les cas il est permis d'attendre que la matière purulente se manifeste au dehors par des signes moins obscurs et soit peu éloignée des téguments. » Ce qui prouve bien que le chirurgien français ne croit pas conseiller une véritable néphrotomie, c'est qu'il dit plus loin : « Si cette ouverture paraissait trop étroite, on l'agrandirait en conduisant le bistouri sur le doigt jusqu'au rein lui-même. Quand on soupçonne une pierre dans cet organe, on doit faire toutes les perquisitions nécessaires avec le doigt ou la sonde, pour la reconnaître et tâcher d'en faire l'extraction avec l'instrument le plus convenable, *si elle est mobile et facile à dégager.* Mais lorsque la pierre est volumineuse, coralliforme, enclavée dans le rein de telle façon qu'on ne puisse la

_______________

1. Boyer, *Traité des mal. chirurg.*, 4ᵉ éd., 1851, t. VIII, p. 518 et suiv.

dégager et l'extraire sans déchirer les parties qui la retiennent, il vaut mieux l'abandonner et laisser à la nature le soin de s'en débarrasser, que d'entreprendre une opération dont les suites seraient presque infailliblement funestes. »

Boyer avait d'ailleurs par devers lui des exemples heureux de cette solution naturelle, pour conseiller l'expectation. Plusieurs observations de ses devanciers avaient montré la possibilité de la migration des calculs, soit jusqu'à l'extérieur, soit dans des abcès périnéphrétiques devenus fistuleux. Certaines des néphrolithotomies sur lesquelles Hévin a élevé des doutes à juste titre n'avaient été que des extractions de pierres arrêtées dans le trajet intermédiaire au rein et aux téguments. C'est la seule interprétation qu'on puisse légitimement en donner.

Dans cette dernière partie de mon argumentation, j'ai eu particulièrement en vue les cas de néphrotomie sur des reins abcédés ou fistuleux. Voici maintenant une observation rapportée par J.-L. Petit, qui offre un exemple incontestable de néphrolithotomie pratiquée sur un rein non abcédé, mais vraisemblablement atteint d'hydronéphrose[1]. Il raconte qu'ayant été appelé en consultation auprès d'un malade atteint d'une tumeur de la région lombaire, il engagea son confrère M*** à inciser cette tumeur. Il s'écoula deux pintes d'un liquide couleur de café, formé d'urine et de sang, et, l'ouverture ayant été dilatée, on tira une pierre irrégulière dont une partie était engagée *dans l'uretère*, et l'autre dans le bassinet. L'opéré succomba et à l'autopsie on trouva plusieurs autres pierres, dont la plus grosse avait le volume d'une fève, qui étaient logées *dans les entonnoirs*.

Pour rencontrer dans la littérature médicale un cas analogue à beaucoup d'égards, il faut arriver jusqu'à l'année 1849. C'est alors que Miquel pratiqua une vraie extraction de pierre rénale, restée incomplète, comme dans le cas précédent, mais certaine-

1. J.-L. Petit, *Traité des mal. chir.*, éd. de 1790, t. III, p. 73.

ment plus intéressante, à cause du développement beaucoup moins considérable du rein malade.

Le sujet, âgé de 52 ans, avait souffert du flanc droit dans son enfance. Plus tard il se développa une tumeur manifeste, mais encore assez profondément placée. Miquel pénétra jusqu'au rein, après un grand nombre d'applications de caustique combinées avec l'incision réitérée de l'eschare. Le jour où il traversa les muscles oblique et transverse, « il sortit environ deux cuillerées à bouche *d'un liquide opalin*. A partir de ce jour, l'appareil ne cessa d'être mouillé par un liquide dont l'odeur semblait être celle d'un *mélange d'urine et d'un fluide formé par un kyste*. » Un des jours suivants, Miquel broie partiellement une pierre volumineuse trouvée dans la poche, au moyen d'un lithotriteur. Il arrache un fragment de 4 centimètres de long sur 2 de diamètre. Le malade meurt et à l'autopsie on constate que le rein droit a un volume double de celui de son congénère. La partie inférieure contient des fragments de calcul ; il y en a quelques-uns vers son extrémité supérieure. La mort a été causée par une pleurésie.

Malgré les conseils d'intervention hâtive que Rayer avait appuyés de sa grande autorité, malgré la tentative de Miquel, non suivie de succès, mais bien capable de démontrer que l'incision du rein n'était pas fatalement une cause d'accidents graves, puisque l'opéré survécut quelque temps, la néphrotomie sembla oubliée jusqu'au jour où Smith essaya de la ressusciter[1]. Malheureusement il ne portait aucun fait nouveau à l'appui de son plaidoyer.

Son travail n'en marque pas moins le véritable début de l'ère de renaissance dont la génération actuelle a vu le développement extraordinaire. Elle commence effectivement par les obser-

---

1. Smith, *Nephrotomy as a means of treating renal calculus*, Med. chir. Transactions 1869, vol. LII, p. 211.

vations de néphrotomie de Bryant et de Callender, qui datent toutes deux de 1870. Depuis lors les faits se sont tellement multipliés qu'ils ne peuvent être cités séparément[1].

On doit les partager en deux catégories fondamentales comprenant, l'une, les néphrotomies simples, pratiquées sur des reins non atteints de lithiase, l'autre, toutes les néphrolithotomies, toutes les extractions de calculs dans des conditions diverses auxquelles correspondent plusieurs groupes secondaires, qui sont :

1° Les néphrolithotomies après incision préalable d'un abcès périnéphrétique.

2° Les néphrolithotomies avec une fistule rénale comme guide.

3° Les néphrolithotomies sur le rein abcédé ou atteint d'hydronéphrose, formant une tumeur volumineuse ou très nettement reconnaissable.

4° Enfin les néphrolithotomies sur le rein non abcédé, resté à peu près sain, ne formant pas une tumeur facilement reconnaissable.

L'histoire de ce dernier groupe est de date toute récente. La première extraction de calcul, faite dans ces conditions particulièrement délicates, ne date que de 1880. C'est à Morris qu'en revient l'honneur. Discutée avec passion par Cousinot, Bordeu, Masquelier et par plus d'un chirurgien du dix-huitième siècle, la possibilité de cette opération avait été niée résolument par Rousset et par Hévin. La partie du mémoire de ce dernier, relative à ce point important de médecine opératoire, offre un intérêt de premier ordre. Naturellement toutes les raisons mises en avant par l'auteur doivent paraître très mauvaises, aujourd'hui que le problème est résolu; mais que de progrès il a fallu que la chirurgie réalisât! On comprend sans peine que les chi-

---

1. On trouvera les indications nécessaires dans les ouvrages, maintes fois cités, de Simon, de Melchor Torres, et dans l'article de Marduel (*Nouv. Dict. de Méd. et de Chir. pratiques*, t. XXX, p. 664).

rurgiens aient reculé, il y a une centaine d'années, devant une entreprise aussi téméraire. Il est bon de rappeler cependant que Rousset, venu à résipiscence à la fin de sa carrière, avait tout d'abord défendu la possibilité de la néphrolithotomie sur le rein sain, et même, comme s'il avait eu le pressentiment du développement que prendrait un jour la chirurgie abdominale, il soutint cette opinion, qui dut faire bondir ses contemporains, que la voie la plus sûre serait la région des îles, c'est-à-dire la partie latérale de l'abdomen, « entre les lombes et l'endroit où on fait l'opération césarienne. »

Qu'on ne croie pas qu'il s'agissait, dans la pensée de ce hardi novateur, d'une incision extrapéritonéale permettant l'accès du rein après décollement de la séreuse. Le texte de Hévin est formel à cet égard. Poursuivant la comparaison, sur laquelle Rousset se base, entre l'opération césarienne et la néphrotomie, il dit : « Dans la première de ces deux opérations, après avoir incisé les téguments, la matrice se présente d'abord à l'opérateur. Dans la seconde, au contraire, il rencontre tous les viscères, qu'il ne peut manier et écarter sans quelque risque. » Cette phrase n'est, il est vrai, qu'un argument dans la bouche d'un des deux interlocuteurs que Rousset met en présence, à propos du cas de l'archer de Bagnolet, mais plus loin le texte de Hévin ne peut laisser persister aucun doute. Non seulement l'hémorrhagie due à la section du rein y est discutée; mais aussi la chute des matières purulentes *dans l'abdomen*[1].

L'optimisme de Rousset ne pouvait s'inspirer que de l'ignorance la plus complète des conditions de succès de la chirurgie abdominale. Son opinion était trop révolutionnaire. Elle n'entraîna personne et ce fut un bien. Celle de Hévin eut force de loi. Il fallut plus d'un siècle pour que l'interdit jeté par lui sur la taille du rein sain, fût levé.

---

1. Hévin, *Loc. cit.*, p. 271 et 293.

**Médecine opératoire. — A. Néphrotomie simple. —**
La néphrolithotomie ne diffère de la néphrotomie simple que
par le dernier temps, qui est l'extraction des calculs. Cependant, comme la manière d'attaquer le rein n'est pas tout à fait
la même dans ces deux opérations, il est nécessaire de les décrire
séparément. Comme le premier temps, l'incision des parties
molles constituant la paroi abdominale, est identique dans
les diverses espèces de néphrotomie et dans la néphrectomie,
pour tout ce qui concerne la direction des incisions extérieures,
je renvoie au paragraphe relatif à la seconde. Il suffit qu'on
sache dès à présent que la néphrotomie à travers le péritoine,
pratiquée deux fois seulement, d'après le relevé de Brodeur, a
été suivie de mort les deux fois. Le fait heureux de Schwartz[1]
contre-balance dans une mesure insuffisante ces deux insuccès
opératoires. Rien d'ailleurs ne peut justifier cette manière de
procéder, lorsque le rein a sa position normale; il est si facile
d'aborder cet organe en dehors du péritoine, surtout lorsqu'il est
distendu par une collection purulente, que l'hésitation n'est
pas permise. James Israël et Labbé se sont tirés d'affaire, en
suturant les parois de la poche à l'incision abdominale, mais
n'est-il pas beaucoup plus simple de se tenir en dehors de la
cavité séreuse? On évite ainsi à coup sûr l'irruption du pus dans
cette dernière et de plus on donne à l'ouverture la position la
plus favorable pour l'écoulement des liquides.

Ceci est vrai surtout en ce qui concerne les pyonéphroses
simples ou tuberculeuses. Il n'en est pas tout à fait de même
pour l'hydronéphrose, mais alors l'incision mérite-t-elle encore
la désignation de néphrotomie? S'il est vrai qu'on agit encore
sur une des parties constitutives du rein, sur le bassinet, la
paroi de ce dernier, distendue par le liquide accumulé, a perdu

---

1. Schwartz, *Note sur un cas de néphrotomie transpéritonéale pour un abcès du
rein gauche.* Compte rendu du 2ᵉ congrès français de chirurgie, 1886, p. 143.

depuis longtemps ses caractères normaux. L'opération ressemble alors beaucoup plus à une kystotomie qu'à une véritable néphrotomie. Si je tiens à établir cette distinction, c'est que j'admets que le traitement d'une hydronéphrose ou d'un kyste se fasse par la voie abdominale, tandis que pour les collections purulentes du rein, je conseille le traitement extrapéritonéal d'une façon a peu près exclusive.

Simon, resté fidèle aux incisions verticales, décrit l'incision rénale postérieure, l'incision latérale, allant de l'extrémité de la onzième côte à la crête iliaque, et l'incisisn antérieure, portant sur un point de la paroi abdominale variable suivant le volume de la tumeur, qu'il s'agisse d'une pyonéphrose ou d'une hydronéphrose. Je puis le dire par anticipation, les incisions obliques, parallèles aux côtes, commençant au bord externe de la masse sacro-lombaire et descendant en avant aussi loin qu'il le faut pour mettre largement à nu le foyer purulent, me paraissent de beaucoup préférables. Rien n'empêche, après qu'on a désinfecté la poche, de diminuer par quelques sutures musculaires et cutanées l'étendue de l'ouverture. On verra plus loin comment il faut s'y prendre.

Le deuxième temps de la néphrotomie consiste dans l'incision de la tumeur. Comme celle-ci est ordinairement volumineuse, elle se présente d'elle-même à l'opérateur, dès que les couches superficielles ont été sectionnées. Il suffit, pour être à l'abri de toute complication, de veiller à ce que l'instrument, bistouri ou thermocautère, n'ouvre pas le cul-de-sac péritonéal refoulé en avant. Comme la paroi rénale est souvent très vasculaire, il y a avantage à se servir du thermocautère pour l'inciser, ainsi que pour les éperons et les cloisons incomplètes qui séparent les calices les uns des autres. On est exposé, en effet, à couper des artères grosses comme une radiale, qui rampent au milieu du tissu hypertrophié. M. Guyon a insisté sur ce danger dans une de ses cliniques et il a montré une pièce à l'appui de son dire.

Cependant, comme les artères ainsi amplifiées sont entourées de couches musculaires puissantes, leur rétraction a lieu rapidement et le péril est certainement moindre que ne pourrait le faire craindre leur volume exagéré, démontré par l'anatomie pathologique.

Ce n'est pas seulement au point de vue des hémorrhagies possibles que le thermocautère a des avantages, c'est encore eu égard à l'auto-infection. Le pus mélangé d'urine, contenu depuis longtemps dans le foyer, ordinairement en contact avec des caillots fibrineux en voie de putréfaction, a toutes les qualités voulues pour donner naissance à des phénomènes septiques aigus. Il n'est donc pas indifférent de laisser béantes toutes les bouches vasculaires ouvertes par l'instrument tranchant. Le thermocautère en ouvre à coup sûr beaucoup moins que le bistouri. Malheureusement son maniement est difficile dans ces cavités pleines de masses concrètes, de fibrine et de détritus divers, où il s'éteint constamment. De plus les éperons de substance rénale sont constitués par un tissu tellement dense, que le couteau incandescent ne les entame que très superficiellement. Il y a un instrument qui le remplace alors avantageusement, ce sont de puissants ciseaux. Ceux-ci coupent en mâchant, en écrasant, ce qui amoindrit beaucoup le risque d'hémorrhagie. J'en ai fait l'épreuve dans plusieurs circonstances. S'il coule du sang, c'est plutôt en nappe; une compression modérée en arrête le suintement.

Il reste à compléter ce deuxième temps par le nettoyage et la désinfection de la poche. Avec les doigts et une grande curette, on enlève les caillots, les stratifications de fibrine, jusqu'à ce que la substance rénale apparaisse à nu. C'est alors le moment de chercher l'orifice supérieur de l'uretère. Il est ordinairement dans la fosse iliaque, très éloigné de la plaie superficielle. Comme il est avéré que l'oblitération de ce conduit facilite la formation des fistules, il importe de s'assurer autant que possible de son état par le cathétérisme rétrograde. On peut procéder à cette opération au moyen d'une bougie uréthrale ordinaire d'un numéro moyen, mais mieux encore avec une bougie en gomme munie à son extrémité d'une pièce métallique. Le choc de cette extrémité avec un calcul enclavé serait nettement perçu. Israël a insisté avec raison sur la nécessité de ce cathétérisme[1]. Il va de soi qu'on portera dans cette exploration beaucoup de prudence.

Le foyer largement ouvert est débarrassé de tout ce qu'il contenait. Il reste à établir le drainage. Certains chirurgiens, parmi lesquels Bergmann a peut-être été le premier, recommandent de suturer les bords de la plaie du rein à la paroi abdominale[2]. Cette pratique a un avantage incontestable, lorsqu'il a fallu traverser des tissus à peu près sains pour arriver jusqu'à l'organe malade. Elle met à l'abri de l'infiltration du pus et des liquides septiques dans les couches lâches de la fosse lombaire. Elle est inutile, si des adhérences solides réunissent le rein aux téguments.

On peut soulever la question de savoir s'il est bon de diminuer l'étendue de la plaie rénale, de manière à ne laisser libres que les points destinés au passage des tubes. Si tant est que cette façon d'agir offre certains avantages, cela ne peut être que dans des cas déterminés, par exemple lorsque la collection purulente est encore petite, que le rein n'a participé que très peu aux désordres dont le bassinet a été le siège primitif, ou encore lorsqu'on se propose d'obtenir ce que M. Guyon a appelé tout récemment la *fistulisation systématique*. Dans cette dernière circonstance particulièrement, on a ses coudées franches, puisqu'on recherche justement ce qui constitue un des

---

1. Israël, *Ueber Nephrolithotomie bei Anurie durch Nierensteineinklemmung*, Deutsche med. Wochenschrift, 1888.

2. Von Bergmann, *De la Néphrotomie pour calculs du rein*, Berliner medic. Woch., 10 oct. 1887.

plus gros inconvénients de la suture à la suite de la néphrotomie, à savoir le défaut de cicatrisation du foyer. Mais cet inconvénient n'est pas le seul; il y en a un dont la gravité est bien supérieure et qui est un vrai danger, c'est l'évacuation insuffisante au dehors des détritus complexes restés dans le foyer, malgré l'emploi des moyens détersifs les plus puissants, tels que le curage méthodique. De sorte que, d'une manière générale, je préférerai jusqu'à nouvel ordre le tamponnement à la gaze iodoformée du foyer maintenu largement ouvert et drainé au moyen d'un ou de deux gros tubes. Il se peut qu'au bout de quelques jours des injections antiseptiques deviennent nécessaires. La persistance ou l'apparition de la fièvre serait une indication pressante. En tout cas il est bon, à la fin de l'opération, de faire une injection modificatrice avec une solution de chlorure de zinc au vingtième, en ayant soin de protéger l'orifice supérieur de l'uretère.

Comme pansement extérieur, les substances absorbantes méritent la préférence, à cause de l'abondance des suintements ou de la suppuration plus ou moins franche des jours suivants.

B. **Néphrolithotomie.** — L'opération est tout à fait différente, suivant que le rein, développé par une collection de pus ou d'urine, forme une tumeur facilement reconnaissable, ou qu'il a encore des dimensions presque normales. Ces deux cas doivent donc être étudiés séparément.

Le premier est une néphrotomie dans les conditions exposées à l'instant, avec extraction de calculs en plus. Cette partie de l'opération, très facile lorsque le foyer ne renferme qu'un ou plusieurs calculs libres, devient très compliquée et même inexécutable, lorsque les calculs sont solidement enclavés dans les anfractuosités du bassinet et des calices ou dans le parenchyme rénal lui-même. Il suffit de jeter un coup d'œil sur la figure 22 pour comprendre combien il peut être malaisé quelquefois de mener à bien ces manœuvres, surtout lorsque les concrétions occupent les calices supérieurs. On peut citer plus d'un exemple d'extraction incomplète reconnue dans des autopsies ou révélée par l'élimination ultérieure de graviers, à la suite de la néphrolithotomie. M. Guyon a signalé ces faits avec insistance dans une intéressante leçon clinique[1]. Lucas-Championnière[2], le professeur Le Fort[3], Nicholson[4] ont observé cette élimination spontanée pendant un temps très long. Dickinson[5] a trouvé à l'autopsie des concrétions et Cullingworth[6] un fragment de vertèbre dans des reins qu'ils avaient taillés. La persistance de plusieurs fistules engagea Ollier à pratiquer la néphrectomie, quelque temps après une néphrotomie[7]; le rein enlevé contenait des calculs. Georges Elder[8], reconnaissant de suite

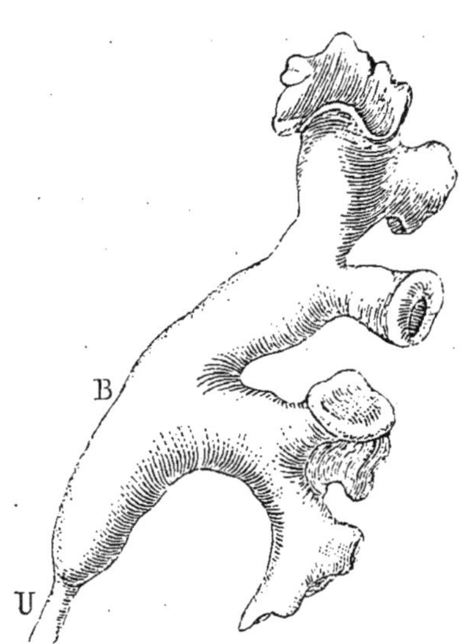

Fig. 22. — Bassinet et calices séparés du parenchyme rénal. — B, bassinet; U, uretère.

l'existence de corps étrangers multiples disséminés dans le parenchyme, procéda séance tenante à l'extirpation.

M. Guyon attribue l'enclavement des calculs, non seulement à leur développement en plein parenchyme (particularité sur laquelle je me suis déjà expliqué), mais aussi à la forme *de fer à cheval presque fermé* que prend le rein dans la pyélonéphrite

1. Guyon, *De la taille rénale*, Ann. des mal. des organes génito-urinaires, mars 887, p. 137.
2. Brodeur, *Loc. cit.*, p. 552.
3. Brodeur, *Id.*, p. 564.
4. Nicholson, *Brit. med. Journ.*, 1885, p. 445.
5. Dickinson, *Brit. med. Journ.*, 1885, p. 894.
6. Cullingworth, *The Lancet*, 1880, vol. I, p. 14.
7. Ollier, *Sem. méd.*, 1855, p. 255.
8. Elder, *The Lancet*, août 1885, p. 196.

suppurée. Par suite de l'incurvation des deux extrémités vers le hile, les prolongements supérieurs et inférieurs du bassinet sont peu à peu coiffés et englobés par la substance rénale. Au moment de la taille, une fois le bassinet ouvert, on constate qu'ils en sont séparés par d'épaisses cloisons. D'autres fois les calculs sont enchevêtrés au milieu des colonnes charnues. Une pièce de la collection de M. Guyon[1], des reins enlevés par Polaillon[2] et par Lange[3], offraient cette particularité à un degré tel que la néphrotomie était à l'avance frappée d'insuffisance.

La conclusion à tirer de ces faits, c'est qu'il faut explorer le rein avec le plus grand soin, avec les doigts et avec l'aiguille à acupuncture. Il faut déchirer, sectionner les cloisons, comme dans le cours d'une néphrotomie simple, sans crainte de l'hémorrhagie, puisque Tuffier n'a pu relever que deux cas où la ligature d'*une* artère fut nécessaire et un cas de suintement sanguin assez considérable que la compression arrêta.

Lorsque les calculs sont libres, on les extrait avec des pinces à longues branches ou de petites tenettes à mors étroits. Il faut en avoir sous la main plusieurs modèles. Des instruments spéciaux sont nécessaires, s'ils sont fortement enclavés dans l'infundibulum du bassinet. Les brise-pierre sont difficiles à manier, parce que la branche femelle ne peut être glissée entre le calcul et la paroi. C'est au grugeur de Dolbeau qu'il faut donner la préférence pour morceler les pierres volumineuses. De temps à autre une spatule un peu recourbée à longue lame doit être employée comme levier. Pendant toutes ces manœuvres, il faut qu'un aide refoule en arrière la paroi abdominale antérieure.

Enfin, pour explorer le fond des anfractuosités, après la section ou la déchirure de leurs cloisons et en faire sortir les graviers ou les fragments difficiles à atteindre, on pourra se servir des curettes

1. Guyon, *Loc. cit.*, p. 140.
2. Polaillon, *Bull. de l'Acad. de Méd.*, 1885, p. 622.
3. Lange, *New-York med. Journ.*, 1886, p. 107.

à extrémité fortement coudée sur elle-même, suivant un angle de 140 à 150 degrés, qui sont figurées plus loin. Pour tout ce qui concerne le nettoyage du foyer, le drainage, les sutures et les pansements, l'opération se termine comme la néphrotomie simple.

La *néphrolithotomie vraie*, sur le rein non abcédé, possédant encore des dimensions presque normales, n'a pas encore été très méthodiquement réglée. Les chirurgiens ne sont pas d'accord sur la partie de l'organe qu'il faut inciser. Sera-ce le parenchyme ou le bassinet? Étant donné que, dans la grande majorité des cas, c'est dans ce dernier que sont logés les calculs, il semblerait qu'on dût recommander de diviser la paroi du réservoir rénal, de préférence au parenchyme, pour la seule raison que c'est le chemin le plus court pour arriver aux corps étrangers. Beaucoup de chirurgiens ont procédé de la sorte; Bergmann se rallie à cette opinion. Il n'y aurait plus qu'à faire chorus, si la possibilité de suturer la plaie, démontrée par plusieurs faits tout récents, ne présentait la question sous un jour nouveau. S'il était démontré qu'il est plus facile de suturer le parenchyme que la paroi du bassinet, ne vaudrait-il pas mieux se frayer une voie jusqu'aux calculs à travers la substance rénale? D'un autre côté, n'est-ce pas s'exposer à de grandes difficultés pour l'extraction et surtout à une redoutable hémorrhagie?

Envisageons d'abord le dernier point : l'incision du rein sain ou peu altéré donne-t-elle lieu à un écoulement de sang vraiment périlleux? Si l'on coupait les branches de distribution de l'artère rénale près de leur origine, l'hémorrhagie qui s'ensuivrait serait certainement des plus graves ; mais il est ordinairement facile d'éviter cette section, car ces branches sont situées entre le bassinet, qui est en arrière, et les veines rénales placées en avant. Elles se divisent rapidement après leur pénétration dans le hile. Leurs divisions rampent entre les pyramides de Malpighi, et bientôt elles n'ont plus un calibre capable de faire craindre les conséquences de leur section. Dans la couche cor-

ticale, il n'y a plus guère qu'un lacis de petites artérioles et de
capillaires, lacis très riche, il est vrai, et qui fournit une grande
quantité d'un beau sang rutilant, lorsqu'on y porte le couteau
sur le vivant; mais j'ai constaté plusieurs fois qu'il était très
facile d'arrêter cet écoulement en nappe. La moindre compression suffit. A l'appui de cette assertion je puis citer trois faits :
les observations XII et XIII (débridement de la capsule propre du
rein) et XXXII (néphrolithotomie). Dans le premier cas le tamponnement de la plaie, dans le second, le simple rapprochement des tissus a arrêté le suintement. Dans le troisième, on
verra que j'ai incisé d'abord la substance rénale transversalement dans la moitié inférieure de l'organe, jusqu'au bassinet
inclusivement, dans les points correspondant au calcul que je
sentais; puis, afin de compléter l'exploration, j'ai saisi le rein
entre les doigts de la main gauche, comme dans une autopsie, et
j'ai sectionné le parenchyme en suivant le bord convexe, dans
l'étendue de 4 centimètres environ. Je n'avais qu'à rapprocher
l'une de l'autre les lèvres de la plaie pour faire entièrement
cesser tout écoulement de sang. Trois points de suture peu serrés eurent le même résultat. Dans toutes les parties suturées,
le rein prit une couleur d'un bleu livide due à l'interruption
momentanée de la circulation capillaire d'un côté à l'autre.

La section sur le bord convexe n'a pas fourni moins de sang
que la section transversale. Au contraire, et cela sans doute
parce que la seconde avait été faite sur une bosselure d'une
coloration moins franchement rouge que celle des autres points
du rein, et correspondant à un commencement de dilatation
partielle. Ceci est très important à noter, parce que théoriquement et d'après l'expérimentation sur les animaux on serait
porté à conclure d'une façon absolue que le lieu d'élection pour
l'incision du parenchyme, c'est le bord convexe; mais il faut
aussi tenir compte des altérations qu'a subies la substance rénale. Elle reste rarement tout à fait normale au voisinage des

calculs. Elle offre les lésions de la néphrite interstitielle, dont une des conséquences les plus infaillibles est l'atrophie des vaisseaux et la diminution de la vascularité. Or, il ne faut pas négliger de tirer parti de ces modifications favorables au point de vue de l'hémorrhagie.

En conséquence, si la surface du rein présente des bosselures même très peu marquées, si l'on constate seulement une coloration un peu bleuâtre dans le point où l'on a reconnu la présence d'un calcul, c'est là qu'il faut porter le bistouri, avec la précaution d'agir dans le sens où l'on risque le moins de rencontrer de gros vaisseaux, c'est-à-dire parallèlement aux rayons obliques partant du hile pour atteindre le bord convexe.

Si le parenchyme n'offre aucune altération apparente là où l'on suppose qu'il renferme un calcul, l'incision sur le bord convexe retrouve sa supériorité, parce qu'elle permet toujours d'atteindre le réservoir central, mais il est positif que ce n'est pas toujours la plus favorable au dégagement des calculs. Si ces derniers sont engagés dans l'infundibulum du bassinet, il se peut qu'on ait de la peine à les extraire; à plus forte raison s'ils sont fortement enclavés ou adhérents. On serait alors obligé, après avoir sectionné le parenchyme rénal, de faire une incision à la face postérieure du bassinet. Ne vaudrait-il pas mieux commencer par là systématiquement, ainsi que l'ont fait le plus grand nombre des opérateurs, ainsi que le conseillait naguère encore Bergmann? Oui, si l'on ne se proposait pas de faire la suture après l'extraction. En tout cas si l'on voulait suturer quand même le bassinet, on se mettrait dans des conditions infiniment moins favorables qu'en agissant sur la substance rénale. Les expériences récentes de Tuffier ont montré avec quelle facilité on obtient chez les chiens l'adhérence et la fusion des parties réunies[1]. Peut-on se flatter de réussir aussi bien,

1. Tuffier, *De la cicatrisation des plaies du rein par première intention*, Bull. de la Soc. anat., 1888, p. 567.

lorsqu'on. rapproche les lèvres d'une plaie faite à une membrane aussi mince que. la paroi du bassinet? Évidemment non.

Ces considérations m'amènent à conclure ainsi :

1° D'une manière générale il vaut mieux inciser la substance propre du rein que le bassinet.

2° Si la surface du rein présente une ou plusieurs bosselures ou seulement un changement de coloration variant du rouge sombre au rouge bleuâtre, c'est en ce point qu'il faut inciser, parallèlement à la direction présumée des gros vaisseaux.

3° Si l'aspect du rein est normal et que le calcul ne paraisse pas trop engagé dans l'infundibulum de l'uretère, il faut inciser le bord convexe du rein longitudinalement et arriver rapidement jusqu'au bassinet.

4° Si le calcul paraît un peu engagé dans l'uretère, il faut sectionner la face postérieure du bassinet.

5° Quel que soit le siège de l'incision, si la plaie n'a pas été trop contusionnée ou déchirée par les manœuvres d'extraction, il faut la suturer. Le drainage extrarénal, maintenu de dix à quinze jours, met à l'abri de tout accident, pour le cas où la plaie se désunirait en totalité ou en partie.

*Extraction des calculs.* — Bien des fois l'extraction des calculs a été faite avec de simples pinces à longues branches, mais dans les cas compliqués les chirurgiens se sont souvent trouvés fort embarrassés. Aussi n'est-il pas surprenant que l'idée soit venue à certains d'imaginer un appareil instrumental spécial. Je citerai entre autres Lange (de New-York), mais je n'ai trouvé figurés nulle part les instruments dont parle le chirurgien américain[1]. Sans attendre que des difficultés rencontrées dans un cas m'aient inspiré le regret de ne pas être outillé convenablement, j'ai fait construire des curettes de trois formes différentes, ayant cha-

---

1. Lange, *Congrès des chirurgiens allemands*, 1887, Bull. méd., 1887, p. 256.

cune leur destination, et deux spécimens de chaque type, dans des dimensions différentes.

Le premier type est la curette en godet (n⁰ˢ 3 et 4), le second type la curette plate, rappelant tout à fait celle de Daviel pour l'opération de la cataracte (n⁰ˢ 5 et 6) ; le troisième est la cu-

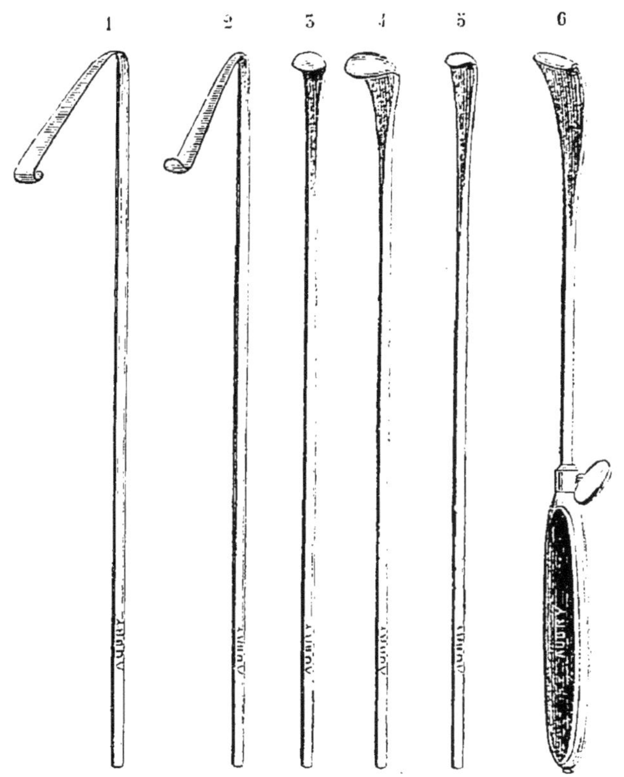


Fig. 23. — Curettes de différents modèles de Le Deutu, pour l'extraction des calculs des reins (réduites aux deux cinquièmes des dimensions réelles).

rette *récurrente* ou réfléchie (n⁰ˢ 1 et 2). Les deux premiers permettent l'extraction directe, le second assure mieux le passage de l'instrument entre le calcul et la paroi de la cavité qui le contient, quand le contact est très intime.

Quant au troisième, il a été imaginé en vue d'une manœuvre spéciale. À supposer qu'on ait incisé le rein près du bassinet ou le bassinet lui-même, s'il y a des calculs ou des graviers dans les calices, les instruments à extraction directe ne peuvent ni les déplacer ni les ramener vers la plaie. Les tiges fortement coudées du troisième type sont distinées à cet usage. On remarquera que les crochets qui les terminent sont tournés en sens inverse. Celle dont le crochet regarde le manche doit être introduite par l'intérieur du bassinet vers les calices, en suivant la paroi de la cavité *opposée à la plaie;* c'est pour cette raison que l'angle de réflexion est moins ouvert par rapport à l'axe prolongé de l'instrument. Celle dont le crochet est tourné dans l'autre sens doit suivre la paroi *du côté de la plaie.* Des mouvements de levier imprimés aux tiges réfléchies, de gauche à droite pour la première, de droite à gauche pour la seconde, peuvent beaucoup faciliter la descente des concrétions vers l'incision.

On verra dans l'observation xxxii que je me suis servi avec avantage de ce troisième type, avant d'inciser le bord convexe du rein. L'avenir dira si ces instruments méritent d'être conservés dans l'arsenal chirurgical. Grâce à un manche métallique mobile sur lequel on les fixe au moyen d'une vis, on peut donner à leur tige la longueur convenable pour chaque cas. Ceci ne paraîtra pas indifférent à ceux qui savent à quelle distance il faut quelquefois aller chercher les pierres, dans les néphrolithotomies de reins abcédés.

*Suture de la plaie du rein ou du bassinet.* — La suture de la plaie du rein ou du bassinet n'a été faite, à ma connaissance, que trois fois jusqu'à ce jour, une fois par Czerny[1], une fois par moi[2], une fois par Tuffier et Poirier, dans un cas inédit. Cinq points de suture placés sur le bassinet lui-même assurèrent la réunion immédiate chez la jeune opérée du chirurgien allemand.

---

1. Czerny, *Versammlung deutscher Naturforscher und Aerzte in Wiesbaden,* Berliner klin. Woch., 1887, p. 777.

2. Le Dentu, *Néphrolithotomie sur un rein non abcédé.* Bull. de l'Ac. de méd., 1888, séance du 26 juin.

Je dois reconnaître que la tentative que j'ai faite n'avait pas été suffisamment préparée. Croyant être le premier, j'ai agi d'après mon inspiration du moment et je ne me suis pas mis dans les conditions nécessaires pour obtenir un succès complet. Sans doute le catgut n° 0 que j'ai employé s'est trop vite ramolli. Au sixième jour la plaie s'est désunie dans un point que je ne puis préciser, peut-être au niveau du bassinet, et l'urine a commencé à couler. L'écoulement a duré jusqu'au dix-neuvième jour, mais il s'est tari si complètement qu'au vingt-cinquième jour la guérison était parfaite.

A la prochaine occasion, pour la suture du parenchyme, j'emploierai du catgut n° 2 ou 3 ou de la soie fine ; j'introduirai les fils au moyen d'une aiguille à manche, à courbure accentuée, ou d'une aiguille de Reverdin mousse, comme l'a fait Tuffier dans ses expériences, et je les placerai à environ un demi-centimètre les uns des autres. La suture de la paroi du bassinet doit être faite d'une certaine façon. Comme on ne peut obtenir l'affrontement parfait des lèvres de la plaie, à cause de leur minceur, ni compter sur l'adossement de la muqueuse à elle-même pour la réunion, il faut de toute nécessité adosser à elle-même la face externe de la paroi munie de son revêtement grais-seux, au moyen d'une sorte de suture de Lembert, quitte à comprendre dans les anses de fils toute l'épaisseur de la mem-brane. Cette façon de procéder offre des chances de succès; mais, je le répète, ces chances sont bien plus grandes, si l'on agit sur la substance rénale elle-même. Il est d'ailleurs impos-sible de conclure d'une façon définitive, en se fondant sur deux tentatives heureuses. C'est quelque chose de savoir que l'expé-rimentation sur les animaux a donné de bons résultats, mais c'est aux enseignements de la clinique qu'il appartient de tran-cher un jour la question,

*Pansement.* — Le drainage de la plaie superficielle est in-dispensable et doit être prolongé jusqu'au moment où il n'y a plus à craindre le passage de l'urine. Dans mon observation, c'est au sixième jour que l'écoulement a commencé ; je crois que, passé le dixième ou le douzième jour, on pourrait considérer le malade comme à l'abri de cet accident d'ailleurs peu redoutable lorsqu'il est tardif.

J'ai pratiqué quatre fois la néphrolithotomie, trois fois sur un rein abcédé, une fois sur un rein atteint de pyélonéphrite calculeuse non suppurée et ayant conservé à peu de chose près ses dimensions normales. Le plus ancien de ces quatre faits remonte à 1880. Il a déjà été inséré page 390. Vient ensuite le cas d'une jeune fille que M. le professeur Verneuil a bien voulu me faire opérer dans son service. Je dois les détails qui suivent à l'obligeance de M. Dumoulin, professeur des hôpitaux :

Obs. XXX. — *Fistule réno-cutanée.* — *Néphrolithotomie.* — *Guérison.*

Marie W..., âgée de vingt-six ans, femme de chambre, entre le 19 novembre 1886 dans le service de M. le professeur Verneuil, salle Lisfranc, n° 20, hôpital de la Pitié. Elle porte dans la région lombaire gauche une fistule qui aboutit à une tumeur volumineuse constituée par le rein.

De 1882 à 1886 elle a éprouvé d'abord des douleurs sourdes, puis de véritables coliques néphrétiques, à la suite desquelles *il n'y a jamais eu d'élimination de graviers.* Presque depuis le début l'urine est devenue purulente. En 1886 se déclarent des phénomènes locaux graves accompagnés de fièvre. Un abcès de la région lombaire est ouvert, en juillet 1886, d'abord par des applications de caustique, ensuite au bistouri. Une fistule persiste. Sa cicatrisation momentanée détermine des douleurs violentes, des vomissements, de la fièvre. Le docteur Bruchet, de Provins, y met fin en rouvrant le foyer.

Les antécédents personnels ou de famille devraient faire pencher le diagnostic vers la tuberculose rénale (mère et deux sœurs mortes phthisiques, accidents strumeux dans l'enfance), mais l'urine, toujours purulente, ne renferme pas de bacilles de Koch. D'un autre côté le stylet n'arrive pas sur des calculs. De toute façon l'intervention est indiquée par la persistance de la pyurie et de la fièvre. Je la pratique le 30 décembre 1886.

*Opération.* — Longue incision.oblique du flanc, au bistouri, commençant en arrière, au bord externe de la masse sous-lombaire et passant par la fistule. Le rein est adhérent aux couches de la paroi abdominale. Je l'entame surtout par déchirure avec l'index. Au milieu du parenchyme je rencontre de nombreux et volumineux calculs. Extraction au moyen de longues et solides pinces dont les mors pénètrent jusqu'à 15 ou 18 centimètres. Section des cloisons avec le bistouri et surtout de forts ciseaux. Suintement abondant, mais non inquiétant, d'un sang rutilant, que le tamponnement momentané, avec une éponge imbibée de solution d'acide phénique à 5 pour 100, arrête de suite.

Avant de terminer je sens dans un point une résistance profonde, au-dessous d'une couche épaisse de tissu rénal. En déchirant ce tissu avec l'ongle, j'arrive sur *d'autres calculs enclavés dans un autre foyer* et je les extrais.

Après trois heures d'hypothermie (35°,1 à 56°), la température se relève, mais ne dépasse jamais 38°. La quantité d'urine, qui était de 900 à 1000<sup>cc</sup>, avant l'opération, descend à 550<sup>cc</sup> pour les vingt-quatre heures suivantes. Elle est ensuite de 800, de 850<sup>cc</sup> jusqu'au quatrième jour. Elle atteint un litre au cinquième jour et oscille ensuite entre 750 et 1500<sup>cc</sup>.

Tamponnements et pansements à la gaze iodoformée. Guérison complète en six ou sept semaines. J'ai revu la malade il y a quelques mois.

*Examen des calculs.* — L'ensemble pèse 45 grammes. Composition : 72,14 pour 100 de matières minérales, oxalate de chaux et phosphate ammoniaco-magnésien, avec prédominance de ce dernier.

Le 2 janvier 1887, j'opérais M. L....., ancien banquier, âgé de cinquante-neuf ans, atteint de gravelle depuis une trentaine d'années.

Obs. XXXI. — *Lithiase rénale compliquée de pyonéphrose.*
*Néphrolithotomie. — Mort.*

C'est vers l'âge de trente ans que M. L... a eu sa première attaque de coliques néphrétiques. Elle fut suivie de plusieurs autres ; l'urine contint du pus pendant un an, puis s'éclaircit.

En 1880, il y a sept ans, nouvelle crise d'une grande violence, sans expulsion de graviers. Depuis lors, douleurs rénales sourdes, siégeant toujours à gauche, réveillées par la marche prolongée, les cahots, le froid. La santé de M. L.... s'était beaucoup altérée pendant le siège de Strasbourg. A cette époque, pleurésie qui se prolongea sept mois.

En décembre 1886, nouvelle crise de douleurs, suivie d'émissions d'urines foncées, contenant des hématies. Une hématurie assez franche a lieu, mais cesse rapidement. Une analyse faite le 15 décembre a donné les résultats suivants :

Urine trouble, un peu visqueuse, d'un jaune rès pâle, d'une odeur fétide et pourtant faiblement acide, renfermant beaucoup de pus.

Quantité totale : environ un litre.

Urée : 9 gr. 60 par litre. Acide phosphorique : 0,60. Beaucoup d'albumine, pas de sucre.

Le régime lacté, l'eau de Vittel, le benzoate de soude à la dose de 4 grammes par jour, le sulfate de quinine pris tous les deux jours, n'avaient pas sensiblement modifié cet état. La quantité d'urine émise s'était élevée à 1600 et 1800 grammes, mais la fétidité et la purulence avaient persisté. La fièvre devint continue, avec des exacerbations vespérales ; une diarrhée fétide contribua à la diminution des forces. En même temps se développait dans le flanc gauche une tumeur douloureuse ayant tous les caractères d'une pyonéphrose, grosse comme les deux poings.

C'est dans ces conditions que je trouvai le malade, à une consultation avec le Dr Gauchas qui eut lieu le 30 décembre 1886. Si j'ajoute qu'il était athéromateux et qu'il y avait chez lui un double bruit de souffle à la base du cœur, on comprendra sans peine que j'aie hésité à faire la taille du rein et on ne s'étonnera pas que l'opération n'ait pas été suivie de succès. J'avais contre moi l'âge du malade, la dégénérescence de son système artériel, un amaigrissement extrême et une septicémie en pleine évolution. Néanmoins je crus pouvoir tenter la néphrolithotomie. Elle eut lieu le 2 janvier 1887.

*Opération.* — Incision au bistouri, oblique, dans le flanc gauche, parallèle à la douzième côte. Le rein, non adhérent aux téguments, était assez éloigné des plans superficiels. Je fis assez péniblement l'extraction de plusieurs fragments de calculs qui baignaient dans un pus fétide mêlé d'urine. Leur poids total atteignait 15 grammes.

Le soir et le lendemain, l'opéré éprouva de très vives douleurs dans l'hypochondre, le long de l'uretère et dans le testicule gauche. Le lendemain 3 janvier, état général passable, malgré l'insomnie absolue. Urines assez claires et suffisamment abondantes (700 grammes). Le 4, affaiblissement très prononcé, teinte violette et refroidissement des extrémités, sueurs profuses et froides, dyspnée. Plaie blafarde. Suppression de la sécrétion urinaire. Mort dans la nuit en pleine connaissance.

```
Températures : 2 au soir..............  39°,4, pouls 144
      —        5 au matin.............  39°,1,  —   120
      —        3 au soir.............   38°,8,  —   124
```

L'abaissement le deuxième jour *au soir* me parut de mauvais augure. Il survenait trop tôt.

*Analyse des calculs* (faite par M. Leclerc, pharmacien). D'un blanc jaunâtre dans l'ensemble, ils présentent à leur surface des différences de teintes assez accentuées. Grande résistance à la pression. Structure assez régulière.

Substances minérales : 76,30 pour 100, se décomposant en oxalate de chaux et phosphate ammoniaco-magnésen, le second de ces sels en quantité prédominante par rapport au premier.

Je signale à l'attention du lecteur l'ancienneté de la lithiase (près de trente ans) et l'influence funeste de la septicémie à laquelle la malade était en proie. L'autopsie n'ayant pas été faite, je ne puis dire dans quel état était l'autre rein qui paraissait intact à l'examen extérieur, ni affirmer que tous les calculs avaient pu être enlevés. Je crois cependant que l'opération avait été complète.

Voici enfin une observation de néphrolithotomie pratiquée sur un rein presque intact, et particulièrement intéressante par ce fait que les deux plaies faites au parenchyme ont été suturées après l'extraction du calcul.

Obs. XXXII. — *Néphrolithotomie sur le rein gauche non abcédé.*
*Suture des plaies rénales. — Guérison.*

Le nommé Car... (Mathurin), âgé de quarante ans, emballeur, entre
le 2 février 1888 à l'hôpital Saint-Louis. Dès l'âge de onze à douze ans
il souffre du rein gauche. En 1871, surviennent des hématuries fréquentes; les douleurs persistent. Mêmes accidents en 1872 et 1875.
Depuis lors, tous les mois ou tous les deux mois crises de huit à dix
jours de durée. Il est à remarquer que *jamais le malade n'a rendu
de graviers.*

Dès le premier examen je diagnostique une lithiase du rein gauche
non abcédé et non augmenté de volume. Le rein droit paraît intact.

Urine claire et faiblement ambrée, nettement acide, qui se trouble
rapidement et devient ammoniacale. La quantité diminue beaucoup au
moment des crises. Nous avons l'occasion de le constater. Le 5 février
elle se réduit à 180 centimètres cubes, le 6 elle est de 250, le 7 de
475, le 8 de 1200. A partir de la cessation des grandes douleurs elle
oscille entre 1100 et 5500 centimètres cubes. Sa densité varie de
1010 à 1050, le résidu solide est de 66 grammes par litre le jour des
grandes souffrances. Il varie ensuite de 22 grammes à 59 grammes.
Ni sucre, ni albumine; pigments biliaires.

Le dosage de l'urée offre un intérêt spécial (analyses de M. Lafay,
interne en pharmacie).

| Février. | Quantité. | Par litre. | Par 25 heures. |
|---|---|---|---|
| 7 | 475 | 26,020 | 12,559 |
| 8 | 1200 | 15,612 | 18,734 |
| 9 | 2200 | 13,010 | 28,622 |
| 10 | 1150 | 13,010 | 64,961 |
| 11 | 2700 | 13,010 | 55,127 |
| 12 | 1100 | 19,515 | 21,466 |
| 13 | 5500 | 9,107 | 51,874 |

Acide urique : aux environs de 0,50 par litre. A l'examen microscopique, quelques leucocytes et de rares cellules épithéliales. Cristaux
d'acide urique. Après la fermentation, nombreux cristaux de phosphate
ammoniaco-magnésien et d'urate d'ammoniaque, vibrions.

*Opération.* — Le samedi 18 février 1888, je procédai à l'opération
suivante, avec l'aide de MM. les docteurs Bazy et Walther :

Incision de 15 centimètres de long, parallèle à la douzième côte dont elle reste éloignée de deux travers de doigt, commençant au bord externe du muscle sacro-lombaire le long duquel je la prolonge un peu en remontant, sans dépasser les téguments et l'aponévrose superficielle. Exploration des deux faces du rein dénudé avec précaution. Les doigts sentent une résistance dans le tiers inférieur; sur la face postérieure, le parenchyme, légèrement bosselé, a une teinte bleuâtre. Des piqûres multiples au moyen d'une aiguille à acupuncture font aisément reconnaître la présence d'un calcul.

Le rein, légèrement tordu sur son pédicule, est amené entre les lèvres de la plaie. Je fais sur la partie bosselée une incision presque transversale qui entame le bassinet et j'extrais avec les doigts un calcul ayant la forme et les dimensions d'un gros noyau d'olive. Quelques fragments sont ramenés des calices vers le bassinet au moyen des curettes réfléchies. L'aiguille à acupuncture, introduite plusieurs fois le long du bord convexe, rencontre des tissus fibreux et donne aux doigts la sensation d'un frottement rude. Dans le doute je fends le bord convexe et j'ouvre de ce côté la cavité, mais je n'y trouve plus de fragments.

Je pratique alors la suture des deux plaies du rein au moyen d'une aiguille courbe à manche. Trois fils de catgut n° 0 sont placés sur le bord convexe, cinq fils semblables sur la plaie transversale. Aussitôt l'écoulement en nappe, assez abondant jusque-là, d'un sang rutilant, s'arrête entièrement et les points suturés du rein prennent une coloration bleuâtre. L'organe, nettoyé avec soin au moyen d'une compresse de gaze imbibée d'une solution boriquée tiède, est réduit aussi exactement que possible.

L'opération se termine par le placement d'un drain derrière la face postérieure du rein et par la suture musculo-cutanée de la plaie. Pansement à l'iodoforme.

*Suites de l'opération.* — Douleurs assez vives en ceinture avec maximum dans la plaie, le testicule et la jambe. Elles se calment le lendemain. Champagne, rhum, petites injections de morphine.

Pendant six jours, pas d'urine dans le pansement. Seulement une odeur ammoniacale douteuse du troisième au sixième jour. Alors seulement le passage de l'urine en assez grande quantité devient évident. Du 24 février au 2 mars inclusivement, le pansement est mouillé et traversé. Du 5 au 10 mars inclusivement, le pansement est mouillé mais non traversé. Du 10 au 14 mars il ne passe plus rien, mais le 14, le pansement se trouve largement mouillé par de l'urine et un léger suintement continue jusqu'au 17. Le 20 mars, la plaie est entièrement cicatrisée. La guérison complète a demandé en tout environ un mois.

Il me reste à indiquer les particularités relatives à la température, au nombre des inspirations et des pulsations cardiaques.

Sauf au deuxième jour, où la température atteint 39, elle oscille jusqu'au seizième jour entre 57 et 58 ; le pouls ne dépasse jamais 98, ni la respiration 25.

Voici maintenant un tableau des caractères physiques et de la composition de l'urine :

| Du 19 février au 5 mars. | Quantité. | Couleur. | Densité. | Albumine. | Urée. | |
|---|---|---|---|---|---|---|
| | | | | | par litre | en 24 heures. |
| 1er jour | 500 gr. | Sanglante | 1051 | 14,50 | 11,709 | 5,512 |
| 2e — | 800 gr. | Brune | 1026 | 2,80 | 23,418 | 18,754 |
| 5e — | 1500 gr. | Thé fort | 1023 | 1,90 | 33,025 | 42,932 |
| 4e — | 1450 gr. | Thé ordinaire | 1021 | 1,95 | 26,520 | 58,309 |
| 5e — | 1110 gr. | Bière trouble | 1020 | 2 | 27,741 | 50,515 |
| 6e — | 1400 gr. | Normale | 1020 | 2,10 | 23,778 | 53,280 |
| 7e — | 1200 gr. | — | 1020 | 1 | 21,156 | 25,565 |
| 8e — | 1200 gr. | — | 1020 | 0,50 | 19,815 | 23,778 |
| 9e — | 1250 gr. | — | 1020 | 0,50 | 18,494 | 23,617 |
| 10e — | 1250 gr. | — | 1020 | 0,50 | 15,852 | 13,815 |
| 11e — | 1220 gr. | — | 1018 | 0,15 | 11,889 | 14,504 |
| 12e — | 1500 gr. | — | 1016 | 0,20 | 11,833 | 15,455 |
| 15e — | 1500 gr. | — | 1014 | 0,30 | 15 210 | 27,175 |
| 14e — | 1900 gr. | — | 1014 | 0,35 | 7,926 | 17,059 |
| 15e — | 2150 gr. | — | 1012 | 0,50 | 7,926 | 17,040 |
| 16e — | 2500 gr. | — | 1012 | 0,50 | 7,926 | 19,815 |

Au quatorzième jour, la polyurie *constatée avant l'opération* et indiquant un commencement de néphrite interstitielle, réapparut et persista jusqu'au 13 mars inclusivement. Le 14 mars, jour où le pansement est de nouveau mouillé, la quantité émise par la vessie tombe à 800 grammes ; mais elle remonte à 1400 grammes deux jours après.

D'après l'analyse de M. Leclerc, pharmacien, le calcul, grenu à sa surface, coloré en brun par du pigment sanguin, renfermait

58,51 pour 100 de matières minérales. Il s'y trouvait de l'oxalate de chaux et du phosphate ammoniaco-magnésien, mais avec une prédominance marquée du premier de ces sels.

Le malade, *absolument guéri de ses souffrances*, sort de l'hôpital dans un parfait état.

Cette observation est un exemple de guérison complète, obtenue sans risques sérieux pour l'opéré. J'ai revu récemment le malade. Jamais depuis son enfance il ne s'est senti aussi fort. Ses douleurs ont entièrement disparu.

En résumé sur quatre opérés, je compte trois guérisons, dont l'une avec persistance d'une fistule, et une mort[1].

**Indications et résultats de la taille rénale.** — L'étude de la lithiase, de la pyélonéphrite, des fistules, de la tuberculose, m'a fourni l'occasion de discuter les indications et d'exposer les principaux résultats de la taille rénale (voy. p. 214, 300, 317, 379, 552). Aussi n'ai-je pas à revenir sur ce qui a été dit de la supériorité de l'incision du rein sur l'extirpation de cet organe, ni sur le degré de fréquence des fistules d'origine opératoire. Mais il y a une indication qui n'a été que signalée en passant et sur laquelle il y a lieu d'insister; je veux parler de l'incision du rein lui-même ou du bassinet dans le cas d'anurie totale. Dès que les symptômes d'intoxication commencent à se montrer, et même sans les attendre, si l'anurie date de quelques jours, il faut de toute nécessité ménager une voie d'écoulement à l'urine au-dessus de l'obstacle. En 1885 Lucas-Championnière fit la néphrotomie du rein gauche à une femme atteinte de pyonéphrose et qui n'urinait plus depuis huit jours. Pendant les vingt-deux jours qui suivirent il ne passa pas une goutte d'urine par la vessie, circonstance qui amena l'opérateur à penser que

---

1. J'ai fait une cinquième néphrolithotomie le 15 février de cette année. Le malade est en bonne voie.

le rein droit devait être atrophié. Un petit calcul fut extrait de la vessie un peu plus d'un mois après la néphrotomie. C'est lui qui avait obstrué l'uretère momentanément. L'extraction de ce calcul eut pour résultat une guérison complète[1].

En 1886, Reliquet exposait au deuxième Congrès de chirurgie le résultat de trois néphrotomies faites sur des sujets frappés d'oligurie et n'émettant que 5 à 400 grammes d'urine en vingt-quatre heures. L'opération avait ramené le quantité de ce liquide à la normale. C'est une particularité que plus d'un observateur a constatée[2]. En 1887, Bergmann faisait connaître un cas où, en présence d'une anurie complète, il incisa le bassinet gauche et, l'ayant trouvé vide, explora l'uretère et put en extraire avec des pinces, par la plaie du bassinet, un calcul qui obstruait ce conduit à 6 centimètres au-dessous de son origine. Le chirurgien allemand pensa, comme Lucas-Championnière, que le rein droit était atrophié[3], mais une observation d'Israël prouve que l'anurie peut être d'origine réflexe pour le rein du côté opposé. Ce chirurgien, ayant incisé le bassinet gauche chez un homme de quarante-neuf ans, en retira un calcul qui obstruait l'orifice supérieur de ce conduit et en reconnut un autre, engagé à 10 centimètres plus bas, qu'il fit remonter par pression de bas en haut jusqu'à la plaie du bassinet. L'opéré étant mort d'*infiltration d'urine* du côté opéré, on trouva à l'autopsie une néphrite double. Le rein droit contenait également des calculs, mais aucun ne pouvait s'opposer au passage de l'urine[4].

Quand l'anurie est causée par une lésion incurable, comme l'englobement des deux uretères dans un néoplasme malin, il

1. Demelin, *Néphrotomie pour anurie absolue*, France méd., 1881, p. 586, et Ann. des mal. des voies urinaires, 1881, p. 457.

2. Reliquet, *Note sur une indication spéciale de la néphrotomie chez les anuriques*, 2ᵉ congrès de chirurgie, 1887, p. 134.

3. Von Bergmann, *Soixantième réunion des naturalistes et médecins allemands*, Berliner klin. Woch., 1887, n° 41 et 43.

4. Israël, *Sur la néphrolithotomie pour anurie*, Deutshe med. Woch., 1888, n° 1

y a mieux à faire que la néphrotomie ou la pyélotomie. Tout récemment j'ai créé une sorte de méat urétéral, en isolant l'uretère dans toute sa portion iliaque, en le sectionnant aussi bas que possible et en fixant l'extrémité inférieure du tronçon détaché entre les lèvres de la plaie du flanc. Il sera rendu compte plus loin de cette opération, la première de ce genre qui ait été exécutée.

Quant à ce qui est des résultats immédiats de la néphrotomie et de la néphrolithotomie, je rappelle les chiffres auxquels est arrivé Hartmann (voy. p. 579). Ajoutant aux 54 cas de taille rénale, pour pyélonéphrite suppurée simple ou calculeuse, relevés par Brodeur, quelques faits plus récents, il constitue un ensemble de 44 cas sur lesquels il y eut 18 morts, soit environ 41 pour 100, sans compter les risques de formation d'une fistule. La statistique de Bergmann donne 22 morts sur 93 cas, soit seulement 23,65 pour 100.

En admettant que la vérité soit entre ces deux chiffres, la taille du rein abcédé, contenant ou non des calculs, doit être considérée comme une opération presque aussi grave que la néphrectomie, mais cette dernière emprunterait une gravité plus grande encore aux conditions qui rendent la néphrotomie redoutable. Voilà pourquoi celle-ci doit rester l'opération de choix, lorsque l'organisme est épuisé par la septicémie aiguë ou chronique qui est le résultat inévitable de la pyonéphrose simple ou calculeuse.

Les causes de mort ordinairement accusées sont le choc, l'anurie, l'urémie et les différentes formes de la septicémie. On a noté aussi la pneumonie, la pleurésie purulente, la péritonite, très rarement l'hémorrhagie. Le vague des indications enlève à certains faits toute valeur à ce point de vue.

Bien plus favorables sont les résultats de la néphrolithotomie pratiquée sur le rein non abcédé. Sur les 23 cas relevés par Brodeur il n'y a qu'une mort. Les faits plus récents de Pickering[1], de Gross[2], de Mac Cosh[3] entre autres, le mien propre, ainsi que ceux de Czerny et d'Israël, cités plus haut, permettent d'affirmer plus hautement encore la bénignité de la néphrolithotomie ou de la pyélolithotomie, lorsque le bassinet n'est pas transformé en une collection purulente. C'est donc bien la septicémie résultant de la pyonéphrose qui crée le véritable danger.


# IV

## NÉPHRECTOMIE


De date très récente, la néphrectomie ou extirpation du rein a été exécutée pour la première fois le 2 août 1869 par Gustave Simon (de Heidelberg). Déjà Wolcott (de Philadelphie) en 1861, Spiegelberg (de Breslau) en 1867, Peaslee (de New-York) en 1868, avaient enlevé des tumeurs rénales par suite d'une erreur de diagnostic; les trois opérées avaient succombé. Mais c'est au chirurgien allemand que revient tout l'honneur de cette grande innovation, parce que, le premier, il pratiqua l'opération sachant parfaitement ce qu'il faisait et guidé par de nombreuses expérimentations préalables sur des animaux. Il est cependant intéressant de rappeler qu'il avait été précédé dans la voie des recherches expérimentales par Zambeccarius, par Comhaire, qui consacrait sa thèse inaugurale, au commencement de ce siècle, à l'étude de l'extirpation du rein[4], et par notre grand physiologiste Claude Bernard[5]. Si Blancard, en 1690, puis Hévin avaient discuté la possibilité de la néphrectomie, tous

---


1. Pickering, *Brit. med. journ.*, nov. 1886, p. 866.
2. Gross, *Med. news*, 18 déc. 1886.
3. Mac Cosh, *Bull. méd.*, 20 mai 1888.
4. Comhaire, *Dissertation sur l'extirpation du rein*. Th. de Paris, an XII (1805).
5. Cl. Bernard, *Leçons sur les propriétés physiologiques et les altérations pathologiques des liquides de l'organisme*, t. II, p. 52.

deux s'étaient tenus sur le terrain de la théorie; le dernier avait rejeté cette opération comme impraticable.

Cependant de nombreuses autopsies avaient démontré que l'absence ou la désorganisation d'un rein n'était pas incompatible avec la vie, et que le congénère resté intact, graduellement hypertrophié, pouvait suffire à la sécrétion urinaire. Les expériences sur les animaux avaient établi la constance de cette hypertophie compensatrice; elles avaient aussi fait voir que la suppression brusque de la moitié de l'appareil sécréteur de l'urine ne causait pas une perturbation inévitablement fatale. La première néphrectomie de Simon, ayant privé l'opérée d'un rein tout à fait sain, confirma cette donnée. Elle eut ainsi le caractère d'une véritable expérience physiologique légitimée à l'avance par les tentatives semblables faites sur des animaux supérieurs.

L'exemple donné par Simon est suivi en 1870 par Gilmore (rein fibreux douloureux), en 1871 par Bruns (pyélonéphrite suite de coup de feu). La même année Simon fait sa deuxième néphrectomie sur une femme atteinte de lithiase; l'opérée meurt de pyohémie au trente et unième jour. Puis viennent les opérations de Durham et de Peters, toutes deux de 1872.

Jusqu'ici la méthode extrapéritonéale a seule été employée, sauf dans les cas d'erreurs de diagnostic; mais ces erreurs elles-mêmes ont montré que l'extirpation rénale pouvait être pratiquée à travers la cavité abdominale. Elles représentent comme l'ébauche de la néphrectomie transpéritonéale régulière et voulue. Elle s'est imposée à Kocher comme une méthode de nécessité, en 1876, pour l'extirpation d'un rein flottant atteint d'adénosarcome; elle a été pour la première fois, la même année, une méthode de choix, entre les mains de Hüter (de Greifswald), pour l'ablation d'un rein sarcomateux qui occupait sa situation normale, mais faisait saillie vers la cavité abdominale.

Ainsi sont nées les deux principales méthodes que j'aurai à décrire. Suivant que l'opérateur ouvre la cavité péritonéale, pour parvenir jusqu'au rein, ou agit en dehors d'elle, la néphrectomie est dite *abdominale* ou *lombaire*. Telles sont, du moins, les dénominations dont on s'est servi au début : mais depuis que certains chirurgiens, tout en ménageant la séreuse, ont porté les incisions superficielles plus ou moins loin en avant de la région lombaire proprement dite, le second terme a cessé d'être exact.

Les deux meilleures désignations sont, pour la méthode dite abdominale, celle de néphrectomie *intrapéritonéale* ou mieux *transpéritonéale*, et pour la méthode lombaire des premiers opérateurs, celle de néphrectomie *extrapéritonéale*, qui englobe tous les cas sans ouverture de la séreuse, quel que soit le siège des incisions superficielles.

Chacune de ces deux méthodes a ses indications propres, et, de même que dans le traitement des pierres vésicales la lithotritie ne doit pas être considérée comme la rivale de la taille, de même, dans le choix du procédé d'extirpation d'un rein malade, un exclusivisme absolu serait injustifiable. Cette notion se dégage de presque tous les travaux relatifs à ce sujet, et, sauf quelques voix discordantes, l'accord est à peu près complet entre les néphrectomistes des deux mondes. Il résulte des diverses statistiques publiées jusqu'à ce jour, et particulièrement de celles de Gross (de Philadelphie[1]) et de Brodeur, que la néphrectomie extrapéritonéale est sensiblement moins meurtrière ; le fait est indéniable, et, malgré l'ardeur avec laquelle Langenbuch, Thornton, Lawson Tait soutiennent la supériorité de la seconde, la question paraît tranchée définitivement.

On verra du reste plus loin que le second de ces chirurgiens,

---

1. Gross (de Philadelphie). *Nephrectomy; its indications and contra-indications*, American journ. of the med. Sciences, July 1885, p. 791.

cherchant sans doute à concilier les avantages de l'incision très
antérieure avec ceux de l'opération extrapéritonéale, a créé une
méthode mixte qui consiste à sectionner la paroi abdominale,
*péritoine non compris*, un peu en dehors du muscle grand droit.
et à décoller la séreuse pour mettre à nu la tumeur rénale. Ce
serait même, d'après lui, la méthode de l'avenir[1]. Notons en
passant cette déclaration; il y aura lieu de la discuter plus tard.

Jusqu'ici on n'a fait que l'extirpation totale du rein, mais on
conçoit la possibilité de l'extirpation partielle de cet organe
dans certaines circonstances. Qu'on suppose un kyste simple et
unique, un kyste hydatique, ou encore une tumeur solide manifestement bénigne, d'un volume tel que les deux tiers du parenchyme sont restés intacts, n'y aurait-il pas un avantage incontestable à ménager cette portion encore susceptible d'un
fonctionnement normal? Ce que l'on sait actuellement de la
façon dont le rein supporte les sutures et de la régénération de
son tissu après les ablations partielles ne peut qu'inviter les
chirurgiens à s'engager dans cette voie nouvelle.

Il va sans dire qu'avant de songer à extirper un rein, on aura
porté la plus grande attention au diagnostic, qu'on aura bien
étudié les conditions générales de résistance des sujets, qu'on
les aura soumis au traitement préparatoire approprié à chaque
cas, qu'on aura choisi pour l'opération un local assaini par tous
les moyens dont on fait usage actuellement. L'antisepsie la plus
rigoureuse sera observée pendant et après l'intervention.

### I. — Néphrectomie extrapéritonéale.

1. *Position de l'opéré.* — Simon plaçait ses malades sur le
ventre, de telle façon que la face débordât l'oreiller par en haut[2].

---

1. Knowsby Thornton; *Brit. med. journ.*, 1885, t. III, p. 615.
2. G. Simon (de Heidelberg); *Chirurgie der Nieren*, I Theil.

Bergmann recommandait plus récemment cette position comme favorable à la recherche de l'infundibulum du bassinet et de la partie supérieure de l'uretère. Outre qu'elle offre des inconvénients, au point de vue de la chloroformisation, on peut lui reprocher d'exagérer la tendance qu'a naturellement le rein à s'enfoncer vers la cavité abdominale.

La position intermédiaire entre le décubitus ventral et le décubitus latéral, sur le flanc opposé au côté opéré, a été choisie par Bruns[1]. Elle est déjà préférable au décubitus ventral rigoureux, si l'on fait l'incision des téguments immédiatement en dehors de la masse sacro-lombaire. Si, au contraire, la section des parties molles est portée plus en avant ou en dehors, il y a avantage à placer le dos de l'opéré à peu près perpendiculairement au plan du lit et le plus près possible du bord.

D'une manière générale, on peut dire que le décubitus latéro-abdominal doit être choisi pour toutes les néphrectomies extra-péritonéales, avec des variantes nécessitées par chaque cas. Un coussin très ferme et épais sera disposé sous le flanc, de manière à incurver le corps et à développer la région intermédiaire à la douzième côte et à la crête iliaque. Ainsi se trouve facilitée l'introduction de la main pour l'énucléation du rein. Cette précaution est d'autant plus indispensable que cette région a une étendue sensiblement variable suivant les sujets. Chez quelques-uns l'espace manque et l'opération n'est exécutable qu'à la condition de réséquer partiellement une des deux dernières côtes, ou les deux, ou mieux encore de pratiquer quelque incision complémentaire.

Le décubitus latéro-abdominal offre l'avantage de laisser pénétrer la lumière dans la plaie et de faciliter la ligature du pédicule. En cas d'hémorrhagie, il permet la recherche des

_______

1. Bruns, *Wiener medic. Wochenschrift*, 1872; et *Würtemberg. Correspondenzblatt*, 1870, n° 61 (obs. rapportée par Linser).

vaisseaux. En revanche la tendance du rein à s'enfoncer vers la cavité abdominale nécessite le refoulement de la paroi abdominale antérieure par le poing d'un aide, d'avant en arrière, et la préhension de l'organe à extirper soit avec la main, soit avec des instruments. Les déchirures occasionnées par ces manœuvres ont déterminé Berg à préconiser le décubitus latéral *sur le côté à opérer*. Dans cette position, le rein se présenterait de lui-même entre les lèvres de la plaie et les ligatures seraient d'autant plus aisées à placer que le pédicule, légèrement allongé par le prolapsus de cet organe, serait plus à la portée de la main [1]. Ces avantages seraient fâcheusement compensés par l'inconvénient pour le chirurgien d'opérer de bas en haut, sur le bord d'un lit où l'on aurait de la peine à maintenir le malade, au fond d'une plaie où le jour ne pénétrerait que très difficilement.

II. *Choix de l'instrument tranchant : thermo-cautère ou bistouri.* — Si l'emploi du thermo-cautère ou du galvano-cautère offre des avantages dans certaines opérations portant sur le rein, telles que la néphrotomie, pratiquée en vue d'ouvrir une cavité purulente, il présente de réels inconvénients dans la néphrectomie. Ici, pas d'hémorrhagies sérieuses à craindre dans le cours des incisions qui conduisent jusqu'au rein. Quelques artérioles cutanées ou sous-cutanées, quelques branches un peu plus importantes des artères iléo-lombaires, tels sont les seuls vaisseaux que rencontre l'opérateur. Rien de plus simple que de placer sur eux une pince hémostatique ou une ligature.

Par contre, le thermo-cautère rend impossible la suture et la réunion immédiate, qui doit être recherchée toutes les fois que l'énucléation s'est faite dans des conditions à peu près normales. Si je me suis servi de cet instrument dans ma première

---

1. F. Berg, *Zur Technik des Lendennierenschnittes.* Berliner klin. Woch. 19 décembre 1881, p. 706.

néphrectomie, c'est surtout parce que je m'attendais à trouver le rein converti en une poche pleine de pus et d'urine, prévision qui, heureusement pour le malade, ne s'est pas réalisée. J'ai employé le bistouri dans mes autres opérations, comme la presque unanimité, peut-être même l'unanimité absolue des opérateurs étrangers, et je ferai de même dans toutes les occasions à venir.

III. *Des incisions préliminaires.* — Parmi les opérateurs, les uns se sont préoccupés avant tout d'atteindre le rein et le hile par le plus court chemin, les autres de s'ouvrir la voie la plus large possible. De là une multitude de procédés qu'on peut classer en plusieurs groupes et que caractérisent avant tout la forme et la direction des incisions superficielles.

Celles-ci sont *simples* ou *combinées*.

A. *Incisions simples.* — Parmi les incisions simples, les unes sont rectilignes et verticales, les autres rectilignes mais obliques par rapport à l'axe du corps ; enfin il en est de courbes dans diverses directions.

Les incisions rectilignes verticales représentent le *premier groupe*. Elles caractérisent les procédés de Simon, de Bruns, de Bardenheuer et le premier procédé de Czerny. Voici la description du procédé de Simon :

Le malade étant placé sur le ventre, on recherche avec l'extrémité des quatre derniers doigts le relief du bord externe de la masse sacro-lombaire. Ce relief se voit chez les sujets maigres, il se sent chez les sujets d'embonpoint moyen, il se devine chez les sujets gras ; mais alors il est plus prudent de mesurer 6 cent. 1/2 à 7 cent., à partir des apophyses épineuses des vertèbres lombaires. L'extrémité de cette ligne marque la limite externe de la masse musculaire. Prenant celle-ci comme guide, on fait une incision étendue du bord supérieur de la onzième côte au milieu de l'espace compris entre la douzième côte et la crête iliaque.

Le bistouri sectionne successivement, après la couche sous-cutanée, la très mince couche de fibres musculaires appartenant à la portion terminale du grand dorsal, le plan fibreux constitué par l'aponévrose du petit oblique et le feuillet postérieur de celle du transverse, qui engainent en arrière la masse sacro-lombaire. Le doigt la sépare sans peine du tissu conjonctif lâche qui est en contact immédiat avec sa face externe, et atteint une seconde aponévrose, qui n'est autre que le feuillet moyen de l'aponévrose du transverse. L'incision de ce feuillet met à nu la face postérieure du muscle carré des lombes.

Il importe de bien préciser les rapports de ce muscle avec la masse sacro-lombaire. Les anatomistes le représentent comme recouvert par cette dernière, qui le déborderait même un peu en dehors. Ceci peut être exact, en supposant un plan vertical qui, du bord externe du sacro-lombaire, se dirigerait en avant, parallèlement au plan médian vertical du corps ; mais, en réalité, le doigt qui suit la face externe de la masse sacro-lombaire atteint la *face postérieure* et non le bord externe du carré des lombes. La plaie qui contournerait ce bord serait une plaie en zigzag, mal disposée, non seulement pour la séparation du rein, mais aussi pour l'écoulement du pus.

Voilà pourquoi certainement Simon a passé, dans le cours de ses néphrectomies, au travers du carré des lombes. Voilà pourquoi dans ma première opération j'ai réséqué la portion la plus externe du muscle, ce qui m'a donné beaucoup de jour pour les temps ultérieurs (p. 466). Le fait est que, par l'une ou par l'autre de ces manières de procéder, on arrive très directement sur le hile ; on peut même facilement sentir le muscle psoas et les apophyses transverses des vertèbres. On peut suivre sans peine le tronc de l'artère rénale et toucher du doigt l'aorte, lorsqu'on opère à gauche. Je ne les recommanderai cependant ni l'une ni l'autre, parce que la première crée une plaie en boutonnière et que la seconde occasionne une perte de substance peu favorable à la combinaison de la réunion profonde avec la suture superficielle.

Comme l'épaisseur du carré des lombes n'est guère supérieure à 1/2 cent., le feuillet antérieur de son aponévrose (feuillet antérieur du tranverse) se montre bientôt au fond de la plaie. Il ne reste plus qu'à l'inciser pour atteindre l'atmosphère graisseuse du rein.

Le procédé de Bruns, rapporté ordinairement sous le nom de Linser, qui en a simplement donné la relation, consiste dans une incision verticale étendue du bord supérieur de la douzième côte à la crête iliaque, à 8 cent. en dehors des apophyses épineuses, combinée avec la résection partielle sous-périostique de la douzième côte. Cette incision coupe l'aponévrose lombosacrée et les fibres inférieures du grand dorsal, en laissant en dedans le bord externe de la masse sacro-lombaire qu'on voit à peine. Elle conduit dans sa profondeur, après la section de l'aponévrose du petit oblique et des feuillets postérieur et moyen de celle du transverse, non plus sur la face postérieure du carré des lombes, mais sur son bord externe.

Il suffit d'écarter en dedans ce muscle pour atteindre le rein ; mais, comme son bord externe est dirigé obliquement de haut en bas et de dedans en dehors, le mieux est de détacher dans l'étendue 1 à 2 cent. ses insertions à la crête iliaque. C'est ce que j'ai fait dans ma seconde néphrectomie (p. 225). Cette section, qui ne peut présenter aucun inconvénient, offre l'avantage de détendre le muscle, de faciliter l'accès du rein et de régulariser la plaie.

Si l'incision de Bruns expose un peu plus à la blessure du péritoine et du côlon, il suffit d'un peu d'attention pour éviter ce danger. La recherche du rein devra se faire dans la partie supérieure et interne de la plaie. En ce qui concerne la résection costale, que Linser ne recommande que comme facultative, je m'expliquerai plus loin dans un paragraphe spécial.

Il est à remarquer que, plus on s'éloigne du bord externe de la masse sacro-lombaire, plus l'intervalle entre la douzième côte et la crête iliaque diminue, puisque la côte se dirige en bas et et que la crête est convexe en haut. Mais une incision, passant en avant de la douzième côte, peut remonter dans sa profondeur jusqu'à la onzième côte et gagne ainsi par en haut une longueur égale à la largeur du dernier espace intercostal. Ainsi procéda Czerny dans une de ses premières néphrectomies ; il réséqua en outre, en deux temps, 9 cent. de la onzième côte en décollant le périoste[1]. Quoique commencée par une incision verticale simple, cette opération devrait plutôt figurer parmi les procédés à incisions combinées.

Il n'en est pas de même de celui de Simon et de Bardenheuer, qui émane de la même idée, mais qui ne se complique pas d'une résection costale. Essayé par Simon dans une tentative infructueuse d'extirpation d'une hydronéphrose[2], le procédé de l'incision franchement latérale, sur le prolongement de la ligne axillaire, fut exécuté par Berdenheuer[3]. L'incision des muscles de la paroi abdominale est suivie du décollement du péritoine jusqu'au hile du rein.

M. Trélat a reporté l'incision encore plus en avant, à une faible distance en dehors du bord externe du muscle grand droit. Dans ce point le péritoine se sépare facilement des plans superficiels, tandis que, plus en dedans, au voisinage immédiat du grand droit, la séreuse est unie aux plans aponévrotiques par des adhérences qui en rendraient le décollement malaisé et périlleux[4].

1. Czerny, *Ueber Nierenextirpation*, Centralblatt für Chirurgie, 1879, p. 757, Obs. ii.

2. Simon, *Chirurgie der Nieren*, II Theil, p. 222.

3. Berg, *loc. cit.*, et Bardenheuer, *Chirurgische Studien, nebst einem Bericht über sieben Nierenextirpationen*, Stuttgart, 1881.

4. Trélat. *Bull. de la Soc. de Clin.*, 1885, p. 475.

Dans le *deuxième groupe*, l'incision, encore rectiligne, est oblique ou transversale par rapport à l'axe du corps.

Melchor Torrès recommande une incision oblique, suivant une ligne correspondant profondément au bord externe du muscle carré des lombes, prolongée jusqu'à la crête iliaque; Küster, une incision qui se tient à égale distance de la douzième côte et de la crête iliaque, partant du bord de la masse sacro-lombaire[1]; Cowper, une section franchement transversale de la région du flanc[2]; Czerny, une incision oblique, qui prolonge en bas et en dehors la direction de la douzième côte dans l'étendue nécessitée par le volume de la tumeur à enlever. Il semble avoir adopté définitivement ce procédé[3], mais il a employé aussi une incision à direction semblable, passant à environ 2 cent. au-dessous de la douzième côte.

Le *troisième groupe* des incisions simples est caractérisé par leur direction curviligue. Le procédé de Klinenberger, dont je n'ai trouvé la mention que dans un travail de Clement Lucas[4], consiste dans une incision courbe dont la convexité regarde en haut et en dedans, qui commence vers la pointe de la douzième côte et gagne, en s'incurvant, la partie inférieure de la masse sacro-lombaire. On comprend que la rétraction des lèvres de la plaie doive lui faire prendre la forme d'un ovale très allongé.

Quant au procédé de Thornton, j'y ai fait allusion au commencement de ce travail. Sous le nom de *lateral retroperitoneal nephrectomy*, le chirurgien anglais a exécuté une opération qui

1. Küster, *Berl. klin. Wochens.*, 24 sept., 1er oct. et 5 nov. 1883, et *Rev. des sc. méd.*, t. XXIV, 1884, p. 507.
2. Cowper, *British med. journ.*, 27 nov. 1880.
3. Braun, *Ueber Nierenextirpation* (Deutsche med. Wochens., 1881, n°s 51 et 33), et Czerny, *Zur Extirpation der retroperitonealen Geschwülste*, Arch. für klin. Chir., t. XXV, p. 858.
4. Clement Lucas, *On surgical diseases of the Kidney and the operations for their relief*, British med. Journ., 29 sept. 1883, p. 611.

consiste à inciser la paroi abdominale parallèlement à la *ligne semi-circulaire*, mais un peu en dehors de cette ligne, et j'ai même ajouté que l'auteur de ce procédé s'était demandé si cette opération ne devait pas être considérée comme celle de l'avenir.

Morris semble lui préférer théoriquement l'incision recommandée pour la ligature de l'iliaque primitive ou de l'aorte[1], sans doute parce qu'elle est un peu plus bas.

B. *Incisions combinées*. — Le groupe des *incisions combinées* est représenté par le deuxième procédé de Czerny, par ceux de Clement Lucas, de Morris, de Polaillon[2] et de Verneuil[5].

J'ai déjà dit un mot du premier. L'incision principale est dirigée de la onzième côte vers le milieu de la crête iliaque. S'il y a lieu de réséquer une partie de la onzième côte, on la découvre en prolongeant la section dans sa direction en haut et en dedans. C'est du moins ce qui paraît ressortir de la description de l'auteur, mais on peut se demander si ce n'est pas par suite d'une faute d'impression que la résection de la onzième côte est recommandée de préférence à celle de la douzième.

Clement Lucas fait une incision verticale, parallèle au bord externe du carré des lombes, qui part du bord supérieur de la douzième côte et s'étend jusqu'à la crête iliaque. Sur la partie supérieure de cette incision en tombe une autre qui rappelle par sa direction celle de la colotomie lombaire. Elle est placée un peu plus haut que cette dernière et remonte de dehors en dedans, en suivant à un demi-pouce de distance le bord inférieur de la douzième côte. La blessure du cul-de sac de la plèvre est évitée de cette façon.

Le procédé de Morris est à peu près le même que le précé-

---

1. Morris, *A description of the methods of performing the now recognised operations on the Kidney*, The Lancet, 15 octobre 1884, p. 464.

2. Polaillon, *Bull. de la Soc. de chir.*, 1885.

5. Verneuil, Obs. xxviii, p. 555.

dent, mais ce chirurgien recommande de faire d'abord une incision transversale ou légèrement oblique, parallèle à la
douzième côte, à un demi-pouce au-dessous de cette dernière,
pour éviter le cul-de-sac de la plèvre. On explore le rein, après
avoir traversé toutes les couches qui le séparent de la peau, et
alors seulement on pratique, s'il y a lieu, une deuxième incision
qui part de la première à un pouce en avant de son extrémité
postérieure et descend verticalement en bas vers la crête iliaque.
Celle-ci est faite de la profondeur à la surface de la région au
moyen d'un bistouri boutonné.

IV. *Choix de l'incision ou des incisions préliminaires.* — Il
importait de bien établir les droits de priorité de chacun, en
exposant fidèlement tous les procédés imaginés jusqu'à ce jour.
Ainsi se trouvent écartées certaines revendications de fraîche
date qu'on jugera aisément mal fondées. Dans la pratique, la
question se réduit à ceci : Faut-il inciser la région lombaire ou
le flanc verticalement? Faut-il sectionner la région lombaire ou
le flanc dans l'espace costo-iliaque, transversalement ou obliquement? Faut-il recourir à l'un des procédés dans lesquels
l'incision est reportée très en avant de la ligne axillaire et où le
décollement du péritoine joue un grand rôle?

L'incision postérieure de Simon, même prolongée jusqu'à la
crête iliaque, offre, en regard d'un seul avantage, qui est peut-
être de conduire très directement au hile du rein, des inconvénients multiples, qui sont : 1° de passer au travers de la portion la plus épaisse de la paroi abdominale; 2° d'ouvrir la gaine
de la masse sacro-lombaire ; 3° d'exposer à la blessure du cul-
de-sac de la plèvre ; 4° de ne pas ménager un espace suffisant
pour l'introduction de la main ; 5° enfin d'être impraticable dans
le cas de tumeur volumineuse.

L'incision de Bruns, parallèle au bord externe du carré des
lombes, est à peu près passible des mêmes reproches ; elle occasionne en plus une perte de substance peu favorable à la réu

nion immédiate, lorsqu'on détache sur une certaine longueur les insertions inférieures de ce muscle.

Les incisions très antérieures, comme celles de Thornton et de Trélat, ne sont recommandables que lorsque le péritoine est déjà décollé par une volumineuse tumeur. Elles facilitent l'énucléation de la face antérieure de cette dernière, elles permettent d'atteindre le hile par devant et de faire les ligatures sur place avant le dégagement complet de la masse; mais elles sont inutiles et pourraient être nuisibles lorsque le rein, même notablement augmenté de volume, n'est pas très projeté en avant. Pour ce cas, on n'a que l'embarras du choix, et en vérité on peut dire que bien des procédés sont dignes de confiance, à condition qu'ils ouvrent une large voie à l'opérateur dans la partie postérieure du flanc, plutôt que dans la région lombaire proprement dite. A ce point de vue, le procédés de Czerny, de Küster, de Clement Lucas, de Morris, de Polaillon et de Verneuil donnent pleine satisfaction.

Celui de Kœnig n'est que l'exagération de ceux-là. Il consiste à faire une première incision verticale au côté externe de la masse sacro-lombaire, de la douzième côte à quelques centimètres au-dessus de la crête iliaque, et à sectionner ensuite la paroi abdominale, muscles compris, depuis l'extrémité inférieure de l'incision verticale jusqu'au voisinage du bord externe du muscle droit de l'abdomen dans la direction de l'ombilic. Au besoin même, on coupe le muscle droit jusqu'à l'ombilic. Le deuxième temps consiste dans le refoulement du péritoine d'arrière en avant, tandis que, dans les procédés de Thornton et de Trélat, le décollement de la séreuse s'opère d'avant en arrière. Kœnig propose d'appeler le sien l'incision *lombo-abdominale rétro-péritonéale*.

Certaines circonstances peuvent obliger à transformer cette opération en une néphrectomie transpéritonéale. En ce cas, il suffit d'inciser le péritoine à son tour au fond de cette immense plaie transversale. L'incision devient alors *lombo-abdominale rétro-intrapéritonéale*[1]. C'est sans doute une excellente chose que de s'ouvrir une large voie jusqu'à la tumeur, mais il n'est nullement nécessaire de tomber dans de telles exagérations. On a beau faire la suture des muscles avec le soin que recommande Kœnig, on n'est jamais sûr de mettre l'opéré à l'abri d'une hernie ventrale, après lui avoir ainsi ouvert l'abdomen à moitié. D'ailleurs on sait pertinemment aujourd'hui que les cas qui nécessitent de pareils délabrements sont de ceux auxquels il est préférable de ne pas toucher.

En ce qui me concerne, après avoir recouru, dans mes premières opérations sur les reins, aux différents types d'incisions verticales, j'y ai absolument renoncé. Je fais maintenant une petite incision verticale en dehors de la masse sacro-lombaire, à partir de la douzième côte, n'intéressant guère que la peau et les couches sous-cutanées. De l'extrémité inférieure de cette incision, arrêtée à 3 ou 4 centimètres au-dessous de la côte, j'en fais partir une autre qui s'avance parallèlement à celle-ci à la distance nécessaire pour que le dégagement de la tumeur rénale soit facilement exécutable. Cette incision antérieure comprend la couche musculaire dans toute son épaisseur. Seule elle peut suffire dans bien des cas.

Les deux observations d'incision rétro-intrapéritonéale de Kœnig sont des exemples de *néphrotomie compliquée*; l'introduction d'une main par l'ouverture péritonéale permit, dans l'un, de dégager un énorme calcul rameux, dans l'autre, de repousser le rein converti en un foyer purulent et fortement adhérent, vers la portion lombaire de l'incision. La combinaison des deux méthodes a donc été de quelque utilité à l'opérateur,

---

1. Kœnig (de Göttingen), *Der retroperitoneale und der gleichzeitig retro und intraperitoneale Schnitt als Methode zum Zweck der Blosslegung von Nierengeschwülsten, zumal entzündlichen Ursprungs,* Centralblatt für Chirurgie, 28 août 1886, p. 593.

mais si, dans le cours d'une néphrectomie, on s'apercevait que la méthode transpéritonéale est seule exécutable, je me demande s'il ne vaudrait pas mieux abandonner la méthode extrapéritonéale et ouvrir la cavité abdominale en avant, soit sur la ligne blanche, soit sur le côté du muscle droit. L'éventration serait moins à craindre et l'incision postéro-latérale pourrait toujours être utilisée pour le drainage.

V. *De la résection costale dans la néphrectomie extrapéritonéale.* — Les anatomistes reconnaissent aux reins 10 à 12 cent. de longueur sur 6 cent. de largeur et 5 d'épaisseur. Ces chiffres, empruntés à Cruveilhier[1], se retrouvent à peu près les mêmes dans les mensurations faites par M. Sappey sur dix hommes et dix femmes[2].

Les résultats énoncés par mon excellent maître montrent : « 1° que la longueur moyenne des reins est de 12 cent., leur largeur de 6 1/2 à 7, leur épaisseur de 5 environ ; 2° que les deux reins ont un volume moyen à peu près égal ; 5° que ce volume ne présente pas non plus de différences sensibles chez l'homme et chez la femme. « Des trois dimensions du rein, la seule qui offre des variétés individuelles importantes est la longueur. Chez quelques adultes, elle ne dépasse pas 10 cent. ; chez d'autres, elle s'élève jusqu'à 14 et 15. »

On conçoit que les rapports de la face postérieure de cet organe avec les dernières côtes doivent varier en conséquence. Ils sont modifiés également par les différences de forme que Cruveilhier a relevées et figurées dans son ouvrage. Il y a des reins allongés et des reins globuleux, ramassés sur eux-mêmes. Ces derniers doivent moins s'élever vers la cavité thoracique, car leur longueur ne dépasse guère 9 1/2 à 10 cent. Notons aussi en passant que, de l'avis unanime des anatomistes, le rein droit

1. Cruveilhier, *Anat. descrip.*, 4ᵉ éd., t. II, p. 509.
2. Sappey, *Anat. descript.*, 2ᵉ éd., t. IV, p. 505.

est ordinairement situé un peu plus bas que le rein gauche. La différence peut varier de 1 à 2 cent., ce qui n'est pas négligeable.

Les rapports de la face postérieure sont ceux qu'il importe le plus de déterminer avec précision. D'après Cruveilhier, « la face postérieure regarde en dedans; elle répond au carré des lombes, dont la sépare le feuillet antérieur de l'aponévrose du transverse, au diaphragme qui la sépare des *deux ou trois dernières côtes.* »

D'après M. Sappey, « la face postérieure correspond : 1° « au diaphragme qui la sépare *de la dernière côte, du dernier espace intercostal et de la partie la plus déclive de la cavité pleurale....* »

« Les reins sont couchés sur les côtés du rachis », dit Malgaigne, « au niveau des *deux dernières vertèbres dorsales* et des deux premières lombaires, dépassant de 6 à 8 cent. le bord inférieur de la dernière côte[1]. » D'où il résulte qu'ils débordent en bas la dernière côte de 4 à 6 cent. seulement, autrement dit de la moitié ou du tiers de leur longueur. M. Richet admet de son côté que les reins « reposent sur le diaphragme qui les sépare des *deux dernières côtes*[2] ».

J'ai déjà mentionné les recherches de Pansch d'où il résulte que jamais le bord inférieur du rein n'atteindrait la crête iliaque, et que la distance qui la sépare de l'extrémité inférieure de cet organe serait, en moyenne, de 5 à 6 cent. La longueur moyenne du rein ne serait guère que de 10 à 11 cent.

Les citations précédentes montrent que, malgré quelques légères divergences d'opinions, les anatomistes sont d'accord pour affirmer que dans l'état normal les reins sont ordinairement recouverts dans leur partie supérieure par les deux dernières côtes, et probablement aussi par le dixième espace intercostal en totalité ou en partie.

---

1. Malgaigne, *Traité d'Anat. chirurg.*, 2ᵉ édit., 1859, t. II, p. 363.
2. Richet, *Traité d'Anat. méd.-chir.*, 3ᵉ édit., 1866, p. 664.

Il est bien établi que, dans certains cas pathologiques, le rein remonte encore plus haut, en même temps que son extrémité inférieure s'allonge du côté de la fosse iliaque. Lorsque l'allongement est accompagné d'une augmentation de volume notable, l'organe trop à l'étroit dans sa place ordinaire, se développe *en bas et en avant*. Tout ce que j'ai dit plus haut de ses rapports normaux trouve donc son application particulièrement dans les cas de lésions sans production de tumeurs proprement dites, parce qu'alors la région tout entière est envahie, en même temps que les organes limitrophes sont refoulés dans tous les sens.

Les variations dans les rapports et dans les dimensions de la douzième côte, qui ont beaucoup frappé Pansch, ont été étudiées avec soin il n'y a pas longtemps par Holl[1]. Le point de départ de ses recherches a été une néphrectomie malheureuse pratiquée d'après le procédé de Simon, dans le cours de laquelle la plèvre fut ouverte. Il s'en était suivi une pleurésie purulente développée avec une rapidité extraordinaire, car la mort avait eu lieu environ trente-six heures après l'opération. L'autopsie fit voir que la douzième côte n'avait que 5 cent. 1/2 de long, et que l'opérateur s'était guidé dans ses incisions sur la onzième côte. Comme pareille erreur pourrait facilement se reproduire, il me semble indispensable de résumer ici toutes les notions acquises relativement aux anomalies des côtes. Les traités classiques ne leur consacrent qu'une courte mention ; sans entrer dans beaucoup de détails, Paulet[2] a traité la question plus au long.

Les côtes surnuméraires peuvent être lombaires aussi bien que cervicales. On n'a guère songé à noter en pareil cas les rapports des reins, et cela se comprend, puisque ordinairement c'est après l'ablation des viscères, pendant les autopsies ou dans

1. N. Holl, *Bedeutung der zwölften Rippe bei Nephrectomie*, Arch. für klin. Chir., vol. XXV, p. 224, 1880.
2. Paulet, *Dict. encycl. des sc. méd.*, art. Côtes, 1re série, t. XXI, p. 52.

le cours de la préparation d'un squelette, qu'on découvre l'irrégularité. D'une manière générale, les anomalies par défaut seraient plus rares que les précédentes et atteindraient surtout la première côte. L'auteur n'ajoute rien, relativement à la longueur des deux dernières côtes, à leurs connexions avec les cartilages des autres, à leurs rapports avec les reins. Cette absence de documents précis donne une valeur réelle au travail déjà cité de Holl.

Cet observateur a fait porter ses recherches sur 60 cadavres. Comme d'un côté à l'autre du même thorax il n'y a pas de symétrie constante, il a envisagé séparément les deux séries de côtes droites et gauches de chaque sujet, de sorte que ses recherches portent sur 120 séries de douze côtes, par conséquent sur 120 onzièmes côtes et sur autant de douzièmes côtes. Or, sur ces 60 cadavres, 3 étaient dépourvus de douzième côte à droite et à gauche, proportion de 1/20 tout à fait inattendue et en désaccord complet avec les notions admises. Sans prendre ce chiffre tout à fait à la lettre, nous devons en tenir grand compte, puisqu'il s'agit d'un fait matériel indiscutable.

Holl s'est attaché à établir avec rigueur la longueur relative des deux dernières côtes sur les 57 autres sujets. Sur les 114 douzièmes côtes mesurées, il a reconnu les proportions suivantes, par rapport aux onzièmes côtes du même côté :

| | | | | |
|---|---|---|---|---|
| Le rapport était de. . . . . . | 3/4 | dans | 55 | cas |
| — | 1/2 | — | 44 | — |
| — | 1/3 | — | 18 | — |
| — | 1/4 | — | 15 | — |
| — | 1/6 | — | 3 | — |
| — | 1/8 | — | 1 | — |

En prenant pour base les chiffres des quatre premières séries (ceux des deux dernières correspondant à des exceptions), on peut conclure en disant que la douzième côte offre dans ses dimensions d'énormes écarts, d'où la nécessité de procéder à sa recherche sur le vivant avec un soin minutieux. J'ajoute que el danger révélé par cette statistique est tel qu'on peut s'étonner du nombre relativement restreint d'ouvertures de la plèvre rapportées dans les observations.

Sans doute, si les opérateurs y ont échappé ordinairement, c'est que la séreuse thoracique, refoulée par un rein volumineux, n'avait plus ses rapports normaux. Il n'en est pas moins d'une importance capitale de bien connaître ceux qu'elle affecte avec les dernières côtes, lorsque les reins sont sains. Cruveilhier, si précis habituellement, se borne à dire que la plèvre se réfléchit de la paroi thoracique sur le diaphragme, en s'appliquant sur les insertions de ce muscle. Selon Sappey, « le cul-de-sac inférieur de la plèvre descend très obliquement de la base de l'appendice xiphoïde à l'extrémité vertébrale de la douzième côte, *qu'il déborde inférieurement d'un centimètre*[1]. » Le bord supérieur du ligament cintré, étendu des apophyses transverses des deux premières vertèbres lombaires vers le sommet et le bord inférieur de la douzième côte, peut être considéré comme la barrière qui empêche ce cul-de-sac de descendre plus bas. Comme, d'autre part, les digitations du diaphragme et du transverse de l'abdomen s'entr-ecroisent et se continuent les unes avec les autres sur la face interne de l'extrémité antérieure des deux dernières côtes, celles-ci, dans une partie de leur longueur que Czerny évalue à un tiers, n'ont pas de rapports avec la plèvre. En admettant que cette évaluation soit un peu exagérée, il reste toujours en avant un bon quart de leur longueur totale sur lequel on peut agir sans s'exposer à blesser la séreuse.

Malheureusement, ce qui est vrai, si les dernières côtes ont leur longueur normale, cesse de l'être lorsqu'elles présentent une anomalie; car dans ce cas les insertions du diaphragme ne sont plus soumises à aucune loi précise et le cul-de-sac pleural.

1. Sappey, *Traité d'anat. descr.*, 2ᵉ éd., t. IV, p. 478.

peut bien se trouver au beau milieu des parties molles, au lieu
de rester à quelque distance au-dessus de l'extrémité antérieure
des deux dernières côtes. Voilà pourquoi en principe on doit
condamner les résections costales. Voilà pourquoi aussi il faut
éviter de sectionner les parties molles immédiatement au-dessous de la douzième côte, surtout lorsqu'on agit au voisinage de
la masse sacro-lombaire.

En vain croirait-on pouvoir compter sur la méthode sous-périostique pour garantir la séreuse de toute lésion. Elle ne donne
qu'une sécurité trompeuse et illusoire, lorsque le revêtement
interne de la côte n'a pas acquis, par suite de la propagation de
l'inflammation partie du rein, un accroissement d'épaisseur. On
ne peut même pas compter sur cet épaississement, lorsque l'affection qui motive la néphrectomie est une pyélonéphrite suppurée de date ancienne. J'en ai fait l'épreuve une fois (p. 599) ;
même accident est arrivé à Thiriar. Dans ces deux cas, la suture
immédiate de la déchirure avec du catgut empêcha le développement d'une pleurésie.

Je renonce donc à la résection de la douzième côte dans ses
deux tiers postérieurs ; ce n'est pas sans regret, car elle donne
du jour et facilite les manœuvres sur la partie supérieure du
rein. Bruns y avait recouru le premier dans le cas dont j'ai déjà
parlé, mais il n'avait réséqué qu'un centimètre de l'arc osseux.
Linser pense qu'il n'y a aucun inconvénient à se tenir dans ces
limites. Cela est possible, mais le danger est à peu près le même
que dans les résections plus étendues. Aussi la plupart des chirurgiens s'élèvent-ils contre ce procédé, Morris entre autres,
ainsi que Cl. Lucas. D'après ce dernier, quatre malades, sur les
cinq opérés de cette façon à sa connaissance, avaient succombé,
et chez l'un d'eux il y avait eu à coup sûr une déchirure de la
plèvre. L'élévation des deux dernières côtes au moyen d'un fort
crochet mousse doit être seule employée.

Doit-on condamner de même la résection de l'extrémité antérieure de ces mêmes côtes? Évidemment non, et cela pour les raisons anatomiques exposées plus haut. Czerny pense qu'il n'y aurait aucun danger à supprimer le tiers de cette extrémité antérieure. Il a même pu impunément réséquer 9 cent. de la onzième côte. A supposer que les côtes aient leur longueur normale, je crois que, du moins pour la première proposition, il doit être dans le vrai. Si, pour ne rien risquer, on se contente de supprimer le quart antérieur de la côte, cartilage compris, il en résulte une grande facilité pour introduire la main dans la plaie et pratiquer l'énucléation.

Pratiquée dans ces conditions, la résection des deux dernières côtes doit donc être considérée comme un complément parfois avantageux de la néphrectomie extrapéritonéale par incision postéro-latérale. Elle devient inutile dans le cas d'incision franchement latérale, ou du moins elle n'aurait plus d'avantages que dans le cas de tumeurs volumineuses. A plus forte raison en est-il ainsi lorsque la section des téguments est reportée plus en avant. Il faudrait, du reste, des incisions spéciales prolongées sur les deux dernières côtes pour les dégager.

VI. *Énucléation du rein ou de la tumeur rénale.* — Ce temps précède ou suit la ligature du pédicule, suivant les procédés. Simon, dans ses deux néphrectomies, avait commencé par dégager le rein et posé ensuite la ligature. Son exemple a été suivi par le plus grand nombre des chirurgiens. Bruns, aux prises avec de grandes difficultés pendant l'énucléation de la tumeur rénale, assura l'hémostase en jetant tout d'abord un lien autour des vaisseaux, et Linser a fait de cette façon d'agir une règle, dans le procédé qui porte son nom. Elle n'est bonne à suivre, en réalité, que dans les cas de nécessité, quand une hémorrhagie inquiétante se déclare, ou encore quand, suivant l'exemple donné par Thornton, Trélat, Kœnig, on procède à l'énucléation à la suite d'un incision antéro-latérale. Il peut y avoir alors avantage à séparer d'abord le péritoine de la face

antérieure de la tumeur et à procéder de suite aux ligatures,
avant de dégager le reste du rein ou du néoplasme. Sauf ces cas,
il n'y a pas à hésiter; l'énucléation préalable doit être préférée.
Simple, lorsque la capsule adipeuse n'est pas adhérente, elle
devient très difficile dans les conditions inverses.

Reprenons la description de l'opération à l'incision du feuillet
antérieur de l'aponévrose du transverse. Sous ce feuillet fibro-
celluleux on aperçoit une lamelle celluleuse d'aspect jaunâtre,
ce qui est dû à ce qu'elle est doublée d'une couche de graisse
à sa face profonde. C'est la lame postérieure du *fascia propria*
sous-péritonéal qui, se dédoublant vers le bord externe du rein,
enveloppe entièrement cet organe jusqu'au hile, où il se confond
avec la gaine conjonctive des vaisseaux et de l'uretère. La
couche de graisse, qui forme ce qu'on est convenu d'appeler
l'*atmosphère* ou la *capsule graisseuse* du rein, est d'une épaisseur
variable suivant l'état d'embonpoint ou d'émaciation des sujets.
Son épaisseur est comprise, à l'état physiologique, entre 5 et
10$^{mm}$ en moyenne. Chez les enfants, jusqu'à l'âge de huit ou
dix ans, elle fait complètement défaut. Il peut en être de même,
ou à peu de chose près, sur les sujets très amaigris.

Même chez l'adulte et le vieillard elle est remarquable par
sa mollesse et sa laxité. Si quelques tractus allant de la face profonde de la capsule au rein la traversent, ils se laissent facilement déchirer. C'est seulement vers les deux extrémités de cet
organe qu'ils offrent une certaine résistance facile à vaincre
ordinairement; mais il est bon de signaler de suite que c'est
justement dans ces points et le long du bord interne du rein
qu'on peut rencontrer des branches artérielles anormales. Elles
peuvent donner la sensation de cordons élastiques, lorsqu'elles
sont volumineuses. En ce cas, il est prudent de s'arrêter et de
réserver leur ligature pour le moment où l'on s'occupe du
pédicule.

L'énucléation doit se faire avec la main. Après avoir déchiré ou incisé longuement dans le sens vertical la couche graisseuse, on glisse un ou plusieurs doigts entre elle et la *capsule fibreuse propre* du rein. La plus grande douceur est de rigueur pour éviter les déchirures de la couche corticale. On passe ainsi de la face postérieure au bord externe, puis à la face antérieure, et l'on réserve pour la fin les deux extrémités de la loge rénale. Comme le *fascia propria* s'insinue entre le rein et la face inférieure de la capsule surrénale, on n'a pas à s'occuper de cet organe. Il faut procéder avec prudence aux environs du hile. Si une artère ou une veine de quelque volume était déchirée, il faudrait s'empresser de la saisir au moyen de longues pinces à forcipressure glissées sur l'index gauche. Faute de pouvoir le faire, il faudrait introduire dans le fond de la plaie un tampon d'ouate phéniquée ou une éponge et jeter le plus rapidement possible une ligature autour du pédicule.

Quand il existe des adhérences entre le rein et le tissu cellulo-adipeux qui l'enveloppe, les difficultés de l'énucléation sont tout autres. Ces adhérences s'établissent pendant l'évolution de certains néoplasmes ou des hydronéphroses très volumineuses, mais bien plus encore dans le cas de pyélonéphrite suppurative et de tuberculose du rein. Il ne faudrait pas croire cependant qu'elles sont alors constantes. Il n'y a pas longtemps, j'assistais M. Verneuil pour une néphrotomie nécessitée par une pyonéphrose. Une fois la poche ouverte, nous la vîmes se séparer d'elle-même des tissus voisins dans une partie de son étendue, si bien qu'il fallut placer un drain entre sa face postérieure et le muscle carré lombaire. C'est dans ces cas que la suture de la poche aux téguments peut être avantageuse.

Ordinairement la *capsule propre* du rein et la *capsule adipeuse* se confondent par places ou entièrement, et une coque dure, parfois lardacée, se substitue à la couche corticale et au tissu conjonctif. Souvent le côlon et le péritoine sont liés si intimement à la face antérieure de cette coque, que la déchirure de l'un ou de l'autre devient un danger presque inéluctable.

Si les adhérences ne sont pas trop solidement organisées, on peut arriver, à force de patience, à les rompre, mais une trop grande résistance doit arrêter la main de l'opérateur et lui imposer une façon de procéder tout à fait différente. C'est alors le cas de recourir aux manœuvres que M. Ollier a désignées sous le nom de *décortication sous-capsulaire* [1]. Celle-ci consiste à laisser en place tout ce qui adhère trop fortement et à enlever par le grattage, au moyen de l'extrémité des doigts, tout ce qui se laisse détacher sans trop d'efforts. Si les adhérences ne sont pas généralisées, la décortication sous-capsulaire laisse en place des îlots de la coque rénale. Lorsqu'elles le sont, cette décortication ne va pas sans certaines difficultés ou même sans certains dangers, selon que le tissu rénal est sclérosé ou friable.

Dans le premier cas, il faut exciser avec le thermo-cautère ou avec des ciseaux la plus grande partie des tissus sclérosés, de manière à ne laisser en place qu'une coque aussi amincie que possible et susceptible de se couvrir de granulations. Il y a peut-être encore mieux à faire. Comme dans l'exécution de cette manœuvre il y a surtout à craindre les lésions du péritoine et du côlon, on peut pratiquer ce que j'ai appelé l'*héminéphrectomie postérieure* (Obs. xxiii, p. 598). Cette opération, qui se définit d'elle-même, consiste à enlever totalement, par une sorte d'abrasion, toute la moitié postérieure du rein, comme si on le fendait de son bord externe vers le hile, et à évider ensuite aussi complètement que possible la moitié antérieure. S'il est avéré pour moi que cette néphrectomie partielle ne suffit pas toujours pour obtenir la cicatrisation complète sans fistule persistante, il se peut que, dans des cas moins compliqués que celui auquel je fais allusion, elle donne un résultat complet. En tout cas, c'est

1. Ollier, *Compte rendu du deuxième Congrès français de chirurgie*, 1887, p. 148.

un pis-aller auquel on sera bien aise de pouvoir recourir dans certaines circonstances. En pareil cas, la ligature du pédicule devrait être faite si elle n'était pas rendue impossible, comme chez mon opéré, par des adhérences étendues jusqu'à la colonne vertébrale.

Par contre, il se peut que le parenchyme soit fongueux et très vasculaire. On trouve alors la face interne de la poche recouverte de caillots récents, de couches de fibrine, de produits caséux, et le tout repose sur un fond mollasse dont la déchirure peut occasionner des hémorrhagies en nappe fort inquiétantes. J'ai relevé cette circonstance dans plusieurs observations, entre autres une de celles de Czerny[1] et la première de Barker[2], où l'on voit que l'opérée mourut au bout de trois heures.

Il faut se hâter alors de passer une ligature en masse autour du pédicule, ou simplement de l'étreindre avec de fortes pinces qu'on pourra même, si on le juge convenable, laisser en place. Si l'application de la ligature ou des pinces était reconnue impossible, il faudrait se contenter de l'emploi direct des hémostatiques : feu, éponges imbibées de perchlorure de fer, pinces à demeure sur les lèvres des déchirures, le tout aidé du tamponnement et de la compression. Heureusement, cette complication est rare. L'hémorrhagie est le plus souvent médiocre et ne porte pas obstacle à l'achèvement de l'opération.

VII. *Ligature du pédicule. Détachement du rein ou de la tumeur rénale.* — Je supposerai l'énucléation pratiquée préalablement. Le rein ne tient plus que par les vaisseaux et par l'uretère. Il s'agit de jeter une ligature en masse ou des ligatures isolées sur l'artère, la veine et le conduit excréteur. Pour faciliter cette manœuvre, il faut soulever le rein, l'attirer un peu hors de la plaie, de manière à tendre le pédicule et à en

1. Czerny, *Ueber Nierenextirpation*, obs. ii.
2. E. Barker, *Mittheilung zweier Nephrectomien.* Centralbl. für Chir., 1884, u° 2

mieux sentir les éléments constitutifs, si la vue ne peut pénétrer jusqu'aux profondeurs de la plaie.

Le rein étant un organe friable, qui se déchire aisément, on ne saurait le saisir ni le soulever avec trop de précautions. Le mieux serait d'utiliser la main d'un aide et d'envelopper l'organe avec une compresse antiseptique, pour qu'il ne glisse pas entre les doigts ; mais une troisième main, dans un champ opératoire déjà trop restreint, peut être fort gênante. Aussi est-on parfois obligé de recourir à des instruments spéciaux. Melchor Torres a fait construire pour ses essais sur le cadavre une sorte de pinces infléchies en S allongé, aux branches garnies de caoutchouc vulcanisé. Ces dernières ont le défaut d'être trop étroites. Tout arrondies qu'elles sont, il se peut qu'elles coupent par pression. Je donne la préférence aux pinces à faux germe, à branches larges de deux bons travers de doigt, garnies de caoutchouc vulcanisé.

La longueur de l'instrument permet à la main de l'aide qui le tient de rester à distance de la plaie. Employer des branches plus larges, ce serait encombrer cette dernière. Si leurs bords paraissaient couper la substance corticale par suite d'une pression trop forte, il serait bon d'envelopper d'abord le rein avec plusieurs couches de mousseline.

VIII. *Faut-il lier le pédicule en masse ou faire des ligatures isolées?* Il me paraît impossible d'établir à cet égard une règle absolue. La principale raison en est que la ligature en masse est certainement la seule praticable dans certains cas, tantôt parce que le pédicule est court, tantôt parce que le bassinet développé anormalement a refoulé les vaisseaux et l'uretère en dedans, tantôt enfin parce que l'incision des téguments a été faite loin de la colonne vertébrale. Il est clair que ces circonstances ont dû influer sur la façon d'agir des chirurgiens. Aussi résulte-t-il de la lecture des observations que tous les modes de ligature ont été employés : ligature en masse de l'uretère et des vaisseaux; ligature séparée des vaisseaux, d'une part, et de l'uretère, de l'autre; ligature isolée de ce dernier et de tous les vaisseaux.

Je citerai, entre autres cas où l'on a procédé de cette dernière façon, celui de J. Bœckel, communiqué à la Société de chirurgie[1], et l'un de ceux que rapporte Czerny[2]. L'opéré était un jeune homme de vingt-trois ans portant un rein calculeux. Une incision prolongeant la douzième côte en dehors permit d'atteindre facilement l'organe et de procéder à la ligature isolée des vaisseaux et de l'uretère. Le rein se laissa si bien tirer au dehors que l'opérateur put placer dix ligatures de soie sur les vaisseaux et une sur l'uretère. Il est vrai que justement l'artère principale avait échappé et qu'à la section du pédicule une violente hémorrhagie se déclara. On put jeter une ligature double sur l'artère et couper entre les deux bouts. Tous les fils furent sectionnés au ras et réduits dans la plaie. Celle-ci fut drainée et suturée, et la guérison était complète en quatorze jours.

C'est un des plus beaux résultats que je connaisse; on peut en tirer plusieurs enseignements. D'abord, dans la mesure du possible, la ligature isolée devra être tentée. On se gardera néanmoins d'exercer de fortes tractions sur le hile, de peur de le rompre. Si la ligature isolée de tous les vaisseaux et de l'uretère est reconnue impossible, on tâchera de diviser le pédicule en deux ou trois portions au moyen d'anses de fil portées par une aiguille mousse qui le traversera dans un ou dans deux points. C'est ainsi qu'a agi Simon : cette pratique a été imitée par bon nombre de chirurgiens.

Enfin, au cas où le hile se laisserait difficilement traverser, il vaudrait mieux recourir à la ligature en masse que de s'ex-

---

1. J. Bœckel, *Bull. de la Soc. de Chir.*, 4 juin 1884, p. 449.
2. Czerny, *Zur Extirpation retroperitonealen Geschwülste*, Arch. f. klin. Chir., t. XXV, p. 858, obs. v.

poser à blesser l'artère rénale ou la veine. Quel que soit le procédé employé, il ne faudra toujours pas perdre de vue les rapports normaux des éléments du hile. D'arrière en avant, on rencontre successivement l'uretère avec le bassinet, l'artère et la veine.

Certains opérateurs se sont demandé *s'il fallait lier l'uretère,* et, dans le cas où l'on voudrait en étreindre l'extrémité coupée avec un fil, s'il ne serait pas toujours bon de désinfecter ce conduit au préalable. Que la ligature du canal excréteur de l'urine soit parfois inutile, je l'accorde; mais elle ne peut jamais être nuisible. Que peut-on objecter contre elle? Que la présence d'un fil de plus dans la plaie retarde la guérison? Que l'étreinte du bassinet est douloureuse et provoque des réflexes sur l'autre rein? Que l'irritation résultant de la présence du fil peut entretenir l'inflammation et l'irritation de l'uretère?

La première objection ne mérite pas qu'on s'y arrête. La dernière (persistance de l'inflammation) est négligeable. Les faits lui donnent un démenti formel. Sur mon deuxième opéré, chez qui l'uretère, dans sa portion abdominale, avait acquis le volume du doigt, l'induration a cédé peu à peu et, après la guérison, on ne sentait plus par la palpation abdominale le cordon résistant que j'avais nettement reconnu auparavant. Reste la douleur. Mais d'abord est-ce bien la constriction de l'uretère qui la provoque? Il ne faut pas oublier que les rameaux du grand sympathique qui pénètrent dans le rein accompagnent l'artère rénale et ses divisions. Quoique l'uretère ait sa sensibilité propre et que cette dernière puisse être développée à l'extrême par un état inflammatoire chronique ou par le contact incessant d'un calcul, il est certain qu'une grande part de la douleur, la plus grande sans doute, est due à la constriction de l'artère. L'objection n'a donc qu'une valeur restreinte, que lui enlève bien vite l'examen des inconvénients et des dangers qu'il pourrait y avoir à laisser béante dans la plaie l'extrémité sectionnée.

On ne doit pas perdre de vue les altérations que peut amener dans le conduit urinaire l'état inflammatoire du rein correspondant. L'épaississement des parois, la production de fausses membranes volumineuses et friables à leur face interne, la présence constante d'une urine mêlée de pus, sont des lésions banales qui fort heureusement ne nuisent pas au succès définitif de l'opération. Tout au contraire, l'extirpation du rein malade met fin à tout cela et même dans un délai ordinairement assez bref. Seulement, jusqu'au moment où cette modification favorable commence à se manifester, tous ces produits anormaux (urine, pus, épithélium, etc.) pourraient facilement refluer vers la plaie, et, même sans reflux, la présence au voisinage de cette dernière d'un foyer de matières organiques altérées donnerait lieu à coup sûr à des accidents septiques.

C'est pour cette raison que certains chirurgiens, entre autres Thornton, ont conseillé la désinfection de l'uretère et même sa fixation aux lèvres de l'incision. On comprend l'idée. On pourrait même s'y rallier franchement, si elle était toujours facilement réalisable, mais c'est là justement que gît la difficulté. Il est incontestable qu'ordinairement on ne manœuvre pas assez à l'aise pour isoler l'uretère, en saisir l'orifice, l'amener à la surface, y engager le bout d'une seringue et le fixer finalement à l'incision cutanée. Et puis n'est-ce pas beaucoup compliquer les choses, quand un simple fil bien placé peut opposer au reflux du pus et de l'urine une barrière infranchissable? Je conclurai donc en disant que, à moins de facilité exceptionnelle permettant la désinfection et la fixation superficielle de l'uretère, il faut en faire la ligature isolée ou en masse avec le reste du pédicule.

Une autre raison en faveur de cette pratique peut être tirée d'un fait qu'un chirurgien allemand affirme avoir observé de la façon la plus nette, je veux parler du reflux de l'urine *de la vessie vers le bassinet*[1]. Considéré comme impossible à l'état physiologique, ce reflux se comprend sans peine si l'uretère est dilaté dans sa portion inférieure jusqu'à l'orifice vésical. Rosenbach, dans le cours d'une néphrectomie pour pyélonéphrite calculeuse, ayant ouvert la poche et drainé l'uretère, vit l'urine remonter de la vessie dans la plaie.

Enfin j'ajouterai que, à la suite de la ligature, l'uretère ne s'oblitère pas au-dessous de celle-ci. Dans des autopsies faites par plusieurs chirurgiens, parmi lesquels J. Bœckel, on trouva longtemps après l'opération le conduit libre, mais terminé en cul-de-sac à sa partie supérieure.

IX. *Moyens de passer les ligatures. Quels fils employer?* — Dans mes essais sur le cadavre et dans les néphrectomies que j'ai pratiquées sur le vivant, l'instrument qui m'a paru le plus commode pour contourner le hile et placer une ligature en masse est une grande aiguille mousse de Cooper, à rayon de courbure de 5 à 4 cent. Les instruments à courbure moins accentuée sont très inférieurs, parce que la profondeur de la plaie ne permet pas d'en faire revenir facilement la pointe sous les yeux de l'opérateur.

Pour éluder la difficulté qu'il y a à saisir l'anse de fil portée par l'aiguille et à la ramener au dehors, je conseille de se servir d'une aiguille de Cooper à châs ouvert latéralement (fig. 24). Rien de plus simple, une fois qu'elle a traversé le pédicule, que d'accrocher les fils dans l'encoche du châs, comme on le fait avec l'aiguille de Reverdin. Pour les ligatures isolées, il se peut que des porte-fil à petit rayon soient préférables, si le pédicule se laisse facilement étirer sans danger de rupture.

Quant aux fils auxquels on aura recours, il n'y a pas de règle absolue à poser, si ce n'est que, plus l'épaisseur des par-

---

1. J. Rosenbach, *Extirpation einer Niere.* Berlin. klin. Wochens., 30 janv. 1882.

ties à lier est grande, plus ils doivent être solides. Le bon catgut n° 5 ou 6 convient pour les ligatures en masse, aussi bien que le cordonnet de soie antiseptique. Un fil double peut être nécessaire, si l'on sent que le pédicule se laisse difficilement étreindre. La prudence peut même exiger quelquefois qu'on place deux fils à une petite distance l'un de l'autre, ou qu'on renforce les ligatures isolées par un fil élastique. Une des observations de Czerny offre un exemple de cette combinaison.

Une fois les ligatures posées, on s'occupe de détacher le rein. En règle générale, il est bon, pour éviter qu'elles glissent, de ne pas sectionner le bassinet trop près des fils, mais ici encore la conduite de l'opérateur devra varier selon le mode de ligature employé. Plus celui-ci se rapprochera de la ligature en masse, plus le moignon laissé au delà des fils devra être volumineux, et lorsqu'on n'aura placé qu'un fil, il sera souvent prudent de couper en pleine substance rénale et de ménager le bassinet entier avec quelques fragments des pyramides.

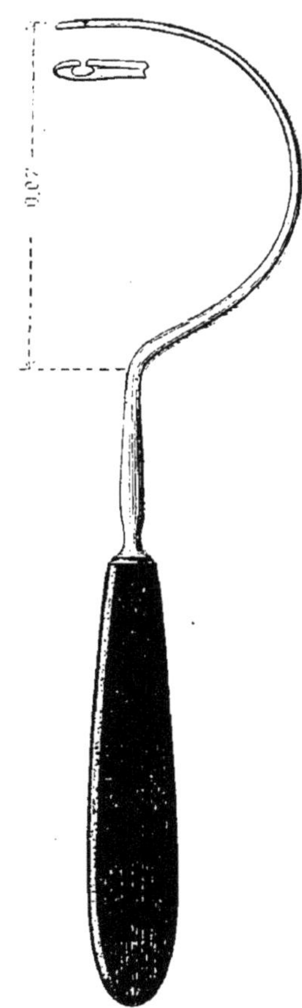

Fig. 24. — Aiguille courbe à châs ouvert pour passer les ligatures.

VIII. *Traitement de la plaie.* — Après l'extirpation d'un rein ou d'une tumeur rénale, il reste une cavité spacieuse dont la plus grande partie correspond aux deux dernières côtes. Plus bas, dans la région du flanc ou des lombes, les viscères abdominaux, le côlon en particulier, ont de la tendance à l'effacer. Si l'on n'y prenait garde, toute la portion supérieure serait rapidement séparée du reste par le rapprochement des parties molles au côté externe de la masse sacro-lombaire et au-dessous de la douzième côte. L'indication principale est donc de drainer soigneusement *la partie la plus élevée* de la plaie.

On peut y arriver par deux procédés, soit en la bourrant avec des mèches de gaze iodoformée, de gaze au salol ou au thymol, soit par un drainage bien ménagé. Ces deux modes de pansement ont leurs indications particulières. Si le rein n'a pu être enlevé très complètement, si quelques débris abandonnés sur les parois de la cavité sont destinés à se mortifier, si l'on s'est vu obligé de laisser en place un moignon volumineux de substance rénale, mieux vaut ne pas rechercher la réunion immédiate; mais les conditions inverses, qui sont les plus ordinaires, autorisent à la tenter. Alors voici comment on doit procéder.

Une fois l'opération finie, on fait la toilette complète de la cavité; parfois des injections antiseptiques sont nécessaires. Le chlorure de zinc au vingtième ou en solution moins concentrée convient parfaitement. Le pédicule doit être touché avec la même solution, ou avec du sublimé au millième, ou avec la solution phéniquée forte, si l'on préfère l'acide phénique. On coupe alors au ras le ou les fils qui étreignent le pédicule, et l'on refoule ce dernier au fond de la plaie.

Après avoir bien détergé les surfaces de la cavité, on place aussi profondément que possible sous les côtes un ou deux gros drains fenêtrés. Un autre peut être glissé dans les parties inférieures de la plaie où il y aurait quelque décollement. La suture des plans musculaires, qui n'a guère de raison d'être dans les procédés à incision lombaire verticale, devient une nécessité absolue, lorsqu'on a pratiqué une incision oblique et surtout lorsque cette incision dépasse en avant les limites du flanc. Kœnig recommande, pour qu'elle soit bien faite, de passer des fils dans les bords de chaque muscle, à mesure qu'on les coupe, afin d'en empêcher la rétraction et de les mieux rapprocher par la suite.

L'important est d'établir plusieurs plans de sutures perdues et de les serrer fortement. Les intervalles des fils ne doivent pas dépasser 7 à 8 millimètres. On peut se servir à volonté de soie antiseptique ou de bon catgut. J'ai employé jusqu'ici des fils de cette dernière substance du n° 2 ou 3. Les sutures superficielles seront faites avec du crin de Florence.

Un pansement antiseptique protégera la plaie. Pour maintenir le tout, des bandes de mousseline mouillées seraient excellentes, si elles ne rendaient les pansements consécutifs excessivement douloureux, en obligeant à soulever le patient ou à l'asseoir. Pour cette raison, un bon bandage de corps en flanelle, un peu serré, assujetti par des sous-cuisses et des bretelles, me semble préférable.

La réunion de la plaie, combinée avec le drainage profond, a donné de si beaux résultats qu'il ne peut plus y avoir de doute sur l'excellence de cette façon de faire, sauf les contre-indications signalées plus haut. On obtient ainsi en quelques jours des guérisons complètes. Il ne faut pas cependant trop se hâter d'enlever le drain supérieur. Tout dépend de la quantité de sérosité qui s'écoule du troisième au dixième jour. S'il s'y mêle un peu de pus, il est prudent d'attendre que la plaie soit à peu près étanche. Le nombre et les intervalles des pansements seront naturellement subordonnés aux circonstances consécutives à l'opération.

X. *Accidents de l'opération.* — Ils consistent soit dans la blessure des organes voisins, soit dans des hémorrhagies d'origine veineuse ou artérielle.

Je me suis déjà étendu longuement sur les conditions qui exposent à la *blessure de la plèvre.* Je n'y reviendrai que pour dire qu'on ne doit plus la considérer comme un aussi grave accident que par le passé. On a vu que, outre la blessure par le bistouri, on pouvait observer la déchirure spontanée de cette séreuse après résection partielle de la douzième côte. J'ai rap-

porté l'exemple qui m'est propre et j'ai ajouté qu'un double
étage de sutures au catgut avait pu immédiatement oblitérer la
perte de substance et conjurer tout danger ultérieur. C'est la
conduite qu'il y aurait à tenir dans toute circonstance semblable.

La *blessure du péritoine* n'offre pas moins de danger. Elle ne
doit cependant pas être regardée comme inévitablement fatale,
même lorsque du pus a pénétré dans la cavité de la séreuse. Ce
dernier accident a été observé par Cowper dans le cours d'une
opération très pénible qui dura deux heures et demie; après un
nettoyage aussi complet que possible, ce chirurgien appliqua
des sutures, et la guérison eut lieu contre toute prévision.

Ici encore, la règle doit être la réunion de la solution de
continuité ou des solutions de continuité survenues dans le
cours d'une énucléation difficile. Cependant Morris admet que
parfois il est permis de laisser la déchirure ouverte. Selon moi,
à moins que cette dernière ne soit inaccessible aux doigts et aux
instruments, il est toujours préférable de la clore hermétiquement. En cas d'impossibilité, un drain entouré de tampons
antiseptiques devrait être mis en place pour quatre à cinq jours.

Je ferai la même recommandation pour les *blessures* ou les
*déchirures du côlon*, accident signalé par plusieurs opérateurs.
Il est de toute nécessité d'éviter l'arrivée des matières fécales
dans la plaie. Les petites déchirures seront facilement obturées;
il n'en serait pas de même si un vaste hiatus montrait largement
ouverte la cavité de l'intestin. La suture à points multiples et
rapprochés resterait encore la vraie ressource, mais on pourrait rencontrer de bien grandes difficultés à l'appliquer convenablement.

*L'hémorrhagie* est particulièrement à redouter quand on a
affaire à un cas de lésion traumatique des reins, surtout quand
l'épanchement sanguin offre les caractères d'une sorte d'anévrysme diffus primitif ou consécutif. On trouvera ailleurs l'exposé de quelques-uns de ces faits tout spéciaux. Pour le mo-

ment je me contenterai de dire que la seule façon de sauver la situation est d'aller droit au pédicule et de le saisir avec de fortes pinces à ovariotomie. Puis, une fois le foyer débarrassé des débris du rein et des caillots, il faut tâcher de jeter une ou plusieurs ligatures autour des vaisseaux et de l'uretère. Si l'on n'y peut réussir, on laisse les pinces en place jusqu'à leur chute spontanée. Quoiqu'elles puissent jusqu'à un certain point servir de drains, je crois bon de placer à côté d'elles un fort tube de caoutchouc et de tamponner la plaie.

En dehors des cas traumatiques, on a vu que l'hémorrhagie peut tenir tantôt à la grande vascularité du tissu du rein ou de la tumeur rénale, tantôt à la déchirure des vaisseaux, tantôt enfin au glissement des fils après le détachement du rein. Une observation de Thiriar est un exemple de ce dernier accident.

Si une rupture s'est produite dans la paroi d'une vaste poche purulente et qu'un écoulement sanguin inquiétant soit fourni par les lèvres de la déchirure, il faut étreindre ces dernières entre les mors d'une ou de plusieurs pinces à ovariotomie de formes variées.

L'hémorrhagie vraiment inquiétante est celle qui provient de toute la face interne de la poche, surtout lorsque celle-ci a, suivant l'heureuse comparaison de Czerny, la consistance d'un placenta. Si l'arrachement des caillots et des couches les plus friables du parenchyme ainsi altéré ne suffit pas pour arrêter de suite la perte de sang, il faudra introduire dans la cavité une grosse éponge qu'on aura au préalable trempée dans la solution phéniquée forte et vigoureusement exprimée, et sur laquelle on comprimera la tumeur, tandis qu'on se hâtera de l'isoler dans la direction du pédicule. Alors, selon le degré de gravité de l'hémorrhagie, on tâchera de poser une ligature en masse, ou on laissera des pinces à demeure.

Ordinairement l'écoulement du sang provient des gros vaisseaux du pédicule ou de branches artérielles erratiques rom-

pues pendant la décortication. L'observation m d'un travail de
Czerny déjà cité plusieurs fois offre un exemple de ce genre
d'accident. La ligature de la branche anormale et celle du pédicule en masse terminèrent l'opération rapidement.

Quant à la déchirure de l'artère et de la veine rénale, elle est
ordinairement la conséquence d'efforts de traction immodérés
pendant le soulèvement du rein. Une hémorrhagie pourrait
aussi être causée par le passage d'une aiguille mousse au travers
du pédicule, lorsqu'on cherche à le lier en plusieurs tronçons.
Dans ce temps délicat de l'opération, il ne faut pas oublier que
la veine, si volumineuse qu'elle puisse être, se laisserait sans
peine aplatir et traverser. En ce cas, une ligature en masse
jetée plus en dedans arrêterait de suite l'écoulement et consoli-
derait les ligatures partielles.

Dans le premier cas (déchirure des vaisseaux par traction), il
me semble qu'il ne saurait y avoir de doute sur la conduite à
tenir. Chercher à saisir le vaisseau au moyen d'une pince, lier
ensuite en masse, tel est le procédé d'hémostase qui s'impose
encore cette fois comme le seul rationnel. Le même précepte
est applicable au cas de glissement des ligatures. Aussi n'est-ce
pas sans surprise qu'on rencontre dans le mémoire déjà maintes
fois cité de Clement Lucas une opinion toute contraire. Le
mieux serait, d'après ce chirurgien, sans s'efforcer de rattraper
les vaisseaux au fond de la plaie, de bourrer vigoureusement
cette dernière avec des éponges imbibées de perchlorure de fer
et de placer ensuite autour de l'abdomen un bandage étroitement serré. Il aurait sauvé ainsi un malade voué à une mort
certaine.

Enfin il est arrivé à plusieurs opérateurs, à Billroth (le cas
a été rapporté par Brenner), à Perier, de rompre la veine cave
adhérente à une tumeur du rein droit. Une mort immédiate fut
la conséquence de la déchirure.

## II. — Néphrectomie transpéritonéale.

J'ai dit plus haut les raisons pour lesquelles je préfère appeler, avec Clement Lucas, *transpéritonéale* l'opération désignée antérieurement sous les épithètes d'*abdominale* et d'*intra-péritonéale*. Je n'y reviendrai pas. Je n'exposerai pas non plus en détail l'historique de la question. Il suffit, pour en avoir une connaissance approfondie, de jeter les yeux sur les tableaux publiés successivement, en France, par Nepveu, Servier, Lannois, Boulay, Marduel, Quénu, Brodeur; à l'étranger, par Barker, Kroner, Czerny, Mariotti, Robert Harris, Billroth et Gross[1].

Dans les quatre premiers cas de néphrectomie transpéritonéale qui figurent partout sous les noms de Wolcot, de Peaslee, de Meadows, de Campbell, on voit que les opérateurs avaient diagnostiqué des tumeurs du foie ou des ovaires. Entre l'intervention malheureuse du premier de ces chirurgiens (1861) et la première néphrectomie abdominale pratiquée intentionnellement par Kocher (de Berne) il s'écoula quinze années (1876)[2]. L'opération, qui avait pour but l'extirpation d'un sarcome développé dans un rein légèrement mobile, fut suivie de mort au bout de trois jours. Elle n'avait pu être achevée, parce que la tumeur avait gagné le mésocôlon transverse. Un an et demi plus tard, le même chirurgien extirpait une tumeur du rein développée chez un enfant de deux ans et demi. Une péritonite septique enleva encore l'opéré.

En mai 1876, Martin (de Berlin) vit guérir la première femme à qui il fit l'ablation d'un rein flottant[5]. Il obtint successivement trois autres succès, dont deux dans des cas de reins mobiles,

1. Pour la bibliographie, je renvoie à mon mémoire sur la technique de la néphrectomie, *Rev. de chir.* 1886, p. 1.
2. Kocher. *Deutsche Zeitschrift für Chir.*, Bd. IX, 1878.
5. Martin, *Zur Frage der Nierenextirpation.* Berlin. klin. Wochens., 50 janvier 1882.

un dans un cas de sarcome. On voit apparaître ensuite, dans la série chronologique des opérateurs, les noms de Czerny, de Thornton, de Merkel, etc. Quoique relativement rares, les erreurs de diagnostic continuent. Spencer Wells, Billroth, Hüter (de Greifswald), Lossen, Spiegelberg, croyant avoir affaire à des tumeurs de l'utérus ou des ovaires, se trouvent encore en présence de tumeurs rénales.

A vrai dire, il y a des circonstances où l'erreur ne peut surprendre; mais tous ces cas malheureux ont obligé les chirurgiens à serrer de plus en plus près le diagnostic. Les conditions dans lesquelles les néoplasmes des reins s'offrent à l'observation étant mieux connues, le volume qu'ils peuvent atteindre, les rapports qu'ils affectent avec les viscères abdominaux ayant été révélés dans leur exagération ou leur singularité, par suite du développement de la chirurgie abdominale, on est mieux en garde aujourd'hui contre les surprises, et surtout on sait mieux faire la part de chaque organe dans le diagnostic des tumeurs solides ou liquides.

Est-on pour cela en droit de proclamer avec Langenbuch, Martin, Knowsley Thornton, Lawson Tait, la supériorité de la néphrectomie transpéritonéale sur la néphrectomie extrapéritonéale? Non certes; car, outre que les avantages proclamés par ces chirurgiens sont souvent illusoires, on ne peut nier que l'ouverture de la séreuse péritonéale n'aggrave sensiblement le pronostic. Les statistiques l'ont démontré formellement.

En conséquence, toutes les fois que la seconde de ces opérations sera rigoureusement praticable, il faudra lui donner la préférence. Dans quelles circonstances doit-elle être considérée comme impraticable? C'est ce qu'il s'agit de déterminer, tout d'abord.

Si l'on veut bien envisager, sans parti pris, les éléments du problème, on s'apercevra bientôt que, dans la très grande majorité des cas, il est possible d'atteindre un rein malade ou une tumeur quelconque du rein par un des procédés de néphrectomie extrapéritonéale soigneusement analysés dans la première partie de ce travail. On ne peut guère admettre d'exception que pour les reins flottants à pédicule très grêle, qu'on suppose entièrement ou presque entièrement enveloppés par le péritoine; pour les kystes très saillants dans la cavité abdominale et descendant jusqu'au petit bassin; pour les néoplasmes d'un volume considérable qui tendent à gagner la ligne médiane et à s'insinuer entre les feuillets du mésocôlon ou du mésentère.

Mais ne sait-on pas, d'autre part, que très fréquemment les reins mobiles repoussent simplement le péritoine devant eux sans s'en coiffer entièrement, et que, sauf le cas de suppuration, de dégénérescence kystique ou de néoplasme, ils sont assez faciles à atteindre et à énucléer par la région lombaire?

Ne sait-on pas aussi que le traitement des hydronéphroses et des kystes des reins doit consister avant tout dans la ponction, l'incision, le drainage, la fixation à la paroi abdominale après excision partielle de la poche, et que la néphrectomie ne doit leur être appliquée que dans des cas spéciaux ou après l'insuccès des méthodes plus simples? Ne sait-on pas enfin que l'abstention est souvent préférable à l'intervention, quand le néoplasme qui a envahi le rein a dépassé de beaucoup les limites de la région occupée normalement par cet organe, quand on peut présumer qu'elle s'est infiltrée entre les feuillets du péritoine, qu'elle est adhérente à l'aorte, à la veine cave, au tronc cœliaque, ou simplement quand elle se montre chez des enfants?

Loin d'agrandir le champ de la néphrectomie transpéritonéale, l'étude des indications et des contre-indications l'a singulièrement réduit. A plus forte raison s'il s'agit de tumeurs inflammatoires, de pyélites simples, tuberculeuses ou calculeuses, l'hésitation n'est guère possible entre les deux modes opératoires. Langenbuch, Thornton, partisans à outrance de la néphrectomie abdominale, n'ont pu rallier à leur exclusivisme la majorité des chirurgiens. Le mouvement en sens inverse se dessine nettement à mesure que la question fait des progrès.

J'ai dit que les avantages invoqués en faveur de la néphrectomie transpéritonéale sont souvent illusoires. Ils consisteraient dans une plus grande facilité à atteindre le hile et dans la possibilité d'explorer le rein du côté opposé pour s'assurer de son intégrité. En ce qui concerne la première de ces considérations, n'a-t-on pas vu qu'en décollant le péritoine, après avoir incisé les plans musculaires de la paroi abdominale très en avant, suivant les procédés de Thornton ou de Trélat, on peut dégager rapidement la face antérieure du néoplasme et jeter des ligatures sur le pédicule avant d'en énucléer la face postérieure? Sans doute, en cas d'adhérence, l'exécution de ce procédé offrirait de grandes difficultés; mais ces difficultés ne seraient-elles pas aussi grandes et même plus grandes, si l'on avait commencé par ouvrir largement le ventre?

Quant à la possibilité de s'assurer de l'intégrité de l'autre rein avant de passer outre, elle est très problématique. A peine pourrait-on citer quelques faits favorables à cette opinion. Les raisons pour lesquelles je ne crois pas devoir m'y rallier, ont été longuement discutées au chapitre de l'exploration du rein.

I. *Incision de la paroi abdominale.* — Les premiers opérateurs ont incisé la ligne blanche au-dessous et au-dessus de l'ombilic dans une certaine étendue, en évitant toutefois de beaucoup empiéter sur la région épigastrique. Les uns ont contourné l'ombilic, les autres ne s'en sont pas écartés et l'ont coupé verticalement. Sans parler de ceux qui ont cru avoir affaire à des tumeurs de l'ovaire, on peut dire que, dans le plus grand nombre des néphrectomies transpéritonéales, ce temps préliminaire a été une laparotomie médiane.

Avec Langenbuch est né le procédé de laparotomie latérale

qu'ont adopté après lui plusieurs chirurgiens[1]. Il consiste à faire
l'incision de la paroi abdominale en dehors du muscle grand
droit. L'avantage de cette façon d'agir serait, pour le rein droit,
de permettre à l'opérateur d'éviter le feuillet interne du mésocôlon sur lequel rampent les vaisseaux qui montent au côlon
transverse, tandis que l'incision ou la déchirure du feuillet
externe du mésocôlon le conduit rapidement sur la capsule
graisseuse du rein, sans risque d'hémorrhagie.

S'il y a moins à se préoccuper de l'hémorrhagie à gauche,
des deux côtés, aussi bien à gauche qu'à droite, les arcades des
artères coliques sont en rapport direct avec le feuillet interne
du mésocôlon, tandis que le feuillet externe est ordinairement
refoulé en dehors et peu vasculaire. En réalité, il n'y a plus de
mésocôlon proprement dit. Le gros intestin, en grande partie
abandonné par le péritoine, est refoulé en avant par la tumeur
et lui est immédiatement accolé, lorsque celle-ci est volumineuse. Il la coiffe le plus souvent par une de ses portions verticales (côlon ascendant et descendant); quelquefois, c'est le côlon
transverse qui passe au-devant d'elle. Tel n'est pas le seul avantage de l'incision de Langenbuch. Elle rend plus facile l'énucléation de la tumeur dans sa partie la plus externe, tout en exposant moins que l'incision médiane à l'issue de l'intestin grêle
dans une grande longueur.

Il n'y a cependant pas lieu de la préconiser d'une manière
exclusive. On devra se guider avant tout sur le volume et les
rapports de la tumeur, et préférer le procédé qui, dans chaque
cas, pourra ménager le plus d'espace à la main de l'opérateur
pour éloigner l'intestin, énucléer le néoplasme ou le rein,
et lier le pédicule. Cependant, dans le cas où la tumeur, tout en
faisant saillie vers la cavité péritonéale, n'a pas dépassé la ligne

1. Langenbuch, *Trans. of the med. internat. Congress in London*, vol. II,
p. 278, 1881.

médiane, je crois qu'il n'y a pas à hésiter : la laparotomie latérale est certainement préférable.

Bon nombre de chirurgiens se sont arrêtés à cet égard à un éclectisme raisonné et paraissent s'en être bien trouvés. Ceux qui, comme Thornton, sont restés fidèles à la laparotomie médiane, appuient leur préférence sur la facilité qu'elle donne pour explorer le rein du côté opposé. On a vu plus haut dans quelles limites il faut ramener cette supériorité, théorique plus que réelle.

L'incision latérale de Thornton, préconisée par ce chirurgien pour la néphrectomie extrapéritonéale, serait peut-être avantageuse dans les cas où la tumeur descend très bas dans la fosse iliaque. J'en dirai autant de celle de Czerny, parallèle au ligament de Poupart et située à une petite distance au-dessus[1]. Elle permit à cet opérateur d'extirper en entier la poche d'une hydronéphrose maligne qui remplissait toute la moitié gauche du ventre, pénétrait profondément dans le petit bassin et s'insinuait entre l'aorte et le feuillet postérieur du péritoine. Le malade mourut une demi-heure après l'opération, qui avait duré trois heures.

Après avoir traité un kyste rénal par la fixation à la paroi abdominale et le drainage, Spiegelberg, contraint par la persistance d'une fistule intarissable, extirpa le rein. Il fit sur la cicatrice une incision de 18 centimètres de long et fit tomber sur celle-ci une autre incision transversale passant à trois travers de doigt au-dessous de l'ombilic. Ce procédé ne doit être cité qu'à titre exceptionnel[2].

II. *Dégagement de la face antérieure de la tumeur.* — Une fois le péritoine incisé, la masse intestinale qui recouvre la tumeur tend à s'échapper au dehors ; autant que possible il faut

---

1. Czerny, *Zur Extirpation, etc.*, obs. 4.
2. Ostoja Luiski, *Diss. inaug..* Breslau, et *Centralblatt für Chir.*, 1881, n° 2.

s'y opposer. Si l'on opère sur la partie gauche de la cavité abdominale, on peut souvent, sans trop de peine, refouler l'intestin grêle à droite. La direction du mésentère vient en aide à l'opérateur. A droite, la difficulté est certainement plus grande, et c'est une raison de plus à invoquer en faveur de l'incision de Langenbuch pour le côté droit du ventre.

Ce refoulement peut être fait avec la main, mais le mieux est de se servir d'une large éponge plate qu'on introduit dans le ventre et qui recouvre la plus grande surface possible de la masse intestinale. Des linges chauds peuvent être employés au même usage. Si des gaz distendent tant soit peu l'intestin, si la tumeur est très volumineuse, si par exemple elle dépasse beaucoup la ligne médiane, le plus souvent quelques anses intestinales s'échappent au dehors et y restent pendant une partie de l'opération. Il faut avoir soin de les envelopper de linges aseptiques humides.

On a vu même parfois la masse intestinale presque tout entière rester hors du ventre pendant presque toute la durée de l'opération ; un des faits les plus curieux à cet égard qu'on puisse citer, est celui de Lossen[1]. Les deux tiers de l'intestin grêle, attirés en avant du ventre, enveloppés de gaze phéniquée chaude et humide, furent maintenus dans cette position pendant tout le dégagement de la tumeur. Tout, d'ailleurs, est extraordinaire dans cette observation : l'erreur de diagnostic qui fait prendre le néoplasme pour une tumeur colloïde de l'ovaire, la grossesse concomitante, une hémorrhagie grave par suite de la rupture du tissu morbide, que la compression de l'aorte put seule arrêter, la constriction en masse du pédicule au moyen de la pince de Hégar, l'accouchement survenu quelques heures après l'opération, le dégagement du placenta au troisième jour

---

1. Lossen, *Extirpation der entarteten rechten Niere*, Naturforschersammlung in Baden-Baden, 18-24 sept. 1879, et Centralblatt f. Chir., 1879, 1er nov., p. 715.

avec les doigts et le grattage à la cuiller tranchante, enfin la guérison, comme solution de cette longue série d'épreuves supportées d'une façon extraordinairement simple par la patiente.

Une fois l'intestin grêle écarté d'une façon quelconque, on aperçoit le rein et le côlon qui le coiffe. La règle est de passer au côté externe de ce dernier, là où il y a peu de vaisseaux à redouter. Tous les opérateurs sont d'accord sur ce point, mais il peut se faire que le côlon soit refoulé en dehors et que la tumeur tende à gagner la partie médiane du ventre. Le seul passage libre serait alors au côté interne de l'intestin. De même, lorsque la tumeur refoule en haut le côlon transverse et se place au voisinage de la colonne vertébrale, il faudra bien inciser le feuillet inférieur du mésocôlon transverse. Quelques observations montrent les opérateurs obligés d'agir de la sorte[1].

Il n'en reste pas moins vrai que, toutes les fois que cela sera possible, il faudra éviter le feuillet le plus vasculaire de la séreuse, d'abord pour avoir le moins possible de vaisseaux à lier, ensuite pour ne pas compromettre la nutrition de l'intestin dans les portions desservies par les vaisseaux sectionnés. Les ligatures seront faites avec du bon catgut d'un volume proportionné à celui des vaisseaux, ou avec de la soie phéniquée. Elles seront coupées au ras et abandonnées dans la plaie.

III. *Énucléation de la tumeur.* — Comme dans la néphrectomie extrapéritonéale, ce temps de l'opération peut être facile ou très difficile : facile lorsqu'il n'y a pas d'adhérences avec le péritoine, difficile lorsque ces adhérences existent ou que la tumeur, s'il y a tumeur, s'étend au voisinage de l'aorte, de la veine cave inférieure, envahit les replis péritonéaux, englobe des anses intestinales. Dans ce dernier cas, l'opération peut se

1. Braun, *Ueber Nierenextirpation* (Deutsche med. Wochens., 1881, n°ˢ 31-33).

montrer inexécutable ou d'une difficulté telle, que les opérés succombent rapidement dans le collapsus.

« Si l'on reconnaît, chemin faisant, que le péritoine est perforé, que les vaisseaux mésaraïques sont enveloppés par la tumeur, que l'intestin est envahi, il faut refermer le ventre de suite et renoncer à l'opération (Czerny). » C'est aussi mon avis, mais mieux vaudrait encore avoir fait, avant toute tentative opératoire, le diagnostic précis de l'étendue et des rapports du néoplasme. A vrai dire, il est plus facile d'émettre ce vœu que de le réaliser. Certains signes pourront cependant faire craindre les complications énumérées à l'instant : la fixité très grande de la tumeur, l'augmentation de la tension artérielle dans la moitié sus-ombilicale du corps, l'œdème des extrémités inférieures, l'état variqueux des veines des jambes, le développement de la circulation collatérale de la paroi abdominale. On devrait toujours rechercher avec soin ces signes et leur accorder l'importance qu'ils méritent. C'est peut-être pour n'avoir pas serré d'assez près le diagnostic anatomique que Czerny s'est trouvé contraint d'avouer que l'abstention eût été préférable, dans deux cas d'extirpation de très grosses tumeurs, suivie de mort au bout de très peu de temps.

Supposons d'abord le cas le plus simple. Le rein ou la tumeur rénale se détache facilement des tissus ambiants. Après avoir incisé ou déchiré le péritoine dans une petite étendue, on agrandit la solution de continuité avec des ciseaux ou avec les doigts, en procédant par section ou par déchirure, et en faisant l'hémostase au fur et à mesure qu'on rencontre des vaisseaux. On dégage ainsi la face antérieure de la tumeur, particulièrement dans le voisinage et dans la direction du hile. Je crois avantageux, pour mon compte, de se préoccuper de suite de la ligature du pédicule, car le gros danger de ce temps de l'opération est l'hémorrhagie par suite de la déchirure du tissu de la tumeur.

Entre autres cas où cet accident s'est produit, on peut citer ceux de Czerny et de Lossen. Dans le premier, où il s'agissait d'extirper une tumeur qui emplissait la moitié du ventre, l'écoulement de sang fut tel qu'il fallut lier l'aorte[1]. Le malade succombait dix heures après. L'autopsie montra que l'artère rénale avait été rompue de suite après son entrée dans le rein. Dans le second, quoique la tumeur se fût laissé énucléer facilement, elle se fragmenta, et il en résulta une hémorrhagie veineuse grave, qui se compliqua bientôt d'une hémorrhagie artérielle par échappement du pédicule. L'opérateur ne se tira d'affaire qu'en jetant une ligature en masse autour de ce dernier et en le fixant dans la plaie, d'abord avec le clamp de Spencer Wells, puis avec les branches de la pince de Hégar qui reposaient en travers sur le ventre. L'hémostase avait duré une heure. L'opérée guérit quand même.

Si l'on reconnaissait dès le commencement de l'énucléation que le tissu de la tumeur est friable, il pourrait être avantageux de recourir au procédé de morcellement que Péan a appliqué à l'extirpation d'une masse cancéreuse volumineuse[2]; mais l'avantage de cette façon d'agir pourrait bien être entièrement annihilé par un excès de friabilité. La seule manière de se rendre maître de l'hémorrhagie serait de placer le plus vite possible de grandes pinces sur le pédicule et de l'enserrer ensuite dans une ligature en masse.

IV. *Traitement du pédicule.* — Que ce soit avant ou après l'énucléation de la tumeur, il faut s'assurer d'une hémostase parfaite. La règle est de lier séparément les vaisseaux et l'uretère et de réserver la ligature en masse pour les cas où l'on ne peut pas faire autrement. Si même on peut lier isolément les vaisseaux, cela vaut encore mieux que de comprendre dans un

---

1. Czerny, *Ueber Nierenextirpation*, Centralblatt f. Chir., 1879, 8 nov., p. 757, obs. 1.

2. Péan, *Bull. de l'Ac. de méd.*, 1885, et *Gaz. des hôp.*, avril 1885.

fil unique artères et veines. On se servira à volonté de bon catgut ou de soie phéniquée. Cette dernière a eu la préférence du plus grand nombre des opérateurs. On coupera les ligatures au ras, en ne laissant dépasser que la longueur de vaisseau nécessaire pour les soutenir.

Il faut avoir soin d'empêcher le reflux, dans le péritoine ou dans la plaie, du pus mélangé d'urine qui peut provenir de l'uretère ou du rein, au moment de la séparation de cet organe. Le moyen le plus sûr sera de saisir le conduit avec deux pinces à ovariotomie et de faire la section entre elles. Ce n'est pas que cet accident ait toujours des suites fatales, lorsqu'il se produit dans le cours de l'opération; mais il en aurait, à coup sûr, s'il avait lieu après celle-ci. Aussi doit-on porter le plus grand soin à lier l'extrémité supérieure du conduit excréteur de l'urine. Quand les circonstances le permettront, il sera bon de le désinfecter par des injections d'une solution boriquée; cette pratique n'offre que des avantages.

En est-il de même de la fixation de ce conduit à la partie supérieure de la plaie abdominale? Knowsley Thornton s'est prononcé avec énergie en faveur de cette précaution. Il en fait une règle absolue et il dit s'en être bien trouvé. Il n'est cependant pas parvenu à faire partager sa conviction même à ses compatriotes. On lui a objecté que la bride persistante formée par l'uretère exposerait les malades à l'étranglement interne, mais il a répondu à l'objection en rappelant que, après le traitement extrapéritonéal du pédicule des kystes ovariques, on n'a guère vu cet accident se produire[1]. Morris, pour trancher la difficulté, propose de retourner l'extrémité de l'uretère vers les lombes et de la fixer dans une boutonnière pratiquée dans cette région.

1. Knowsley Thornton, *British med. Association*, British med. journ., 1885, t. III, p. 615 (discussion intéressante).

Il me semble que ce luxe de précautions doit être inutile, si
une ligature solide étreint le conduit; mais, si j'avais à choisir
entre les deux procédés, je donnerais la préférence plutôt au
dernier. L'avantage que lui reconnaît son auteur serait de « permettre l'échappement du pus ou de la matière tuberculeuse
qu'il contiendrait, ainsi que son irrigation antiseptique. »
Pour s'assurer cet avantage, il faudrait donc laisser l'orifice
ouvert; mais l'expérience a démontré que, dès les premiers
jours qui suivent la néphrectomie, l'uretère laisse écouler peu
à peu vers la vessie les sécrétions mucopurulentes qui l'obstruent; que, s'il offrait avant l'opération une tuméfaction
notable, cette tuméfaction diminue graduellement, et que
bientôt on ne la constate plus par la palpation abdominale.
S'il est vrai que, dans le cas de tuberculose, on ne pourrait
pas compter autant sur cette évolution favorable, serait-il plus
légitime d'espérer qu'un reflux suffisant ferait sortir par en
haut les sécrétions anormales et les produits caséeux accumulés dans ce conduit? Le résultat annoncé par Morris me
semble donc être surtout une conception théorique et non un
fait d'observation. En conséquence, si j'admets l'irrigation et
la désinfection de l'uretère dans le cours de l'opération, j'en
recommande la ligature pure et simple comme plus sûre et
suffisante.

V. *Suture du péritoine. Drainage lombaire.* — Rien de
spécial à dire de la plaie abdominale. Il faut la suturer avec
soin, cela va de soi, surtout lorsqu'on sera obligé, comme cela
est arrivé à Lossen, à Sonnenburg, d'y fixer le pédicule au
moyen d'un clamp ou de simples broches. Thornton ne dit pas
quel mode de fixation il emploie pour l'uretère. Il est à supposer
qu'il se contente de le traverser avec les fils destinés à réunir les
lèvres de la plaie.

Relativement au traitement de la solution de continuité du
feuillet postérieur du péritoine, les avis sont partagés. Si Czerny

croit inutile de la suturer, Spencer Wells recommande d'en faire la réunion avec soin ; mais il s'est chargé de démontrer lui-même par une observation instructive qu'il n'est pas toujours possible de suivre ce conseil[1]. Par exemple, lorsque des adhérences intimes de la tumeur rénale avec la séreuse ont obligé à exciser celle-ci dans une certaine étendue, on ne peut pas toujours combler la brèche par le rapprochement de ses bords. Cette difficulté s'est montrée également dans le cas de Sonnenburg auquel j'ai fait allusion tout à l'heure.

Il y a une objection à opposer à la suture : c'est que cette dernière prolonge encore, sans un avantage décisif, une opération ordinairement très longue. D'autre part, les lèvres de la déchirure péritonéale ont beaucoup de tendance à se rapprocher d'elles-mêmes, après l'énucléation de la tumeur. Il pourrait même se présenter tel cas où il y aurait profit à en exciser une partie, pour éviter la mortification possible après une énucléation laborieuse et étendue. Néanmoins elle me paraît avantageuse, lorsqu'elle ne doit pas sensiblement compliquer l'opération. Une suture en surjet est bien vite placée.

Autrement important est le *drainage postérieur* de la loge rénale à travers une boutonnière faite en dehors de la masse sacro-lombaire. Vivement recommandée par Barwell, par Rushton Parker, par Weelhouse[2], par Palmer[3], cette précaution me paraît indispensable après la néphrectomie transpéritonéale, plus encore qu'après la néphrectomie extrapéritonéale avec incision très antérieure. C'est pour l'avoir négligée que bon nombre de chirurgiens ont vu une suppuration septique envahir le foyer opératoire et gagner le péritoine. On pourrait s'estimer heureux si un simple abcès lombaire, exigeant par la suite un drainage secondaire, était la conséquence de la fermeture pure et simple

---


1. Spencer Wells, *Brit. med. journ.*, 1885, t. III, p. 615. (Discussion.)
2. Weelhouse, *Brit. med. journ.*, 1885, *loc. cit.*
3. Palmer, *A case of nephrectomy* (The med. News, 12 mai 1885).

de la plaie rétropéritonéale. L'opéré de Paolo de Vecchi[1] présenta
cette complication, sans péritonite concomitante, et guérit sans
trop de peine.

Comme ce drainage ne peut offrir aucun inconvénient, il doit
être posé en règle générale, malgré un certain nombre d'heureuses exceptions. En vain objectera-t-on que la création d'une
plaie cutanée en arrière fait communiquer la cavité péritonéale avec l'extérieur. Bardenheuer n'a-t-il pas largement contribué à démontrer que le drainage de la cavité abdominale
donne au chirurgien une grande sécurité dans les opérations
les plus graves portant sur les organes du petit bassin (utérus,
rectum, etc.)? Aussi ne faudra-t-il pas craindre de faire plonger
le drain dans la cavité séreuse elle-même, s'il avait fallu
l'inciser largement. Dans les cas les plus simples, et lorsqu'on
aura pu sans trop de difficulté suturer les lèvres de la plaie
péritonéale, il suffira que le tube soit placé dans la loge rénale.
Dans le premier cas, on le raccourcira au bout de trois à
quatre jours, de telle sorte que son extrémité profonde se place
en plein dans le foyer opératoire, et on le laissera dans cette
deuxième position pendant un nombre de jours en rapport avec
la nature et l'abondance des sécrétions.

Terrier a imaginé un procédé qui rend le drainage possible
par la plaie antérieure[2]. Il consiste à suturer aux lèvres de
cette dernière les bords du feuillet postérieur du péritoine
incisé pour l'extirpation de la tumeur rénale. De cette façon on
constitue un canal qui va de la fosse lombaire vers la paroi
abdominale et qui est tout à fait isolé de la cavité séreuse.

Quand on peut, comme c'est la règle, rejeter le côlon en dedans et inciser le mésocôlon du côté de son feuillet externe,

---

1. Paolo de Vecchi, *Extirpation of the kidney*, San Francisco Western Lancet,
nov. 1882.

2. Terrier, *Sur un nouveau procédé de néphrectomie*, Bull. de la Soc. de Chir.,
juillet 1887, p. 175.

j'admets que la bride antéro-postérieure formée par le canal péritonéal oblitéré n'expose pas le malade à des accidents ultérieurs d'étranglement interne; mais en serait-il de même si l'on était obligé de sectionner le péritoine en dedans du côlon? Celui-ci pourrait très bien alors être comprimé par cette bride qui le refoulerait en dehors vers la paroi abdominale. De plus, dans quelque position qu'on ait trouvé l'intestin, il serait possible que par la suite l'opéré fût sujet à des tiraillements douloureux.

Pour porter un jugement définitif sur ce procédé, il faudrait qu'il eût été appliqué un plus grand nombre de fois. Thiriar lui a trouvé de sérieux avantages. Ce témoignage corrobore celui de Terrier, qui l'a employé avec succès sur le vivant. Il a donc la consécration de la pratique.

### III. — Suites immédiates et éloignées de la néphrectomie.

Je me propose d'étudier sous ce titre, d'une part, certains phénomènes nerveux qui se produisent immédiatement après l'opération, et, d'autre part, l'état fonctionnel et anatomique de l'autre rein à la suite de l'extirpation de son congénère.

A. *Troubles nerveux.* — Ollier est peut-être le seul chirurgien qui ait attiré l'attention avec insistance sur certains troubles dont le système nerveux est le siège et qui, quoique étant, eux aussi, la conséquence de l'ébranlement traumatique, se distinguent, par leur localisation dans certains appareils, du choc proprement dit, dont l'action est plus générale; ce sont parfois « des alternatives de congestion et de chaleur à la face, aux extrémités, dans l'une ou l'autre moitié du corps ». Ollier a observé une fois « une paralysie momentanée du plexus brachial du côté du rein opéré, et, dans une autre circonstance, une sialorrhée très abondante qui ne dura que quelques heures[1] ».

---

1. Ollier, *De la néphrectomie; phénomènes réflexes post-opératoires*, Lyon médical 1885, p. 415, et Compte rendu du deuxième Congrès de chirurgie, Paris, 1887, p. 153.

J'ai vu se produire à plusieurs reprises des troubles nerveux très curieux chez le malade de l'observation xxiii. Après la première des opérations qu'il eut à subir, on constata une analgésie absolue, dans une grande étendue du côté gauche du corps (côté opéré), à savoir à l'avant-bras, à la face postérieure du bras, dans la région iliaque et dans le flanc, à la partie externe de la cuisse dans les environs du grand trochanter, dans la moitié gauche de la face. La sensibilité à la chaleur et au froid était perdue sur tous ces points, mais la sensibilité tactile était intacte ; il existait quelques foyers d'hyperesthésie. Ces troubles persistèrent plus de trois semaines et diminuèrent graduellement. Cependant au commencement de janvier l'opéré présentait encore des zones d'insensibilité à la face, particulièrement dans les régions mastoïdienne et parotidienne, au cou et au tronc, à la face postérieure de l'avant-bras, au membre inférieur un peu partout, mais surtout à la face antéro-externe de la cuisse, dans le creux poplité et sur le territoire de distribution du nerf sciatique poplité externe.

Quant à l'insensibilité dans la zone de distribution des branches du plexus lombaire coupées pendant l'opération, elle sera facile à reconnaître, par son siège, des troubles d'origine réflexe. Ceux-ci pouvant être constatés à la suite de la néphrotomie et de la néphrectomie, on ne doit pas les attribuer exclusivement à la constriction du pédicule.

J'ai observé en plus sur d'autres malades une *augmentation considérable du nombre des pulsations cardiaques* (130 à 140 à la minute) et des inspirations (30 à 40), avec des températures ne dépassant pas 38°. Ces phénomènes peuvent durer plusieurs jours sans constituer un danger réel. Comme ceux du même genre que tous les chirurgiens ont observés après les grandes opérations abdominales, et surtout après l'hystérectomie, ils sont certainement de nature réflexe. L'hypothèse de la myélite ascendante serait pourtant soutenable, lorsque les troubles nerveux se prolongent pendant plusieurs mois ou plusieurs semaines.

B. *Modifications de la sécrétion urinaire.* — On observe toujours un ralentissement considérable de la sécrétion urinaire pendant les vingt-quatre heures qui suivent la néphrotomie et surtout la néphrectomie. En moyenne la quantité totale de l'urine émise tombe à 500 centimètres cubes, mais elle peut rester en deçà. L'anurie absolue est loin d'être rare. Elle est à peu près la règle pendant les trois ou quatre premières heures. Si elle persiste plus d'un jour, elle est d'un très mauvais augure. Ce n'est pas qu'un malade ne puisse rester plus de vingt-quatre heures sans uriner. L'histoire de l'anurie calculeuse offre plus d'un exemple de suspension prolongée de la miction avec issue favorable des accidents. La sévérité du pronostic de l'anurie opératoire résulte de ce qu'elle est l'expression d'un choc profond auquel l'opéré ne doit pas résister. Si une quantité d'urine inférieure à 500 centimètres cubes est compatible avec la guérison, il n'en faut pas moins considérer comme inquiétante la situation des malades qui n'arrivent pas à ce chiffre. En tout cas il est bon de savoir qu'il est suffisant pendant trois ou quatre jours (obs. xixi).

Bon nombre de chirurgiens se sont donné la peine de dresser un tableau des quantités d'urine émises chaque jour. On y trouve les éléments d'une comparaison instructive entre les faits. Il m'avait semblé tout d'abord que le retour de l'activité sécrétoire du rein non opéré avait lieu par ressauts assez bien réglés. Par exemple j'ai vu le chiffre de l'urine rester trois jours à 500 grammes, trois jours à 600 grammes, trois jours à 900 grammes, puis redevenir à peu près normal entre le dixième et le douzième jour. Des observations personnelles ultérieures et la lecture des faits publiés par d'autres chirurgiens m'ont convaincu que le rétablissement de la miction normale n'était soumis à aucune règle absolument fixe. Les seules conclusions auxquelles j'aie pu arriver sont que, le premier jour, la quantité varie de 150 à 400 grammes, qu'à partir du deuxième jour l'augmentation a lieu soit graduellement, soit assez brusquement, et sans retour ultérieur aux chiffres faibles. Le rétablissement irrégulier de la fonction, avec des alternances de grandes et de petites quantités, est exceptionnel.

L'augmentation graduelle est la plus ordinaire. De 500 centimètres cubes, les opérés passent en général à 600 ou 800 centimètres cubes, en trois ou quatre jours; ils n'atteignent 1000 à 1200 centimètres cubes que vers le dixième jour, particularité à rapprocher de ce qui sera dit plus loin relativement à l'époque où l'hypertrophie compensatrice du rein non enlevé (s'il s'agit d'une néphrectomie) est parvenue au terme de son évolution, d'après les expériences de Tuffier. Quant aux changements ultérieurs, relatifs à la quantité de l'urine et au chiffre de l'urée qu'elle contient, ils sont soumis à trop de conditions diverses pour qu'on puisse les ramener à des règles fixes. Par exemple les opérés qui présentaient de la polyurie avant l'intervention, y reviennent souvent au bout de quelques jours (obs. xxxii, néphrolithotomie). Ceux dont l'autre rein n'est pas absolument intact et qui éliminaient chaque jour une quantité d'urine inférieure à la normale, ne peuvent pas, de suite après l'intervention, revenir à des conditions meilleures. C'est peu à peu que l'état anatomique et fonctionnel de l'autre rein se modifie, si tant est que cette amélioration soit possible. Par exemple le malade de l'observation xiii, quoique souffrant du rein non opéré, émet actuellement une quantité d'urée qui se tient entre 10 et 15 grammes par jour, tandis que peu de temps après la seconde opération elle ne dépassait guère 10 grammes en moyenne et restait souvent au-dessous de ce chiffre.

Les conditions pathologiques doivent donc se révéler, dans les symptômes cliniques et dans les analyses chimiques, par des particularités très variables. Les seuls cas où les suites des opérations, et spécialement de la néphrectomie, peuvent offrir une certaine constance, sont ceux où le rein non enlevé est sain au moment de l'opération. L'expérimentation sur les animaux a montré de la manière la plus évidente qu'il subit une hypertrophie compensatrice d'où résulte une suppléance fonctionnelle suffisante.

C. *Hypertrophie compensatrice. Régénération rénale.* — Depuis longtemps cette hypertrophie compensatrice avait été constatée à l'autopsie des sujets dont l'un des reins était frappé d'atrophie congénitale ou acquise. Il fallait que l'expérimentation établît à son tour jusqu'à quel point et au bout de combien de temps on pouvait compter sur elle. Les 16 cas, rapportés par Rayer, d'absence de l'un des reins, sont incomplets en ce que les dimensions exactes de l'autre rein ne sont indiquées qu'approximativement[1]. G. Simon a donné ces dimensions pour les trois cas qui lui sont personnels. Le poids normal étant de 160 grammes environ, d'après lui, il a trouvé que l'hypertrophie compensatrice l'avait porté une fois à 275 grammes, avec 14 centimètres pour la longueur, 6,5 à 7 centimètres pour la largeur, 4 centimètres pour l'épaisseur, une autre fois à 298 grammes, avec 21,7 centimètres pour la longueur, 7,8 centimètres pour la largeur, 4,6 centimètres pour l'épaisseur. Chez le troisième sujet l'hypertrophie manquait. Quoiqu'elle ne soit pas absolument constante, elle représente la règle générale.

En plus, d'après des faits qu'il reconnaît ne pas être assez nombreux, le chirurgien allemand pense que le cœur doit s'hypertrophier, lorsque l'autre rein garde des dimensions normales. L'expérience clinique n'a pas pleinement confirmé cette dernière conclusion. D'ailleurs l'augmentation de volume du

---

1. Rayer, *loc. cit.* T. III, p. 758.
2. G. Simon, *loc. cit.* I Theil, S. 85.

cœur ne paraît-elle pas liée ordinairement à la dégénérescence athéromateuse du système artériel, y compris les vaisseaux des reins? Si c'est cette dégénérescence qui a déterminé peu à peu l'atrophie de l'un de ces organes et qui s'oppose au développement compensateur de l'autre, quoi de surprenant à ce que le cœur obéisse, dans ce cas comme dans les autres, à la loi de Traube? Ce qui est très probable, c'est que le rein laissé en place ne s'hypertrophie que lorsqu'il est intact. On peut toujours affirmer que c'est une condition essentiellement favorable, lorsqu'elle se réalise.

Quant aux résultats de l'expérimentation, ils ont été tels qu'on pouvait s'y attendre. Les conclusions de Simon ne laissent rien à désirer à cet égard; la règle est que le rein non enlevé augmente de volume et de poids, comme chez les sujets à qui il manque un de ces organes. Dans quelle mesure, au bout de combien de temps? Cette augmentation peut atteindre le double de l'état normal. Elle n'est vraiment terminée qu'au bout de plusieurs mois; la rapidité avec laquelle elle s'effectue dépend beaucoup de l'âge des animaux. Chez les jeunes, deux forces concourent à la produire, la tendance à l'hypertrophie compensatrice combinée avec la croissance naturelle.

Quant au temps qu'elle exige, les chiffres de Simon ont déjà une grande valeur. Il a constaté les différences suivantes en plus, du côté du rein non enlevé, chez des chiens âgés :

Au bout de 2 jours, 1/25; au bout de 4 jours, 1/10. Ces chiffres ne dépassent pas les différences possibles dans l'état normal, mais il n'en faut pas moins noter que ce sont des écarts en plus. Au bout de 20 jours, 1/2; après 25 jours, 1/2; après 50 jours, 1; après 120 jours, 1/2; après 233 jours, 2/5. Sur deux jeunes chiens sacrifiés au bout de 51 et de 121 jours, le rapport fut de 13/15 et de 1 1/2.

Relativement à la nature des phénomènes intimes qui aboutissent à cette augmentation de volume, Simon, s'appuyant sur l'égalité des dimensions des canalicules urinaires et des glomérules dans le rein normal extirpé et dans celui qu'il avait laissé en place, conclut dans le sens de l'hyperplasie et non de l'hypertrophie proprement dite. On verra plus loin en quoi les résultats des autres expérimentateurs s'écartent de ceux du chirurgien de Heidelberg.

Enfin, pour ce qui est de l'hypertrophie du ventricule gauche, qui semble devoir être la conséquence de l'extirpation d'un rein, Simon pense qu'elle n'aurait quelques chances de se produire que si l'hypertrophie compensatrice de l'autre rein manquait; et, comme celle-ci est la règle, l'hypertrophie cardiaque ne saurait être qu'exceptionnelle. Sur ce dernier point Gravitz et Israël sont plus affirmatifs. Le développement du ventricule gauche se produit toujours, du moment que le rein n'augmente pas de volume. Elle serait caractérisée par l'absence de souffle, par le renforcement et le timbre métallique du deuxième bruit aortique, par la propulsion plus forte de la pointe du cœur[1].

Le point délicat de la question de l'hypertrophie rénale compensatrice est la détermination de la nature des modifications que subit l'organe. Leopold Perl la rattachait, en 1875, à une hypertrophie vraie des tubes contournés et des glomérules, à l'exemple de Valentin, de Rokitansky, de Wagner, mais il pressentait qu'une nouvelle formation d'éléments et de vaisseaux contribuait à l'accroissement du rein[2]. Vient ensuite Otto Leichtenstern, qui croit surtout à cette nouvelle formation, avec Simon, Rosenstein, Vogel, tout en admettant que l'hypertrophie vraie peut apparaître, quand l'hyperplasie n'a pas une activité suffisante[3].

<hr>

1. Gravitz und Israël, *Untersuchungen über Zusammenhang zwischen Nierenerkrankung und Herzhypertrophie*, Virchow, Arch. Bd LXXVII, S. 315, 1872.

2. Leopold Perl, *Anatomische Studien über compensatorische Nierenhypertrophie*, Arch. f. path. Anat. Bd LVI, H. 3.

3. Otto Leichtenstern, *Ueber Nierenhypertrophie*, Berliner klin. Woch. 1881, p. 484 et 505.

L'association des deux processus d'accroissement ressort encore plus nettement des recherches très intéressantes de Hugo Ribbert[1]; mais cet observateur met en relief pour la première fois une particularité importante, c'est que l'augmentation de volume a pour siège presque exclusif la substance corticale, la zone des tubes contournés et des glomérules. Il reconnaît que, sur des reins d'animaux en voie de développement, l'accroissement compensateur résulte de l'hyperplasie de l'épithélium des canalicules urinaires et des glomérules et aussi de l'hypertrophie des mêmes éléments. Les travaux ultérieurs de Golgi[2], de Küster[3], de Lorenz[4], de Eckardt reproduisent avec des variantes les opinions déjà émises. Lorenz, par exemple, déclare que, chez les animaux jeunes, il y a association de l'hyperplasie et de l'hypertrophie, tandis que, chez les adultes, l'hypertrophie fait tous les frais de l'accroissement; qu'au point de vue de l'augmentation de volume, c'est cette dernière qui a le premier rôle; que c'est la substance corticale (tubes contournés et glomérules) qui est le véritable siège du processus d'accroissement et que, dans la substance médullaire, on observe seulement la dilatation des tubes droits.

Les expériences récentes de Tuffier ont ajouté à certaines des conclusions de ses devanciers ce qui leur manquait, à savoir la démonstration anatomique du processus d'hyperplasie admis par la grande majorité des observateurs[5]. Tuffier a d'abord cherché la solution du problème en étudiant la régénération du rein à la suite d'ablations partielles successives. L'extrait suivant

1. Hugo Ribbert, *Ueber compensatorische Hypertrophie der Nieren.* Arch. f. path. Anat. Bd LXXXVIII, 1882, S. 11.

2. Golgi, *Gaz. med. Ital. Lombard.* 2 déc. 1882.

3. Küster, *Berliner klin. Woch.* Aug. 1882, p. 545.

4. H. Lorenz, *Untersuchungen über die compensatorische Hypertrophie der Nieren,* Zeitsch. f. klin. Medicin, Bd X, S. 545-561.

5. Tuffier, *De l'hypertrophie et de la régénération compensatrices du rein,* Bull. de la Soc. anat. 1888, p. 447 et 1020, et *Études expérimentales sur la chirurgie du rein,* Paris, 1889.

d'une note lue à la Société anatomique offrira un résumé suffisant des résultats de ses recherches : « J'ai présenté au mois
d'avril dernier des pièces qui vous montraient la possibilité de
faire des résections successives du rein. J'établis alors que le
pouvoir d'hypertrophie compensatrice de cet organe était presque
indéfini, puisque je pouvais supprimer progressivement le poids
total des deux reins d'un animal sans entraîner la mort.... Je
pus ainsi déterminer la quantité de parenchyme rénal nécessaire
à la vie. Il faut une moyenne de 1 gramme à 1 gr. 10 de rein
par kilogramme de substance animale à dépurer. » A l'examen
microscopique, on retrouvait les éléments normaux de la
substance corticale avec une augmentation de volume d'un
quart ; mais comment se rendre compte de l'augmentation de
poids de 100 pour 100 de la masse entière ? De nombreuses
néphrectomies expérimentales, avec examen ultérieur du rein
non enlevé, pratiqué du cinquième au quinzième jour, per-
mirent à Tuffier de bien suivre le processus d'hypertrophie
compensatrice :

« Elle débute par une néoformation vasculaire, qui aboutit à
la formation d'une anse vasculaire qui bientôt devient un glomérule complet, lequel s'entoure d'une capsule de Bowmann,
formée aux dépens du tissu conjonctif ambiant et allant s'ouvrir
au niveau d'un tube contourné. » Après description des modifications qui portent sur le parenchyme préexistant, déjà bien
étudiées par Ribbert, l'auteur ajoute : « On voit dans certaines
portions de la substance corticale de grandes travées rouges qui
s'étendent depuis l'arc vasculaire du rein jusqu'aux abords de
la surface. Ces travées correspondent à des vaisseaux irrités et
l'on remarque, tant dans la travée qu'aux environs, une quantité tout à fait anormale de glomérules. Parmi ces glomérules
les uns sont complets, d'autres paraissent en évolution et l'on
trouve là tous les degrés depuis le bourgeon vasculaire simple
jusqu'au glomérule parfait. Ce travail de régénération semble

ne pas se faire uniformément dans toute l'étendue du tissu rénal. » Suivent des détails précis sur la constitution des nouveaux glomérules et des capsules de Bowmann et sur leur mode d'abouchement avec les tubes contournés hypertrophiés.

Il y a malheureusement une lacune dans les recherches de Tuffier. Il n'a pas constaté de tubes contournés en voie de formation, mais c'est peut-être parce que l'hyperplasie porte exclusivement sur les glomérules. S'il en était ainsi, les conclusions de Tuffier s'écarteraient sensiblement de celles de Ribbert et de Lorenz qui supposent ou admettent l'hyperplasie de l'épithélium des tubes. Quoi qu'il en soit, on peut considérer comme démontré que ce qu'on appelle l'hypertrophie compensatrice du rein est dû à l'hyperplasie de certains éléments de la substance corticale, associée à l'augmentation de volume des éléments préexistants, et spécialement des tubes contournés.

Les expériences de Tuffier, relatives à la régénération du rein à la suite de résections successives, ont montré en plus quels avantages offrirait la néphrectomie partielle, si d'autre part aucune condition particulière n'imposait formellement l'extirpation de l'organe tout entier. J'ai déjà insisté sur ce point à propos des kystes uniloculaires simples ou hydatiques et des tumeurs bénignes. Du moment que le bassinet peut-être conservé, la néphrectomie partielle suivie de suture du rein peut être recommandée.


## IV. — Résultats au point de vue de la léthalité.

Le soin avec lequel j'ai discuté les indications et les contre-indications de la néphrectomie, dans les chapitres consacrés à chacune des affections du rein, doit me dispenser de reprendre la question dans son ensemble. De même, la comparaison que j'ai faite de l'extirpation rénale avec les méthodes conservatrices capables de rivaliser avec elle, m'a fourni l'occasion de délimiter le champ de ses applications. Il ne me reste donc qu'à en exposer les résultats généraux, au point de vue de la léthalité, d'après des documents déjà nombreux où se reflète d'une façon frappante l'activité chirurgicale de notre époque.

Deux importantes statistiques ont vu le jour dans ces dernières années, celle de Samuel Gross (de Philadelphie) en juillet 1885, celle de Brodeur, en 1886. Elles sont donc presque contemporaines et par conséquent les éléments qui en constituent la substance sont à peu de chose près les mêmes. La première offre un ensemble de 233 cas, la seconde de 235.

Les 233 cas de Gross se partagent en 129 guérisons et 104 morts, ce qui donne une mortalité de 44,65 pour 100. Si l'on fait le départ entre les néphrectomies extrapéritonéales et transpéritonéales, on trouve que, sur 111 faits de la première catégorie, il y a eu 70 guérisons et 41 morts, soit 36,95 pour 100, près de 37 pour 100 de mortalité. Par contre les 120 faits de la deuxième catégorie se décomposent en 59 guérisons et 61 morts, soit 50,83 pour 100 de mortalité.

Les 235 cas de la statistique de Brodeur se partagent en 133 guérisons et 102 morts, soit une mortalité de 43,40 pour 100, chiffre légèrement inférieur à celui de Gross. Le départ entre les néphrectomies extrapéritonéales et transpéritonéales donne 125 cas pour le premier groupe, avec une mortalité de 37,6 pour 100, au lieu de 36, 95 et 110 pour le second, avec une mortalité de 50 pour 100, au lieu de 50,83. Les deux statistiques sont donc très comparables et, il faut bien le reconnaître, mettent en relief des proportions de morts encore trop considérables pour que la néphrectomie puisse être considérée comme parvenue à un degré suffisant de perfection.

Pour porter un jugement équitable sur les résultats acquis, il ne faut pas oublier que toutes les statistiques publiées jusqu'à ce jour englobent les cas malheureux du début, où les opérateurs ont été des néphrectomistes sans le vouloir. Il faudrait laisser de côté une bonne fois cette série d'erreurs de diagnostic dont l'ovariotomie dans sa période de tâtonnement doit être rendue responsable beaucoup plus que la néphrectomie. Il faudrait aussi tenir compte de ce que les contre-indications de cette dernière n'ont commencé à être posées avec quelque précision qu'à la suite de nombreuses interventions, parmi lesquelles plus d'une à coup sûr était inopportune.

Il est donc permis d'espérer que, dans un avenir prochain, le chiffre de la mortalité se sera abaissé d'une manière sensible. Sommes-nous entrés dans cette phase meilleure? On ne saurait l'affirmer d'une façon absolue. Déjà cependant des indices favorables promettent des résultats plus heureux. Les cinq néphrectomies extrapéritonéales de Thiriar ont été toutes suivies de guérison; Bardenheuer compte seulement un quart de morts sur ses 55 opérations, toutes extrapéritonéales. Sur les 12 cas de Lawson Tait insérés dans son second millier de laparotomies, on ne compte que 2 morts, 1 sur 6. Nous sommes loin des 50 pour 100 des statistiques de Gross et de Brodeur.

Quoi qu'il en soit, elles ne datent pas d'assez longtemps pour qu'il y ait grand intérêt à en établir une nouvelle.

Les faits nombreux communiqués au deuxième congrès français de chirurgie, ceux qui sont épars dans les journaux et les recueils de chirurgie depuis 1886, sous les noms de Brenner, de Hingston, de Shepherd, de Monod, de Demons, de Cullingworth, de Trélat, de Dubrueil, d'Israël, de Küster, de Bergmann, de Terrier, de Terrillon, de Homans, de J. Boeckel, d'Antona, de Price, de Keen et de bien d'autres chirurgiens des deux mondes, fourniront un appoint important à une statistique qui comprendrait toutes les observations publiées depuis le 1er janvier 1886 jusqu'au 31 décembre 1890. Quoique j'aie commencé à en rassembler les documents, je pense qu'il y aura profit à ne faire connaître que plus tard les résultats de cinq années consécutives, pendant lesquelles l'expérience des premiers entraînements et des premiers mécomptes aura déjà pu

porter ses fruits. Voilà pourquoi je me bornerai à rappeler ici
les conclusions un peu anciennes de Gross et de Brodeur pour
chacune des catégories de cas où l'on a cru devoir faire l'extirpation du rein :

A. — *Statistique de Gross.*

| | Nombre total. | Extra-péritonéales. | Trans-péritonéales. | RÉSULTATS | | Proportions des morts p. 100. |
|---|---|---|---|---|---|---|
| | | | | Guéris. | Morts. | |
| 1° Lésions suppuratives . . | 50 | » | » | 28 | 22 | 44 |
| | | 40 | » | 26 | 14 | 35 |
| | | » | 9 | 2 | 7 | 77,77 |
| 2° Pyélite calculeuse . . . | 23 | » | » | 15 | 10 | 45,47 |
| | | 16 | » | 9 | 7 | 45,75 |
| | | » | 7 | 4 | 5 | 42,85 |
| 3° Tuberculose. . . . . . | 20 | » | » | 12 | 8 | 40 |
| | | 13 | » | 6 | 7 | 55,84 |
| | | » | 7 | 6 | 1 | 14,28 |
| 4° Hydronéphrose. . . . . | 21 | » | » | 13 | 8 | 38,09 |
| | | 4 | » | 5 | 1 | 25 |
| | | » | 17 | 10 | 7 | 41,17 |
| 5° Kystes . . . . . . . . | 15 | » | » | 8 | 7 | 46,66 |
| | | 1 | » | ? | | |
| | | | 14 | 7 | 7 | 50 |
| 6° Reins flottants. . . . . | 22 | » | » | 15 | 9 | 40,90 |
| | | 5 | » | 2 | 1 | 55,55 |
| | | » | 19 | 11 | 8 | 42 |
| 7° Tumeurs malignes. . . | 49 | » | » | 19 | 50 | 61,22 |
| | | 11 | » | 6 | 5 | 45,45 |
| | | » | 57 | 13 | 24 | 64,86 |
| Sarcomes. . . . . . | 53 | » | » | 14 | 19 | 57,57 |
| | | 7 | » | 5 | 4 | 57,14 |
| | | » | 26 | 11 | 15 | 57,69 |
| Carcinomes. . . . . | 14 | » | » | 4 | 10 | 71,42 |
| | | 4 | » | 5 | 1 | 25 |
| | | » | 9 | 1 | 8 | 87,5 |
| | | ? | ? | » | 1 | |
| 8° Lithiase (rein sain) . . . | 5 | » | » | 5 | » | » |
| | | 2 | » | 2 | » | » |
| | | » | 1 | 1 | » | » |
| 9° Fistule de l'uretère. . . | 12 | » | » | 9 | 3 | 33 |
| | | 11 | » | 8 | 3 | 27,27 |
| | | » | 1 | 1 | » | » |

Viennent ensuite un certain nombre de cas non classés, qui ne peuvent être groupés que d'une façon très artificielle.

B. — *Statistique de Brodeur.*

| | Nombre total. | Extra-péritonéales. | Trans-péritonéales. | RÉSULTATS | | Proportions des morts p. 100. |
|---|---|---|---|---|---|---|
| | | | | Guéris. | Morts. | |
| 1° Reins mobiles. . . . . | 26 | » | » | 18 | 8 | 50,76 |
| | | 6 | » | 6 | » | » |
| | | » | 20 | 12 | 8 | 40 |
| 2° Hydronéphrose. . . . . | 22 | » | » | 13 | 9 | 40,90 |
| | | 10 | 6 | 4 | » | 40 |
| | | » | 12 | 7 | » | 41,66 |
| 3° Kystes . . . . . . . | 12 | 12 | » | 4 | 8 | 66,66 |
| 4° Tumeurs malignes. — Carcinomes. . . . . . . | 17 | » | » | 6 | 11 | 64,70 |
| | | 5 | » | 4 | 1 | 20 |
| | | » | 12 | 2 | 10 | 83,54 |
| Sarcomes. . . . . . | 29 | » | » | 14 | 15 | 51,72 |
| | | 4 | » | 1 | 3 | 75 |
| | | » | 25 | 13 | 12 | 48 |
| 5° Tumeurs bénignes. — Fibromes. . . . . . . | 10 | » | » | 8 | 2 | 20 |
| | | 2 | » | 2 | » | » |
| | | » | 8 | 6 | 2 | 25 |
| 6° Lésions traumatiques[1] . | 10 | » | » | 7 | 3 | 30 |
| | | 7 | » | 5 | 2 | 28,58 |
| | | » | 3 | 2 | 1 | 33,33 |
| 7° Fistules urinaires . . . | 18 | » | » | 13 | 5 | 27,77 |
| | | 17 | » | 12 | 5 | 29,42 |
| | | » | 1 | 1 | » | » |
| 8° Calculs du rein . . . . | 2 | 2 | » | 1 | 1 | 50 |
| 9° Pyélonéphrite calculeuse. | 44 | » | » | 24 | 20 | 45,45 |
| | | 34 | » | 19 | 15 | 44,02 |
| | | » | 60 | 5 | .. | 50 |
| 10° Pyélonéphrite tuberculeuse. . . . . . . . | 16 | » | » | 8 | 8 | 50 |
| | | 14 | » | 6 | 8 | 57,15 |
| | | » | 2 | 2 | » | 50 |

1. Dans ce groupe ne sont compris que les cas de néphrectomie tardive pour accidents consécutifs à des lésions traumatiques. Les trois seuls cas d'intervention

*Causes de mort; néphrite sympathique.* — Les causes de mort relevées dans les autopsies ont été classées de la manière suivante par Brodeur, pour les 527 opérations de diverses sortes dont il a rapporté les observations :

| | | | | |
|---|---|---|---|---|
| Anurie | 9 | Phthisie | 2 |
| Choc | 29 | Pleurésie | 1 |
| Collapsus | 11 | Pneumonie | 2 |
| Cystite | 1 | Pyohémie | 2 |
| Epuisement | 10 | Récidive | 2 |
| Fistule stercorale | 1 | Septicémie | 7 |
| Hémorrhagie | 6 | Suppuration | 2 |
| Inanition | 1 | Tétanos | 2 |
| Infection purulente | 3 | Thrombose pulmonaire | 1 |
| Œdème de la glotte | 1 | Tuberculose | 3 |
| Perforation intestinale | 1 | Urémie | 12 |
| Péritonite | 17 | | |

Il y a dans ce tableau des répétitions inutiles faisant double emploi (phthisie et tuberculose, infection purulente et pyohémie, choc et collapsus); mais il en ressort nettement que c'est le choc traumatique sous ses diverses formes, la péritonite, l'intoxication par défaut de sécrétion urinaire, les complications septiques, qui ont le plus souvent amené la terminaison funeste.

Le tableau de Gross, qui ne comprend que des néphrectomies (tandis que le précédent donne en bloc les résultats des opérations quelconques pratiquées sur les reins) est mieux divisé, mais il comporte des conclusions à peu près identiques :

immédiate que je connaisse ont été malheureux. Tels sont ceux de von Arx que j'ai déjà cité (p. 88), de Keen (*Pistolshot wound of the liver, stomach, mesentery, small intestine and kidney; intestinal suture and nephrectomy; death.* American surgical Association 1887, et Annals of surgery, vol. VI, Aug. 1887, p. 166, de Price (*A case of nephrectomy for gunshot wound*, Journ. of American Assoc. 10 mars 1888, p. 507. Ces faits sont rapprochés de plusieurs cas sans intervention dans la thèse récente de Miltas, *Plaies du rein par coups de feu*. Paris, 24 juill. 1888.

| CAUSES DE MORT. | NÉPHRECTOMIES | | | |
| --- | --- | --- | --- | --- |
| | ABDOMINALES. | MORTS. | LOMBAIRES. | MORTS. |
| Choc. | 20 | 52,79 | 16 | 40,00 |
| Péritonite. | 15 | 21,51 | 1 | 2,50 |
| Péritonite septique. | 8 | 15,11 | 0 | ..... |
| Urémie. | 4 | 6,55 | 2 | 5 |
| Épuisement. | 4 | 6,55 | 4 | 10 |
| Septicémie et pyohémie. | 5 | 4,91 | 7 | 17,50 |
| Anurie. | 2 | 5,57 | 6 | 15 |
| Infarctus. | 2 | 5,27 | 0 | ..... |
| Hémorrhagie | 4 | 6,55 | 0 | ..... |
| Hémorrhagie secondaire. | 1 | 1,65 | 1 | 2,50 |
| Suppuration du rein opposé. | 0 | .... | 1 | 2,50 |
| Vomissements. | 0 | .... | 1 | 2,50 |
| Convulsions. | 0 | .... | 1 | 2,50 |
| | 61 | | 40 | |

Quelques autres causes de mort exceptionnelles ont été signalées, par exemple la thrombose de l'aorte[1]. Il en est une qui mériterait à elle seule une étude spéciale, c'est la *néphrite sympathique.* Admise sans contestation par G. Simon, son histoire repose sur des observations de lésions doubles préexistantes aux opérations ou de lésions du rein non opéré consécutives à l'intervention. Gross a relevé cinq cas où l'anurie paraissait se rattacher à une altération méconnue de l'autre rein. On pourrait en citer un certain nombre d'autres.

Si parfois il est facile d'établir que l'affection double ne s'est pas développée sous l'influence d'une cause locale commune (cystite, uretérite ascendante, gravelle), cette interprétation semble toute gratuite dans d'autres circonstances. Par exemple, si le malade est indemne de cystite et d'uretérite du côté non opéré, si son affection n'est pas la gravelle, ni la tuberculose,

1. Eug. Bœckel, *Gaz. méd. de Strasbourg*, 1er avril 1888.

ni un néoplasme, mais bien une néphrite interstitielle isolée, indépendante d'une lésion vésicale, ne reconnaissant pas pour cause primitive l'athérome des vaisseaux, ne peut-on pas penser que la dégénérescence du second rein est la conséquence d'une irritation transmise du premier atteint de ces organes à son congénère, par voie purement réflexe?

La question, dans l'état actuel des choses, est plus facile à poser qu'à résoudre et je ne me trouve pas en mesure de lui donner une solution immédiate. Si l'existence de la néphrite sympathique est admissible théoriquement, cela ne suffit pas pour l'affirmer; je n'irai donc pas aussi loin à cet égard que G. Simon. Elle reste néanmoins très probable.

La même indécision règne à l'endroit des accidents aigus qui suivent de près l'extirpation d'un rein. Rien ne prouve qu'ils ne soient pas dus simplement au réveil d'une affection préexistante de l'autre. Dans certains cas ils ont reçu une interprétation spéciale. Par exemple, à la suite d'une néphrectomie faite par Max Schede pour une pyonéphrose, la mort survint en trois jours sans avoir été précédée par d'autres accidents qu'une diurèse insuffisante. On découvrit dans le rein non enlevé, qui au premier abord paraissait seulement anémié, les lésions caractérisant les « nécroses par coagulation », comme on en observe à la suite des intoxications. On fut par là conduit à accuser les antiseptiques; mais l'interprétation est-elle suffisamment fondée?

Je n'insiste pas davantage, mais, je le répète, l'histoire de la néphrite sympathique est toute à faire, par l'expérimentation et l'observation clinique associées.

L'influence des anomalies rénales par défaut et des atrophies congénitales ou acquises a été démontrée par plus d'un fait. Elle se comprend sans peine. Un chapitre sera consacré plus loin à ces anomalies ainsi qu'à celles des uretères.

# VI

## NÉPHRORRAPHIE OU NÉPHROPEXIE

On a désigné jusqu'ici sous le nom de néphrorraphie l'opération dont le but est de fixer à la paroi abdominale postérieure le rein devenu mobile. Ce terme, qui prête à la confusion, puisqu'il signifie simplement suture du rein, pourrait être avantageusement réservé à la réunion des plaies de cet organe. Tout récemment M. Trélat proposait d'appeler hystéropexie l'opération par laquelle on fixe l'utérus à la paroi abdominale antérieure. L'accueil fait au mot nouveau en a déjà consacré l'usage. Par analogie, ne pourrait-on pas dire néphropexie, pour désigner l'opération identique pratiquée sur le rein ?

Le verbe πήγνυμι (aoriste ἔπηξα), qui fournit à ce terme son second radical, veut dire ficher, fixer, attacher. Quoique le substantif πῆξις signifie coagulation, il n'y a pas de méprise possible; il y a simplement, pour les mots qui en dérivent (inopexie par exemple), communauté de radical avec ceux qui dérivent du verbe.

Ceci posé, la néphrorraphie ou néphropexie a été imaginée par Hahn (de Berlin) et mise à exécution par ce chirurgien dès 1881 [1]. Il a été suivi de près dans cette nouvelle voie par Bassini, Robert Weir, Newmann, Gardner. Le cas de Bassini marque un progrès dans l'exécution de l'opération, en ce sens que les sutures sont posées de façon à saisir non plus seulement la couche cellulo-graisseuse extrarénale, mais en même temps toute l'épaisseur de la capsule propre du rein. En France, la première néphropexie est pratiquée par Turgard (de Lille).

1. Hahn, *Centralblatt für Chir.* 1881, n° 29, p. 449.

En 1888, paraissent un travail important de Duret (de Lille)[1] et une thèse, inspirée par ce chirurgien, dont l'auteur est Vanneufville[2]. Cette thèse renferme une étude expérimentale confirmative des résultats cliniques, relativement à la valeur des procédés à sutures complexes, embrassant la capsule propre du rein et une faible épaisseur de la couche corticale, en même temps que la capsule cellulo-graisseuse.

La fixation du rein à la paroi abdominale a été exécutée de trois manières différentes représentant trois méthodes spéciales. Dans l'une, celle de Hahn, c'est la couche cellulo-graisseuse extérieure au rein qui est suturée à la plaie lombaire ; la fixation de l'organe est donc indirecte. Dans la seconde, celle de Bassini, les sutures sont placées en même temps sur la couche graisseuse et sur la capsule fibreuse ; dans la troisième, celle de MM. Guyon et Tuffier, les fils ne traversent que la substance rénale et la couche graisseuse n'est pas fixée aux lèvres de la plaie.

Il n'y a pas de place, dans ces trois méthodes, pour une opération singulière exécutée par Greig Smith[3]. Ce chirurgien, ayant d'abord pratiqué une laparotomie, reconnut que le rein pouvait être refoulé dans la région lombaire. Il essaya alors de le traverser par derrière, au moyen d'une aiguille introduite par une boutonnière faite à la paroi abdominale postérieure. Ne pouvant y parvenir, il poussa dans plusieurs directions la surface du rein contre la pointe de l'aiguille maintenue au fond de la plaie. Le rein resta en place, au dire de Greig Smith, mais tous les symptômes pénibles persistèrent. Personne ne s'étonnera qu'une opération aussi incomplète n'ait procuré aucun profit à la malade.

Les indications de la néphropexie ayant été longuement

---

1. Duret, *Du traitement des reins mobiles par la néphrorraphie*, Bull. de l'Ac. roy. de Belgique, 1888.

2. Vanneufville, *De la néphrorraphie, étude clinique et expérimentale*, Th. de doct. Paris, 1888.

3. Greig Smith, *The fixation of movable kidney by scratching its capsule through the loin*, The Lancet, 1884, T. II p. 10.

discutées au chapitre X, il ne me reste qu'à décrire les méthodes
que je viens d'énumérer et les procédés qui en dérivent.

A. **Méthode de Hahn**. — Le premier temps est une incision
lombaire verticale, celle de Simon pour la néphrectomie. Le
tissu cellulo-graisseux périnéphrique ayant été mis à nu, on le
fixe aux lèvres de la plaie par six ou huit fils de catgut. Ainsi
ont agi, après Hahn, Robert Weir, Agnew Hayes, Turgard[1].

B. **Deuxième méthode de Hahn**. — A l'exemple de
Hahn, que des insuccès avaient amené à modifier sa première
méthode, Bassini employa des sutures complexes passant à
travers la capsule graisseuse et la capsule propre du rein[2]. Il
plaça une première suture au milieu de son bord convexe, une
seconde sur sa face postérieure, une troisième sur sa face
antérieure et les fixa toutes trois aux parties correspondantes
des tissus profonds de la plaie. Puis il divisa transversalement
le tissu graisseux recouvrant la moitié inférieure du rein en
quatre portions, dont il fixa la première au périoste de la
11ᵉ côte, la deuxième à la lèvre antérieure de la plaie, la
troisième et la quatrième, correspondant au pôle inférieur du
rein, à la lèvre postérieure.

*Procédé de Ceccherelli*. — Deux ans plus tard Ceccherelli fait
une opération qui diffère de celle de Bassini par le mode d'application des sutures profondes. Il place sur la substance corticale 7 points de suture au catgut, formant deux groupes : les
fils supérieurs, au nombre de quatre, sont liés autour de la
douzième côte, les trois fils inférieurs sont fixés à la partie
profonde des lèvres de la plaie. Ces sutures embrassent en même
temps la couche cellulo-graisseuse.

*Procédé de Paoli*. — Après résection de la douzième côte,
Paoli suture la capsule fibreuse propre du rein à la couche

<hr>

1. Turgard, *Bull. méd. du Nord*, sept. 1887.
2. Bassini, *Ann. univ. di med. e di chir.*, sept. 1882.

adipeuse et fixe en même temps l'une et l'autre aux lèvres de la plaie. Un fil traverse le dernier espace intercostal.

*Procédé de Duret.* — Ce qui caractérise ce procédé, c'est l'incision cruciale de la couche graisseuse, d'où résultent quatre lambeaux triangulaires qui sont fixés à la fin de l'opération aux muscles et aux couches sous-cutanées. La partie supérieure de la plaie est réservée au passage des fils qui traversent le rein.

Duret n'a pas procédé tout à fait de la même façon dans ses deux opérations. Dans la première, il traversa la partie supérieure du rein avec 7 fils de soie phéniquée, qui furent ensuite fixés à la partie profonde de la plaie vers son angle supérieur. Dans la seconde, il réséqua 5 cent. de la douzième côte et plaça sur la partie la plus élevée du rein 6 fils formant deux groupes, dont l'un fut fixé au périoste de la onzième côte, l'autre à celui des deux extrémités sectionnées de la douzième côte.

*Procédés de Gardner et de Newmann.* — Comme autres procédés dérivés de la deuxième méthode de Hahn, je citerai encore ceux de Gardner et de Newmann. Le premier, après avoir fixé d'abord à la plaie la couche graisseuse, traversa le rein avec deux tendons de kanguroo qui furent noués par-dessus cet organe. Deux aiguilles engagées dans l'anse de ces tendons les ramenèrent vers l'extérieur. La plaie fut réunie par première intention.

Newmann, ayant fixé la couche corticale et la couche graisseuse à la plaie, laissa celle-ci ouverte, afin d'obtenir une cicatrisation par bourgeonnement et non par première intention.

**C. Méthode de Guyon-Tuffier.** — Dans ses recherches expérimentales, Tuffier était arrivé à cette conclusion que le passage des fils à travers le parenchyme rénal n'offre aucun inconvénient, à la condition qu'on ne les serre pas trop ; autrement il se produit de profondes scissures à la surface de l'organe et son tissu devient dur, sclérosé, dans les parties correspondant à ces scissures. « D'ailleurs », ajoute-t-il, « cette fixation (du rein) est toute temporaire et c'est à un autre processus qu'est due la fixité définitive. » Ce processus, c'est l'adhérence aux tissus voisins du parenchyme rénal mis à nu dans une certaine étendue, par suite de l'ablation d'un long lambeau quadrilatère de la capsule fibreuse. Les fils qui traversent le rein n'ont d'autre rôle que de faciliter cette adhérence. M. Guyon, l'inspirateur de cette méthode, lui doit deux succès[1].

**Choix du procédé.** — Il résulte de ce qui précède que la méthode de Hahn ne mérite aucune confiance. La récidive est presque la règle, ou du moins elle est très probable. La méthode mixte (suture profonde du rein et de la capsule cellulo-graisseuse) est certainement plus sûre, mais à la condition qu'on fera passer hardiment les fils au milieu de la substance rénale et non plus seulement sous la tunique fibreuse propre.

Parmi les procédés de cette méthode, celui de Duret me paraît réunir le plus de conditions favorables, mais je me demande si la résection partielle de la douzième côte est bien nécessaire. Par contre, je ne vois que des avantages à ramener le plus possible au dehors les lambeaux de la couche cellulo-adipeuse. Il doit en résulter une tension de cette couche en avant du rein, qui peut contribuer à le maintenir dans sa nouvelle position.

Aucun opérateur n'a songé à agir de même sur le péritoine, et pourtant, si l'on pouvait attirer et fixer la séreuse dans la plaie, au côté externe du rein, ne serait-ce pas un bon moyen de supprimer l'espèce de poche plus ou moins complète dans laquelle cet organe tendra par la suite à se replacer? Agir comme on l'a fait jusqu'ici, n'est-ce pas comme si, dans une cure radicale de hernie, on se contentait de fixer le contenu dans le ventre, sans toucher au sac? Si la méthode Guyon-Tuffier donne ce qu'elle a promis, il serait encore plus simple de s'en tenir à elle.

---

1. Tuffier, *Loc. cit.*, p. 45, et Guyon, *Bull. de l'Ac. de méd.*, 26 févr. 1889.

**Résultats immédiats et éloignés.** — Les suites immédiates de la néphropexie ont été jusqu'ici fort bénignes. Une seule mort (l'opérée de Ceccherelli) jette une ombre sur le tableau des 10 cas de Brodeur, des 15 cas de Vanneufville, des 18 cas de Gross, auxquels il faut ajouter ceux de Ghinozzi[1], Duret, Guermonprez[2], Wilcox[3], Terrillon[4], Guyon, qui portent à 26 le total des faits publiés, sans compter ceux qui ne me sont pas tombés sous les yeux. On peut donc dire que la néphropexie s'est montrée jusqu'ici une opération parfaitement inoffensive. Ce n'est cependant pas une raison pour la faire sans indications suffisantes. Les contre-indications posées plus haut (chap. X) n'en gardent pas moins toute leur valeur.

Quant aux résultats définitifs, on ne peut se flatter qu'ils seront toujours favorables même avec les procédés réputés les meilleurs. La récidive surviendra quelquefois encore. La néphrectomie offrirait alors une ressource précieuse; mais comme le pronostic en est bien autrement grave, on doit y regarder à deux fois, dans les cas simples, avant de franchir la distance qui la sépare de la néphropexie.

1. Ghinozzi, *Raccogl. med.*, août 1886.
2. Guermonprez, *De la néphrorraphie*, Bull. de l'Ac. de méd., 28 août 1888.
5. De Witt G. Wilcox (de Buffalo), *Annals of surgery*, 1888, vol. VII, p. 192-194.
4. Terrillon, *Bull. de l'Acad. de Méd.*, 5 fév. 1889.

II

# AFFECTIONS DES URETÈRES

---

## CHAPITRE PREMIER

### LÉSIONS TRAUMATIQUES

Il est bien difficile de faire actuellement un chapitre offrant quelque intérêt sur les lésions traumatiques des uretères. Tous les auteurs les signalent, mais on sent bien, au vague de leur description, qu'ils se sont inspirés de la théorie plutôt que de la clinique ; c'est que les documents sont en petit nombre et c'est à peine si l'on peut réunir quelques faits doués d'une authenticité suffisante. D'ailleurs la très grande rareté des lésions traumatiques des conduits excréteurs des glandes rénales s'explique fort bien par leur petitesse et plus encore par leur situation profonde. Protégés par d'épaisses masses musculaires en arrière, par les viscères abdominaux en avant et sur les côtés, ils échappent facilement à l'action des corps vulnérants, y compris les projectiles de guerre. D'autre part, ils ne présentent pas les conditions qui facilitent la rupture des organes par contusion, à savoir, le poids allié à la friabilité[1].

1. Il n'est pas inutile de rappeler que les lésions traumatiques du bassinet ont été rattachées à celles du parenchyme rénal. Il ne sera donc question ici que des blessures des uretères proprement dits. En réunissant les documents que j'avais recueillis à ceux que M. Tuffier a eu l'obligeance de me communiquer, je suis arrivé à un ensemble d'une vingtaine de faits de traumatismes divers (blessures proprement dites ou ruptures sous-cutanées).

Les plus fréquentes de toutes les lésions traumatiques des uretères sont celles qui ont une origine opératoire. Les exemples s'en sont multipliés depuis que l'ovariotomie, l'hystérectomie, l'hystérectomie vaginale surtout, et, d'une manière générale, les opérations abdominales, sont pratiquées journellement. La restauration des fistules vésico-vaginales avait été auparavant pour les chirurgiens la principale et presque unique occasion de blesser les conduits excréteurs des reins.

En s'appuyant sur le petit nombre d'observations publiées, on peut diviser les traumatismes accidentels des uretères en deux classes : les *plaies proprement dites* et les *ruptures sous-cutanées·*

Comme exemples du premier groupe, on peut citer les malades de Le Fort[1] et de Demons[2], qui tous deux avaient reçu un coup de couteau. Le cas de Nepveu[3] est très curieux par le point de pénétration de l'instrument vulnérant. C'était une tige d'acier pointue, qui s'était introduite de bas en haut par le pli fémoro-périnéal et était parvenue jusqu'à l'uretère, après avoir traversé le plancher pelvien. Le conduit était coupé net.

Holmes rapporte un cas assez étrange, qui ne peut être interprété sans hésitation dans le sens d'une plaie de l'uretère. D'une blessure de la région lombaire, causée par un coup de couteau, il s'écoulait un liquide sans couleur, sans odeur, neutre ou alcalin, qui ressemblait beaucoup moins à de l'urine qu'à du liquide céphalo-rachidien. Telle est du moins la version de Morris[4].

Les blessures par armes à feu sont décrites dans tous les ouvrages relatifs à ce genre de lésions, mais sans citation de documents précis. L'archevêque de Paris[5], atteint, en juin 1848, d'un coup de feu dans la région lombaire, succomba à une blessure de la partie supérieure de l'uretère, qu'accompagnaient

---

1. Le Fort, *Bull. de l'Acad. de méd.*, 9 nov. 1880.
2. Demons, *Th. de Biar sur les fistules de l'uretère*, Bordeaux, 1885.
3. Nepveu, *Arch. gén. de médecine*, 1887, vol. II, p. 270.
4. Morris, *Loc. cit.*, p. 179.
5. *Gaz. des hôp.*, 1848.

d'autres désordres. Le cas de Hennen, rapporté par Rayer, semble avoir été plutôt un exemple de plaie du bassinet, et encore la destruction des parois de ce réservoir dans un point était peut-être secondaire, par rapport à la lésion du côlon, et consécutive au phlegmon stercoral dù à cette lésion.

Quant aux plaies opératoires, elles sont, ainsi que je l'ai rappelé, relativement fréquentes. Il est presque superflu d'en citer des exemples. Simon, Albert[1], Bardenheuer[2], J. Bœckel[3] et bien d'autres chirurgiens ont observé cet accident dans leur pratique. Il faut dire qu'il est presque toujours imputable à des difficultés spéciales présentées par certains cas, telles que les adhérences pelviennes des tumeurs, leur inclusion dans le ligament large. L'hystérectomie totale vaginale y expose plus que toute autre opération. Il n'y a pas lieu de s'en étonner, à cause des rapports très intimes de la portion terminale de l'uretère avec le col de l'utérus, rapports sur lesquels j'ai insisté dans une communication à la Société de Chirurgie, accompagnée d'une démonstration anatomique[4].

Les *ruptures sous-cutanées* de l'uretère sont d'une extrême rareté. Les quelques faits publiés jusqu'à ce jour doivent être partagés en plusieurs catégories. Dans la première je placerai ceux où il y a eu autopsie; ils ont été observés par Poland[5] (contusion de l'abdomen pendant la grossesse, mort au bout de six jours, rupture de l'uretère droit *au niveau du bassinet*), par Hilton[6] (contusion violente de l'abdomen, mort au vingt-sixième jour, rupture de l'uretère gauche et d'une branche de l'artère rénale), par Stanley[7] (chute de voiture, épanchement d'urine,

1. Albert, *France méd.*, 1885, t. II, p. 1753.
2. Bardenheuer, *Drainirung der Peritonealhöhle*, 1881.
3. J. Bœckel, *Bull. de la Soc. de Chir.*, 1886, p. 448.
4. *Bull. de la Soc. de Chir.*, 1885, p. 743.
5. Poland, *Guy's hosp. Reports*, 1868, p. 86.
6. Hilton, *Guy's hosp. Reports*, 1868, p. 93.
7. Stanley, *Med. chir. Transactions*, 1844, p. 1.

rupture de l'uretère *au niveau du bassinet*), en tout trois cas.

La deuxième catégorie comprendra les cas où l'on a pu constater, par la néphrectomie, que le rein n'était pas lésé, mais il reste un doute relativement au point précis de la déchirure. Avait-elle porté sur l'uretère ou sur le bassinet? Tels sont les faits de Bardenheuer (contusion lombaire par une roue de voiture, tumeur au bout de trois mois, néphrectomie lombaire, guérison), de E. Barker[1] (contusion par heurt d'une voiture, épanchement urineux, néphrectomie lombaire trois mois après, guérison), de Godlee[2] (contusion lombaire, néphrectomie, tissu périnéphrique enflammé, guérison), de Chaput[3] (contusion abdominale, lésion mixte du cæcum et de l'uretère, néphrectomie quelque temps après, guérison).

Viennent ensuite les cas suivis de guérison après la ponction ou le drainage. Ce sont ceux de Stanley (tumeur à droite six semaines après la contusion, six ponctions, issue d'un liquide urineux), de Joel[4] (tumeur à gauche, une ponction), de Hicks[5] (tumeur à droite trois semaines après, deux ponctions), de Croft[6] (tumeur à gauche trente-neuf jours après), de Cabot[7] (tumeur à droite plusieurs semaines après, une ponction, incision et drainage). Deux fois on a pu supposer que l'uretère avait été rompu, parce qu'à l'autopsie, autopsie faite très longtemps après l'accident, on avait trouvé ce conduit oblitéré.

A cette catégorie appartiennent les faits de Havilland[8] et de Sollier[9] (contusion plus de cinq ans auparavant par un éclat d'obus); mais on peut se demander si l'oblitération n'était pas la

1. Barker, *The Lancet*, 17 janvier 1885.
2. Godlee, *Clin. Soc. of London*, 1887, t. XX, p. 169.
3. Chaput, *Lect. à la Soc. de Chir.*, janv. 1889.
4. Joel, *Bull. de la Suisse romande*, 1870, p. 262.
5. Hicks, *New-York med. Record*, 1880, t. I, p. 424.
6. Croft, *Brit. med. Journ.*, 1881, t. I, p. 125.
7. Cabot, *Boston med. and surg. Journ.*, 1885, t. I.
8. Havilland, *Path. Soc. of London*, 1859, p. 207.
9. Sollier, *Lyon méd.* 1880, t. XXXV, p. 555.

conséquence d'une violente urétérite, surtout dans le second cas, où il n'y avait pas eu d'hématurie. Ne sait-on pas aussi qu'un caillot arrêté dans l'uretère peut le boucher à tout jamais?

Je mentionnerai encore, sous toutes réserves, un cas de rupture présumée de l'uretère que M. Duménil (de Rouen) a eu l'obligeance de me communiquer :

Obs. XXXIII. — *Rupture probable de l'uretère droit. — Formation d'une collection liquide. — Incision de cette collection; fistule urinaire consécutive.*

Une jeune enfant de dix ans tombe sur des pièces de bois qui lui contusionnent violemment le flanc droit. Il se produit rapidement une tumeur fluctuante qu'un médecin incise. Évacuation d'une grande quantité de liquide. Cicatrisation rapide de l'incision et reproduction de la tumeur. Troubles généraux graves (coma et cécité), qui cessent vite.

M. Duménil, appelé auprès de la malade, constate un développement considérable du ventre ; matité étendue à toute la moitié droite de l'abdomen et atteignant à gauche les limites de l'hypochondre. Ponction au bistouri et drainage. Un litre du liquide évacué (mélangé de sang) est recueilli et analysé. On y trouve de l'albumine, des sels et surtout du chlorure de sodium, des sels de soude et de potasse, mais *pas d'urée*, des leucocytes. Il persiste un trajet fistuleux par lequel s'écoulait quelque temps après un liquide possédant, sans doute possible, les caractères de l'urine.

On s'explique plus difficilement pour l'uretère que pour le rein le mode d'action d'une chute, d'un choc, d'une commotion quelconque. Aussi je me demande s'il ne faut pas attribuer alors la déchirure du conduit à un véritable arrachement au niveau de son abouchement avec le bassinet, arrachement dû à ce que, dans une chute par exemple, le rein serait violemment entraîné en bas par la vitesse acquise, tandis que l'uretère, dont le poids est insignifiant, garderait sa position normale. La même interprétation conviendrait encore aux cas où la rupture se serait faite à quelque distance du bassinet. Si le traumatisme consistait dans un choc direct, il faudrait que celui-ci eût été bien violent pour atteindre le conduit à travers le paquet intestinal. Des lésions concomitantes de ce dernier seraient donc fort à craindre. Le cæcum a été endommagé dans le cas de Chaput.

Le *siège* des lésions traumatiques est subordonné en grande partie aux causes qui les déterminent. Si l'idée exprimée à l'instant est exacte, les ruptures devront ordinairement se faire au voisinage ou à une faible distance du bassinet. Les plaies opératoires atteignent toujours ou presque toujours la partie terminale de l'uretère. Quant aux blessures accidentelles, de quelque nature qu'elles soient, elles peuvent naturellement s'observer dans tous les points du conduit; le hasard seul préside à leur situation. Cependant la partie supérieure doit à sa position plus superficielle et à son volume plus considérable d'y être certainement plus exposée.

**Symptômes et pronostic.** — Théoriquement on peut dire que les plaies et les déchirures de l'uretère doivent donner lieu à de l'hématurie, mais à une hématurie de faible importance, à l'infiltration d'urine, lorsque la blessure est étroite, à un écoulement extérieur d'urine, si elle est large. Ce dernier cas ne pouvant être que très exceptionnel, il faut s'attendre à constater l'infiltration d'urine associée au passage dans la vessie d'une quantité de sang peu considérable, à moins que la lésion de l'uretère ne coïncide avec des désordres étendus dans les tissus voisins. On peut s'attendre encore à certains troubles de la miction, tels que des besoins fréquents d'uriner ou de la rétention d'urine, et à des irradiations douloureuses dans des directions qu'on peut présumer, mais que l'expérience clinique n'a pas encore fait connaître d'une façon précise.

La formation d'une tumeur pâteuse dans la fosse iliaque, l'extension de l'induration, l'apparition d'une rougeur livide à la surface des téguments, seraient les conséquences de l'infiltration d'urine. Les phénomènes généraux dus à la mortification des tissus ne seraient pas longs à se manifester, si d'emblée l'infiltration s'était faite à grande distance. Ils seraient plus difficiles à interpréter, si ce liquide avait envahi à peu près exclusivement le petit bassin. La tumeur œdémateuse de la fosse iliaque manquerait alors ou n'aurait pas des dimensions en rapport avec la gravité de l'état général.

On doit aussi concevoir le cas où l'infiltration est très restreinte. Deux circonstances pourraient en être cause : la petitesse de la solution de continuité et la suspension de la sécrétion urinaire pendant quelques heures. Dans ce dernier cas les caillots auraient le temps de se concréter avant la sortie de l'urine; il se formerait plus tard dans leur épaisseur même un canal qui conduirait le liquide jusqu'à l'orifice externe de la plaie. Dans le premier cas (étroitesse de la solution de continuité), il se produirait une induration inflammatoire analogue à ce qui est désigné au périnée sous le nom de tumeur urineuse.

Ceci se réaliserait surtout à la suite de la rupture souscutanée accompagnée de désordres peu étendus. Au contraire l'infiltration à marche envahissante et à phénomènes généraux graves serait beaucoup plus à redouter que dans le cas de déchirure du parenchyme rénal, si l'uretère était complètement rompu ou seulement si la brèche portait sur le tiers ou la moitié de son calibre. Sans vouloir être trop pessimiste, on devrait s'attendre à une terminaison funeste dans ces circonstances, ou tout au moins considérer le blessé comme fort heureux de s'en tirer à aussi bon compte, si l'infiltration se limitait et si finalement la lésion aboutissait à la formation plus ou moins tardive d'une tumeur contenant, ainsi que cela est mentionné dans plusieurs observations, un liquide urineux. Une funeste terminaison serait encore beaucoup plus certaine, si le péritoine avait été intéressé en même temps que l'uretère.

Il ne faut pas, d'une manière générale, trop pousser le pronostic au sombre. En opposition avec la gravité déjà connue ou probable des lésions accidentelles, il faut placer la bénignité relative des plaies opératoires. Bon nombre ont eu des suites simples, à en juger d'après celui des interventions pour fistules de l'uretère ayant cette origine. Même lorsque la blessure a eu lieu dans le cours d'une ovariotomie ou d'une hystérectomie, la production d'un abcès limité dont le contenu mixte, formé de pus et d'urine, se déverse au dehors au bout de quelques jours, en est souvent la seule conséquence. On verra plus loin par quels moyens on remédie à la fistule qui s'ensuit.

**Diagnostic.** — Outre que les lésions traumatiques des uretères peuvent facilement passer inaperçues, lorsque la tuméfaction profonde et l'infiltration d'urine n'ont pas eu une marche extensive vers les plans superficiels de l'abdomen, il y a de grandes difficultés à prévoir dans le diagnostic de ces lésions d'avec celles de la vessie et surtout des reins. Dans ce dernier cas, l'infiltration sanguine qui se fait dans la fosse iliaque a tous les caractères de celle que pourraient produire une blessure de la partie supérieure de l'uretère et l'infiltration d'urine consécutive. La direction suivie par la lame d'un instrument tranchant ou par un projectile d'arme à feu fournirait un élément de diagnostic important, surtout si l'orifice de pénétration occupait un point de la paroi abdominale éloigné de la région rénale.

La formation tardive d'une tumeur contenant un liquide urineux ne peut avoir aux yeux du clinicien une valeur absolue, car cette tumeur peut être, non plus une collection située en dehors de l'appareil urinaire, mais une véritable hydronéphrose d'origine traumatique, due à l'oblitération partielle ou totale du conduit par un caillot. Les difficultés du diagnostic me paraissent insurmontables, en ce qui concerne la question de savoir si c'est le bassinet ou la partie supérieure de l'uretère qui est rompue.

Au surplus, arriver à une précision rigoureuse à cet égard est bien inutile, les indications du traitement étant les mêmes.

Quant aux blessures d'origine opératoire, elles ne se révèlent pas toujours immédiatement. Elles sont dues souvent à ce que l'uretère a été compris dans l'anse d'une ligature ou entre les mors d'une pince, et c'est à la chute de l'eschare que l'urine commence à apparaître. Quand le conduit a été blessé dans le cours d'une ovariotomie, un abcès urineux se forme en quelques jours et il persiste une fistule dans le point où la collection s'est ouverte.

**Traitement.** — Il sera question plus loin du traitement des fistules ainsi constituées. Je ne discuterai pour le moment que les indications fournies par les traumatismes récents. Si l'on pouvait mettre à nu la solution de continuité et la suturer convenablement, cela simplifierait singulièrement les suites de ces accidents, mais on peut se contenter de moins et faire encore de très bonne besogne. L'essentiel est de drainer le trajet jusqu'au point lésé, et pour cela il faut, dès que les signes de l'infiltration d'urine se sont manifestés, même d'une façon encore douteuse, ouvrir largement le foyer de la contusion, déterger la plaie, s'il y en a une, et décoller le péritoine jusqu'à l'uretère. Le drainage empêchera l'infiltration de l'urine ou la limitera. Il n'y a pas de raisons pour que cette manière d'agir donne un moins bon résultat qu'à la suite de la néphrolithotomie; or on sait comme celle-ci s'est montrée bénigne jusqu'ici. La même règle est applicable aux blessures de l'extrémité inférieure de l'uretère, mais alors c'est par le plancher pelvien qu'on devrait chercher à parvenir jusqu'à ce conduit.

Si l'on trouvait l'uretère entièrement rompu, il y aurait à choisir entre plusieurs partis : faire la suture des deux bouts, lier le bout supérieur, afin d'obtenir l'atrophie du rein, comme à la suite des ligatures expérimentales aseptiques, extirper de

suite le rein, greffer l'orifice du bout supérieur à la plaie extérieure, quitte à faire plus tard la néphrectomie.

La suture des deux bouts, que Poggi et Tuffier ont étudiée
sur les animaux, offrirait sans doute des difficultés insurmontables ; la ligature aseptique du bout supérieur ne serait guère
réalisable dans une plaie déjà infectée ; la néphrectomie d'emblée est inutile dans les cas simples, et périlleuse tout de suite
après un traumatisme violent. La création d'un méat uretéral,
par greffe du bout supérieur dans une plaie du flanc, serait
sans doute la meilleure solution, si un simple drainage devait
être insuffisant.

Si le péritoine avait été blessé en même temps que l'uretère,
il faudrait faire la laparotomie, laver avec soin la séreuse, la
suturer et détourner l'urine vers l'extérieur au moyen du drainage ; mais on ne réussirait qu'à la condition d'avoir porté de
suite un diagnostic précis et d'avoir pris, sans perdre un
moment, le parti d'intervenir. Enfin, dans des cas compliqués,
comme celui de Chaput, on s'inspirerait des particularités
diverses présentées par le malade et on procéderait à une opéra-
ration complexe, conforme aux indications. Il est impossible
de préciser davantage les règles à suivre.

# CHAPITRE II



Les calculs des uretères et les accidents qu'ils provoquent
sont connus depuis longtemps. A. Paré en cite des exemples.
On en trouve plusieurs dans les mémoires de l'Académie de
chirurgie, et au commencement de ce siècle Boyer consacrait
à leur histoire un chapitre important de son traité des maladies
chirurgicales ; mais la meilleure description qui en ait jamais
été donnée est due à Chopart, qui les a très bien étudiés dans
son traité des maladies des voies urinaires. Plus récemment les
calculs de l'uretère ont fait le sujet de travaux dont quelques-uns
se sont largement inspirés du livre de Chopart.

Beaucoup d'auteurs s'en sont occupés spécialement au point
de vue de l'anurie calculeuse (voy. p. 170). D'autres en ont
signalé des cas intéressants sans anurie concomitante : tels
sont, parmi les anciens, après Chopart et Boyer, Dupuytren,
Rayer, Civiale et, parmi les contemporains, Guyon, Paget,
Lister, Bergmann, Israël, Godlee[1].

Quant aux corps étrangers proprement dits des uretères, on en
connaît peu d'exemples. Galland[2], qui a consacré à ce sujet une
étude spéciale, en a rapporté trois exemples. Une fois, ce fut une
épingle (Bayle) ; une autre fois, une coquille turbinée (Peirce) ;
chez un troisième sujet, observé dans le service de M. Trélat,
c'était un tuyau de pipe en corne, long de 8 centimètres, d'un

---

1. Godlee, *Centralbl. f. Chir.*, 19 mai 1888.
2. Galland, *Th. de doct.* Paris, 1855, n° 321.

diamètre de 11 millimètres, qui s'était engagé dans l'orifice vésical de l'uretère droit et avait perforé ce conduit à 2 centimètres plus haut. Une infiltration d'urine, comme dans le cas de Bayle, causa des accidents mortels. La provenance vésicale, certaine dans ce dernier cas, l'était moins dans les deux premiers. Il est permis de supposer que l'épingle et la coquille étaient venues de l'intestin.

**Anatomie pathologique et pathogénie.** — Il est rare que des calculs prennent naissance dans l'uretère. Cela ne s'observe que dans les cas où un corps étranger, ayant pénétré dans le canal excréteur de l'urine par un mécanisme quelconque, y est devenu un centre de concrétion. L'épingle du gendarme observé par Bayle s'était incrustée de sels calcaires. Il avait succombé à un abcès périnéphrétique urineux.

En dehors de ces cas absolument exceptionnels, c'est du rein que viennent les pierres uretérales, entraînées qu'elles sont par l'urine. De ces pierres, les unes, petites et régulières, traversent seulement le canal et tombent dans la vessie; les autres, plus volumineuses, munies d'angles et d'aspérités, s'arrêtent et se fixent pour un temps variable, quelquefois pour toujours, dans le conduit. Celles-là doivent seules être appelées calculs de l'uretère.

Deux conditions peuvent, isolées ou réunies, empêcher un calcul de franchir l'uretère : son volume, l'inégalité de sa surface. Il faut tenir un très grand compte de cette dernière circonstance ; elle seule permet de comprendre comment certaines concrétions venues du rein, et ayant à peine le volume d'un noyau de cerise, ne peuvent descendre jusque dans la vessie. C'est d'abord que leurs extrémités aiguës se fichent dans la muqueuse et y prennent un point d'appui solide; mais c'est peut-être surtout que les aspérités dont elles sont munies excitent, irritent l'uretère, qui répond à l'excitation par une contracture permanente.

Les calculs de l'uretère peuvent occuper un point quelconque de sa longueur. On les a trouvés, en effet, partout, mais ils ont trois sièges de prédilection : le premier à la partie supérieure, au point où finit le bassinet, le second vers le tiers moyen, le troisième enfin dans la région inférieure, dans cette portion terminale qui chemine au milieu des fibres de la couche musculaire de la vessie. L'anatomie donne la raison de ces particularités ; comme l'a fort bien indiqué Hallé, et comme me l'a montré, sur plusieurs pièces sèches préparées pour un concours de prosectorat, mon ancien interne Sebileau, l'uretère présente à sa partie la plus élevée un rétrécissement véritable, auquel on pourrait donner le nom de collet du bassinet. A partir du point où il aborde la vessie, son calibre subit également une diminution, quoique dans des proportions moins frappantes. Enfin, ainsi que l'a fait remarquer Chopart, c'est à l'inflexion de ce canal au niveau du détroit supérieur du petit bassin, qu'il faut attribuer l'arrêt de quelques calculs dans sa portion la plus large, véritable dilatation fusiforme qui, sans ce changement de direction, devrait laisser passer tout corps étranger ayant franchi la barrière supérieure.

Les calculs occupant la portion intravésicale de l'uretère constitueraient, suivant Collot, Le Dran, Desault, Deschamps, une des variétés de pierre dites enkystées de la vessie. Ch. Monod élève des doutes sur la réalité de ces faits[1]. Cependant ils ne sont pas plus invraisemblables que ceux d'Alghisi (calcul en forme de clou dont la tige occupait toute la portion de l'uretère incluse dans la paroi vésicale et dont la tête était saillante dans la vessie), de Czerny, qui rencontra sur une femme qu'il opérait une disposition semblable, et de Sänger, dont il sera parlé plus loin à propos de l'exploration de l'uretère. Dans un cas rapporté dans le Journal de médecine de Bordeaux, un calcul

---

1. Ch. Monod, *Des calculs enchatonnés de la vessie*, Bull. de la Soc. de Chir., 1885, p. 513.

phosphatique, gros comme la moitié d'une petite aveline, était encastré dans l'orifice inférieur des deux uretères.

Les calculs que l'on rencontre dans l'uretère diffèrent notablement entre eux par leur nature, leur forme, leur volume et leur nombre. Comme ceux du rein et de la vessie, ils sont composés d'acide urique, d'urates, de phosphates, d'oxalate de chaux, et possèdent une consistance en rapport avec leur composition chimique. Leur volume, qui ne dépasse ordinairement pas celui d'un noyau de cerise, peut atteindre quelquefois des proportions plus considérables; on en a vu de gros comme une noisette, une noix de muscade ou même un œuf de poule. On doit citer comme exceptionnel le cas de Schacht où la pierre pesait 4 onces, plus de 120 grammes, ce qui implique un volume énorme. Dans la plupart des cas la concrétion, peu volumineuse d'abord, s'accroît graduellement par superposition de couches nouvelles, tant à ses extrémités qu'à sa périphérie.

Ces pierres sont le plus souvent uniques. Quelquefois cependant il en existe plusieurs, se touchant par des facettes planes. Civiale en a vu sept ainsi disposées et Cruveilhier toute une série formant un long chapelet depuis le bassinet jusqu'à la vessie. Une figure de l'ouvrage de Morris représente un cas de ce genre. Enfin elles peuvent ne consister qu'en un amas de poussière sablonneuse, accumulée en un petit tas qui se moule sur les parois de l'uretère.

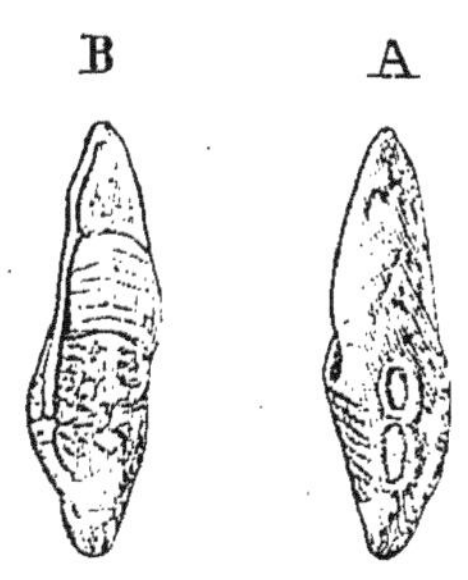

Fig. 25 (d'après Rayer). — Calcul creusé d'une gouttière chez un sujet atteint d'hydronéphrose. — A. Côté plein. — B. Côté de la gouttière,

Chopart a bien décrit en quelques lignes tous les caractères de forme qu'elles peuvent présenter : « La plupart sont ovoïdes, olivaires ou oblongues ; si elles séjournent longtemps dans les uretères, elles s'accroissent par de nouvelles couches, et prennent souvent une forme cylindrique. Elles sont lisses, polies, ou raboteuses et couvertes d'aspérités. L'urine se

creuse quelquefois une rigole sur un de leurs côtés; alors, quel
que soit le volume de ces pierres, elles n'occasionnent point de
rétention d'urine ou n'en produisent qu'une imparfaite. La couleur, la nature et la structure de ces pierres ne diffèrent point
de celles des pierres rénales. Elles ne sont point adhérentes aux
parois des uretères, mais elles peuvent y être serrées étroitement. Si l'uretère n'est bouché que par du sable, l'urine peut s'y
filtrer et couler dans la vessie, comme par une fontaine sablée. »

Tout calcul situé dans l'uretère détermine au bout d'un certain
temps sur les parois de ce conduit des lésions différentes, suivant qu'on examine le point où le corps étranger
s'est fixé, le segment qui est en aval et celui qui
est en amont. A l'endroit où il s'arrête il fait,
pour ainsi dire, son nid; le conduit s'y dilate
en raison du volume et de la forme de la concrétion. Comprimées excentriquement, les parois finissent par s'amincir; le calcul semble
parfois s'y incruster; souvent elles présentent
les lésions de l'inflammation chronique. Ainsi
usées par la phlegmasie et par la pression, elles
perdent leur résistance, elles peuvent même se
laisser déchirer et perforer. C'est pourquoi on
a pu admettre théoriquement que les calculs
logés dans la portion intravésicale de l'uretère
pouvaient se frayer un chemin jusque dans la
cavité de la vessie, en pédiculisant la muqueuse
et en s'en formant comme une sorte de coque
ou de membrane d'enveloppe.

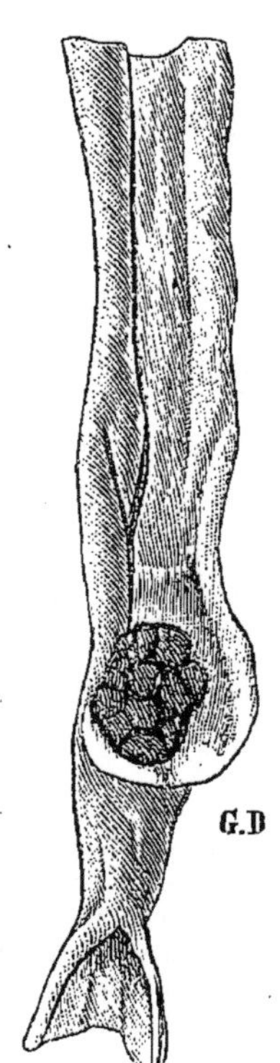

Les lésions que l'on constate dans la partie
supérieure de l'appareil urinaire varient selon
le temps depuis lequel elles se sont développées

Fig. 26 (d'après
Rayer). — Calcul
mûriforme.

et selon que l'oblitération de l'uretère a été partielle ou totale.
Quand le calcul forme un obstacle infranchissable au cours de

l'urine, il se produit dans l'uretère, le bassinet et le rein des altérations sur lesquelles j'ai déjà eu plusieurs fois l'occasion d'insister, particulièrement à propos de la pyélonéphrite calculeuse et de l'hydronéphrose.

Tout l'appareil évacuateur de l'urine se dilate d'abord. Il se remplit d'un liquide clair, transparent, qui contient moins d'urée que l'urine ordinaire, qui renferme des traces d'albumine, mais où l'on ne rencontre point d'éléments figurés (micro-organismes, leucocytes, hématies). Tandis que les voies d'excrétion se laissent distendre, toute la partie sécrétante, le rein proprement dit, s'anémie, s'infiltre, s'œdématie, pâlit et s'affaisse; et bientôt l'organe est réduit à une petite masse conjonctive, dans laquelle on rencontre quelques tubes urinifères et quelques glomérules dilatés. Comme on le voit, le processus aboutit à une atrophie par compression excentrique, sans prolifération conjonctive et sans inflammation proprement dite, puisqu'on ne rencontre dans le liquide des cavités ectasiées ni pus, ni micro-organismes.

Les lésions ne sont pas les mêmes dans les cas où, l'obstacle n'oblitérant pas hermétiquement le calibre de l'uretère, une certaine partie de l'urine peut filtrer encore à côté ou au travers du bouchon calculeux. Deux sortes d'altérations se développent alors, qui toutes deux ont un caractère commun, la dilatation graduelle de l'appareil urinaire supérieur, mais qui diffèrent entre elles par plusieurs points. Ces lésions sont : l'hydronéphrose simple et l'urétéro-pyélite suppurée. J'en ai fait assez longuement ailleurs l'étude anatomo-pathologique pour n'avoir point à y revenir.

Au-dessous du point obstrué, le canal est vide, petit, rétracté, transformé en une sorte de petit cordon fibreux qui par la suite redevient difficilement accessible à l'urine.

**Symptômes.** — Les accidents que détermine l'arrêt des calculs dans l'uretère sont aigus ou chroniques.

A. *Cas aigus.* — Tout malade dont l'uretère est oblitéré subitement, passe par trois phases cliniques qui sont : 1° la phase douloureuse; 2° la phase d'anurie; 3° la phase d'intoxication.

La première n'a rien de spécial; elle n'est pas autre chose qu'une attaque de coliques néphrétiques plus ou moins intense. Puis, cette période douloureuse terminée, la miction reste suspendue. On cathétérise le malade; la vessie est vide. Cette anurie n'est pas constante; il est des cas où la sécrétion, notablement réduite pendant quelques heures ou quelques jours, réapparait assez rapidement et revient à son état normal. Ce sont ordinairement ceux où un seul uretère est oblitéré. Il ne faut cependant pas généraliser cette loi; il peut arriver que le rein du côté sain soit privé complètement de ses fonctions, sous l'influence d'un trouble réflexe dont l'organe malade est le point de départ. J'ai cité plus haut des cas où l'autopsie avait démontré que l'oblitération d'un seul uretère avait suffi pour déterminer une anurie complète; il semble même qu'exceptionnellement l'anurie réflexe peut se prolonger longtemps. Il faut cependant noter que dans l'observation d'Israël déjà mentionnée, il est question de lésions du rein du côté opposé à l'obstruction de l'uretère. Si cet organe avait été intact, on peut douter que la suspension de la sécrétion eût pu durer au delà de quelques heures ou de quelques jours; or elle s'était prolongée *vingt-trois jours*!

Aucun symptôme important ne marque le début de la période d'anurie; il persiste une sensation de pesanteur gravative dans les lombes et des douleurs qui irradient vers le testicule et la cuisse; mais cet état est encore un bien-être relatif pour le malade, encore sous la pénible impression des souffrances aiguës récemment subies. Bientôt des troubles digestifs se développent. C'est le commencement des phénomènes d'intoxication déjà décrits à l'occasion de l'anurie calculeuse.

Au milieu de tout ce cortège de symptômes apparaît quelquefois, dans la région lombaire, une tumeur plus ou moins volumineuse, fluctuante et remplie d'un liquide plus ou moins analogue à l'urine normale (hydronéphrose aiguë). Le mal cependant ne suit pas toujours son cours ordinaire, soit, comme je l'ai déjà dit, que le rein sain récupère ses fonctions un instant perdues, soit qu'après quelques jours le calcul, sous l'influence de la pression de l'urine, des contractions de la tunique musculaire du canal ou du traitement institué, soit expulsé de l'uretère et tombe dans la vessie. Tout rentre alors dans l'ordre, à moins que le malade, déjà en proie à un empoisonnement urinaire très caractérisé, ne soit plus en état d'y résister.

B. *Cas chroniques.* — Les choses se passent tout autrement dans les cas chroniques. Il est prouvé qu'un calcul engagé dans l'uretère peut ne donner lieu à aucun symptôme, à la condition qu'il laisse filtrer entre lui et la paroi une certaine quantité d'urine. C'est ce qu'on observe habituellement. Après l'attaque ordinaire de coliques néphrétiques, quelques douleurs subsistent, qui disparaissent bientôt. La période d'anurie est suivie d'une sécrétion abondante, puis tout rentre dans l'ordre, et ce n'est que plus tard que se montrent des signes capables de déceler la présence d'un calcul arrêté. Ces signes ne sont pas, du reste, toujours caractéristiques ; ils se confondent avec ceux de l'inflammation secondaire qui a gagné la muqueuse. Peu à peu, en effet, une urétéro-pyélite se constitue et se traduit à l'examen clinique par les symptômes qui seront décrits dans le chapitre suivant. Il n'existe pas, hors les antécédents et le début du mal, un seul signe qui appartienne en propre à cette variété d'urétérite et qui permette de la reconnaître à coup sûr.

Cependant les douleurs qui accompagnent les phénomènes inflammatoires acquièrent parfois une intensité disproportionnée avec celles qui caractérisent ces derniers. Elles reviennent par crises plus ou moins fréquentes et surtout elles restent *localisées dans un point précis, invariable,* où elles ont leur maximum, même lorsqu'elles s'étendent au loin en remontant vers le rein ou en descendant vers la vessie.

Les douleurs, accompagnées ou non d'inflammation, s'apaisent entièrement chez certains malades. C'est ordinairemen lorsque le rein s'atrophie, se ratatine, devient fibreux, tandis que son congénère se développe de manière à suffire seul à l'excrétion urinaire.

**Marche. Pronostic.** — L'évolution de la lithiase uretérale est en réalité d'une grande irrégularité. Elle peut n'être qu'un accident de quelques jours, quand, après une courte période d'anurie, la pierre tombe dans la vessie. Elle peut rapidement emporter le malade. Elle peut être suivie de tous les accidents de l'uretéro-pyélite ou causer une périuretérite suppurative; une fois Spencer Wells a observé l'élimination d'un calcul par le rectum, chez un sujet qui avait présenté des signes d'abcès périprostatique.

Enfin quelquefois la pierre ne traduit sa présence par aucun signe et détermine une série de lésions qui échappent à l'examen clinique le plus attentif. Son pronostic est donc d'une gravité variable, mais il est certain que les cas favorables sont moins nombreux que les autres.

**Diagnostic.** — J'ai dit, au cours de la description clinique qui précède, que l'ensemble des signes rationnels permettait rarement d'affirmer l'existence d'une pierre dans l'uretère; cela est d'autant plus vrai que souvent il existe dans le bassinet d'autres concrétions. Les causes des accidents observés sont alors multiples. Il est facile d'arriver au diagnostic dans les cas aigus, lorsque des accidents anuriques et urémiques font suite à une attaque de coliques néphrétiques; mais le plus souvent, dans les cas chroniques, quand une uretéro-pyélite ou une hydronéphrose s'est développée, le chirurgien ne peut que faire des suppositions relativement à la cause des accidents.

On verra plus loin quelles ressources offre pour le diagnostic l'exploration aussi directe que possible de l'uretère (Chap. VII). Il semble que la *fixité* et la *localisation* des douleurs dans une étendue restreinte puissent être considérées comme des signes de premier ordre, mais ces caractères se retrouvent dans certaines urétérites. Il ne faut pas perdre de vue que la sensibilité d'un uretère enflammé sur toute sa longueur paraît plus vive au niveau du détroit supérieur, parce que dans ce point *on le comprime sur un plan résistant*. Enfin les bosselures de la périuretérite peuvent être mal interprétées. J'attache une valeur beaucoup plus grande, mais encore relative, au *réveil spontané* des crises douloureuses, avec maximum dans un point, toujours le même, du trajet de l'uretère.

**Traitement.** — Tous les moyens propres à faciliter la chute dans la vessie de calculs arrêtés dans l'uretère sont bons à employer (diurétiques, bains, cataplasmes). Les uns agissent en débarrassant leur surface des matières organiques qui en augmentent le volume et en les déplaçant mécaniquement, les autres en combattant les phénomènes inflammatoires causés par leur présence et en rendant ainsi à l'uretère son calibre normal. Le massage, recommandé par Roberts et d'autres médecins, a pu donner par hasard un résultat favorable, mais c'est un moyen dont on ne peut user qu'avec précaution comme n'étant pas absolument exempt de danger. D'ailleurs la preuve de son efficacité n'est pas suffisamment faite.

Lorsque de nombreux essais thérapeutiques sont restés infructueux, la chirurgie reprend ses droits, mais dans quelle mesure lui est-il permis de les exercer? Si la question est posée, elle n'est guère résolue. Cependant on peut dire que l'intervention est légitime et peut être heureuse, lorsque le calcul n'a pas dépassé par en bas le détroit supérieur du petit bassin ou lorsqu'il a atteint la partie de l'uretère contiguë au rectum, au vagin, à la vessie, ou qu'il est inclus dans les parois de ce dernier organe. La portion du conduit intermédiaire au détroit supérieur et au plancher du bassin doit seule jusqu'à nouvel ordre être considérée comme inaccessible.

La technique des diverses opérations que comporte l'extraction des calculs de l'uretère est loin d'être fixée d'une façon définitive. Elle sera exposée plus loin, suivant les idées qu'ont pu m'inspirer les rares travaux des autres chirurgiens et mes réflexions personnelles. La question de la suture de l'uretère est connexe de celle de l'urétérotomie. Sans se montrer par trop ambitieux, on peut espérer que cette suture deviendra praticable autant que l'est déjà celle du rein lui-même. Les expérimentations de Poggi et de Tuffier ont ouvert la voie au bout de laquelle on trouvera peut-être le succès.

On connaît quelques faits d'extirpation par la vessie de calculs de la partie terminale de l'uretère. Ceci a extrait par le rectum une pierre arrêtée dans ce point. Israël et Bergmann ont fait par le bassinet l'extirpation d'une concrétion engagée dans la partie supérieure du conduit, le premier en la faisant remonter par refoulement de bas en haut vers le bassinet incisé, le second en la saisissant avec des pinces introduites par la plaie du réservoir rénal. Voilà à quoi se borne pour l'heure le rôle de la chirurgie. On verra plus loin s'il est possible d'espérer davantage.

# CHAPITRE III



On chercherait en vain dans les annales de la chirurgie des travaux spéciaux sur l'uretérite ; la thèse de mon élève Tourneur[1] et le travail inaugural plus récent de Noël Hallé[2] sont les seules études d'ensemble que l'on possède sur ce sujet. Ce n'est pas cependant que les documents fassent défaut ; mais, jusqu'à notre époque, les uretérites n'ont été considérées que comme une complication des lésions vésicales ou rénales auxquelles en réalité elles sont ordinairement consécutives. C'est à cela sans doute qu'elles doivent de n'avoir pas eu de longtemps l'honneur d'une monographie. Cependant il est juste de rappeler que, dans les traités classiques de Chopart, de Boyer, de Rayer et, plus récemment, dans les leçons cliniques de M. Guyon, elles ont été l'objet d'une étude déjà très complète à certains égards.

**Étiologie.** — On peut, suivant leur origine, diviser les uretérites en primitives et secondaires. Les premières sont celles qui se développent en dehors de toute lésion de la vessie, des reins et des organes voisins.

Les inflammations *primitives* de l'uretère ont pour causes ordinaires : l'arrêt de caillots sanguins et de graviers dans ce conduit, les traumatismes de diverse sorte (plaies, ruptures).

1. C. Tourneur, *De l'uretérite et de la périuretérite*. Th. de doct. Paris, 1886.
2. N. Hallé, *Uretérites et pyélites*. Th. de doct. Paris, 1887.

Ces dernier cas sont de beaucoup les plus rares. Des coliques néphrétiques déterminent toujours un certain degré de réaction. Même lorsque celle-ci reste apyrétique, on peut admettre que le séjour d'un gravier, ne fût-ce que pendant quelques heures, a pour suite inévitable au moins un peu d'irritation, sinon une inflammation bien caractérisée.

Hallé admet l'existence de l'uretéro-pyélite primitive *a frigore*; il en rapporte deux observations assez démonstratives, à son avis. Je pense que la plus grande réserve s'impose à cet égard : la genèse des inflammations par le froid est une théorie que les progrès de la microbiologie ont singulièrement battue en brèche. On peut penser que le refroidissement n'a été, dans les cas signalés, qu'une cause adjuvante, favorisant, par un mécanisme encore mal connu, l'action sur les parois du canal d'organismes inférieurs d'origine plus ou moins éloignée (rein, vessie, sang). Aucun fait probant ne permet jusqu'ici de distinguer l'uretérite infectieuse de la pyélonéphrite qui la précède. Cette variété, qui d'ailleurs n'a pas de caractères cliniques particuliers, se rattache donc au groupe suivant.

Les inflammations *secondaires* de l'uretère ont été divisées, d'après la situation de l'organe aux lésions duquel elles sont consécutives, en *ascendantes* et *descendantes*. Les premières forment la catégorie la plus importante. On peut les répartir en trois classes : les unes sont d'origine vésicale, les autres d'origine génitale, quelques-unes enfin d'origine viscéro-pelvienne. Elles sont souvent bilatérales.

Les uretérites *vésicales* succèdent à la cystite aiguë ou chronique, quelle qu'en soit la nature, mais surtout aux cystites tenaces, à évolution prolongée. J'ai dit plus haut que, suivant M. Fournier, la pyélite blennorrhagique peut à peine être admise ; cependant, d'après Hallé, l'inflammation blennorrhagique de la vessie peut aisément se transmettre à l'uretère. Bien que n'ayant pas observé cette complication, je trouve tout simple qu'elle existe réellement. Les lésions de la blennorrhagie sont rebelles et ont une grande tendance à gagner de proche en proche, sournoisement et sans réaction immédiate, les organes qui sont en continuité de tissu avec ceux qu'elle a tout d'abord atteints. Bien des métrites et un groupe important de salpingites sont reconnues aujourd'hui consécutives à la blennorrhagie vaginale. Pourquoi n'en serait-il pas de même pour les urétéro-pyélites?

A côté de la cystite du gonocoque, il faut aussi placer celle des malades atteints de rétrécissement uréthral, des prostatiques, des calculeux et des paralytiques (cystites de rétention). Dans tous ces cas, c'est encore à l'infection qu'il faut attribuer l'origine du mal (inoculation par le cathétérisme, altérations de l'urine par stagnation, développement de micro-organismes).

Les urétérites d'origine génitale s'observent surtout chez la femme; elles peuvent être ou non d'origine puerpérale. La compression que subit l'uretère pendant la grossesse ou l'accouchement, les traumatismes dont il peut être l'objet dans les parturitions laborieuses, les lésions inflammatoires de l'utérus et de la vessie qu'entraînent celles-ci, sont autant de causes capables d'engendrer les phlegmasies urétérales. A côté de ce groupe, il faut placer certaines affections de la matrice qui agissent mécaniquement par compression et obstruction : tels sont l'épithélioma du col, les fibromes interstitiels et sous-péritonéaux. J'ai cité plus haut, page 247, une urétéro-pyélite due à la propagation d'une vulvite simple.

Ce groupe important des urétérites génitales n'existe pour ainsi dire pas chez l'homme. Hallé rapporte cependant deux cas de cancer de la prostate accompagnés de dilatation et d'altération peu avancée des parois de l'uretère; il est vraisemblable que cette classe se grossira de faits nouveaux et que dans l'avenir on tiendra compte, mieux qu'on ne l'a fait jusqu'à ce jour, des lésions des vésicules séminales et de la prostate, en tant que point de départ possible des uretérites.

La classe des inflammations de l'uretère consécutives aux phlegmasies des viscères et du tissu conjonctif du petit bassin appelle de nouvelles recherches. Les phlegmons des ligaments large, les pelvi-péritonites, l'hématocèle périutérine, les salpingo-ovarites, les adénites lombaires suppurées[1] ont quelquefois une action de voisinage sur les conduits excréteurs des reins; il n'est pas douteux que les affections du rectum ne puissent exercer une influence du même ordre.

Les *uretérites descendantes* sont plus rares que celles du groupe précédent; elles se rattachent, comme leur nom l'indique, à des lésions du rein et du bassinet. Conséquence naturelle de toutes les espèces de pyélites suppurées, elles se développent également à la suite de la pyélonéphrite calculeuse non suppurée. Ce qui prouve que cette filiation existe réellement, c'est qu'on voit la tuméfaction et l'induration du conduit disparaître après l'ablation du calcul rénal, cause première de l'irritation inflammatoire (voy. obs. xxiii). Cette variété d'uretérite est donc bonne à connaître. Son existence ne doit pas amener le chirurgien à placer dans l'uretère l'origine des souffrances, lorsque en réalité elle est dans le rein.

Les causes de la *périuretérite* sont les mêmes que celles de l'uretérite dont elle émane, mais elle se développe spécialement sous l'influence des lésions localisées du conduit (calculs enclavés, corps étrangers). Je l'ai observée également, à un degré très accusé, comme conséquence d'une cystite simple ou calculeuse (Voir mes observations insérées dans la thèse de Tourneur).

**Anatomie pathologique.** — Les lésions de l'uretérite *aiguë* ont été moins bien étudiées que celles de l'uretérite chro-

---

1. Caryophilis, *Oblitération de l'uretère droit par une masse ganglionnaire.* Bull. de la Soc. anat., 1887, p. 755.

nique. Elles consistent en une tuméfaction locale ou générale des parois, accompagnée de suffusions ecchymotiques dans leur épaisseur ou à leur face interne, sous la muqueuse, et de lésions de l'épithélium. L'augmentation de volume se voit surtout dans la forme phlegmoneuse; elle est beaucoup moindre dans la forme catarrhale.

Le conduit enflammé contient du mucus pur ou mélangé de sang, et du pus en plus ou moins grande abondance. Si des rétrécissements se produisent par places, la partie située au-dessus renferme une urine trouble, dont l'écoulement cesse d'être aussi régulier que dans l'état normal; de là des altérations rapides de ce liquide.

L'uretère enflammé contracte des adhérences avec le tissu cellulaire voisin, lorsque l'inflammation a gagné la couche celluleuse limitante du conduit. Les lésions de la périuretérite aiguë sont celles du phlegmon; elles sont réparties sur toute la longueur de l'uretère ou limitées à certains points où se développent des nodosités dont le volume peut atteindre et dépasser celui d'une noix.

Les lésions de l'uretérite *chronique* varient suivant que la maladie est d'origine inférieure ou supérieure. Dans les uretérites ascendantes, le canal excréteur se présente sous deux aspects bien différents : ou bien il est seul atteint, c'est l'*uretérite simple*; ou bien ses lésions ont réagi sur le tissu cellulaire voisin, c'est l'*uretéro-périuretérite*. Cette division est très importante.

Dans l'uretérite chronique simple, l'uretère présente deux sortes d'altérations : 1° des modifications de longueur; 2° des modifications de calibre. Libre et mobile dans le tissu cellulaire sous-péritonéal, il s'allonge sensiblement. De son accroissement vertical résultent des sinuosités, des coudes quelquefois brusques, des inflexions en S.

Son calibre subit des changements considérables : dans certains points il est rétréci, dans d'autres dilaté et sacciforme.

Les rétrécissements sont formés par des plicatures, des brides, des éperons, de véritables valvules, dont le siège d'élection est dans le segment supérieur ou dans le segment inférieur, au niveau des régions normalement plus étroites que le reste du canal ; ici l'organe est épais au toucher, dur, résistant, fibreux. Les dilatations sont des sortes de petites poches pouvant acquérir la capacité d'une petite noix, remplies d'un liquide fétide, mélange d'urine et de pus : là les parois sont amincies, molles, les portions élargies, fluctuantes.

Sur toute l'étendue du conduit excréteur, la muqueuse est altérée, épaisse et tomenteuse par endroits, mince et exulcérée ailleurs, ici rouge, arborisée, parsemée de petites ecchymoses, là ardoisée, presque noirâtre, comme la muqueuse de la vessie dans les cystites anciennes. Il n'est pas rare de la voir parsemée d'un très grand nombre de ces petits kystes, sans doute d'origine glandulaire, dont il sera question au chapitre V.

Au microscope, les plis se montrent constitués surtout par des fibres musculaires de nouvelle formation. La muqueuse a perdu son épithélium, et dans sa profondeur végète un tissu embryonnaire d'origine inflammatoire, au milieu duquel bourgeonnent des vaisseaux également de nouvelle formation, comme les fibres musculaires des valvules. Fait important, dans cette variété

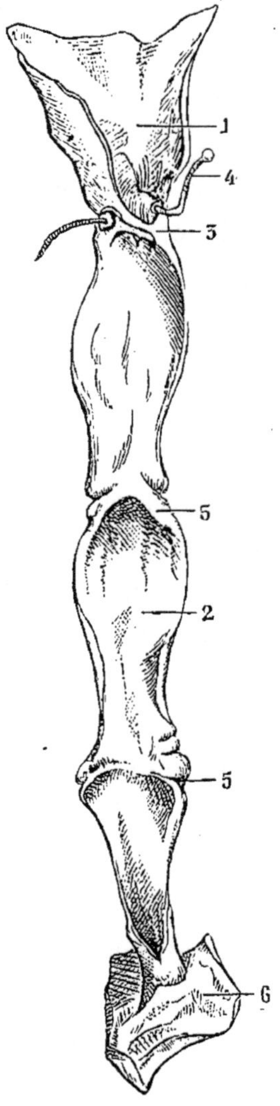


Fig. 27 (d'après Hallé). — Série de rétrécissements de l'uretère.
1. Bassinet ; — 2. Uretère dilaté ; — 3. Coudure en S au collet du bassinet et rétrécissement très serré ; — 4. Sonde traversant le point coudé et rétréci ; — 5. Plis valvulaires ; — 6. Vessie.

d'urétérite chronique, l'orifice vésical est ordinairement forcé, dilaté, et en ce point la muqueuse est saine, lisse, de couleur blanc rosé.

Tout autres se montrent les lésions dans l'urétéro-périurétérite. Ici encore le canal présente des modifications de longueur et de calibre. Immobile au milieu d'une masse indurée, fibreuse, avec laquelle se confondent ses parois, il est *raccourci*, et conséquemment vertical, rectiligne. Ordinairement son diamètre ne subit point de changements très importants; mais il arrive quelquefois qu'il se rétrécit. Ce ne sont plus des valvules qu'on y trouve, mais des coarctations circulaires, faisant le tour du canal à la manière d'une bague, dispersées au hasard, à une hauteur quelconque. Au microscope, les altérations de la muqueuse sont les mêmes; mais les anneaux indurés ne sont point formés par du tissu musculaire. Les fibres-cellules y sont rares, et du tissu conjonctif adulte, rétractile et inodulaire les constitue à peu près en entier. Dans cette variété d'urétérite chronique, l'orifice vésical est ordinairement normal; autour de lui la muqueuse est épaisse, tomenteuse, noirâtre.

Il n'y a pas lieu de revenir ici sur les lésions concomitantes de la vessie, du bassinet et du rein. Elles ont été exposées ailleurs dans tous leurs détails.

Les lésions de l'urétérite *descendante* chronique diffèrent de celles qui viennent d'être étudiées, en ce que les altérations portent surtout sur le tiers supérieur du conduit. La muqueuse est enflammée, rouge, épaissie, exulcérée par places; mais ordinairement il n'y a ni dilatations ni rétrécissements. On constate cependant dans quelques cas des replis valvulaires occupant le segment le plus élevé de l'uretère et amenant une augmentation secondaire du calibre de la portion située au-dessus d'eux. Guillet[1] en a rapporté récemment un exemple intéressant.

1. Guillet, *Calculs vésicaux, pyélonéphrite*. Bull. de la Soc. anat., 27 janvier 1888, p. 86.

L'épaississement des parois est souvent assez considérable pour qu'on sente rouler sous les doigts, dans la fosse iliaque, un corps cylindrique du volume d'un doigt.

**Physiologie pathologique**. — La pathogénie des urétérites implique l'influence de causes diverses. Si la propagation de l'irritation inflammatoire venue du rein ou de la vessie, l'ulcération de la muqueuse due à l'enclavement d'un calcul, la stagnation de l'urine au-dessus d'un point rétréci ou obstrué, aident à comprendre la réaction qui s'ensuit, il ne faut pas perdre de vue que l'infection a une large part dans les phénomènes observés, particulièrement dans les formes suppuratives. Pour les formes aseptiques, il faut bien admettre certaines modifications des tissus indépendantes de l'action des micro-organismes.

En réalité, des influences multiples se trouvent associées dans beaucoup de cas. Ceci est vrai spécialement pour les urétérites ascendantes. Dans certaines d'entre elles, c'est la dilatation de l'uretère qui est le fait dominant, dans certaines autres ce sont les lésions inflammatoires.

Deux hypothèses ont été émises, pour expliquer la première forme : la théorie du reflux et la théorie de l'exagération de tension. La théorie du reflux, qui suppose une insuffisance de la valvule urétérale et le passage de l'urine de bas en haut dans le segment intravésical de l'uretère, ne saurait être acceptée en ce qui concerne le début de la maladie. Ce n'est que tardivement que la résistance de l'orifice inférieur du conduit est vaincue. Il ne peut être forcé que quand il est déjà dilaté. La théorie de l'augmentation de tension est donc celle qu'il faut accepter. La vessie, se vidant mal ou se vidant avec trop d'énergie, n'admet plus qu'avec difficulté le liquide qui lui vient de l'uretère. Dans celui-ci l'urine stagne et, comprimant excentriquement les parois, finit par les dilater.

Cette tension exagérée ne se manifeste pas seulement lorsque, par suite d'un obstacle uréthral, le réservoir vésical ne peut pas se vider; il suffit que celui-ci, enflammé, devienne irritable, qu'il se contracte violemment et fréquemment. Ainsi la dilatation uretérale n'implique pas la dilatation vésicale préalable, et tel malade qui n'a point de rétention d'urine, mais qui est atteint d'une cystite douloureuse, peut avoir des uretères moniliformes.

Une fois ces conduits dilatés et leurs orifices inférieurs forcés, l'infection gagne facilement de proche en proche, de bas en haut, jusqu'au bassinet et au parenchyme rénal qu'elle atteint finalement.

**Symptômes.** — S'il y a des uretérites aiguës catarrhales, non suppurées, on peut dire que, dans l'état actuel de la science, leur séméiologie est loin d'être aussi bien fixée que celle des uretérites suppurées. La forme franchement aiguë de ces dernières est du reste exceptionnelle. Même lorsque son début a été brusque, elle tend à devenir chronique. La description clinique suivante s'appliquera donc surtout aux uretérites à évolution lente, qui sont les plus fréquentes.

Leurs symptômes sont *fonctionnels* et *physiques;* mais les uns et les autres se confondent, pour la plupart, avec ceux de la pyélite. L'inflammation rigoureusement isolée de l'uretère n'existe guère, ou n'existe que pour un temps ; tôt ou tard le bassinet subit les mêmes altérations et, dans l'histoire des uretéro-pyélites, c'est à la pyélite qu'appartiennent la plupart des phénomènes cliniques.

L'uretérite, comme la pyélite, se développe d'habitude insidieusement, sans que rien avertisse que le mal a dépassé les organes (reins et vessie) où il avait pris naissance. Mais bientôt la douleur, la polyurie et la pyurie apparaissent.

La douleur, qui peut manquer dans les cas à marche très lente, a pour siège principal la fosse iliaque; elle irradie assez souvent par en bas le long de l'uretère, vers les aines, la vessie,

la face interne des cuisses, ou par en haut vers l'hypochondre et
les lombes. Spontanément peu vive, elle est très exagérée par
la pression des mains au niveau du rein et de l'uretère.

La polyurie est un signe important, assez constant, mais qui
est plus spécialement le fait de la pyélite. Souvent précédée par
l'émission d'urines peu abondantes, troubles et même sanguinolentes, la pyurie, symptôme de grande valeur, appartient aussi
plutôt, comme je l'ai dit ailleurs, à la pyélite qu'à l'uretérite.
Les urines sont épaisses, sales, blanchâtres, semblables à une
sorte de lait crémeux. Il n'est pas rare de les voir, de purulentes qu'elles étaient, revenir tout d'un coup à leurs caractères
physiologiques ; en même temps des symptômes généraux éclatent, indices de l'obstruction de l'uretère et de la rétention du
pus, le tout accompagné du développement d'une tumeur rénale.
d'une pyonéphrose.

En tout état de cause, l'urine conserve rarement son acidité ;
elle devient vite ammoniacale, fétide, elle contient des cellules
provenant de la desquamation du bassinet et de l'uretère, ainsi
que divers micro-organismes parmi lesquels l'analyse microbio-
logique découvrira peut-être et isolera ceux à qui l'on devra
attribuer chaque variété d'uretérite et de pyélite.

Sous ces influences multiples, l'état général ne tarde pas à
s'altérer. Les malades perdent l'appétit. Ils ont de la diarrhée,
des vomissements ; leur langue est rouge, sèche, fendillée. Apy-
rétiques pendant un certain temps, ils sont minés bientôt par
une fièvre lente, continue, à exaspérations vespérales. Dans ces
conditions, la plus petite intervention chirurgicale est l'occasion
d'un redoublement des symptômes généraux et d'une aggravation considérable. Guillet[1] rapportait récemment le cas d'un
individu atteint d'uretéro-pyélite et qui était mort à la suite
d'une très courte lithotritie que M. Guyon avait été obligé de

_______________

1. Guillet, *Bull. de la Soc. anat.* 1888, p. 86.

pratiquer d'urgence. En dehors de toute intervention, des poussées inflammatoires s'observent souvent.

Les moyens dont le chirurgien dispose, pour reconnaître les *signes physiques* des urétérites, sont : le palper abdominal, le toucher rectal et le toucher vaginal. Ces modes d'exploration seront exposés plus loin. Ils amènent à constater l'existence d'un cordon ferme et sensible, dont le volume peut égaler celui d'un doigt et auxquels sont quelquefois accolés de distance en distance des noyaux d'induration qu'on doit rapporter à la périuretérite. Les dimensions de ces noyaux sont parfois considérables. Chez le malade de l'observation vii de la thèse de Tourneur, ils étaient gros comme un petit œuf. Je n'en ai jamais rencontré depuis lors d'aussi volumineux.

**Marche, pronostic.** — La marche de l'urétérite est entièrement subordonnée à la cause qui l'a engendrée, si elle est primitive, à l'évolution de l'affection dont elle est une complication, si elle est secondaire. Rapide dans la forme catarrhale, elle a beaucoup de tendance à persister, lorsque la muqueuse de l'uretère sécrète du pus. L'état du bassinet exerce une influence énorme sur la marche de la maladie. Si l'inflammation suppurative ne l'a pas gagné, ou du moins s'il n'est pas dilaté, s'il n'y a pas eu rétention de pus et formation d'une pyonéphrose, les conditions sont bonnes; dans le cas contraire la guérison est beaucoup plus difficile à obtenir et chez tel malade qui semble guéri, une brusque évacuation purulente montre de temps à autre qu'il faut compter encore avec les lésions de l'appareil urinaire supérieur.

En effet, les vieilles urétérites, celles qui succèdent à des cystites chroniques rebelles ou incurables, ne guérissent ordinairement pas. Peu à peu la santé générale s'altère, la fièvre survient, le malade maigrit et finit par succomber au milieu des symptômes de la cachexie urineuse. Même dans ces cas, on a cependant signalé des guérisons ; mais elles ne sont possibles qu'après évacuation de la poche purulente dans la vessie ou extérieurement.

J'ai à signaler encore la terminaison par oblitération de l'uretère et transformation fibreuse du rein ; celle-ci ne s'observe guère que dans certaines urétérites indépendantes de lésions vésicales, qui se développent en dehors de la stagnation urinaire et se rattachent au groupe des inflammations descendantes. Elle ne s'observe pas fréquemment.

**Diagnostic**. — Comme les signes rationnels de l'urétérite sont à peu près les mêmes que ceux de la pyélite, son diagnostic repose en entier sur la détermination du siège exact des douleurs et sur la constatation d'un cordon cylindrique occupant la place de l'uretère normal. Même lorsqu'on n'arrive pas à sentir nettement ce cordon, la sensibilité à la pression doit suffire pour faire reconnaître l'inflammation du conduit. Le diagnostic est donc beaucoup plus facile qu'on ne pourrait le supposer, si l'on pratique convenablement l'exploration nécessaire, suivant les règles qui seront exposées plus loin.

**Traitement**. — Le traitement des urétérites étant absolument le même que celui des pyélites, ce serait faire double emploi que de répéter ici ce qui a déjà été écrit au chapitre III des affections du rein. Quant aux méthodes directes dont le cathétérisme de l'uretère est le premier temps, elles seront exposées et discutées plus loin, y compris l'opération de Bozeman à laquelle Scherwood Dunn a tout récemment consacré sa thèse inaugurale. Sans préjudice des conclusions qui termineront le chapitre de l'exploration des uretères, je puis dire par anticipation que les résultats donnés par ces méthodes, au point de vue curatif, sont encore trop peu importants pour qu'on puisse porter sur elles un jugement définitif.

# CHAPITRE IV



Il n'existe pas, sur les fistules de l'uretère, d'autres travaux d'ensemble que la thèse inaugurale de Biar[1] et un article important de Ch. Monod[2]. Les revues périodiques en contiennent, depuis quelques années, des observations éparses, mais on ne trouve dans nos livres classiques que peu de renseignements sur ce sujet. La thèse de Brodeur, déjà bien des fois citée dans le cours de cet ouvrage, renferme un bon chapitre sur les indications opératoires que comporte cette infirmité.

**Étiologie.** — L'uretère peut devenir fistuleux sous l'influence de causes multiples ; selon que le malade porte en lui-même la raison de cette fistule, ou que celle-ci succède à l'action d'un agent extérieur, la fistule est dite *spontanée* ou *traumatique*.

A. *Fistules spontanées.* — Toute lésion de l'uretère ou d'un organe voisin, à condition qu'elle ait un caractère envahissant ou ulcératif, peut donner naissance à une fistule urinaire. Ainsi, l'épithélioma et la tuberculose de l'uretère peuvent en ulcérer les parois ; un calcul et un corps étranger peuvent être l'origine de la lésion. Monod dit n'avoir point trouvé dans les auteurs un seul exemple de ce fait ; il en existe cependant. Littré rapporte « qu'en disséquant le corps d'un jeune homme de vingt ans, il trouva deux pierres contenues entre les membranes de la vessie, sept lignes au-dessous de l'embouchure de l'uretère gauche. Il

1. Biar, *Étude sur les fistules de l'uretère*. Th. de doct. Bordeaux, 1885.
2. Ch. Monod. *Dict. encycl. des Sc. méd.*, 5ᵉ série t. I, p. 424.

observa dans ce canal, à l'endroit où il traverse les parois de ce viscère, un trou de deux lignes de diamètre, dont les bords étaient calleux, et qui communiquait par un conduit particulier avec chaque pierre. Ces pierres avaient percé l'uretère, s'étaient introduites et avaient cheminé dans la substance de la vessie, depuis ce canal jusqu'à l'endroit où elles s'étaient arrêtées, et y avaient grossi[1]. »

A côté des lésions propres de l'uretère capables d'y produire une fistule, il faut citer celles des organes voisins, par exemple le cancer de l'utérus et de l'intestin. Il faut quelquefois incriminer la suppuration du tissu cellulaire voisin, un phlegmon iliaque, ou bien une paramétrite, comme Crédé en a rapporté un cas[2]. C'est aussi consécutivement à la périuretérite que des pierres arrêtées dans l'uretère peuvent quelquefois en déterminer la perforation. « La suppuration, dit Chopart, peut se produire dans le tissu cellulaire voisin par les progrès de l'irritation, sans que les parois uretérales soient ulcérées ou percées; il se forme alors dans la région iliaque un abcès qui n'est que purulent; mais lorsque la suppuration survient, il est bien rare que les uretères ne soient pas percés. »

Dans cette catégorie des fistules spontanées doivent être rangées celles qui surviennent *post partum* et qui sont peut-être les plus nombreuses. Tel était le cas des malades de Zweifel[3] et de Czerny[4]; c'est évidemment à la compression des parois uretérales par l'utérus gravide et à leur mortification consécutive, qu'il faut attribuer les lésions qui surviennent dans ces cas. Aussi bien, tout ce qui augmente les difficultés de l'accouchement et en prolonge la durée est-il favorable à la formation des fistules. Il est à noter, avec Biar, que leur siège, dans ces cas, est à

1. Chopart, *Encylop. des sciences médic. Maladies des reins.* Paris, 1841. p. 258
2. Crédé, *Arch. f. Gynœk.* Bd. XVII, p. 312, et *Thèse* de Brodeur, p. 298.
3. Zweifel, *Arch. f. Gynœk.* Bd. XV, heft I, p. 1.
4. Czerny, *Langenbeck's Arch.* Bd. XXV, 1880, p. 258.

gauche, ce qui dépend, à son avis, de la situation normale du fœtus dans la matrice ; elles se voient plutôt chez les multipares. Chez celles-ci, en effet, des phlegmasies antérieures du bassin, en immobilisant l'utérus et les organes voisins, empêchent l'uretère de se dérober à la pression de la tête fœtale. Les manœuvres obstétricales peuvent aussi en être la cause. En tout cas, les accouchements ont un rôle assez important, dans la genèse des fistules uretérales, pour que cette lésion soit bien plus fréquente chez la femme que chez l'homme. Landau l'a vue produite par la pression d'un pessaire.

B. *Fistules traumatiques.* — Toute blessure de l'uretère peut avoir pour conséquence la formation d'une fistule, qu'elle soit purement accidentelle ou qu'elle ait eu lieu dans le cours d'une opération. Cette fâcheuse terminaison est d'autant plus à craindre que le conduit est sans cesse parcouru par l'urine et que ce liquide s'en échappe constamment. Si donc elle n'est pas absolument inévitable, elle est à coup sûr d'une très grande fréquence chez les blessés que l'infiltration de l'urine n'a pas tués. Il y a cependant des conditions qui rendent possible la cicatrisation de la plaie ; ce sont l'étroitesse, la régularité de celle-ci et un drainage établi de bonne heure.

**Anatomie pathologique.** — Le plus ordinairement la formation de la fistule est précédée par un phlegmon urineux. Le foyer de l'abcès qui s'ensuit constitue, en se rétractant, le trajet intermédiaire entre l'uretère et la surface cutanée ou muqueuse à laquelle il aboutit.

L'orifice uretéral de la fistule se présente sous deux aspects différents : ou bien l'uretère a été sectionné entièrement plus ou moins obliquement, et l'urine s'écoule en quelque sorte à plein canal du bout supérieur retracté après le traumatisme, ou bien la plaie est incomplète, transversale ou longitudinale, ronde ou oblongue, et d'étendue variable. L'urine ne peut sourdre que latéralement. Il est à peine besoin de faire remarquer que la première disposition appartient surtout, mais non toujours, aux cas de fistules traumatiques, la seconde aux cas de fistules spontanées.

L'orifice externe de la fistule peut s'ouvrir : 1° sur la paroi abdominale (fistule urétéro-cutanée), soit à la région postérieure (fistule lombaire), soit à la région antérieure (fistule inguinale, fistule ombilicale); chez le malade du professeur Le Fort, il y avait même deux orifices cutanés, l'un lombaire, l'autre inguinal : 2° dans l'intestin (fistule urétéro-intestinale), soit au niveau du duodénum, soit au niveau du rectum : 3° dans l'estomac, cas exceptionnel signalé par Marquiezy[1] : 4° dans le vagin (fistule urétéro-vaginale) : 5° dans l'utérus enfin, ordinairement au niveau de la région cervicale (fistule urétéro-utérine). Il n'est pas rare de voir l'uretère et la vessie s'ouvrir au même point dans le vagin ; ainsi se trouve constituée la variété *urétéro-vésico-vaginale*.

On conçoit que la situation de la solution de continuité de l'uretère ne soit pas sans rapport avec celle de l'orifice externe du trajet; par exemple, les fistules cutanées ont presque toujours pour point de départ la partie supérieure du conduit, tandis que les fistules utérines et vaginales sont causées par des lésions de sa partie inférieure.

Le trajet intermédiaire présente des dispositions très variées ; il manque entièrement, lorsque l'orifice anormal s'ouvre dans l'utérus ou dans le vagin, et l'urine n'a, pour ainsi dire, étant donnés les rapports de ces organes, qu'à passer de l'un dans l'autre. Leurs muqueuses sont contiguës au niveau de la perforation, continues, pour mieux dire. Il en est tout autrement dans les fistules du tiers supérieur ou du tiers moyen, surtout si elles sont d'origine néoplasique. Leur formation est toujours accompagnée par un phlegmon, qu'elles lui soient

---

1. **Marquiezy**. Th. de doct. Paris, 1856, n° 28.

consécutives (ulcération des parois par le pus), ou que, la paroi de l'uretère ayant été détruite par un épithélioma, par des tubercules, le liquide urineux s'infiltre au milieu du tissu cellulaire et y détermine des accidents de suppuration et de mortification. L'uretère est alors englobé dans la cavité anfractueuse, irrégulière, que s'est creusée l'urine, où elle séjourne comme dans une sorte de vessie pathologique et d'où elle s'écoule par un trajet plus ou moins long, tortueux et irrégulier, qu'elle s'est fait elle-même vers tel ou tel point, guidée par la pesanteur, la résistance d'un organe, la direction d'un plan aponévrotique. Avec cet abcès urineux chronique, dont les parois épaisses s'opposent à l'infiltration secondaire, s'abouchent les deux extrémités de l'uretère interrompu. L'inférieure, au dire de quelques auteurs, de Landau par exemple, se rétrécit et s'oblitère peu à peu, tandis qu'il conserve son calibre, au dire de certains autres. Le Fort a constaté sa perméabilité sur un malade, et Biar émet l'hypothèse parfaitement admissible qu'un peu d'urine peut continuer à s'y engager.

**Symptômes.** — Une fistule de l'uretère est caractérisée par un écoulement continu et abondant d'urine. Pendant les premiers temps ce liquide est mélangé de sang et de pus, mais peu à peu le foyer purulent intermédiaire à l'uretère et à la surface cutanée ou muqueuse à laquelle aboutit le trajet, revient sur lui-même et s'organise de telle sorte que le produit de la sécrétion rénale arrive à l'extérieur presque pur.

Il va de soi que l'abondance de l'écoulement est subordonnée aux conditions fonctionnelles des reins eux-mêmes, mais elle l'est aussi aux conditions anatomiques de la fistule. Y a-t-il une section complète de l'uretère, toute ou presque toute l'urine sécrétée par le rein correspondant s'échappe par l'orifice externe du trajet anormal, tandis qu'il n'en passe qu'une faible quantité si la perte de substance du conduit est très petite.

Biar a émis l'opinion que la quantité d'urine émise du côté

lésé pourrait bien, d'une manière générale, être inférieure à celle que fournit le côté sain. Outre que l'interprétation des expériences qu'il a faites, sur une malade dont il rapporte l'histoire, prête au doute, il y a une chose qui doit passer avant les hypothèses physiologiques, c'est l'état du rein, état qui peut déjà être anormal, avant la production de la lésion du canal excréteur, ou le devenir par suite de cette lésion même. Je ne crois donc pas qu'on puisse établir une règle fixe, au point de vue de l'abondance de l'écoulement urinaire.

En ce qui concerne les caractères chimiques de l'urine, la même réflexion est de mise. Si A. Bérard[1], qui le premier a publié un cas de fistule de l'uretère, a constaté qu'il s'en écoulait un liquide limpide et de faible densité, il n'est rien moins que certain que la même remarque pourrait être faite dans tous les cas semblables. La diminution du chiffre de l'urée, qui a frappé Biar chez la malade dont il a rapporté l'histoire, n'est peut-être pas davantage un caractère constant. Si l'on peut admettre qu'un traumatisme, un phlegmon iliaque, la dégénérescence cancéreuse ou tuberculeuse des parois de l'uretère, une tumeur placée dans son voisinage immédiat, toutes affections susceptibles de donner lieu à la compression du conduit, modifient la sécrétion rénale et par suite la composition de l'urine, la théorie de la contraction permanente du bout supérieur consécutivement à une blessure quelconque, soutenue par Biar, ne repose pas sur une base suffisamment solide et ne saurait être acceptée sans plus ample informé. Je m'associe donc aux objections opposées par Sebileau à cette théorie[2].

Quand une fistule de l'uretère est constituée, on peut dire qu'elle l'est pour toujours, et cela peut-être sans exceptions. Comme toutes les fistules, elle est soumise à certains accidents :

---

1. Bérard, *Dict. en 30 vol.* Art. *Vagin.*
2. Sebileau, *Gaz. méd.*, 1886, p. 309.

des engorgements réitérés occasionnent des abcès douloureux, des accès de fièvre violents ; la santé générale s'altère peu à peu, l'amaigrissement survient et la mort peut être la conséquence de ces complications. Il faut dire cependant que cette loi n'est pas générale et que toutes les fistules de l'uretère ne présentent pas ainsi ces poussées à répétition. Quelquefois une imprudence compromet une situation supportable d'ailleurs : ainsi un tampon de gaze iodoformée oblitérait l'orifice externe chez un malade de Lanelongue (de Bordeaux) et des symptômes graves éclatèrent. Hors ces différents cas, la fistule de l'uretère n'est qu'une affection pénible, mais sans action directe sur la santé générale.

Il faut cependant faire une exception pour quelques-unes d'entre elles ; c'est ainsi que les fistules vésico-uretéro-vaginales ont une grande tendance à se rétrécir, comme l'a démontré M. Verneuil[1]. Il en est d'autres qui peuvent subir le même sort, englobées qu'elles sont dans les tissus durs, épais, chroniquement enflammés, d'un ancien foyer d'abcès ; peu à peu surviennent dans ces cas des altérations rénales, quelquefois analogues à celles qu'engendre la ligature expérimentale des uretères, mais bien plus souvent assimilables aux lésions de la pyélite calculeuse. Certaines hydronéphroses, on l'a vu plus haut, ne reconnaissent pas une autre origine.

**Diagnostic.** — Entre une fistule du rein et une fistule du bassinet, le diagnostic est ordinairement rendu facile par cette particularité que l'écoulement de l'urine par la première est nul ou douteux, tandis qu'il est abondant par la seconde. Entre une fistule du bassinet et une fistule de l'uretère, le diagnostic n'est pas possible autrement que par les probabilités que comporte le siège de l'orifice externe et la direction du trajet.

Ordinairement il est aisé de savoir si celui-ci aboutit à la

1. Verneuil, *Bull. de la Soc. de Chir.*, IV, 1878, p. 264.

vessie. L'injection d'un liquide coloré par une sonde introduite dans l'urèthre tranche la question. La sortie de ce liquide par l'orifice fistuleux indique que l'uretère est hors de cause. Malgré des apparences de facilité tout aussi grande, le diagnostic des fistules de l'uretère compliquant une fistule vésico-vaginale est parfois assez délicat. Ainsi on peut croire que le conduit est intéressé, tandis que la vessie l'est seule, lorsque le trajet qui la fait communiquer avec le vagin est trop étroit pour livrer passage à un liquide coloré injecté dans le premier de ces organes et que la malade retient en grande partie ses urines. Inversement il arrive qu'une fistule de la partie inférieure de l'uretère laisse passer dans le vagin tout le liquide injecté dans la vessie. Le professeur Duplay a observé un cas de ce genre[1]. Enfin les fistules uretéro-vésico-vaginales sont souvent difficiles à reconnaître ; on doit se baser sur ce qu'un stylet introduit par l'orifice vaginal peut être dirigé dans deux directions différentes, qui le conduisent soit dans l'uretère, soit dans le réservoir de l'urine.

**Traitement.** — Les fistules uretéro-vaginales et uretéro-utérines opposent fréquemment aux opérateurs une résistance désespérante. La méthode d'avivement transversal de Simon ayant été inefficace dans les deux cas observés par ce chirurgien, la cautérisation ayant échoué chez les femmes traitées par Alquié et Panas, Landau[2], ne voulant pas faire de l'occlusion du vagin une règle générale de traitement, conseille les deux procédés suivants :

On cathétérise par le vagin le bout inférieur de l'uretère et l'on fait sortir par l'urèthre la sonde ainsi introduite dans la vessie. On fait pénétrer ensuite l'extrémité vaginale de la même sonde dans le bout supérieur de l'uretère. Il ne reste

---

1. Duplay, *Bull. de la Soc. de Chir.* 1880, p. 93.
2. Landau, *Ueber Enstehung, Erkentniss und Behandlung der Harnleiterscheiden-fisteln,* Arch f. Gynœk. Bd. IX, II. 3.

plus qu'à aviver les bords de la fistule et à la suturer transversalement par rapport à son grand diamètre.

Si ce procédé est inexécutable, il faut transformer la fistule en vésico-vaginale par l'incision de toute la longueur du bout inférieur, puis aviver *les bords et réunir transversalement*. Une tentative d'application de ce moyen de traitement par Hahn fut suivie d'un insuccès complet[1].

Sur les 13 cas réunis par Schede, 5 fois seulement la guérison a été obtenue (Bandl 2 cas, Emmet 1 cas). La seconde des deux malades observée par ce chirurgien a été opérée par un procédé analogue au deuxième procédé de Landau. A quinze jours d'intervalle, il créa d'abord une fistule vésico-vaginale, puis la referma, après un avivement circulaire reporté à quelque distance de l'orifice. Il s'ensuivit des douleurs néphrétiques graves, auxquelles mit fin le cathétérisme de l'uretère par la vessie. La guérison se maintint[2].

Certains chirurgiens sont parvenus à rétablir le cours normal de l'urine, en refoulant vers la vessie l'extrémité de l'uretère, sans isolement préalable[3] ou après dissection préalable[4], ou encore par l'autoplastie[5]. C'est ainsi que Pozzi a obtenu un succès par le procédé suivant : dédoublement des muqueuses vésicale et vaginale, puis dissection aux dépens de cette dernière seule de deux petits lambeaux en volets qui furent réunis avec soin. Leur exemple serait toujours bon à suivre, si la disposition des parties endommagées pouvait encore s'y prêter; sinon, il faudrait se rabattre sur l'occlusion du vagin ou sur l'extirpation du rein correspondant.

1. Hahn, *Bericht über einzelne bemerkenswerthe Urinfisteln bei Weibe*, Berliner klin. Woch. 1879, p. 398.

2. Max Schede, *Die operative Behandlung der Harnleiterscheidenfisteln*, Centralbl. f. Gynœk. 1881, n° 25.

3. Bozemann, *voy.* Sherwood Dunn, *La Kolpo-uretéro-cystotomie*. Th. de doct. Paris, 1888.

4. Hergott, *Bull. de l'Acad. de méd.*, séance du 22 mai 1888.

5. Pozzi, *Bull. de la Soc. de Chir.*, 1887, p. 114.

Le kolpokleisis, recommandé chaudement par Simon dans les cas de fistules vésico-vaginales incurables, trouve une application aussi logique chez les femmes atteintes de fistule urétéro-vaginale, ou urétéro-vésico-vaginale, ou urétéro-utérine, qui n'ont pu être guéries par d'autres opérations. Hahn lui doit un succès dans un cas du dernier groupe; mais il commença par créer une fistule vésico-vaginale par laquelle l'urine, tombée dans le vagin, devait rentrer dans la vessie. Le mari de son opérée ayant protesté contre l'occlusion qui rendait le coït impossible, il fallut désunir les parois vaginales. Cette femme devint enceinte et eut un accouchement normal à la suite duquel l'urine sembla ne plus s'écouler par le col utérin. On s'explique difficilement comment cette guérison apparente a pu se produire; d'ailleurs il n'est pas certain qu'elle se soit maintenue.

Au point de vue de la conservation des fonctions génitales, la néphrectomie a un avantage marqué sur le kolpokleisis. Je serais donc disposé à imiter l'exemple donné par Crédé et par Zweifel qui ont extirpé le rein chez des malades atteintes de fistule urétéro-utérine. En conséquence l'occlusion du vagin ne conviendrait guère que chez les femmes ayant passé l'âge de la parturition ou incapables de supporter le traumatisme d'une néphrectomie.

Cette opération a été faite avec succès par J. Bœckel à une femme présentant une fistule urétéro-vaginale, dont une hystérectomie vaginale pour cancer utérin avait été l'occasion [1].

Pour ce qui est des fistules urétéro-cutanées, le seul moyen de guérison qu'on puisse leur opposer est l'extirpation du rein correspondant, moyen héroïque sans doute, mais que justifient suffisamment dans certains cas les complications sérieuses auxquelles donne lieu cette pénible infirmité. On a vu plus haut

---

1. J. Bœckel, *Bull. de la Soc. de Chir.* 4 juin 1884.

que l'exemple de Simon avait déjà été suivi bon nombre de fois et avec une proportion de succès encourageante.

Cependant il faut prévoir le cas où quelque contre-indication importante ferait rejeter l'opération comme impraticable ou trop périlleuse. Deux ressources se présentent alors à l'esprit : tenter l'occlusion de l'uretère lui-même ou faire porter au malade un appareil destiné à recueillir l'urine. Si l'on pouvait réaliser toutes les conditions dont la résultante est l'atrophie du rein, à la suite de la ligature expérimentale de l'uretère, pareille tentative serait rationnelle chez l'homme ; mais les désordres qui ont précédé la formation de la fistule, l'infection du trajet fistuleux, du conduit excréteur et du bassinet, par les micro-organismes qui s'y seraient développés avant l'intervention, rendraient celle-ci funeste. À plus forte raison l'occlusion pure et simple de l'orifice cutané doit être condamnée, comme absolument incapable d'amener l'atrophie du rein et comme propre à provoquer de très graves accidents.

Reste l'application d'un appareil pour recueillir l'urine et l'empêcher de souiller constamment les vêtements des malades. J'ai vu, mentionné quelque part, un appareil pour les fistules rénales, dont je n'ai pu retrouver la description détaillée. On trouvera plus loin celui que j'ai imaginé pour l'occlusion du méat urétéral établi suivant le procédé que j'ai le premier mis à exécution. Il n'a pu faire ses preuves, puisque mon opérée n'a pas eu une survie suffisamment longue, mais il me semble qu'il réalise assez bien les conditions requises pour un fonctionnement régulier.

# CHAPITRE V



Quelques mots seulement seront consacrés aux affections désignées dans le titre de ce chapitre.

A. **Uretérhydrose.** — On peut prévoir, d'après ce qui a été dit plus haut du mécanisme de l'hydronéphrose, que dans certaines formes la *dilatation de l'uretère* ne coexiste pas avec celle du bassinet. Je fais allusion aux hydronéphroses d'origine valvulaire, où l'obstacle au passage de l'urine siège au point de terminaison du réservoir rénal, par conséquent tout à fait à l'extrémité supérieure du conduit excréteur. Au contraire, si l'hydronéphrose est causée par le rétrécissement ou la compression de l'uretère dans un point plus ou moins éloigné du bassinet, celui-ci participe à la dilatation, dans une mesure qui peut être assez considérable pour que sa portion dilatée fasse réellement partie de la poche. Il ne résulte de cette circonstance aucun symptôme spécial ni aucune indication thérapeutique différente de celles qui ont été discutées à l'occasion de l'hydronéphrose, si ce n'est que la tumeur a dès son début une plus grande tendance à gagner la fosse iliaque. Cependant, lorsque son développement dans cette direction acquiert des proportions sérieuses, cette particularité représente une contre-indication à la néphrectomie primitive encore plus formelle que dans le cas d'hydronéphrose constituée exclusivement aux dépens du bassinet. C'est peut-être ce qui avait eu lieu chez le malade dont j'ai rapporté l'histoire dans l'observation xxv (p. 463).

**B. Kystes.** — Sous le nom de *kystes de l'uretère et du bassinet*, Rayer a décrit et figuré de petites vésicules, dont les dimensions varient de celles d'un grain de mil à celle d'un grain

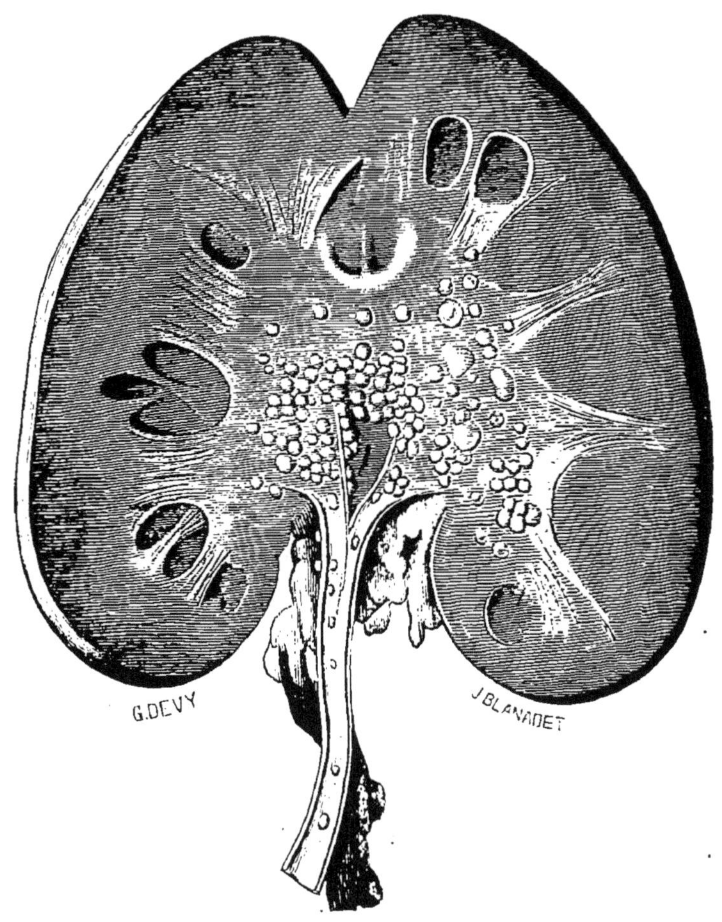


Fig. 28. — Kystes vésiculeux du bassinet et de l'uretère.

de chènevis, vésicules remplies d'un liquide transparent, limitées par une membrane d'une extrême finesse, et qu'on trouve semées en grand nombre sur la muqueuse du bassinet et de l'uretère. Elles se rencontrent particulièrement chez des sujets atteints d'uretéro-pyélite, et spécialement de la forme non suppurée. Elles résultent donc d'un processus irritatif chronique. La figure ci-contre en représente un spécimen tout à fait typique.

On serait assez embarrassé pour en expliquer la production, si les recherches de Egli[1] et de Hamburger[2] n'avaient abouti à la découverte de follicules, tenant le milieu entre les glandes en grappe et les glandes en tube, qui existeraient souvent, mais non toujours, dans l'épaisseur de la muqueuse de l'appareil excréteur de l'urine, principalement dans le bassinet et la partie supérieure de l'uretère.

Rokitansky en avait déjà admis l'existence, mais les recherches négatives de Kölliker et de Sappey avaient élevé en regard de cette opinion une objection digne de considération. Tout récemment encore Limbeck s'est rallié, après Litten et Chiari, aux conclusions de ces deux anatomistes[3]. Faute de glandes pour y placer les kystes du bassinet et de l'uretère, il en explique le développement : 1° par l'agglutination de replis muqueux hypertrophiés englobant entre eux de l'épithélium; 2° par le bourgeonnement en profondeur de l'épithélium lui-même et par la liquéfaction secondaire du centre des bourgeons.

L'inconstance des glandules, démontrée par les recherches de Egli et Hamburger, permet de comprendre les divergences d'opinion des investigateurs.

Leur irritation inflammatoire a pour conséquence assez fréquente leur transformation en vésicules offrant les caractères exposés plus haut. Les figures de Rayer et de Morris les présentent sous le même aspect que celles que j'ai fait dessiner d'après nature (fig. 28). Le sujet chez qui je les ai rencontrées était mort de tuberculose génito-urinaire. Les testicules, la pro=

---

1. Th. Egli, *Arch. f. mikr. Anat.*, 1873, Bd X, p. 655.
2. Ad. Hamburger, *Ibid.*, 1879, Bd XVII, p. 14.
3. V. Limbeck, *Zur Kenntniss der Epithelcysten der Harnblase und der Ureteren* Zeitschrift für Heilkunde, Bd VIII, H. 1.

state, la vessie, l'uretère et le rein droit étaient envahis et en partie détruits par la fonte tuberculeuse. Le rein gauche était seulement atteint d'inflammation interstitielle. C'est de ce côté que des vésicules nombreuses s'étaient développées sur la membrane interne du bassinet et de l'uretère épaissie, mais non suppurante.

C. **Tuberculose.** — La *tuberculose* de l'uretère mérite à peine une description spéciale. Comme lésions, ce sont toujours les granulations, la caséification, les ulcérations qui la caractérisent; comme symptômes, ceux de l'urétérite chronique. Comme cette dernière, elle peut être ascendante ou descendante. Elle ne serait que descendante, au dire des partisans de l'origine exclusivement rénale de la tuberculose génito-urinaire, mais les faits cliniques permettent de s'inscrire en faux jusqu'à nouvel ordre contre cette opinion.

Une des deux malades que j'ai guéries jadis d'une cystite chronique par l'établissement d'une fistule vésico-vaginale temporaire, était foncièrement tuberculeuse[1]. Elle avait dans les deux poumons des lésions avancées du deuxième degré. Chez elle l'uretère droit était gros comme un doigt et rien n'était plus facile que de le sentir dans la fosse iliaque. Comment ne pas penser que cette urétérite était de nature tuberculeuse, comme la cystite? En vain objecterait-on que la guérison de cette malade doit faire écarter cette opinion. Le traitement n'avait-il pas mis fin indirectement à ses lésions pulmonaires? Et pourtant celles-là n'étaient pas douteuses.

L'urétérite tuberculeuse ascendante me paraît donc établie par la clinique, de même que la possibilité de sa guérison au moins temporaire.

D. **Cancer.** — Le *cancer primitif* de l'uretère paraît démontré par de rares observations. Je citerai entre autres celles de Wising

_______________

1. *Bull. de la Soc. de Chir.*, 1887, p. 584.

et Blin[1], où le néoplasme avait gagné la tunique externe du rectum, de Hartmann[2], où le néoplasme, développé en même temps dans le bassinet, s'était propagé à la plèvre gauche et au foie. Le rein, atteint de lithiase secondaire, avait suppuré, d'où la nécessité d'une néphrotomie qui fut suivie de mort. Hedenius et Waldenström[3], Litten[4] ont publié des cas analogues, mais accompagnés de lésions multiples du côté des organes voisins, qui rendent contestable l'interprétation de ces auteurs.

Jusqu'ici il s'agit de carcinome probable. On doit à Cattani[5] un fait de myxosarcome primitif de l'uretère, à Ribbert[6] une observation de myxosarcome de l'uretère et de la capsule graisseuse du rein où le néoplasme avait peut-être eu son siége primitif.

Le cancer de l'uretère s'est montré sous la forme d'une tumeur cylindrique occupant la place de ce conduit. On a trouvé en même temps des dégénérescences des ganglions mésentériques et lombaires, des organes voisins et du péritoine.

Je n'ajouterai rien relativement au diagnostic et au traitement, mais il n'est pas impossible qu'un jour quelque tentative d'extirpation heureuse ou malheureuse donne à cette question un intérêt pratique qu'elle n'a pas encore.

1. Wising et Blin, *Hygiæa*, 1876, p. 468.
2. Hartmann, *Bull. de la Soc. anat.*, 1er oct. 1881.
3. Hedenius et Waldenström, *Upsala läkareförnigs förhandl.*, Bd XIII, p. 233.
4. Litten, *Beiträge zur Path. der Nieren*. Charité-Annal. 1877, p. 100. Berlin, 1879.
5. Cattani, *Arch. per le sc. med.*, t. VII, 1883.
6. Ribbert, *Arch. f. path. Anat.*, Bd CVI, H. 2, 1886.

# CHAPITRE VI



La connaissance des anomalies congénitales des reins et des uretères est indispensable aux chirurgiens, parce que de certaines d'entre elles découle une contre-indication formelle à la néphrectomie. Les unes et les autres étant étroitement connexes, il m'a semblé qu'elles devaient être exposées dans un chapitre commun.

A. **Anomalies de nombre**. — L'absence congénitale des deux reins est tout à fait exceptionnelle. Elle ne s'observe que chez quelques monstres présentant des arrêts de développement multiples incompatibles avec la vie; mais l'absence congénitale d'un seul rein a été constatée assez souvent. On lui donne le nom d'*agénésie unilatérale*. C'est le *unsymmetrical kidney* des auteurs anglais. Dans ces cas, la glande, très augmentée de volume, conserve sa place habituelle, le long de la colonne vertébrale, à droite ou à gauche; il est rare qu'on la trouve en ectopie, au niveau des promontoires ou des corps vertébraux sacrés.

Quelquefois le rein qui semble faire défaut a cependant été comme ébauché. Il se présente alors sous la forme d'une petite masse fibreuse que vient nourrir une artère de très petit calibre; c'est à ces cas qu'on a donné le nom d'*atrophie congénitale* du rein. Naturellement la glande saine est de volume considérable, comme dans l'absence congénitale.

La fusion des reins (*fusionned* ou *fused kidney* des Anglais *symphyse rénale* des auteurs français) est bien plus fréquente. La disposition que présente alors le rein unique peut affecter trois types principaux : ou bien les deux glandes, réunies par leur extrémité supérieure, forment un fer à cheval à concavité inférieure ; ou bien, adhérentes par leur extrémité inférieure, elles ont l'apparence d'un croissant à concavité supérieure ; ou bien enfin elles se fusionnent par toute l'étendue de leur bord interne, et se présentent alors sous la forme d'une masse unique, à peu près quadrilatère, aplatie, située en avant de la colonne lombaire ou sacrée. La fusion se fait de deux manières, soit par l'intermédiaire d'une petite languette glandulaire, soit par une portion plus volumineuse qui représente un véritable lobule surnuméraire, de sorte que ces derniers faits touchent de près à l'histoire des reins multiples.

A côté des anomalies nettement congénitales, il est bon de rappeler les anomalies pathologiques ; il est des cas, en effet, où le rein, sous l'influence de lésions que j'ai étudiées en leur place, s'atrophie et se réduit à l'état d'une petite masse fibreuse, dure, de laquelle tout élément glandulaire a disparu. Dans ces cas, quand à l'autopsie on ne trouve pas, ce qui est assez fréquent, la cause première de l'altération profonde de l'appareil urinaire supérieur, il est difficile de savoir si l'on a affaire à l'asymétrie congénitale du rein, ou s'il ne s'agit pas d'une transformation lente, d'une lésion atrophiante, réduite par le temps aux proportions d'une malformation congénitale.

Dans tous ces cas que devient l'uretère ?

Dans l'agénésie unilatérale et dans les cas plus fréquents où il existe, à la place du rein, une petite masse informe, deux dispositions peuvent se présenter : l'uretère fait absolument défaut, ou bien il est singulièrement modifié. Son absence complète est assez rare. Morris, qui a consacré à l'étude de ces malformations un chapitre important, en rapporte cependant plusieurs exemples très nets, qu'on ne saurait évidemment confondre avec ceux d'un rein unique par fusion et n'ayant qu'un canal excréteur.

La plupart du temps, il en reste des traces ; il se présente alors sous la forme d'un cordon fibreux, plein, rectiligne ou tordu sur lui-même, sans communication avec la vessie, et terminé en anse ou en cul-de-sac. Quelquefois il est plus développé ; on le trouve alors assez court, réduit dans son calibre, mais ouvert dans le réservoir urinaire. Enfin, on peut voir partir d'un rein complètement atrophié un canal excréteur presque normal, de dimensions ordinaires, et s'abouchant, en conservant ses rapports normaux, avec la face inférieure de la vessie.

Ces différents cas, qui sont très bien décrits par Morris, montrent en somme que l'absence absolue congénitale du rein est une rareté, qu'il ne s'agit presque toujours dans ces cas que d'une atrophie due sans doute au défaut de développement des vaisseaux, et qu'on peut, avec un état du rein toujours le même, constater tous les intermédiaires entre l'absence de l'uretère et son développement normal.

Les exemples de *reins surnuméraires* sont encore plus rares. Parfois il existe une vraie glande supplémentaire, surajoutée ; ou il y a simplement séparation, division, lobulation plus marquée d'un rein ainsi divisé en plusieurs segments, dont chacun peut simuler plus ou moins, suivant l'importance de son volume et l'intimité de ses rapports avec la masse principale, une véritable glande accessoire. Cette disposition n'est que l'exagération des caractères de division de la substance rénale qu'on rencontre chez beaucoup d'animaux, comme le marsouin, le dauphin, le phoque.

Le véritable rein supplémentaire est exceptionnel ; dans les quelques observations où il a été noté, il existait trois uretères. Celui du rein médian va d'habitude se jeter dans le segment inférieur du canal excréteur d'une des deux glandes voisines.

Quand il y a multiplicité des reins par division de la substance rénale, la disposition des uretères est variable ; ordinairement chaque portion séparée de la glande a comme un petit bassinet et un petit uretère qui va bientôt se réunir à l'uretère principal, pour ne plus former qu'un seul canal excréteur.

Voici la description d'une pièce anatomique qui a été préparée par mon ancien interne Sebileau, prosecteur à l'École d'anatomie des hôpitaux :

Le rein gauche est volumineux; il reçoit une seule artère et une seule veine; dans celle-ci se jette la veine spermatique. Il existe deux bassinets, suivis de deux uretères qui vont se réunir à cinq centimètres du hile. Le rein droit est petit. Il reçoit, pour sa partie supérieure, une artère et une veine; vers l'extrémité inférieure, on y voit pénétrer une artère plus petite, venue de l'aorte, comme la première, et une veine allant encore, comme la veine supérieure, à la veine cave, après avoir reçu la veine spermatique. Il existe deux bassinets volumineux et très nettement séparés, prolongés par deux uretères; tous les deux sont de calibre normal et se réunissent l'un à l'autre, après un long trajet, à cinq centimètres environ au-dessus de la vessie.

Debierre a trouvé récemment sur un sujet, à droite et à gauche, deux uretères complets allant, distincts l'un de l'autre, du hile à la vessie[1]. A gauche les deux orifices étaient séparés; à droite il y avait abouchement des deux conduits dans un orifice commun. Le même sujet présentait un double hymen, un double vagin, un double utérus.

Caillé a rapporté un fait curieux d'uretère droit double, chez un enfant qui présentait un prolapsus de l'extrémité vésicale unique du conduit à travers l'urèthre[2].

B. **Anomalies par abouchements normaux.** — L'uretère peut s'aboucher avec les voies urinaires, avec les voies géni-

1. Debierre, *Bull. de la Soc. anat.*, 1888, p. 511.
2. Caillé, *American journ. of med. Sciences*, mai 1888, p. 48.

tales, avec le tube intestinal. Chacune de ces anomalies mérite d'être étudiée à part. Il peut s'ouvrir dans la vessie, soit en arrière du trigone, soit en avant, soit même à la partie antérieure du col, dans les divers points de la portion prostatique de l'urèthre, ou au voisinage du méat, ou même à la vulve. Cette dernière anomalie, très intéressante, est ordinairement unilatérale; quand elle est bilatérale, elle est accompagnée d'habitude de malformations beaucoup plus importantes, incompatibles avec la vie. L'anomalie unilatérale se traduit par un symptôme qui la décèle de suite, l'incontinence d'urine congénitale; le liquide suinte par un petit orifice situé tout à côté du méat et par lequel on peut introduire un cathéter qui glisse le long du vagin et reste manifestement éloigné de la vessie. Quelquefois l'uretère anormal est imperforé; il se termine alors en cul-de-sac plus ou moins haut, le long de l'urèthre, soit au niveau de sa partie inférieure, soit à son tiers moyen, soit en avant du col vésical. Tous ces cas, comme les suivants, ont été signalés dans une bonne étude de Secheyron [1].

L'uretère peut aussi s'aboucher avec le canal génital; on voit alors son orifice dans le vagin, soit au niveau de la partie inférieure, soit au niveau de la partie supérieure. Dans tous les cas où l'anomalie est unilatérale et où l'uretère est imperforé, le rein du côté correspondant disparaît ou se transforme en une vaste poche.

La dernière variété d'abouchement anormal est celle où l'uretère s'ouvre dans l'intestin. Elle offre moins d'intérêt que les autres au point de vue chirurgical. C'est pourquoi je renverrai le lecteur à un travail important de Jeannel relatif à cette question [2].

---

1. Secheyron, *Des abouchements anormaux de l'uretère à la vulve*. Bull. de la Soc. de gynéc., février 1886.

2. Jeannel, *Malformations de l'anus*, Rev. de chir., 1887, p. 190.

# CHAPITRE VII



Comme pour le rein, il existe pour l'uretère des procédés d'exploration qu'il importe de décrire avec soin. On peut atteindre médiatement ces conduits, soit à travers les viscères abdominaux en refoulant la paroi du ventre, soit par le vagin ou le rectum. Si plusieurs chirurgiens les ont mis à nu dans certains points de leur trajet, ç'a été dans la pensée d'en pratiquer le cathétérisme pour ainsi dire à ciel ouvert et d'utiliser ce cathétérisme pour le diagnostic de l'état du rein correspondant, et non pour faire l'examen direct du canal excréteur. Cependant il serait logique, dans certains cas douteux, d'aller s'assurer de la cause d'un état pathologique de l'uretère lui-même, dont les symptômes rationnels n'auraient pas permis de préciser la véritable nature.

A. **Exploration médiate.** — Chez les sujets maigres ou à parois abdominales flasques, la main qui refoule ces parois peut atteindre l'uretère dans toute la portion comprise entre le bassinet et le détroit supérieur du petit bassin. L'exploration par le vagin fournit des indications sur l'état de la partie intra-vésicale de ce conduit et du segment terminal de la portion intra-pelvienne. Toute la portion intermédiaire au détroit supérieur et à la vessie échappe presque entièrement à l'examen.

Il importe de rappeler le trajet de l'uretère dans toute son étendue, pour l'intelligence de ce qui va suivre. Sa longueur totale est comprise entre 25 et 50 centimètres. Il y a du côté gauche une différence en plus que Engelmann a exagérée, en la portant jusqu'à 2 et même 5 centimètres. La portion abdominale, étendue du détroit supérieur au bassinet, est de 11 à 12 centimètres.

La connaissance de sa direction, de ses rapports, soit avec

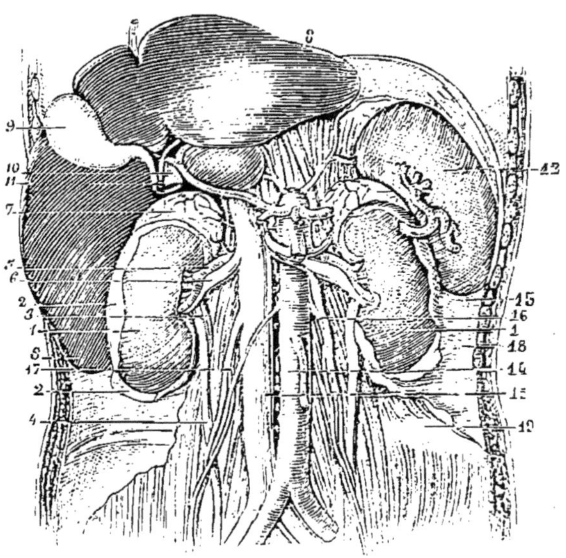

Fig. 29 (d'après Sappey). — 1, 1, reins; — 2, 2, leur capsule cellulo-graisseuse; — 5, bassinet; — 4, uretère; — 5, artère rénale : — 6. veine rénale : — 7, capsule surrénale; — 8, foie; — 9, vésicule biliaire; — 10. veine porte : — 11, canal cholédoque : — 12, rate; — 15, repli péritonéal ; — 14, aorte abdominale : — 15, veine cave inférieure; — 16, artère et veine spermatiques gauches : — 17, veine spermatique droite s'ouvrant dans la veine cave ascendante; — 18, fascia propria sous-péritonéal ; — 19, extrémité inférieure du muscle carré lombaire.

les plans profonds, soit avec certains points extérieurs de la paroi abdominale pris comme repères, est d'une importance clinique de premier ordre. L'uretère repose sur le muscle psoas, dont le sépare une couche celluleuse. Recouvert directement par le péritoine, croisé à angle aigu de haut en bas et de dedans en dehors par les vaisseaux spermatiques ou utéro-ovariens, il est séparé de la paroi abdominale par la partie terminale du mésentère et de l'intestin grêle à droite, par l'S iliaque à gauche.

Beaucoup d'anatomistes lui donnent une direction verticale. Par des examens cadavériques nombreux, faits sur mon conseil et avec l'aide obligeante de M. Walther, prosecteur de l'amphithéâtre des hôpitaux, Tourneur a reconnu qu'en réalité l'uretère décrit, depuis son origine supérieure jusqu'au détroit supérieur, une courbe très légèrement concave *en dehors*. J'accepte d'autant plus volontiers cette conclusion qu'elle me paraît conforme à ce que j'ai constaté sur le vivant, dans plusieurs circonstances où une tuméfaction très accusée rendait la recherche du conduit très facile.

Tourneur a tâché également de déterminer à quelle distance se trouvent les deux extrémités de la portion abdominale, par rapport au milieu des corps vertébraux. L'extrémité supérieure serait tout au plus à 4 centimètres de ce point, l'extrémité inférieure à 4 centimètres et demi. Vers le milieu de sa longueur totale, à égale distance de l'appendice xiphoïde et du pubis, il ne serait éloigné de la ligne médiane que de 5 centimètres et demi. C'est donc surtout la partie la plus inférieure de la portion abdominale proprement dite qui s'inclinerait en dehors, tandis que la partie la plus élevée serait presque verticale. Ceci est encore parfaitement conforme à ce qu'on observe sur le vivant.

Reste à déterminer la situation de l'uretère par rapport à certains points de repère fournis par des détails de configuration extérieure de la paroi abdominale. Je crois inutile de reproduire intégralement tout ce qui a été écrit à ce sujet, pour la raison que, dans la pratique, les résultats annoncés par les divers investigateurs peuvent être mis en défaut par des circonstances spéciales, telles que la forme de l'abdomen, la grande variabilité de ses dimensions en hauteur, en largeur et en épaisseur dépendant de l'âge, du sexe, de la taille et du degré d'embonpoint des sujets. Qu'il me suffise de citer les résultats des recherches de Tourneur.

Qu'on suppose une ligne parallèle à l'axe du corps, rencontrant en bas l'arcade de Fallope à la jonction de ses deux tiers externes avec son tiers interne. En haut elle coupe l'arc des fausses côtes en un point donné. L'orifice supérieur de l'uretère se trouve, chez l'adulte, sur cette ligne fictive, à environ 6 centimètres au-dessous de cette intersection.

Le point de la paroi correspondant à l'extrémité inférieure de la portion abdominale est plus simple à trouver. Il suffit de réunir les deux épines iliaques antérieures et supérieures par une ligne transversale et de partager cette ligne en trois tronçons. L'extrémité inférieure de la portion abdominale du conduit est située à la limite de chacun des tiers externes avec le médian. Ceci serait parfait si tous les abdomens étaient également plats; mais, si le sujet est corpulent, l'inexactitude de cette détermination devient flagrante, parce que la seule ligne offrant quelque garantie serait la corde virtuelle tendant l'arc représenté par la rotondité du ventre.

Il y a deux raisons pour lesquelles dans la pratique tous ces procédés, dont l'intérêt est purement anatomique, perdent beaucoup de leur valeur : la première, c'est que les états pathologiques des uretères en modifient la direction et les rapports, la seconde, c'est que le refoulement direct de la paroi abdominale d'avant en arrière, au niveau de ces points de repère péniblement déterminés, serait la plus mauvaise manière de procéder à l'exploration médiate de ces conduits. Il faut s'y prendre autrement. On n'arrive facilement sur l'uretère qu'à la condition d'éviter le muscle grand droit de l'abdomen. La seule manière est d'en contourner le bord externe et de refouler la paroi abdominale obliquement en dedans, au moyen des doigts des deux mains juxtaposés suivant une ligne verticale. Ce refoulement doit se faire lentement; sans quoi on provoquerait infailliblement la contraction des trois muscles larges, surtout chez les sujets chatouilleux. Il va de soi qu'on se sera arrangé pour les relâcher le mieux possible par une attitude convenable déjà indiquée à l'occasion de l'exploration des reins.

L'exploration ne doit pas se faire tout à fait de même à droite et à gauche. A droite, il faut que les doigts s'insinuent entre le cæcum et l'intestin grêle soutenu par le mésentère ; à gauche, ils laisseront l'S iliaque en dehors et refouleront l'intestin grêle vers le mésentère, par conséquent en dedans, ce qui est plus aisé qu'à droite. Le mieux est de chercher d'abord l'uretère là où il est le plus accessible, parce qu'il est en contact avec un plan résistant. Ce point est l'extrémité inférieure de la portion abdominale, là où elle est en rapport direct avec le détroit supérieur et l'articulation sacro-iliaque. On se rappellera qu'elle est à peu près exactement sur la ligne horizontale réunissant les deux épines iliaques et à 4 centimètres et demi en dehors de l'axe vertical du corps. Une fois l'uretère trouvé, on le suivra par en haut en se rapprochant faiblement des corps vertébraux et en remontant jusqu'à 10 ou 12 centimètres.

Quelque soin qu'on mette à cette recherche, quand l'uretère est sain, on ne peut se flatter de le sentir distinctement. Il ne commence à être reconnaissable que lorsqu'il offre une intumescence déjà très caractérisée, et alors il faut s'attacher à suivre le plus haut possible ce cordon qui donne aux doigts une sensation de résistance toute spéciale, qu'on ne retrouve ni dans les plexus vasculaires, ni dans les anses intestinales. Quand il offre des nodosités grosses comme de petites noix (obs. x de la thèse de Tourneur), qu'il a les dimensions du pouce ou de l'index, il est impossible de ne pas arriver à l'isoler nettement des organes voisins. La difficulté est plus grande, lorsque son volume ne dépasse pas celui d'une plume d'oie ; mais alors sa rigidité, sa résistance empêchent de le confondre avec les plexus vasculaires, qui sont d'une grande souplesse, ou avec une anse intestinale vide de gaz et rétractée en un petit cordon de quelque dureté. On peut cependant s'y tromper facilement, lorsque l'uretère est dilaté, tortueux et flasque, tandis que l'erreur est bien difficile, s'il est tuméfié, induré et rectiligne, ainsi qu'il arrive dans une des formes de l'urétérite décrites plus haut.

Presque toute la portion de l'uretère étendue depuis le détroit supérieur jusqu'à la vessie est inaccessible au doigt ; chez la femme seulement on peut sentir ce conduit au moment où il va pénétrer dans la paroi vésicale. C'est là que Sänger a proposé de l'explorer ; mais cette exploration exige une connaissance minutieuse de la région traversée par les deux canaux excréteurs[1].

Le tiers supérieur de la paroi vaginale antérieure peut être comparé à un trapèze dont la petite base correspond au muscle interurétérique, la grande base au cul-de-sac utéro-vaginal, et dont les deux côtés, formés par les uretères, divergent d'avant en arrière et de dedans en dehors. À partir de l'extrémité antérieure de ces conduits le doigt peut les suivre jusqu'à plusieurs centimètres en dehors et un peu en arrière du museau de tanche.

L'uretère sain ne se sent guère ; chez la femme enceinte, sa recherche est facilitée par l'existence d'un plan résistant offert par la surface de l'utérus. Quand il est induré par l'inflammation ou occupé par un calcul, on peut parfaitement le reconnaître et le suivre dans une étendue variant entre 2 et 4 centimètres. Sänger recommande de se servir de la face dorsale des deux index, mais il m'a semblé qu'avec la face palmaire on avait des sensations au moins aussi nettes. Ce qui est positif, c'est que ce mode d'exploration, auquel j'ai eu recours plusieurs fois, fournit des renseignements utiles.

B. **Compression des uretères pour le diagnostic des affections rénales.** — Voilà pour l'exploration médiate. Les procédés de compression ou de cathétérisme des uretères

1. Sänger, *Ueber Tastung der Harnleiter beim Weibe*, Arch. f. Gynæk., Bd XXVIII, Heft 1.

que je vais exposer maintenant, ont tous été inspirés par la même idée, à savoir : établir l'état d'un rein, soit en empêchant l'urine sécrétée par son congénère d'arriver dans la vessie, soit en recueillant isolément l'urine sécrétée par ce rein.

Si les procédés de compression ne peuvent avoir pour but que le diagnostic des affections rénales, le cathétérisme a des visées plus larges, du moins en théorie. Simon, qui l'imagina, entre-voyait la possibilité d'en faire l'application au traitement des inflammations, des rétrécissements, des calculs de l'uretère, des pyélites et de l'hydronéphrose. On verra jusqu'à quel point ces espérances ont été réalisées.

En admettant même qu'aucune des promesses des procédés de compression et du cathétérisme n'ait été pleinement tenue, faudrait-il traiter avec dédain ces moyens d'investigation au perfectionnement desquels leurs inventeurs ont voué une louable persévérance? Tel n'est pas mon avis. Si je n'hésite pas à déclarer qu'aucun de ces procédés, ni la compression, ni le pincement, ni le cathétérisme, n'est susceptible de généralisa-tion, je reste convaincu qu'entre les mains d'un homme qui aurait acquis une habileté spéciale dans leur emploi, chacun d'eux pourrait de temps à autre, un peu par hasard, il faut bien le dire, peut-être même assez fréquemment, rendre de réels services.

Mad. Schultz a consacré à leur exposé un chapitre intéressant que le lecteur consultera avec profit, s'il veut entrer dans le détail des diverses méthodes plus avant qu'il ne m'est permis de le faire ici[1].

La méthode de compression de l'uretère comprend plusieurs procédés :

1° Tuchmann et Silbermann agissent par l'intérieur de la vessie.

______

1. D. Schultz, *Exploration des uretères chez la femme.* Nouvelles Archives d'ob-stétrique et de gynécologie, Paris, 1887, p. 49.

2° Weir, Sands, Müller cherchent à atteindre le conduit par le rectum.

5° Polk, Ebermann agissent en même temps du côté de la vessie et du rectum.

Avant d'exposer le procédé de Tuchmann, qui mérite de m'arrêter quelques instants, je dirai rapidement en quoi consistent les autres. Silbermann imagine une sonde contenant un petit ballon qu'on peut dilater en y injectant du mercure. Le poids de ce dernier doit suffire pour comprimer l'orifice vésical de l'uretère.

Weir, utilisant le compresseur de Davy pour l'artère iliaque interne, l'applique par le rectum sur l'uretère au niveau du détroit supérieur. Sands se sert simplement de sa main, Müller d'un petit ballon de caoutchouc qu'on distend avec du mercure[1].

Polk et Ebermann, combinant les procédés vésicaux et rectaux, aplatissent le conduit, le premier entre un cathéter vésical coudé transversalement et une tige métallique introduite par l'anus, le second entre les deux branches d'une sorte de pinces spéciales. L'idée n'est peut-être pas mauvaise, du moins sous sa seconde forme; elle mériterait peut-être d'être reprise et suivie.

Tuchmann[2] imagina en 1874 un instrument composé de deux branches, construit sur le modèle d'un brise-pierre, mais très différent à beaucoup d'égards. Après des tâtonnements successifs, cet instrument semble avoir acquis sa forme définitive depuis 1886, date de la publication d'un mémoire où l'inventeur, résumant les résultats de son expérience, en décrit minutieusement les détails de construction et les applications cliniques :

La tige de la branche femelle présente de chaque côté une fente d'un pouce commençant au voisinage immédiat du coude,

---

1. Müller, *Deutsche med. Woch.* 1887, p. 689.

2. Tuchmann, *Die Diagnose der Blasen- und Nierenkrankheiten mittelst der Harnleiterpincette*, Berlin, 1887.

fente par laquelle l'urine s'engage dans la tige creuse de la
branche mâle, pour s'écouler ensuite au dehors par deux petits
ajutages situés près du manche. Le bec mousse, incliné sur le
reste de l'instrument suivant un angle de 115°, a sept huitièmes
de pouce de longueur ; il est constitué par les extrémités arrondies des deux tiges. Les deux moitiés du bec ont la même épaisseur ; leurs bords sont aussi émoussés que possible, leur face
interne est tout à fait plate, très faiblement cannelée. Dans le

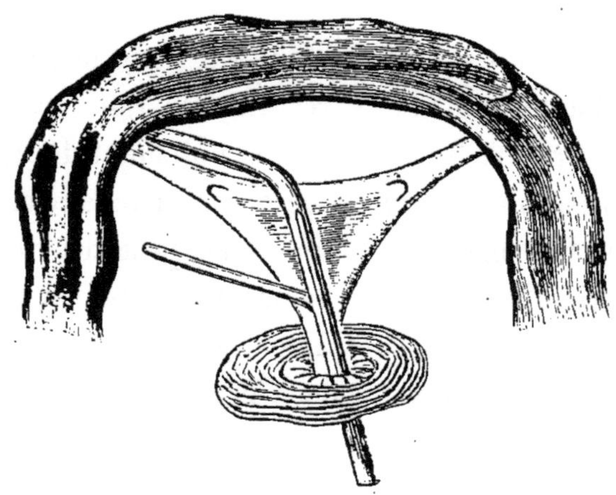

Fig. 50 (d'après Tuchmann). — Préhension de l'uretère droit entre les deux branches
de la pince uretérale.

modèle que j'ai fait venir de Londres, la cannelure n'existe
même pas. Un ressort, placé dans l'épaisseur du manche, rapproche automatiquement les deux moitiés du bec.

L'emploi méthodique de cet instrument exige une connaissance approfondie du plan inférieur de la vessie composé
du trigone et du bas-fond ; mais, malgré son désir de fournir des
points de repère fixes, l'auteur est bien obligé de reconnaître
que la distance de la base du trigone à l'orifice uréthral, ainsi
que celle des deux orifices uretéraux, est sujette à de fréquentes
variations, suivant les sujets et suivant les conditions physiologiques où se fait la recherche de ces distances. Le méat vésical

serait en moyenne séparé du bord postérieur du muscle des uretères par une longueur de sept huitièmes de pouce (environ 24$^{mm}$). L'intervalle des embouchures des deux urctères serait d'un pouce dans la vessie vide. C'est du reste dans cet état que se trouve cet organe pendant toute la manœuvre de l'instrument.

De chacun de ces orifices part un bourrelet dirigé obliquement en dehors et en arrière vers la paroi latérale et dû à la présence de la partie terminale de l'uretère, d'abord au milieu des fibres musculaires, puis sous la muqueuse. Il est donc possible de la saisir sous cette membrane ou dans son épaisseur.

Des exercices répétés sur le cadavre sont nécessaires pour s'habituer à reconnaître toutes ces particularités de la paroi inférieure de la vessie. L'instrument recommandé par Tuchmann pour ces exercices préalables est une sorte de cathéter plein, rappelant par sa courbure et les caractères du bec la sonde de Leroy d'Étiolles.

La manœuvre de la pincette de Tuchmann se décompose en quatre mouvements. Je supposerai, comme l'auteur, qu'il s'agit de pincer l'uretère droit. Le sujet étant assis sur un siège bas devant l'opérateur, ce dernier introduit l'instrument comme un brise-pierre ; alors il en écarte les deux branches (leur écartement maximum ne peut dépasser un demi-pouce) et les incline latéralement vers la droite du sujet, par un mouvement de rotation du manche. C'est le premier mouvement. Le second a pour but de faire passer la branche femelle en arrière du bourrelet de l'uretère ; pour cela il faut incliner le manche vers la cuisse droite du sujet. Le bec se déplace en sens inverse dans la vessie. Le redressement du manche un peu vers la gauche du sujet porte la moitié postérieure du bec vers l'extrémité externe du bourrelet droit. Tel est le troisième mouvement. Le quatrième et dernier consiste dans une rotation du manche de droite à gauche, par rapport au chirurgien, d'où il résulte

que les extrémités du bec dépriment la paroi vésicale en avant
et en arrière du bourrelet. Il n'y a plus qu'à lâcher la vis qui
maintient les deux branches fixes; immédiatement, par suite
de l'action du petit ressort à boudin, la branche mâle glisse
dans la femelle et le bourrelet est saisi.

Voilà la théorie. Reste à savoir si, dans la pratique, malgré
un exercice prolongé, la muqueuse et le conduit sous-jacent se
laissent aussi facilement saisir par les deux branches plates et
par conséquent glissantes du bec, rapprochées par un faible
ressort. L'auteur ne dit pas dans quelle proportion de cas il a
réussi; il se contente de répondre aux principales objections
qu'on a dû élever contre sa méthode, relativement au danger
qu'il peut y avoir à comprimer pendant dix minutes de suite
une partie de la paroi vésicale, surtout lorsqu'elle est le siège
d'une inflammation aiguë ou chronique ou qu'elle est très disposée à saigner. Il admet des contre-indications et recommande
d'habituer la vessie au contact des instruments par des intro-
ductions répétées du cathéter métallique explorateur pendant les
jours précédents, et d'agir seulement lorsque la tolérance est
obtenue.

Quant aux services que peut rendre l'application de la pince,
il est facile de les prévoir. Diagnostic de la source de l'hématurie,
de la pyurie, de l'état des reins, par les qualités de l'urine qui
s'écoule de l'instrument, le tout avec contre-épreuve consistant
dans le pincement du second uretère, voilà toutes les promesses
de la méthode. Si elle peut en remplir quelques-unes, c'est avec
une inconstance qui fournit matière à de sérieuses objections
et lui enlève une bien grande part de sa valeur.

**C. Cathétérisme des uretères.** — *Procédé de Simon.* —
Quoique passible d'objections du même genre, le cathétérisme
des uretères me paraît appelé à un meilleur avenir. G. Simon
en conçut l'idée le premier, en 1875, chez la femme, mais en
recommandant, comme temps préliminaire, la dilatation de

l'urèthre[1]. Ainsi le trigone et les orifices des uretères, situés chacun au sommet d'un petit mamelon, deviennent d'un accès facile. Avec un peu d'habitude on doit s'orienter sur la paroi postérieure de la vessie. On arrive certes beaucoup mieux, en développant la finesse de son tact, à reconnaître ces mamelons et le relief transversal, à concavité postérieure, que forme le muscle intermédiaire aux deux orifices, qu'en se guidant d'après les mensurations ayant pour but de préciser le diamètre antéro-postérieur du trigone et l'intervalle des deux mamelons.

Les chiffres donnés par les différents auteurs s'éloignent tellement les uns des autres qu'ils perdent par là presque toute leur valeur. Ainsi la base du trigone aurait 2,6 à 4 centimètres, suivant Simon, Quain, Hyrtl; le diamètre antéro-postérieur 1 à 2 centimètres d'après Warnoots, 3 centimètres d'après Hart. Enfin les côtés auraient une longueur de $2^{cm},7$ (Simon) à $2^{cm},8$ (Warnoots) et à 4 centimètres (Hart). Une variabilité aussi accentuée fait qu'en réalité ces chiffres ne peuvent servir utilement.

*Procédé de Pawlik.* — Pawlik a voulu mieux faire que Simon, en supprimant la dilatation préalable de l'urèthre[2]. Il fallait indiquer d'autres points de repère tout extérieurs; Pawlik a tiré parti de certains détails de configuration de la paroi antérieure du vagin. Si l'on fait prendre à une femme l'attitude génu-pectorale, on constate d'abord, immédiatement en arrière du méat, le bourrelet médian à plis transversaux, qu'on nomme la colonne antérieure du vagin, dont l'extrémité profonde correspond à l'orifice profond de l'urèthre. Puis vient un relief triangulaire, limité par trois replis saillants, dont un postérieur qui est transversal; c'est là qu'est le trigone de Lieutaud. Les orifices des uretères correspondent aux angles postéro-latéraux de ce

1. G. Simon, *Chirurgie der Nieren*, II Theil, S. 291.
2. Pawlik, *Ueber die Sondirung der Ureteren der weiblichen Blase aus freier Hand ohne vorbereitende Operation*, Arch. f. Gynæk. Bd XVIII, Heft 5, et Arch. f. klin. Chir. 1886, Bd XXXIII, S. 717.

triangle. Ces dispositions sont perceptibles à l'œil et au doigt ; elles ne sont pas également caractérisées chez toutes les femmes.

Je ferai encore bon marché des mensurations ayant pour but la détermination du siège précis de ces différents points. La variabilité des chiffres est vraiment trop grande, et cela se conçoit sans peine, étant données les conditions multiples capables de modifier l'étendue de la paroi antérieure du vagin et la situation du col utérin, par rapport au triangle de Pawlik. C'est uniquement pour ne pas être incomplet que je transcris les chiffres suivants, résumés par Mad. Schultz.

La situation de l'orifice interne de l'urèthre est comprise entre $2^{cm},5$ et $5^{cm},5$ en arrière du méat. Les mamelons des uretères répondent au milieu de la paroi vaginale envisagée d'avant en arrière (Holl) ou à l'union de ses deux tiers postérieurs avec son tiers antérieur (Luschka). Quant à la situation respective des bords du col utérin et de ces mamelons, Holl et Ricard[1] admettent $1^{cm},5$ de distance ; mais on comprend combien peu il faut attribuer de valeur à des résultats que les changements de volume et de position de l'utérus, si fréquents même chez les femmes bien portantes, faussent constamment. En résumé, comme je l'ai déjà dit, il n'y a de guides sérieux que l'œil et le doigt.

Tout d'abord Pawlik trouvait la position génu-pectorale avantageuse, en ce qu'elle déterminait l'écartement des parois vaginales et l'entrée d'une petite quantité d'air dans la vessie, par l'intermédiaire d'une sonde préalablement introduite dans cet organe ; mais depuis quelque temps, à cause de la fatigue causée par cette position que les femmes doivent garder plusieurs minutes de suite, il y a renoncé. La position de la taille a maintenant ses préférences.

L'instrument dont il se sert est figuré ci-contre en demi-grandeur. C'est une petite sonde ayant $1^{mm},5$ de diamètre,

_________

1. Ricard, *Semaine médicale*, 1888, p. 59,

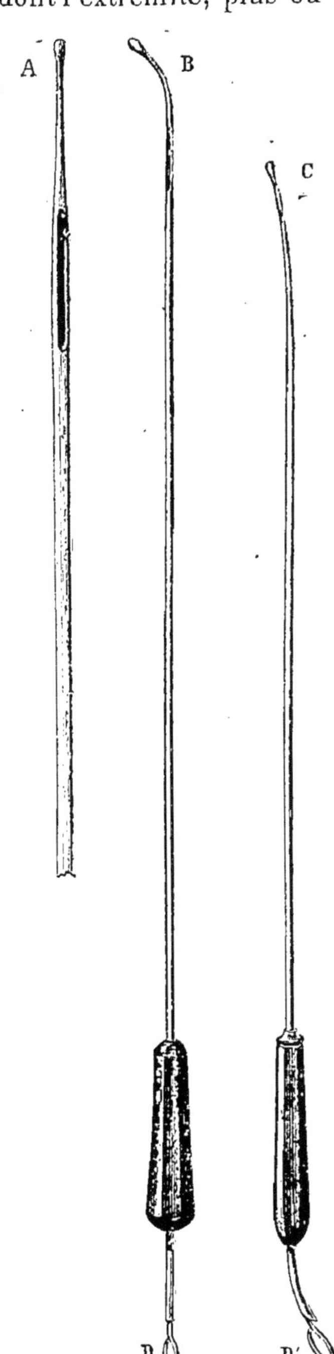

dont l'extrémité, plus ou moins recourbée suivant les modèles, se termine par un bouton qui surmonte une portion légèrement étranglée. Une fenêtre allongée occupe la base de cette dernière. Un mandrin remplit le tube de la sonde pendant son introduction. L'instrument se termine à son extrémité externe par un manche octogonal portant une marque qui indique la position exacte du bec. Il existe une série de ces sondes graduées avec de faibles écarts de calibre.

Pawlik a cru plus tard pouvoir obtenir de meilleurs résultats avec une petite sonde en gomme à bouton métallique, contenue dans une tige rigide creuse qui lui servait de guide jusqu'à l'orifice de l'uretère. L'insuffisance de cet instrument s'étant bientôt révélée à son inventeur, il y a renoncé pour revenir à son premier modèle.

La femme étant placée comme il vient d'être dit, on introduit une valve de Sims le long de la paroi postérieure du vagin. Elle doit être choisie d'une largeur telle que la paroi antérieure soit médiocrement

Fig. 51. — Sonde de Pawlik. — A. Extrémité de l'instrument avec ses dimensions exactes. — B. Modèle à courbure accentuée en demi-grandeur. — C. Modèle à courbure moins marquée, en demi-grandeur. — D, D'. Mandrin.

tendue. On injecte dans la vessie une quantité de liquide égale à environ 200 centimètres cubes. Une fois la sonde introduite dans cet organe, on en dirige le bec, tourné vers le vagin, dans la direction présumée de l'un des côtés du trigone. Comme il est facile de suivre la marche de l'instrument à la saillie qu'il fait du côté du vagin, on en arrête l'extrémité dans le point correspondant au mamelon, et alors, par des manœuvres variées, consistant en pressions, rotations, glissements, dans lesquelles on doit mettre la plus grande délicatesse, on finit par l'engager dans l'orifice en bec de flûte de l'uretère.

On est prévenu du succès de ces manœuvres par la cessation de toute résistance et par le cheminement visible de l'instrument dans la paroi vésicale. Il suffit de le pousser faiblement, et il pénètre plus profondément, jusqu'à plusieurs centimètres; mais comme la portion intra-pelvienne de l'uretère décrit une courbe à concavité interne, puis antéro-postérieure, le manche du cathéter doit être ramené vers la ligne médiane, puis assez fortement abaissé entre les cuisses. Ce double mouvement permet à la pointe de franchir le détroit supérieur, de s'engager dans la partie supérieure, à peu près rectiligne, du conduit et même d'atteindre le bassinet, mais c'est au prix d'un redressement violent de la portion inférieure qui s'éloigne alors de la paroi pelvienne de 5 ou 4 centimètres. Or peut-on admettre que cette violence soit absolument sans danger, même lorsque l'uretère est sain et que le tissu cellulaire voisin possède sa laxité normale? Ne donne-t-elle pas l'explication d'un certain nombre d'accidents observés par différents expérimentateurs et par Pawlik lui-même, tels que de la fièvre, des douleurs abdominales, un peu de péritonite partielle?

Si ces accidents, comparables à ceux que détermine le cathétérisme de l'urèthre, ne doivent pas davantage faire rejeter le cathétérisme des uretères, ils doivent du moins imposer la prudence. Toute résistance manifeste à la marche de l'instrument doit arrêter la main de l'opérateur, de sorte que celui-ci se contentera le plus souvent d'explorer la portion du conduit où la sonde peut s'engager et cheminer sans peine.

L'opération se résume donc en ceci : placer la femme dans la position de la taille, vider la vessie et la laver avec une solution d'acide borique, y injecter ensuite 200$^{cc}$ de la même solution, développer et tendre le vagin au moyen d'une valve de Sims ou de toute autre de dimensions convenables, appliquée sur la paroi postérieure du vagin, introduire la sonde uretérale et procéder à la recherche des mamelons suivant les règles exposées plus haut. Pour l'uretère gauche on se servira de la main gauche, pour l'uretère droit de la main droite. Il est reconnu que le cathétérisme du premier est plus facile que celui du second. Pourquoi ? je ne saurais le dire. Comme le cathétérisme double n'est pas toujours indispensable, on fera donc bien de commencer par le côté gauche.

Les difficultés de l'opération ont à peine besoin d'être signalées. Si Pawlik y a acquis une habileté que tout le monde se plaît à reconnaître, ses échecs, dont la proportion est encore notable, si j'en crois les renseignements qui m'ont été donnés par des témoins de ses tentatives, quoique moins fréquents que ses succès, sont la condamnation relative de la méthode. Si elle n'est pas à la portée de tous les chirurgiens, s'il faut, pour la mettre en pratique, un exercice très prolongé sur le cadavre, et si, malgré cet exercice, elle reste difficilement exécutable, elle n'est certainement pas appelée à une large vulgarisation. Si, d'autre part, j'arrive à démontrer que les résultats qu'elle promet peuvent être obtenus presque aussi complètement par l'examen clinique très approfondi des malades, il me sera permis de déduire de cette démonstration que l'habileté dans ce cathétérisme peut rester, sans grand inconvénient, une sorte de talent personnel de quelque utilité, mais non indispensable.

Théoriquement l'introduction d'une sonde dans l'uretère

présente les avantages suivants : elle révèle les anomalies et
les obstructions du conduit, elle désobstrue le conduit oblitéré
par du sang, du pus, du mucus, des graviers; elle en dilate
les rétrécissements, elle amène la débâcle des rétentions
d'urine du bassinet et des hydronéphroses, enfin elle fait reconnaître l'état anatomique et fonctionnel des deux reins. Voyons
jusqu'à quel point les promesses de la théorie sont tenues
par la pratique.

Pour ce qui est des anomalies et des obstructions de l'uretère,
qui donc, après avoir échoué dans la recherche de l'orifice ou
dans l'introduction de la sonde à partir d'un certain point,
oserait en conclure avec assurance que l'échec est dû à l'absence
du conduit dans la totalité ou une partie de sa longueur, ou à son
oblitération par une bride cicatricielle, par une concrétion?
J'admets que le contact de la sonde avec un gravier fournisse un
élément de diagnostie précieux, mais n'a-t-on pas le toucher
vaginal pour reconnaître les pierres de la partie de l'uretère
voisine de la vessie? et quand on aurait rencontré un corps dur
dans la portion pelvienne, loin de la vessie, en sera-t-on beaucoup plus avancé, puisque cette portion est la seule à laquelle on
n'oserait peut-être pas s'attaquer aujourd'hui? Tout au plus
pourrait-on espérer que le gravier, déplacé par le bec de la sonde,
descendrait plus facilement vers la vessie, mais ce serait un pur
hasard. Il en serait de même des cas où un bouchon de mucus,
depuis concret, ou un caillot causerait une occlusion temporaire.
En admettant qu'on réussît à détruire l'obstacle, ne se repro-
duirait-il pas immédiatement, et surtout n'est-il pas de nature à
se lever de lui-même?

La dilatation des rétrécissements, les injections détersives et
antiseptiques ne resteront-elles pas à l'état de rêve, tant qu'on
n'aura pas trouvé le moyen d'agir à coup sûr, et avec des
instruments souples? L'évacuation de l'urine retenue momentanément dans le bassinet est pour l'heure une conception

aussi peu fondée, et la prétention de faire disparaître les hydronéphroses concorde mal avec le mécanisme de production
de beaucoup d'entre elles, qui implique une déformation de
l'orifice supérieur de l'uretère, plus ou moins combinée avec
l'abaissement du rein. Si Pawlik a eu le bonheur de réussir
dans quelques-unes de ces circonstances, ses succès doivent être
considérés comme d'heureuses exceptions, mais ils ne prouvent
rien en faveur de la valeur générale de la méthode.

Reste à l'envisager comme moyen de reconnaître l'état anatomique et fonctionnel des reins, soit pour différencier leurs
affections de celles de la vessie, soit pour permettre la néphrectomie en faisant savoir si le rein du côté opposé est intact.
Voilà la belle partie du programme à réaliser, celle qui comporte la plus grande utilité.

Admettons qu'on ait pénétré dans l'un des uretères. Le cathéter, laissé en place dix à quinze minutes, porte au dehors l'urine
sécrétée par le rein correspondant, tandis que celle qui provient
de l'autre rein se collecte dans la vessie, d'où on la retire lorsque
le cathétérisme est terminé. Seulement il peut se faire qu'il ne
s'échappe pas une seule goutte d'urine du cathéter pendant l'exploration. C'est ce qui m'est arrivé récemment ; après une douzaine de minutes d'attente je n'étais pas plus avancé. Je veux bien
que ceci soit rare, mais si j'en avais déduit une conclusion quelconque, c'eût été une erreur, car je suis parfaitement certain
que la malade a ses deux reins.

Néanmoins, quand on peut réussir, il n'est pas douteux qu'il
soit avantageux de substituer une certitude absolue aux probabilités, quelque fondées qu'elles soient, qui résultent de
l'examen clinique ; mais on ne peut nier non plus que l'examen clinique ne fournisse des données très suffisamment
approximatives, si elles ne sont pas dignes d'une confiance
absolue. Les lésions des reins assez avancées pour créer un
un cas d'opération, sont presque toujours reconnaissables par

les signes cliniques ; par exemple, y a-t-il lieu d'hésiter beaucoup, en ce qui concerne les lésions traumatiques, la pyélonéphrite, même la lithiase dans ses formes habituelles, l'hydronéphrose, les tumeurs solides, et ne trouve-t-on pas dans les divers modes d'exploration exposés en détail plus haut des moyens de diagnostic nombreux et précis? J'accorde que l'absence d'un rein ou sa destruction suivie d'atrophie est quelquefois difficile à reconnaître, que la tuberculose, la dégénérescence kystique, la néphrite parenchymateuse ou interstitielle échappent aisément à leur début aux explorations extérieures les plus consciencieuses; mais il est cependant permis bien souvent de les soupçonner avec beaucoup de vraisemblance, en tenant compte des moindres particularités révélées par l'examen actuel et par les commémoratifs.

Je dirai donc, en manière de conclusion, qu'il faut s'exercer au cathétérisme des uretères, qu'il est bon d'arriver à y réussir assez souvent pour bien se rendre compte de la cause de ses insuccès complets ou des résultats négatifs de l'exploration et pour n'avoir plus trop à se méfier de sa propre insuffisance, mais qu'il ne faut ni lui demander plus qu'il ne peut donner, ni négliger les ressources variées de l'examen clinique, sous prétexte qu'on possède un moyen certain d'aller directement au but.

D. **Ligature des uretères par le vagin.** — Voici en quoi consiste ce procédé d'isolement des uretères imaginé par Warkalla[1] : la malade étant dans la position génu-pectorale, l'opérateur reconnaît le conduit sous la paroi vaginale et fait passer au-dessous de lui une aiguille qui entraîne avec elle un fil solide. Il suffit ensuite de tirer sur l'anse de ce fil pour comprimer momentanément l'uretère.

1. Warkalla, *Arch. f. Gynœk.*, XXIX, II. 2.

# CHAPITRE VIII



## OPÉRATIONS DIVERSES PRATIQUÉES OU PRATICABLES SUR L'URETÈRE

La médecine opératoire de l'uretère se réduit pour le moment à peu de chose. Ce n'est peut-être pas une raison de penser que dans quelques années elle ne se sera pas constitué une histoire. Jusqu'ici elle a été surtout expérimentale, sauf de rares exceptions.

I. **Uretérotomie.** — L'idée d'extraire par incision les calculs arrêtés dans l'uretère a germé dans l'esprit de beaucoup de chirurgiens. En disant plus haut qu'elle avait été mise à exécution deux fois, je faisais allusion aux opérations de Cullingworth [1] et de Ceci [2].

Le premier ouvrit la cavité péritonéale, puis un foyer purulent dépendant de l'uretère et contenant un calcul. Après l'extraction de celui-ci, il vida et referma la poche. Malheureusement il y avait un second calcul dans le même point de l'autre uretère ; le malade succomba au huitième jour.

Le second, ayant diagnostiqué un calcul de l'extrémité inférieure de l'uretère gauche, incisa ce conduit par le rectum et fit avec succès l'extraction de ce calcul. Le malade guérit. N'ayant pu me procurer la relation détaillée de ce cas intéressant, je ne sais s'il existait un foyer purulent autour du corps

1. Cullingworth, *Trans. of the Path. Soc. of London*, 1885.
2. Ceci, *La Riforma medica*, 5 septembre 1887.

étranger. C'est du moins probable, car il me semble que sans cela l'opération aurait eu bien peu de chances de succès, l'infiltration d'urine devant être une conséquence presque inévitable d'une incision de l'uretère dans sa portion intra-pelvienne.

L'urétérotomie type, l'uretéro-lithotomie proprement dite, serait celle qui se pratiquerait sur l'uretère peu ou point altéré, non enveloppé par un foyer purulent ; ce serait tout autre chose qu'une simple ouverture d'abcès. Cette opération type n'a pas encore été faite. Sa réussite implique d'une façon à peu près inéluctable la suture immédiate du conduit, sauf le cas où elle porterait sur un point voisin du bassinet. Alors seulement on pourrait à la rigueur se contenter de sectionner la paroi en regard du calcul et d'établir un drainage convenable vers la plaie du flanc ; mais, si les plaies du bassinet se cicatrisent facilement, il n'en est plus de même de celles de l'uretère, et les faits de guérison des traumatismes de ce conduit sont bien rares en comparaison de ceux où une fistule incurable s'en est suivie.

La suture doit donc être considérée comme un complément presque obligé de l'uretérotomie. Reste à savoir si elle est pratiquement exécutable. L'expérimentation n'a encore fourni à cet égard qu'une réponse à moitié satisfaisante. C'est ainsi que Poggi, après avoir coupé l'uretère transversalement sur des animaux, en a réuni les deux bouts au moyen d'un procédé de suture par invagination tout à fait semblable à celui de Jobert pour les plaies transversales complètes de l'intestin[1]. Poggi affirme avoir obtenu de cette façon la cicatrisation parfaite, sans rétrécissement, en quelques jours.

Tuffier, ayant eu moins à se louer de ses tentatives de suture transversale, à la suite desquelles il avait vu se produire le sphacèle

---

1. Poggi, *La guarigione immediata delle ferite transversali complete dell' uretere*, Rif. med. di Napoli. Mars 1887.

de l'uretère, des fistules urinaires, des péritonites et des rétrécissements chez les animaux qui avaient survécu, se rabattit sur
la suture longitudinale[1].

Son procédé, qui vise la section et la suture de la partie
moyenne de l'uretère, nécessite une laparotomie préalable. Sur
le conduit amené à l'extérieur entre les lèvres de la plaie, il
place une série de fils distancés de 5 millimètres à peine et ne
prenant que la couche celluleuse. Le résultat est le rétablissement du conduit sans coarctation ultérieure, mais « si la suture
n'est pas parfaite, l'animal meurt de péritonite dans les cinq
jours », d'où l'on peut conclure que chez l'homme, en dépit des
facilités que donneraient les dimensions beaucoup plus considérables du conduit, l'opération serait scabreuse, sans compter
qu'il ne serait peut-être pas très facile d'attirer l'uretère à
l'extérieur avec le faisceau des vaisseaux spermatiques.

On en est donc encore réduit à la théorie à l'endroit de l'uretérotomie. Morris propose, dans le cas de calcul arrêté dans la
portion intravésicale de l'uretère, d'en faire l'incision après
dilatation préalable de l'urèthre chez la femme, après l'opération de la boutonnière périnéale chez l'homme[2]. Je préférerais
beaucoup, pour mon compte, la taille sus-pubienne comme
opération préalable, peut-être aussi bien dans le premier cas
que dans le second.

L'incision par le rectum est recommandable chez l'enfant,
lorsque des adhérences inflammatoires ont uni le bas-fond
de la vessie au gros intestin et qu'un abcès s'est développé
autour du calcul. L'incision par le vagin a été exécutée il y a
très longtemps par Emmet pour l'extraction d'une pierre.

La partie supérieure de l'uretère étant assez facilement
accessible dans l'étendue de 6 à 8 centimètres par le flanc et la

---

1. Tuffier, *Études expérimentales sur la chirurgie du rein*, Paris, 1889, p. 125.
2. Morris, *American journ. of med. Sciences*, octobre 1884, p. 458.

fosse iliaque, la suture, tout en restant délicate, ne serait pas impraticable sur son tiers supérieur chez les sujets maigres ou d'un médiocre embonpoint; mais mieux vaudrait encore refouler le calcul vers le bassinet, ainsi que l'a fait Israël (voy. p. 650), sans oublier toutefois que son opéré a succombé à une infiltration d'urine et que cette manœuvre serait impossible dans le cas d'un calcul solidement enclavé. J'ai déjà cité le cas d'extraction par le bassinet incisé, publié par Bergmann.

II. **Kolpo-uretéro-cystotomie.** — Bozeman a décrit sous ce nom une opération qu'il a cru exécuter le premier, en 1887, au dire de Sherwood-Dunn[1]. Elle consiste à inciser l'épaisseur entière de la paroi vésico-vaginale, au niveau de l'angle du trigone correspondant à l'uretère dont on se propose de mettre l'orifice à découvert. On suture ensuite l'une à l'autre les deux muqueuses sur les deux lèvres de l'incision, de manière à créer une fistule temporaire par laquelle on fait passer aussi souvent qu'il est nécessaire la sonde uretérale. Ainsi est rendu possible le traitement de la pyélite catarrho-purulente.

Emmet aurait déjà, paraît-il, fait en 1884 une opération analogue[2]. La question de priorité est discutée d'une façon assez obscure dans la thèse de Sherwood-Dunn à laquelle je viens de renvoyer le lecteur.

Si j'ai bien compris sa description, l'uretère n'étant pas intéressé par l'incision, le terme employé par Bozeman serait impropre. Il s'agissait d'une simple kolpo-cystotomie suivie de la création d'une fistule vésico-vaginale temporaire.

L'opération de Emmet-Bozeman est certainement très défendable, mais on ne peut la recommander qu'avec réserve tant qu'il ne sera pas démontré que le cathétérisme répété de l'uretère n'est pas un trop gros danger et que le lavage du bassinet n'est pas un leurre. Il n'en est plus de même du pro-

<hr>

1. Sherwood-Dunn, *Loc. cit.*, p. 94.
2. Emmet, *New-York med. Journ.*, 19 avril 1884.

cédé de lavage que Harrison conseille pour l'homme et que je trouve l'occasion de citer en passant[1]. La vessie étant remplie d'un liquide antiseptique et mise en communication avec un aspirateur de Bigelow, le chirurgien exerce sur ce liquide une pression soutenue, en agissant par refoulement sur la poire de l'aspirateur, de manière à forcer les orifices des uretères déjà un peu dilatés. Prétendre que par cette manœuvre brutale et aveugle on arrivera à faire monter la solution antiseptique jusque dans le bassinet, c'est se faire étrangement illusion et préconiser en même temps une méthode pleine de péril. Le conseil n'est donc pas bon à suivre.

III. **Greffe des uretères sur le rectum.** — Afin de pouvoir extirper la vessie entière, sans condamner les malades à une fistule urinaire sus-pubienne intarissable, plusieurs expérimentateurs ont essayé de fixer dans la paroi rectale les extrémités des uretères séparés au préalable de la vessie. Gluck et A. Zeller, les premiers en date, ont recouru à cet artifice pour dériver le cours de l'urine, mais leurs expériences ne leur ont donné que de piètres résultats, car de tous les chiens mis en expérience un seul avait survécu jusqu'au quatrième jour.

Bardenheuer, se contentant de transplanter un seul uretère, avait vu survivre les animaux opérés ; mais ayant constaté qu'il s'était produit un rétrécissement au niveau du point d'abouchement et une hydronéphrose consécutive du côté opéré, le chirurgien de Cologne en était arrivé à déconseiller l'opération.

Novaro renouvela cependant ces essais ; seulement, au lieu d'extirper la vessie dans la même séance, il commença par la greffe seule, se réservant de faire dans une deuxième séance l'ablation du réservoir urinaire. Sur trois chiens mis en expérience, les deux premiers moururent dans les premiers jours, mais le troisième était encore vivant et bien portant trois mois

---

1. Harrison, *The Lancet*, 10 mars 1888.

après l'opération[1]. Il conseille donc de la faire sur l'homme aussi en deux temps espacés et décrit un procédé par lequel, après avoir pratiqué une incision en croissant, à concavité supérieure, dans la région sus-pubienne, incision allant jusqu'au péritoine inclusivement, le chirurgien fixerait le bord péritonéal du lambeau abdominal au péritoine rétro-vésical, de façon à rendre extrapéritonéale la plaie résultant de l'extirpation de la vessie.

Enfin, plus récemment, Tuffier reprend les mêmes expériences et y porte le soin le plus scrupuleux[2]. Néanmoins les deux animaux mis en expérience succombent rapidement à une péritonite septique. Une uretéro-pyélite purulente s'était développée en même temps, et dans la première expérience l'uretère était oblitéré au niveau de l'abouchement.

Voilà encore des résultats peu encourageants. Une opération aussi délicate serait-elle plus facilement exécutable et plus heureuse dans ses suites chez l'homme que chez les chiens? On ne peut s'en flatter.

IV. **Greffe de l'uretère sur la paroi abdominale. Création d'un méat uretéral artificiel.** — Dans sa note sur la greffe des uretères sur le rectum, Tuffier fait allusion à des expériences d'abouchement de l'uretère à la paroi abdominale poursuivies par M. Dastre et à la suite desquelles les animaux auraient toujours succombé à une pyélonéphrite. J'ignore quel manuel opératoire a été adopté par le professeur de la Sorbonne et s'il a agi par la voie transpéritonéale ou extrapéritonéale. L'essai que j'ai fait tout récemment sur le vivant m'a donné un bon résultat opératoire, mais comme, par suite de circonstances absolument indépendantes des résultats locaux de l'intervention et de l'état des reins, l'opérée a succombé au bout de treize jours, il m'est impossible de rien déduire de ce fait relativement

<hr>

1. Novaro, *Sixième congrès de la Société italienne de chirurgie*, Bull. méd., 1887, p. 185.
2. Tuffier, *Ann. des mal. des organes génito-urinaires*, avril 1888, p. 241.

aux chances de survie que semblable opération pourrait donner à l'avenir.

C'était une femme de 53 ans, à laquelle mon collègue M. Reynier avait pratiqué au mois de septembre 1888 l'hystérectomie totale par le vagin. Une récidive rapide, sous forme de masses sous-péritonéales, avait amené l'obstruction des deux uretères par compression concentrique. Depuis le 16 janvier 1889 la miction s'était suspendue. Des vomissements incessants étaient l'indice d'un empoisonnement urineux avancé. Le mercredi 25 janvier, une semaine après le début de l'anurie, je procédai à l'opération suivante :

Grande incision oblique du flanc gauche et mise à nu de l'uretère dans la fosse iliaque jusqu'au point où le croisent les vaisseaux utéro-ovariens. Dilaté par l'urine, il apparaît au fond de la plaie sous forme d'un cordon cylindrique d'un gris opalin, d'environ 7 à 8 millimètres de diamètre. Après l'avoir isolé avec précaution, je place en travers deux pinces hémostatiques le plus bas possible et je coupe le conduit avec des ciseaux entre ces deux pinces. Je ramène alors tout le tronçon supérieur, long d'environ 9 centimètres, vers la partie la plus élevée de la plaie abdominale et je l'y fixe par quatre points de suture au crin de Florence. Drainage de la fosse iliaque. Sutures perdues des muscles et des couches sous-cutanées. Un tube de caoutchouc non fenêtré, engagé dans l'uretère, conduit l'urine à travers le pansement dans un urinal placé à côté de la malade.

Je recueille séance tenante une certaine quantité de ce liquide. Dès le premier jour la sécrétion urinaire se rétablit, au bout de deux jours la quantité d'urine émise était de 1500 grammes. Cependant, malgré une apyrexie complète, malgré une excrétion d'urée suffisante, une diarrhée abondante, due sans doute à l'irritation intestinale par les masses cancéreuses qui l'enveloppent, affaiblit graduellement l'opérée. Elle succombe au bout de treize jours.

A l'autopsie je trouvai le petit bassin rempli par des masses cancéreuses encéphaloïdes. La veine cave était seulement aplatie, non oblitérée; mais les deux veines rénales étaient presque

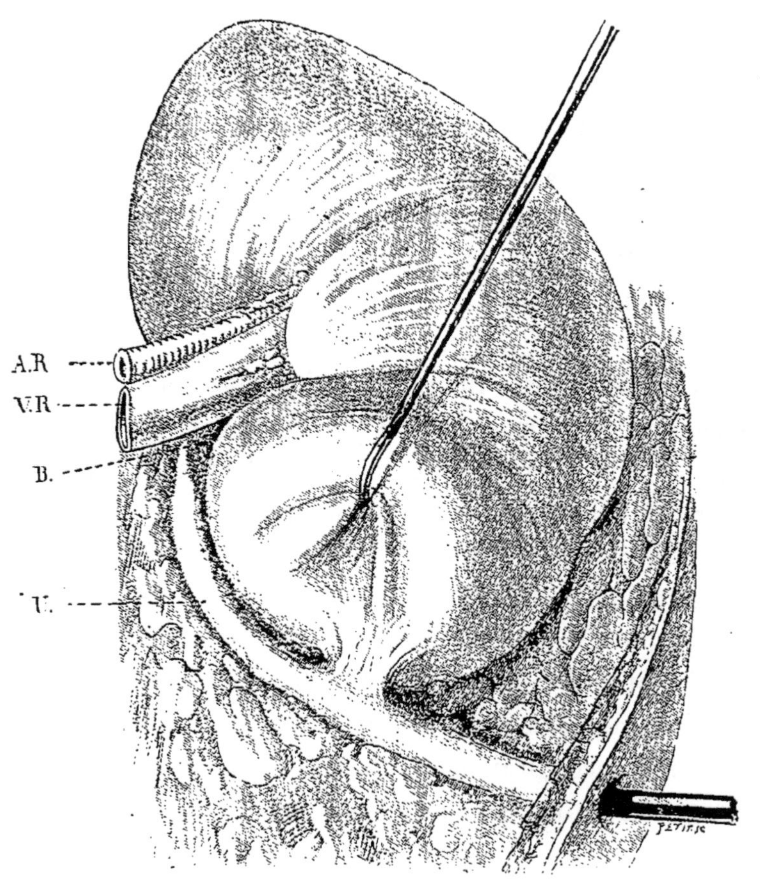



Fig. 52. — Uretère transplanté et s'ouvrant à la surface des téguments du flanc ; une sonde y est introduite jusqu'au bassinet. Quoique recouvert par l'extrémité inférieure du rein, il laissait parfaitement passer l'urine.

U. Uretère. — B. Bassinet. — AR. Artère rénale. — VR. Veine rénale.

complètement obstruées par un caillot dont la formation remontait sans doute à deux ou trois jours, car depuis deux ou trois jours aussi la sécrétion urinaire s'était ralentie, puis de nouveau entièrement suspendue.

La figure ci-dessus représente l'uretère dans sa nouvelle situation, un peu recouvert par l'extrémité inférieure du rein (fig. 52). On a donné à l'orifice cutané la disposition qu'il aurait acquise, si la cicatrisation avait eu le temps de se compléter au niveau de l'abouchement du conduit avec les téguments. Celui-ci était adhérent dans presque toute sa longueur aux tissus de la fosse iliaque. *Dans aucun point ses parois n'étaient frappées de mortification* ni même exulcérées superficiellement. Au voisinage de la section du *bout inférieur* de l'uretère, il y avait une goutte de pus ; partout ailleurs le fascia sous-péritonéal s'était accolé par réunion immédiate aux parties molles de la fosse iliaque.

Mon ancien interne Albarran a bien voulu faire l'examen histologique des reins de mon opérée. Voici, transcrite intégralement, la note qu'il m'a remise :

Obs. XXXIV. — *Création d'un méat urétéral artificiel dans la région du flanc, pour remédier à une anurie incurable.*

Je ne reproduis pas ici les détails de l'observation, de l'opération et de l'autopsie rapportés plus haut.

*Examen histologique des reins.* — Les deux reins présentent à l'œil nu un aspect absolument analogue ; ils sont petits, à surface lisse, légèrement adhérents à leur capsule.

A la coupe les deux substances paraissent saines et conservent leur volume respectif. Le bassinet et les calices présentent une surface interne lisse, non congestionnée ; leurs parois ne sont pas épaissies.

Au microscope il existe des deux côtés des lésions d'ancienne sclérose disséminée et en outre, du côté opéré, un foyer cortical d'inflammation récente.

Les lésions communes aux deux reins sont surtout marquées dans la substance corticale ; elles consistent en une abondance anormale du tissu conjonctif interposé aux tubes urinifères. Un grand nombre de glomérules sont dilatés, l'espace qui sépare le bouquet vasculaire de la capsule est agrandi et cette dernière se trouve épaissie par l'adjonction de couches feuilletées de tissu conjonctif; quelques très rares glomérules sont tout à fait fibreux. Les vaisseaux de la voûte sus-pyramidale sont atteints de péri et d'endartérite.

Les veines ayant été examinées trop tardivement après la mort, on ne peut faire une bonne étude des épithéliums qui sont en grande partie desquamés, surtout dans la substance corticale.

*Du côté du rein opéré* on voit, en outre des lésions communes décrites, un petit foyer de tissu embryonnaire intertubulaire et périglomérulaire; à son niveau l'épithélium des tubes contournés paraît plus altéré que dans les autres portions. Rien à noter dans la substance médullaire, dans laquelle on ne distingue aucun foyer d'inflammation récente.

*Les deux bassinets* sont sains, sauf la desquamation épithéliale *post mortem.*

*Bactériologie.* — L'examen étant trop tardif, l'étude bactériologique n'a qu'un intérêt relatif. Les coupes colorées par la nouvelle méthode de Weigert (coloration avec l'huile d'aniline) montrent dans les deux reins quelques grandes bactéries sans localisation déterminée (probablement dues à un commencement de putréfaction); on ne distingue pas d'autres micro-organismes, ce qui permet d'affirmer l'*absence des microcoques pyogènes.*

En résumé les deux reins sont atteints de lésions anciennes de *sclérose peu avancée*; la dilatation des glomérules témoigne en outre d'une gêne mécanique dans l'écoulement de l'urine. Dans le rein du côté opéré, la substance corticale contient un foyer embryonnaire qui, étant donnée l'intégrité de la substance médullaire, paraît dépendre d'une lésion *descendante* par élimination circulatoire.

*Il n'existe pas de pyélonéphrite ascendante infectieuse* en dehors de la sclérose.


MM. Yvon et Berlioz ont eu l'extrême obligeance de faire plusieurs analyses de l'urine déversée au dehors par le méat urétéral artificiel. Ils ont examiné également l'urine recueillie par deux fois, tout de suite après la fixation de l'uretère à la plaie, et celle qui s'est échappée en très petite quantité de la vessie quelques jours après l'opération. Le tableau qui suit reproduit fidèlement tous les résultats de leurs analyses.

| | 23 JANVIER 1re urine (sanguinolente) | 23 JANVIER 2e urine (pure) | 24 JANVIER MERCREDI A JEUDI | 25 JANVIER JEUDI A VENDREDI | 26 JANVIER VENDREDI A SAMEDI |
|---|---|---|---|---|---|
| Éléments | » | » | » | » | » |
| Volume | » | » | 400cc + perte. | 1500cc | 900cc |
| Couleur | Jaune rougeâtre | Jaune légèrement rosé. | Jaune paille. | Jaune ambré. | Jaune ambré assez accentué. |
| Aspect | Trouble. | A peu près transparent. | Transparent après repos. | A peu près transparent. | Un peu trouble. |
| Dépôt | Rougeâtre assez abondant. | Floconneux jaunâtre peu abondant. | Blanchâtre peu abondant. | Blanchâtre et grenu assez abondant. | Blanc jaunâtre assez abondant. |
| Odeur | Très peu accentuée. | Très peu accentuée. | A peu près nulle. | Peu accentuée; rien d'anormal. | A peu près normal. |
| Consistance | Fluide (mousse). | Fluide. | Fluide (mousse). | Fluide. | Fluide (mousse). |
| Réaction | Acide. | Acide. | Franchement acide. | Franchement acide. | Franchement acide. |
| Densité | 1011 | 1010 | 1010 | 1011 | 1015 |

| | 23 JANVIER 1re urine PAR LITRE. | 23 JANVIER 2e urine PAR LITRE. | 24 JANVIER PAR LITRE. | 24 JANVIER PAR 24 HEURES minimum | 25 JANVIER PAR LITRE. | 25 JANVIER PAR 24 HEURES. | 26 JANVIER PAR LITRE. | 26 JANVIER PAR 24 HEURE |
|---|---|---|---|---|---|---|---|---|
| Matières organiques | 12g92 | 9g54 | 15g70 | 6g08 | 17g70 | 23,01 | 19g20 | 17g28 |
| Sels minéraux | 7,70 | 7,60 | 7,50 | 3,00 | 8,00 | 10,40 | 6,90 | 6,21 |
| Total des substances fixes | 20,62 | 17,14 | 22,20 | 9,08 | 25,70 | 33,41 | 26,10 | 23,49 |
| Urée | 5,57 | 4,37 | 8,50 | 3,40 | 11,25 | 12,62 | 14,75 | 12,83 |
| Acide urique | » | » | » | » | 0,400 | 0,520 | 0,25 | 0,58 |
| — phosphorique | » | » | 1,215 | 0,486 | 1,422 | 1,849 | 1,748 | 1,57 |
| Chlorure de sodium | 6,70 | 6,40 | 5,50 | 2,12 | 4,70 | 6,11 | 4,80 | 4,52 |
| Albumine | 1,320 | 1,440 | 0,440 | 0,176 | 0,500 | 0,590 | 0,520 | 0,28 |
| Glycose | » | » | » | » | » | » | » | » |
| Pigments biliaires | » | » | » | » | » | » | » | » |
| Examen microscopique | Hématies abondantes. Rares leucocytes | Hématies assez fréquentes. Rares leucocytes Très rares globules gras. | Assez abondants cristaux d'acide urique incolores. Quelques leucocytes. Hématies. Assez fréquents cylindres muqueux. | | Acide urique assez abondant. Rares leucocytes. Hématies décolorées assez abondantes. Assez fréquents cylindres grêles et granuleux. | | Abondants cristaux d'acide urique colores. Rares leucocytes Très rares hémat. décolorées. Quelques fragments de cylindres granuleux. | |

# PAR MM. YVON ET BERLIOZ

*Échantillons d'urine recueillis à la fin de l'opération, provenant de la vessie.*

| 28 JANVIER | 29 JANVIER | 30 JANVIER | 51 JANVIER | 1er FÉVRIER |
|---|---|---|---|---|
| DIMANCHE AU LUNDI. | LUNDI AU MARDI. | MARDI AU MERCREDI. | MERCREDI A JEUDI. | JEUDI A VENDREDI. |
| » | » | » | » | Urine *provenant de la vessie.* |
| 700cc + perte. | 800cc | 800cc | Non indiqué. | 45 cent. cubes. |
| Ambrée légère. | Jaune paille. | Jaune ambré assez accentuée. | Jaune ambré assez accentuée. | Jaune ambré. |
| Un peu trouble. | Trouble. | A peu près transparent. | Très trouble; ne s'éclaircit pas. | Trouble; ne s'éclaircit pas. |
| Blanchâtre assez abondant. | Blanchâtre et grenu assez abondant. | Blanc jaunâtre et grenu assez abondant. | Jaunâtre et grenu assez abondant. | Blanchâtre abondant. |
| Très légèrement aigre. | Accentuée et légèrement anormale. | Très légèrement aigre. | Rien d'anormal. | Légèrement fétide et ammoniacale. |
| Fluide (mousse). | Fluide (mousse). | Fluide (mousse). | Fluide. | Fluide. |
| Franchement acide. | Franchement acide. | Franchement acide. | Franchement acide. | Franchement alcaline (ammoniacale). |
| 1012 | 1011 | 1011 | 1012 | 1010 |

| 28 JANVIER | | 29 JANVIER | | 30 JANVIER | | 51 JANVIER | 1er FÉVRIER | |
|---|---|---|---|---|---|---|---|---|
| PAR LITRE. | PAR 24 HEURES (minimum) | PAR LITRE. | PAR 24 HEURES. | PAR LITRE. | PAR 24 HEURES. | PAR LITRE. | PAR LITRE. | VOLUME REMIS. |
| 22g 20 | 13g 54 | 20g 90 | 16g 72 | 21g 20 | 16g 96 | 19g 20 | 14g 80 | 0g 006 |
| 4,90 | 3,43 | 4,50 | 5,41 | 4,70 | 3,76 | 4,00 | 2,40 | 0,108 |
| 27,10 | 18,97 | 25,20 | 20,16 | 25,90 | 20,72 | 23,20 | 17,20 | 0,774 |
| 17,50 | 12,25 | 16,25 | 13,00 | 16,00 | 12,80 | 14,75 | 10,00 | 0,45 |
| 0,650 | 0,455 | 0,538 | 0,432 | 0,456 | 0,369 | 0,491 | » | » |
| 1,778 | 1 255 | 1,466 | 1,173 | 1,215 | 0,972 | 1,600 | » | " |
| 2,60 | 1,82 | 5,00 | 2,40 | 2,70 | 2,16 | 5,20 | 1,50 | 0,067 |
| 0,560 | 0,252 | 0,300 | 0,240 | 0,280 | 0,224 | 0,420 | 0,200 | 0,009 |
| » | » | » | » | » | » | » | » | » |
| » | » | » | » | » | » | » | » | » |

| 28 JANVIER | 29 JANVIER | 30 JANVIER | 51 JANVIER | 1er FÉVRIER |
|---|---|---|---|---|
| Acide urique abondant. | Acide urique assez abondant. | Acide urique assez abondant. | Un peu d'acide urique. | Assez abondants cristaux de phosphate ammoniaco-magnésien. |
| Quelques leucocytes. Assez fréquents cylindres granuleux. | Rares leucocytes. Cylindres muqueux et granuleux. | Rares leucocytes. Cylindres muqueux et granuleux. | Quelques leucocytes. Assez abondants cylindres granuleux. | Rares fragments de cylindres granuleux. Rares cellules épithéliales de la vessie. |

Le rétablissement rapide et complet de la sécrétion urinaire et l'absence de lésions inflammatoires ou gangréneuses de l'uretère, du bassinet et du rein du côté opéré, prouvent suffisamment que la greffe de l'uretère sur les téguments et la création d'un méat urétéral artificiel peuvent garantir aux opérés une survie prolongée. Mon opérée était malheureusement dans un état cachectique trop avancé. Qu'on suppose un cas de

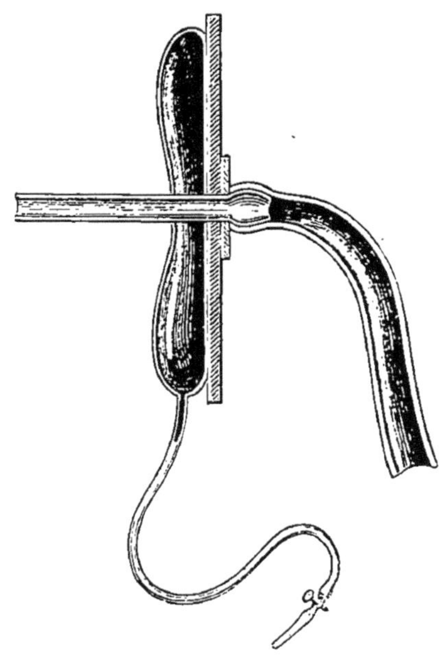

Fig. 35. — Coupe de l'appareil destiné à recueillir l'urine provenant directement de l'uretère.

néoplasme primitif de la vessie, englobant d'emblée la portion terminale des deux uretères, ou encore un cas de fibromes utérins volumineux enclavés dans le petit bassin et inopérables, l'opération que je crois avoir été le premier à pratiquer serait tout aussi utile que peut l'être l'opération de l'anus artificiel pour certaines obstructions intestinales de nature incurable.

Dans l'espoir que mon opérée aurait quelques mois de survie, j'avais combiné un petit appareil destiné à recueillir constamment l'urine qui s'échapperait de sa fistule. J'en donne ici le dessin (fig. 55 et 54).

Il se compose d'une plaque en métal ou en caoutchouc durci traversée par un tube de même substance, dont une extrémité doit être engagée dans l'uretère ; l'autre s'abouche avec un tube de caoutchouc aboutissant à un réservoir quelconque. La face interne de la plaque est garnie d'une ampoule de caoutchouc

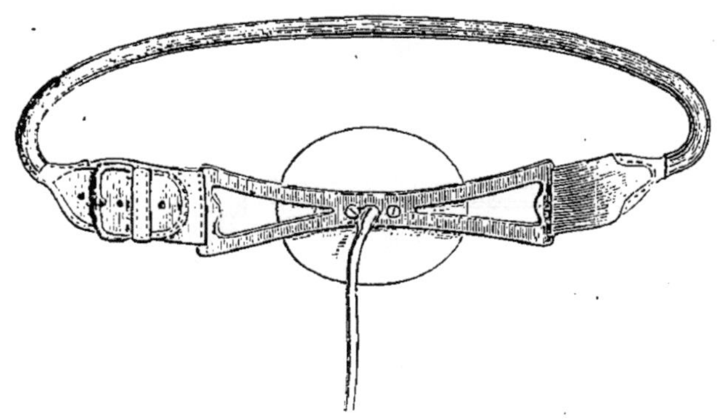

Fig. 54. — Même appareil vu de face. Il est maintenu en place par la double élasticité de l'ampoule de caoutchouc et du ressort superficiel.

dilatable à volonté par insufflation. Sa face externe est munie d'un petit ressort léger, semblable à celui du bandage ombilical de Dolbeau.

Cet appareil pourrait être d'un emploi utile pour toutes les fistules urinaires situées de telle sorte que l'adaptation en serait facile, quel que soit le siège de l'orifice, lombes, flanc ou hypogastre. J'en ferai l'essai à la première occasion.

L'observation qui suit étant toute récente, n'a pu être insérée en temps utile. J'en donne ici un très court résumé :

Obs. XXXV. — *Néphrolithotomie sur le rein droit sain. — Incision du bord convexe; suture de la plaie rénale au moyen de sept fils de catgut. — Réunion immédiate du rein. — Guérison en vingt jours.*

M. D..., âgé de quarante-huit ans, horloger, a depuis quinze ans des accidents qui permettent d'affirmer l'existence d'un calcul dans le bassinet du rein droit.

Opération le 25 février 1889. Extraction par une incision du *bord convexe* du rein (moitié inférieure) d'un calcul ayant la forme d'une hélice à deux branches, du poids de sept grammes, long de trois centimètres.

Sept points de suture au catgut sur la plaie rénale. *Il ne s'écoule pas une seule goutte d'urine* par le drain placé derrière le rein, pendant les jours suivants. Je le supprime complètement au bout de seize jours. La *réunion immédiate* du parenchyme rénal a donc été complètement obtenue.

Voici enfin un extrait de l'observation d'un malade qui est encore dans mon service à l'hôpital Saint-Louis.

Obs. XXXVI. — *Néphrolithotomie sur un rein volumineux.*

Le malade, âgé de quarante-deux ans, a subi une ponction dans la région lombaire gauche en décembre 1887. En août 1888 on lui a ouvert un abcès périnéphrétique, une fistule a persisté.

Le 12 février 1889, j'incise largement la région lombaire et je dilacère le rein tuméfié avec mes index. Il ne s'écoule guère de pus, mais j'extrais du rein deux petits calculs gros comme des noyaux de cerise. L'opéré est en voie de guérison.

Ces deux faits seront publiés plus tard dans tous leurs détails.

III

# AFFECTIONS DES CAPSULES SURRÉNALES

Les capsules surrénales n'ont pas encore d'histoire chirurgicale. Si j'ai jugé à propos de consacrer à leurs affections quelques pages à la fin de cet ouvrage, c'est que certaines d'entre elles pourront un jour ou l'autre donner lieu à des erreurs de diagnostic. On devrait même s'étonner que des méprises ne se soient pas encore produites, si l'on ne savait que les hématomes et les dégénérescences diverses de ces organes ne se présentent pas ordinairement sous forme de tumeurs assez volumineuses pour attirer l'attention.

On connaît cependant quelques cas où les capsules malades avaient atteint des dimensions considérables. Qu'on suppose des faits de cette sorte rencontrés par un chirurgien très habitué à l'exploration du rein, il est probable que les moyens d'investigation variés dont on dispose actuellement lui permettraient de constater l'existence d'une tumeur dans la région rénale. Ce qu'il sentirait sous ses doigts, ce serait peut-être le rein refoulé par en bas; mais son attention serait mise en éveil et si, par suite d'une erreur facile, il se trouvait entraîné vers une opération, il s'apercevrait chemin faisant que l'organe qu'il croyait atteint, ce n'est pas le rein, mais bien la capsule surrénale.

Si jamais celle-ci a une histoire chirurgicale, c'est de cette façon qu'elle commencera, de même que la néphrectomie transpéritonéale a ses origines dans une série d'erreurs de diagnostic par suite desquelles les opérateurs croyaient avoir affaire à des tumeurs ovariques. Voilà pourquoi il est bon de savoir que, sous l'influence d'altérations diverses, les capsules surrénales peuvent acquérir des dimensions telles que leur diamètre vertical atteint quelquefois 10, 12, 15 centimètres. Leurs dimensions vont même au delà dans des cas très exceptionnels; les hématomes représentés dans l'atlas de Rayer sont tout à fait remarquables à cet égard.

Ainsi, au point de vue du diagnostic des affections rénales, il faut connaître celles des capsules surrénales. Il est même permis de leur consacrer un court chapitre dans un ouvrage dont les affections des reins et des uretères constituent la substance; mais elles seraient encore mieux à leur place dans un chapitre intitulé *Autour du rein*, où figureraient également les diverses productions dont la capsule cellulo-graisseuse est le point de départ et qui ont été mentionnées incidemment : périnéphrite lipomateuse, lipomes ou fibro-lipomes circonscrits, sarcomes et myxosarcomes.

Cependant, ce n'est pas seulement pour obéir à la tradition qui fait de la capsule surrénale une annexe anatomique du rein, que j'ai opéré un rapprochement un peu forcé en apparence; c'est aussi parce que l'embryogénie d'une part, l'anatomie pathologique de l'autre, ont révélé entre ces deux organes une solidarité incontestable. Grawitz[1] n'a-t-il pas montré que certains néoplasmes du rein procèdent d'éléments propres à la capsule surrénale emprisonnés pendant la période de développement embryonnaire? Ne résulte-t-il pas des travaux de

---

1. P. Grawitz, *Die Enstehung von Nierentumoren aus Nebennierengewebe*, Deutsche Gesellschaft für Chirurgie, 17 Avril 1884, et Arch. für Klin. Chir., t. XXX, p. 824.

Sabourin et de Letulle que les adénomes hémorrhagiques de la capsule coïncident presque toujours avec une néphrite interstitielle ? Qui sait si cette connexité, dont les recherches les plus récentes commencent seulement à pénétrer le mystère, ne se révélera pas peu à peu comme un fait constant, ayant une influence inconnue jusqu'à ce jour sur la physiologie et la pathologie du rein ? Il n'en faut pas davantage pour justifier le rapprochement que la tradition a consacré.

Cependant il est avéré que, sauf le cas de propagation d'une tumeur maligne, les capsules restent ordinairement étrangères aux affections des reins. Elles ne se déplacent pas avec les reins mobiles, elles ne participent pas au processus phlegmasique de la pyélonéphrite, elles restent en dehors du foyer de la périnéphrite, même de celle qui se développe exceptionnellement entre la capsule et l'extrémité supérieure du rein. L'observation clinique révèle donc une tendance bien plus grande de ces mystérieux organes à s'isoler des altérations de leurs voisins immédiats qu'à s'y associer.

Dans un remarquable article sur la *Maladie bronzée* ou *Maladie d'Addison*, publié il y a un peu plus de vingt ans, M. le professeur Jaccoud a réuni tous les cas connus d'affections des capsules surrénales[1]. Mon distingué collègue M. Letulle prépare sur le même sujet un consciencieux travail dont il a eu la bonté de me faire connaître les principales conclusions. Toutes les notions acquises sur ce sujet seront réunies dans cette importante publication et les chirurgiens y trouveront tout ce qui sera de nature à les intéresser. Pour bien des raisons je dois me borner à rappeler brièvement, en gros ou en détail, les faits dont mes lecteurs pourront tirer quelques enseignements.

L'affection de beaucoup la plus fréquente est la *tuberculose*.

---

1. Jaccoud, *Bronzée (maladie)*, Nouv. Dict. de Méd. et de Chir. pratiques, t. V, p. 676.

Elle se présente sous toutes ses formes et à tous les degrés
d'évolution, y compris la fonte purulente donnant lieu à une
augmentation de volume très notable parfois. A la tuberculose
paraissent se rattacher dans certains cas les dégénérescences calcaire et kystique relatées dans de rares observations.

Vient ensuite le *cancer*, ordinairement secondaire, exceptionnellement primitif, comme dans les cas de Hausmann[1], où le
néoplasme se généralisa ensuite à presque tous les organes,
et de Sapelier[2]. On pourrait en citer quelques autres. Au cancer
doivent être probablement rattachées les tumeurs hématiques,
désignées sous le nom d'*hématomes* et qui ne seraient, d'après
les recherches de Sabourin et de Letulle, que des adénomes
kystiques compliqués d'hémorrhagies interstitielles. Telle est
l'interprétation qui convient aux cas de Rayer, auxquels Droubaix[3] a ajouté quelques faits plus récents où l'on peut retrouver
certains caractères des tumeurs malignes, et spécialement une
trame alvéolaire significative.

Cette interprétation est corroborée par les faits de néoplasmes
kystiques sans hémorrhagies interstitielles et sans hématomes,
comme celui dont on doit la connaissance à Walter Smith[4].
C'était, d'après cet auteur, un sarcome ayant subi la dégénérescence colloïde.

Je mentionnerai encore un cas de sarcome primitif, sans
détails suffisants relativement au volume de la production, et
un adénome, gros comme une noisette, coïncidant avec une
néphrite interstitielle, tous deux communiqués par Pilliet à la
Société anatomique[5]; enfin un exemple intéressant de fibrome
fasciculé de la capsule surrénale gauche, observé et parfaite-

1. Hausmann, *Berliner med. Woch*, 1876, n° 45, p. 648
2. Sapelier, *Bull. de la Soc. anat.*, 25 mars 1881.
3. Droubaix, *Contribution à l'étude de l'hémorrhagie des capsules surrénales*.
Th. de doct. Paris, 1887.
4. Walter Smith, *The Dublin journ., of med. Sciences*, décembre 1887, p. 555.
5. Pilliet, *Bull. de la Soc. anat.*, 1888, p. 414 et 672.

ment étudié par Letulle[1]. L'organe entier avait le volume d'une petite noix, mais la tumeur n'avait en réalité que 2 centimètres dans son grand diamètre, sur 1 en largeur.

Parlerai-je de *suppurations* indépendantes de la tuberculose? Il n'en existe peut-être pas un fait incontestable, pas même celui de Zaroubine[2] (inflammation purulente de la capsule surrénale graisseuse, suite d'une paranéphrite calculeuse), ni celui de Chvostek[3]. Ceux que rapporte Jaccoud sont passibles des mêmes doutes.

Les faits où le *traumatisme* a une part prédominante ou exclusive sont plus que rares. Il paraît cependant y avoir des *hématomes simples*, mais je n'en connais pas dont les dimensions aient approché de celles que présentaient les hématomes néoplasiques de Rayer. Hervey[4] a observé un cas de rupture de la capsule surrénale chez un nouveau-né. Un épanchement de sérosité sanguinolente emplissait la cavité abdominale. La pression faisait sourdre des uretères un liquide coloré en rouge. Les reins étaient intacts, mais leur capsule cellulo-graisseuse était parsemée d'îlots ecchymotiques. « La capsule surrénale gauche, de couleur rougeâtre à son centre, présentait une apparence manifeste de congestion ; la capsule droite avait le volume d'une grosse noix. Toute la substance médullaire était convertie en une cavité plus ou moins régulière, limitée par la substance corticale et remplie d'un coagulum sanguin. Sur la face péritonéale on constatait une déchirure d'environ un centimètre et demi, de direction transversale, immédiatement au-dessous du foie et se continuant avec le foyer sanguin. » L'observation ne dit pas quelle nature de traumatisme avait causé ces lésions.

Je trouve dans mes notes le cas d'une balle logée dans la

---

1. Letulle, *Bull. de la Soc. anat.*, 1888, p. 502.
2. Zaroubine, *Med. Vietsnick*, 1884, n° 51.
3. Chvostek, *Wiener med. Presse*, 1880, n° 45.
4. Hervey, *Bull. de la Soc. anat.*, 1870, p. 265.

capsule surrénale gauche. Le projectile avait perforé la région lombaire, la neuvième côte, la plèvre, le diaphragme. Le blessé avait survécu quatre semaines. Je n'ai pu malheureusement retrouver la source de ce document.

Pour tout ce qui touche à l'histoire clinique des affections des capsules surrénales, je ne puis mieux faire que de renvoyer le lecteur aux travaux relatifs à la maladie d'Addison. Ces affections comportent-elles une intervention chirurgicale quelconque? Si Brown Sequard, Giliberti et di Mattei n'avaient pas pratiqué l'extirpation expérimentale des capsules surrénales, il n'y aurait même pas lieu de soulever cette question[1].

Les observateurs italiens ont constaté que l'extirpation de l'un de ces organes ou des deux chez le chien n'était pas incompatible avec la vie. Destruction rapide et passagère des globules rouges, diminution de l'hémoglobine, diminution du chiffre de l'urée et de la quantité de l'urine, amaigrissement suivi bientôt d'un retour au poids normal et même d'une augmentation de ce dernier, tels ont été les résultats notés par ces expérimentateurs.

Rigoureusement l'extirpation des capsules surrénales saines serait praticable chez l'homme par la voie transpéritonéale; à plus forte raison pareille opération serait-elle exécutable dans le cas où une dégénérescence quelconque aurait déterminé une notable augmentation de volume de ces organes, sauf réserve cependant pour les adhérences étendues et fermes qu'il auraient pu contracter avec les parties voisines. Il est d'ailleurs absolument impossible de prévoir les facilités ou les difficultés que présenterait une intervention de cette nature, ni les résultats qu'elle pourrait donner.

---

1. Giliberti et di Mattei, *Ann. della Soc. di sc. nat. ed econom. di Palermo*, 1885.

# TABLE DES MATIÈRES


Préface. . . . . . . . . . . . . . . . . . . . . . . . . . . . . .

## I

## AFFECTIONS DES REINS

### CHAPITRE PREMIER

Lésions traumatiques. . . . . . . . . . . . . . . . . . . . . . . . . 1

A. Plaies par instruments piquants, tranchants et contondants. . 4

    Complications immédiates. . . . . . . . . . . . . . . . . . 5
    Anatomie et physiologie pathologiques. . . . . . . . . . . 7
    Symptômes. . . . . . . . . . . . . . . . . . . . . . . . 11
    Terminaisons. Complications secondaires. . . . . . . . . . 15
    Pronostic. . . . . . . . . . . . . . . . . . . . . . . . 17
    Diagnostic. . . . . . . . . . . . . . . . . . . . . . . . 18
    Traitement. . . . . . . . . . . . . . . . . . . . . . . . 23

B. Plaies par armes a feu. . . . . . . . . . . . . . . . . . . 30

    Anatomie pathologique . . . . . . . . . . . . . . . . . . 33
    Symptômes. . . . . . . . . . . . . . . . . . . . . . . . 41
    Complications. . . . . . . . . . . . . . . . . . . . . . 43
    Diagnostic. Pronostic.. . . . . . . . . . . . . . . . . . 44
    Traitement. . . . . . . . . . . . . . . . . . . . . . . . 46

C. Déchirures et ruptures sous-cutanées. . . . . . . . . . . . 48

    Anatomie pathologique et mécanisme. . . . . . . . . . . . 50
    Complications immédiates. . . . . . . . . . . . . . . . . 55

Physiologie pathologique. . . . . . . . . . . . . . . . . . . 56
Symptomatologie . . . . . . . . . . . . . . . . . . . . . . . 60
Suites prochaines et éloignées . . . . . . . . . . . . . . . . 66

    Cystite et pyélonéphrite suppurée. . . . . . . . . . . 66
    Troubles de la sécrétion urinaire. . . . . . . . . . . 67
    Hématome périnéphrique et hématonéphrose. . . . . . . 72
    Inflammation des collections sanguines extrarénales . . 77
    Calculs . . . . . . . . . . . . . . . . . . . . . . . 77
    Élimination de corps étrangers par l'urèthre. . . . . 77

Diagnostic. . . . . . . . . . . . . . . . . . . . . . . . . . 77
Pronostic. . . . . . . . . . . . . . . . . . . . . . . . . . 81
Traitement. . . . . . . . . . . . . . . . . . . . . . . . . . 82
Traitement des complications tardives. . . . . . . . . . . . 89

D. DÉCHIRURE DU REIN PENDANT L'EXTIRPATION D'UNE TUMEUR ABDO-
MINALE. . . . . . . . . . . . . . . . . . . . . . . . . . . . 90


# CHAPITRE II

LITHIASE. . . . . . . . . . . . . . . . . . . . . . . . . . . 93

Historique. . . . . . . . . . . . . . . . . . . . . . . . . . 94
Classification. . . . . . . . . . . . . . . . . . . . . . . . 99
Anatomie et physiologie pathologiques . . . . . . . . . . . . 100
Pathogénie. Étiologie. . . . . . . . . . . . . . . . . . . . 126
Symptomatologie. . . . . . . . . . . . . . . . . . . . . . . 135

    Cas sans symptômes. . . . . . . . . . . . . . . . . . 136
    Lithiase confirmée. Symptômes habituels. . . . . . . . 141

Accidents de la lithiase rénale. . . . . . . . . . . . . . . 160

    Hématurie . . . . . . . . . . . . . . . . . . . . . . 160
    Coliques néphrétiques. . . . . . . . . . . . . . . . . 165
    Anurie calculeuse. . . . . . . . . . . . . . . . . . . 172

Évolution et pronostic . . . . . . . . . . . . . . . . . . . 179
Diagnostic. . . . . . . . . . . . . . . . . . . . . . . . . . 185
Traitement . . . . . . . . . . . . . . . . . . . . . . . . . 198

    Traitement de la gravelle. . . . . . . . . . . . . . . 199
    Traitement des coliques néphrétiques . . . . . . . . . 211
    Traitement de l'anurie calculeuse. . . . . . . . . . . 212
    Traitement des graviers retenus, des calculs et des pierres . 214

i. Cas où le rein est sain ou a des dimensions à peu
près normales. . . . . . . . . . . . . . . . . . . 216

Déplacement des concrétions. . . . . . . . . . . . 216
Débridement de la capsule propre du rein . . . . 224
Néphrolithotomie . . . . . . . . . . . . . . . . 236
Néphrectomie. . . . . . . . . . . . . . . . . 238

ii. Cas où le rein est suppuré et a des dimensions
anormales. . . . . . . . . . . . . . . . . . . . 239


# CHAPITRE III

AFFECTIONS INFLAMMATOIRES. . . . . . . . . . . . . . . . . . 240

A. PYÉLITE ET PYÉLONÉPHRITE. PYONÉPHROSE . . . . . . . . . . 241

Étiologie. . . . . . . . . . . . . . . . . . . . 241
Anatomie pathologique . . . . . . . . . . . . . 253
Symptômes. . . . . . . . . . . . . . . . . . . 268

Altérations de l'urine . . . . . . . . . . . . . . 268
Signes locaux . . . . . . . . . . . . . . . . . 274
Signes généraux. . . . . . . . . . . . . . . . 277

Marche. Terminaisons. Pronostic. . . . . . . . . . . 280
Diagnostic . . . . . . . . . . . . . . . . . . . 286
Traitement . . . . . . . . . . . . . . . . . . 291

Pyélites sans distension du bassinet. . . . . . . . . 291
Pyélites avec distension permanente ou temporaire du
bassinet. . . . . . . . . . . . . . . . . . . 296

B. NÉPHRITES PRIMITIVES. ABCÈS DU PARENCHYME RÉNAL. GANGRÈNE
DU REIN. . . . . . . . . . . . . . . . . . . . . 302

Étiologie. . . . . . . . . . . . . . . . . . . . 304
Anatomie pathologique. . . . . . . . . . . . . . 307

Petits abcès métastatiques. . . . . . . . . . . . 307
Foyers purulents. . . . . . . . . . . . . . . . 308
Néphrite suppurée diffuse. . . . . . . . . . . . 309

Symptomatologie. . . . . . . . . . . . . . . . . 311
Marche. Terminaisons. Pronostic. . . . . . . . . . . 314
Diagnostic. . . . . . . . . . . . . . . . . . . 315
Traitement. . . . . . . . . . . . . . . . . . . 316

## CHAPITRE IV

PÉRINÉPHRITE. . . . . . . . . . . . . . . . . . . . . . . . 318

Étiologie . . . . . . . . . . . . . . . . . . . . . . . . 320
Anatomie pathologique. . . . . . . . . . . . . . . . . 333
Symptômes . . . . . . . . . . . . . . . . . . . . . . . 346
Marche. Durée. Terminaisons . . . . . . . . . . . . . . 355
Diagnostic. . . . . . . . . . . . . . . . . . . . . . . 364
Pronostic . . . . . . . . . . . . . . . . . . . . . . . 367
Traitement. . . . . . . . . . . . . . . . . . . . . . . 368

## CHAPITRE V

FISTULES RÉNALES — FISTULES CONSÉCUTIVES AUX ABCÈS PÉRINÉPHRÉ-
TIQUES. . . . . . . . . . . . . . . . . . . . . . . . . . 373

Pathogénie. . . . . . . . . . . . . . . . . . . . . . . 374
Variétés de fistules directes et indirectes . . . . . . . . . 380
Fistules réno-intestinales . . . . . . . . . . . . . . 381
Fistules réno-péritonéales. . . . . . . . . . . . . . 382
Fistules réno-pulmonaires. . . . . . . . . . . . . . 385
Symptômes. . . . . . . . . . . . . . . . . . . . . . . 385
Diagnostic. . . . . . . . . . . . . . . . . . . . . . . 386
Pronostic . . . . . . . . . . . . . . . . . . . . . . . 387
Traitement . . . . . . . . . . . . . . . . . . . . . . 387
Fistules rénales. . . . . . . . . . . . . . . . . . . 387
Fistules provenant d'un foyer périnéphrétique . . . . . . . 411

## CHAPITRE VI

HYDRONÉPHROSE. . . . . . . . . . . . . . . . . . . . . . . 412

Historique. . . . . . . . . . . . . . . . . . . . . . . 412
Pathogénie. Anatomie pathologique. . . . . . . . . . . . 415
Symptômes. Évolution. . . . . . . . . . . . . . . . . . 440
Marche. Pronostic. . . . . . . . . . . . . . . . . . . 449
Diagnostic. . . . . . . . . . . . . . . . . . . . . . . 451
Traitement . . . . . . . . . . . . . . . . . . . . . . 454

## CHAPITRE VII

KYSTES. . . . . . . . . . . . . . . . . . . . . . . . . . . . . . 475

A. KYSTES ISOLÉS. KYSTES ATHÉROMATEUX . . . . . . . . . . . . . . 476

Anatomie pathologique . . . . . . . . . . . . . . . . . 477
Symptômes et diagnostic . . . . . . . . . . . . . . . . 486
Traitement. . . . . . . . . . . . . . . . . . . . . . . 489

B. KYSTES CONGLOMÉRÉS. . . . . . . . . . . . . . . . . . . . . . 492

Anatomie pathologique. Pathogénie . . . . . . . . . . . 492
Étiologie. Symptômes. . . . . . . . . . . . . . . . . . 496
Marche. Diagnostic . . . . . . . . . . . . . . . . . . 499
Pronostic. Traitement. . . . . . . . . . . . . . . . . 501

C. KYSTES HYDATIQUES. . . . . . . . . . . . . . . . . . . . . . 501

Anatomie pathologique. . . . . . . . . . . . . . . . . 502
Symptômes. . . . . . . . . . . . . . . . . . . . . . . 504
Marche. Terminaisons. . . . . . . . . . . . . . . . . . 505
Diagnostic. . . . . . . . . . . . . . . . . . . . . . . 507
Pronostic. Traitement. . . . . . . . . . . . . . . . . 510

## CHAPITRE VIII

TUBERCULOSE. . . . . . . . . . . . . . . . . . . . . . . . . . . 516

Anatomie pathologique. . . . . . . . . . . . . . . . . 517
Étiologie. Pathogénie. . . . . . . . . . . . . . . . . 521
Symptomatologie . . . . . . . . . . . . . . . . . . . . 523
Marche. Durée. Terminaisons. . . . . . . . . . . . . . 527
Pronostic. Diagnostic. . . . . . . . . . . . . . . . . 528
Traitement . . . . . . . . . . . . . . . . . . . . . . 530

## CHAPITRE IX

TUMEURS SOLIDES. . . . . . . . . . . . . . . . . . . . . . . . . 536

A. TUMEURS MALIGNES. . . . . . . . . . . . . . . . . . . . . . 536

Historique. Étiologie. . . . . . . . . . . . . . . . . 537
Anatomie pathologique . . . . . . . . . . . . . . . . . 538

Symptomatologie . . . . . . . . . . . . . . . . . 547
   Symptômes physiques. . . . . . . . . . . . . . . 548
   Symptômes fonctionnels. . . . . . . . . . . . . . 552

Marche. Pronostic. . . . . . . . . . . . . . . . . 554
Diagnostic. . . . . . . . . . . . . . . . . . . . 555
Traitement. . . . . . . . . . . . . . . . . . . . 558

B. Tumeurs bénignes. . . . . . . . . . . . . . . . 561

Anatomie pathologique . . . . . . . . . . . . . . 561
   Lipomes. . . . . . . . . . . . . . . . . . . . 562
   Fibromes. . . . . . . . . . . . . . . . . . . . 562
   Myomes . . . . . . . . . . . . . . . . . . . . 565
   Myxomes. . . . . . . . . . . . . . . . . . . . 564
   Ostéomes. Chondromes. . . . . . . . . . . . . . 564
   Angiomes . . . . . . . . . . . . . . . . . . . 565
   Lymphangiomes . . . . . . . . . . . . . . . . . 565

Symptômes. . . . . . . . . . . . . . . . . . . . 565
Marche. Pronostic. Traitement. . . . . . . . . . . . 567

## CHAPITRE X

LES REINS MOBILES ET LEUR PATHOLOGIE. . . . . . . . . . . . . . 568

Étiologie. . . . . . . . . . . . . . . . . . . . . 570
Anatomie pathologique. . . . . . . . . . . . . . . 572
Symptômes et diagnostic. . . . . . . . . . . . . . 574
Marche. Pronostic. Traitement. . . . . . . . . . . . 581

## CHAPITRE XI

PROCÉDÉS D'EXPLORATION MÉDIATE ET IMMÉDIATE DES REINS. . . . . . 590

A. Exploration médiate. . . . . . . . . . . . . . . 590

   Examen visuel . . . . . . . . . . . . . . . . . 591
   Percussion . . . . . . . . . . . . . . . . . . 592
   Palpation. Ballottement. . . . . . . . . . . . . . 595

B. Exploration immédiate. . . . . . . . . . . . . . 598

C. Exploration transpéritonéale. . . . . . . . . . . . 604

## CHAPITRE XII


MÉDECINE OPÉRATOIRE DU REIN. . . . . . . . . . . . . . . . . . . . 611

I. Ponction . . . . . . . . . . . . . . . . . . 611

II. Débridement de la capsule propre ou néphrotomie superficielle. . . . . . . . . . . . . . . . . . . . 646

III. Néphrotomie et néphrolithotomie. . . . . . . . . . . 647

    Historique . . . . . . . . . . . . . . . . . 619
    Médecine opératoire. . . . . . . . . . . . . . . 627

        A. Néphrotomie simple. . . . . . . . . . . . . 627

        B. Néphrolithotomie . . . . . . . . . . . . . 631

            Néphrolithotomie vraie. . . . . . . . . . . 654
            Extraction des calculs . . . . . . . . . . 657
            Suture de la plaie du rein ou du bassinet. . . . 659
            Pansement . . . . . . . . . . . . . . . 640

    Indications et résultats de la taille rénale. . . . . . . . 648

IV. Néphrectomie. . . . . . . . . . . . . . . . . . 651

    i. Néphrectomie extrapéritonéale . . . . . . . . . . . 654

        Position de l'opéré . . . . . . . . . . . . . 654
        Choix de l'instrument tranchant : thermocautère ou bistouri . . . . . . . . . . . . . . . . 656
        Des incisions préliminaires . . . . . . . . . . 657

            Incisions simples. . . . . . . . . . . . . 657
            Incisions combinées . . . . . . . . . . . 662

        Choix de l'incision ou des incisions préliminaires. . . . 665
        De la résection costale dans la néphrectomie extrapéritonéale. . . . . . . . . . . . . . . . 666
        Enucléation du rein ou de la tumeur rénale. . . . . . 672
        Ligature du pédicule. Détachement du rein ou de la tumeur rénale. . . . . . . . . . . . . . . 676
        Faut-il lier le pédicule en masse ou faire des ligatures isolées? . . . . . . . . . . . . . . . . 677
        Moyens de passer les ligatures. Quels fils employer?. . 681
        Traitement de la plaie. . . . . . . . . . . . . 682
        Accidents de l'opération. . . . . . . . . . . . 684

ii. Néphrectomie transpéritonéale. . . . . . . . . . . . .   688

   Incision de la paroi abdominale. . . . . . . . . . . .   691
   Dégagement de la face antérieure de la tumeur . . . .   693
   Enucléation de la tumeur. . . . . . . . . . . . . .   695
   Traitement du pédicule. . . . . . . . . . . . . . .   697
   Suture du péritoine. Drainage lombaire . . . . . . .   699

iii. Suites immédiates et éloignées de la néphrectomie. . .   702

   Troubles nerveux . . . . . . . . . . . . . . . . . .   702
   Modifications de la sécrétion urinaire . . . . . . . .   704
   Hypertrophie compensatrice. Régénération rénale . . .   706

iv. Résultats de la néphrectomie au point de vue de la
   léthalité. . . . . . . . . . . . . . . . . . . . . .   711

   Statistique de Gross. . . . . . . . . . . . . . . . .   714
   Statistique de Brodeur . . . . . . . . . . . . . . .   715
   Causes de mort; néphrite sympathique . . . . . . . .   716

V. Néphrorraphie ou néphropexie . . . . . . . . . . . . . .   719

   Méthode de Hahn. . . . . . . . . . . . . . . . . . .   721
   Deuxième méthode de Hahn. . . . . . . . . . . . . . .   721
      Procédés de Bassini, de Ceccherelli, de Paoli . . . . .   721
      Procédés de Duret, de Gardner et de Newmann . . . .   722

   Méthode de Guyon-Tuffier. . . . . . . . . . . . . . .   722

   Choix du procédé . . . . . . . . . . . . . . . . . . .   723
   Résultats immédiats et éloignés. . . . . . . . . . . .   724

## II

## AFFECTIONS DES URETÈRES

## CHAPITRE PREMIER

LÉSIONS TRAUMATIQUES. . . . . . . . . . . . . . . . . . . . . .   725

Symptômes et pronostic . . . . . . . . . . . . . . . . . . . .   750
Diagnostic. . . . . . . . . . . . . . . . . . . . . . . . . .   752
Traitement . . . . . . . . . . . . . . . . . . . . . . . . . .   755

## CHAPITRE II

CALCULS ET CORPS ÉTRANGERS DES URETÈRES. . . . . . . . . . . . . . . 735

Anatomie pathologique et pathogénie. . . . . . . . . . . . . . . 736
Symptômes. . . . . . . . . . . . . . . . . . . . . . . . . . . 740
    Cas aigus. . . . . . . . . . . . . . . . . . . . . . . . 740
    Cas chroniques . . . . . . . . . . . . . . . . . . . . . 742
Marche. Pronostic. Diagnostic. . . . . . . . . . . . . . . . . . 743
Traitement. . . . . . . . . . . . . . . . . . . . . . . . . . 744

## CHAPITRE III

URETÉRITE ET PÉRIURETÉRITE. . . . . . . . . . . . . . . . . . . . 746

Étiologie . . . . . . . . . . . . . . . . . . . . . . . . . . 746
Anatomie pathologique. . . . . . . . . . . . . . . . . . . . . 749
Physiologie pathologique. . . . . . . . . . . . . . . . . . . . 753
Symptômes . . . . . . . . . . . . . . . . . . . . . . . . . . 754
Marche. Pronostic . . . . . . . . . . . . . . . . . . . . . . 756
Diagnostic. Traitement. . . . . . . . . . . . . . . . . . . . . 757

## CHAPITRE IV

FISTULES DE L'URETÈRE. . . . . . . . . . . . . . . . . . . . . . 758

Étiologie. . . . . . . . . . . . . . . . . . . . . . . . . . 758
    Fistules spontanées. . . . . . . . . . . . . . . . . . . 758
    Fistules traumatiques. . . . . . . . . . . . . . . . . . 760
Anatomie pathologique. . . . . . . . . . . . . . . . . . . . . 760
Symptômes . . . . . . . . . . . . . . . . . . . . . . . . . . 762
Diagnostic. . . . . . . . . . . . . . . . . . . . . . . . . . 764
Traitement. . . . . . . . . . . . . . . . . . . . . . . . . . 765

## CHAPITRE V

URETÉRHYDROSE. — KYSTES. — TUBERCULOSE. — CANCER. . . . . . . . . 769

Uretérhydrose. Kystes. . . . . . . . . . . . . . . . . . . . . 769
Tuberculose. . . . . . . . . . . . . . . . . . . . . . . . . 771
Cancer. . . . . . . . . . . . . . . . . . . . . . . . . . . . 772

# CHAPITRE VI

ANOMALIES DES REINS ET DES URETÈRES. . . . . . . . . . . . . .   774

Anomalies de nombre . . . . . . . . . . . . . . . . . . . . . .   774
Anomalies par abouchements anormaux. . . . . . . . . . . . . .   777

# CHAPITRE VII

EXPLORATION MÉDIATE ET IMMÉDIATE DES URETÈRES. CATHÉTÉRISME. . .   779

A. Exploration médiate. . . . . . . . . . . . . . . . . . . . .   779
B. Compression et pincement des uretères . . . . . . . . . . .   784
C. Cathétérisme . . . . . . . . . . . . . . . . . . . . . . . .   789
   Procédé de Simon. . . . . . . . . . . . . . . . . . . . . .   789
   Procédé de Pawlik . . . . . . . . . . . . . . . . . . . . .   790
D. Ligature des uretères par le vagin. . . . . . . . . . . . .   797

# CHAPITRE VIII

OPÉRATIONS DIVERSES PRATIQUÉES OU PRATICABLES SUR L'URETÈRE. . .   797

I. Urétérotomie. . . . . . . . . . . . . . . . . . . . . . . .   797
II. Kolpo-urétéro-cystotomie. . . . . . . . . . . . . . . . . .   801
III. Greffe des uretères sur le rectum. . . . . . . . . . . . .   802
IV. Greffe de l'uretère sur la paroi abdominale. Création d'un
   méat urétéral artificiel. . . . . . . . . . . . . . . . . .   805

*Deux observations hors cadre de néphrolithotomie.* . . . . . . .   812

# III

## AFFECTIONS DES CAPSULES SURRÉNALES. . .   815

Tuberculose. Cancer. . . . . . . . . . . . . . . . . . . . . .   815
Hématomes. . . . . . . . . . . . . . . . . . . . . . . . . . .   816
Lésions traumatiques. . . . . . . . . . . . . . . . . . . . . .   817
Extirpation expérimentale. . . . . . . . . . . . . . . . . . .   818

15558. — Imprimerie A. Lahure, rue de Fleurus. 9. à Paris.

## A LA MÊME LIBRAIRIE

**Étude sur les cystites blennorrhagiques**, par le D<sup>r</sup> J. Leprévost, ancien interne des hôpitaux de Paris. 1 vol. in-8° . . . . . . . . . . . . . . . . . . . 5 50

**Traité des maladies du testicule et de ses annexes**, par Ch. Monod, professeur agrégé à la Faculté de médecine de Paris, chirurgien de l'hôpital Saint-Antoine, membre de la Société de chirurgie, et O. Terrillon, professeur agrégé à la Faculté de médecine de Paris, chirurgien de la Salpétrière, membre de la Société de chirurgie. 1 vol. in-8° avec 92 figures dans le texte. . . . . . . . 16 fr.

**Précis de Manuel opératoire**, *Ligatures, Amputations, Résections*, etc., par M. L.-H. Farabeuf, professeur à la Faculté de médecine de Paris, ancien chef des travaux anatomiques, 5<sup>e</sup> édition, entièrement revue. 1 vol. petit in-8° avec 687 figures dans le texte. . . . . . . . . . . . . . . . . . . . . . 15 fr.

**De l'Intervention chirurgicale dans les affections du rein**, par M. Brodeur, lauréat de l'Académie des sciences. 1 vol. in-8° avec 5 planches et figures. 15 fr.

**Documents relatifs à la présence des matières grasses dans l'urine**, suivis d'une nomenclature raisonnée des travaux qui ont paru jusqu'à ce jour, et sur les entoazoires de la chylurie et de l'hémato-chylurie, par Mouvenoux, avec planches. . . . . . . . . . . . . . . . . . . . . . . . . . . . . . 25 fr.

**Traité élémentaire de pathologie externe**, par MM. E. Follin et Simon Duplay, professeurs de pathologie externe à la Faculté de médecine de Paris. 7 vol. grand in-8°, avec nombreuses figures dans le texte. . . . . . . . . . . . . 100 fr.

**Traité des résections et des opérations conservatrices que l'on peut pratiquer sur le système osseux**, par le D<sup>r</sup> L. Ollier, professeur de clinique chirurgicale à la Faculté de médecine de Lyon, correspondant de l'Institut, membre associé de l'Académie de médecine.

    Tome I. — Introduction. — *Résections en général.* 1 vol. in-8° avec 167 figures.

    Tome II. — *Résections en particulier.* — *Résections des membres supérieurs.* 1 vol. in-8°, avec 156 figures.

Chacun des deux premiers volumes est vendu. . . . . . . . . . . . . . 16 fr.

L'ouvrage sera complet en trois volumes.

**Traité des maladies des reins et des altérations pathologiques de l'urine**, par le docteur Léconché, médecin des hôpitaux. 1 vol. in-8°. . . . . . . 12 fr.

**Traité du diabète**, par le D<sup>r</sup> Léconché. 1 vol. . . . . . . . . . . . . . 10 fr.

**Les Calculs urinaires et biliaires**, physiologie, analyse, thérapeutique, par le D<sup>r</sup> Esbach, chef du laboratoire de chimie à la clinique médicale de Necker. 1 vol. in-8° avec figures. . . . . . . . . . . . . . . . . . . . . . . . 3 50

**Le diabète sucré ou Névrose assimilatrice du foie.** Exposé théorique, traitement alimentaire, physique et moral, par le D<sup>r</sup> Esbach. 1 vol. in-18 . . . 5 fr.

15538. — Imprimerie A. Lahure, rue de Fleurus, 9, à Paris.

www.ingramcontent.com/pod-product-compliance
Ingram Content Group UK Ltd.
Pitfield, Milton Keynes, MK11 3LW, UK
UKHW021913070726
13614UKWH00001B/6